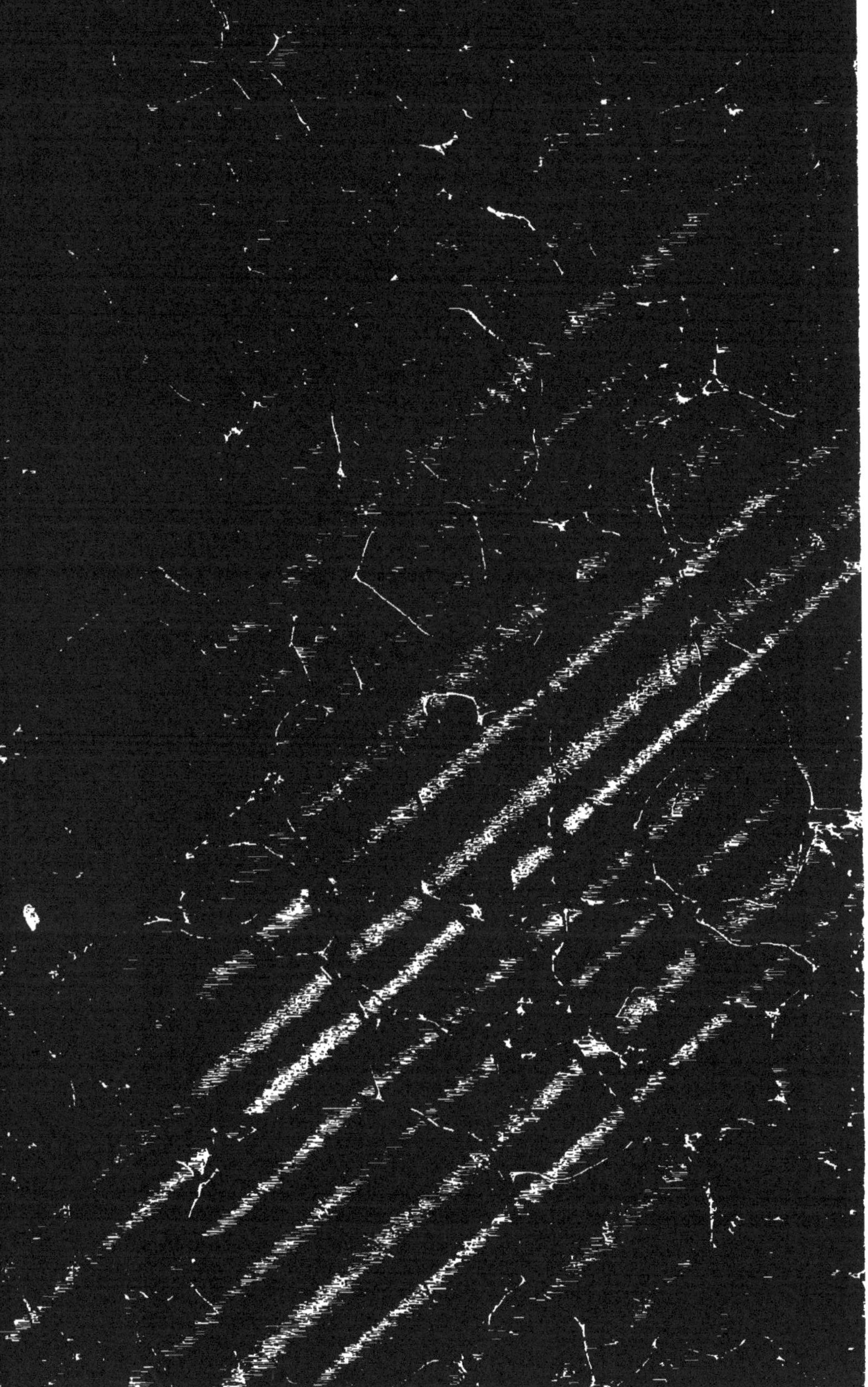

ENCYCLOPÉDIE
D'HYGIÈNE
ET DE
MÉDECINE PUBLIQUE

Directeur : Dr JULES ROCHARD

COLLABORATEURS : MM. ARNOULD, BERGERON, BERTILLON, BROUARDEL, LÉON COLIN
DROUINEAU, LÉON FAUCHER, GARIEL, ARMAND GAUTIER
GRANCHER, LAYET, LE ROY DE MÉRICOURT, A.-J. MARTIN, HENRI MONOD
NAPIAS, NOCARD, POUCHET, PROUST
DE QUATREFAGES, RICHARD, RICHE, EUGÈNE ROCHARD, STRAUSS, VALLIN, VIRY

TOME QUATRIÈME

Avec figures intercalées dans le texte

LIVRE III

Hygiène urbaine. — Chap. V. *Établissements publics* (suite), par MM. JULES ROCHARD et VALLIN. — Chap. VI. *Eclairage des villes*, par M. GARIEL.

LIVRE IV

Hygiène rurale, par M. GUSTAVE DROUINEAU. — Chap. I. *Population rurale*. — Chap. II. *La terre*. — Chap. III. *Habitations*. — Chap. IV. *Hameaux et villages*. — Chap. V. *Hygiène du paysan*. — Chap. VI. *Morbidité rurale*. — Chap. VII. *Culture et travail*. — Chap. VIII. *Etat moral et intellectuel*.

PARIS
VEUVE BABÉ ET Cie, LIBRAIRES-ÉDITEURS
PLACE DE L'ÉCOLE-DE-MÉDECINE

1892

ENCYCLOPÉDIE
D'HYGIÈNE
ET DE
MÉDECINE PUBLIQUE

IV

L.-Imprimeries réunies. B, rue Mignon, 2. — MAY et MOTTEROZ, directeurs.

ENCYCLOPÉDIE D'HYGIÈNE ET DE MÉDECINE PUBLIQUE

Directeur : Dr JULES ROCHARD

COLLABORATEURS : MM. ARNOULD, BERGERON, BERTILLON, BROUARDEL, LÉON COLIN
DROUINEAU, LÉON FAUCHER, GARIEL, ARMAND GAUTIER
GRANCHER, LAYET, LE ROY DE MÉRICOURT, A.-J. MARTIN, HENRI MONOD
NAPIAS, NOCARD, POUCHET, PROUST
DE QUATREFAGES, RICHARD, RICHE, EUGÈNE ROCHARD, STRAUSS, VALLIN, VIRY

TOME QUATRIÈME

Avec figures intercalées dans le texte

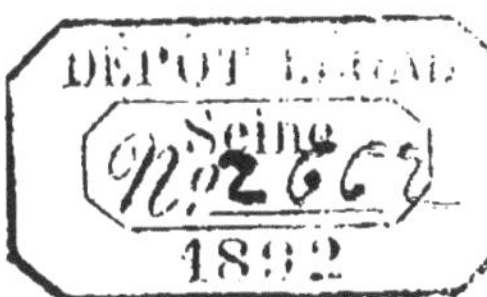

LIVRE III

Hygiène urbaine. — Chap. V. *Établissements publics* (suite), par MM. JULES ROCHARD et VALLIN. — Chap. VI. *Éclairage des villes*, par M. GARIEL.

LIVRE IV

Hygiène rurale, par M. GUSTAVE DROUINEAU. — Chap. I. *Population rurale*. — Chap. II. *La terre*. — Chap. III. *Habitations*. — Chap. IV. *Hameaux et villages*. — Chap. V. *Hygiène du paysan*. — Chap. VI. *Morbidité rurale*. — Chap. VII. *Culture et travail*. — Chap. VIII. *État moral et intellectuel*.

PARIS
VEUVE BABÉ ET Cie, LIBRAIRES-ÉDITEURS
PLACE DE L'ÉCOLE-DE-MÉDECINE

1892

ENCYCLOPÉDIE
D'HYGIÈNE ET DE MÉDECINE PUBLIQUE

HYGIÈNE URBAINE

CHAPITRE V

ÉTABLISSEMENTS PUBLICS

(SUITE)

Par MM. JULES ROCHARD et E. VALLIN

ARTICLE IV. — DÉPOTS MORTUAIRES, CIMETIÈRES, INHUMATION, CRÉMATION.

Il nous reste à parler, pour terminer ce chapitre, des établissements publics consacrés aux sépultures et des mesures d'hygiène relatives aux funérailles. Les peuples y ont, à toutes les époques, attaché une grande importance. La mort a été, de tout temps, pour l'intelligence humaine, le grand, l'insondable problème, et les devoirs à rendre à ceux qui ne sont plus ont toujours été pour les nations une affaire de premier ordre. On peut même dire que les funérailles tiennent d'autant plus de place dans l'existence des nations que leur civilisation est moins avancée. De nos jours, ce n'est plus qu'un détail de la vie sociale. La question intéresse l'hygiène à deux points de vue : les mesures à prendre pour empêcher qu'on n'enterre les gens avant qu'ils soient morts et celles qui ont pour but de mettre les vivants à l'abri des émanations qui se dégagent des cadavres.

En ce qui concerne le premier point, la loi y a pourvu. L'article 77 du

Code civil est ainsi conçu : « Aucune inhumation ne sera faite sans une autorisation, sur papier libre et sans frais, de l'officier de l'état civil, qui ne pourra la délivrer qu'après s'être transporté auprès de la personne décédée, pour s'assurer du décès, et que vingt-quatre heures après le décès, hors les cas prévus par les règlements de police. »

L'obligation pour l'officier de l'état civil de se transporter au domicile du décédé est enfreinte partout. Cette prescription n'est ni rationnelle ni exécutable. Ce fonctionnaire ne possède en effet aucune des connaissances nécessaires pour constater un décès et le temps lui ferait absolument défaut pour s'acquitter de cette obligation, dans les centres de population un peu considérables. En réalité, il ne la remplit nulle part. Dans les grandes villes, la municipalité rétribue un médecin vérificateur des décès et délivre le permis d'inhumer après avoir reçu le rapport de son mandataire. Dans les petites villes et dans les campagnes, on se contente de la déclaration des deux témoins qui, aux termes de l'article 78 du Code civil, doivent être les deux plus proches parents ou voisins du défunt. Lorsque ce dernier a succombé hors de son domicile, la déclaration doit être faite par la personne chez laquelle a eu lieu le décès et par un parent ou autre. Nous connaissons des villes de 80,000 âmes où les choses ne se passent pas autrement.

On s'en rapporte donc, dans l'immense majorité des cas, à l'affirmation de deux personnes quelconques pour autoriser l'inhumation et on donne la préférence à celles qui peuvent avoir le plus d'intérêt à faire disparaître promptement le cadavre ; car la vérification des décès n'a pas seulement pour but de prévenir les inhumations anticipées, elle doit aussi mettre la justice sur la voie des crimes qui peuvent se commettre et empêcher les coupables de compter sur l'impunité. Il y aurait donc le plus grand intérêt, pour la sécurité publique, à ce que l'article 77 du Code civil ne restât pas lettre morte et que les décès fussent constatés par un médecin dans toutes les localités où il en existe un.

Le terme de vingt-quatre heures fixé par la loi serait trop court si ce délai devait compter à partir du moment de la mort. Cette interprétation donnerait lieu à des fraudes presque inévitables. Dans presque toutes les familles, on est pressé de se débarrasser de la dépouille de celui qui n'est plus et ce n'est pas par un mauvais sentiment, c'est par pitié pour la douleur des proches, dont cette attente prolonge le supplice. Les heures qui s'écoulent entre le moment de la mort et celui de l'inhumation sont si pénibles qu'on fait ce qu'on peut pour les abréger, même au prix d'une déclaration fausse à la mairie. Aussi est-il préférable de faire partir ce délai du moment où la constatation du décès a eu lieu, dans les villes où il y a un médecin vérificateur, comme on le fait à Tours par exemple, ou bien de ne compter les vingt-quatre heures qu'à partir de la déclaration faite à la mairie, ainsi que cela a lieu à Paris, depuis le commencement du siècle, en vertu d'un arrêté préfectoral de Frochot en date du

13 octobre 1800, rendu en exécution de la loi du 20 septembre 1792 que l'article 77 du Code civil n'a pas modifiée.

En 1866, le Sénat fut saisi de pétitions ayant pour objet de porter le délai à quarante-huit heures. Il consulta le conseil d'hygiène et de salubrité de la Seine sur les changements qu'il pourrait y avoir lieu d'introduire dans la législation, pour assurer la constatation exacte des décès et prévenir le danger des inhumations précipitées. Sur le rapport de Devergie, le conseil fut unanime à reconnaître que la loi actuelle suffit à tous les besoins, si elle est convenablement appliquée (1). En effet, la circulaire du ministre de l'intérieur en date du 24 décembre 1866, l'instruction et le modèle de certificats de décès qui y sont annexés donnent une satisfaction complète aux légitimes exigences de la sécurité publique. Il serait à désirer seulement que ces excellentes mesures fussent appliquées dans toute l'étendue du territoire.

A Paris, des médecins sont chargés, dans chaque arrondissement, de la vérification des décès. Dans leur rapport aux maires, ils signalent les nom, prénoms, sexe, âge du décédé, l'état de mariage ou de célibat, la date de la mort, le quartier, la rue et le numéro du domicile, l'étage et l'exposition du logement, la nature et la durée de la maladie, ses causes et ses complications, les motifs qui militent pour l'autopsie, les noms des personnes ayant titre ou nom qui ont fourni les médicaments nécessaires ou donné des soins au malade.

Il ne doit affirmer la mort qu'en présence de la rigidité cadavérique ou d'un commencement de putréfaction. Ce sont les deux seuls signes valables pour la confirmation légale du décès. Dans le cas où celui-ci paraît douteux, il y a sursis, nouvelle visite et rapport spécial du médecin vérificateur. Avant son arrivée, il ne doit être fait aucun changement dans l'état du corps, qui reste sur son lit, la figure découverte. Dans le délai de vingt-quatre heures qui s'écoule entre sa visite et l'inhumation, on doit surseoir à toutes les opérations nécessaires ou facultatives dont le corps du décédé peut être l'objet, telles que l'ensevelissement, la mise en bière, l'autopsie, l'embaumement ou le moulage, et le corps doit rester dans les conditions de chaleur et d'aération susceptibles de faciliter son retour à la vie.

Ce n'est pas ici le lieu de discuter la valeur relative des signes de la mort et le critérium auquel il faut s'en rapporter pour en préciser le moment. Ces questions-là sont du ressort de la médecine légale et de la physiologie, sur le terrain desquelles l'hygiène ne doit pas empiéter. Elles ont du reste perdu quelque peu de leur intérêt. Il y a sans doute encore quelques personnes que hante le fantôme de l'inhumation anticipée et on voit encore se produire de temps en temps, dans les jour-

1. Devergie. *Mesures à prendre pour éviter les dangers des inhumations précipitées* (*Bulletin officiel du ministère de l'intérieur*, 30e année 1867).

naux, des histoires effrayantes de gens qui se sont retournés dans leurs bières ou qui se sont mangé les poings, pour assouvir leur faim ; mais les médecins savent à quoi s'en tenir sur le compte de ces légendes et font peu à peu partager leur scepticisme aux gens du monde qui les écoutent de plus en plus.

Michel Lévy reproduit encore, dans son *Traité d'hygiène publique et privée*, la longue nomenclature des médecins qui, depuis Asclépiade et Empédocle, ont rappelé à la vie des sujets que l'on croyait morts. Je ne referai pas cet historique. Il me semble inutile. La mort apparente est un phénomène incontesté et incontestable. Il est certain qu'elle a donné lieu à des méprises nombreuses et à des inhumations anticipées ; mais, dans l'immense majorité des cas, comme le fait observer Ambroise Tardieu, la responsabilité en revenait à des personnes étrangères à la médecine. Cela suffit pour justifier les mesures que nous avons exposées plus haut, sans qu'il soit besoin de recourir aux dépôts mortuaires dont nous allons parler et que les hygiénistes d'aujourd'hui préconisent non plus dans l'intérêt des morts, mais dans celui des vivants.

§ 1er. — Dépôts mortuaires.

I. Historique. — L'idée de ces asiles est d'origine française et remonte à la fin du siècle dernier. En 1785, Thierry proposa ce qu'il appelait un asile expérimental de la mort. « J'ai imaginé, disait-il, *des lieux de dépôt :* on en sent la nécessité dans nombre de familles pauvres, nombreuses, resserrées dans d'étroits logements (1). » C'est, on le voit, de l'intérêt des vivants que se préoccupait Thierry ; c'est également pour éviter les inconvénients du séjour des morts dans d'étroites demeures, qu'on avait, dès 1771, établi en Autriche des chambres mortuaires, *Leichenkammer*, pour les recevoir, pendant le délai de quarante-huit heures qui précédait l'inhumation,

Tout autre était la pensée qui guidait Hufeland, lorsqu'il fonda, en 1791, à Weimar, son fameux *obitoire* qui a été le point de départ de tous les dépôts mortuaires d'Allemagne. Il était convaincu de la fréquence des inhumations prématurées, et il avait, par ses écrits, en 1762, jeté la terreur dans les esprits en Allemagne, comme Bruhier l'avait fait en France cinquante ans auparavant. C'était pour prévenir ce formidable accident qu'il créa son *obitoire* et, pour que personne n'en doutât, il inscrivit sur le fronton de cet édifice : *Dubiæ vitæ asylum.* L'organisation de cet *obitoire* était fort simple et n'entraîna pas de grands frais. Il se composait d'une salle d'exposition pour une douzaine de corps, d'un cabinet de bains, d'une chambre de sauvetage avec un lit et les appareils néces-

(1) Thierry, *la Vie de l'homme défendue dans ses derniers moments.* Paris, 1875, in-8.

saires et d'une pièce pour le gardien. L'asile était chauffé, ventilé et accessible aux regards. Ce qui en fit la fortune, c'est le lien attaché au poignet des sujets et mettant en mouvement une cloche, afin de leur permettre de sonner le gardien, s'ils venaient à se réveiller.

L'invention de Hufeland eut un grand succès en Allemagne. Des asiles du même genre furent créés à Berlin en 1797, à Mayence en 1803, à Munich en 1818, à Francfort en 1823. Plus tard, Nuremberg, Ausbourg, Wurtzbourg, Munich, Brême, Breslau, Spire, Dusseldorf, Hambourg et Cologne suivirent cet exemple. Il s'est également fondé des asiles mortuaires dans la plupart des grands États de l'Europe. On en trouve en Autriche, en Hollande, en Belgique, en Norvège, en Suisse, en Italie, en Russie, en Angleterre et en Irlande (1).

En Allemagne, ces établissements servent en même temps de salles d'anatomie. A Weimar, à Ulm, à Brême, à Stuttgart, à Berlin, à Carlsruhe, on trouve des salles de dissection et parfois un Institut anatomique, à côté de la chambre des morts. Ces dépôts sont des amphithéâtres.

En Autriche, des arrêtés, qui remontent déjà à une vingtaine d'années, prescrivent d'établir des dépôts mortuaires, près des églises et des cimetières, pour recevoir les corps des contagieux et ceux des pauvres. Il y en a un par district. C'est le médecin du district qui prononce sur l'admission. Les corps des contagieux sont portés dans les dépôts des cimetières.

En Suède, chaque paroisse a sa maison mortuaire. On y garde les corps quarante-huit heures en été et soixante-douze en hiver (2).

En Angleterre, certains dépôts mortuaires servent de plus aux recherches de la justice. Le *mortuary* de la Cité, ouvert en 1872 et composé de trois pavillons distincts, réunit, dans un emplacement très restreint, la salle d'audience du *coroner* où ce magistrat fait, avec l'assistance des jurés, les enquêtes sur les cas de mort soudaine ou violente, une salle de dissection où se font les autopsies, un laboratoire d'analyses, une salle d'observations microscopiques, des appareils de désinfection, un four pour l'incinération des objets contaminés, des voitures pour le transport des contagieux, des cercueils, des objets à désinfecter, et enfin un dépôt de produits désinfectants. Une construction en forme de chapelle gothique, éclairée par de larges fenêtres, est affectée au dépôt des cadavres et peut en recevoir douze. On ne fait aucune distinction entre les corps des contagieux et les autres. Tous les morts peuvent être envoyés au *mortuary*, à la condition d'être mis en bière (3). Indépendamment du *mortuary* de la Cité, chaque district de Londres doit, pour se conformer

(1) Voir la nomenclature des villes où ces dépôts existent, dans les *Nouveaux Eléments d'hygiène* d'Arnould, p. 1275.

(2) Albert Palmberg, *Traité d'hygiène publique*, etc., *loc. cit.*

(3) Rapport présenté au conseil municipal de Paris, par M. Chassaing, au nom de la commission, sur la création d'un dépôt mortuaire municipal (*Bulletin municipal officiel de la ville de Paris*, n° du 20 avril 1887, p. 946).

à la loi d'hygiène publique, avoir sa maison mortuaire, pour le dépôt des cadavres des contagieux, des suspects et des individus trop mal logés. Le *Board of Healt* fixe le moment de l'inhumation. En Ecosse, même réglementation (1).

Dans ces conditions, on comprend que les familles ne mettent pas un empressement extrême à faire porter leurs morts au *mortuary*. La statistique officielle de celui de Saint-Marylebone, pour l'année 1884, en donne la mesure. Cette paroisse compte 154 000 habitants et le nombre des cadavres envoyés au *mortuary* a été de 193 (109 hommes et 84 femmes); mais dans ce nombre 136 étaient inscrits sur les registres du *coroner* pour être l'objet d'une enquête juridique et 57 seulement étaient portés sur les registres du dépôt, soit à titre volontaire, soit à titre forcé.

La question des dépôts mortuaires a été posée pour la première fois au congrès d'hygiène de Bruxelles, en 1852. Le troisième des sujets mis à l'étude avait pour titre : « Les inhumations, l'assainissement des cimetières, l'utilité des dépôts mortuaires et leur mode d'organisation. » Il en a été de nouveau question au congrès de 1876, mais incidemment et à l'occasion des inhumations précipitées. Cependant, grâce à l'influence du docteur Janssens, chef du service de l'hygiène, un établissement modèle y a été créé en 1872, dans un quartier central et populeux. Une vaste salle, éclairée par sept grandes fenêtres, pourvue d'appareils de ventilation, est divisée en seize compartiments par des cloisons, laissant au centre un espace de trois mètres. Dans chaque compartiment se trouve un lit en fer sur lequel peut être déposé un corps. Des dispositions très ingénieuses ont été prises pour le transport des cadavres.

Les corps des contagieux ne sont pas admis au dépôt. Ils sont tous portés, en cas d'épidémie, au cimetière d'Evère, à l'extrémité nord duquel la ville a fait construire un bâtiment spécial qui n'a pas encore été utilisé.

En France, cette institution n'a jamais pu prendre racine. En 1790, Berthold, inspiré peut-être par les publications de Mme Necker, adressa à l'Assemblée nationale une pétition qui resta sans effet. Un arrêté du préfet de la Seine du 21 ventôse an IX avait prescrit l'établissement à Paris de six tombes funéraires devant servir de dépôts aux corps des décédés, avant leur transport aux cimetières; mais on avait eu l'idée malheureuse de placer ces dépôts en ville, on recula devant la crainte de créer des foyers d'infection au centre de Paris et l'arrêté du préfet ne reçut pas d'exécution.

Les traditions du conseil de salubrité n'étaient pas favorables à cette institution. A l'occasion d'un projet de ce genre présenté au préfet de police et sur lequel il demanda l'avis du conseil, Marc répondit, au nom

(1) Albert Palmberg, *Traité d'hygiène publique*, etc., *loc. cit.*

de ses collègues, que ce projet philanthropique était plus séduisant en théorie qu'utile en application et il fit ressortir les frais considérables qu'entraîneraient la construction des maisons mortuaires et l'entretien de leur personnel. Il reconnut cependant plus tard que, dans les cas d'épidémie avec crainte de contagion, ce serait peut-être le cas de réunir les corps des décédés dans des cabanes suffisamment aérées que l'on construirait dans les enclos des cimetières.

En 1844, le conseil de salubrité de la Seine fut de nouveau consulté par le préfet de police, à l'occasion d'une brochure d'un M. Leguéon, sur les *inhumations* précipitées. Cadet de Gassicourt, dans son rapport sur les travaux du conseil pour la période comprise entre 1840 et 1845, consacre une note à la proposition de M. Leguéon. Après avoir reconnu qu'un établissement semblable offrirait pour Paris l'incontestable avantage de recueillir, dans une enceinte spéciale, des corps qui sont souvent une cause d'insalubrité pour la classe ouvrière, il dit que le conseil n'a pas cru qu'il y eût lieu de *créer une maison d'attente mortuaire* dont l'établissement entraînerait d'ailleurs des dépenses très considérables.

Devergie, dans le rapport sur les travaux de ce même conseil pendant les années de 1846 à 1848 exclusivement, a touché légèrement la question des maisons mortuaires dans le chapitre IV, intitulé : *Inhumations précipitées*; *signes certains de la mort*. Il constate que, depuis que des établissements de ce genre ont été fondés en Allemagne, il ne s'est pas présenté un seul cas où les frais de ces constructions aient été compensés par le retour à la vie d'un corps déposé. Toutefois, le conseil a pensé, dit-il, qu'au lieu de *maisons mortuaires* il pourrait y avoir lieu de fonder de simples établissements destinés à recevoir, peu de temps après la mort, le corps des pauvres qui n'ont qu'une étroite habitation de famille; mais il se hâte d'ajouter que très probablement les pauvres ne voudront pas y envoyer leurs proches et il s'abstient de conclure.

La question est revenue une troisième fois devant le conseil de salubrité en 1863, et encore à propos des inhumations précipitées et d'une pétition adressée au ministre de l'intérieur (1). Le conseil, appelé à l'examiner, se borna cette fois à rappeler les avis qu'il avait précédemment exprimés. Il faisait remarquer que si, sous quelques rapports, la création des maisons mortuaires peut présenter quelques avantages, elle ne serait d'aucune utilité pour obtenir une constatation plus rigoureuse des décès et prévenir ainsi les inhumations précipitées.

Tout récemment le conseil a été appelé à se prononcer sur ce même sujet et la solution a été différente. Cette fois la question se présentait sous un autre aspect. Il ne s'agissait plus d'empêcher les inhumations anticipées, mais de prévenir les dangers beaucoup plus sérieux qu'entraîne

(1) Le Sénat a reçu à diverses reprises des pétitions du même genre, et notamment le 2 mai 1853, le 6 mars 1865, le 29 février 1866, le 29 janvier 1869.

le séjour à domicile des personnes qui ont succombé à des maladies contagieuses.

C'est le docteur O. Du Mesnil qui a commencé cette nouvelle campagne, devant la Société de médecine publique, par une note lue à la séance du 22 octobre 1879. Comme membre de la commission des logements insalubres, le docteur O. Du Mesnil se trouvait souvent en présence de familles ne possédant qu'une seule pièce et dans lesquelles la nécessité de conserver un cadavre pendant vingt-quatre heures devenait un véritable danger. Quelque temps auparavant, en visitant la cité Jeanne-d'Arc en proie à l'épidémie de variole dont il a été question à l'article des logements insalubres (1), il avait trouvé, dans une chambre de la plus insigne malpropreté, un homme atteint de variole occupant le seul lit du logement. La femme et les enfants couchaient sur un débris de matelas et de couvertures qu'on étalait le soir sur le plancher et qu'on relevait le matin. Si cet homme avait succombé, ces malheureux auraient été obligés de rester vingt-quatre heures à côté du cadavre.

Ce cas n'est pas isolé, dit le docteur Du Mesnil; il y a, dans la cité Jeanne-d'Arc, plusieurs centaines de familles dans les mêmes conditions; il en est ainsi dans tout le XIIIe arrondissement, qui n'en a pas non plus le monopole, puisqu'il existe à Paris plus de 25 000 logements n'ayant qu'une seule pièce.

Le docteur O. Du Mesnil, après avoir exposé cet état de choses, proposait d'établir, au centre de chaque quartier, un dépôt mortuaire, simplement et décemment aménagé, distribué en cellules complètement isolées, où chaque famille pourrait venir veiller, jusqu'au dernier moment, ceux qu'elle aurait perdus. Dans le dépôt exclusivement consacré à cet usage, les corps des contagieux seraient mis à part. Le transport du cadavre dans cet établissement serait facultatif en temps ordinaire et obligatoire dans le cas de décès causé par des maladies contagieuses. Un appareil à désinfection pour les vêtements et les objets de literie serait annexé à chaque dépôt mortuaire (2).

A la suite de cette communication, la Société nomma une commission, dont les rapporteurs, MM. Lafollye et Napias, conclurent en faveur de la mesure proposée. Le rapport, présenté le 24 décembre 1879, fut adopté le 25 février 1880 et signalé, par le bureau de la Société, à l'attention du conseil municipal, qui était déjà saisi par le docteur Georges Martin d'une proposition analogue. Au rapport de la commission étaient annexés trois projets de maisons mortuaires dus à des membres de la Société (3).

(1) *Encyclopédie d'hygiène et de médecine publique*, t. III, p. 394.

(2) O. Du Mesnil, *De la création de dépôts mortuaires à Paris* (*Bulletin de la Société d'hygiène publique*, 1870, t. II, p. 248).

(3) Les plans de ces trois projets sont reproduits dans le livre de MM. H. Napias et A.-J. Martin, intitulé : *l'Étude et les Progrès de l'hygiène en France de 1878 à 1882*, p. 227.

Au conseil municipal, la question avait été renvoyée au docteur Lamouroux qui reproduisit, dans son rapport, les conclusions de la Société et proposa au conseil un projet de délibération, invitant le préfet de la Seine à faire étudier immédiatement la création de dépôts mortuaires, à titre d'essai, dans deux ou trois quartiers de Paris.

Le préfet, ainsi mis en demeure, proposa de construire, dans les cimetières du Nord, de l'Est et du Sud, trois dépôts pour desservir les vingt arrondissements de Paris (1). Les corps devaient y être placés dans des pièces séparées, afin de permettre aux familles de veiller leurs morts. Les frais de construction et d'aménagement étaient estimés à 240 000 francs. Cette dépense considérable d'un côté et de l'autre un dissentiment qui s'éleva au sujet de l'admission des contagieux dans les dépôts à créer, firent ajourner la solution, et le conseil municipal, sur un rapport du docteur Frère, soumit la question à la commission supérieure de l'assainissement de Paris, qui se prononça en faveur de la création d'un dépôt mortuaire et pour l'exclusion des contagieux.

Les choses en restèrent là jusqu'en 1886, époque à laquelle la question fut reprise au conseil municipal, et, dans sa séance du 28 juillet, il décida qu'avant de prendre un parti il fallait envoyer une délégation à Londres, à Bruxelles, à Cologne et à Mayence, pour visiter les dépôts mortuaires qui y étaient établis. La délégation partit, à la fin du mois de septembre, pour remplir sa mission et, le 20 avril 1887, M. Chassaing en rendit compte, dans un rapport très intéressant qui a été publié dans le *Bulletin municipal officiel*.

Après avoir constaté le bon accueil fait à cette création par la population des grandes villes, il exprimait la pensée qu'elle serait acceptée avec la même faveur par celle de Paris, à la condition qu'elle fût adaptée à ses habitudes et à ses mœurs. Dans ce but, il fallait d'abord écarter la pensée de placer les dépôts mortuaires dans les hôpitaux et dans les cimetières, qui inspirent aux familles un égal sentiment de répulsion, et éviter la promiscuité des cadavres qui existe partout, même au dépôt de Sainte-Catherine, à Bruxelles. Pour encourager les parents à y faire porter les corps de ceux qu'ils ont perdus, il importe, disait le rapport, qu'ils puissent les déposer dans une pièce convenable et bien isolée, qu'ils aient la possibilité d'y procéder à toutes les cérémonies de leur culte, avant le départ du convoi pour le cimetière. Il faut enfin que la porte du dépôt puisse être tendue et le corps exposé comme il le serait à son domicile, et le projet annexé au rapport prévoyait l'établissement, à l'entrée, d'un porche de 6 mètres sur 8, pour permettre la réunion de nombreux assistants, au moment de la levée du corps.

(1) Celui du cimetière du Nord devait desservir les Ier, IIe, VIIIe, IXe, Xe, XVIIe et XVIIIe arrondissements; celui du cimetière de l'Est les IIIe, IVe, XIe, XIIe, XIXe et XXe; celui du cimetière du Sud les Ve, VIe, VIIe, XIIIe, XIVe, XVe et XVIe arrondissements.

Le rapporteur proposait d'adopter, à part de légers changements, l'organisation du dépôt de Bruxelles, son mode de transport et son règlement, mais d'admettre indistinctement les corps des contagieux, comme les autres, en laissant à la municipalité le soin de prendre, à leur égard, les mesures sanitaires les plus convenables, soit la mise en bière d'urgence, soit l'inhumation immédiate, ainsi qu'elle le fait aujourd'hui au domicile des personnes décédées (1).

Le projet de délibération vint en discussion à la séance du 24 novembre 1887 et il rencontra une opposition assez vive au sein du conseil. Après de longs débats, l'assemblée finit par se rallier à un amendement de M. Vaillant dont voici la teneur :

« § 1er. Dans chaque cimetière sera établi un dépôt mortuaire.

« § 2. Dans chaque hôpital sera établie une chambre mortuaire, pour

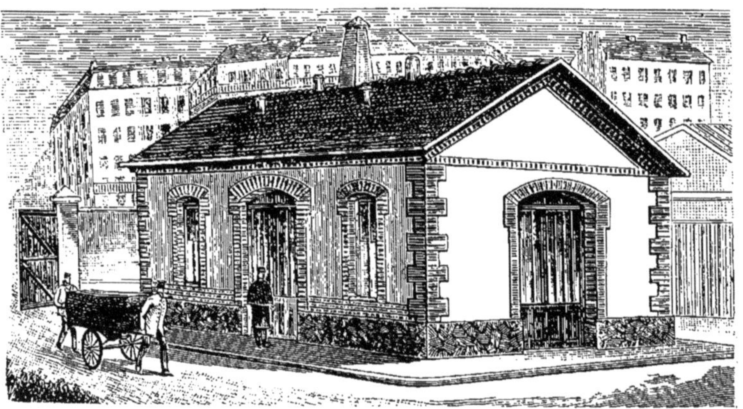

Fig. 1. — Dépôt mortuaire de Montmartre (d'après le journal *la Nature*).

morts intérieures. Elle sera exclusivement destinée aux corps des personnes mortes de maladies non infectieuses.

« § 3. A l'étuve de désinfection de chaque hôpital sera ajoutée une étuve à vapeur sous pression, exclusivement réservée au service extérieur de la désinfection.

« § 4. L'administration est invitée à présenter le plus tôt possible un projet pour la réalisation des dispositions de cette délibération. »

Pendant que cette question se discutait au conseil municipal, les Chambres votaient la loi sur la liberté des funérailles, et elle était promulguée le 15 novembre 1887. Un règlement d'administration publique devait, aux termes de cette loi, fixer ultérieurement les conditions applicables aux différents modes de sépulture. Le décret du 27 avril 1889 y

(1) Voir ce rapport et le projet de délibération qui lui fait suite dans le *Bulletin municipal officiel* du 20 avril 1887, p. 950.

a pourvu et ses articles 4, 5, 6, 7, 8 et 9 sont relatifs aux chambres mortuaires. Ils fixent les conditions dans lesquelles elles peuvent être établies, la qualité des personnes qui peuvent y être admises, les formalités à remplir pour les y faire déposer et les précautions à prendre pour leur transport.

Cependant, le projet du conseil municipal s'élaborait. Il fut soumis, en 1890, au conseil d'hygiène publique et de salubrité de la Seine. M. Brouardel fut chargé du rapport et approuva le projet, en indiquant les dispositions à prendre pour assurer la salubrité des dépôts au point de vue de l'aération, de l'écoulement des liquides, des lavages à grande eau, et de l'aménagement.

Des dépôts installés dans ces conditions, disait le rapport en termi-

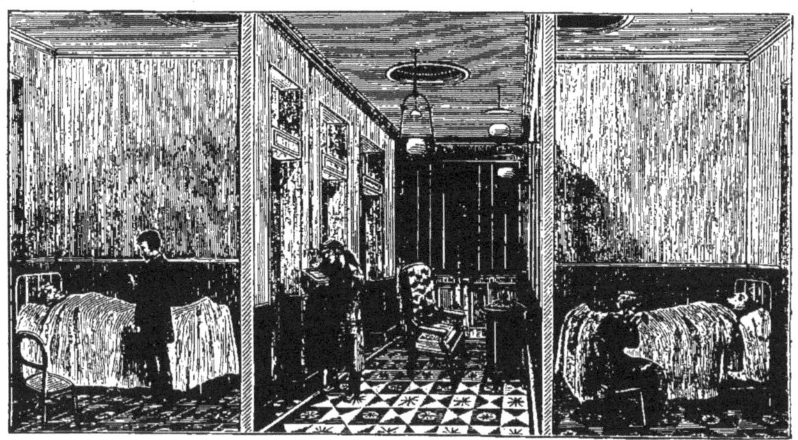

Fig. 2. — Dépôt mortuaire de Montmartre. Intérieur (d'après le *Journal d'Hygiene*).

nant, n'auront aucun inconvénient pour la santé publique et semblent devoir rendre de grands services à la population pauvre (1).

Cette conclusion fut adoptée et le conseil municipal, dans sa séance du 21 juillet 1890, décida, sur le rapport de M. Laurent, que deux dépôts mortuaires seraient créés, l'un au Père-Lachaise, l'autre à Montmartre. Un crédit fut voté à cet effet.

Celui de Montmartre a été construit dans le courant de l'automne dernier et ouvert le 15 décembre 1890 (fig. 1). Il est situé dans l'intérieur du cimetière, mais tout près d'une porte qui donne sur la rue de Maistre. Elle porte le numéro 17 et on peut par là se rendre directement au dépôt. C'est un petit pavillon carré simple, mais très convenable (fig. 2). Il a trois grandes portes à deux battants, et cinq grandes fenêtres. Le toit

(1) P. Brouardel, *les Dépôts mortuaires* (*Annales d'hygiène publique et de médecine légale*, n° d'octobre 1890).

est surmonté par une cheminée ventilatrice, en zinc, de 4 mètres de haut à peu près et ayant la forme d'une pyramide quadrangulaire tronquée, dont la base est large de près d'un mètre.

Le pavillon est divisé en deux parties égales par un couloir, sur lequel s'ouvrent les cinq chambres mortuaires et la petite salle d'exposition. Celle-ci s'ouvre également du côté de la façade par une grande porte vitrée qui lui donne du jour. Les cinq cellules sont éclairées par les fenêtres indiquées plus haut et dont les carreaux inférieurs sont en verre dépoli. Tout l'établissement est dallé en carreaux céramiques très élégants. Le dallage des cellules est légèrement incliné vers l'un des angles, pour faciliter l'écoulement des liquides et présente dans ce point une ouverture fermée par une petite vanne. Au moment du lavage, on lève celle-ci et les eaux s'écoulent par un caniveau qui les conduit dans le ruisseau de la rue de Maistre, où elles coulent à ciel ouvert pendant un long trajet avant d'arriver à l'égout. C'est le seul point par lequel cet obitoire laisse à désirer et pour le moment le danger n'est pas sérieux. Les parois des cellules sont peintes à l'huile et bordées de soubassements en marbre noir; elles ont pour tout mobilier un lit en fer garni d'un sommier en métal, d'un matelas et d'un drap en caoutchouc imperméable, une petite table et une chaise. La petite salle d'exposition est très convenable et chauffée par un poêle à gaz. Elle sert en même temps de salle d'attente.

A l'angle de chacune de ces cellules, se trouve l'ouverture d'une conduite ventilatrice et les cinq conduites aboutissent à la cheminée dont j'ai parlé. Le tirage est assuré par une couronne de becs de gaz qui se trouve vers le milieu de sa hauteur et qu'on allume quand il y a un corps dans le dépôt. Les cellules sont éclairées par des impostes vitrées à travers lesquelles passe la lumière des becs de gaz allumés dans le couloir. Au milieu de celles-ci est placé un poêle à gaz avec un fauteuil pour le veilleur de nuit.

Les annexes se composent du logement du gardien et d'un hangar à deux compartiments. Dans l'un se trouvent le liquide désinfectant et les ustensiles de lavage; l'autre sert de remise pour la petite voiture à bras suspendue et semblable aux voitures d'ambulance avec laquelle on va chercher les corps à domicile. C'est aussi là qu'on fait sécher les toiles imperméables.

Lorsqu'on veut faire transporter un corps au dépôt mortuaire, on en avertit le surveillant du cimetière qui l'envoie chercher par deux hommes traînant la petite voiture. Ceux-ci y posent le cadavre, l'enveloppent d'un drap imperméable et l'assujettissent avec des sangles. Arrivés au dépôt, ils le couchent sur un des lits, couvert de son drap imperméable. La famille peut, si elle le veut, rester près de lui jusqu'à huit heures du soir; mais ce désir n'a encore été manifesté par personne. Après la mise en bière, on transporte le corps dans la salle d'exposition, jusqu'au moment de la cérémonie funèbre. Lorsque celle-ci est terminée, on lave la cellule à grande eau, on la désinfecte avec une solution de sulfate de cuivre, on lave dans la même solution le drap sur lequel reposait le cadavre et on le met à sécher dans la remise.

Depuis que l'obitoire est ouvert, c'est-à-dire depuis le 15 décembre 1890, on y a transporté cinq corps. Pas un n'avait de famille. C'étaient des étrangers, des gens de passage à Paris.

Le dépôt mortuaire du Père-Lachaise est en voie de construction et sa petite voiture est remisée, en attendant, dans celui de Montmartre. Ce dernier ne doit desservir provisoirement que le XVIIIe arrondissement. Aux termes d'une circulaire du préfet de police, en date du 14 décembre 1890, le conservateur du cimetière doit envoyer chercher à domicile les corps des personnes décédées dans cet arrondissement, sur le vu d'une autorisation délivrée soit par le maire, soit par le commissaire de police. Le dépôt doit recevoir également, sur réquisition de tous les commissaires de police de Paris, les corps des personnes *étrangères à la ville*, décédées sur la voie publique ou dans un lieu ouvert au public, mais étant un établissement municipal. Il ne doit accueillir que les corps des personnes décédées sur le *territoire de la ville de Paris*, à la condition qu'elles soient mortes d'une manière absolument naturelle et lorsque l'identité aura été constatée.

II. **But et utilité des dépôts mortuaires.** — Nous avons vu qu'ils avaient été institués en vue de prévenir les inhumations précipitées et que cette crainte s'était évanouie peu à peu. Le progrès scientifique et surtout l'expérience des dépôts mortuaires, où personne n'est revenu à la vie, en ont fait justice. Dans ceux d'Allemagne, on ne songe même plus aux résurrections. A Francfort, dans cet établissement modèle, élevé sous l'influence des terreurs inspirées par Hufeland et dont le docteur Josat a tracé une description si enthousiaste, à Francfort, où tout avait été disposé pour provoquer, pour encourager le retour à la vie, on y songe si peu aujourd'hui que, d'après Varrentrop, la maison est parfaitement faite pour tuer les gens qu'on pourrait y déposer étant encore en vie (1). Dans certaines maisons mortuaires, le ressort qui fait jouer le timbre est devenu tellement dur, à force de rester inactif, qu'il faut un bras vigoureux pour le mettre en action. Nous avons pu nous en convaincre nous-même, dit le docteur Tourdes. Dans un de ces dépôts, il fallait une contraction musculaire assez forte pour mettre en mouvement la cloche funèbre. Elle n'eût pas obéi à une main mourante. Toutefois, il suffit que le fait d'une inhumation anticipée soit possible, il suffit que le public en ait une peur horrible, pour qu'il faille tenir compte de ce sentiment dans l'appréciation des motifs qui plaident en faveur de la création des obitoires. Leur véritable raison d'être est toutefois l'avantage qu'on trouve, au point de vue de l'hygiène, à séparer le plus tôt possible

(1) Arnould, *Nouveaux Éléments d'hygiène*, *loc. cit.*, p. 1278.

les morts des vivants et surtout à éviter la propagation des maladies contagieuses par les cadavres. C'est pour ce dernier motif que le docteur Du Mesnil a réclamé leur établissement. Nous avons vu cependant que presque partout l'admission des contagieux dans les dépôts a rencontré de l'opposition. Elle se comprend, car on ne voit pas bien la nécessité de promener ces dangereux cadavres par la ville et de les garder pendant vingt-quatre heures dans un lieu dont l'accès est ouvert à d'autres familles, alors qu'il est si simple de les mettre en bière aussitôt après la vérification du décès et de les enterrer immédiatement, ainsi que le permet la loi et que le prescrivent les règlements de police, en prenant de plus la précaution de désinfecter les pièces qu'ils occupaient et les vêtements à leur usage.

Pour les sujets morts de maladies ordinaires, il y a sans aucun doute un avantage sérieux à les retirer le plus tôt possible de la maison où ils ont succombé; mais il faudrait pour cela que les familles y consentissent.

Il n'est pas question en France de rendre obligatoire le transport au dépôt. Cela se fait dans plusieurs villes d'Allemagne, et notamment à Munich. Personne ne s'en plaint, dit le docteur Arnould, et ne cherche à s'y soustraire, bien que le *depositorium* de Zenetti ait adopté le système des salles communes. De temps en temps seulement, la famille de quelque haut personnage demande l'autorisation, qui n'est jamais refusée, de garder un mort à domicile. A Chemnitz, en Saxe, le dépôt est facultatif, et cependant il n'y a pas plus de 5 à 6 pour 100 des décédés qui ne passent pas par la maison des morts, bien qu'elle soit située dans le cimetière. Quelques grands seigneurs constituent l'exception, avec un certain nombre de tout petits enfants décédés presque en naissant et que les parents portent au cimetière, dans une boîte. Les hygiénistes de Stuttgart ont voté la généralisation du dépôt obligatoire (1).

En France, il ne peut pas être question d'une mesure semblable; elle révolterait la population. Nous n'avons déjà que trop de tendance à abuser de l'obligation en matière d'hygiène et cela pourrait bien finir par indisposer l'opinion contre elle, mais les plus enclins parmi nous à lui faire violence n'ont pas été jusque-là; il est donc inutile d'en parler. Il faudra du temps pour habituer les familles françaises à se séparer de leurs morts; on n'y parviendra que par la persuasion, en respectant complètement leur liberté et en appropriant les installations à leurs mœurs et même à leurs préjugés.

En somme, la création des dépôts mortuaires doit être encouragée par l'hygiène. C'est une garantie pour la salubrité publique et un avantage pour les familles pauvres; elle donne satisfaction entière aux craintes d'inhumation précipitée qui obsèdent encore quelques esprits; elle facilite la constatation des crimes et les recherches médico-légales.

(1) Arnould, *Nouveaux Éléments d'hygiène*, *loc. cit.*, p. 1281.

Elle est indispensable dans les hôpitaux. Il faut une chambre mortuaire, où l'on puisse déposer les corps, en attendant l'inhumation ou le transport à l'amphithéâtre. Dans tous les hôpitaux de la marine, il existe, dans un endroit retiré, une salle tendue de noir avec des attributs religieux. On y porte les morts, après que le décès a été constaté, afin de ne pas les laisser séjourner dans la salle. Les familles peuvent y venir et y séjourner. Il faudrait qu'il en fût de même partout. Mais ces dépôts doivent être exclusivement réservés aux décès intérieurs. Les familles du dehors ne consentiraient pas du reste à y laisser porter les leurs.

III. **Installation des dépôts mortuaires.** — La première question qui se présente est celle de l'emplacement. Il faut choisir entre le cimetière et le centre du quartier. L'hygiène a fait jusqu'ici pencher la balance en faveur de la première de ces solutions. Il est certain que les obitoires sont des foyers de putréfaction cadavérique comme les amphithéâtres et qu'il y a intérêt à les éloigner au même titre du centre des quartiers populeux, pour les reléguer dans les lieux consacrés à l'inhumation; mais, d'un autre côté, cette situation n'est pas de nature à encourager les familles. Il est à penser que les parents qui n'ont pas voulu envoyer leurs malades à l'hôpital, pour ne pas les quitter, ne consentiront pas davantage à s'en séparer après leur mort. Il est à craindre qu'on ne porte au dépôt que les étrangers, que les malheureux sans famille qui meurent dans les garnis et que les logeurs s'empresseront de faire disparaître pour les remplacer par des vivants.

Cet argument a été mis en avant par un certain nombre de conseillers municipaux chargés par leurs électeurs de repousser le présent qu'on voulait leur faire, et ce n'était pas sans raison, puisque le dépôt mortuaire de Montmartre, si propre, si élégant, si discret, n'a séduit personne et n'a recueilli en trois mois, dans ce quartier si populeux, que les corps de cinq étrangers sans relations et sans famille.

Nous l'avons déjà dit, pour faire accepter l'obitoire à nos populations, il faut en dissimuler le côté banal et en écarter la promiscuité. Il faut que cet asile d'un jour ressemble à la maison que le mort vient de quitter, plutôt qu'au cimetière dans lequel il doit définitivement reposer à partir du lendemain. Il faut surtout qu'il ne soit pas situé dans son enceinte redoutée. C'est ce que le docteur O. Du Mesnil avait parfaitement compris et son projet était plus pratique que celui qu'on a adopté.

En créant un dépôt par quartier, on les mettait à la portée de tout le monde; en les multipliant, on faisait disparaître les inconvénients de l'encombrement. Il n'y avait plus alors de foyers de putréfaction. En effet, la mortalité de Paris est en moyenne de 54 à 55000 décès par an (1). Cela fait 687 par quartier. En supposant qu'il y ait le quart des morts

(1) En 1889, elle a été de 54083.

à transporter à l'obitoire, ce qui constitue une proportion invraisemblable, cela fait un dépôt tous les deux jours; mais la mortalité est très inégalement répartie entre les différents quartiers. Celui de Clignancourt, par exemple, a un plus grand nombre de décès, à lui tout seul, que le premier arrondissement tout entier. Il a eu, en 1889, 2 109 décès, tandis qu'il n'en est survenu que 1 117 dans le premier arrondissement. Entre ces quartiers, où la population est pauvre, nombreuse et très dense, où le chiffre annuel des décès oscille entre 1 000 et 2000 (il y en a 18 dans ce cas), et les quartiers riches, dont les habitants sont peu nombreux, où le chiffre des décès se maintient au-dessous de 500 par an (ils sont au nombre de 28), il n'y a pas de comparaison à établir. Dans ces derniers, il n'y a pas besoin d'obitoire; on n'y porterait personne. Dans ceux dont la mortalité oscille entre 1 000 et 2000, on pourrait compter sur 250 à 500 dépôts par an, si la population s'habituait à en faire usage, et comme les corps n'y séjournent que vingt-quatre heures, il suffirait, même à Clignancourt, d'un dépôt mortuaire de deux places, puisqu'il y aurait très exceptionnellement deux corps à y séjourner à la fois; mais, dût-on faire grandement les choses et porter le nombre des lits mortuaires à quatre, il suffirait pour cela d'une pièce divisée en quatre compartiments par des cloisons de 2 mètres de hauteur, et, si l'on ne trouvait pas l'isolement assez complet pour satisfaire les familles, on pourrait diviser la pièce en quatre petites chambres. Dans tous les cas, il n'y aurait besoin ni de constructions coûteuses, ni de frais d'installation dispendieux. Pourvu que le local fût convenablement disposé, décent et tenu avec une propreté rigoureuse, il satisferait à toutes les conditions de l'hygiène et, dans tous les cas, elles y seraient bien plus faciles à assurer qu'au domicile des pauvres gens qui y seraient recueillis. Dans ces conditions, l'installation des dépôts mortuaires et leur entretien coûteraient fort peu de chose et cette innovation aurait des chances d'être accueillie favorablement par les classes pauvres, tandis que dans les cimetières, elle n'en a aucune, comme le prouve l'expérience déjà citée du dépôt de Montmartre.

On pourrait faire de même dans les quartiers peuplés des grandes villes de province et la question se trouverait résolue, sans embarras et presque sans frais; mais c'est précisément là ce qui empêchera partout cette solution d'être acceptée. Il faut, en France, que les choses frappent les yeux et fassent du bruit; il faut des monuments, du luxe et des dépenses. Il faut que quelqu'un attache son nom à la création des dépôts mortuaires, et qu'ils fassent l'admiration des voyageurs, et, comme alors le chiffre de la dépense s'élève, on ne peut en construire qu'un petit nombre. On en a voté trois pour Paris. Chacun d'eux aura cinq cellules. Cela fait quinze pour une population de plus de deux millions d'habitants. Ce n'est pas une solution. Cependant, comme il pourrait se produire un autre courant d'idées, que les obitoires pourraient prendre faveur, certaines précautions s'imposent dans leur installation et nous allons les indiquer.

En ce qui a trait à la disposition générale des dépôts mortuaires, deux systèmes sont en présence, celui des salles communes, adoptées à Munich et à Brême, et celui des cellules séparées, en usage à Francfort, à Berlin et à Paris. A Munich, la maison est située à l'entrée du grand cimetière; elle est d'une architecture simple et grave (fig. 3).

Les salles d'exposition sont grandes et bien décorées; elles s'ouvrent par des fenêtres et des portes vitrées sur une large galerie d'où on découvre tout l'intérieur des salles où se promènent les visiteurs. Les corps y sont déposés, après une première vérification du décès, et y restent jusqu'à ce qu'il se manifeste des signes de décomposition. On procède alors aux cérémonies funèbres et à l'inhumation. Il y a quatre classes d'exposés, la dernière est gratuite. Les morts sont placés sur un lit ou dans

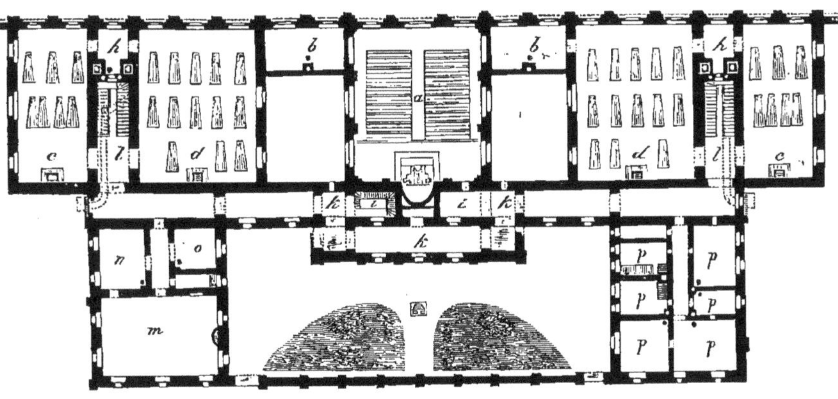

Fig. 3. — Dépôt mortuaire de Munich (d'après Arnould)

a, Chapelle. — *b*, Salle des pleureurs. — *c*, Dépôts pour les classes supérieures. — *d*, Dépôts pour les classes inférieures. — *e*, Salles pour les affections contagieuses. — *h*, Veilleurs. — *m*, Salle d'autopsie judiciaire. — *o*, Salle pour rappeler à la vie. — *p*, Logement du veilleur. — *q*, Communs.

leur cercueil, la face découverte. Au doigt de chacun d'entre eux est fixé un anneau d'où part un cordon aboutissant à un ressort d'horlogerie. Ce ressort est très faible, la plus légère contraction musculaire le met en mouvement et il fait sonner le timbre d'un réveil dont le bruit se prolonge presque indéfiniment. Nous avons déjà dit que, depuis 1818, époque à laquelle a été créé l'obitoire, ce bruit n'y a jamais retenti que par suite d'un déplacement accidentel (1).

A Francfort, l'obitoire est constitué par des cellules isolées qui s'ouvrent d'un côté sur la salle de visite et de l'autre sur de larges couloirs. Ce sont des tombes anticipées et, malgré l'élégance et la propreté

(1) Tourdes, article OBITOIRES du *Dictionnaire encyclopédique des sciences médicales*, 2e série, t. XIV, p. 38.

de cet établissement, il laisse une impression pénible. Les accessoires n'y sont pas négligés. La salle de revivification est pourvue de tout ce qui est nécessaire. L'appareil indicateur est disposé avec soin; il se compose de cinq dés à coudre placés à l'extrémité des doigts et adaptés à des ficelles qui se réunissent pour arriver à un timbre éclatant que le moindre mouvement fait résonner, mais qui jusqu'ici n'a sauvé personne (1).

En France, nous l'avons déjà dit, le système des cellules séparées nous paraît seul acceptable. C'est du reste celui qui a été adopté par la Société de médecine publique et par le conseil municipal de Paris. D'ailleurs, quelles que soient la forme et l'importance de l'établissement, il doit remplir les conditions suivantes :

Tout dépôt mortuaire doit être isolé et séparé des bâtiments d'habitation. Il ne doit se composer que d'un rez-de-chaussée et comprendre autant de cellules que le nécessite l'importance du groupe d'habitants qu'il est destiné à desservir. Il doit renfermer une salle d'exposition, une pièce complètement isolée pour les contagieux, dans le cas où on aurait décidé de les y recevoir, au lieu de les mettre en bière et de les enterrer immédiatement, comme nous en avons donné plus haut le conseil.

Les annexes du dépôt doivent comprendre un petit logement pour le gardien, un lieu de dépôt pour les bières et autres objets destinés à l'ensevelissement des corps, une étuve à désinfection et un water-closet. Ce sont les dépendances qui ont été prévues dans tous les plans présentés jusqu'ici (2).

Les cellules doivent être dallées; le sol doit avoir la pente nécessaire pour que les eaux de lavage s'écoulent dans un des angles du pavillon. Elles doivent être évacuées par un orifice muni d'un siphon, fermé en dehors des lavages par un opercule en cuivre et communiquant avec une conduite souterraine qui les transmet à l'égout le plus voisin. Une bouche d'eau doit être installée dans le point le plus élevé du dépôt et munie d'un pas de vis permettant d'y ajouter une lance à l'aide de laquelle il sera procédé à de fréquents lavages, à grande eau, de toute la superficie du sol. Pour rendre ces lavages possibles, il faut ménager un petit intervalle entre le sol et les cloisons qui séparent les cellules.

Les dépôts mortuaires doivent être largement ventilés et suffisamment chauffés, pendant la mauvaise saison, pour que les familles puissent y séjourner sans souffrir du froid. Par ailleurs, ils doivent être de la plus extrême simplicité.

IV. **Morgues.** — On donne ce nom à des dépôts mortuaires d'une

(1) Tourdes, article Obitoires, *loc. cit.*, p. 39.

(2) Voir les plans de MM. Gaston Trélat, Lafollye, Bonnamaux, dans l'ouvrage déjà cité de MM. Napias et A.-J. Martin, pp. 227, 229 et 230.

nature spéciale qui n'existent que dans les très grandes villes et qui sont destinés à recueillir les cadavres des individus trouvés morts sur la voie publique et non encore reconnus. Nous avons vu que, dans beaucoup de villes d'Allemagne, les maisons mortuaires ont pour annexes des salles d'autopsie et même de dissection. Ce sont des *instituts anatomiques*. Ailleurs, on a voulu que les maisons mortuaires fussent ouvertes aux cadavres trouvés sur la voie publique, aux suicidés, aux voyageurs morts accidentellement dans les hôtels. Cette annexion a pour conséquences forcées l'introduction de la justice dans le dépôt mortuaire, les confrontations juridiques, les autopsies, les recherches médico-légales, et tout cela fait perdre aux asiles le caractère de recueillement et de respect qu'il importe surtout de leur donner. C'est un véritable changement de destination. Les dépôts mortuaires, qui ne sont pas déjà sympathiques à nos populations, deviendraient pour elles un objet d'horreur, s'ils étaient transformés en amphithéâtres et en laboratoires d'anatomie. C'est un sentiment qu'on a parfaitement compris et, dans tous les projets qui ont été présentés, cette annexion a été écartée en principe.

L'obitoire et la morgue sont deux choses qui doivent rester distinctes. Ce dernier genre d'établissement n'intéresse l'hygiène que d'une manière accessoire et seulement en raison des dangers qu'il fait courir à la santé publique. Il n'y en a du reste qu'un bien petit nombre. La Morgue de Paris peut en être considérée comme le modèle, par son importance et par son organisation. En 1887, il y a été fait 928 dépôts, en comprenant les nouveau-nés, les fœtus et les débris humains. On y a pratiqué 340 autopsies.

Comme foyer de putréfaction, la Morgue dépasse de beaucoup tous les dépôts mortuaires qu'on pourrait installer. Non seulement il y entre deux ou trois cadavres tous les jours, mais il faut qu'ils y séjournent jusqu'à ce qu'ils soient reconnus et, dans les cas suspects, jusqu'à ce que la justice ait terminé ses lentes et minutieuses investigations. Il y en a toujours dix ou douze à la fois et le nombre en est bien plus considérable, à la suite des catastrophes telles que les incendies et les accidents de chemins de fer.

Or, la Morgue est au centre même de Paris, dans la Cité. Elle est isolée, il est vrai, placée à l'extrémité de l'île, derrière Notre-Dame, plongeant ses fondations dans la Seine et y déversant ses liquides, ce qui n'est pas le genre de souillure le plus inoffensif.

Comme la Morgue n'est en somme qu'un établissement juridique et qu'une école de médecine légale, il n'y aurait aucun intérêt pour l'hygiène à en faire l'historique. La seule chose qui la concerne, ce sont les mesures prises, dans ces derniers temps, pour conjurer les dangers et les incommodités résultant de la réunion de tous ces cadavres en putréfaction.

Il y a quelques années encore, la chambre dans laquelle on renfermait les cadavres, après les avoir retirés de la salle d'exposition publique, offrait le spectacle le plus abject qu'on puisse imaginer. Les cadavres tuméfiés, présentant toutes les colorations imaginables, depuis le vert jusqu'au rouge livide, parfois déjà dévorés par les vers, étaient étendus côte à côte sur des dalles et sous des couvercles qui laissaient passer les odeurs. Celles-ci se répandaient dans la Morgue tout entière. Dans les chaudes journées de l'été, elles débordaient sur la place, pénétraient dans les maisons voisines et donnaient lieu fréquemment aux plaintes de leurs habitants.

Pour remédier à un tel état de choses, pour arrêter ou tout au moins pour retarder les progrès de la putréfaction, il ne fallait pas songer à l'emploi de procédés chimiques. Ils auraient été d'un emploi trop incertain et auraient laissé planer des doutes sur l'exactitude des expertises toxicologiques dont les corps sont souvent l'objet. M. le professeur Brouardel proposa en conséquence d'avoir recours au froid, l'expérience ayant montré, depuis longtemps, que le froid arrête complètement la putréfaction, sans qu'il en résulte d'inconvénients notables pour l'autopsie médico-légale.

Cette proposition fut adoptée par le conseil général de la Seine et plusieurs appareils frigorifiques furent soumis à son examen. Une commission, nommée par le conseil d'hygiène publique et de salubrité du département de la Seine, fut chargée de les examiner et fixa son choix sur celui de MM. Mignon et Rouart, qui fut installé et qui fonctionne maintenant à la Morgue.

C'est un appareil du système Carré agissant à l'aide du gaz ammoniac. Le liquide refroidi par ce gaz est une solution incongelable de chlorure de calcium; elle circule dans les différentes parties de l'édifice, dont elle abaisse la température; elle s'échauffe ainsi progressivement, puis revient se refroidir au contact du gaz ammoniac et recommence de nouveau son circuit. Dans la première partie de son trajet, elle refroidit une série de quatre alvéoles formant la rangée inférieure d'une grande caisse en bois contenant deux autres étages. Ces alvéoles renferment les cadavres à conserver. L'eau refroidit ensuite la salle d'exposition, dont la capacité est considérable et sur le toit de laquelle elle coule dans des rigoles, en formant des nappes très minces. Elle termine son circuit, en refroidissant les alvéoles des rangées supérieures de la caisse en bois, lesquelles sont au nombre de dix.

Les parois de la salle ont été rendues aussi peu conductrices que possible. L'antérieure, à travers laquelle on vient regarder et reconnaître les corps, est formée par un double vitrage de 75 mètres de surface. La couche d'air interposée entre les vitres s'oppose à une trop grande déperdition de froid et empêche le dépôt de buée ou de givre sur la face extérieure, dépôt qui empêcherait les visiteurs de voir les cadavres exposés. La paroi postérieure est formée en partie par la grande caisse en bois qui renferme les alvéoles dont nous avons parlé; les autres murailles sont recouvertes intérieurement par un doublage en sapin de 8 centimètres d'épaisseur, isolé des murs par une couche de paille. Enfin, cette salle communique avec l'extérieur par un tambour isolant.

La température est maintenue à — 2° dans la salle d'exposition, à — 6° dans les dix alvéoles supérieures et abaissée jusqu'à — 17° dans les quatre de la rangée inférieure.

Lorsqu'un corps arrive à la Morgue, s'il est inconnu, on le place dans la salle d'exposition; s'il est reconnu, on l'introduit dans une des alvéoles supérieures de la caisse, celles qui sont refroidies à — 6°. S'il est en partie putréfié, on le place immédiatement dans une des alvéoles à — 17°. Au bout de dix à douze heures, il est congelé au point d'être aussi dur que le marbre. Il peut alors être replacé, sans inconvénient, dans les alvéoles supérieures, si de nouveaux corps putréfiés réclament une congélation rapide.

L'introduction des cadavres dans les alvéoles est rendue facile par la disposition suivante : la paroi inférieure de chaque alvéole est munie de rails sur lesquels glisse un plateau métallique supportant le cadavre. Un chariot est placé devant la caisse et permet de hisser les corps jusqu'à la hauteur de chaque étage. Il est muni lui-même de rails qui se continuent avec ceux des alvéoles.

Quand l'autopsie doit être faite, le cadavre est dégelé à l'avance. Il faut pour cela cinq heures d'exposition à l'air pendant l'été, lorsque la congélation a été portée jusqu'à 17 degrés.

Depuis que l'appareil frigorifique fonctionne à la Morgue, on n'y sent plus aucune mauvaise odeur; l'établissement, sans cesser d'être lugubre, a pris un aspect plus décent, la promiscuité des cadavres n'existe plus et ils peuvent être conservés indéfiniment.

Il a fallu prendre quelques précautions pour préserver les garçons de service des dangers résultant du passage brusque de la température extérieure à celle de la salle d'exposition. Avant d'y entrer, ils revêtent un costume supplémentaire composé d'un large pantalon de flanelle, d'une veste doublée de peau de mouton et du bonnet de laine dit *passe-montagne* qui enveloppe presque toute la tête. Leur séjour dans cette salle est d'ailleurs très court, parce qu'ils ont disposé à l'avance le cadavre sur une table mobile qu'ils roulent rapidement dans la salle.

Nous sommes entrés au sujet de cette installation dans quelques détails (1) parce qu'elle a fait disparaître un danger sérieux pour la santé publique et ensuite parce que ce mode de réfrigération, appliqué à

(1) Nous avons emprunté la description qui précède à une note du docteur Vibert, médecin expert et collaborateur du professeur Brouardel. Elle a paru dans l'ouvrage déjà cité de MM. Napias et A.-J. Martin, p. 233. Nous n'avons fait que la résumer. Aucun changement n'a été apporté depuis à l'appareil de réfrigération, qui continue à fonctionner de la façon la plus satisfaisante.

un grand local, n'est pas sans intérêt pour l'hygiène. Il complète ce que nous avons dit du refroidissement des habitations, ainsi que de la conservation par le froid et du transport des viandes congelées.

Il est inutile d'ajouter que toutes les précautions relatives à la propreté et à la désinfection doivent être plus rigoureusement observées dans les morgues que dans les dépôts mortuaires.

§ 2. — Cimetières

Le terme de cimetières s'applique indistinctement à tous les enclos où l'on réunit les sépultures, de quelque manière qu'elles s'effectuent. C'est le lieu du repos, comme l'indique l'étymologie (κοιμαω, je dors).

I. **Historique.** — Dès la plus haute antiquité, les législateurs se sont préoccupés de régler, en même temps que les rites funéraires, le choix des lieux où les sépultures devaient se faire. Le paganisme a été d'accord avec la religion chrétienne pour les rejeter hors des villes. A Rome, la loi des XII Tables, reproduisant une disposition qui semble avoir été générale dans les cités de la Grèce, défendait les inhumations dans l'intérieur de la ville; aussi les tombeaux particuliers des riches étaient-ils placés le long des grandes voies qui partaient de Rome. On en trouve encore les restes des deux côtés de la voie Appienne. Les cimetières eux-mêmes (*columbaria*) où l'on enterrait les citoyens pauvres et les esclaves étaient situés hors de la ville.

Après la conquête des Gaules, cet usage se répandit dans notre pays; mais l'établissement du christianisme modifia plus tard cette coutume. Les cimetières devinrent une dépendance de l'église auprès de laquelle vinrent se grouper les tombes et la coutume d'enterrer, dans l'église même, les dignitaires du clergé et les grands personnages devint générale au moyen âge. Elle a prévalu jusqu'à la fin du siècle dernier. Malgré les restrictions qui y avaient été apportées par Charlemagne (capitulaire XX), par les conciles de Tréguier (374), de Mayence (813), de Marciac (1326), de Châlons (1393), de Rouen (1451), etc., il suffisait, pour obtenir la faveur d'être enterré dans l'église, de lui faire une donation d'une partie de ses biens (1).

Quant aux cimetières, ceux qui avaient été établis primitivement autour des villes s'étaient trouvés peu à peu, par suite de l'accroissement de la population, englobés dans les habitations et, faute de place, ne pouvaient plus suffire aux inhumations. Par suite de cette exiguïté des cimetières, on avait dû renoncer depuis longtemps à appliquer les sages prescriptions de la loi salique et les ordonnances du roi Childéric III, qui interdisaient la superposition des corps. Les inhumations avaient lieu en tranchées, dans de grandes fosses, où les corps étaient entassés les uns

(1) *Notes sur les cimetières de Paris* (Préfecture de la Seine, Direction des affaires municipales, Bureau des cimetières), Paris, 1889, in-quarto.

sur les autres, jusqu'à ce qu'elles fussent à peu près remplies et que l'on comblait avec la terre d'une nouvelle fosse. Quant aux ossements provenant des fouilles, on les entassait dans l'ossuaire installé dans un des coins du cimetière.

Ces pratiques présentaient de réels dangers; les cimetières étaient devenus de tels foyers d'infection, surtout à Paris, que le Parlement s'en émut et prescrivit, par un arrêté du 20 mars 1765, le transfert hors de l'enceinte de la ville de tous les cimetières existants. Un arrêt analogue fut rendu par le Parlement de Toulouse le 3 septembre 1774. Le roi Louis XVI tenta de généraliser ces prescriptions, par une déclaration en date du 10 mars 1776. Il interdit l'inhumation dans les églises de toutes personnes autres que les archevêques, évêques, curés, patrons des églises, hauts justiciers et fondateurs de chapelles, en réglementant, au point de vue de l'hygiène, les conditions de ces inhumations exceptionnelles et en prescrivant l'agrandissement et le transfert, hors de l'enceinte des habitations, des cimetières insuffisants.

Pour faciliter aux villes et aux communautés l'acquisition des terrains nécessaires, le roi, par déclaration du 10 mars 1783, exemptait ces acquisitions du droit de *lods et ventes, centième denier et amortissement* (1).

L'opposition du clergé à des mesures qui portaient atteinte aux anciennes coutumes, les dépenses considérables que devaient entraîner l'achat du terrain et l'installation des nouveaux cimetières, mirent obstacle à l'exécution de ces sages dispositions qui restèrent à l'état de lettre morte. A la fin du XVIIIe siècle, on comptait encore à Paris une vingtaine de cimetières, la plupart attenant aux églises dont ils avaient pris le nom. Le plus ancien de tous, celui des Saints-Innocents, aurait suffi pour empoisonner toute la ville. Ce foyer d'infection légendaire était consacré aux inhumations depuis le XIIe siècle. Héricart de Thury a calculé que, de 1186 à 1785, il avait dû recevoir 1 200 000 cadavres. Il n'avait été enclos de murailles que sous Philippe-Auguste. « C'était, dit Guillaume Le Breton, un dépôt général d'immondices et de saletés, qui servait de lieu d'aisances à la plupart des habitants et, qui pis est, de lieu de débauche aux filles publiques. » Dans la suite, on avait construit tout autour de la clôture une galerie voûtée appelée *les charniers*, où l'on enterrait les gens riches. Cette galerie sombre, humide, pavée de tombeaux, servait de passage aux piétons; elle était bordée d'étroites boutiques de modes, de lingerie, de mercerie, de bureaux d'écrivains publics (2). Au centre se trouvaient les fosses communes, dont Fourcroy nous a laissé la description suivante :

(1) *Notes sur les cimetières de Paris*, *loc. cit.*, p. 3.

(2) L'ancien cimetière des Innocents est représenté dans le livre du docteur Gannal intitulé : *les Cimetières depuis la fondation de la monarchie française jusqu'à nos jours*, Paris, 1884. Il a été reconstitué, sur une bien plus grande échelle, au Diorama des Champs-Elysées, *Paris à travers les âges*.

« On appelait *fosses communes* des cavités de 30 pieds de profondeur et de 20 de largeur, dans les deux diamètres, dans lesquelles on plaçait par rangs très serrés les corps des pauvres renfermés dans leurs bières. La nécessité d'en entasser un grand nombre obligeait les hommes chargés de cet emploi de placer les bières si près les unes des autres, qu'on peut se figurer ces fosses comme remplies d'un massif de cadavres, séparés par des planches d'environ six lignes d'épaisseur. Ces fosses contenaient chacune de 1 000 à 1 500 cadavres. Lorsqu'elles étaient pleines, on chargait la dernière couche de corps d'environ un pied de terre et on creusait une nouvelle fosse à quelque distance. C'était autant de vastes foyers de corruption que renfermait cette enceinte. Cependant le sol, gonflé par ces dépôts si nombreux, excédait de plus de 8 à 10 pieds le niveau des rues, avec lequel il fallait parvenir à l'accorder. Enfin d'innombrables milliers d'ossements successivement rejetés du sein de cette terre qui, depuis longtemps rassasiée de funérailles, s'ouvrait encore chaque jour pour s'en pénétrer de nouveau, étaient entassés sous les toits des charniers et contenaient les débris de plusieurs générations que le temps avait englouties. »

Pour compléter les causes d'insalubrité qui existaient sur ce point de Paris, une rigole avait été creusée autour du cimetière, pour recevoir les déjections des habitants. Elle était remplie tous les matins et, pour la nettoyer, on transportait son contenu dans la rue voisine, d'où il était enlevé. Ces manipulations répandaient une odeur infecte. Tout cela se passait au centre même de Paris, à l'endroit où s'élève aujourd'hui la fontaine de Jean Goujon. Un square élégant a remplacé ce hideux charnier et rien ne rappelle plus ce lieu d'horreur, mais il est bon d'en conserver le souvenir pour les générations à venir, ne fût-ce que pour leur faire mesurer le progrès accompli depuis un siècle, et pour leur faire apprécier les services que l'hygiène rend aux populations.

L'évacuation du cimetière des Innocents fut lente à s'effectuer et dura plus de deux ans(1). « Les corps, dit Thouret dans son rapport de 1789 (2), étaient à différentes périodes de décomposition, depuis le cadavre à peine confié la veille à la terre jusqu'aux temps les plus reculés. » Il fallut, dans le cours des travaux, enlever de toute la surface du cimetière, c'est-à-dire sur une étendue de 2 000 toises carrées, une couche de 8 à 10 pieds de terre infectée par les débris de cadavres et par les immondices des maisons voisines. Plus de 80 caveaux funéraires furent ouverts et fouillés. 40 à 50 fosses communes furent creusées à 8 ou 10 pieds de

(1) L'opération fut pratiquée en trois périodes :
1° Du mois de décembre 1785 au mois de mai 1786.
2° Du mois de décembre 1786, au mois de février 1787.
3° Du mois d'avril 1787 au mois de janvier 1788.
(Léon Colin, *Paris, Étude hygiénique et médicale*, Paris, 1885, p. 83.)

(2) Rapport sur les exhumations du cimetière et de l'église des Saints-Innocents, par Thouret, Paris, 1789.

profondeur, quelques-unes jusqu'au fond, et 15 à 20000 cadavres appartenant à différentes époques furent exhumés avec leurs bières. On vida également les caveaux de l'église et tout se fit, d'après le rapport de Thouret, avec une décence, un soin religieux, un respect pour les morts que pas un incident regrettable ne vint troubler.

Les fouilles se firent d'abord pendant l'hiver, mais on les continua pendant tout l'été de 1788 et on se relâcha peu à peu des précautions hygiéniques qu'on avait prises au debut, sans que la santé publique ait paru s'en ressentir. Il n'y a aucun motif pour suspecter la sincérité de Thouret; mais on peut se demander, avec M. Léon Collin, si cette redoutable opération a été complètement étrangère aux épidémies de variole et de typhus si communes alors dans la population parisienne (1).

La suppression du cimetière des Innocents fut un cas isolé, un exemple qu'aucune ville ne suivit et la Révolution seule put accomplir cette réforme si nécessaire. La loi du 16-24 août 1790 chargea les municipalités de la police des cimetières et celle du 8-15 mai 1791 en attribua la propriété aux communes. En vertu de ces attributions, le préfet de la Seine, Frochot, prescrivit par un arrêté du 21 ventôse an IX l'établissement de trois cimetières en dehors de l'enceinte de Paris et formula un règlement dont les principales dispositions ont été reproduites dans le décret du 23 prairial an XII (12 juin 1804).

C'est ce décret qui, sauf quelques légères modifications, règle encore aujourd'hui la matière; il a consacré, d'une matière définitive, la réforme, depuis si longtemps réclamée par l'hygiène, et, comme toutes les mesures décrétées à cette époque, il a été exécuté sans résistance.

II. **Législation des cimetières** (2). — Le décret du 23 prairial an XII, revenant aux règles déjà posées par la législation ancienne sur les sépultures, défendit de pratiquer des inhumations dans les églises, temples, synagogues et autres lieux consacrés au culte, ainsi que dans l'enceinte des bourgs, villes et villages, et décida qu'il y aurait, hors de ces centres, à 35 ou 40 mètres de leur enceinte, des terrains entièrement consacrés à l'inhumation des morts; que les terrains les plus élevés et exposés au nord seraient choisis de préférence; qu'ils seraient clos de murs de 2 mètres au moins d'élévation et plantés d'arbres, sauf à prendre les précautions convenables pour ne pas gêner la circulation de l'air.

Une ordonnance royale du 6 décembre 1843 a étendu à toutes les communes de France l'obligation d'établir leurs cimetières dans les conditions ci-dessus et, pour celles qui n'ont pas d'enceinte, la juridiction admet que les 35 ou 40 mètres dont parle le décret de prairial doivent être comptés à partir des dernières habitations agglomérées.

(1) Léon Colin, *Paris*, *Etude hygiénique et médicale*, *loc. cit.*, p. 84.

(2) Les cimetières sont régis par les décrets du 23 prairial an XII (12 juin 1804), du 4 thermidor an XIII (23 juillet 1805), du 7 mars 1808, par l'ordonnance du 6 décembre 1843 et par le décret du 27 avril 1889.

Le même acte a réglé la dimension et l'espacement des fosses. Chaque inhumation, dit-il, aura lieu dans une fosse séparée de $1^{m}5$ à 2 mètres de profondeur, sur 8 décimètres de largeur, distantes les unes des autres de 3 à 4 décimètres sur les côtés et de 3 à 5 décimètres à la tête et aux pieds. Pour prévenir les dangers que présente le renouvellement trop fréquent des fosses, l'ouverture de celles-ci ne doit avoir lieu que de cinq en cinq ans et, par conséquent, les terrains destinés à servir de sépulture doivent être cinq fois plus étendus que l'espace nécessaire pour y enterrer le nombre présumé des morts qui peuvent y être déposés chaque année.

Le décret du 23 prairial autorise les inhumations dans des propriétés privées, à la condition que celles-ci soient situées hors de l'enceinte des villes et à la distance prescrite, c'est-à-dire à 35 mètres au moins. La jurisprudence admet unanimement que cette faculté ne peut être exercée qu'avec l'autorisation expresse de l'autorité municipale, qui peut la refuser, en vertu de son pouvoir discrétionnaire en matière de police des lieux d'inhumation, et que cette autorisation doit être renouvelée à chaque inhumation nouvelle.

L'aliénation des cimetières supprimés a été également prévue par le décret du 23 prairial et il a décidé qu'il ne pourrait en être fait usage que cinq ans après leur fermeture. A partir de cette époque, ils peuvent être affermés par les communes auxquelles ils appartiennent, mais à la condition qu'ils ne soient qu'ensemencés ou plantés, sans qu'il puisse y être fait aucune fouille ou fondation pour des constructions de bâtiment, jusqu'à ce qu'il en soit autrement ordonné.

Une disposition antérieure (l'article 9 de la loi du 15 mai 1791) avait décidé déjà que les cimetières ne pourraient être mis dans le commerce que dix ans après les dernières inhumations; et c'est la règle ordinairement suivie en cette matière, d'après un avis du conseil d'État du 13 nivôse an XIII (1).

Quelques-unes des dispositions du décret du 23 prairial ont été modifiées depuis. Ainsi, le décret du 7 mars 1808 défend d'élever aucune habitation, ni de creuser aucun puits, à moins de cent mètres des nouveaux cimetières, transférés hors des communes en vertu des lois et règlements. Il ajoute que les bâtiments existant dans cette zone ne pourront être ni augmentés ni restaurés et que les puits pourront être comblés, en vertu d'ordonnances du préfet du département, sur la demande de la police locale, après visite contradictoire d'experts.

Le règlement d'administration publique du 27 avril 1889, rendu en exécution et pour l'application de la loi du 15 novembre 1887 sur la liberté des funérailles, a modifié l'article du décret de prairial qui prescrivait que les inhumations fussent faites dans des fosses individuelles;

(1) Ambroise Tardieu, article INHUMATION du *Dictionnaire de médecine et de chirurgie pratiques*, t. XIX, p. 85.

le règlement autorise l'usage de tranchées pour les inhumations gratuites, à la condition qu'elles aient une profondeur de 1^m,50 et que les cercueils y soient déposés à une distance d'au moins 20 centimètres les uns des autres.

La loi municipale du 5 avril 1884 a investi les maires de pouvoirs très étendus en cas d'épidémies. Elle les charge de prendre, dans ces circonstances, les mesures nécessaires pour l'inhumation de telle ou telle personne, de telle ou telle catégorie de personnes. Le règlement d'administration publique du 27 avril 1889 autorise le maire, en cas d'urgence, notamment en cas de décès par suite de maladie épidémique ou contagieuse, à prescrire, sur l'avis du médecin commis par lui, la mise en bière immédiate, ou même l'inhumation sans délai.

Si le décès paraît résulter d'une maladie suspecte dont la protection de la santé publique exige la vérification, le préfet peut, sur l'avis conforme et motivé de deux médecins, prescrire toutes les constatations nécessaires et même l'autopsie.

Si le maire néglige de prendre les mesures nécessaires pour assurer la police du cimetière, le préfet peut, en vertu de la loi municipale du 5 avril 1884, après une mise en demeure restée sans résultat, y pourvoir par un arrêté spécial. C'est aux préfets qu'appartient exclusivement le droit de prendre la mesure de police la plus grave, la fermeture des cimetières. Ce sont eux également qui, en vertu de l'ordonnance du 6 décembre 1843, déterminent l'emplacement des nouveaux cimetières, après une enquête *de commodo et incommodo* et dans les formes prescrites par la loi du 5 avril 1884 (1).

Le décret de prairial autorise les communes qui possèdent des cimetières d'une étendue suffisante, à délivrer des concessions perpétuelles aux personnes qui désirent y posséder une place distincte et séparée, pour y fonder leur sépulture et celle de leurs parents et successeurs, à la condition de verser, en même temps que le prix de la concession, une certaine somme en faveur des pauvres. L'ordonnance du 6 décembre 1843 a fixé la quotité de cette donation à la moitié de la somme attribuée à la commune. Cette même ordonnance autorise les communes à faire, en dehors des concessions *perpétuelles* et à des conditions analogues en ce qui concerne la répartition de la somme versée, des concessions *trentenaires* indéfiniment renouvelables au prix primitivement payé, et des concessions *temporaires*, pour une durée de quinze ans au plus et non renouvelables.

Le tarif de ces concessions est réglé par le conseil municipal, d'accord avec le maire et soumis, dans tous les cas, à l'approbation du préfet (loi du 5 avril 1884).

Les dispositions qui précèdent ont successivement amélioré la police

(1) *Notes sur les cimetières de la ville de Paris*, *loc. cit.*, p. 7.

des cimetières et fait disparaître les dangers que nous avons exposés en commençant. Toutefois l'acte fondamental sur lequel repose cet ensemble remonte à près d'un siècle et il s'agit de savoir s'il est encore en harmonie avec les exigences de l'hygiène contemporaine et avec les progrès récents de la science en ce qui concerne la transmission des maladies. C'est ce que nous allons examiner.

III. **Insalubrité des cimetières.** — Il y a quelques années, lors des tentatives faites en France pour y acclimater la crémation, ses partisans, avec l'ardeur des néophytes, entreprirent une rude campagne contre les cimetières. Ils leur reprochaient de vicier l'atmosphère, d'empoisonner l'eau des puits et d'emmagasiner dans le sol des germes contagieux susceptibles d'en sortir plus tard, pour semer des épidémies. L'administration municipale de Paris s'émut de ces accusations. Une commission fut nommée le 4 mars 1879, par le préfet de la Seine, pour étudier la question de l'assainissement des cimetières (1). Elle choisit pour rapporteur le docteur O. Du Mesnil, déjà connu par ses importants travaux en hygiène. Le rapport général, présenté le 24 décembre 1880, fut adopté le 7 mars 1881. Ce travail considérable comprenait d'abord la réfutation des faits qui ont donné lieu à ce qu'on a appelé la *légende des cimetières*, puis l'exposé des recherches expérimentales auxquelles les membres de la commission s'étaient livrés, sur la décomposition des corps dans les cimetières actuels. Il se terminait par des conclusions que nous allons reproduire textuellement, en raison de leur importance :

« 1° Si dans le voisinage des anciens charniers, et surtout alors que les inhumations se faisaient dans les églises, on a pu observer des accidents résultant du dégagement des gaz produits par la putréfaction, ces dangers sont devenus absolument illusoires aujourd'hui, où ils se répandent à l'air libre, bien que les prescriptions des articles 4, 5, 6 du titre Ier du décret du 23 prairial an XII ne soient pas strictement observées.

« 2° Les gaz délétères ou gênants, produits de la décomposition des cadavres inhumés à $1^m,50$, n'arrivent pas à la surface du sol.

« 3° Dans l'espace de cinq ans, la presque totalité de la matière organique a disparu et a été brûlée ; par conséquent, dans les conditions actuelles des inhumations parisiennes, la terre des cimetières ne se sature pas, pourvu que le sol soit suffisamment perméable.

« 4° Par un drainage méthodique des terrains consacrés aux inhumations, on accélérera la rapidité des rotations qui pourrait être vraisemblablement abrégée.

« 5° Dans l'état présent de nos cimetières, il n'y a pas lieu de craindre l'infection des puits du voisinage, alors que ces puits sont à la distance réglementaire des habitations. »

(1) Cette commission était composée de MM. de Hérédia, docteur G. Martin, docteur Bouchardat, Bourgoin, A. Carnot, Feydeau, Huet, Leroux, Du Mesnil, Pasquier, Schutzenberger, Caffort.

Ces conclusions sont très rassurantes; elles sont même un peu trop optimistes; en tout cas, elles ne visent que les cimetières de Paris, où MM. Schutzenberger, Miquel, Carnot et O. Du Mesnil ont fait leurs recherches et il serait imprudent d'en faire l'application à tous les autres.

D'autres travaux récents ont également eu pour but de soutenir l'innocuité absolue des cimetières. Le docteur Robinet a pris pour sujet de sa thèse, en 1880, *les Prétendus Dangers des cimetières*. Le docteur P. Martin, de Lyon, a défendu les mêmes idées dans un travail intitulé : *les Cimetières et la Crémation*. On pense aujourd'hui que, si l'on a été trop loin dans les accusations qu'on a portées contre les inhumations, la réaction qui s'est produite a quelque peu dépassé le but.

Dans les cimetières de Paris, la destruction des corps s'opère très vite, mais il n'en est pas de même partout. L'un de nous a eu l'occasion de voir, en Bretagne, de petits cimetières de village, arrivés, à la suite d'épidémies de typhus exanthématique, à un degré de saturation tel, que les corps ne s'y détruisaient plus et qu'une odeur infecte se répandait dans tout le voisinage, toutes les fois qu'on creusait une fosse.

La promptitude avec laquelle les cadavres sont détruits dépend de la nature du sol, de la quantité d'eau qu'il reçoit, de la température de l'air et de la profondeur des fosses. Cette destruction est un phénomène d'oxydation opéré par les bactéries du sol et dont le mécanisme a été exposé, par l'un de nous, à propos de l'épuration des eaux d'égout (1). Ce ne sont pas les produits définitifs de cette oxydation (l'eau, les acides carbonique, nitrique, sulfurique, etc.), dont la présence dans le sol ou l'atmosphère est dangereuse; ce sont les gaz, les liquides infects, les alcaloïdes cadavériques qui caractérisent les phases intermédiaires de la décomposition putride. L'important est donc que le sol ait la propriété de retenir ces derniers produits, pour qu'ils aient le temps de subir leur dernière transformation et qu'ils ne passent pas en nature dans l'air ou dans les eaux. Il faut par conséquent que le sol soit perméable, pour laisser arriver l'air et l'eau jusqu'au cadavre; mais il ne faut pas qu'il soit trop léger, trop poreux, parce qu'alors la putréfaction marche trop vite et ses produits sont trop rapidement entraînés par les eaux.

Il faut aussi que le sol ne soit pas trop humide. Dans nos climats, il ne peut jamais être assez sec pour provoquer la momification des corps, attendu qu'il contient toujours assez d'eau, pour aider l'action des germes nitrificateurs.

L'eau trop abondante met obstacle à la décomposition des cadavres. Lorsque la nappe souterraine est trop rapprochée de la surface du sol, l'eau envahit le fond des fosses; les cadavres y macèrent et ne se détruisent pas. C'est également ce qui arrive dans les endroits où il pleut très abondamment et où le sous-sol est imperméable.

(1) *Encyclopédie d'hygiène et de médecine publique*, t. III., p. 266.

La composition chimique du sol a tout autant d'importance. L'ammoniaque résultant de la décomposition des matières organiques n'est pas absorbée de la même façon par tous les terrains. L'argile l'absorbe avec une grande puissance, mais c'est une action purement mécanique. Elle s'empare des matières organiques lorsqu'elles sont abondantes, elle les emmagasine, pour les rendre plus tard et peu à peu aux eaux de filtration. Les minéraux à grain serré sont ceux qui absorbent le moins facilement l'ammoniaque. L'oxyde de fer augmente le pouvoir absorbant des silicates pour ce corps; il absorbe complètement l'hydrogène sulfuré et l'hydrogène phosphoré qui se dégagent dans les cimetières. Le sulfure de fer formé se convertit en sulfate. Les acides libres (acétique, lactique, butyrique), qui se forment pendant la première phase de la décomposition sont en grande partie neutralisés par les carbonates de chaux et de magnésie. C'est pour cela que les terrains calcaires favorisent la putréfaction et la régularisent. Les terres fortement alcalines consomment en peu de temps les cadavres, ainsi que l'a démontré Orfila; ils se conservent longtemps dans le sable et, dans le terreau, la saponification ne tarde pas à s'accomplir (1).

En somme, le terrain le plus propre à l'établissement d'un cimetière est un terrain calcaire et ferrugineux, moyennement perméable à l'air et à l'eau et dont le sous-sol permet un écoulement lent et régulier des eaux de pluie (2).

Le docteur Gosse (de Genève) a formulé des opinions analogues dans un travail qu'il a communiqué au Congrès international d'hygiène et de démographie de Genève, le 6 septembre 1882, et qui se résume par les quatre conclusions suivantes :

« 1° Les terrains calcaires, ainsi que les terrains siliceux, placés dans les déclivités du sol, doivent être choisis pour l'établissement des cimetières.

« 2° Les terrains argileux, mais présentant une perméabilité, par le fait du mélange de sable et de cailloux, ne doivent être choisis que s'il est impossible d'en trouver d'autres.

« 3° Les terres formées d'une argile compacte ne peuvent pas être utilisées pour des cimetières devant être soumis à des tours de rotation.

« 4° Les restes des cadavres exhumés, ainsi que les débris de cercueil, doivent être brûlés (3). »

L'élévation de la température hâte la destruction des corps, de même qu'elle favorise toutes les décompositions organiques. Enfin, la profon-

(1) J. Arnould, *Nouveaux Éléments d'hygiène*, *loc. cit.*, p. 96.

(2) L. Lossier, *Des conditions d'un bon cimetière, Expertise chimique des terrains* (*Revue d'hygiène*, 1880, n° 6).

(3) Dr Gosse, professeur de médecine légale à l'université de Genève, *Du choix du terrain pour un cimetière* (*Comptes rendus et Mémoires du quatrième Congrès international d'hygiène et de démographie*, Genève, 1883).

deur des fosses exerce aussi son action. La couche qui renferme les micro-organismes agents de la putréfaction a, comme on le sait, deux mètres d'épaisseur environ; mais c'est dans le mètre le plus superficiel qu'ils sont le plus nombreux. On avait déjà remarqué, avant les découvertes de la bactériologie, que plus l'inhumation était profonde et moins la destruction marchait vite; Ricke avait reconnu de plus qu'à une grande profondeur les cadavres se conservent sans se détruire (1).

En dehors de l'action de l'atmosphère et du sol, la façon dont les corps sont mis en terre exerce, à son tour, une influence considérable sur la promptitude avec laquelle ils sont détruits. M. Brouardel a traité ce sujet, avec sa compétence bien connue, dans un rapport qu'il a présenté au Comité consultatif d'hygiène publique, en 1886, à propos de la création d'un nouveau cimetière à Boulogne-sur-Seine. La nature du cercueil doit être prise en considération. « Lorsqu'un cadavre, dit M. Brouardel, est simplement inhumé dans une bière en voliges de sapin, sans sciure de bois ni mixture spéciale, la décomposition est complète en dix-huit mois ou deux ans et il ne reste plus que le squelette. Quand la bière est remplie de sciure de bois phéniquée, de mixtures, d'essence de mirbane, la décomposition ne se fait plus; le cadavre est comme momifié et, si on l'exhumait au bout de cinq ans, on le trouverait desséché, saponifié, mais non détruit. Dans les bières nouvellement préconisées, doublées en toile caoutchoutée, la décomposition se fait; mais les liquides retenus dans la bière forment un demi-bain liquide horriblement infect, dépassant en volume plusieurs litres. Dans les caveaux, l'absence de terre pour recueillir les liquides et les gaz qui sortent entre les planches, crée des conditions dangereuses spéciales (2). Dans les bières doublées en plomb, le mode de décomposition est absolument différent (3). »

Il s'agit maintenant de rechercher si les phénomènes de décomposition que nous venons de passer en revue et qui s'accomplissent sur une si grande échelle dans le terrain des cimetières, sont de nature à porter atteinte à la salubrité publique, par les émanations qui s'en dégagent, par les produits qu'ils répandent dans la nappe souterraine et par les germes contagieux qui peuvent s'y conserver.

En ce qui concerne les émanations, on est généralement convaincu qu'elles ne peuvent pas être nuisibles.

Les gaz produits par la putréfaction n'arrivent pas à la surface du sol

(1) E. Richard, *Précis d'hygiène appliquée*, *loc. cit.*, p. 87.

(2) Bouchardat signale à plusieurs reprises le danger que courent les fossoyeurs qui pénètrent dans des caveaux fermés depuis longtemps et où les gaz librement épanchés ont constitué une atmosphère éminemment délétère.

(3) P. Brouardel, *Projet de création d'un nouveau cimetière à Boulogne-sur-Seine*. Rapport présenté au Comité consultatif d'hygiène, au nom d'une commission composée de MM. Bergeron, Jacquot, Du Mesnil et Brouardel (*Annales d'hygiène publique et de médecine légale*, septembre 1886).

lorsque les inhumations sont faites à la profondeur réglementaire, et dans les cas exceptionnels, comme ceux que nous avons cités, ils sont sans danger parce qu'ils se dégagent à l'air libre. La preuve qu'il n'en existe pas, en temps ordinaire, dans les cimetières bien tenus, c'est qu'on n'y sent aucune mauvaise odeur, tandis que, dans toutes les villes, il y a des rues qui sentent horriblement mauvais pendant l'été.

Bouchardat a traité cette question avec autant de soin que d'autorité. « Il existe, dit-il, dans l'opinion publique et dans les écrits consacrés à l'hygiène, une grande exagération sur la nocuité des émanations des fosses. On ne trouve à ce sujet que des assertions vagues qui sont répétées dans les traités d'hygiène et finissent par se transformer en vérités classiques. » Il passe alors en revue toutes ces légendes que nous ne reproduirons pas et il en arrive à conclure que pas une d'elles ne repose sur des observations sérieuses. Il cite à cette occasion un fait qui lui est personnel et qui montre avec quelle facilité les erreurs s'accréditent. Il y a quelques années, le bruit se répandit qu'il sortait du cimetière Montparnasse des exhalaisons qui se répandaient dans tout le quartier. Des plaintes arrivèrent à la préfecture de police et Bouchardat fut chargé, comme délégué du Conseil d'hygiène et de salubrité de la Seine, de s'enquérir de la réalité des faits. « Je me suis rendu, dit-il, au cimetière Montparnasse. Les voisins se plaignaient d'émanations infectes qui se dégageaient du cimetière et qui, d'après eux, rendaient leurs logements inhabitables. Après un examen attentif, j'ai reconnu, comme tous, la réalité de ces plaintes; mais, remarquant que l'infection était plus manifeste sur l'une des extrémités du cimetière qu'à son milieu, je n'ai pas tardé à reconnaître que le foyer d'émanations putrides n'était pas dans le cimetière, mais dans une maison voisine, dans laquelle on recevait les cataplasmes des hôpitaux, pour en extraire de l'huile de lin et pour les convertir en engrais. Cette étrange industrie fut supprimée et les plaintes cessèrent. Le Conseil de salubrité reçut à plusieurs reprises des déclarations écrites d'habitants des maisons voisines du cimetière Montmartre. J'ai été envoyé pour constater la réalité de ces plaintes. Je dois reconnaître que, malgré l'attention la plus scrupuleuse, d'accord en cela avec les surveillants du cimetière, je n'ai pu percevoir aucune odeur infecte, pas plus dans la fosse commune que dans les autres parties du cimetière (1). »

L'analyse de l'air ne justifie pas davantage les craintes exprimées plus haut. Sa composition est la même que celle du voisinage et il renferme les mêmes bactéries.

M. Miquel a fait de nombreuses expériences comparatives sur de l'air simultanément recueilli dans le parc de Montsouris et au milieu du

(1) A. Bouchardat, *Traité d'hygiène publique et privée, basée sur l'étiologie*, Paris, 1883, p. 827.

cimetière de Montparnasse et il est arrivé aux conclusions suivantes :

« 1° L'air du cimetière Montparnasse est chargé d'un nombre de spores de moisissures très voisin du nombre de spores de même nature trouvées en suspension dans l'air du parc de Montsouris.

« 2° Par les temps de pluie, les atmosphères du cimetière de Montparnasse et du parc de Montsouris sont d'une égale richesse en germes de bactéries; en temps de sécheresse, les bactéries sont plus fréquentes au cimetière, ce qui paraît dû au roulage et aux autres causes qui tendent à restituer, à l'air des grandes villes, les poussières finement pulvérisées qui recouvrent les voies publiques. Quoi qu'il en soit, quand le temps est beau et sec, l'atmosphère du cimetière est plus pauvre en bactéries que l'air en mouvement dans les rues du centre de Paris.

« 3° Parmi les bactériens récoltés au cimetière du Sud, il n'en est pas un qui, injecté par millions dans le sang des animaux vivants, se soit montré capable de produire des désordres pathologiques même légers (1). »

L'innocuité des eaux d'infiltration des cimetières n'est pas aussi certaine. Belgrand les accusait de souiller les puits à grande distance. « Les nappes souterraines recevant les infiltrations de Montparnasse et du Père-Lachaise, disait-il, s'écoulent directement, sous Paris, pour se rendre dans la Seine. Pour Montparnasse, elles se dirigent en grande partie vers le nord, tandis que, pour le Père-Lachaise, elles descendent vers le sud un peu ouest; dans les deux cas, elles passent d'ailleurs sous les quartiers populeux. Les puits de ces quartiers, situés à l'aval des nappes passant sous les cimetières, ne reçoivent donc que des eaux complètement souillées et cette circonstance est d'autant plus regrettable que, dans les familles pauvres, leurs eaux sont employées à des usages domestiques.

« Il est bien vrai qu'en filtrant à travers le sol l'eau se débarrasse assez rapidement des matières salines et surtout des matières organiques qu'elle tient en dissolution ; l'argile et la marne, qu'elle rencontre heureusement dans le sous-sol de Paris, en retiennent immédiatement une grande partie; toutefois, les puits qui sont voisins de Montparnasse et du Père-Lachaise donnent souvent une eau ayant une saveur douceâtre et répandant une odeur infecte, surtout pendant les grandes chaleurs de l'été. Ajoutons que, dans les travaux de consolidation exécutés sous le cimetière Montparnasse, on a rencontré des eaux corrompues par des matières organiques en décomposition qui provenaient de leur infiltration à travers les cadavres. Il en est de même sous le Père-Lachaise, dans le souterrain du chemin de fer de ceinture, rive droite, et les eaux corrompues sont particulièrement abondantes depuis qu'on a fait le drainage de ce dernier cimetière. Quant au cimetière Montmartre, le

(1) L. Colin, *Paris, Etude hygiénique et médicale*, 1885, p. 85.

plus incriminé par le voisinage, il se trouve dans des conditions meilleures que les deux autres, parce qu'au lieu de rentrer dans Paris, la nappe souterraine qui suinte au-dessous de lui va se déverser dans la Seine du côté d'Asnières. »

Le docteur O. Du Mesnil, qui s'est constitué, comme nous l'avons dit, le défenseur des cimetières de Paris, fait observer que Belgrand aurait dû, pour démontrer ses assertions, se livrer à des recherches auxquelles il n'a pas songé. Il aurait fallu analyser l'eau des nappes souterraines à leur point de départ, dans leur trajet et à leur arrivée en Seine, et suivre ainsi pas à pas les modifications survenues dans leur composition. Il est regrettable sans aucun doute qu'il n'en ait pas été ainsi; mais, malgré l'absence de ce complément de preuves, les observations de Belgrand n'en conservent pas moins leur valeur.

Il est évident du reste qu'on ne peut pas baser une règle générale sur un cas particulier. Tout dépend de la nappe souterraine. Lorsqu'elle est profonde et fortement inclinée, elle ne reçoit aucune souillure des cimetières sous lesquels elle passe. Nous avons vu qu'une couche de terre de 2 mètres d'épaisseur suffit pour opérer l'épuration complète des eaux d'égout chargées de matières organiques et incessamment répandues sur le sol. Il doit en être de même des cimetières qui ne sont pas noyés comme les champs d'épandage et que les eaux météoriques ne traversent pas aussi facilement. A la profondeur de 1m30, il n'arrive que 30 ou 40 p. 100 de l'eau de pluie qui tombe sur le sol et elle n'arrive jamais à la profondeur de 2 mètres, à moins qu'il ne s'agisse d'un sol exclusivement formé de graviers ou de cailloux.

Lorsque la nappe souterraine est superficielle et que, dans ses ascensions, elle pénètre dans les tombes et submerge les cadavres, elle doit, en se retirant, entraîner avec elle les produits de leur décomposition et les porter aux cours d'eau dans lesquels elle se déverse. Ce sont là des suppositions, personne n'ayant encore démontré le fait et Pettenkoffer, dont l'autorité n'est contestée par personne, considère que cette source de contamination est insignifiante. Les infiltrations des cimetières qui peuvent atteindre la nappe souterraine sont bien peu de chose, lorsqu'on les compare à celles qu'y déversent les habitations et la voie publique. L'éminent hygiéniste que nous venons de citer a calculé que les éléments putrescibles provenant de ces deux dernières sources et qui pénètrent dans le sol de Munich, équivalent à ceux que produirait l'inhumation annuelle de 50 000 personnes. Or, la ville de Munich n'a que 200 000 habitants. On sait par ailleurs que l'eau des puits creusés dans les cimetières n'est pas plus chargée de matières organiques que celle des autres.

Les eaux provenant du drainage des cimetières ne sont même pas toujours contaminées. M. Thouvenet, membre du conseil central d'hygiène de la Haute-Vienne, a fait des recherches très intéressantes sur les eaux provenant du cimetière de Limoges qu'on venait de drainer et qui s'écoulaient dans un pré, après un parcours de 200 mètres à travers un sol argileux. L'eau recueillie en ce point était limpide, sans odeur, éminemment propre à la cuisson des légumes, à la dissolution du savon et à tous les usages domestiques. Son degré hydrotimétrique était de 5°, la quantité de matières organiques inférieure à 5 milligrammes par litre. Elle contenait 5 millilitres d'acide carbonique, 309 dix milligrammes de carbonate de chaux, 125 dix milligrammes de sulfate de magnésie. La décoloration du permanganate de potasse n'y était pas plus rapide que dans l'eau de Limoges, qui est considérée comme un type d'excellente eau de table. Examinée au microscope, elle ne renfermait que quelques zooglées et, au bout de quelques jours, des algues, tandis que de l'eau recueillie dans une fosse ouverte au milieu des fosses communes et qui se remplissait d'eau d'infiltration, présentait un nombre considérable de microbes d'espèces variées. M. Thouvenet faisait remarquer de plus que les personnes qui faisaient usage de ces eaux et de celles des sources naissant sous le cimetière, n'en avaient jamais éprouvé le moindre inconvénient (1).

Ce résultat n'a rien qui doive nous surprendre. Des eaux ayant filtré pendant un parcours de 200 mètres à travers un sol argileux et par conséquent doué d'un pouvoir absorbant considérable doivent avoir repris toute leur pureté; mais il pourrait ne pas en être ainsi dans un terrain moins favorable.

Quoi qu'il en soit, il n'y a pas lieu de s'effrayer outre mesure de la souillure des eaux; cependant, les travaux récents ont démontré d'une manière si positive l'importance du rôle qu'elle joue dans la propagation des maladies contagieuses, qu'on ne saurait montrer trop de prudence, quand il s'agit de forer des puits dans les environs des cimetières ou d'employer l'eau de ceux qui y existent déjà à des usages alimentaires. On devrait du reste l'interdire partout. Les agglomérations urbaines d'une importance suffisante pour que la question des cimetières y soit soulevée, ont toutes des distributions d'eau de source provenant de l'extérieur et il n'y a pas de raison pour qu'on y boive de l'eau de puits qui est toujours de qualité inférieure et qui est le plus souvent suspecte.

Il nous reste à examiner le troisième reproche qu'on adresse aux cimetières, celui d'emmagasiner les germes des maladies infectieuses pour les répandre plus tard sur les populations.

On sait que les spores de certains microbes pathogènes peuvent se conserver dans le sol, pendant de longues années, sans perdre leur virulence. Cela a été prouvé pour la bactéridie du charbon par M. Pasteur et pour le bacille de la fièvre typhoïde par M. Grancher. Assuré-

(1) A.-J. Martin, *Rapport général sur les travaux des conseils d'hygiène publique et de salubrité en 1883* (*Recueil des travaux du Comité consultatif d'hygiène publique de France*, t. XVII, p. 61, 1888).

ment ces germes peuvent, encore moins que les gaz, traverser la couche de terre qui recouvre les cadavres, et, tant qu'on ne la remue pas, il n'y a rien à craindre; mais, lorsqu'on creuse une fosse, il n'est pas démontré que les microbes contenus dans la terre qu'on rejette ainsi à la surface et qu'on laisse se sécher au grand air, ne puissent pas être emportés par le vent, au même titre que les poussières dont nous avons plus d'une fois signalé la nocuité. Cela n'est pas impossible, mais il n'existe pas encore un seul fait qui puisse le démontrer. Cette croyance ne repose que sur des hypothèses et sur des expériences de laboratoire. On en est encore à citer une épidémie qui soit sortie d'un cimetière. « Dans les fatales années 1870 et 1871, dit Bouchardat, la mortalité à Paris a été excessive. Les cimetières ont été encombrés de cadavres. Des inhumations nombreuses ont eu lieu sur les champs de bataille qui avoisinaient Paris et même dans l'intérieur de la ville. En présence de ces foyers nombreux de putréfaction, plusieurs de nos collègues du Comité et du conseil d'hygiène redoutaient l'invasion du typhus. J'ai tout fait pour les rassurer au point de vue de ces prévisions redoutables. L'observation a confirmé ma confiance. Aucun cas de *typhus fever* ne s'est déclaré à Paris. Bien des auteurs ont attribué le développement primitif de la fièvre typhoïde aux produits de la fermentation putride soit dégagés dans l'air, soit ingérés dans les eaux potables. Les cadavres des typhoïdiques ne paraissent pas la propager. On sait combien s'est élevé le nombre des morts par suite de cette maladie pendant le siège. Nos cimetières en étaient encombrés. Après cette terrible épidémie, le nombre des décès par suite de fièvre typhoïde a constamment décru à Paris. Les années 1872 et 1873 sont les moins chargées de décès par suite de cette maladie.

« S'il est une affection dont la transmission du cadavre à l'homme vivant paraisse, dans quelques cas rares, bien démontrée, c'est la variole. Or, pendant le siège, le nombre des varioleux inhumés dans nos cimetières a été énorme et cependant, depuis ce temps, malgré ces foyers présumés de cette infection spéciale, la mortalité par suite de la variole a toujours été en décroissant. Les années 1872, 1873, 1874, figureront, comme pour la fièvre typhoïde, parmi celles qui ont été depuis vingt ans le plus ménagées par la variole. En résumé, ce que l'observation attentive des faits démontre, c'est l'exagération de l'opinion commune qui attribue une nocuité certaine aux cimetières (1). »

De tout ce qui précède, on est en droit de conclure que les cimetières ne sont pas aussi dangereux qu'on l'a dit et que l'hygiène n'en exige pas la suppression. Est-ce à dire que leur présence au sein des villes est inoffensive et qu'on a pris toutes les mesures nécessaires pour faire disparaître les inconvénients qu'ils présentent encore? Non sans doute,

(1) A. Bouchardat, *Traité d hygiène publique et privée*, *loc. cit.*, p. 828.

et j'avoue que, pour ma part, le décret du 23 prairial an XII ne me satisfait pas aussi complètement que Michel Lévy et que le docteur O. Du Mesnil. Je reconnais comme eux l'immense progrès qu'il a réalisé, en interdisant les inhumations dans les églises et en transportant les cimetières en dehors des villes, mais les conditions qu'il impose ne sont plus en harmonie avec les données de la science et le décret du 27 avril, qui en a reproduit les dispositions les plus fâcheuses, ne vaut pas mieux que son prédécesseur, ainsi que nous allons le montrer en étudiant l'hygiène des cimetières.

IV. **Règles d'hygiène relatives aux cimetières.** — La nécessité d'éloigner les cimetières des villes est admise dans tous les pays civilisés; mais on n'est pas d'accord sur la distance à laquelle il faut les établir. Celle de 35 à 40 mètres prescrite par le décret du 23 prairial an XII, est complètement insuffisante et celle de 100 mètres fixée par celui du 7 mars 1808 ne me satisfait pas encore, surtout en ce qui concerne le forage des puits. En Allemagne, il n'existe pas de disposition législative qui détermine la distance, mais les hygiénistes ont adopté celle de 200 mètres comme un minimum pour la construction des habitations, comme pour le forage des puits, et il serait à désirer que cette règle fût adoptée partout (1).

A. Situation. — Les cimetières doivent être placés sur un lieu élevé, et dans un point opposé à celui par lequel soufflent les vents régnants, afin qu'ils ne portent pas les émanations sur la ville. Dans nos climats, c'est dans la région du Nord et de l'Est qu'il faut les placer, parce que le vent du sud-ouest est celui qui domine. Autant que possible, il faut les mettre à l'abri des collines ou des forêts, qui atténuent la force du vent, et tenir compte des courants d'air que déterminent les gorges de montagnes, la direction des vallées, les grands cours d'eau, etc. (2).

Si la disposition des lieux ne permet de les établir qu'en plaine, il faut les éloigner davantage des habitations et faire une plantation d'arbres élevés, dans l'intervalle, pour servir d'écran.

Nous nous sommes déjà suffisamment expliqués sur la nature du sol, son degré d'humidité, sa composition chimique pour ne pas y revenir, d'autant plus qu'il est rare qu'on ait le choix du terrain ; mais il faut insister sur la nécessité d'éviter le voisinage des cours d'eau, lorsque leur niveau n'est pas notablement inférieur à celui du cimetière projeté, afin que, dans les crues, il ne se produise pas d'infiltrations dans les fosses. Plusieurs cimetières récemment construits en Angleterre, dit Tardieu, l'ont été dans des conditions telles, qu'ils sont submergés tous les hivers. Nous avons fait ressortir les inconvénients de ces inondations. Lorsque,

(1) A. Palmberg, *Traité de l'hygiène publique, d'après ses applications aux différents pays d'Europe, loc. cit.*

(2) A. Tardieu, article Inhumation du *Dictionnaire de médecine et de chirurgie pratiques*, t. XIX, p. 86.

malgré son élévation, le cimetière est trop imprégné d'eau, on peut y remédier par le drainage dont nous parlerons plus loin.

Il faut également éviter, pour les cimetières, les terrains où le roc est trop près de la surface et ne permet pas de creuser suffisamment. A. Tardieu cite, pour exemple de cette disposition fâcheuse, le petit cimetière du quartier Saint-Louis, à Marseille, où certains cercueils reposant sur le rocher n'étaient recouverts que de 65 centimètres de terre.

B. Superficie. — Lorsqu'il s'agit d'ouvrir un cimetière, il faut lui donner une étendue proportionnelle au chiffre de la population. C'est ce qu'a prévu le décret du 23 prairial, mais en restant bien au-dessous des exigences de l'hygiène. Il autorise en effet un rapprochement beaucoup trop grand des fosses, en permettant de les creuser à 40 centimètres en moyenne les unes des autres. C'est là ce qui cause l'encombrement de nos cimetières. La durée de la période de rotation, qu'il fixe à cinq ans, est également beaucoup trop courte. Elle a été nécessitée par l'exiguïté des cimetières; elle peut à la rigueur suffire à Paris, à cause des qualités particulières du sol, et il faut bien l'admettre, puisque M. O. Du Mesnil parle même de la raccourcir; mais cette période est trop courte dans les cimetières dont le terrain n'est pas aussi favorable. Dans beaucoup de localités, où la décomposition s'opère lentement, il faut rouvrir les anciennes fosses avant que les cadavres inhumés aient disparu. De là, sans parler des convenances profondément outragées par cette espèce de violation des sépultures, de graves inconvénients pour la santé publique. Les terres, ainsi remuées autour de cadavres encore en voie de fermentation putride, déterminent le dégagement de miasmes essentiellement nuisibles aux fossoyeurs d'abord et ensuite à tous ceux qui respirent l'air du cimetière ou même l'atmosphère environnante. Ensuite, en renouvelant ainsi, à des époques trop rapprochées, le dépôt des cadavres au sein d'une terre incapable de les décomposer dans le temps voulu, on arrive bientôt à la saturation des cimetières, qui est une des pires conditions qu'ils puissent acquérir, parce qu'ils deviennent impropres à provoquer la fermentation putride et qu'après un temps même plus long que la période réglementaire, lorsqu'on veut creuser une tombe, on pénètre dans un sol formé de débris d'os encore à l'état frais ensevelis dans un terrain gras, onctueux, duquel se dégagent des odeurs infectes.

En Suède, on ne permet de rouvrir une fosse qu'au bout de quinze ans et, en Finlande, on en exige vingt. En France, où la température moyenne est plus élevée, la destruction des corps plus rapide, on pourrait à la rigueur se contenter d'un laps de dix années, mais c'est un minimum imposé par l'exiguïté des cimetières actuels, et quand on en crée de nouveaux, il faudrait leur donner des dimensions suffisantes pour laisser reposer les corps pendant vingt-cinq ans.

En se conformant aux prescriptions du décret du 23 prairial an XII, un cimetière d'un demi-hectare peut suffire à la rigueur pour une ville de 10 000 âmes. Ce n'est pas assez. Il faut compter au moins quatre mètres superficiels par tombe et réserver une surface plus considérable que celle qu'exigent les sépultures, pour les avenues, les sentiers, les carrefours ; pour les monuments, les chapelles et les concessions perpétuelles. En faisant les choses largement et en comptant sur une mortalité de 20 p. 1000, qui est la moyenne de l'Europe, il suffit d'un hectare pour une ville de 10 000 âmes, et pour une rotation de cinq ans. Pour doubler ce terme, il ne serait pas nécessaire de doubler la surface du cimetière. Nous avons réservé 6000 mètres pour les avenues, les monuments religieux, les concessions, etc. ; ce sont là des quantités invariables. Elles n'augmenteraient pas, quand on laisserait reposer les corps des malheureux pendant cinq ans de plus ; il suffirait pour cela de doubler la surface occupée par les fosses proprement dites, soit 4000 mètres. En y ajoutant 1000 mètres pour les voies d'accès nouvelles, on arrive à 5000 mètres de supplément. Or, au voisinage des villes de 10 000 âmes et dans le rayon où il convient d'établir les cimetières, le terrain de labour vaut au maximum 2 francs le mètre carré. C'est par conséquent une dépense de 10 000 francs qu'une ville de cette importance aurait à s'imposer, pour donner à son cimetière des dimensions permettant de ne relever les tombes que tous les dix ans.

Pour couvrir la petite dépense occasionnée par cette mesure essentiellement démocratique, il suffirait de modifier quelque peu le régime habituel des concessions. Nous avons dit que les communes étaient autorisées à délivrer des concessions *perpétuelles*, *trentenaires* et *temporaires*, que le tarif de ces concessions était réglé par le conseil municipal, d'accord avec le maire, et soumis à l'approbation du préfet. Or, les concessions perpétuelles sont très chères et les gens riches seuls peuvent se les permettre ; elles sont illusoires, car il n'existe guère de tombe en France qui n'ait été levée depuis cent ans, puisque la plupart des cimetières ont été déplacés, en exécution de l'article 7 du décret du 23 prairial an XII. Sauf les grandes familles qui ont le culte de leur passé, il y a bien peu de gens qui se soucient de leurs ancêtres et l'abandon dans lequel on laisse les sépultures anciennes en est la preuve. Par contre, la plupart des familles seraient heureuses d'assurer à leurs morts un repos plus long que celui que la loi leur accorde, s'il n'en coûtait pas si cher. Des concessions décennales indéfiniment renouvelables jusqu'à un siècle, mais avec des prix progressifs, rempliraient mieux le but que celles qui existent aujourd'hui, et si on les mettait à la portée des petites bourses, elles deviendraient beaucoup plus productives par leur nombre croissant.

C. Pluralité des cimetières. — Il est encore une question d'hygiène que soulève la dimension des cimetières. Elle ne peut pas s'accroître d'une manière infinie, et de même qu'il est reconnu aujourd'hui que les hôpitaux ne doivent pas avoir plus de 500 lits, de même j'estime qu'il ne faudrait pas que les cimetières situés tout près des villes eussent plus de dix hectares de surface. Lorsque cette étendue ne suffit plus, en raison de l'accroissement de la population, il faut en établir un second à la même distance de la ville et sur un point opposé. L'hygiène est ainsi d'accord avec les convenances des habitants, qui ont moins de chemin à faire pour accompagner leurs parents jusqu'à leur dernière demeure et pour aller les visiter. Enfin, il y a des villes d'une telle étendue, que la multiplité des cimetières s'y impose comme une nécessité et qu'on est obligé de leur donner des dimensions plus grandes que celles que nous venons d'indiquer comme limite.

« Londres, dit Fonssagrives, a été pendant longtemps, au point de vue de l'imprégnation cadavérique du sol, dans de lamentables conditions. On enterrait un peu partout : dans les couvents, dans les églises, dans des jardins, dans des cryptes naturelles ou artificielles, etc. Son premier cimetière régulier et *extra muros* est le cimetière de Kensal-Green, situé sur la route d'Harrow, à trois milles de la ville, et d'une superficie de 22 hectares 1/2. Les autres cimetières de Londres sont : celui de Newhead-Hill, celui du Nord, celui de Norwood, le *London Necropolis*, placé dans le comté de Surray, à 21 milles de Londres, desservi par le chemin de Westminster-Road, et enfin plusieurs cimetières moins importants qui, primitivement hors de la ville, ont été peu à peu envahis par les constructions. Par un trait des mœurs anglaises qui ne manque pas d'originalité, ces cimetières appartiennent à des compagnies qui vendent les terrains d'inhumation, entretiennent le cimetière en bon état et disposent tous les matins d'un train spécial qui emportent vers la nécropole les voyageurs du dernier voyage. Un cimetière, celui de Woking, est consacré aux pauvres de la Cité.

« New-York a été plus absolue dans cette distinction. Sur sept cimetières, il y en a deux, le Calvary et le Poter's-Field, qui sont exclusivement destinés aux pauvres. Les autres sont des cimetières de luxe, surtout de celui de Green-Wood, où les bonnes places valent de 3 à 4000 francs. Les pauvres n'ont, à proprement parler, qu'un cimetière, celui de Poter's-Field, qui, se trouvant placé sous la dépendance du bureau de charité et de correction, emporte avec lui une idée d'humiliation pénible. Ce cimetière se trouve sur le fleuve Hudson, dans une île vers laquelle on aborde en bateau à vapeur. A l'arrivée, le corps, préalablement déposé dans une caisse de sapin très mince, est transporté dans une chambre où il est photographié; de là, il est conduit dans la fosse commune, où il est placé pêle-mêle avec d'autres, sans qu'aucune trace de son identité soit conservée. Sa photographie est toutefois gardée dans une galerie *ad hoc*, ouverte à tous et fréquentée par de nombreux visiteurs. Cette réédition des *puticuli* dont parle Varron (*De lingua latina*, chap. x) a lieu d'étonner, dans une société qui a l'égalité pour base;

elle était inhumaine et logique à Rome; elle est inhumaine et illogique à New-York (1). »

Paris possède actuellement 19 cimetières qui sont ceux: de l'Est (Père-Lachaise), du Nord (Montmartre), du Sud (Montparnasse), d'Auteuil, de Bagneux, des Batignolles, de Belleville, de Bercy, du Calvaire, de la Chapelle, de Charonne, de Grenelle, d'Ivry, de Pantin, de Passy, de Saint-Ouen, de Saint-Vincent, de Vaugirard et de la Villette. La surface de ces 19 cimetières réunis est de 303^{hect}85^{ares}97^{cent}. Si l'on défalque la partie occupée par les avenues et les bâtiments, il ne reste plus de disponible, pour les inhumations, qu'une surface de 174^{hect}99^{ares}82^{cent}, dont 76^{hect}56^{ares}30^{cent} sont occupés par des concessions perpétuelles. On ne peut donc plus compter pour les inhumations courantes, que sur une surface de 93^{hect}66^{ares}65^{cent}; mais presque toute cette surface libre appartient aux trois grands cimetières de Pantin, de Bagneux et d'Ivry, qui sont situés en dehors de la ville, qui présentent à eux trois une superficie de 195 hectares et qui, étant de création toute récente, ont encore 63 hectares de libres. Les trois cimetières qui intéressent la population du centre de Paris et qui desservent la majeure partie de la ville, le Père-Lachaise, Montmartre et Montparnasse, sont presque entièrement occupés par les concessions perpétuelles et n'ont plus que 8 hectares de terrain pour les inhumations courantes. D'après ce que nous avons dit plus haut, cela suffirait à peine pour une ville de 80 000 âmes.

Il y a là, pour l'avenir, une difficulté sérieuse à laquelle on fera bien d'obvier à l'avance. La solution la plus simple est celle qui a été proposée déjà. Elle consiste à choisir, à une certaine distance de Paris, des terrains peu propres à la culture et à y établir une nécropole pour suffire aux inhumations de la ville tout entière, en abandonnant les cimetières du Nord, de l'Est et du Sud aux concessions perpétuelles.

La proposition de concentrer toutes les sépultures sur un même point et de les éloigner de la ville a été faite pour la première fois, en 1860, lors de l'annexion des communes suburbaines comprises dans l'enceinte fortifiée. Cette annexion avait pour effet de mettre, dans l'intérieur de la ville agrandie, les trois cimetières de l'ancien Paris et la plupart de ceux de la banlieue annexée. Elles les plaçait ainsi en dehors des prescriptions du décret de prairial, en accroissant encore les difficultés du service, car les cimetières de la banlieue étaient relativement plus petits et plus encombrés que ceux de la capitale.

Après avoir eu recours à une série d'expédients déplorables, l'administration chargea les ingénieurs de la ville de chercher un emplacement suffisant pour assurer le service pendant de longues années.

A la suite de patientes recherches et de nombreux sondages, les ingénieurs chargés des études se prononcèrent pour un emplacement situé

(1) J.-B. Fonssagrives, *Hygiène et assainissement des villes*, 1874, p. 279.

dans la commune de Méry-sur-Oise, non loin de Pontoise, à 22 kilomètres de Paris. Là se trouvait un vaste plateau sablonneux et presque entièrement boisé, de plusieurs kilomètres carrés, séparé de toute habitation, constitué, pour la plus grande partie, par des terrains presque stériles, par un sol éminemment perméable et sablonneux. Le drainage devait s'opérer de lui-même, à cause des qualités du terrain et les eaux d'infiltration ne seraient arrivées dans l'Oise qu'après avoir été épurées par une filtration souterraine, sur plus de 50 mètres de hauteur et après avoir fait latéralement un parcours de 1 à 2 kilomètres (1).

Il était impossible, on le voit, de trouver un emplacement plus favorable et les ingénieurs proposèrent d'y établir un cimetière de 827 hectares de superficie. Malgré les inconvénients résultant de la distance qui devait nécessiter l'emploi des voies ferrées pour le transport, malgré la situation de Méry-sur-Oise en dehors du département de la Seine, la commission administrative, nommée par arrêté du 13 juillet 1867, donna son approbation au projet. Le conseil municipal, dans son empressement à résoudre la difficulté, avait, depuis un an, voté les fonds nécessaires et, de janvier à novembre 1866, 513 hectares furent achetés pour 1 226 528 francs, ce qui portait le prix de l'hectare à 2390 francs (2).

Les choses en étaient là, lorsque le gouvernement, à la suite d'interpellations qui se produisirent à la Chambre, prit l'engagement de soumettre la question au Corps législatif et fit suspendre les études et les négociations en cours.

Elles ont été reprises plusieurs fois depuis cette époque ; mais elles n'ont abouti qu'à des ajournements et à des expédients qui réservent la question sans la résoudre. On a agrandi, en 1871, les cimetières de Saint-Ouen et d'Ivry ; en 1879, on réoccupa ceux de Vaugirard et de la Villette, malgré les prescriptions formelles de l'arrêté préfectoral du 26 novembre 1873 ; en 1884, on agrandit celui des Batignolles ; enfin, en novembre 1886, on a ouvert les deux immenses cimetières de Pantin et de Bagneux.

L'administration a assuré au conseil municipal qu'avec ces adjonctions, les cimetières parisiens pourraient assurer, pendant trente ans, le service des inhumations, même avec l'éventualité d'un accroissement de population de 25 000 âmes par an. C'est possible, si l'on ne tient pas compte de la distance ; mais le fait est qu'il n'y a plus de place dans les cimetières de Paris et qu'on ne peut pas forcer les gens qui habitent les arrondissements du centre à aller se faire enterrer à Bagneux ou même à Pantin.

Il faut donc, à notre avis, reprendre la question du cimetière de

(1) Rapport et avis de la commission d'enquête du projet ayant pour but la création d'un cimetière parisien à Méry-sur-Oise et l'établissement d'un chemin de fer destiné a desservir ce cimetière. Paris, 1867.

(2) *Notes sur les cimetières de la ville de Paris*, 1887, p. 38.

Méry-sur-Oise et la résoudre une bonne fois. C'est le seul moyen de satisfaire aux exigences si légitimes du décret du 23 prairial, de faire rentrer Paris dans le droit commun, de supprimer les inhumations en tranchées qui ont toujours été vues d'un mauvais œil par la population pauvre, et de laisser les morts en repos pendant un peu plus longtemps. Le terme de cinq ans, nous l'avons dit déjà, est beaucoup trop court. Tous les hygiénistes étrangers demandent un laps de temps beaucoup plus long (1). Nous avons pris la moyenne de leurs exigences en fixant le minimum de dix ans, mais, avec le cimetière de Méry-sur-Oise, la reprise des terrains pourra n'avoir lieu que tous les cinquante ans et les familles pauvres y trouveront, comme dit le rapport de la commission d'enquête de 1867, une légitime satisfaction.

On a fait deux objections à cette grande mesure, l'une d'ordre financier, l'autre d'ordre moral. On a allégué la dépense considérable que nécessiterait la construction du chemin de fer de 22 kilomètres destiné à relier le cimetière Montmartre, choisi pour point de départ, à celui de Méry-sur-Oise. Par Argenteuil et Cormeilles, la dépense prévue était de 22980000 francs; par les lignes de la Compagnie du Nord, avec raccordements, elle était évaluée à 15310000 francs; mais il n'est véritablement pas nécessaire de construire une voie nouvelle, lorsqu'on va déjà en chemin de fer jusqu'à Méry. Dans le projet qu'il soumit au conseil municipal, le 22 mars 1881, le préfet de la Seine, Hérold, lui proposait une combinaison acceptée par la Compagnie des chemins de fer du Nord et consistant à utiliser, pour le transport des corps et moyennant une redevance kilométrique modérée, les lignes de la Compagnie reliées par un embranchement à la gare d'arrivée à Méry. La gare de départ aurait été installée dans un terrain appartenant à la Compagnie et situé rue du Faubourg-Saint-Denis. La dépense était ainsi réduite à 2400000 francs. On pourrait, on le conçoit, avec le réseau de chemins de fer qui enlace Paris, trouver d'autres combinaisons que celle-là, et, dans tous les cas, ce n'est pas une difficulté de premier ordre.

Quant à l'argument d'ordre moral, je le trouve encore moins sérieux. Je ne vois pas en quoi la création de cette grande nécropole pourrait nuire au culte des morts. Il est beaucoup plus facile et plus prompt de se rendre à Méry-sur-Oise, en chemin de fer, que d'aller à Pantin ou à Bagneux, en suivant un corbillard qui marche au pas, et, quant à la dépense, elle est bien peu considérable. Il serait bon d'ailleurs d'instituer, pour les dimanches et pour les jours de fête, des trains gratuits ou à prix extrêmement réduits, pour les pauvres qui voudraient aller visiter leurs morts, et, à tout prendre, si j'étais dans ce cas, j'aimerais mieux que mon père reposât tranquille pendant un demi-siècle à Méry-sur-Oise, que de

(1) Gmelin fixe la période de rotation à trente ou quarante ans; Wildberg à trente ans; Frank demande vingt-quatre à vingt-cinq ans; Tyler quatorze ans; Tagg douze; Walker sept (A. Tardieu, article Inhumation, *loc. cit.*, p. 93).

voir remuer ses os au bout de cinq ans, dans un cimetière de Paris.

D. Abandon et translation des cimetières. — Nous avons dit, au commencement de ce paragraphe, comment il avait fallu déplacer tous les cimetières de France à la fin du siècle dernier, pour se conformer aux prescriptions du décret du 23 prairial an XII. Cette nécessité se présente beaucoup plus rarement aujourd'hui. Cependant on est encore obligé de recourir à cette mesure dans les circonstances suivantes :

1° Lorsqu'un cimetière, par suite de son encombrement, est arrivé à un tel degré de saturation qu'on ne peut plus y enterrer personne.

2° Lorsqu'il est devenu trop central, par le fait de l'extension que la ville a prise de son côté et parce que des habitations se sont élevées autour de lui et l'ont englobé.

3° Lorsque le terrain qu'il occupe est devenu nécessaire à l'établissement d'une voie nouvelle, d'une place, ou à la construction d'un édifice public.

Dans ce cas, il faut d'abord créer un nouveau cimetière, en se conformant aux prescriptions du décret du 23 prairial an XII (titre II, art. 7, 8, 9). Les conseils d'hygiène doivent être consultés sur l'emplacement, les dimensions et la nature du terrain. A cet effet, on leur communique le dossier de l'affaire, comprenant les pièces suivantes : 1° délibération du conseil municipal ; 2° plan des lieux ; 3° enquête *de commodo et incommodo* et procès-verbal du commissaire enquêteur ; 4° rapport de l'architecte ou de toute autre personne chargée d'examiner la nature du terrain choisi. Après l'étude de ce dossier, le conseil d'hygiène exprime son avis motivé sur l'utilité d'adopter ou de refuser l'emplacement proposé. Lorsque l'avis est favorable, le conseil municipal adresse sa demande au préfet, et si, ce dernier donne son approbation, on procède à l'appropriation du nouveau terrain.

L'ancien cimetière est alors fermé et reste dans cet état pendant cinq ans. Au bout de ce temps, on peut l'affermer, mais à la condition que le terrain ne sera que planté ou ensemencé, qu'on n'y pratiquera aucune fouille, qu'on n'y élèvera aucune construction, jusqu'à ce qu'il en soit ordonné autrement (art. 9 du décret du 23 prairial an XII).

Dans le cas de translation, les concessionnaires ont le droit d'obtenir, dans le nouveau cimetière, un emplacement égal en superficie à celui qui leur avait été concédé et les restes qui y avaient été inhumés sont transportés aux frais de la commune (art. 5 de l'ordonn. du 6 décembre 1843). L'exhumation est alors pratiquée par les soins de l'administration municipale et avec les précautions que nous indiquerons plus loin.

E. Fosses. — Nous avons vu que la profondeur, la dimension et l'écartement des fosses avaient été fixés par le décret du 23 prairial an XII ; qu'elles devaient avoir 80 centimètres de large, sur 2 mètres de long, avec un intervalle de 30 à 40 centimètres sur les côtés, de 30 à 50 centimètres à la tête et aux pieds et une profondeur de 1^{m},50 à 2 mètres.

La distance entre les tombes est trop faible ; elles sont également un peu étroites. Schuster demande qu'on leur donne 2 mètres de large en laissant entre elles un intervalle de 60 centimètres, ce qui donne pour chaque tombe $4^m,16$ de superficie.

La profondeur des fosses a plus d'importance encore. D'après ce que nous avons dit précédemment, il ne faut pas qu'elles soient trop profondes, parce que les organismes agents de la putréfaction diminuent dans le sol à mesure qu'on s'écarte de la superficie. Il ne faut pas non plus que les corps soient enterrés trop superficiellement, parce que les gaz infects, produits d'une décomposition trop hâtive, pourraient se répandre dans l'atmosphère. La profondeur doit varier suivant la nature des terrains qui présentent des différences considérables, au point de vue de la promptitude avec laquelle les corps y sont détruits. Il faut aussi tenir compte du climat. Dans les pays chauds, la décomposition est beaucoup plus rapide que dans les pays froids. Le décret du 23 prairial a tenu compte de ces nuances, en laissant une certaine latitude et en donnant à la profondeur des fosses de $1^m,50$ à 2 mètres.

En Allemagne, les fosses doivent avoir $1^m,80$ de hauteur. Le fond atteint ainsi la limite de la couche habitée par les bactéries ; cependant à Munich les cadavres d'enfants de 1 à 7 ans sont enterrés à $0^m,87$ de profondeur, ceux de 7 à 11 à $1^m,19$, mais dans les deux cas on exige un tertre de $0^m,43$ de hauteur et à Stralsund on enterre les adultes à $1^m,41$ (1). Les hygiénistes contemporains trouvent que partout les profondeurs légales sont exagérées. Pettenkofer est d'avis que, dans un sol bien aéré, il suffirait de $1^m,17$. Schuster se contente d'une couche de $0^m,60$ par-dessus le cercueil, avec un tertre de $0^m,40$ en plus. En y ajoutant l'épaisseur de la bière, on se rapproche beaucoup, comme on le voit, de $1^m,50$, profondeur que le décret de prairial a fixée comme minimum.

Aux termes de ce décret, toutes les inhumations devaient se faire dans des fosses individuelles, mais le règlement du 27 avril 1889 en a disposé autrement. Il autorise l'usage de tranchées pour les inhumations communes, à la condition que les cercueils y soient enfouis à $1^m,50$ de profondeur et à 20 centimètres de distance. C'est une concession des plus fâcheuses faite à l'exiguïté des cimetières. Elle est aussi contraire à l'hygiène qu'aux désirs des familles pauvres, auxquelles elle cause un pénible froissement. Il faudra de toute nécessité revenir sur cette mesure.

Les concessions donnent droit, dans les cimetières de Paris, à un emplacement de 2 mètres de long, sur 1 mètre de large, avec un isolement de 1 mètre aux pieds et à la tête pour les concessions temporaires, de 40 centimètres à la tête et sur les côtés et de 1 mètre aux pieds pour les concessions trentenaires, de 30 à 40 centimètres à la

(1) E. Richard, *Précis d'hygiène appliquée*, *loc. cit.*, p. 87.

tête et sur les côtés et de 1 mètre aux pieds pour les concessions perpétuelles (1). C'est à peu près, comme on le voit, ce que Schuster réclame pour tout le monde. La profondeur n'est pas limitée.

F. Caveaux. — Dans la plupart des concessions perpétuelles, on creuse des caveaux profonds, maçonnés et enduits de ciment à l'intérieur. Les bières y sont déposées par couches et ils se remplissent peu à peu à la suite des décès qui se produisent dans les familles auxquelles ils appartiennent.

Ces caveaux ne sont pas dans les conditions des fosses ordinaires. Les bières n'y reposent pas dans cette terre riche en bactéries qui semble dévorer les corps. Les gaz qui s'en dégagent ne sont point absorbés et emplissent l'étroit espace d'une atmosphère méphitique. Bouchardat a depuis longtemps signalé le danger qu'il y a à ouvrir ces caveaux sans précaution. Le Comité consultatif d'hygiène publique de France s'est occupé plusieurs fois de la question. Dans un rapport sur les mesures hygiéniques à prendre dans l'établissement des cimetières, approuvé par ce Comité le 18 juin 1888, MM. Brouardel et Du Mesnil s'expriment ainsi : « Les caveaux dans lesquels les familles sont autorisées à inhumer leurs morts, en des cases superposées et fermées par des dalles, emprisonnent des odeurs fétides et des gaz toxiques; quand on ouvre les cases renfermant les bières, on y trouve des liquides sanieux, répandant des émanations putrides.

« Pour prévenir cette cause d'infection, le Comité est d'avis qu'il y a lieu de mettre dans ces cases, sous la bière et au pourtour, une matière pulvérulente, charbon ou sciure de bois, mélangée à un désinfectant chimique, et d'assurer la ventilation permanente du caveau (2). »

Une autre question d'hygiène que soulèvent les sépultures de famille, est celle des caveaux qui dépassent le niveau du sol. On sait que ce mode d'inhumation est très usité en Espagne et en Italie. Tous les voyageurs connaissent le Campo-Santo de Pise, dont la terre rapportée de Palestine possède, dit-on, une remarquable puissance de destruction. Ils ont visité les cimetières de Milan et de Genève, ainsi que les monuments dont ils sont ornés et dans lesquels les corps sont disposés par étages. En France, ce n'est pas la coutume. Cependant, au Père-Lachaise, on a jadis construit un certain nombre de caveaux de cette sorte; mais un règlement d'administration publique, en date du 14 septembre 1850, remettant en vigueur le décret de l'an XII, a défendu de continuer. Les familles qui possèdent des sépultures de ce genre peuvent toutefois continuer à les employer, à la condition expresse de mettre les corps dans des bières de plomb.

La même coutume existe à Nantes depuis environ vingt-cinq ans.

(1) *Notes sur les cimetières de la Ville de Paris*, *loc. cit.*, pp. 12 et suivantes.

(2) *Recueil des travaux du Comité consultatif d'hygiène publique de France*, t. XVIII, p. 305, 1889.

Dans le cimetière de la Miséricorde, la plupart des caveaux de famille ont leurs cases au-dessus du niveau du sol. Cela tient à ce que le terrain est formé d'une argile imperméable et qu'on ne peut pas le creuser, à une certaine profondeur, sans que l'eau d'infiltration envahisse les fosses. En 1879, il y avait dans ce cimetière 125 caveaux, pouvant contenir jusqu'à 12 cases superposées par rangées de trois. Les corps y sont déposés dans des cercueils de plomb doublés de chêne et aucune odeur de putréfaction n'avait été remarquée dans le voisinage.

Cependant, le conseil central d'hygiène de la Loire-Inférieure fut consulté sur la question de savoir si la tolérance d'un pareil état de choses était compatible avec la salubrité publique, et après avoir entendu le rapport très intéressant du docteur Lapeyre (1), il autorisa les sépultures par étages, à la condition que les corps soient embaumés, toutes les fois qu'il sera possible de le faire, au moyen de l'injection d'une solution de chlorure de zinc, qu'ils soient enfermés dans un cercueil de plomb d'au moins 3 millimètres d'épaisseur, renfermé lui-même dans un autre cercueil en chêne, et contenant un mélange désinfectant fait, à parties égales, de sciure de bois desséchée et de sulfate de zinc, répandu sur le corps, sous une épaisseur moyenne de 4 à 5 millimètres.

Le conseil exigeait de plus que l'espace existant entre le cercueil extérieur et la paroi du four fût rempli de noir animal en grains; que les caveaux fussent construits en granit, avec des murs extérieurs d'au moins 30 centimètres et des cloisonnements intérieurs de 15 centimètres. Chacune des cases, ajoute l'arrêté, ne devra recevoir qu'un seul cercueil et devra être absolument indépendante des cases voisines, de manière à n'être jamais ouverte. Les propriétaires de caveaux seront astreints à les tenir dans un état de conservation aussi parfait que possible, sous peine de déchéance de leur droit de propriété; dans ce cas, le terrain ferait retour à la commune.

M. de Jugny, en s'inspirant du mode d'inhumation usité en Espagne, a soumis, il y a quelques années, à l'Académie des sciences, un système d'inhumation destiné à la ville de Paris et donnant encore plus de garanties contre les émanations cadavériques que les mesures que nous venons d'indiquer. Il proposait la construction de vastes galeries souterraines à deux étages, divisées en compartiments formés de pierres très solides. Chaque compartiment ne renfermerait qu'un cercueil et le scellement serait si solide que rien ne pourrait s'en échapper. Avec cette méthode de superposition des corps, il suffirait d'un terrain de 35 hectares pour assurer le service des inhumations dans Paris, pendant vingt ans, avec une dépense de 2 millions par an. Ce système fonctionne dans un des cimetières de Naples.

(1) Rapport du docteur Lapeyre au conseil d'hygiène du département de la Loire-Inférieure, 1879.

On a proposé des procédés encore plus radicaux que l'emprisonnement dans des cases maçonnées et fermées. M. Louis Crulz, un ingénieur, a imaginé de transformer les corps en une sorte de pierre artificielle. Après les avoir enveloppés d'une toile et plongés dans un bain de chaux et d'argile délayée, on les recouvrirait de ciment hydraulique sec, ensuite de goudron et enfin de chaux, qui forme avec le goudron une sorte de bitume de Judée analogue à l'enduit des momies égyptiennes. Le corps ainsi pétrifié et déposé à l'intérieur d'une forme, serait entouré d'un mélange de ciment de sable pur et de scories. Cette méthode, essayée sur des cadavres d'animaux, produit de véritables pierres d'une dureté considérable. M. L. Crulz propose d'y graver des inscriptions et d'en construire des monuments contenant entassées les générations éteintes (1).

A la question des caveaux et des sépultures par étages se rattache celle des cimetières perpétuels sur lesquels nous ne nous arrêterons pas parce qu'ils n'ont donné lieu à aucune application, mais qu'il nous faut pourtant mentionner pour ne pas être incomplet.

C'est d'abord le système du docteur Panizza (de Padoue) qui proposa en 1887 la création de nécropoles en maçonnerie, dans lesquelles seraient creusés de longs corridors divisés en cellules pour recevoir les cadavres. Ces derniers, couverts d'étoffes poreuses, seraient placés dans des bières criblées de trous et entourés d'une couche de charbon animal et de gravier, pour absorber les gaz de la décomposition. L'excédent de ces gaz, entraîné au dehors par un conduit spécial partant de chaque cellule, irait aboutir à une cheminée centrale, haute de 10 mètres au moins, au centre de laquelle un foyer spécial en opérerait la combustion. Des robinets placés sur les conduites des gaz permettraient d'activer ou de ralentir celle-ci. En 1881, M. Suffit, architecte, a proposé quelque chose d'analogue, sous la forme d'un cimetière dans lequel les cadavres seraient renfermés dans des cercueils de poterie vernissée, recevant l'air extérieur par un tuyau d'arrivée et le remportant, avec les gaz de la décomposition cadavérique, jusqu'à une cheminée où s'opérerait incessamment la combustion.

A rapprocher également du système de Panizza celui de M. Gratry, qui, frappé de l'encombrement des corps et de la diminution de l'espace, dans le cimetière de Neuilly-sur-Seine, proposa, en 1876, au conseil municipal de Neuilly, d'y établir, à ses frais, une galerie de cercueils en béton Cogniet. Le rapport présenté au conseil de salubrité de la Seine par Devergie était favorable à l'auteur. On invita M. Gratry à faire au préalable des expériences sur des animaux. Aucune suite n'a été donnée à ce projet.

Toutes ces propositions ont un caractère commun. Ce sont des expédients dispendieux et peu pratiques.

(1) Pietra Santa et Max de Nansouty, *la Crémation, loc. cit.*, p. 62.

G. Plantations. — Le décret du 23 prairial prescrit d'entourer les cimetières d'un mur de clôture de 2 mètres de hauteur et d'y planter des arbres. Cette dernière mesure n'a pas été jugée de la même manière par tous les hygiénistes. Il en est qui ont reproché aux plantations d'intercepter la circulation de l'air dans ses couches les plus inférieures, de s'opposer à l'évaporation du sol et à la dispersion des gaz et enfin d'empêcher l'action bienfaisante du soleil et de la lumière de s'exercer sur le sol. Cela serait vrai si l'on convertissait les cimetières en forêts vierges, en les couvrant de plantations serrées et abandonnées à tout le luxe de végétation que permet un sol aussi riche ; mais ce n'est pas de cela qu'il s'agit ; les plantations méthodiques et discrètes des cimetières ont de réels avantages, comme le fait observer A. Tardieu.

Priestley avait déjà fait remarquer que les végétaux, en aspirant les émanations putrides, étaient propres à purifier l'air. Pellieux met les plantations d'arbres au nombre des principaux moyens d'assainissement des cimetières. On sait, dit-il, que les végétaux absorbent l'acide carbonique pour en fixer le carbone à leur profit, en dégageant l'oxygène. Le rapport du *General Board of health* de 1850 considère une végétation abondante et vigoureuse comme une des conditions les plus favorables pour régulariser l'évolution des produits de décomposition. Il rappelle que, d'après le témoignage des fossoyeurs, sacristains et autres employés des paroisses, la décomposition marche avec plus de rapidité dans le voisinage des racines d'arbres que partout ailleurs ; que la terre est toujours plus sèche autour des racines, que leurs fibres se dirigent du côté des tombes et souvent pénètrent dans les fentes que présente le bois des cercueils. Il est donc probable que ces racines sont activement et incessamment employées à absorber les produits de décomposition à mesure qu'ils se forment et préviennent de cette manière leur dégagement à la surface du sol (1).

« Les arbres dans les cimetières, dit Fonssagrives, ne sont pas seulement une tradition poétique, ils répondent aussi à un intérêt de salubrité de premier ordre. D'abord, ils dessèchent le sol et jouent, par rapport à l'eau qui l'imprègne, le rôle ingénieusement spécifié de drains verticaux. Les arbres à tronc élevé, à feuillage droit, ne gênant pas l'évaporation du sol, remplissent encore mieux cet office que les autres. Les arbres verts, résineux, dont la livrée sombre convient particulièrement au caractère des cimetières, sont par une heureuse coïncidence ceux qui présentent ces avantages. Je dois ajouter aussi que, s'il faut s'en rapporter à certaines expériences, ces arbres ont de plus la propriété de produire plus d'ozone que les autres, ce qui est un autre avantage pour la salubrité, l'air ozonisé brûlant avec activité les matières organiques

(1) *Report of the general Board of health on a generals scheme for extramural sepultura. London*, 1850.

qu'il tient en dissolution et en suspension. Une précaution excellente consiste à placer, le long des murs des cimetières, un rideau de cyprès serrés les uns contre les autres ; ils ajoutent leur abri à celui du mur dont ils dépassent la hauteur (1). »

A. Tardieu donne, à l'égard des plantations, les conseils suivants : « Les allées des cimetières seront plantées dans la direction des vents régnants. Les arbres droits et élancés comme les ifs seront préférés aux cèdres, dont la branchure est horizontale, aux saules pleureurs, dont les rameaux flexibles retombent en couches épaisses sur le sol ; les trembles, les peupliers d'Italie, dont les feuilles toujours en mouvement agitent et tamisent l'air en quelque sorte, au feuillage plus lourd et plus épais du tilleul et du marronnier (2). On se gardera surtout de changer un cimetière en bosquets. Ceux-ci ne pourraient que servir de réceptacles aux miasmes condensés. Des arbres élancés, des troncs dégagés, permettront à l'air de circuler partout (3). »

Bouchardat émet un vœu plus original. Il désirerait qu'à moins de volontés contraires, on plaçât, sur chaque tombe, un arbre avec un numéro indicatif. « Le travail exécuté pour creuser la fosse sera, dit-il, profitable à l'accroissement de l'arbre. On pourra, sans dommage public, abandonner ces espaces. Au bout d'un demi-siècle, d'un siècle, ils seront couverts d'admirables forêts. On évitera ainsi cette affligeante promiscuité des ossements et des débris humains qui sont une cruelle nécessité dans nos cimetières condensés. Chacun reposera en paix. Voilà comment je comprends le respect des morts. »

Ces citations que nous avons multipliées à dessein prouvent que les hygiénistes les plus autorisés sont du même avis sur l'utilité des plantations et qu'ils sont d'accord sur la nécessité de donner aux cimetières cette parure et cet élément de salubrité. Elles prouvent également que le renouvellement des sépultures au bout de cinq ans froisse les sentiments de tout le monde. Il faut donc doubler au moins la période de rotation.

On oppose à cela le prix du terrain et l'inconvénient d'enlever de si grands espaces à la culture. Nous nous sommes expliqués au sujet du prix des terrains de labour dans la zone où il s'agit de les acquérir. Quant à l'agriculture, ce n'est qu'un emprunt, puisqu'ils doivent lui revenir un jour plus fertiles et plus productifs qu'auparavant et il n'importe guère que ce retour soit un peu retardé. C'est si peu de chose que la surface d'un cimetière par rapport à l'étendue d'un grand pays. Un hectare de terrain qui peut à peine nourrir cinq personnes, suffit aux inhumations d'une ville de 10 000 âmes, et quand il faut tant d'espace à

(1) J.-B. Fonssagrives, *l'Hygiène et l'assainissement des villes*. Paris, 1874, 277.

(2) L'eucalyptus, comme le fait observer le docteur Richard, convient très bien dans les pays où il prospère, en raison de sa remarquable puissance d'évaporation.

(3) A. Tardieu, article INHUMATION, *loc. cit.*, p. 92.

l'homme pour vivre, on peut bien lui en accorder un peu pour reposer en paix après sa mort.

H. Drainage. — Nous avons dit qu'il fallait choisir, pour les cimetières, un terrain élevé sec et perméable ; mais il n'est pas toujours possible d'en trouver dans ces conditions à une distance assez rapprochée des villes pour qu'on puisse les accepter. Dans les pays plats, autour des localités situées en plaine, tous les terrains sont humides et il devient indispensable de les drainer avant de s'y établir. Le drainage des cimetières, dit Fonssagrives, est une pratique salubre. Il a le triple avantage : d'imprimer aux eaux chargées de matières organiques une direction inoffensive, de favoriser la prompte décomposition des corps par l'appel d'air que le drainage produit dans le sol et enfin de donner plus de vigueur et un développement plus rapide aux arbres du cimetière. La profondeur à laquelle les drains doivent être placés, la distance qu'il faut mettre entre eux, dépend de la situation de la nappe souterraine et de la distance à laquelle elle se trouve du sol. En général, il convient de les placer à 70 ou 80 centimètres au-dessous de la zone inférieure des sépultures et de mettre entre eux de 6 à 7 mètres d'intervalle. Le point capital est l'écoulement régulier des eaux. Les collecteurs ne peuvent s'ouvrir, ni dans les égouts, ni dans les cours d'eau du voisinage ; il ne faut pas songer à désinfecter ces liquides à l'aide de produits chimiques. La véritable solution, comme pour les eaux d'égout, est de les conduire sur des terrains d'épandage, qu'ils fertilisent en s'épurant. Il est également utile, comme le conseille Fonssagrives, d'entourer les cimetières d'un fossé profond qui fait l'office de collecteur supplémentaire, qui protège les terrains du voisinage et dont on assure l'écoulement de la même façon.

§ 3. — Inhumation.

Les moyens d'opérer la séparation des morts d'avec les vivants ont varié suivant les temps, les climats, la nature du sol et les croyances religieuses ; mais, en somme, ils se réduisent à quatre : la momification, l'incinération, l'inhumation et l'immersion.

La momification n'offre plus qu'un intérêt historique. L'incinération, qui était en honneur dans l'antiquité revient à la mode sous le nom de *crémation* et nous lui consacrerons un paragraphe spécial. L'immersion en eau profonde est assurément le mode préférable à tous les points de vue ; mais ce genre de sépulture ne peut pas se généraliser et la mer restera la tombe privilégiée du marin. L'inhumation est encore le mode le plus universellement adopté et c'est lui qui doit par conséquent inspirer le plus d'intérêt à l'hygiène. Chacune des phases dont se compose ce dernier acte de la vie humaine doit être l'objet de sa surveillance et de son intervention.

I. **Ensevelissement et cercueils.** — Lorsque le délai légal est expiré et que la vérification du décès a eu lieu, on procède à l'ensevelissement et à la mise en bière. Jusqu'à ce moment, le corps doit être respecté et rester sur son lit, dans l'attitude où la mort l'a saisi et la figure découverte. A Paris, la circulaire du préfet de la Seine en date du 24 juillet 1884 en fait une obligation; mais, dans la plupart des villes de province, où, comme nous l'avons dit plus haut, la vérification des décès n'a pas lieu, on n'attend pas le délai légal pour procéder à l'ensevelissement. Les gardes-malades, qui d'habitude sont chargées de ce soin, veulent s'en acquitter avant que la raideur cadavérique soit survenue et s'emparent du cadavre au moment même où la vie vient de l'abandonner, pour le nettoyer, le laver et le coucher dans le drap de lit qui fait l'office de suaire. On évite toutefois d'envelopper la tête qui reste découverte jusqu'au moment de la mise en bière, laquelle se pratique d'habitude le matin même de l'inhumation.

Le choix du cercueil n'est pas indifférent à l'hygiène. C'est le point sur lequel l'imagination des peuples s'est le plus exercée, surtout dans les pays de l'extrême-Orient, où tout ce qui touche aux funérailles prend une importance considérable.

Dans toutes les contrées de l'Europe, les coutumes sont à peu de chose près les mêmes et les bières se ressemblent beaucoup. En France, on les fait en bois de sapin ou en chêne : les dernières coûtent cher et ne sont abordables que pour les gens riches. Les cercueils en sapin sont de beaucoup les plus nombreux. Ils sont rarement étanches; on en fait même en voliges qui joignent mal et laissent passer les liquides par leurs interstices. C'est un inconvénient très grave, surtout lorsque les cercueils sont portés à bras. Les liquides cadavériques tombent alors sur le chemin, pendant le trajet; ce spectacle répugnant doit être épargné à ceux qui suivent le convoi, ainsi que l'odeur infecte qui résulte de cet écoulement, lequel n'est pas sans danger lorsqu'il s'agit de maladies infectieuses.

Les précautions à prendre à cet égard sont encore plus nécessaires lorsque le corps doit être transporté à de grandes distances. Des mesures spéciales sont prescrites dans ce cas. Une circulaire du préfet de police, en date du 1er mai 1860, résumant les instructions antérieures sur la matière, prescrivait que les corps destinés à être transportés à une distance de plus de 200 kilomètres, fussent renfermés dans un cercueil en plomb de 2 millimètres d'épaisseur, renfermé lui-même dans une bière de chêne; mais, pour les transports à moindre distance, il suffisait que le cercueil fût en bois de chêne de 27 millimètres d'épaisseur, avec frettes en fer de 0m,3 de largeur sur 0m,004 d'épaisseur. Dans tous les cas, le fond du cercueil contenant le corps devait être rempli par une couche de 0m,06 d'un mélange pulvérulent composé d'une partie de poudre de tan et de deux parties de charbon pulvérisé ou d'une mixture composée de sciure de bois blanc et d'une certaine quantité de sel de zinc ou de fer.

L'expérience ayant montré que, malgré tous les soins apportés dans la fabrication des bières, par l'administration des pompes funèbres qui en a le privilège exclusif, en vertu du décret du 23 prairial an XII, il arrivait souvent que, même dans les transports à courte distance, les cercueils sans garniture métallique laissassent échapper les liquides, l'administration des pompes funèbres proposa en 1885 de préparer des cuvettes imperméables, les unes en carton bitumé, les autres en tissus enduits de caoutchouc destinés à garnir le fond des cercueils et à en assurer l'étanchéité. Le ministre du commerce, sollicité par son collègue de l'intérieur, demanda l'avis du Comité consultatif d'hygiène publique, au sujet de ces cuvettes imperméables. Le préfet de police proposait de rendre leur emploi obligatoire pour le transport des corps, des limites du département de la Seine jusqu'à la distance de 200 kilomètres, ou mieux toutes les fois qu'il y a dispense d'une enveloppe métallique, en laissant les familles libres de choisir à leur gré l'une ou l'autre des cuvettes mentionnées.

L'un de nous fut chargé du rapport. Il rappela que le conseil de salubrité de la Seine avait été appelé à se prononcer sur la même question le 10 juillet 1888 et le 3 janvier 1889 et qu'il avait, les deux fois, repoussé les enduits imperméables proposés par l'administration des pompes funèbres, en adoptant les conclusions du rapport de Devergie. Malgré ces précédents, le rapporteur près du conseil consultatif d'hygiène publique émit, au nom de la commission, l'avis d'accueillir la proposition du préfet de police, mais à la condition que l'emploi obligatoire des cuvettes imperméables, dans les cercueils sans garniture métallique, ne dispenserait nullement de celui des mélanges pulvérulents prescrits par l'instruction du 1er mai 1860 (1).

Cette précaution est indispensable, car la cuvette imperméable suffit bien pour retenir le liquide, tant que le cercueil reste horizontal; mais il est bien difficile de le maintenir toujours dans cette position, lorsqu'on le fait descendre par un escalier un peu étroit et dans les mouvements qu'il faut lui imprimer pour le mettre dans le corbillard et pour l'en retirer. La couche épaisse de substances absorbantes est donc indispensable.

Les cercueils métalliques que fournit l'administration des pompes funèbres sont en plomb ou en zinc. Ces derniers sont beaucoup plus légers et coûtent beaucoup moins cher que ceux qui sont en plomb. L'administration fait payer les premiers 100 francs et les seconds 220 francs. Les feuilles de zinc qu'elle emploie ont de $0^{mm}8$ à 1 millimètre d'épaisseur.

(1) Docteur Vallin, Rapport au Comité consultatif d'hygiène publique sur les cercueils imperméables pour le transport des corps à courte distance (*Revue des travaux du Comité consultatif*, t. XV, p. 207).

Elle a reconnu l'inutilité d'employer des lames plus fortes, car, lorsque le cercueil cède en un point, sous la pression intérieure des gaz, c'est toujours au niveau des soudures et jamais dans le plein du métal. Les lames de plomb dont elle se sert ont, comme nous l'avons dit, 2 millimètres d'épaisseur. Le plomb offre cependant plus de résistance que le zinc. Des expériences faites au siège central des pompes funèbres ont prouvé que, de deux cercueils d'égale capacité, l'un en plomb, l'autre en zinc, et soudés avec le même soin, c'est le premier qui supporte, sans se rompre, la plus forte pression, lorsqu'on y refoule de l'eau, au moyen d'une presse hydraulique. Quelle que soit la nature du métal employé, l'administration donne la même épaisseur au cercueil qui sert d'enveloppe. Que celui-ci soit en chêne, ou en bois ordinaire, l'épaisseur des planches qui le forment est de 25 millimètres.

On ne s'écarte guère chez nous des règles qui précèdent, mais il n'en est pas de même à l'étranger. En Amérique, on a d'abord eu recours aux cercueils métalliques, puis on en a fait en verre. Nous en avons vu un spécimen à l'Exposition de 1855. Il avait été envoyé du Canada par un industriel de Montréal.

Les Anglais ont imaginé, il y a une vingtaine d'années, deux espèces nouvelles de cercueils : les *cercueils sanitaires* de Smith et le *patent sarcophagus*. Les premiers sont en tôle galvanisée, ont le couvercle muni d'un orifice vitré correspondant à la face du mort et d'un petit tube débouchant de l'intérieur dans une boîte à jour remplie de charbon et de poudre désinfectante. Les seconds sont formés d'une double caisse, la première en bois, qui reçoit le cadavre, la seconde en grès vernissé, dans laquelle la première se place avec interposition d'une couche de charbon de bois. Le premier modèle nous paraît d'une complication fort inutile. Le second est à la fois lourd, fragile, et ni l'un ni l'autre ne méritent qu'on les recommande.

Tous les soins qu'on prend, tous les procédés auxquels on a recours, pour prolonger la conservation des cadavres dans les cercueils, sont dictés par un sentiment très respectable, mais ils vont à l'encontre des intérêts de l'hygiène. Il faut que la destruction soit aussi prompte que possible et, sauf le cas de transport à grande distance, les cercueils les moins résistants sont ceux qui valent le mieux, pourvu qu'ils soient suffisamment étanches pour ne laisser rien écouler dans le trajet de la maison au cimetière et on prévient ce danger, comme nous l'avons dit, à l'aide d'une poudre absorbante.

Dans les cercueils doubles, les corps se liquéfient comme nous l'avons vu et donnent naissance à des gaz qu'on y retrouve au bout de longues années. Il sont formés par de l'azote, de l'acide carbonique et de l'ammoniaque parfois en quantité considérable. Il est rare que l'expansion de ces gaz soit assez puissante pour distendre les cercueils, pour les souffler, suivant l'expression des fossoyeurs. Cela arrive à peine, suivant Lewen, une fois sur mille, et même dans ce cas la rupture ne se fait pas brusquement. Du reste, les plombiers, en soudant les cercueils métalliques, ont coutume aujourd'hui d'y faire un petit trou, pour permettre aux gaz de s'échapper. Les gardiens des caveaux ont également l'habitude de percer les cercueils soufflés avec une vrille.

II. **Transport des corps et inhumation proprement dite.** — Ce transport s'opère suivant des coutumes locales et avec des cérémonies funèbres qui ne sont pas sans intérêt pour l'hygiène. Il y a un siècle, les corps pris à domicile étaient quelquefois transportés par des voitures communes disposées pour recevoir cinq ou six cercueils. Le plus souvent, ils étaient portés à bras et les pauvres étaient renfermés, pour le transport seulement, dans des cercueils banaux. Comme, à cette époque, il n'y avait ni personnel d'agents communaux, ni règlement de police, pour assurer la marche des convois, on voyait parfois ces cercueils, confiés à des mercenaires sans surveillance, abandonnés à la porte des cabarets.

Une fois arrivés au cimetière, on retirait le corps de la bière d'emprunt et on le jetait dans la fosse commune. C'était une grande et profonde excavation au fond de laquelle on plaçait les cadavres côte à côte. Sur l'un de ses côtés était installé un plan incliné formé de deux planches disposées en forme de gouttière. Le corps, revêtu d'une serpillière ou enveloppé dans un mauvais drap, glissait sur ce plan incliné. Arrivé au fond de la fosse, on le rangeait à côté de son prédécesseur et on le couvrait de quelques pelletées de terre. Quand la couche était complète, on étendait à sa surface une plus grande épaisseur de terre et on recommençait jusqu'à ce que l'excavation fût remplie. Cela n'était pas conforme au décret du 23 prairial, mais les choses ne s'en sont pas moins passées de cette façon, dans un grand nombre de villes, jusqu'en 1848, où la fosse commune telle que nous venons de la décrire et que nous l'avons vue fonctionner a été définitivement supprimée. On l'a remplacée par la tranchée commune avec bières individuelles disposées par files. C'est sans doute une amélioration, mais elle ne suffit pas et il faut en revenir aux prescriptions du décret de prairial.

Si la fosse commune a persisté jusqu'en 1848, le transport des décédés a été amélioré, il y a beaucoup plus longtemps. Un arrêté du 21 ventôse an IX avait interdit les transports à bras et décidé que les corps seraient désormais transportés isolément, dans un char attelé de deux chevaux marchant au pas, accompagné d'un ordonnateur et de trois porteurs en costume. En vertu de cet arrêté, un cercueil et un linceul furent fournis aux indigents et le nouveau mode d'inhumation fut déclaré commun à tous (1). Un semblable appareil n'est possible que dans les grandes villes.

(1) A. Tardieu, article INHUMATION du *Dictionnaire de médecine et de chirurgie pratiques*, *loc. cit.*, p. 86.

Aujourd'hui même, dans toutes les petites localités, les transports se font à bras. Il en est de même dans les campagnes, à moins que la distance à franchir ne soit trop grande, auquel cas la bière, couverte d'un drap blanc, est traînée dans une charrette.

Il serait à désirer que le corbillard fût adopté partout. Il n'est pas sans inconvénient pour les porteurs de se trouver exposés, pendant un long trajet, aux émanations qui se dégagent d'un cercueil mal joint, d'où s'écoule parfois un liquide infect, et c'est un métier dangereux lorsqu'il s'agit de maladies contagieuses.

Lorsque le cercueil est arrivé au cimetière et qu'on l'a descendu, à l'aide de cordes, au fond de la fosse qui doit le recevoir, on rejette sur lui la terre déposée sur les bords. La partie dont la bière a pris la place et qui est par conséquent en excédent est amoncelée sur la tombe et forme un petit tumulus qui ne tarde pas à s'affaisser sous l'influence des pluies.

Il ne faut pas tasser la terre du remblai. « C'est une erreur de croire, dit le docteur Richard, que les gaz produits par la putréfaction sont plus sensibles lorsque le sol est très aéré. C'est plutôt le contraire qui arrive. Dans le premier cas, en effet, l'air circule facilement à travers les larges pores du terrain et les gaz malodorants sont dilués dans des volumes considérables de cet air; dans le second cas, c'est le contraire qui arrive. C'est également une erreur de couvrir la tombe d'une couche d'argile battue. Il faut aérer la tombe le plus possible. Cette aération par le remblai, outre qu'elle assure la dilution des gaz, favorise dans une large mesure la nitrification. Frœnkel a reconnu que, lorsque la terre est remuée, les germes s'y multiplient très rapidement. La terre de remblai est par conséquent très chargée de ces germes, auxquels il importe de conserver toute leur vitalité par un large apport d'oxygène. Or, il faut savoir que la différence entre la perméabilité de l'air d'un sol ameubli et d'un sol fortement tassé peut aller jusqu'à la proportion de 1 à 20000 (1). »

III. **Exhumation.** — Il se présente souvent des circonstances qui obligent à extraire, de leur sépulture, un ou plusieurs cadavres. L'exhumation peut être ordonnée par la justice, pour reconnaître l'identité d'un individu ou pour rechercher les traces d'un crime. Elle peut être demandée par une famille pour le déplacement d'une sépulture particulière; enfin, elle peut se pratiquer sur une grande échelle, lorsqu'il s'agit d'abandonner un cimetière et de transporter ailleurs les restes qu'il renferme, ou d'évacuer un lieu qui a été, par le fait des circonstances, consacré à des sépultures provisoires.

Cette opération est moins dangereuse qu'on ne le croit généralement. Nous avons déjà cité les exhumations pratiquées, à la fin du siècle der-

(1) E. Richard, *Revue d'hygiène appliquée*, *loc. cit.*, p. 89.

nier, dans le cimetière et l'église des Saints-Innocents, à Paris, et qui n'ont été suivies d'aucun accident, au dire de Thouret. Nous avons fait à ce sujet quelques réserves et Bouchardat rapporte qu'en 1830, des inhumations provisoires ayant eu lieu, au marché des Innocents, sur l'emplacement de l'ancien cimetière et sous une couche de sable d'environ 20 centimètres de profondeur, on découvrit, lorsqu'on procéda aux exhumations, une quantité considérable d'ossements, dans une terre noire et grasse, on y trouva des débris d'où s'échappèrent des miasmes tellement fétides qu'un des ouvriers fut subitement suffoqué.

Des accidents analogues ne sont pas rares, chez les fossoyeurs, dans les exhumations juridiques qui se font en général au moment où les cadavres sont en pleine putréfaction. Ce n'est guère, en effet, que pendant la première période de la décomposition des corps qu'il est dangereux de les extraire de leur sépulture. A ce moment, dit Tardieu, l'abdomen, énormément distendu par les gaz, se déchire au niveau ou dans le voisinage de l'ombilic et donne issue à des liquides sanieux, brunâtres, d'une odeur très fétide, en même temps qu'à des émanations méphitiques dont il y a lieu de redouter les effets nuisibles, pour la santé de ceux qui s'y trouvent exposés.

De pareilles opérations exigent un ensemble de précautions qui varient quelque peu suivant les circonstances dans lesquelles elles sont pratiquées et dont l'auteur que nous venons de citer a tracé les règles avec une autorité incontestée.

Les mesures particulières que réclament les exhumations juridiques sont du domaine de la médecine légale et ne nous regardent pas. Elles s'accomplissent, du reste, sous les yeux et sous la direction du médecin expert qui veille à ce que tout se passe de facon à satisfaire les exigences de l'hygiène. Il n'en est pas de même des exhumations qui se font chaque jour, à la demande des familles, pour transporter, dans des caveaux récemment construits, ou dans des terrains acquis à titre perpétuel, des corps provisoirement déposés dans des sépultures temporaires ou dans des fosses particulières. Ces exhumations sont autorisées sur une simple demande adressée à la direction des affaires municipales; un commissaire de police désigné y assiste et constate toutes les conditions d'identité. Les précautions prises ont plutôt pour effet de diminuer les désagréments que de prévenir les dangers de l'opération. « Celle-ci, dit Tardieu, se fera de préférence le matin, surtout dans les saisons chaudes; on y emploiera un nombre d'ouvriers suffisant pour qu'elle s'achève le plus promptement possible; on arrosera la fosse et le cercueil avec une solution de chlorure de chaux ou de sulfate de fer, avec de l'eau phéniquée ou tout autre liquide désinfectant. S'il faut pénétrer dans un caveau, on y établira des courants d'air et l'on renouvellera celui qui y était enfermé, soit au moyen d'un fourneau allumé vers une de ses issues, soit à l'aide d'une manche à air, ou mieux encore, ainsi que l'a proposé A. Guérard, dans une thèse de concours qui est une excellente monographie (1), en faisant jouer à vide, au fond du caveau, une pompe à incendie qui chasserait promptement, grâce à l'air respirable qu'elle y projetterait, les gaz délétères amassés. On introduira ensuite au fond du caveau une bougie allumée et l'on n'y descendra que si elle y brûle, comme à l'air libre. Les premiers ouvriers qui pénétreront dans ces caveaux auront la bouche et les narines garnies d'un mouchoir trempé dans l'eau phéniquée. Ils seront suspendus par une corde qui passera sous leurs aisselles, afin de pouvoir être retirés au moindre danger. Enfin, si l'opération devait se prolonger, il serait bon qu'ils fussent revêtus d'un appareil Galibert. Ils répandront autour d'eux du chlorure de chaux en dissolution, ou tout autre liquide désinfectant. Si l'on trouvait un caveau rempli d'eau provenant de pluie ou d'infiltration, on enlèverait cette eau, à l'aide d'une pompe aspirante, et l'on procéderait ensuite comme il vient d'être dit (2). »

Lorsqu'il s'agit de l'abandon d'un cimetière, qu'il faut extraire de son sol, transporter et réinhumer un grand nombre de cadavres, les précautions sont un peu différentes. Comme les corps reposent depuis longtemps, que la destruction de la plupart d'entre eux est complète, il y a moins d'inconvénients pour les ouvriers chargés du travail. Cependant, lorsqu'on est maître de choisir l'époque, comme c'est le cas ordinaire, il est bon d'attendre la saison froide et de suspendre l'opération si l'atmosphère devient chaude et si les vents soufflent du sud. Il faut employer un nombre d'ouvriers suffisant pour que l'opération soit promptement achevée et qu'on puisse remplacer sur-le-champ ceux qui se trouveraient indisposés. Les vêtements spéciaux qu'ils revêtent au moment du travail ne doivent resservir qu'au bout de deux jours et être soigneusement aérés dans l'intervalle. Les instruments doivent avoir de longs manches, afin que les fossoyeurs ne soient pas obligés de se courber en avant. Le terrain sera fréquemment arrosé de solutions désinfectantes : eau phéniquée, sulfate de fer, chlorure de chaux.

Le conseil d'hygiène et de salubrité de la Seine ajoute à ces conseils que nous empruntons à M. Tardieu les prescriptions suivantes : « Veiller à ce que les ouvriers chargés des inhumations ne se livrent pas à la boisson ; leur délivrer, deux ou trois fois par jour, un verre moyen de boisson légèrement tonique ; leur faire souvent laver les mains, d'abord dans de l'eau ordinaire, ensuite dans un liquide désinfectant ; projeter, sur les débris humains donnant de l'odeur et sur les terres extraites des fosses, du chlorure de chaux en poudre. Si l'odeur persiste, arroser avec un liquide désinfectant ; mettre les corps que l'on aurait à changer de bière, entre deux couches d'une poudre désinfectante ; couvrir d'un drap

(1) Guérard (Alph.), *De l'inhumation et des exhumations sous le rapport de l'hygiène*, thèse de concours, 1838.

(2) A. Tardieu, article EXHUMATION du *Dictionnaire de médecine et de chirurgie pratiques*, t. XIV, p. 312, 1871.

nbibé d'un liquide désinfectant les bières qui donneraient de l'odeur.

Les cercueils et les ossements doivent être transportés dans des tombereaux bien fermés et avec toutes les précautions nécessaires pour qu'aucune odeur ne s'en échappe pendant le trajet. Cette précaution est surtout indispensable, s'ils doivent traverser la ville pour se rendre de l'ancien cimetière dans le nouveau.

L'opération est plus délicate lorsqu'il s'agit de déplacer et de réinhumer, dans des conditions régulières, une grande quantité de cadavres qu'une catastrophe accidentelle ou des événements de guerre ont accumulés dans des lieux divers, tantôt loin des habitations, tantôt dans un village ou aux abords d'une ville. Dans ce cas, les corps sont réunis et amoncelés les uns sur les autres, parfois à fleur de terre. Il s'en dégage des odeurs infectes et les plus grandes précautions sont nécessaires pour sauvegarder la santé des ouvriers chargés de cette triste besogne.

Les travaux de désinfection qu'exige l'assainissement des champs de bataille peuvent être dirigés de différentes manières. On peut retirer les cadavres de terre pour les placer dans des fosses plus profondes, creusées à cet effet, ou couvrir d'une couche épaisse de terre, d'un véritable tumulus, les endroits où ils se trouvent, ou bien enfin les enduire de goudron et de pétrole et les brûler.

Ces trois procédés ont été mis en usage en 1871, à la suite de nos désastres.

Le premier est le plus dangereux. Lorsqu'il faut retirer de terre des corps mutilés, décomposés, les transporter plus loin pour les enterrer à une plus grande profondeur, rechercher certains cadavres, trier parfois le contenu d'une grande fosse, on répand les miasmes dans tout le pays voisin. Aussi ce procédé n'est-il généralement employé que quand il s'agit d'un petit nombre de victimes. Sur les champs de bataille véritables, on préfère le système des tumulus. C'est ce qui fut fait, en 1871, dans le département de la Meuse et dans celui de la Sarthe. On étendit d'abord sur la couche insuffisante de terre qui recouvrait les cadavres un lit de chaux de 20 centimètres d'épaisseur; puis on creusa tout autour un fossé circulaire dont la terre fut reportée sur la couche de chaux. Dans ce cas, la profondeur du fossé doit être proportionnelle à la quantité de terre nécessaire pour former un tumulus s'élevant au-dessus des cadavres à $1^{m},75$ et les débordant latéralement de la même épaisseur. La partie la plus déclive du fossé est munie d'un canal pour l'écoulement des eaux, et on ensemence la surface supérieure du tumulus avec du chanvre.

C'est la pratique qui a été prescrite par le conseil d'hygiène et de salubrité du département de la Sarthe, par celui de la Seine, et mise à exécution aux environs de Paris. Le Comité consultatif d'hygiène de France, consulté à cette époque, donna son approbation à cette manière de faire qu'il modifia légèrement. Il écarta toute idée d'une exhumation en grand, ainsi que l'emploi sur place des agents chimique

Le troisième procédé est celui qu'on a employé à Sedan. Nous en pa lerons tout à l'heure, à propos de la crémation, à laquelle il se rattach

§ 4. — Crémation.

I. **Historique.** — La coutume de brûler les morts remonte aux tem héroïques. C'est Hercule qui en a donné l'exemple en faisant brûler corps de son cousin Argée qu'il avait perdu dans le cours d'un de s aventureux voyages et dont il voulait rapporter les cendres à son pèr Il fut lui-même, comme on le sait, brûlé sur le sommet du mont Œta p son ami Philoctète. Les Grecs suivirent cet exemple au siège de Troi Homère raconte, dans l'*Iliade*, les funérailles magnifiques qu'Achille faire à Patrocle. Lorsque le bûcher eut consumé les restes de son am il fit recueillir ses os et les plaça dans une urne d'or, recouverte d'u voile précieux. Tacite nous apprend que les Germains incinéraient corps des hommes illustres. Virgile décrit dans l'*Enéide* les bûche des premiers habitants du Latium. Pline nous a transmis les dernièr volontés de Scylla, qui avait exigé que son corps fût brûlé, afin de dérober aux outrages qu'il avait fait subir à celui de Marius.

Sous les empereurs, le faste déployé dans les funérailles, le luxe de bûchers était arrivé à son comble, en dépit de la loi des Douze Table Cependant certaines grandes familles comme celle des Scipions, étaien restées fidèles à l'inhumation, qui a prévalu d'une manière définitive ve le VIe siècle de notre ère, époque à laquelle le christianisme, deven le maître, a supprimé ce dernier vestige du paganisme.

Les transformations que cette coutume a subies, en traversant le siècles, pour s'accommoder aux mœurs, aux dogmes religieux des diffé rents peuples qui l'ont adoptée, ont donné lieu à des études du plus hau intérêt pour l'ethnographie, mais elles n'en ont pas pour l'hygiène, at tendu que la crémation scientifique, telle qu'on la pratique aujourd'hu n'a rien de commun avec les incinérations en plein air des peuple anciens.

Il faut arriver à la fin du XVIIIe siècle pour rencontrer une pensée d retour vers ce mode de destruction et c'est en France qu'elle s'est produite après douze siècles d'un oubli complet. Cette aspiration ne peut se com prendre que lorsqu'on se rappelle le singulier courant d'idées qu entraînait alors nos compatriotes.

Ils venaient de fonder, au sein de l'Europe monarchique et hostile une forme de gouvernement qui n'avait d'analogues que dans les répu bliques de l'antiquité. Ils s'étaient épris d'une véritable passion pour le mœurs, les institutions, les usages de ces sociétés disparues, qui leu apparaissaient à travers le prestige et les illusions de leurs souvenir classiques. Il s'y mêlait aussi une certaine rancune contre la religion et les prêtres, et toute mesure hostile au christianisme avait pour elle la faveur de l'opinion.

Le 21 brumaire an V, Legrand d'Aussy, faisant appel à ces souvenirs, vint proposer au Conseil des Cinq-Cents un projet de loi autorisant tout citoyen à faire brûler ou inhumer, à son choix, le corps de ses proches et des personnes qui lui furent chères, en se conformant aux lois de police et de salubrité. Ce projet fut renvoyé à une commission, remanié par elle et représenté de nouveau; mais il n'y a jamais eu de vote.

L'administration centrale du département de la Seine reprit l'affaire, pour son compte, deux ans après et le citoyen Cambry lui présenta un projet relatif aux sépultures et dans lequel il avait donné une place à l'incinération. Ce projet n'eut pas plus de suite que le précédent. Il présentait des difficultés dans l'application auxquelles le citoyen Cambry n'avait pas songé. L'Institut, consulté sur les moyens de détruire convenablement les cadavres, avait fondé un prix de 1500 francs pour l'étude scientifique du problème. Il avait reçu quarante mémoires, mais pas un seul ne résolvait complètement la question.

Cependant, le comte Frochot, préfet de la Seine, fut bientôt mis en demeure de prendre un parti. La citoyenne Dupré-Geneste lui demanda l'autorisation de brûler le corps de son fils et il la lui accorda. Son arrêté du 1er floréal an VIII était ainsi conçu : « Les soins à donner aux dépouilles humaines sont un acte religieux dont la puissance publique ne pourrait prescrire le mode, sans violer le principe de la liberté des opinions. » L'incinération se fit sur un bûcher et les cendres furent recueillies tant bien que mal, mais l'acte d'indépendance de la citoyenne Dupré-Geneste ne trouva pas d'imitateur.

La question reparut au commencement du second Empire et, dans la *Revue médicale*, le docteur Casse s'empara, au nom de l'hygiène, des propositions de l'an VIII. La tentative n'eut aucun succès et l'opinion publique y demeura indifférente. C'est alors que le mouvement passa de France en Italie. Le professeur Coletti commença la campagne, en 1857, par un mémoire qu'il lut à l'Académie des sciences et lettres de Padoue et qui n'eut aucun retentissement (1). Des années s'écoulèrent; l'unité de la péninsule se constitua et, parmi les aspirations nouvelles que cette grande évolution fit naître, la crémation trouva sa place. Elle fut accueillie avec un véritable enthousiasme.

La question de l'incinération des morts, posée en 1869 au Congrès médical de Florence par les professeurs Coletti et Castigloni, revint à celui de Rome en 1871 et les deux Congrès votèrent à une immense majorité en sa faveur. L'Institut royal des sciences et lettres de Lombardie

(1) Fernando Colletti, *Sulla cremazione dei cadaveri.*

fit de même et affecta l'un de ses prix à la méthode de crémation la plus prompte et la plus économique. Les recherches expérimentales commencèrent alors et cependant il s'écoula de longues années avant que la crémation sortît du domaine spéculatif pour passer dans celui de la pratique.

L'occasion s'en présenta à Florence en 1870. Le rajah de Kellapore Rayach-Maharaya, étant venu mourir dans cette ville, fut brûlé le 2 décembre sur les bords de l'Arno, suivant les rites usités dans l'Inde. L'opération dura huit heures, bien que le bûcher fût composé de bois très inflammables, que le corps fût imprégné de naphtaline et de substances résineuses et que le vent soufflât avec impétuosité.

L'incinération à l'air libre est un mode complètement défectueux. Les bûchers de Rome, qui s'élevaient à la hauteur des maisons voisines et qui y mettaient parfois le feu, ainsi que cela arriva aux funérailles de Clodius, à la suite desquelles on éloigna ces cérémonies de l'enceinte de la ville, ces immenses bûchers formés de bois précieux et complètement secs, ensevelis sous les parfums et les fleurs, où le corps reposait dans son linceul de pourpre, mettaient un temps extrêmement long à dévorer le cadavre et infectaient le voisinage pendant tout le jour. Dans ces conditions, la combustion est toujours lente, incomplète et ne fait que carboniser les corps qu'on lui confie. C'est l'état dans lequel on les retrouve le plus souvent après les incendies, bien qu'ils aient séjourné de longues heures sous un immense brasier. Un semblable procédé est incommode et dispendieux; la crémation n'aurait certainement pas fait de prosélytes, si la science et l'industrie n'avaient pas mis à sa disposition des appareils plus pratiques. Nous avons vu qu'en Italie on poursuivait cette recherche avec ardeur, pendant que le Sénat se prononçait pour l'incinération facultative et qu'un décret royal, modifiant le règlement pour l'exécution de la loi sur la santé publique, autorisait la crémation dans des cas et pour des motifs exceptionnels (1).

Cependant, ce n'est pas en Italie, c'est en Allemagne qu'ont eu lieu les premières incinérations scientifiques. En 1874, on brûla à Breslau et à Dresde, trois cadavres de femmes, à l'aide du four Siemens. C'est dans cette dernière ville qu'eut lieu le 10 octobre 1875 la crémation de Mme Dilke, qui, comme les trois autres, passa à peu près inaperçue. La crémation du baron Keller, qui eut lieu à Milan quelques mois plus tard, eut au contraire un retentissement considérable et fait époque dans l'histoire de cette méthode.

Le baron Albert Keller avait laissé, par testament, à la ville de Milan, la somme nécessaire pour y élever un monument crématoire, à la condition que son corps y serait brûlé le premier. La cérémonie eut lieu le

(1) Pour tout ce qui concerne l'historique de la crémation en Italie, voyez : *La Crémation, sa raison d'être, son historique, les appareils actuellement mis en usage pour la réaliser*, etc., par le docteur Prosper de Pietra Santa et Max de Nansouty, Paris, 1881.

22 janvier 1876, dans le monument d'ordre dorique que tous les hygiénistes connaissent (fig. 4) et au moyen du procédé Polli-Clericetti. Ce jour-là, de grandes affiches, placardées dans toute la ville, apprirent à la population que 300 citoyens venaient de se réunir, dans le dessein d'encourager et de propager en Italie la réforme dont Albert Keller avait pris l'initiative dans ses dispositions testamentaires (1).

La société de Milan ainsi constituée fit bientôt sentir son action dans toute l'Italie. Toutes les grandes villes voulurent en avoir de semblables. Au bout de sept ans, 6000 adhérents s'y étaient fait inscrire. La nouvelle

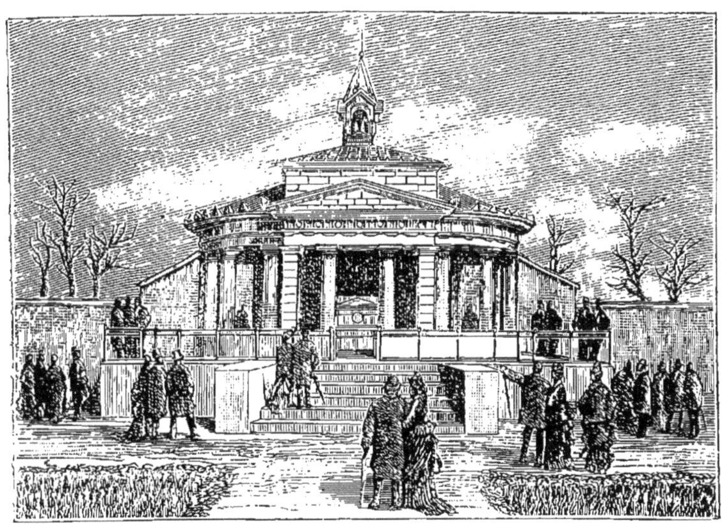

Fig. 4. — Monument crématoire de Milan.

méthode faisait cependant plus de chemin en théorie qu'en pratique, car, à la fin de 1882, on n'avait encore pratiqué que 239 crémations, dont 219 à Milan et 20 à Lodi. Dans les vingt-six autres villes qui avaient pris part au mouvement, on se bornait à tenir des réunions et à formuler des vœux. La propagande avait du reste rencontré quelques obstacles du côté du conseil d'État et la mort de Garibaldi avait été un échec pour elle.

Le général était, comme chacun sait, un homme de progrès; aussi avait-il accepté les offres obligeantes de son ami le docteur Prandina. Il l'avait chargé de brûler son cadavre; il avait réglé lui-même les détails de la cérémonie et l'emplacement du bûcher sur lequel on devait étendre sa dépouille mortelle revêtue de la chemise rouge (2). Lorsqu'il eut rendu

(1) Rapport présenté au Congrès international d'hygiène et de démographie de Genève, par le docteur de Cristoforis, président, et G. Pini, secrétaire de la commission nommée par le Congrès de Turin (*Comptes rendus du Congrès de Genève*, t. II, p. 62).

(2) Voy. la lettre écrite par Garibaldi à Prandina sur le rapport déjà cité du docteur de

le dernier soupir, le ministre de l'intérieur chargea le docteur Pini, secrétaire de la Société de crémation, de se rendre à Caprera, en compagnie du docteur Todaro et de l'honorable député S. Crispi, pour y procéder à la cérémonie; mais la famille et les amis de Garibaldi s'y opposèrent de la manière la plus formelle et les trois délégués furent forcés de revenir à Milan, sans avoir accompli leur mission. Ils rendirent compte de leur insuccès à la Société de crémation, renforcée, pour la circonstance, de toutes les associations politiques de la ville. L'assemblée exprima le vœu qu'on passât outre et qu'on exécutât la volonté du général, mais la famille tint bon et eut gain de cause.

Ce petit échec n'a pas empêché la crémation de faire son chemin. Toutes les villes importantes d'Italie ont aujourd'hui des fours ou en font construire, et le nombre total des incinérations pratiquées dans ce pays en 1888 s'élevait à 1403. A Milan seulement, on en a effectué 87 en 1889.

L'Allemagne, où les premières applications de la méthode ont eu lieu, n'a pas marché aussi vite dans la nouvelle voie; cependant, après l'installation du crématoire de Gotha en 1879 et l'incinération du corps de l'ingénieur Stier, il y en a eu beaucoup d'autres sur des sujets venant de Dresde, de Vienne, de Hanovre, de Breslau, de Bamberg, de Neustadt, de Leipzig, etc. De 1879 à 1889, il a été fait à Gotha 718 incinérations. Le prix est d'environ 120 marks (150 francs) (1). Le gouvernement de Gotha, le seul qui ait autorisé jusqu'ici la réforme, a édicté un règlement fort sage, pour l'exécution des mesures d'hygiène et de sécurité publiques. Il n'admet la crémation que sur le désir exprimé par le défunt et après le consentement de sa famille. En outre, le règlement exige un certificat du médecin légiste constatant que le décès a été le résultat de causes naturelles et une enquête conduite par l'autorité communale, sur les circonstances de la mort (2).

En Angleterre, le mouvement a été imprimé par sir Henry Thompson à son retour de l'Exposition universelle de Vienne. Dès le mois de janvier 1874, la *Cremation Society of England* était fondée et le premier *crematorium* s'est élevé à Woking (Surray), l'année suivante (fig. 5). A la fin de 1889, il avait déjà reçu les dépouilles d'une centaine de personnes. Chaque opération ne coûte que 10 guinées. L'appareil qui y fonctionne est le four Gorini, modifié par MM. Tuner et W. Eassie. Il fonctionne avec le bois comme avec le coke et des registres appropriés permettent de recueillir les cendres sans aucun mélange. Le crématoire

Cristoforis et G. Pini au Congrès d'hygiène de Genève (*Comptes rendus du Congrès*, t. II, p. 71).

(1) Discours prononcé par le docteur Bourneville, président de la Société de crémation, le 22 février 1890 (*Bulletin de la Société*, n° 9, mars 1890, p. 9).

(2) *La Crémation*, par le Dr Prosper de Pietra Santa et M. Max de Nansouty, Paris, 1881, *loc. cit.*, p. 35.

de Saint-Jean en Surray est un modèle d'élégance. Il s'élève au milieu de grands arbres, comme une abbaye du moyen âge, et le duc de Bedford y a son four particulier annexé à celui du public. Cette mode va très probablement se répandre dans le Royaume-Uni. L'Église anglicane lui prête son appui. L'évêque Barry, en présidant la douzième réunion annuelle de l'association pour la réforme des funérailles et du deuil, s'est prononcé très nettement en faveur de la crémation. Il a de plus donné lecture d'une longue liste d'adhésions signées des noms les plus marquants. On y remarquait ceux du prince de Galles et du duc de Westminster.

La liberté de la crémation n'est pas encore inscrite en termes for-

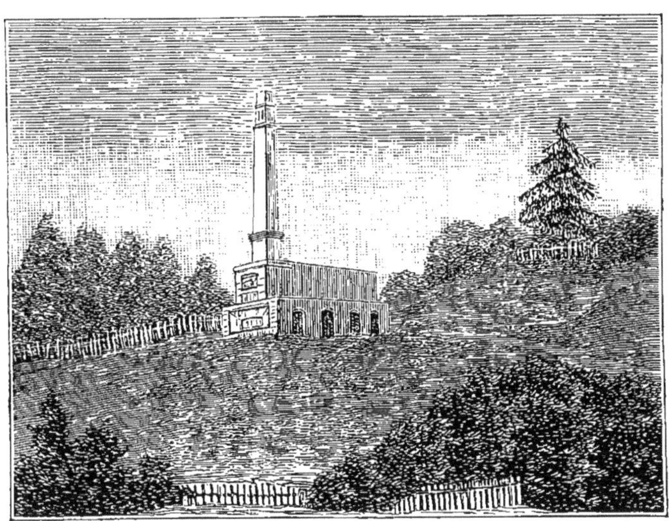

Fig. 5. — Crematorium de Woking.

mels dans un texte de loi, mais un bill en sa faveur a été présenté à la Chambre des communes et une minorité imposante l'a appuyé de son vote.

La Suède a également à Stockholm un petit monument où on a déjà fait plus de 60 incinérations (1).

En Suisse, le mouvement n'a commencé qu'en 1873 et le mode de propagande a été celui des meetings populaires. Ceux de Zurich des 7 et 10 mars 1874 comptaient plus de 2000 personnes, parmi lesquelles figuraient un grand nombre de savants, de médecins et de pasteurs. Trois ans après, le conseil du gouvernement de cette ville, sur la proposition du

(1) *Revue sanitaire de la province, la Crémation à travers le monde*, 15 juin 1890, p. 87.

médecin en chef de la santé, détermina les conditions dans lesquelles la Société de crémation du canton pourrait procéder à l'incinération :

1° Désir formel du défunt.

2° Autopsie pratiquée par le médecin légiste de la circonscription et certificat attribuant la mort à des causes naturelles.

3° Autorisation délivrée par le président de la police, après enquête préalable sur la vie de la personne (1). Il y a deux ans, M. L. Boury, ingénieur des arts et manufactures, a installé à Zurich un four crématoire qui fonctionne depuis le 15 janvier 1889. Il en a envoyé le plan à l'Exposition universelle de cette même année, et tout le monde a pu le voir sur l'Esplanade des Invalides. D'après la notice qui l'accompagnait, c'est une modification de l'appareil Siemens.

La combustion s'opère, par la flamme du gaz, sur une sole en porcelaine. Elle dure de quarante-cinq minutes à une heure. L'installation coûte de 6000 à 8000 francs. Le petit temple dans lequel le four est placé à Zurich n'a coûté que 52000 francs et tout s'y passe, dit-on, de la façon la plus décente et sans que les assistants soient choqués par la vue des manipulations.

Dans le reste de l'Europe, on en est encore à la période d'enfantement, à la phase théorique. On crée des sociétés, on imagine des appareils, mais les partisans de la crémation sont obligés d'aller se faire brûler dans les pays qui possèdent des crématoires.

La crémation a été introduite aux États-Unis, par la population allemande, qui est, comme on le sait, très nombreuse, mais elle n'y a pas fait de grands progrès. Cependant un crématoire a été créé à Washington, par l'initiative du docteur Lemoyne et quelques personnages de marque y ont été incinérés. L'appareil laisse beaucoup à désirer. Le four a 12 pieds de long, 8 de haut, 6 de large. Il est construit en briques réfractaires. Dans l'axe se trouve la cornue en fonte lutée avec de l'argile. Dans sa partie supérieure est ménagée une petite ouverture qui laisse échapper les gaz ; ils sont portés directement au dehors par le conduit qui les reçoit. La cornue est fermée à une extrémité par une porte de marbre noir roulant sur des gonds en fer. Le fourneau est placé sous la cornue et alimenté avec du coke. Il faut vingt-quatre heures pour chauffer la chambre et porter la cornue au rouge-blanc. Le cadavre y séjourne au moins six heures et les cendres ne sont retirées qu'après un refroidissement de vingt-quatre heures. Cet appareil est très imparfait et bien inférieur à ceux qui fonctionnent en Europe.

Il existe à Philadelphie un four à crémation construit sur des données analogues et dû à l'initiative du docteur Opdyste, qui y a fait brûler le corps de son fils (2).

(1) Docteur Prosper de Pietra Santa et Max de Nansouty, *la Crémation*, *loc. cit.*, p. 44.
(2) Docteur Prosper de Pietra Santa et Max de Nansouty, *la Crémation*, *loc. cit.*, p. 54.

A Buffalo, une *Compagnie de crémation* a construit un temple dans la plus belle partie de la ville. Il est bâti en grès foncé, dans un style sobre rappelant celui des vieilles chapelles qui existaient autrefois dans le Nord. Tandis que le char funèbre dépose le cercueil sur une civière, dans le vestibule, les parents, les amis et le pasteur entrent dans la chapelle. La civière roule sans bruit, au son de l'orgue et des chants, jusque dans le sanctuaire. Le service fini, la crémation, qui s'effectue dans un appareil Venini, est terminée et les cendres sont remises au pasteur pour être déposées dans le *colombarium* (1).

A New-York, il y a deux sociétés de crémation et 300 incinérations environ y ont été pratiquées, de décembre 1885 au commencement de 1889.

Enfin il existe un crématoire à Tokio (Japon). Il s'appelle Nippory Crematory. Le bâtiment et le four sont en briques. L'opération dure trois heures et ne coûte que 1 fr.50. On peut s'y procurer une urne cinéraire pour 50 ou 60 centimes.

La France n'a pas mis son empressement habituel à s'emparer de cette innovation. Bien qu'elle en ait eu l'initiative, ainsi que nous l'avons vu, il n'y a que dix ans qu'elle est entrée dans la voie tracée par l'Italie. La Société française de crémation ne date que du Congrès de Turin et le premier four crématoire a été construit en 1887.

Il y avait eu cependant bien des tentatives faites avant cette époque. Un mouvement analogue à celui de l'Italie s'était produit en France à la suite de nos malheurs, mais il n'avait eu pour théâtre que les congrès et les sociétés savantes, pour organe que la presse médicale; il n'avait abouti qu'à des discussions, à des articles de journaux et à des brochures dont on trouvera l'énumération, ainsi que l'historique de cette campagne, dans le mémoire déjà cité de M. Pietra Santa, qui fut à cette époque l'un des propagateurs les plus ardents de la nouvelle méthode, et de M. Max de Nansouty (2).

La question n'est entrée dans la voie pratique qu'avec la Société française de crémation qui s'est fondée, comme nous l'avons dit, en 1890, à la suite du Congrès de Turin. Elle avait pour président au début M. Kœchlin, pour vice-président le docteur Bourneville et pour secrétaire général M. Salomon (3). Lors de son assemblée générale du 28 janvier 1888, elle comptait 400 membres titulaires ou donataires et 209 membres adhérents.

La Société de crémation a trouvé son principal point d'appui au sein du conseil municipal, dont les aspirations l'avaient même devancée. Dès 1874, lors de la discussion du rapport de M. Hérold sur la question des cimetières parisiens, la commission chargée d'étudier la question du grand cimetière de Méry-sur-Oise proposa, par l'organe de M. Yauthier, d'écarter

(1) *Bulletin de la Société de crémation, loc. cit*, n° 9, p. 12.

(2) *La Crémation, sa raison d'être, son histoire*, etc., *loc. cit.*, Paris, 1881, p. 8.

(3) Le bureau se compose aujourd'hui de MM. Bourneville, *président;* Frédéric Passy, *vice-président;* Salomon, *secrétaire général.*

provisoirement les projets relatifs à cette création et d'ouvrir, pendant six mois, un concours pour la recherche du meilleur procédé propre à l'incinération des corps ou de tout autre système conduisant au même résultat. Le conseil, sans consentir à l'abandon des projets relatifs à la création de cimetières définitifs, invita le préfet à prendre les mesures nécessaires pour ouvrir le concours proposé par M. Vauthier. A la suite de oette délibération, une commission administrative composée de conseillers municipaux et d'hygiénistes fut nommée, par arrêté du 15 février 1875, à l'effet d'étudier les conditions et le programme du concours à ouvrir. Ce programme, adopté le 15 juillet de la même année, comprenait les dispositions suivantes:

Art. 1er. — Le procédé d'incinération ou de décomposition chimique devra assurer la transformation des matières organiques, sans production d'odeur, de fumée, ni de gaz délétères.

Art. 2. — On devra garantir l'identité et la conservation totale et sans mélange des matières fixes.

Art. 3. — Le moyen sera expéditif et économique.

Art. 4. — Il ne sera apporté aucun obstacle à la célébration des cérémonies religieuses de quelque culte que ce soit.

Avant de soumettre ce programme au conseil municipal, l'administration crut devoir consulter le Conseil d'hygiène et de salubrité de la Seine sur la question générale de la crémation.

Le conseil, dans sa séance du 25 février 1876, adopta les conclusions du rapport de M. Troost qui étaient ainsi conçues:

1° Il est possible et même aisé de brûler les corps sans production d'odeur, de fumée, ni de gaz délétères.

2° Au point de vue de la salubrité, l'incinération peut avoir des avantages sur l'inhumation, surtout dans les conditions où cette dernière est pratiquée, en ce qui concerne les fosses communes.

3° L'incinération présenterait les plus graves inconvénients, au point de vue des investigations de la justice, pour la recherche des crimes.

Ce rapport fut communiqué le 4 mars 1876, par le préfet de police, au conseil municipal et les choses en restèrent là.

L'année suivante, la campagne en faveur de la crémation recommença au conseil municipal. Il est revenu trois fois sur la question, de 1875 à 1880 et enfin, le 24 décembre de cette dernière année, il se décida à transmettre au préfet de la Seine une délibération invitant le gouvernement à présenter, à bref délai, à la Chambre, un projet en faveur de la crémation et à autoriser en attendant des expériences d'incinération sur les corps ayant servi aux dissections.

Le ministre de l'intérieur, d'accord avec son collègue de la justice, y opposa un refus formel, en s'appuyant sur les dispositions du décret de prairial qui interdit tout autre mode de destruction des corps que l'inhumation et qui s'applique aussi bien aux débris d'amphithéâtres qu'aux corps entiers. Le conseil municipal ne se tint pas pour battu; il continua la lutte et, après bien des péripéties, il finit par obtenir gain de cause. Le 21 mars 1885, le ministre de l'intérieur déclara ne pas s'opposer à l'incinération des débris provenant des amphithéâtres de dissection, pourvu que les appareils crématoires ne fussent établis qu'à titre d'expérience et que l'emplacement de ces appareils fût approuvé par le Comité consultatif d'hygiène de France. Le Conseil d'hygiène et de salubrité de la Seine avait déjà émis un avis favorable.

Le conseil municipal n'avait pas attendu cette autorisation pour s'occuper du côté pratique de la question. Il avait chargé une commission d'étudier les différents systèmes en usage jusqu'alors, afin de faire un choix entre eux. Cette commission se livra à des expériences suivies

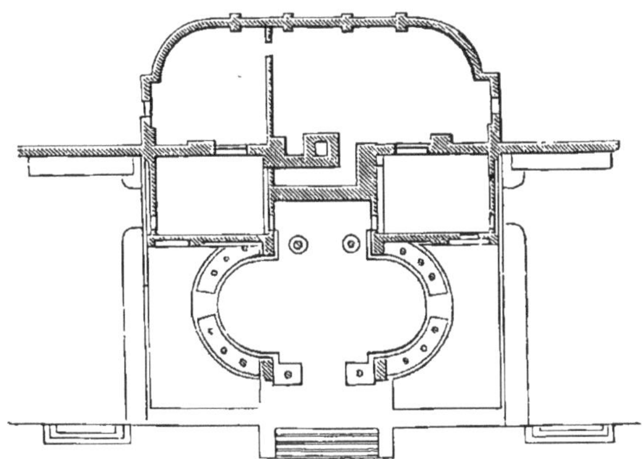

Fig. 6. — Monument crématoire du Père Lachaise.

sur les systèmes Bourry, Marini, Klein, Muller et Venini (1) à la suite desquelles le conseil chargea M. Bartet, ingénieur en chef des promenades et plantations, et M. Formigé, architecte de la ville, de l'étude d'un édifice funéraire, muni d'un appareil crématoire, à établir au cimetière de l'Est.

Après avoir fait un voyage en Italie et en Allemagne, MM. Bartet et Formigé présentèrent un projet conçu d'après le système Gorini, employé à Milan, et qui leur parut préférable au système Siemens, appliqué à Gotha. Leur projet fut soumis au Comité consultatif d'hygiène publique, qui l'adopta, et accepté par le conseil municipal, qui vota les crédits nécessaires à l'exécution immédiate de la partie du projet restreinte à l'incinération des débris d'hôpitaux (2).

(1) Ces expériences sont relatées avec détail dans une note présentée par M. Chassaing, au nom de la commission du budget, sur la crémation en France, en 1889 (*Bulletin municipal officiel* des 11, 15 et 17 mars 1889).

(2) Délibération du 25 juillet 1885.

Les travaux commencèrent immédiatement, suivant le plan adopté par le conseil et M. Formigé édifia, au cimetière de l'Est, le monument crématoire qu'on y voit aujourd'hui (fig. 6). Il est situé dans la 87e division, qui est tout entière affectée à ses développements ultérieurs ou à ses dépendances. C'est un petit édifice, sans prétention et sans style, qui a un dôme comme une église, une cheminée comme une usine et dont nous décrirons plus loin l'installation intérieure.

Cependant, la Chambre des députés n'avait pas voulu se laisser distancer par le conseil municipal. En novembre 1883, M. Casimir-Perier avait déposé sur le bureau un projet de loi pour rendre la crémation facultative. Il n'y avait pas été donné suite; mais le 30 mars 1885, au cours de la discussion de la loi sur la liberté des funérailles, M. Blatin fit adopter, par la Chambre, un amendement autorisant tout majeur ou mineur émancipé, en état de tester, à opter pour l'inhumation ou l'incinération. La Chambre et le Sénat adoptèrent cet amendement et la loi fut promulguée le 15 novembre 1889.

Un règlement d'administration publique devait fixer ultérieurement les conditions applicables aux différents modes de sépulture. Le décret du 27 avril 1889 y a pourvu. Son titre III est consacré à l'incinération et détermine les justifications à produire et les conditions auxquelles il faut se conformer. Il est conçu dans les termes suivants :

Art. 16. — Aucun appareil crématoire ne peut être mis en usage, sans une autorisation du préfet accordée après avis du Conseil d'hygiène.

Art. 17. — Toute incinération est faite sous la surveillance de l'autorité municipale. Elle doit être préalablement autorisée par l'officier de l'état civil du lieu de décès, qui ne peut donner cette autorisation que sur le vu des pièces suivantes :

1° Une demande écrite du membre de la famille, ou de toute autre personne ayant qualité pour pourvoir aux funérailles ; cette demande indiquera le lieu où doit s'effectuer l'incinération ;

2° Un certificat du médecin traitant affirmant que la mort est le résultat d'une cause naturelle ;

3° Le rapport d'un médecin assermenté commis par l'officier de l'état civil pour vérifier les causes du décès.

A défaut du certificat d'un médecin traitant, le médecin assermenté doit procéder à une enquête sommaire dont il consignera les résultats dans son rapport.

Dans aucun cas, l'autorisation ne peut être accordée que si le médecin assermenté certifie que la mort est due à une cause naturelle.

Art. 18. — Si l'incinération doit être faite dans une autre commune que celle où le décès a eu lieu, il doit être en outre justifié de l'autorisation de transporter le corps, conformément à l'article 4.

Art. 19. — La réception du corps et son incinération sont constatées par un procès-verbal qui est transmis à l'autorité municipale.

Art. 20. — Les cendres ne peuvent être déposées, même à titre provisoire, que dans des lieux de sépulture régulièrement établis. Toutefois, les dispositions des articles 12 et 15 ne sont pas applicables à ces dépôts (1).

Art. 21. — Les cendres ne peuvent être déplacées qu'en vertu d'une permission de l'autorité municipale.

Art. 22. — Toute contravention aux dispositions réglant les conditions des sépultures et contenues dans les articles 3, 4, 8, § 2, 17, 18 et 20 est passible des peines prévues aux articles 3 et 5 de la loi du 15 novembre 1887.

Paris est jusqu'ici la seule ville de France qui ait profité de l'autorisation accordée par la loi; mais elle a tout fait pour donner l'exemple et pour encourager la crémation, en aplanissant les difficultés qu'elle pouvait rencontrer dans la pratique.

La préfecture de la Seine a commissionné un médecin spécial pour remplir la mission imposée par l'article 3 du décret du 27 avril. Cette mission consiste à s'enquérir s'il n'existe aucun indice qui puisse motiver une expertise médico-légale. C'est la seule formalité particulière à la crémation.

La municipalité, de son côté, s'est attachée à mettre la nouvelle méthode à la portée de tout le monde. Elle a fait rédiger une notice très détaillée, où tout ce qui concerne la crémation est exposé en termes précis et qu'on remet, dans les mairies, à toute personne venant y déclarer un décès (2). Elle a fixé à 50 francs la taxe uniforme à payer par les familles, indépendamment du prix de l'urne et des frais décoratifs qui varient de 12 à 200 francs, suivant la classe dont on fait choix. Cette redevance donne droit, pendant cinq ans, à la jouissance d'une case dans le *columbarium* municipal dont la construction a été décidée. Elle n'est exigible que des personnes qui ont le moyen de l'acquitter. Quant aux indigents, ils sont brûlés pour rien. Tout est gratuit pour eux, même le certificat médical. La ville a supprimé les frais d'exhumation pour les corps qui seront retirés des cimetières parisiens en vue d'une incinération rétrospective; elle a également exempté de la taxe de transport ceux qui seront apportés de l'extérieur aux monuments crématoires de Paris.

Il est impossible, on le voit, de se montrer plus libéral et pourtant toutes ces avances n'ont pas porté leurs fruits. Depuis que le monument crématoire a été installé au Père-Lachaise jusqu'au 1er janvier 1890, il y a eu 748 incinérations pratiquées, 13 avec le four Gorini et 735 avec l'appareil Toisoul et Fradet. Dans ce dernier nombre, il n'y a eu que 35 crémations demandées par les familles, le reste a porté sur des sujets

(1) Ces articles sont relatifs aux dimensions des fosses en cas d'inhumation.
(2) Délibération du conseil municipal du 30 décembre 1889.

non réclamés provenant des hôpitaux, sur des débris d'amphithéâtre et sur des embryons.

En 1890, le nombre des crémations s'est élevé à 3388, dont 121 demandées par les familles, 1079 embryons et 3188 sujets provenant des hôpitaux ou des amphithéâtres. Pendant le premier trimestre de 1891, il y a eu 36 crémations demandées, 313 embryons et 654 sujets venant des hôpitaux, total 1003 crémations (1).

La nouvelle méthode ne fait, comme on le voit, que des progrès assez lents. Le conseil municipal comptait, pour 1890, sur 200 crémations demandées par les familles et avait établi son budget en conséquence. Il est resté au-dessous de ses prévisions; mais, en admettant qu'il les atteigne, ce ne serait encore qu'une bien petite minorité, dans une ville où la moyenne annuelle des décès s'élève à 50 000.

II. **Les fours à crémation.** — Nous avons dit plus haut combien l'incinération en plein air, le classique bûcher, était peu pratique et s'était longtemps opposé aux progrès de la crémation. Quand les esprits se tournèrent de nouveau vers ce mode de destruction, on demanda à la science les moyens de le réaliser d'une façon prompte et économique et la science ne put pas les fournir. Plus tard, lorsqu'elle fut en mesure de proposer des solutions pratiques, la première qui se présenta à l'esprit des chimistes fut de distiller les cadavres dans une cornue, comme on distille la houille pour obtenir le gaz d'éclairage. C'est le moyen que M. Xavier Rudler proposa à son ami Caffe comme le plus simple, le plus économique et le moins repoussant, lorsque ce médecin entreprit en faveur de la crémation la campagne dont nous avons parlé plus haut. Des expériences furent entreprises dans les laboratoires, des appareils furent imaginés pour réaliser cette conception, mais on y a renoncé, à cause de la lenteur de l'opération et de la difficulté de brûler complètement les gaz infects qu'elle dégage.

Les *fours de distillation* ont été remplacés par les *fours de combustion*. Ces derniers sont en usage dans tous les crématoires établis aujourd'hui et ils conserveront vraisemblablement cet avantage. Nous ne nous occuperons donc que de ceux-là; encore passerons-nous sous silence tous ceux qui n'ont pas été adoptés dans la pratique. Depuis vingt ans, on a imaginé au moins une quinzaine d'appareils différents, mais la plupart d'entre eux ont été abandonnés parce qu'ils ne remplissaient pas les conditions exigées.

Ces conditions ont été posées par le premier Congrès européen tenu par les partisans de la crémation. La première est de détruire rapidement les corps, avec toute la rigueur chimique. A ce titre, les fours d'incinération par l'air et les gaz inflammables présentent d'incontestables avantages. La combustion doit être prompte, complète, s'exécuter

(1) Nous devons ces renseignements à l'obligeance de M. Caffort, chef du bureau des cimetières, à la préfecture de la Seine.

directement et sans formation de sous-produits, dans des appareils spéciaux. Elle ne doit dégager ni gaz, ni vapeurs fétides ou délétères susceptibles d'incommoder le voisinage. Les cendres doivent être pures, sans mélange, susceptibles d'être recueillies et enlevées promptement et facilement. L'installation de l'appareil et son fonctionnement doivent être aussi peu coûteux que possible. Enfin, il doit permettre de pratiquer, sans aucune interruption, plusieurs incinérations successives.

L'idée d'employer le gaz d'éclairage à l'incinération des corps était

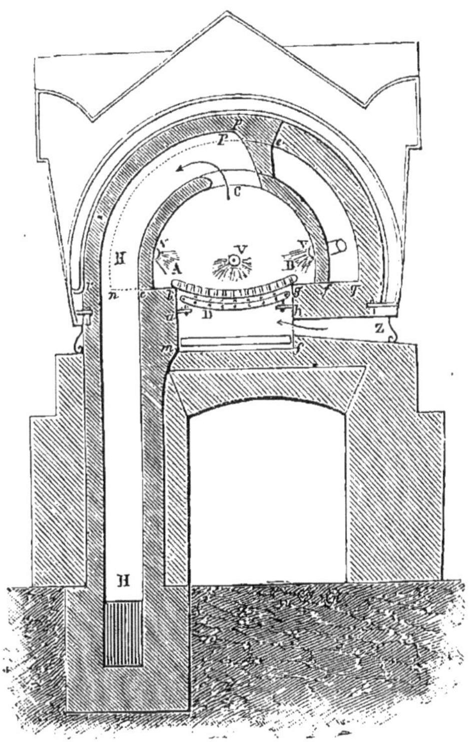

Fig. 7. — Four Polli-Clericetti.

trop naturelle pour ne pas se présenter tout d'abord à l'esprit. C'est en effet le combustible qui a servi à la première crémation pratiquée à Milan, celle d'Albert Keller, dont nous avons parlé plus haut.

A. Four Polli-Clericetti. — L'appareil qui servit à cette incinération historique était l'œuvre du docteur Polli et de l'ingénieur Clericetti. Le journal *la Nature* du 13 mai 1876 en a donné la description suivante :

L'appareil (fig. 7) offre intérieurement l'apparence d'un sarcophage antique, dissimulant la chambre où s'opère l'incinération. Cette chambre, où se trouve le foyer ou cendrier, sous forme d'une caisse rectangulaire, est recouverte d'un dôme semi-circulaire consistant en une mince plaque de fer (*a, b, c, d, e, f, g, h*) revêtue intérieurement d'une matière réfractaire.

Séparée de ce premier dôme par une distance de 0m10, s'élève une voûte demi-cylindrique, construite en briques ordinaires convenablement consolidées par une armature en fer. La chambre à air ainsi formée empêche toute déperdition de calorique, tout en maintenant à une basse température l'extérieur de l'urne, pendant que la combustion s'effectue dans l'intérieur.

L'appareil est complètement clos à l'une de ses extrémités; à l'autre, il présente une ouverture qui donne dans la chambre à crémation. Cet orifice est muni d'un système de fermeture qui se compose de deux parties : l'une inférieure, sorte de guichet formé d'une plaque de fer correspondant au cendrier (*b, g, f, m*) et l'autre supérieure qui ferme l'ouverture du four; celle-ci, en matériaux réfractaires, porte en son milieu un petit tube tronconique en fer, permettant de surveiller de l'extérieur la marche de l'opération.

La partie inférieure du four, son plancher, se compose de deux grilles de fer, concaves, concentriques, placées l'une sur l'autre et élevées à une certaine distance au-dessus de la plaque du cendrier.

La grille inférieure D est fixe et porte 217 flammes de gaz dont la moitié sont des flammes ordinaires en éventail et les autres de petites flammes minces destinées à remplir les vides laissés par les premières, ce qui permet d'obtenir une surface de combustion continue, comme un véritable lit de feu.

La grille supérieure A B est mobile et susceptible de glisser facilement sur deux guides latéraux en fer, au moyen de roulettes installées *ad hoc*; elle peut ainsi sortir de la bouche du four et est destinée à recevoir le cadavre. Formée de barres de fer, cette grille présente latéralement et sur toute sa longueur, deux appendices mobiles à l'aide de charnières, qui se relèvent et servent à ramener vers le centre les parties du corps qui pourraient accidentellement s'isoler pendant la crémation.

Une lame de fer (*m, f*) à rebords saillants et facile à extraire par la bouche du four, une fois l'opération terminée, est destinée à recevoir les cendres fines et les matières grasses enflammées qui peuvent tomber de la grille supérieure, à travers le lit de flammes.

Par l'extrémité opposée à la bouche du four, pénètre le conduit qui amène le gaz à la grille inférieure et trois jets de gaz et d'air, de 3 centimètres de diamètre, poussés à une certaine pression au moyen d'un ventilateur.

Dans la voûte supérieure de l'appareil est pratiquée, au milieu, une ouverture C, qui donne entrée dans le conduit H, en matière réfractaire. Ce dernier passe sous le sol et aboutit à une cheminée munie intérieurement d'une couronne de flammes de gaz, servant à appeler dans les canaux du four le courant d'air extérieur qui afflue par les ouvertures Z, réglées par des guichets spéciaux disposés au niveau de ces orifices.

Au moment de l'opération, on apporte dans sa bière le corps à incinérer enveloppé de son linceul et recouvert d'un voile. On tire hors du four la grille supérieure, sur laquelle on dépose le cadavre que l'on introduit rapidement dans l'appareil. On ouvre l'accès du gaz, on ferme l'ouverture du four et alors commence la combustion, qui devient plus active et plus efficace grâce aux becs VV, que l'on dirige sur les parties du corps les plus difficiles à détruire. On observe la marche de l'opération à travers le petit tube tronconique placé dans la porte du four et par les ouvertures Z. Un long tube branché sur la cheminée porte à son extrémité supérieure une flamme de gaz grâce à laquelle on peut constater à tout instant s'il s'échappe ou non des produits gazeux combustibles(1).

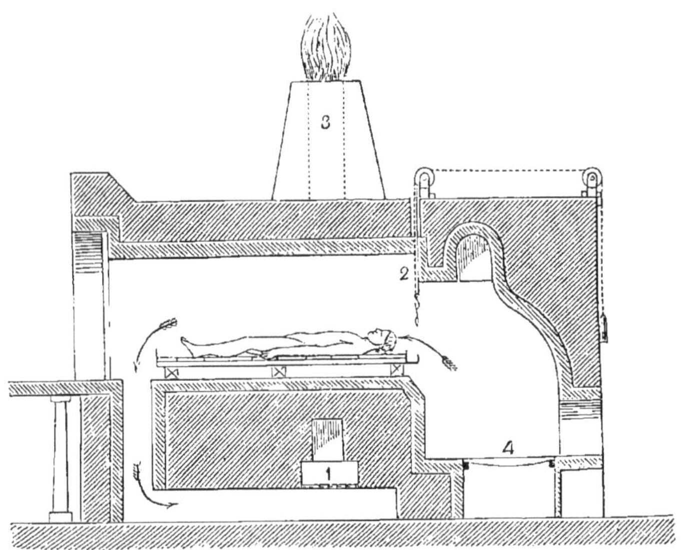

Fig. 8. — Four Gorini, coupe verticale (d'après le *Genie civil*).

Cet appareil fort ingénieux et très puissant mit une heure et demie à consumer le corps d'Albert Keller. Une autre crémation, celle de Mme Pozzi-Locatelli, pratiquée quelques mois après dans le même four, dura deux heures. Il fallait soixante-douze heures pour amener le four à une température convenable et les frais de l'opération s'élevaient à 85 francs. Cette dépense, il est vrai, se serait considérablement atténuée, si l'on avait fait plusieurs crémations successives.

B. Four Gorini. — Quoi qu'il en soit, la lenteur de la combustion et la dépense exagérée ont empêché l'appareil Polli-Clericetti de se répandre. A Milan même, on lui a substitué un appareil plus simple, que

(1) A. Lacassagne et P. Dubuisson, article Crémation du *Dictionnaire encyclopédique des sciences médicales*, 1re série, t. XXIII, p. 59.

nous avons vu fonctionner en 1880 et en 1885. Ce four est celui de Paolo Gorini (de Lodi). Ce chimiste, auteur des *Vulcani sperimentali*, avait d'abord trouvé un produit dont il n'a pas fait connaître la nature et qui, une fois porté à la température de l'ébullition, dissolvait et détruisait en un instant les matières organiques les plus dures. Il lui suffisait de vingt minutes pour dévorer un cadavre et il estimait à 60 ou 70 francs le prix de revient de l'opération. Il n'a pas été donné suite à cette découverte, mais son auteur a installé, au nouveau cimetière de Milan, l'appareil que nous avons vu fonctionner et que nous allons décrire.

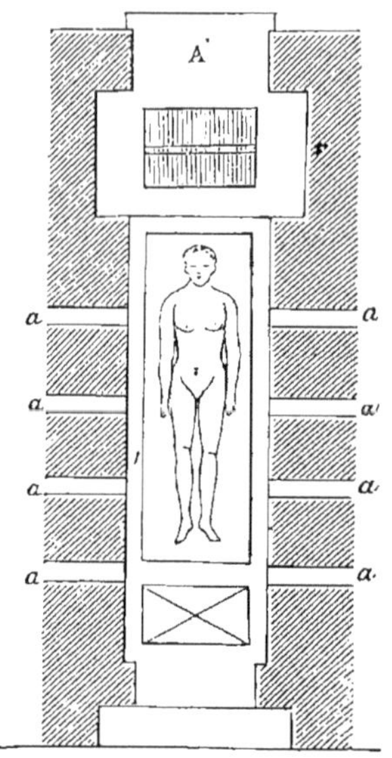

Fig. 9. — Four Gorini (coupe horizontale (d'après le *Genie civil*).

L'appareil (fig. 8 et 9) consiste en un four en briques analogue à ceux qu'emploie l'industrie métallurgique. Le foyer A, A' est situé derrière la sole du four et à un niveau inférieur. Il est alimenté avec du bois bien sec et des fascines. La flamme et les gaz de la combustion passent au-dessus de la sole qui supporte le cadavre couché dans une sorte de gouttière métallique ; ils l'entourent et le consument, puis s'infléchissent verticalement, en prenant une direction opposée, pour gagner le conduit 1 qui les dirige dans la cheminée d'appel 3. De petits carneaux *aa* amènent de l'air sur la sole ; quelques-uns sont vitrés afin de permettre de suivre les progrès de l'opération.

Celle-ci demande deux heures environ et exige une dépense de 150 kilogrammes de combustible, représentant une valeur d'environ 6 francs (1).

On a reproché à ce procédé de ne pas retenir suffisamment, dans le lieu de la combustion, les cendres du cadavre, qui sont entraînées par le tirage et s'envolent par la cheminée d'appel. De plus, il s'échappe par celle-ci des gaz incomplètement brûlés qui répandent une mauvaise odeur dans le voisinage. Enfin, l'opération est lente par elle-même et surtout parce qu'on laisse le four se refroidir, avant d'ouvrir la chambre crématoire pour en retirer les cendres, et cela dure environ quatre heures. Lorsque plusieurs crémations doivent se succéder dans la même journée, on peut recueillir les cendres au bout de deux heures.

C'est avec le four Gorini qu'ont été accomplies la plupart des incinérations qu'on a pratiquées à Milan ; c'est également lui qu'on a installé au crématoire du Père-Lachaise et il fonctionne encore à Woking.

(1) Prosper de Pietra Santa et Max de Nansouty, *la Crémation*, *loc. cit.*, p. 25.

C. Four Siemens. — C'est cet appareil qui a servi à la première crémation, celle de Mme Dilke, à Dresde, qui a précédé de trois mois, comme nous l'avons vu, celle d'Albert Keller. L'appareil a été bien perfectionné depuis. C'est lui qui fonctionne au crématoire de Gotha et dont nous allons donner la description d'après le journal *la Nature* (27 mars 1875) :

Le four Siemens comprend trois parties :

1° La chambre de combustion;

2° Le cendrier;

3° Le régénérateur.

La chambre de combustion est amenée préalablement au degré de

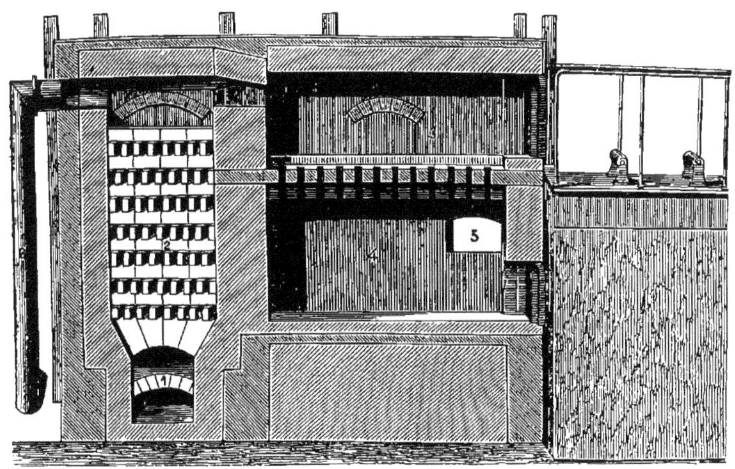

Fig. 10. — Four Siemens (d'après la *Nature*).

température exigé pour une combustion complète, au moyen de la chaleur fournie par le régénérateur.

A la partie inférieure de celui-ci, deux canaux distincts, dont l'un est représenté en 1, amènent l'un du gaz combustible, l'autre de l'air atmosphérique. Le gaz, brûlant au milieu de l'air, produit une flamme qui échauffe les divers étages de briques réfractaires superposées dans le régénérateur 2, en circulant à travers tous les passages qui s'y trouvent ménagés.

La flamme qui sort à la partie supérieure pénètre dans la chambre de combustion 3 par un conduit latéral. Les produits sont ensuite expulsés par la cheminée 6.

Lorsque les briques réfractaires sont assez échauffées, on intercepte l'arrivée du gaz et le fourneau est prêt pour la crémation.

Le corps, placé dans sa bière, glisse sur les rouleaux placés à droite de la chambre de combustion. La porte est refermée; les briques étant au degré voulu de température pour que la crémation commence, on ne laisse plus arriver que de l'air sous le régénérateur. Il s'échauffe en passant à travers les carreaux incandescents, met immédiatement le corps en ignition et entretient si puissamment la combustion, que dans l'espace d'une heure ou de cinq quarts d'heure, toutes les parties combustibles sont consumées; il ne reste que les cendres et les os calcinés. Ceux-ci sont retirés par une porte pratiquée sous le cendrier, dont les dimensions sont assez grandes pour déterminer une diminution locale dans le tirage et empêcher ainsi l'entraînement des cendres dans la cheminée.

Si la crémation s'applique à un corps de petite dimension développant moins de chaleur, celui d'un enfant par exemple, on a la faculté de laisser entrer une certaine quantité de gaz dans la chambre par un tube latéral.

Cette précaution est aussi employée avec succès, lorsque la chambre n'a pas été convenablement chauffée dès le commencement.

Pour opérer la crémation d'un second corps, il suffit de ramener le régénérateur et la chambre de combustion à la température nécessaire. Celle-ci ne doit pas dépasser 750 degrés, sinon les cendres seraient en partie réduites en fusion. La chaleur peut cependant aller dans le four Siemens jusqu'à 1300 ou 1500 degrés, limite de résistance des matériaux réfractaires qui garnissent le four. A ces hautes températures, un corps peut être incinéré en trente minutes. Le docteur Thomson a réduit en cendres, en trente-cinq minutes, la carcasse d'un cheval qui pesait 220 livres anglaises et qui ne laissa que 5 livres de cendres, sans qu'aucune perte apparente en gaz ou en fumée ait été constatée.

Le four Siemens est un excellent appareil.

D. Appareil Toisoul et Fradet. — Il nous reste à parler d'un système qui fonctionne depuis deux ans dans le crématoire du Père-Lachaise. On y avait primitivement installé, comme nous l'avons dit, un four Gorini; mais il n'avait pas fourni d'aussi bons résultats qu'à Milan. Les premières expériences y furent faites, le 22 octobre 1887, en présence d'une commission du conseil municipal. Deux cadavres de varioleux, apportés la veille du cimetière d'Ivry, y furent brûlés l'un après l'autre. La combustion fut lente, dispendieuse et incomplète. On fit cependant quelques opérations avec cet appareil, jusqu'en 1889 et les derniers résultats furent plus satisfaisants. M. Chassaing a rendu compte au conseil municipal de deux crémations qui avaient eu lieu, l'une, celle du jeune Jacoby, le 30 janvier, l'autre, celle de Mme Moussait, le 15 février 1889. La combustion fut complète en une heure et quart pour le premier, au bout de deux heures pour l'autre. 750 kilogr. de bois furent brûlés dans le premier cas et 1000 dans le second (1).

(1) Note présentée par M. Chassaing, au nom de la commission du budget, sur la crémation en France en 1889 (*Bulletin municipal officiel* du 17 mars 1889, p. 547).

Cependant le conseil municipal, sur un rapport de M. Chassaing lui-même, décida qu'il était nécessaire, pour assurer le bon fonctionnement du service de la crémation, de substituer au four Gorini, construit en 1887, un appareil susceptible d'un fonctionnement plus perfectionné et moins dispendieux et il adopta l'appareil crématoire de MM. Toisoul et Fradet, qui fut installé dans le monument du Père-Lachaise en 1889 (1). C'est celui qui fonctionnait à l'époque de l'Exposition universelle et dans lequel se sont accomplies les crémations dont les membres du Congrès international d'hygiène ont été témoins.

Dans l'appareil Toisoul et Fradet, ce n'est pas à l'aide du gaz d'éclai-

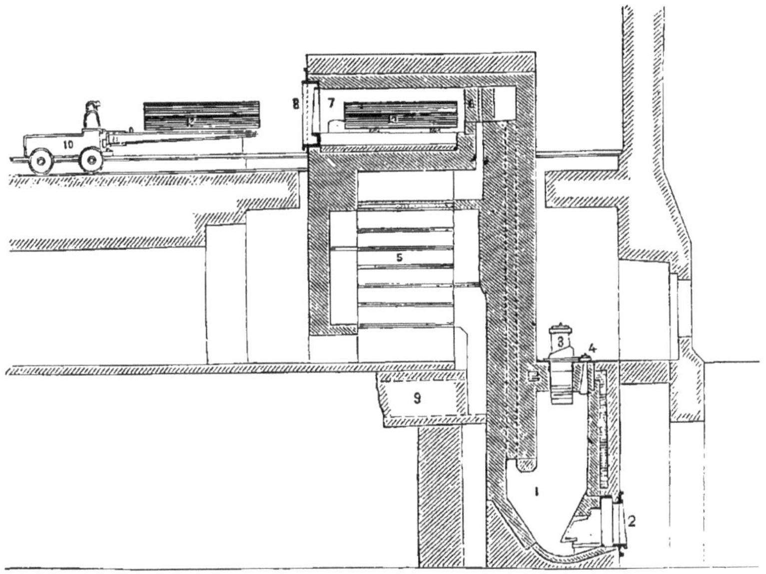

Fig. 11. — Appareil Toisoul et Fradet.

1, gazogène. — 2, portes. — 3, trémie de chargement. — 4, trou de piquage. — 5, récupérateur. — 6, brûleur. — 7, laboratoire. — 8, portes. — 9, conduit de fumée. — 10, chariot A. Piat. — 11, bras articulés du chariot. — 12, cercueil. — 13, position du cercueil dans le laboratoire.

rage que la combustion s'opère, c'est avec l'oxyde de carbone, dont la combustion est activée par des courants d'air chaud (fig. 11).

Le four se compose de trois parties superposées : le *gazogène*, le *récupérateur* et le *laboratoire*. C'est ainsi qu'on appelle à Paris la chambre de combustion.

Le *gazogène*, dans lequel se produit l'oxyde de carbone, est placé dans le sous-sol, où se trouve aussi le *columbarium* provisoire. Il est alimenté avec le coke et se compose d'une cuve rectangulaire dont une des faces

(1) 1889. C. 742. — Modification de l'appareil crématoire du cimetière de l'Est, M. Chassaing, rapporteur (*Bulletin municipal officiel*, 1889).

est occupée par une grille à sa partie inférieure. En haut se trouve une trémie de chargement et un trou de piquage. Le *gazogène* est d'abord allumé, puis chargé successivement de coke, jusqu'à le remplir presque complètement. A partir de ce moment, l'appareil produit de l'oxyde de carbone d'une façon régulière et c'est ce gaz qui, mélangé avec de l'air chaud, produit les jets de flamme qui brûlent le corps et le cercueil. On fait, dans le *gazogène*, des charges de coke de 1 hectol. 1/2 à 2 hectolitres toutes les deux heures. Le nettoyage de la grille ne s'opère que deux fois par jour.

Le *récupérateur* est au-dessus du *gazogène*. C'est un appareil servant à chauffer de l'air, à la manière d'un calorifère, mais en employant, comme source de chaleur, les gaz provenant de la combustion de l'oxyde de carbone, du corps et du cercueil. Il se compose d'une série de carreaux formés de matériaux réfractaires d'une pâte très dure, très compacte, très dense et très cuite. Dans les uns, circulent les gaz chauds, dans les autres, l'air froid qui s'échauffe par ce voisinage.

Le *laboratoire*, qui surmonte le tout et forme le troisième étage, est une chambre voûtée en briques réfractaires dans laquelle on plonge le cercueil et son contenu. Au fond de sa cavité se trouve un dispositif spécial de brûleurs de gaz; sur les côtés débouchent les tubes par lesquels arrive l'air chaud; en avant sont les descentes de fumée. La paroi inférieure est creusée, dans toute sa longueur, de deux profondes rainures destinées à recevoir les bras du chariot qui transporte la bière. Le laboratoire est fermé par deux portes, dont l'une est munie d'une garniture réfractaire.

Devant ces portes, se dresse le chariot de MM. O. André et Piat, monté sur des rails et tendant vers le four deux longs bras métalliques mobiles et creux, contenant de l'eau destinée à modérer la chaleur excessive à laquelle ils sont soumis quand ils entrent dans la fournaise. Le chariot fonctionne sans effort et sans bruit.

La cheminée du crématoire est en pierres avec une chemise intérieure en briques.

Le fonctionnement de cet appareil est très simple. Comme il est toujours en action pour le service des hôpitaux, on le chauffe jour et nuit, pour éviter la perte de calorique. Il est par conséquent toujours en marche.

Lorsqu'un corbillard arrive, on en retire le cercueil et on le monte dans la salle d'attente. C'est une sorte de chapelle nue, sans autel et sans attributs religieux. D'épais rideaux la séparent de la pièce sombre et voûtée où se trouve le laboratoire. Un catafalque se dresse au milieu; des tentures noires couvrent les murailles; entre le catafalque et la porte se trouvent des banquettes pour les assistants.

Lorsque le moment de l'opération est arrivé, on transporte le cercueil dans la pièce où se trouve le four. Il est accompagné par les parents du décédé au nombre de cinq au plus. Les rideaux se ferment derrière eux.

La bière est placée sur une plaque en tôle à rebords, de 70 centimètres de largeur sur 2 mètres de long, laquelle est garnie d'une toile d'amiante. Le tout est placé sur les bras du chariot. Lorsqu'il s'agit de bières contenant des débris d'amphithéâtre, on les place à nu sur le chariot. A ce moment, on suspend pour quelques instants l'arrivée de l'oxyde de carbone et de l'air chaud dans le laboratoire; on en ouvre les portes et l'intérieur de la fournaise apparaît. La chaleur qui en sort fait reculer tout le monde. Le chariot glisse alors sur ses rails, les bras entrent dans le four, puis ils s'abaissent, à l'aide d'une manivelle, et disparaissent dans les rainures dont la paroi inférieure est creusée, en déposant sur celle-ci la plaque de tôle ou la bière dont ils étaient chargés. Le chariot recule, les portes se referment et l'on n'aperçoit plus qu'une lueur d'un rouge vif qui filtre à travers leurs interstices.

Cette manœuvre ne dure pas plus de trente secondes et, avant qu'elle soit terminée, la bière a éclaté et disparu au milieu des flammes qui la dévorent. Cependant l'appareil ne dégage pas d'odeur et ne fait pas de bruit. Les portes fermées, on fait arriver de nouveau l'air et le gaz dans le laboratoire.

L'incinération met en moyenne une heure à s'accomplir. Lorsqu'elle est achevée et qu'on ouvre les portes, on aperçoit, à l'endroit où on a vu déposer la bière, quelques débris d'os d'un aspect étrange et d'un rouge de feu, épars sur une surface incandescente. On fait alors avancer le chariot et la même manœuvre s'opère en sens inverse. Les bras sont au plus bas et pénètrent dans les rainures de la paroi inférieure du laboratoire. On les relève par un tour de manivelle, ils soulèvent la plaque métallique garnie de toile d'amiante, la ramènent avec les os calcinés qui restent à sa surface. On les laisse un peu refroidir, puis on les recueille avec une pince d'argent et on les enferme dans le récipient destiné à les contenir.

Lorsqu'il s'agit de sujets provenant des hôpitaux, de débris d'amphithéâtre qui n'intéressent personne, et pour lesquels on n'a pas employé la plaque de tôle garnie d'amiante (1), la manœuvre est un peu différente. Dans ce cas, les bras du chariot sont garnis à leur extrémité d'un racloir formé par une glissière verticale garnie de carton d'amiante et épousant la forme de la sole. Ils s'abaissent, le chariot recule et le racloir parcourt la plate-forme d'arrière en avant, en ramenant vers l'ouverture les os calcinés. Ils tombent dans le cendrier placé devant la porte et dans lequel on les laisse refroidir. Ils ne représentent qu'une très petite partie du squelette et sont en général d'un blanc très pur. Quelques fragments prennent parfois une teinte ocreuse et sont vitrifiés

(1) Dans les appareils usités en Italie, l'opération dure de deux à quatre heures et le poids des cendres varie entre 1 kil. 900 et 3 kil. 240. Voyez les chiffres détaillés dans la brochure déjà citée de MM. de Pietra Santa et Max de Nansouty, p. 65.

sur certains points, parce qu'ils ont été soumis à une température trop élevée.

Le poids des débris d'os varie entre 1000 et 1500 grammes. Lorsqu'ils sont recueillis, on les renferme dans une cassette en grès-cérame que la ville fournit au prix de 10 francs; mais on est libre d'adopter toute autre forme de récipient et de se fournir ailleurs. Lorsque les cendres sont renfermées dans cette petite caisse, on la scelle avec un ruban dont les deux extrémités sont réunies par une plaque de plomb, aux armes municipales, portant pour exergue : *Ville de Paris*. Ces cassettes funéraires sont déposées ensuite dans le *columbarium* provisoire placé dans le sous-sol du crématoire, en attendant qu'on ait construit, dans les cimetières de l'Est et du Sud, les monuments collectifs dont le conseil municipal a voté la création. Celui du Père-Lachaise est presque complètement terminé et sera prochainement livré à l'administration par M. Formigé. Il est situé le long du mur d'enceinte, dans la région du nord-est.

Nous venons de rendre compte de la façon dont nous avons vu fonctionner l'appareil Toisoul et Fradet en 1889; mais depuis cette époque, la crémation s'étant multipliée dans une proportion très notable, un seul four est devenu insuffisant. La fréquence des réparations et le chômage qui en résultait ont contraint l'administration à en construire un second.

En 1890, on a démoli le four Gorini qui ne servait plus depuis longtemps, et on a installé à sa place un appareil Müller et Fichet, qui fonctionne depuis cette époque (1).

Il repose sur un principe différent de celui que nous venons de décrire. Dans ce dernier, le chauffage est effectué à l'aide d'un courant d'air pur et la crémation est faite avec de l'air déjà chargé des gaz de la combustion, c'est-à-dire plus ou moins appauvri en oxygène, tandis que dans le four Muller et Fichet c'est le contraire. La crémation a lieu avec l'air pur et l'air appauvri en oxygène est utilisé pour le chauffage (2). Il en résulte une rapidité plus grande de l'opération, qui dure un quart d'heure de moins, et une économie de trois hectolitres de coke par jour. De plus, l'appareil Muller et Fichet a l'avantage de ne pas projeter de flammes au dehors quand on ouvre les portes. La manœuvre est du reste la même.

E. Wagons crématoires. — Les propagateurs de la nouvelle méthode ne se sont pas bornés à garnir les cimetières de monuments crématoires,

(1) Ces renseignements nous ont été fournis per M. Caffort, chef du bureau des cimetières à la préfecture de la Seine.

(2) Voyez, pour tout ce qui concerne cet appareil et sa description, Notice sur l'appareil crématoire construit pour le compte de la ville de Paris, au cimetière de l'Est, en 1890, par A. Fichet, ingénieur, vice-président de la Société française d'hygiène. Extraite du journal *le Génie civil*, Paris, 1891.

ils ont imaginé des fours mobiles, pour porter les bienfaits de l'incinération sur les champs de bataille et sur les eaux.

C'est en Belgique que cette idée a pris naissance. On a pu voir, à l'Exposition de Bruxelles, en 1876, plusieurs modèles de ces wagons crématoires destinés à suivre les armées, comme les fours de campagne. Le plus remarqué a été celui de MM. Hyacinthe Kuborn et V. Jacques (fig. 12).

C'est une grande caisse métallique, contenant tout l'appareil à incinération. Elle est montée sur un châssis à deux essieux susceptibles de s'adapter à des roues de chemin de fer ou à des roues à jantes plates, pour circuler sur les voies ordinaires.

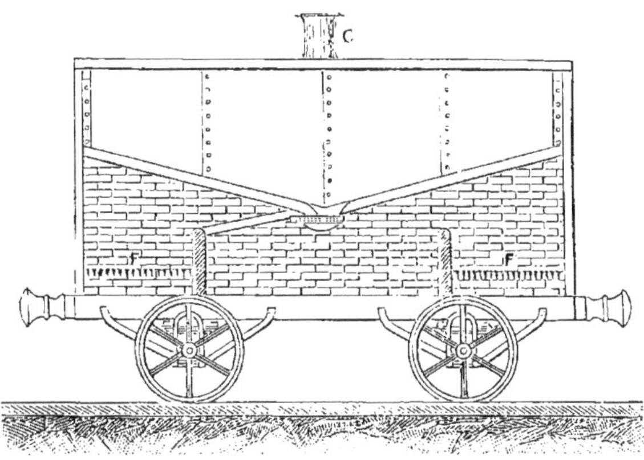

Fig. 12. — Wagon crématoire belge (d'après le *Génie civil*).

A l'intérieur, les cadavres, au nombre de six, trois de chaque côté, sont placés sur des soles réfractaires inclinées dont le bord inférieur vient plonger dans un barillet, constituant ainsi, en même temps qu'un réceptacle pour les produits condensés, une fermeture ou joint hydraulique excellent. Sous les soles, sont placés deux foyers conjugués qui les chauffent à feu nu. Une série de carneaux, pratiqués sur les côtés, permet l'admission de l'air nécessaire à la combustion. L'appareil, grâce à son fort tirage, conséquence de sa mobilité, permet l'emploi de toute espèce de combustible.

Les flammes du premier foyer F, après avoir chauffé la sole qui le surmonte, viennent enflammer les gaz dégagés par les cadavres, puis les graisses liquéfiées qui s'écoulent du barillet, par une sorte de syphon. Pendant ce temps, les gaz dégagés et mélangés au produit de la combustion des résidus vont passer sur le second foyer F'. La combustion est ainsi complète et finalement les produits gazeux non utilisés se rendent par des carneaux latéraux dans la cheminée C, qui les répand dans l'atmosphère (1). L'opération dure de 75 à 90 minutes. La tâche des ouvriers, une fois les cadavres placés sur les soles et le couvercle refermé, se borne à entretenir le feu. C'est une besogne qu'on peut confier à des manœuvres. Ces fours ambulants ont été, comme nous l'avons dit, imaginés pour brûler les cadavres sur les champs de bataille; nous apprécierons plus loin l'utilité de leur emploi.

F. Incinérateur mobile par eau. — MM. H. Kuborn et V. Jacques ont inventé un autre appareil tout aussi original que le précédent. C'est un bateau crématoire destiné à remonter les fleuves et à parcourir les rivages maritimes pour y brûler les cadavres, en temps d'épidémie ou d'épizootie (fig. 13).

Le four d'incinération est placé au centre d'une grande gabarre en fer, à la place qu'occupe la machine sur les bateaux à vapeur. Il peut

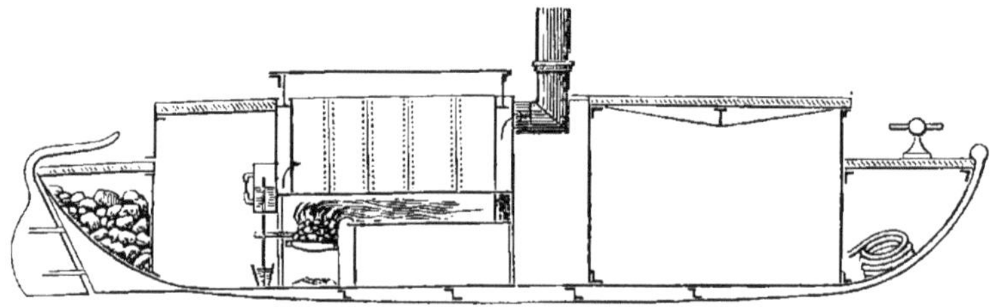

Fig. 13. — Incinérateur mobile par eau.

être alimenté à volonté au coke, à la houille, au bois et même au pétrole. Un tuyau en tôle, analogue à celui des chaudières, enlève et répand dans l'atmosphère, l'excédent des gaz de la crémation. Les gaz, produits dans la cornue par la distillation des corps, sont ramenés sur la grille, au moyen d'un tube en T percé de trous. La petite branche du T pénètre dans le fourneau et déverse les gaz sur le combustible en ignition; la grande plonge dans un récipient qui renferme de l'eau acidulée et qui, en cas d'excès de pression, est susceptible d'absorber et de neutraliser ce qui pourrait se dégager au dehors. Cet appareil accessoire sert ainsi de régulateur au four d'incinération.

L'*incinérateur mobile par eau* ne possède pas de moteur. Il faut qu'il soit remorqué en pleine mer ou en rivière pour se rendre à sa destination (2).

III. **Appréciation de la crémation.** — La nouvelle méthode de destruction des corps a été, comme on le voit, depuis vingt-cinq ans, l'objet d'un grand nombre de recherches, d'expériences et de travaux. Elle a pris dans l'opinion une importance considérable, il importe donc de l'apprécier sans prétention comme sans enthousiasme.

(1) Prosper de Pietra Santa et Max de Nansouty, *la Crémation*, *loc. cit.*, p. 48.
(2) Prosper de Pietra Santa et Max de Nansouty, *la Crémation*, *loc. cit.*, p. 50.

Il est certain d'abord que l'hygiène n'a aucune objection à lui opposer. Avec les appareils perfectionnés dont on se sert aujourd'hui, l'incinération des corps ne peut compromettre en aucune façon la salubrité publique. Elle est absolument inoffensive; il n'y a par conséquent aucune raison pour la proscrire; aussi les auteurs de cet article se sont-ils prononcés dès le début en faveur de la crémation facultative et ont-ils demandé qu'on donnât, à la Société française qui la patronne, toutes les facilités possibles pour établir ses appareils dans les cimetières de Paris; mais de ce que l'hygiène n'est pas hostile à la crémation, il ne s'ensuit pas qu'elle la réclame comme une nécessité, et c'est ainsi qu'elle a été présentée par ses partisans lors de ses premiers débuts. Nous avons déjà exposé les arguments qu'ils ont fait valoir; nous avons montré que les cimetières n'offraient pas les dangers qu'on leur a reprochés pour les besoins de la cause, et qu'ils pouvaient être conservés sans péril; que les inconvénients qu'ils présentent encore peuvent être conjurés à l'aide de mesures très simples et sans recourir à des moyens aussi radicaux que leur suppression.

Si la crémation ne présente pas d'inconvénients au point de vue de l'hygiène, si, sous ce rapport, elle peut même être considérée comme supérieure à l'inhumation, il n'en est plus de même si on l'envisage au point de vue des convenances sociales. Ces inconvénients, à peu près nuls tant qu'il ne s'agit que de quelques incinérations isolées, deviendraient considérables si cette méthode se généralisait et si elle arrivait à remplacer l'inhumation dans la pratique.

En premier lieu, elle est plus dispendieuse que l'inhumation. On est arrivé à réduire notablement le prix de l'opération en elle-même. Il s'élevait à 100 francs dans le principe; il est tombé à 30 avec les appareils perfectionnés. Aujourd'hui, il suffit d'un hectolitre de coke d'une valeur de 3 francs, pour détruire un cadavre quand le four est en marche; mais les frais généraux resteront toujours considérables.

La construction des monuments et des fours, leur entretien, le personnel qu'ils exigent, le combustible et les urnes funéraires, quelque simples qu'on les suppose, coûteront toujours plus cher que l'entretien d'un cimetière et la main-d'œuvre nécessaire pour creuser les tombes.

Le monument du Père-Lachaise est simple et rudimentaire; il a pourtant coûté à la ville de Paris 245 975 francs. Les frais de transport et d'incinération, la fourniture des bières pour les hôpitaux, s'élèvent chaque année à 12 000 francs, le chauffage à 11 000; le salaire de quatre ouvriers à 8760 francs avec un supplément de 1500 francs pour le service de nuit; la réparation du four, l'entretien du matériel spécial montent à 11 500, les dépenses diverses et imprévues à 500 francs (1). En somme, les frais annuels sont de 45 260 francs, qui, joints à l'intérêt

(1) *Bulletin municipal officiel de la ville de Paris.*

des fonds de premier établissement, font un total de 57 558 fr. 75. Or, si l'on calcule que, pendant l'année 1889 à laquelle se rapporte ce budget, il n'a été fait que 748 incinérations, on trouve que chacune d'elles est revenue à 76 fr. 85; mais, sur ce chiffre de 748, il faut déduire les sujets des hôpitaux, les débris d'amphithéâtre et les embryons qui n'ont rien remboursé à la ville et dont l'enterrement aurait coûté bien peu de chose. Il n'y a eu en réalité que 35 crémations demandées par les familles.

En 1890, il y en a eu à la vérité 121, mais un certain nombre d'entre elles ont été gratuites, parce que la ville ne réclame rien aux indigents. En ne tenant pas compte de ces dernières, dont le chiffre ne nous est pas connu, il reste pour 1889, 35 crémations, qui, au prix de 50 francs, donnent 1750 francs, et pour 1890, 121, qui en donnent 6050. C'est là tout ce que la ville reçoit en échange des 57 558 fr. 75 qu'elle a dépensés. En admettant que son espoir se réalise un jour, qu'elle arrive au chiffre de 200 incinérations rétribuées par an, elle n'encaissera encore qu'un chiffre de 10 000 francs, ne représentant pas le cinquième de ses dépenses. Ce sera bien autre chose, lorsqu'elle aura complété le crématoire du Père-Lachaise par les deux grandes salles d'attente qui font partie du projet, lorsqu'elle aura construit le monument de Montparnasse et qu'elle aura doté chacun de ces deux cimetières d'un *columbarium.* Cependant, tout cela ne suffirait pas, si la crémation se généralisait, puisqu'un four ne peut consumer que trente corps par jour au maximum, en fonctionnant pendant vingt-quatre heures et que le chiffre des décès s'élève à Paris à 146 par jour.

La crémation, comme on le voit, est dispendieuse. C'est un luxe que peu de villes peuvent s'offrir, et, pendant longtemps encore, ses partisans qui habitent la province seront obligés de venir se faire brûler à Paris, en profitant des exemptions de taxe et des facilités de tout genre que leur offre la générosité du conseil municipal.

La crémation a un second inconvénient, et c'est celui sur lequel on a le plus insisté. Elle ne permet pas les recherches que la justice peut avoir à faire après le décès. Aujourd'hui, lorsqu'elle se croit sur les traces d'un crime, elle peut exhumer le corps de la victime, pour le soumettre à l'examen médico-légal et aux analyses nécessaires. Avec la crémation, cette ressource lui est enlevée.

C'est une question capitale lorsqu'il s'agit d'un empoisonnement. Or, la recherche du poison est la cause pour laquelle se pratiquent presque toutes les exhumations juridiques et ce genre de crime n'est souvent soupçonné que longtemps après le décès.

« Les poisons, dit M. Brouardel, peuvent être, au point de vue qui nous occupe, divisés en deux classes :

« 1° Les poisons que la crémation fait disparaître ;

« 2° Les poisons qu'elle ne détruit pas complètement.

« Dans la première classe se rangent toutes les substances toxiques d'origine organique et, de plus, l'arsenic, le phosphore et le sublimé corrosif, c'est-à-dire les poisons qui sont le plus fréquemment employés. Dans tous les cas d'empoisonnement par une de ces substances, la crémation ferait disparaître toute trace du crime; elle en assurerait l'impunité et par suite en encouragerait le renouvellement.

« Dans la seconde classe des poisons se rangent les sels de cuivre et de plomb. Le métal pourrait se retrouver dans les cendres; mais il est bien évident que les intéressés auraient toujours la ressource de disperser ces cendres ou de les remplacer par d'autres; de sorte que, dans le second cas, les traces d'un crime seraient aussi faciles à faire disparaître que dans le premier.

« Par suite, les criminels pourraient trouver dans la crémation une sécurité qu'ils ne rencontrent pas dans les procédés actuels d'inhumation et qu'il importe de ne pas leur assurer, car elle serait pour les populations une source de dangers plus graves que l'insalubrité reprochée aux cimetières.

« Les objections que l'on peut faire à la crémation seraient levées, si la loi exigeait qu'il fût procédé préalablement à l'autopsie du cadavre et à l'expertise chimique de ses organes essentiels, pour y constater la présence ou l'absence de tout poison. Mais ces expertises, qui n'ont de valeur que lorsqu'elles sont conduites comme une expérience vraiment scientifique, sont toujours délicates, même lorsque le champ des recherches a été limité par une instruction judiciaire; elles deviendraient extrêmement longues et pénibles, en l'absence de toute indication préliminaire. Aussi, en admettant qu'elles puissent être pratiquées avec la prudence et le talent qu'elles exigent de la part de l'opérateur, tant qu'il n'y aura qu'un petit nombre de crémations, il est bien difficile d'affirmer qu'elles seraient encore sérieusement réalisables, le jour où les demandes d'incinération se multiplieraient (1). » Ces objections que M. Brouardel émettait en 1883 au Conseil d'hygiène et de salubrité de la Seine n'ont rien perdu de leur valeur et constituent un argument sans réplique.

Il est une autre raison qui doit porter à ne pas désirer que la crémation se généralise. Cet argument qu'on a quelque répugnance à faire valoir, mais dont il faut pourtant que l'hygiène tienne compte, c'est que les corps de ceux qui ne sont plus, représentent, dans un grand pays, une somme énorme de matière organique qu'on ne peut pas indéfiniment soustraire au sol qui en a fourni les éléments, sans s'exposer à l'appauvrir.

Les cimetières, dit le docteur Richard, ont de nombreuses analogies avec les champs d'épuration, dans ce sens qu'ils constituent une utilisation

(1). P. Brouardel, la Crémation dans les cimetières de Paris, en temps d'épidémie (Rapport au Conseil d'hygiène publique et de salubrité, lu et adopté dans la séance du 17 août 1883).

agricole de la matière organique privée de vie. Les arbres, les plantes qui poussent à leur surface, la végétation que les nitrates et les sels ammoniacaux entretiennent, sont une restitution, sont une des formes multiples sous lesquelles les éléments de la matière morte reviennent à la vie. Il serait donc inquiétant, pour l'avenir des populations, de vouer à la destruction par le feu les quantités colossales de substance organique que les cadavres humains forment dans leur ensemble et qui, pour la France par exemple, représentent annuellement un poids de trente à quarante millions de kilogrammes.

On a, bien entendu, essayé d'utiliser les produits de la crémation. Les premiers chimistes qui ont eu l'idée de distiller les cadavres dans des cornues, ont émis la pensée qu'on pourrait utiliser les gaz provenant de cette opération, lorsqu'on aurait trouvé le moyen de leur enlever leur odeur par de puissants lavages. Quant aux os calcinés, leur emploi dans l'agriculture et dans l'industrie se présentait de lui-même à l'esprit. Thompson, l'apôtre de la crémation en Angleterre, a fait ressortir tout le bénéfice qu'on pourrait retirer des cendres de ses compatriotes. Il est insensé, disait-il, de perdre, chaque année, les 200 000 livres de bon engrais que pourrait fournir la population de Londres, lorsque l'Angleterre est obligée de tirer de l'étranger 800 000 livres d'os par an.

De pareilles propositions nous indignent et il est juste de reconnaître qu'en France, les partisans les plus enthousiastes de la crémation ont toujours protesté contre toute pensée d'industrialisme ; mais ils ne peuvent pas répondre de l'avenir. Qui sait si plus tard, lorsque les monuments qui contiendront les urnes seront bien encombrés, qu'on n'y trouvera plus de place pour les incinérations nouvelles, on n'obtiendra pas des pouvoirs publics d'utiliser les cendres anciennes, pour y faire de la place ? C'est qu'en effet l'encombrement des monuments dépositaires est une question qui a bien son importance. Les partisans de la crémation ne semblent pas avoir songé à la difficulté qu'entraînerait la conservation indéfinie des urnes renfermant ces os calcinés, si la crémation devenait la méthode usuelle et était acceptée par tout le monde. Il est cependant facile de prévoir ce qui adviendrait.

Supposons pour un instant que le vœu des sociétés de crémation se réalise et qu'on n'enterre plus personne.

Une quinzaine de fours fonctionnent en tout temps dans les cimetières abandonnés et les urnes s'entassent dans les lieux de dépôt. A Paris, les petites cassettes qui en tiennent lieu et que fournit l'administration, ont 48 centimètres de longueur, 28 de largeur et 28 de hauteur. Or, avec ces dimensions, si tout le monde se faisait brûler, elles formeraient chaque année, un massif de 1332 mètres cubes, en les empilant comme des boîtes à sardines dans un magasin de comestibles, et, si on les disposait sur des étagères, comme des objets de collection, elles tiendraient une place telle, qu'au bout d'un siècle il faudrait pour les contenir un monument deux fois plus grand que le Louvre. On aurait, il est vrai, la ressource de les enterrer dans la fosse commune, au bout d'un certain temps, pour faire de la place aux autres, mais ce n'est pas là une solution et ce ne serait pas la peine de faire tant de frais pour en arriver là!

Il y aurait cependant bien plus d'inconvénients encore à les livrer aux familles et à leur permettre de les emporter. L'étroitesse de nos logis, nos habitudes errantes, ne permettent pas à chaque famille d'avoir son petit *columbarium* à domicile. Les urnes funéraires constitueraient un bagage bien encombrant et, au milieu des déplacements qu'impose la vie moderne, on ne saurait plus que faire de ce lugubre héritage. Il en résulterait des abandons, des profanations déplorables et nous verrions bientôt figurer, à l'étalage des brocanteurs, les urnes ayant quelque valeur artistique ou marchande. Quant aux cendres, elles auraient été depuis longtemps jetées au vent.

Lors de la translation des cendres de Marceau au Panthéon, les journaux ont raconté les péripéties par lesquelles elles avaient passé, depuis le jour où le jeune général tomba sur le champ de bataille d'Altenkirchen, jusqu'au moment où ses restes furent rapportés à Paris. En voyant les vicissitudes qu'ils ont subies, les pérégrinations par lesquelles ils ont passé, on se demande, si tel a été le sort des cendres d'un héros, ce qu'il adviendrait de celles des personnages vulgaires.

Du reste, on a compris partout qu'il était impossible de laisser les cendres à la disposition des familles. La question a été soulevée en Italie en 1881, à propos de l'instance formée par Cuniberti, à l'effet de conserver chez lui les restes de sa fille. Sa demande, déférée au conseil d'État, par le ministre de l'intérieur, fut repoussée comme étant en opposition avec la loi qui prescrit de déposer les restes humains dans les cimetières, loi que les décrets sur la crémation n'avaient pas abrogée. Il en est de même en France. Aux termes du décret du 27 avril 1889, les cendres ne peuvent être déposées que dans des lieux de sépulture régulièrement établis.

A côté de ces considérations d'ordre économique et social, il en est d'une autre nature dont l'hygiène n'a pas le droit de se désintéresser. Le côté moral de la question est de son ressort comme l'autre et nous devons l'aborder ici.

A tort ou à raison et quoi qu'en disent les partisans de la crémation, elle répugne à nos mœurs, et la preuve, c'est qu'à Paris même, au centre du mouvement et malgré les encouragements de l'administration, il n'y a pas une personne sur mille qui veuille se faire incinérer. Cela tient à notre caractère national, à nos vieilles croyances, à des préjugés peut-être, mais ce sentiment est profondément enraciné dans la nation. Nous tenons à ce qu'on touche le moins possible à nos morts. L'autopsie nous répugne, l'embaumement nous semble une profanation. Lorsque nous avons assisté aux derniers moments de nos proches, que nous les avons pieusement déposés dans leurs bières et conduits au champ de repos nous savons qu'ils sont là, qu'ils y resteront tranquilles, qu'ils y subiront lentement et à travers les années, leur dernière métamorphose, sans que rien vienne la troubler. Cela se fait sous terre, loin de nos regards à la manière accoutumée, et ceux-là mêmes que leurs connaissances physiologiques ont le plus complètement édifiés sur les choses qui se passent dans la région des bactéries, parviennent encore à se faire illusion. Avec la crémation, ce n'est pas possible. La transformation est brutale. Elle se fait en une heure. On arrive avec la bière qui renferme ce qu'on a de plus précieux au monde. On a la conscience que cette personne chérie est encore là, dans ce cercueil qu'on vient d'apporter. On la voit disparaître dans la fournaise au milieu des flammes; puis, au bout d'une heure le four s'ouvre; il est vide et on vous remet un kilogramme d'os calcinés C'est là tout ce qui reste de cette créature bien-aimée. En une heure la flamme a fait, sous vos yeux, l'œuvre de destruction qui aurait mis des années à s'accomplir dans les profondeurs mystérieuses de la tombe, et tout est fini.

L'incinération en elle-même a quelque chose de sinistre. C'est un spectacle que les gens les mieux trempés ont de la peine à supporter, quand il s'agit de l'un des leurs. Il s'est passé au Père-Lachaise des scènes navrantes et sur lesquelles il est inutile d'insister. On devrait interdire aux proches parents l'entrée de la salle dans laquelle se trouve le four et où se passe l'opération. De pareilles émotions dépassent la mesure des forces d'un père et d'une mère. La Société de crémation partage cet avis. « Nous demandons formellement, dit son secrétaire, M. Georges Salomon, que l'on interdise à qui que ce soit, surtout *aux plus proches parents du décédé*, fussent-ils deux ou cinq, l'accès de la salle d'incinération. » (Discours prononcé à la séance du 22 février 1890.)

Beaucoup de personnes, des femmes surtout, car c'est dans leurs rangs que la méthode nouvelle fait le plus de prosélytes, se flattent d'échapper par la crémation au danger d'être enterrées vivantes. Nous avons déjà dit combien cette crainte est peu fondée; mais enfin, en admettant que le cas se présente, il vaut encore mieux être enterré vivant que d'être brûlé vif. On ne peut pas songer, sans frémir, à la situation d'un malheureux en état de léthargie qu'on plongerait dans le four à crémation. Qu'on se le figure se réveillant au milieu des flammes, sous le coup d'une douleur atroce et en proie à cette vision infernale. Cette torture ne durerait que quelques secondes sans doute, mais quel épouvantable supplice à côté de l'asphyxie lente et à peine sentie dans laquelle doit s'éteindre celui qui revient à la vie dans les profondeurs du tombeau.

En France, le culte des morts s'identifie avec la fréquentation des cimetières et l'entretien des tombeaux. C'est un sentiment commun à toutes les classes de la société et indépendant des croyances religieuses. Une attraction commune à tous les gens de cœur les conduit sur la tombe de ceux qui les ont aimés. Ils y trouvent un apaisement sans égal. Les cimetières, contre lesquels on se déchaîne aujourd'hui et dont on parle comme s'il s'agissait du charnier des Saints-Innocents, les cimetières n'ont rien qui blesse la vue, rien qui affecte l'odorat. A certaines époques de l'année, on voit s'y presser une foule nombreuse et recueillie. L'an dernier, à Paris, 127 000 personnes en ont franchi le seuil, le jour des morts. Le sentiment qui amène là tant de personnes, de conditions et de caractères différents, est un de ceux qui font le plus d'honneur à l'humanité. C'est le culte du souvenir et des affections du passé. Pendant un instant on évoque la pensée de ceux qu'on a perdus. En présence de leur tombe, on se fait cette illusion, qu'ils peuvent nous entendre encore et nous nous surprenons à leur parler avec des larmes dans les yeux.

La crémation supprime tout cela. L'urne funéraire implique l'anéantissement absolu. Le *columbarium* n'est pas compatible avec le recueillement. On ne se figure pas un père ou un époux en pleurs ou en prières devant le récipient dans lequel il a vu mettre quelques débris d'os calcinés. On se l'imagine encore moins cherchant, au milieu de la foule et dans l'enceinte encombrée d'une salle de dépôts, le numéro de la case qui renferme l'urne de sa femme ou de son enfant.

Nous avons été les premiers à réclamer, pour les sociétés de crémation, l'autorisation de passer de la théorie à la pratique et toutes les facilités pour s'installer à leur guise ; mais, après avoir demandé la liberté pour elles, nous la réclamons avec la même énergie pour ceux qui veulent rester fidèles aux coutumes de leurs pères. Il ne faudrait pas que l'esprit de prosélytisme allât trop loin, et nous sommes absolument opposés à toute velléité de crémation obligatoire.

On a pu remarquer que nous n'avons pas dit un mot de la question religieuse, et la raison en est bien simple. Cette question n'existe pas pour les libres penseurs et elle est tranchée pour les différents cultes. Les catholiques sont fixés. La crémation leur est interdite. Au mois d'octobre 1889, la congrégation du Saint-Office, régulièrement consultée par le clergé des différents pays qui reconnaissent la juridiction spirituelle du Saint-Siège, sur la question de savoir s'il était permis aux fidèles de s'affilier aux sociétés de crémation et de consentir à l'incinération de leurs corps ou de ceux de leurs proches, a répondu par la négative à ces deux questions. Le Saint-Père a approuvé et confirmé ces résolutions, en ordonnant de les transmettre aux évêques, pour que ceux-ci puissent diriger la conduite de leur clergé et instruire les fidèles. Les prêtres catholiques ne peuvent donc pas rendre les derniers devoirs à ceux qui manifestent l'intention de se faire brûler. Les autres cultes n'ont pas les mêmes scrupules. Les pasteurs protestants accompagnent leurs coreligionnaires jusqu'au monument crématoire et les israélites jouissent de la même faculté. C'est donc un point à l'égard duquel la discussion est inutile.

IV. **La crémation en temps d'épidémie et sur les champs de bataille.** — Il s'agit de rechercher maintenant s'il est des cas exceptionnels dans lesquels la crémation peut être utile. Beaucoup d'hygiénistes, même parmi ceux qui n'en sont pas partisans d'une manière absolue et comme méthode générale, sont d'avis qu'il y aurait avantage à brûler le corps des personnes mortes de maladies contagieuses et que l'incinération pourrait rendre des services en temps d'épidémie, ainsi que sur les champs de bataille.

Il est hors de doute que la destruction par le feu des corps des contagieux donnerait plus de garanties que l'inhumation, au moins en théorie. Les recherches bactériologiques ont montré, comme nous l'avons vu, que les germes de quelques-unes des maladies transmissibles se conservent dans le sol, se multiplient dans les eaux, peuvent être entraînés par elles et se propager ainsi ; il est logique de penser qu'il en est de même pour les maladies analogues à l'égard desquelles la démonstration n'a pas été faite ; mais ce ne sont là que des arguments théoriques et jusqu'ici pas un seul fait ne permet d'affirmer que la contagion puisse ainsi sortir de terre. Dans ces conditions, on peut conseiller l'incinération aux familles, mais nous ne croyons pas qu'on soit en droit de la leur imposer, qu'on puisse faire violence à leurs sentiments et à leurs convictions, en vue d'un péril dont on ne peut ni démontrer ni même affirmer l'existence.

Pour porter une atteinte semblable à la liberté individuelle, il faut un intérêt public de premier ordre, et ce n'est pas sur des expériences de laboratoire qu'on peut baser une pareille nécessité. On ne saurait d'ailleurs où s'arrêter. On commencerait par la variole et la diphtérie, puis on passerait à la scarlatine, à la rougeole, à la fièvre typhoïde ; on ne tarderait pas à parler de brûler les corps des tuberculeux ; mais, sans parler de ces derniers, qui fournissent en moyenne à Paris 12000 décès par an, les cinq maladies qui précèdent y ont fait, en 1889, 4536 victimes, et c'est une année moyenne. On pourrait donc compter sur une douzaine de crémations par jour et presque toutes opérées contre la volonté des parents. Il est facile de se rendre compte de la réprobation que de pareilles mesures ne tarderaient pas à inspirer.

En temps d'épidémie, la situation est différente. Lorsque la mortalité est brusque, considérable, les populations sont terrifiées et ne résistent plus ; l'autorité peut faire alors ce qu'elle croit convenable dans l'intérêt de la santé publique. C'est en vue de ces circonstances exceptionnelles que les partisans de la crémation en France ont demandé d'abord l'application de leur méthode. En 1883, le choléra venait d'éclater en Egypte et menaçait l'Europe. Le conseil municipal, sur les instances de la Société de crémation, demanda l'autorisation d'établir des fours destinés, pour le moment, à ne fonctionner qu'en temps d'épidémie. Ce vœu paraissait rationnel, mais ni le conseil ni la Société de crémation ne s'éaient rendu compte des dépenses auxquelles les conduirait l'accom-lissement de leur désir et c'était pourtant chose facile. Le calcul ouvait se faire en s'appuyant sur l'expérience du passé.

Quand une épidémie sérieuse éclate dans une grande ville, la mortalité tteint rapidement son apogée et, pendant quelques jours, elle est exces-ive. Pendant l'épidémie de choléra de 1832, il est mort 814 personnes e 9 décembre, et la population n'était que de 945 698 habitants. Il faut spérer que nous ne reverrons plus de désastres semblables ; mais, si ous étions appelés à subir une épidémie moitié moins sérieuse, cela ous conduirait encore, en raison du chiffre actuel de la population, à les journées de mille décès. Il est facile de calculer le nombre de créma-oires qui serait nécessaire pour faire face à de pareilles exigences.

Au Père-Lachaise, lorsque le temps presse et que les sujets des hôpi-aux affluent, on en met trois à la fois dans le four, deux sur la plate-orme et un par-dessus. Comme on ne se sert pas de la plaque métallique our ce genre de cadavres, la manœuvre n'est pas difficile et le temps de a combustion n'est pas beaucoup plus long. Pendant l'épidémie de grippe, on est arrivé à brûler 30 cadavres par jour, dans le créma-oire du Père-Lachaise, en ne faisant fonctionner qu'un appareil ; or, il y en a deux maintenant ; mais il faut tenir compte des réparations et du chô-mage qu'elles entraînent. Dans ces conditions, il n'est pas admissible qu'on puisse brûler, dans un seul crématoire, plus de 50 cadavres par vingt-quatre heures, mais cela paraît possible, quand il ne s'agit que de marcher ainsi pendant quelques jours, et ces grandes mortalités ne durent jamais davantage ; il faudrait donc disposer de vingt crématoires comme celui que la ville possède aujourd'hui pour faire face à des né-cessités semblables.

En admettant que ces établissements coûtent aussi cher que celui du Père-Lachaise, on se trouverait en face d'une dépense de 5 millions. Elle devrait être faite à l'avance, car de pareilles installations ne s'impro-visent pas, et le choléra, la seule épidémie que nous ayons sérieuse-ment à redouter, tombe sur un pays comme la foudre.

Paris pourrait à la rigueur se passer cette fantaisie ; mais pas une autre ville ne songerait à l'imiter et ne consentirait à s'imposer des sa-crifices proportionnels à celui-là, en prévision d'une éventualité à la-quelle on espère toujours échapper et pour se garantir d'un péril qu'on est en droit de qualifier d'imaginaire, en s'appuyant sur l'opinion des hygiénistes les plus autorisés. En effet, M. Brouardel, dans le rapport que nous avons déjà cité, s'exprime à cet égard de la façon suivante : « Il n'est pas démontré qu'*une fois inhumé* un cadavre de cholérique puisse être un agent de propagation de la maladie. Nous n'avons pas trouvé une seule observation signalant ce fait. Que le corps soit détruit par le feu, ou lentement par la combustion dans le sein de la terre, le résultat définitif semble donc le même ; on ne peut pas invoquer le danger de l'inhumation des cholériques, pour faire adopter la nécessité de la cr mation de leurs cadavres (1). »

Le savant professeur de médecine légale fait observer de plus que l manipulations de cadavres nécessitées par la crémation sont plus nom breuses et exposent, jusqu'au moment où le corps est mis dans le fou à autant, sinon à plus, de dangers que lorsque le corps est dans la terr Il insiste sur ce fait qu'en temps d'épidémie, la crémation ne peut pa être précédée de l'autopsie et de l'analyse des viscères qui sont d'autan plus indispensables au point de vue de la justice, que le choléra est l maladie qu'il est le plus facile de confondre avec les empoisonnemen par l'arsenic, par le sublimé et par certains alcaloïdes. Les criminels l savent bien et il serait fâcheux de leur donner une chance d'impuni de plus. M. Brouardel terminait son rapport en proposant de répondr au préfet de police que l'établissement d'appareils crématoires, en temp d'épidémie présentait de graves inconvénients et que le conseil d'hy giène n'était pas d'avis de l'autoriser (2).

Il nous reste à dire un mot de la crémation sur les champs de ba taille. Elle compte beaucoup de partisans qui peuvent alléguer dans l passé de nombreux exemples en faveur de leur opinion. Sans remonte à l'antiquité, on en trouve même dans le cours des guerres qui ont e lieu dans ce siècle.

En 1812, les Russes détruisirent par le feu les monceaux de cadavre que la grande armée laissait derrière elle, dans sa retraite. En 1814, le Allemands transportèrent à Montfaucon les 4000 soldats tués sous le murs de Paris et les y firent brûler, pour éviter l'infection qui allait s produire aux portes de la capitale. L'opération dura quatorze jours Après la terrible campagne de 1870, les morts restés sur les champs d bataille avaient été enfouis à la hâte et recouverts d'une mince couch de terre. Au printemps suivant, des miasmes infects commencèrent s'en dégager. A Sedan notamment, la population en était sérieusemen incommodée. Le gouvernement belge, préoccupé de ce dangereux voisi nage, prit, d'accord avec les autorités françaises, les mesures néces saires pour conjurer le danger. La commission qui fut nommée à ce effet ne trouva rien de plus sûr, de plus expéditif et de moins dispen dieux que l'emploi du feu. M. Créteur, le chimiste chargé de la besogne y procéda sur place et sans exhumation. On commença par enlever la terre jusqu'à la rencontre des corps putréfiés. On l'arrosait à mesure avec une solution d'acide phénique; on saupoudrait alors les cadavres avec du chlorure de chaux et on les noyait ensuite dans un flot de goudron qui s'infiltrait dans leurs interstices. Une fois la masse bien imbi-

(1) P. Brouardel, *la Crémation dans les cimetières de Paris, en temps d'épidémie* (Rapport lu au Conseil d'hygiène et de salubrité de la Seine et adopté dans la séance du 17 août 1883).

(2) P. Brouardel, rapport cité.

bée, on y mettait le feu, avec de la paille arrosée de pétrole. Une immense colonne de fumée noire s'élevait dans l'atmosphère, pendant toute la durée de l'opération et répandait dans le voisinage une odeur infecte; mais, quand le feu s'éteignait, on ne trouvait plus dans les fosses que des ossements recouverts d'une couche charbonneuse agglutinée par le goudron.

Les Allemands ont également voulu purifier par les flammes les champs de bataille des environs de Metz; mais ils y ont renoncé, après quelques tentatives infructueuses. Ce mode de destruction leur inspire du reste une répugnance telle que, lors des opérations faites par M. Créteur, sous les murs de Sedan, ils s'opposèrent à ce qu'on appliquât les mêmes procédés aux corps de leurs compatriotes.

Les Anglais, dans leurs guerres de l'Inde, ont eu souvent recours au feu pour détruire les cadavres et la nécessité d'une pareille mesure s'impose dans un pays aussi insalubre et aussi chaud. Pendant la lutte acharnée qu'ils ont soutenue lors de la révolte des cipayes, ils faisaient, après chaque affaire, allumer de grands feux et y faisaient jeter les cadavres par les prisonniers. Les Serbes, dans leur dernière guerre contre les Turcs, ont également eu recours à ce moyen.

Dans toutes les circonstances que nous venons de passer en revue, l'emploi de la crémation était parfaitement indiqué. En Russie, sous les murs de Paris, comme à Sedan, les hostilités avaient cessé et on pouvait procéder à loisir à ces opérations délicates. Dans les guerres de l'Inde, les Anglais n'avaient à détruire qu'un petit nombre de corps, et c'était chose facile. Il n'en serait pas de même, dans une guerre entre les grandes puissances de l'Europe, au milieu des opérations rapides et des collisions gigantesques qui ne pourraient pas manquer de se produire. C'est cependant en prévision de ces éventualités qu'ont été confectionnés les *wagons crématoires* de l'Exposition de Bruxelles, dont nous avons parlé plus haut. Ils sont destinés à suivre les armées comme les fours de campagne, mais je crois que le docteur Hyacinthe Kuborn n'a pas songé à la quantité qu'il en faudrait et à la gêne qu'ils causeraient à la suite des armées modernes.

La guerre prend des proportions de plus en plus effrayantes. Le nombre des combattants, la promptitude des évolutions favorisée par les chemins de fer, la précision, la puissance et la longue portée des armes à feu, tout porte à croire que les batailles de l'avenir seront plus meurtrières encore que celles du passé. Il faut s'attendre à des pertes énormes de part et d'autre. Le service de santé des armées, malgré les efforts qu'il a faits et les progrès qu'il a accomplis depuis vingt ans, tant au matériel qu'au personnel, n'est pas encore certain de pouvoir suffire aux nécessités du premier moment. Son matériel est considérable et augmente notablement les *impedimenta;* mais tout le monde comprend son importance et on lui fait place. En serait-il de même des *wagons crématoires*? Nous en doutons. Calculons d'abord combien il en faudrait.

Nul ne sait ce qu'il y aura de morts sur les champs de bataille à l prochaine guerre, et, dans l'impossibilité d'en prévoir le chiffre, il fau prendre pour base les résultats des affaires les plus récentes. Après le trois batailles qui ont eu lieu autour de Metz, les 14, 16 et 18 août 187(le grand état-major allemand a relevé les pertes suivantes : les Françai ont eu 3709 morts, 19470 blessés, 10975 disparus; les Allemands on compté 10847 morts, 28422 blessés, 1587 disparus. L'armée victorieus s'est donc trouvée en face de 62529 hommes étendus sur trois champ de bataille distants de quelques kilomètres. Il y avait dans le nombr 14737 morts. Il aurait fallu au minimum 150 *wagons crématoires* pou les incinérer dans l'espace de cinq à six jours qu'on peut considére comme l'extrême limite, surtout lorsqu'il s'agit de batailles livrées pendan les chaleurs de l'été, comme celles que nous avons prises pour exemples

Ce funèbre convoi, dont l'aspect n'aurait rien de bien réconfortan pour nos jeunes troupes, occuperait plus d'un kilomètre de voie ferrée On ne saurait où placer ces lourdes voitures. On ne pourrait évidemmen les caser que dans les convois administratifs, après le pain, les muni tions, les réserves d'ambulance. Ils encombreraient les gares, dans l zone des opérations, et n'arriveraient sur les champs de bataille que plu sieurs jours après le départ de l'armée. En arrivant sur ce terrain dé vasté, les *wagons crématoires* ne trouveraient ni chevaux pour les traî ner, ni personnel pour aider à leur fonctionnement, et la plupart d temps le combustible leur ferait défaut. Le commandement n'accepter jamais, en France, ce supplément d'*impedimenta* et les généraux conti nueront, comme par le passé, à enterrer leurs morts dans des tranchée et à en finir au plus vite pour marcher en avant.

Quant aux *incinérateurs mobiles par eau* destinés à promener la cré mation sur le littoral et à remonter les fleuves, cette invention ne nou semble pas très pratique et c'est tout ce que nous pouvons dire de plu bienveillant à son égard.

En résumé, l'hygiène accepte la crémation, mais elle ne l'impose pas Il est à désirer que ceux que la tombe épouvante trouvent partout le facilités nécessaires pour se faire brûler; mais il n'est pas à désirer qu ce mode de destruction se généralise et il faut éviter qu'on exerce un pression en sa faveur et surtout qu'on songe à le rendre obligatoire.

On peut sans inconvénient livrer aux fours crématoires les sujets qu meurent dans les hôpitaux, quand ils n'ont pas manifesté de préférenc et qu'ils ne sont pas réclamés. Il y aurait avantage à incinérer les sujet morts de maladies contagieuses si les familles y consentaient. Quant à l'emploi de la crémation dans les épidémies, il n'est possible que lorsqu la mortalité est très faible et ce cas rentre alors dans le précédent. En ce qui a trait aux champs de bataille, nous pensons qu'il faut y renoncer au moins pendant le cours des opérations militaires.

CHAPITRE VI

ÉCLAIRAGE DES VILLES

Par M. GARIEL

Comme la plupart des questions dont s'occupe l'hygiène, la question de l'éclairage est liée au développement général de la civilisation. On peut dire qu'elle n'a pas existé pour les peuplades préhistoriques, pas plus qu'elle n'existe de nos jours pour les tribus sauvages qui n'ont pas encore disparu sur quelques points du globe. Par contre, cette question prend un intérêt très réel chez tous les peuples civilisés, et devient d'autant plus importante qu'on étudie des milieux où les conditions de la vie sont plus éloignées de l'état de nature.

Il n'y a pas longtemps, d'ailleurs, qu'on s'est aperçu que l'hygiène devait s'intéresser aux questions qui touchent à l'éclairage ; mais, dans ces dernières années, des recherches nombreuses ont été entreprises pour élucider les difficultés, pour résoudre les problèmes qui se présentent chaque jour. Comme il arrive presque toujours pour ces questions de pratique qui devraient trouver leur solution dans les données de la théorie, au lieu d'une étude complète et rationnelle des diverses parties du sujet, on a dû se contenter des données fournies par des observations incomplètes, insuffisamment coordonnées et dont quelquefois on a déduit des conséquences au moins prématurées. Il est facile d'indiquer quel serait le programme d'une étude dont les résultats pourraient être appliqués sans hésitation, sans crainte d'erreur.

Quelle que soit sa véritable nature, nous devons admettre que les phénomènes lumineux ont une cause unique, et, par exemple, qu'il n'existe pas de différence essentielle entre la cause de ces phénomènes, qu'ils soient produits par le soleil ou par un corps lumineux quelconque : les différences observées tiennent seulement, sans doute, à des variations de composition et à des variations d'intensité. Il conviendrait d'étudier chaque radiation simple (nous verrons plus tard le sens précis qu'il convient d'attacher à ce mot) pour déterminer les effets qu'elle produit et les variations de ces effets qui se manifestent lorsque la radiation présente des intensités différentes. De la connaissance complète des effets produits par chaque radiation dans des conditions déterminées, on arriverait à déduire sans peine l'effet produit par un ensemble, un mélange de radiations simples agissant dans les mêmes conditions. En réalité, cette étude complète, qui exigerait de longues et nombreuses recherches, n'a pas été faite et nous ne pouvons nous appuyer que sur des séries d'observations qui sont insuffisamment reliées les unes aux autres. L'exposé que nous avons à faire se ressentira de l'état de la question et ne pourra présenter l'ordre méthodique que nous aurions désiré y apporter : c'est ainsi que nous séparerons complètement l'étude de l'éclairage naturel de celle de l'éclairage artificiel. Cette séparation est très légitime quant au mode de réalisation pratique ; elle l'est même, à certains égards au moins, en ce qui touche l'influence du procédé d'éclairage sur la viciation de l'air, peut-être même en ce qui touche l'échauffement de cet air ; elle ne l'est pas certainement en ce qui touche les phénomènes lumineux proprement dits, c'est-à-dire les effets produits sur les observateurs par l'intermédiaire de l'organe de la vision, et peut-être aussi par des actions directes d'une autre nature. Cependant, faute d'éléments homogènes à rapprocher, nous séparerons complètement l'étude de l'éclairage naturel de celle de l'éclairage artificiel.

Il y a dans les questions relatives à l'éclairage de nombreux points qui exigent la connaissance de données et de lois physiques et physiologiques. Sans vouloir développer celles-ci, il nous a paru indispensable de les rappeler sommairement, surtout pour bien préciser les termes employés : il y a là un résumé que nous croyons nécessaire et que nous avons d'ailleurs réduit autant qu'il nous a été possible.

L'éclairage naturel, éclairage diurne, nous occupera ensuite : nous chercherons dans quelles conditions il se produit, nous examinerons les avantages et les inconvénients qu'il présente et nous en déduirons quelques conséquences pratiques.

Nous examinerons dans un autre article l'éclairage artificiel et nous indiquerons que les sources qui le produisent peuvent se ramener à deux types : nous aurons à décrire les procédés principaux de chacun de ces types et, de même que pour l'éclairage diurne, nous en signalerons les avantages et les inconvénients aux divers points de vue où l'on peut se placer.

Comme nous l'avons dit, cette division n'est pas rationnelle, principalement au point de vue des effets produits ; elle peut se défendre cependant, parce qu'il n'y a jamais, en réalité, à comparer l'éclairage naturel à l'éclairage artificiel, ce dernier n'étant jamais employé que lorsque le premier est insuffisant. Ce sont donc, au point de vue de la pratique, des questions absolument indépendantes; aussi chacune d'elles peut-elle être étudiée séparément.

ARTICLE Ier. — GÉNÉRALITÉS SUR LES RADIATIONS ET LEURS ACTIONS

§ 1er. — Des radiations.

I. **La sensation lumineuse et ses caractères.** — La sensation lumineuse ou lumière, qui résulte de la mise en action de l'œil, ne saurait être définie.

Cette sensation est complexe, peut-on dire, en ce que, suivant les circonstances, elle permet des distinctions d'ordre divers : c'est ainsi que nous pouvons l'éprouver avec une *intensité* plus ou moins grande ; — que, en général, au moins, nous pouvons distinguer des *couleurs* différentes, terme que nous ne pouvons pas définir plus que la sensation même; — que, dans des conditions déterminées, cette sensation nous donne l'idée de *forme*.

Ces diverses manières d'être de la sensation, ces diverses *qualités* de la lumière sont, en général, indépendantes les unes des autres. Cependant l'observation et l'expérience montrent que, lorsque l'intensité de la sensation s'affaiblit, nous cessons de distinguer la forme et même la couleur, et que nous arrivons à avoir seulement une sensation vague de la lumière que nous opposons à l'obscurité, c'est-à-dire à l'absence de la sensation.

En général, dans les conditions physiologiques, et ce sont les seules dont nous aurons à nous occuper, la sensation lumineuse reconnaît pour cause l'existence d'un corps extérieur et les qualités de la sensation dépendent de ce corps auquel nous les rapportons, parlant ainsi de la forme et de la couleur ou mieux de la *coloration* des corps. Nous pouvons connaître la forme des corps par le *toucher* lorsque ces corps sont à notre portée, et l'expérience nous apprend à établir une relation entre ces deux sensations, à ce point de vue : l'œil seul nous renseigne sur la coloration des corps.

Certains corps, par eux-mêmes, nous procurent la sensation lumineuse, ce sont des *corps lumineux*, des *sources lumineuses*; d'autres, au contraire, ne peuvent être vus que s'ils sont soumis à l'action de sources lumineuses, ce sont alors des *corps éclairés*.

En général, les sources lumineuses sont des corps à une haute température, des corps amenés à l'incandescence; mais cette condition n'est pas nécessaire : les corps phosphorescents sont lumineux même à la température ordinaire.

D'une manière générale, on dit qu'un corps est *opaque* lorsque, interposé entre une source de lumière et l'œil, il produit la cessation de la sensation ; il est *translucide* lorsque, sans éteindre la sensation lumineuse, il empêche de distinguer les corps ; enfin, il est *transparent* lorsque, malgré cette interposition, on continue à distinguer la forme ; il est *transparent* et *incolore* lorsque son interposition permet de distinguer la forme et ne modifie pas la couleur.

II. **Persistance des impressions lumineuses.** — L'œil possède une curieuse propriété qui est souvent mise à profit : c'est la *persistance des impressions sur la rétine*, propriété qui consiste en ce que la sensation lumineuse continue alors qu'a déjà cessé l'action qui l'avait provoquée ; nous n'avons pas à insister ici sur cette propriété et nous nous bornerons à rappeler qu'elle est mise en évidence par le fait que, lorsque nous regardons un *point* lumineux animé d'une grande vitesse, nous croyons voir une *ligne* lumineuse. On a évalué la durée de la persistance, qui est variable suivant les individus ; mais on peut prendre comme moyenne la valeur de 1/20 de seconde (soit $0^s,05$).

Il résulte de cette propriété que si l'on regarde un corps lumineux ou éclairé et qu'on fasse passer devant l'œil rapidement un corps opaque, si la durée du passage est moindre que 1/20 de seconde, l'observateur n'aura pas cessé d'éprouver la sensation lumineuse, la sensation première ayant persisté, pendant la cessation de l'action, jusqu'à l'instant où cette action se produit de nouveau. Le même effet se répétera autant de fois qu'on le voudra, et la sensation restera continue si le passage de l'écran se reproduit : l'expérience se fait facilement en montant sur un arbre tournant avec rapidité un ou plusieurs écrans. Les interruptions périodiques de l'écran, pour une vitesse convenable de l'arbre, n'empêchent pas la sensation d'être continue et d'intensité constante. Les interruptions de l'action de la source lumineuse peuvent être produites autrement sans que les résultats soient différents ; c'est ainsi que si l'on regarde une lumière qui soit alternativement allumée et éteinte, la sensation reste continue si les extinctions ont une durée moindre, en moyenne, que $0^s,05$.

III. **Des causes de la sensation lumineuse. Hypothèse des radiations.** — On ne peut guère concevoir qu'un corps placé à distance puisse donner naissance à la sensation lumineuse sans l'action d'un intermédiaire. Sans vouloir passer en revue les hypothèses qui ont été émises à ce sujet, nous rappellerons seulement que l'une de celles qui ont persisté le plus longtemps consistait à admettre que les corps lumineux envoyaient, émettaient une substance spéciale, un fluide, qui, se déplaçant suivant certaines lois, était capable, lorsqu'il venait en contact avec la rétine, de donner naissance à la sensation lumineuse. On lui donnait le nom de *lumière*, ce qui n'était pas sans inconvénient, car il pouvait en résulter quelque confusion, le même mot s'appliquant ainsi à la sensation et à la cause supposée de cette sensation.

Cette hypothèse dite de l'émission permet d'expliquer les premiers phénomènes de l'optique, mais d'une manière générale elle est insuffisante. Elle a donc dû être abandonnée; mais on emploie cependant encore certaines expressions qui s'y rapportent (quantités de lumière, rayon lumineux), quoique dans un sens différent de celui qu'on y attachait autrefois; cet emploi est sans inconvénient.

Dans l'hypothèse actuellement admise, on imagine que les espaces célestes sont remplis d'un corps élastique auquel on a donné le nom d'*éther*, corps qui pénètre également la matière. Les particules, les molécules de l'éther sont susceptibles de vibrer et les vibrations produites en un point se propagent plus ou moins complètement dans toutes les directions. On désigne sous le nom de *radiations* l'ensemble des mouvements vibratoires qui se propagent ainsi dans l'éther. Lorsque ces radiations, dans des conditions déterminées, pénètrent dans l'œil et rencontrent la rétine, elles amènent la production de la sensation lumineuse.

Les caractères de la sensation lumineuse paraissent liés aux éléments de ce mouvement vibratoire : la couleur qui est en relation avec l'indice de réfraction dépendrait de la rapidité de la vibration ; l'intensité, qui vraisemblablement dépend de la force vive communiquée à la rétine dans un temps donné, serait caractérisée par l'amplitude de ces vibrations.

IV. **Effets divers des radiations.** — D'une manière générale, les radiations sont susceptibles de produire des effets divers, qui, peut-être, ne sont pas encore tous connus. C'est ainsi qu'elles peuvent donner naissance à la sensation spéciale qui est connue sous le nom de sensation calorifique ou de chaleur, et à la sensation lumineuse; la première se manifeste dans les mêmes conditions où un thermomètre subissant la même influence indique par une élévation de température qu'un certain nombre de calories (1) a été fourni à cet appareil. De plus, les radiations peuvent également produire des actions chimiques, combinaison ou décomposition, et dans les conditions elles paraissent pouvoir agir sur les êtres vivants, animaux ou végétaux, modifiant probablement les conditions de la nutrition, mais d'une manière qui n'est pas connue avec précision. Les radiations sont encore la cause de production de phénomènes qui sont connus sous le nom de phosphorescence et de fluorescence.

Ce sont là les phénomènes les mieux connus; mais on a signalé récem-

(1) La calorie, unité de quantité de chaleur, est la quantité de chaleur nécessaire pour élever de 0 à 1° la température de 1 kilogramme d'eau.

ment (Hertz, Bichat) des effets électriques particuliers sur lesquels il est inutile d'insister ici. Peut-être même existe-t-il d'autres effets qui n'ont pas été mis en évidence, jusqu'à présent au moins, d'une manière précise. Nous ne parlerons pas de ces phénomènes encore mal connus et qui paraissent sans importance pour la question qui nous occupe.

Bien que l'on admette que les radiations soient toutes de même nature, ne différant les unes des autres que par la durée des vibrations, elles ne produisent pas les mêmes effets ou ne les produisent pas de la même manière. C'est ainsi que les radiations les plus lentes, celles qui sont caractérisées par le plus faible indice de réfraction, donnent naissance surtout à des effets calorifiques, et que les plus rapides, celles qui sont caractérisées par le plus fort indice de réfraction, produisent surtout des effets chimiques et des effets de phosphorescence, sans que les unes ni les autres soient susceptibles de provoquer la sensation lumineuse. Les radiations intermédiaires, tout en produisant d'une manière plus ou moins marquée des effets calorifiques et des effets chimiques, donnent naissance directement à des sensations lumineuses.

Il n'y a pas lieu de s'étonner que les radiations que nous admettons ne point différer par leur nature, mais seulement par des différences de durée, ne produisent pas toutes les mêmes effets. Il importe de remarquer que la nature d'un effet ne dépend pas seulement de la cause à laquelle on l'attribue, mais aussi, et surtout, de la nature des appareils ou des organes qui servent à manifester cet effet. On ne saurait donc s'étonner que les phénomènes observés soient de nature différente, tout en reconnaissant la même cause.

Les différences entre les radiations correspondant à des différences entre les indices de réfraction, on conçoit, d'après les données de l'optique géométrique, que des radiations différentes seront séparées par la réfraction à travers une surface réfringente, mieux encore à travers un prisme. Si donc on considère un pinceau comprenant des radiations diverses, le passage à travers un prisme étalera ce pinceau, chacune des radiations subissant une déviation caractéristique. Le pinceau ainsi étalé pourra être reçu sur un écran et il constituera le *spectre* du pinceau primitif. Certaines parties de ce spectre donneront naissance à une tache lumineuse dont l'existence sera connue par là même; les autres ne pourront être distinguées directement par notre œil et il faudra se servir d'un thermomètre ou d'un papier sensible (papier photographique) pour les mettre en évidence. On reconnaîtra aisément que la partie la moins déviée du spectre, partie invisible, est caractérisée surtout par les effets calorifiques qui s'y manifestent; on désigne les radiations correspondantes sous le nom générique de radiations calorifiques obscures ou radiations infrà-rouges. La partie la plus déviée du spectre, également invisible, est celle où les actions chimiques (et de phosphorescence) sont le plus marquées; les radiations correspondantes sont désignées sous le nom de radiations chimiques obscures ou radiations ultrà-violettes.

Enfin la partie moyenne, directement visible, correspond à ce que l'on appelle radiations moyennes, ou plus spécialement radiations lumineuses (1). Ce sont celles-là qui sont particulièrement intéressantes au point de vue qui nous occupe.

§ 2. — Étude sommaire de la sensation lumineuse.

A. Intensité.

I. Intensité de la sensation lumineuse. Eclairement. Pouvoir éclairant. — Occupons-nous d'abord de l'intensité de la sensation lumineuse et des principales questions qui s'y rattachent. Nous supposons dans tout ce qui suit que les corps lumineux ou éclairés que nous regardons sont de même couleur; nous expliquerons plus tard la cause de cette restriction.

Lorsque nous regardons successivement, ou mieux simultanément, deux plans éclairés, nous avons la notion que les sensations que nous éprouvons sont de même intensité ou d'intensités inégales, et dans ce cas nous savons quelle est la plus intense.

Lorsque les sensations ont la même intensité, on dit que les surfaces ont le même *éclairement*; elles ont des *éclairements inégaux* dans le cas contraire, et celle qui donne naissance à la sensation la plus intense est celle qui a le plus grand éclairement (2).

L'éclairement d'une surface dépend de la nature de la source lumineuse, de sa distance à la surface et de la direction suivant laquelle les radiations émanées de la source arrivent à la surface; elle est indépendante de la distance de l'observateur à la surface (au moins tant que cette distance est assez faible pour qu'on puisse négliger l'absorption par l'atmosphère).

Si deux lumières placées à la même distance de deux surfaces et dans les mêmes conditions de direction communiquent à ces surfaces le même éclairement, on dit que ces lumières sont égales, qu'elles ont le même *pouvoir éclairant* ou la même *intensité*.

Supposons que nous disposions de plusieurs sources ayant le même pouvoir éclairant. Faisons agir simultanément, dans les mêmes con-

(1) Les radiations correspondant aux limites du spectre que nous venons d'indiquer peuvent être considérées comme caractérisées par les nombres suivants qui indiquent combien de vibrations sont effectuées par seconde :

Limite des radiations rouges extrêmes....................	483 000 000 000 000
— — violettes extrêmes.................	708 000 000 000 000

(2) Nous n'insistons pas sur ces résultats, que nous ne faisons qu'énoncer en renvoyant pour leur étude et leur démonstration aux traités de physique; nous les rappelons principalement pour bien définir les termes dont nous aurons à nous servir.

ditions, sur une surface, 2, 3, ..., *n* sources, nous reconnaîtrons que l'éclairement croît et, conventionnellement, nous dirons qu'il devient 2, 3, ..., *n* fois plus grand qu'il était sous l'influence d'une seule des sources. On arrive ainsi à pouvoir comparer numériquement des éclairements.

D'autre part, si une source lumineuse L agissant seule (à la même distance et dans la même direction) produit le même éclairement que 2,3,..., *n* sources lumineuses *l* égales entre elles, nous dirons que la source lumineuse L a un pouvoir éclairant 2, 3, ..., *n* fois plus grand que celui de *l*. C'est-à-dire que nous définissons le pouvoir éclairant d'une source lumineuse par l'éclairement que produit cette source sur une surface placée à une distance déterminée.

Pour les questions dont nous avons à nous occuper comme pour toutes celles qui ont des applications pratiques, il est insuffisant de déterminer des rapports, il faut arriver à des *mesures*, c'est-à-dire à des comparaisons avec une *unité*, grandeur de même nature, choisie arbitrairement, mais bien définie et que l'on puisse toujours reproduire identique à elle-même. Il faut donc préciser l'*étalon*, source lumineuse qui aura le pouvoir éclairant que nous adopterons comme unité.

II. **Unités de pouvoir éclairant.** — Jusqu'à ces dernières années, les étalons adoptés n'étaient pas, en général, suffisamment définis, d'où résultaient des discordances notables entre les résultats des mesures effectuées. Il fallait remédier à cet état en faisant choix d'une unité qui fût universellement adoptée. Il eût été intéressant que cette unité pût être rattachée au système général des unités mécaniques et physiques ; mais des difficultés considérables s'opposaient à la réalisation pratique de cette idée, et l'on dut se borner à préciser absolument les conditions, arbitraires d'ailleurs, dont l'ensemble caractérise l'unité de pouvoir éclairant.

Comme conséquence du vœu formulé par le Congrès des électriciens en 1881, et à la suite des recherches de M. Violle, la conférence internationale a adopté (3 mai 1884) comme étalon de lumière, fournissant l'unité de pouvoir éclairant, une surface de 1 centimètre carré de platine à la température de solidification, cette surface étant disposée normalement à la direction du corps éclairé (1).

L'étalon de M. Violle, étalon normal, n'est pas d'un emploi commode dans la pratique et on ne peut pas l'utiliser dans des recherches courantes ; on se sert alors d'étalons secondaires ayant avec l'étalon normal un rapport connu. Les étalons secondaires dont on fait usage sont les sources lumineuses qui autrefois servaient déjà de terme de comparaison, à savoir la *lampe carcel* et les *bougies* ou *candles*.

(1) La conférence internationale a fait choix d'une unité de quantité de lumière qui n'est autre que la quantité de lumière émise normalement en une seconde par l'étalon que nous venons de définir ; nous devons dire que nous ne comprenons pas l'utilité de cette unité.

Mais, pour que ces intermédiaires puissent être utilisés efficacement, pour qu'ils puissent être considérés comme des étalons secondaires, il faut qu'ils soient employés dans des conditions bien déterminées de manière à produire toujours des effets identiques.

Pour les uns comme pour les autres, les comparaisons doivent toujours être faites dans le plan horizontal qui passe par le milieu de la flamme, car à distance égale l'éclairement produit varie beaucoup avec la direction considérée.

D'autre part, les conditions de la combustion doivent être absolument déterminées.

La lampe Carcel qui est adoptée doit être alimentée par de l'huile d'olives épurée; toutes les dimensions de la mèche et du verre doivent être conformes à celles qui ont été données par MM. Dumas et Regnault en 1856 dans l'instruction pour l'étude du pouvoir éclairant du gaz. La flamme doit avoir un diamètre de $23^{mm},5$ et une hauteur de 40 millimètres: enfin la combustion doit être réglée de manière que la lampe brûle 42 grammes d'huile à l'heure. Dans ces conditions, l'expérience a montré qu'on obtient une source lumineuse que l'on peut réellement regarder comme constante.

Il n'en est pas absolument de même des bougies; lors même qu'elles paraissent être dans les mêmes conditions, elles ne donnent pas de résultats identiques. Cependant, comme elles servent souvent de termes de comparaison, voici quelques indications sur les étalons de ce genre.

En Angleterre, la *candle* (*parliamentary standard*) est en blanc de baleine, sa flamme doit avoir une hauteur de 45 millimètres et elle doit user $8^{gr},26$ de matière à l'heure.

En Allemagne, la bougie qui sert d'unité (*vereinskerze*) est en paraffine: elle doit avoir 20 millimètres de diamètre et la flamme doit atteindre 50 millimètres.

Les bougies usitées en France n'ont jamais été définies d'une manière précise; aussi les déterminations auxquelles elles ont servi ne présentent-elles que peu de valeur.

Pour pouvoir utiliser ces étalons secondaires et permettre de donner des valeurs en unités normales, ou seulement pour comparer les mesures prises avec des étalons différents, il faut connaître leurs valeurs relatives, que donne le tableau suivant:

	Étalon Violle.	Lampe Carcel.	Bougies Étoile.	Candles anglaises.	Bougies allemandes.
Étalon Violle	1	2,08	16,1	18,5	16,4
Carcel	0,481	1	7,75	8,94	7,89
Bougies de l'Étoile	0,062	0,130	1	1,15	1,02
Candles anglaises	0,054	0,112	0,870	1	0,886
Bougies allemandes	0,061	0,127	0,984	1,13	1

Enfin nous ajouterons que dans le dernier congrès international des électriciens (1889) il a été décidé d'adopter un étalon secondaire de lumière, la *bougie décimale*, qui est la vingtième partie de l'étalon Violle ou environ la dixième partie du bec carcel. Pour atteindre ce résultat, il faut brûler 8^{gr}, 5 de bougie par heure.

Lois de variation de l'éclairement. — L'éclairement d'une surface dépend de la distance qui sépare celle-ci du corps lumineux, diminuant quand la distance augmente et inversement. Deux éléments interviennent dans ce cas : l'action de la distance même; l'influence du milieu interposé qui est l'air en général.

Cette dernière influence est négligeable quand la distance est faible, ne dépassant pas quelques mètres. Dans ce cas, des expériences faites avec un photomètre et sur lesquelles nous n'avons pas à insister conduisent à la loi suivante :

Les éclairements produits par une source de lumière donnée varient en raison inverse du carré de la distance de cette source à la surface éclairée.

L'influence du milieu traversé par la lumière fait décroître l'éclairement plus rapidement que ne l'indique cette loi : nous aurons à revenir plus loin sur la manière dont agit ce milieu, sur l'absorption.

Enfin, la position de la source de lumière par rapport à la surface éclairée intervient aussi dans la valeur de l'éclairement : la loi de variation n'est pas absolument connue. On admet, au moins comme première approximation, que, toutes choses égales d'ailleurs, l'éclairement varie proportionnellement au cosinus de l'angle que la droite qui joint la source lumineuse à la surface éclairée fait avec la normale à celle-ci.

Si nous examinons directement deux sources lumineuses dont l'intensité ne soit pas assez grande pour qu'elle nous éblouisse, nous éprouverons des sensations lumineuses qui pourront de même être égales ou inégales; nous dirons alors que ces sources ont des *éclats* égaux ou inégaux. L'expérience montre que, tant que les images rétiniennes de ces sources ne sont pas très petites (et en négligeant les effets d'absorption par les milieux interposés) l'éclat d'une source lumineuse est indépendant de la distance à laquelle elle se trouve de l'observateur. Dans les mêmes conditions, cet éclat est indépendant de l'étendue de la source lumineuse.

L'éclat est une sensation qui dépend non de l'impression totale sur la rétine, mais de l'impression en chaque point; aussi nous pouvons juger si une source lumineuse a un *éclat uniforme* ou non.

Si l'image rétinienne est très petite (probablement plus petite qu'un élément anatomique de la rétine), les effets sont tout autres, et l'éclat varie avec la distance (parce que l'impression est indépendante de la grandeur de l'image rétinienne); c'est ce que nous appellerons l'*éclat total* pour la distance à laquelle le corps lumineux se trouve.

Considérons un corps lumineux qui soit constitué par une surface plane, ayant un éclat uniforme, et éclairant une surface déterminée.

L'expérience montre que l'éclairement de cette dernière est proportionnelle à l'étendue de la surface lumineuse (pourvu que les dimensions de celle-ci soient petites par rapport à la distance qui sépare les deux surfaces); on en déduit que le pouvoir éclairant du corps lumineux est proportionnel à cette étendue, ou bien encore que le quotient du pouvoir éclairant par la surface est constant : c'est ce que l'on nomme le *pouvoir éclairant spécifique* ou pouvoir éclairant *intrinsèque*.

On n'a pas de moyen de comparer les éclats des corps lumineux ; par convention, nous prendrons ces éclats proportionnels aux pouvoirs éclairants intrinsèques si l'image rétinienne n'est pas très petite, — et proportionnels aux pouvoirs éclairants totaux si l'image est très petite.

Le pouvoir éclairant intrinsèque ou spécifique est sans intérêt au point de vue de l'éclairement proprement dit : c'est le pouvoir éclairant total qui intervient seul alors; il n'en est pas de même dans le cas où l'on regarde directement le corps lumineux; si le pouvoir intrinsèque devient trop grand, l'œil peut être gêné dans son fonctionnement, ébloui, et il peut même se produire des accidents.

Une surface lumineuse plane déterminée présentant un éclat uniforme produit sur une surface située à une certaine distance un éclairement qui dépend de la direction de la première. Si l'on fait tourner la surface lumineuse sans changer la distance, on trouve par l'expérience que l'éclairement est proportionnel au cosinus de l'angle que fait la normale à cette surface avec la droite qui joint les deux surfaces considérées (Loi de Lambert).

L'éclairement est donc maximum pour la direction normale.

Cette loi toutefois n'est qu'approximative, mais suffisamment exacte pour qu'on puisse l'utiliser dans la pratique.

On démontre aisément en partant de cette loi qu'une surface lumineuse continue de forme quelconque et présentant un éclat uniforme doit paraître plane pour un observateur placé à quelque distance. C'est pour cette raison que le soleil nous paraît être, non une sphère, mais un disque plan lorsque nous pouvons le regarder, lorsqu'il est à l'horizon ou par un temps de brouillard. Pour la même raison également, nous voyons absolument comme des disques plans les globes émaillés (non pas seulement dépolis) dont on se sert fréquemment maintenant pour entourer les flammes de gaz; dans ce cas, en réalité le globe émaillé *n'émet* pas la lumière, il ne fait que la *diffuser*, mais la loi est la même et l'effet est aussi le même.

De même dans l'obscurité un boulet de fonte rougi au feu et regardé à une certaine distance nous paraît être un disque plan lumineux. L'effet cesse d'être net si l'on n'est pas dans l'obscurité, parce que, à l'effet produit par la lumière émise en chaque point, vient s'ajouter l'effet différent de la lumière diffusée.

Nous avons dit que la sensation reste *continue* lorsque la source d lumière est masquée ou s'éteint pendant des temps assez courts. Si le temps pendant lesquels l'action cesse pour l'œil sont très petits, la sen sation est *constante*, comme intensité. Cette observation expérimental montre que l'intensité ne dépend pas de l'action instantanée des radiations qu'elle ne correspond pas à chaque instant à l'impression subie par l rétine, mais qu'elle est liée seulement à l'action moyenne pendant u certain temps, à une sorte de moyenne de l'impression pour un temp très petit, mais fini.

Mais il importe de remarquer que, dans ces conditions, l'intensit n'est pas la même que si l'action du corps lumineux était ininterrompue que la sensation s'affaiblit, que l'intensité diminue d'autant plus qu croît le rapport de la durée de l'interruption au temps qui sépare deu interruptions consécutives. Par exemple, si l'interruption est produite pa la rotation d'un secteur opaque autour d'un arbre, le rapport de l'intensit pendant la rotation à l'intensité lorsqu'il n'y a pas interruption es égal au rapport de l'angle du secteur à 360°.

III. **Loi psycho-physique. Limite de sensibilité.** — Nous avons di que nous ne pouvons établir de comparaison numérique entre les intensité des sensations lumineuses. Le fait est vrai d'une manière absolue cependant, lorsque l'on considère trois surfaces présentant des éclaire- ments croissants, on peut juger, au moins à peu près, que la sensatio qui correspond à l'éclairement moyen est également éloignée de celle qui correspondent aux deux autres ; c'est-à-dire que les différences de sensations deux à deux sont égales. Si l'on mesure les éclairement correspondants, on trouve qu'ils ne présentent pas de différences égales Fechner, s'appuyant sur des expériences et sur des considérations relative à l'acoustique, a énoncé la loi *psycho-physique* qu'il étendait aux diverse sensations et que nous donnerons seulement pour la sensation lumineuse :

L'intensité de la sensation lumineuse croît en progression arithmétiqu lorsque l'éclairement croît en progression géométrique (1).

Cette loi n'est pas rigoureuse et, notamment, elle cesse d'être applicabl pour les éclairements extrêmes très grands ou très faibles.

Nous avons dit que nous pouvons apprécier l'égalité et l'inégalit d'éclairement ; il importe d'ajouter que, à ce point de vue, l'œil n'est pa un appareil présentant une perfection absolue : il ne permet d'apprécie la différence entre deux éclairements que si cette différence atteint une certaine valeur.

Des expériences variées qui ont été faites, il résulte qu'on peut considérer comme sensiblement vraie la loi suivante :

(1) Autrement : *L'intensité de la sensation lumineuse est proportionnelle au logarithme de l'éclairement.*

La différence d'éclairement qu'un observateur déterminé peut percevoir à la limite est une fraction constante de l'éclairement total.

La valeur de cette fraction n'est pas la même pour différentes personnes : elle a été trouvée comprise entre 1/50 et 1/131 ; on peut prendre 1/100 comme valeur moyenne.

IV. Mesures des pouvoirs éclairants. Photomètres. — Ainsi que nous l'avons dit, nous ne pouvons apprécier directement que l'égalité ou l'inégalité des éclairements ou des éclats, mais nous ne pouvons faire de comparaison numérique. Toutes les mesures relatives à ces quantités devront donc être ramenées à l'appréciation de l'égalité.

Les appareils qui servent à comparer et, par suite, à mesurer les pouvoirs éclairants (ou intensités lumineuses) sont appelés *photomètres*.

On désigne sous le même nom, à tort, des appareils qui servent à mesurer des éclairements. Quoiqu'il y ait des ressemblances dans les dispositions adoptées, le but est différent, et il serait à désirer que l'on adoptât un nom spécial pour les *mesureurs d'éclairement.*

Avant de donner quelques détails sur les appareils de ces deux catégories, nous devons signaler quelques remarques importantes relatives à la comparaison des éclairements.

Comme nous l'avons déjà dit, cette comparaison se fait plus facilement lorsque les sensations sont simultanées que lorsqu'elles sont successives. De plus, elle est plus facile, dans le premier cas, lorsque les surfaces éclairées que l'on compare sont exactement en contact; elle est rendue moins précise lorsque, entre ces surfaces, il existe une bande plus sombre ou plus éclairée, et est d'autant moins précise que cette bande est plus large.

Enfin, la comparaison n'est réellement possible que lorsque les couleurs des deux surfaces sont les mêmes; elle est rendue impossible avec précision, même si la différence des colorations est peu importante.

Les photomètres sont des appareils destinés à comparer et à mesurer les pouvoirs éclairants. Ils consistent essentiellement en deux surfaces voisines dont chacune est éclairée par une des sources lumineuses à comparer; on maintient fixe l'éclairement de l'une des surfaces et l'on fait varier celui de l'autre jusqu'à obtenir l'égalité. La connaissance des lois suivant lesquelles varie l'éclairement produit dans diverses circonstances par une même source lumineuse permet alors de déterminer le rapport des pouvoirs éclairants.

Indépendamment des détails de construction, les divers photomètres se différencient par la manière dont on produit les variations d'éclairement. Nous ne croyons pas devoir décrire ces appareils, pour lesquels nous renvoyons aux traités de physique, et nous nous bornerons à en indiquer le principe.

Dans les photomètres de Bouguer, de Foucault, de Rumford, de Bunsen, de Wheatstone, les variations d'éclairement sont produites par des changements de distances des sources lumineuses aux surfaces éclairées. Lorsque l'égalité d'éclairement est obtenu, le rapport des pouvoirs éclairants est égal au rapport des carrés des distances.

La variation d'éclairement peut être produite par l'interposition entre la source de lumière et l'écran d'un système comprenant un polariseur et un analyseur (prisme de Nicol ou de Foucault); la rotation de l'une des pièces par rapport à l'autre affaiblit la lumière suivant une relation simple avec l'angle que font entre elles les sections principales de ces deux pièces.

Si l'on considérait un corps lumineux sphérique identique à lui-même dans toutes ses parties, il suffirait évidemment de déterminer le pouvoir éclairant dans une direction quelconque, par raison de symétrie.

Mais en réalité ce cas simple ne se présente jamais dans la pratique. La forme est quelconque et, au point de vue de l'émission, les divers points ne sont pas identiques : le sommet d'une flamme n'éclaire pas comme la base ou le milieu, l'arc électrique n'a pas la même intensité que les charbons entre lesquels il se produit; lors même que cette identité existerait, les projections du corps sur des plans de diverses directions ne sont pas égales (sauf le cas d'une sphère). Il en résulte que pour une distance déterminée l'éclairement ne doit pas être le même dans toutes les directions : la connaissance de la distribution du pouvoir éclairant est très importante au point de vue de la meilleure utilisation de la source de lumière.

Il est donc nécessaire de faire des mesures photométriques dans des conditions variées, et de noter et de représenter les résultats obtenus.

Deux cas sont à distinguer :

1° La source lumineuse est une surface de révolution, comme on peut l'admettre pour une bougie, une lampe carcel, un bec de gaz muni d'une cheminée en verre. Dans ce cas, on place successivement un photomètre en différents points d'un même plan vertical passant par la source de lumière; les différents points doivent être choisis de manière que la direction de la lumière considérée soit déterminée nettement, par exemple, par rapport à l'horizontale et à la verticale, et que leurs distances à la source soient égales. Si cette dernière condition n'était pas possible à réaliser, il faudrait mesurer les distances et ramener par le calcul les éclairements à une distance uniforme.

2° La source lumineuse n'est pas une surface de révolution, ce qui est le cas des lampes à pétrole à bec plat, des becs de gaz à papillon, des lampes à incandescence. Il faut alors faire dans plusieurs plans verticaux des mesures analogues à celles que nous venons d'indiquer en prenant soin de mesurer les angles que ces plans font entre eux. Il faut prendre au moins deux séries de mesures, dans deux plans rectangulaires correspondant l'un au maximum, l'autre au minimum. Ces directions sont celles qui correspondent aux plans de symétrie de la source lumineuse, plans de symétrie qui, dans la pratique, existent toujours. Il serait intéressant d'avoir un plus grand nombre de déterminations mais on ne le fait pas en général.

La réunion des résultats obtenus dans un tableau où l'on inscrit les valeurs obtenues pour l'éclairement en regard des nombres qui définissent la direction correspondante présente les inconvénients ordinaires des tableaux numériques : il est difficile, même avec l'habitude, d'arriver à se former une idée nette de la répartition de l'éclairement, et il est préférable d'avoir une représentation graphique. Ordinairement on trace, pour chacun des plans dans lesquels on a opéré, une courbe

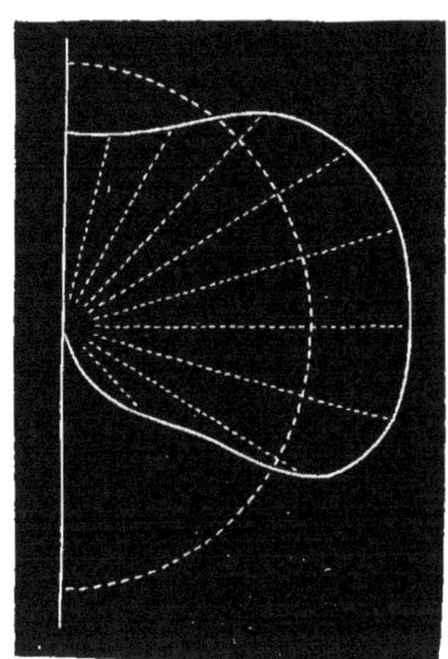

Fig. 1.

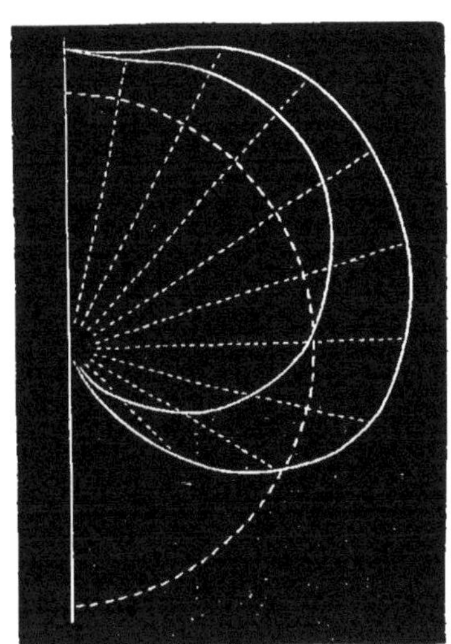

Fig. 2.

obtenue de la façon suivante : on mène par un point des lignes faisant avec la verticale des angles égaux à ceux que faisaient aussi avec la verticale les directions dans lesquelles on a effectué des mesures et sur chaque ligne on porte une longueur représentant à une échelle déterminée à l'avance la valeur obtenue par l'éclairement correspondant, puis on joint les points ainsi obtenus par une courbe continue qui, par sa forme, montre immédiatement les variations de l'éclairement (1).

Une seule courbe suffit évidemment si la source lumineuse est identique à elle-même dans les divers plans verticaux (fig. 1, lampe carcel); dans le cas contraire, il faut tracer autant de courbes qu'il y a de plans

(1) Dans les figures ci-dessus, les rayons vecteurs représentent les éclairements pour les zones d'une valeur angulaire de 15°, le rayon de la circonférence représentant l'éclairement suivant l'horizontale. Pour la bougie Jablochkoff les courbes se rapportent au plan des charbons et au plan perpendiculaire; pour la lampe Maxim, au plan du filament, au plan perpendiculaire et au plan distant de 45° de ceux-ci.

verticaux dans lesquels on a fait des mesures; on dispose en général ce courbes à partir d'une même verticale (fig. 2, bougie Jablochkoff 3, lampe à incandescence Maxim) de manière à rassembler sur l moindre espace les données se rapportant à une même source (1).

V. **Mesure de l'éclairement. Unité d'éclairement.** — D'un manière générale, on n'a pas à regarder les sources lumineuses, mais de surfaces, des corps éclairés par ces sources. On peut donc dire que c n'est pas le pouvoir éclairant des sources lumineuses qui nous intéresse mais l'éclairement. Autrement dit, il importe peu, comme effet, qu'u

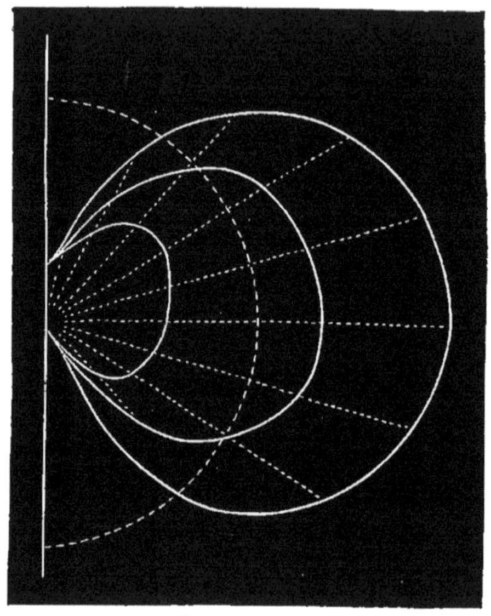

Fig. 3.

éclairement déterminé qui paraît convenable soit produit par un source lumineuse ou par plusieurs, ou que celles-ci aient des pouvoirs éclairants plus ou moins grands. Ces considérations sont très importante au point de vue de la bonne utilisation industrielle du prix de revien de l'éclairage (conditions capitales, il est vrai, dans la pratique), elles n le sont pas comme effet, comme résultat.

Jusqu'à ces dernières années, on s'est occupé surtout de la compa-

(1) On aurait une idée plus exacte de la distribution du pouvoir éclairant en reportant les valeurs obtenues pour les diverses directions sur une sphère concentrique à la source de lumière et traçant sur cette sphère les courbes d'égal éclairement.

Comme, dans la pratique, on ne peut utiliser des surfaces sphériques, mais seulemen des surfaces planes, on pourrait reporter ces courbes d'égal éclairement sur un plan suivant l'un des procédés employés pour la projection des cartes géographiques. La projection homolographique de Babinet conviendrait particulièrement, parce qu'elle conserve le rapport des surfaces, et permettrait de se rendre un compte exact de la vraie distribution de l'éclairement.

raison, de l'évaluation des pouvoirs éclairants; ce n'est que depuis peu que l'on a commencé à déterminer les conditions réelles de l'éclairement dont la mesure est cependant d'une importance extrême et telle que nous sommes convaincu que, dans quelques années, on comprendra difficilement que nous ne possédions encore aucune donnée sérieuse sur cette question.

Il convient dès lors de choisir une unité d'éclairement; cette unité, qui n'a pas reçu de nom, est l'éclairement présenté par une surface placée à 1 mètre de l'étalon Violle, cette surface étant parallèle à celle du platine fondu et perpendiculaire à la droite qui joint ces deux surfaces.

Dans la pratique on n'emploie pas l'unité Violle, à cause des difficultés de réalisation expérimentale, et on compare les éclairements à ceux que produiraient une ou plusieurs sources de lumière quelconque placées à une distance de 1 mètre : on dira par exemple qu'un éclairement est égal à celui que produisent 4 carcels placées à 1 mètre. Comme on connaît le rapport des pouvoirs éclairants (1 carcel équivalant à 0,481 étalon Violle), on voit que cet éclairement est le même que celui que produirait $4 \times 0{,}481 = 1{,}924$ étalon Violle placés à 1 mètre; cet éclairement vaut donc 1,924 unités principales d'éclairement.

Mais, en général, on ne s'astreint pas à exprimer la valeur de l'éclairement en unités principales et l'on emploie des unités secondaires d'éclairement correspondant aux unités secondaires de pouvoir éclairant : c'est ainsi que dans l'exemple précédent on dirait que l'éclairement est de 4 carcels-mètre.

Il serait préférable que l'on s'entendît d'une manière générale pour adopter, comme unité pratique d'éclairement, l'éclairement de 1 bougie décimale-mètre qui est égal à 1/20 de l'unité principale d'éclairement.

Si l'on n'avait à considérer que l'éclairement d'une surface par une source de lumière unique, sans actions secondaires, la connaissance du pouvoir éclairant et de la distance de la surface à la source permettrait de déterminer aisément l'éclairement.

Soit, en effet, I le pouvoir éclairant exprimé en unités connues, en bougies décimales par exemple; — d la distance de la source à la surface considérée, que nous supposerons éclairée perpendiculairement. L'éclairement étant proportionnel au pouvoir éclairant et variant en raison inverse du carré de la distance serait, dans ce cas, égal à $\frac{I}{d^2}$ bougies décimales-mètre (1).

Mais la question ne se présente jamais avec cette simplicité : il y a souvent plusieurs sources de lumière, il y a l'influence de la diffusion de

(1) Si la lumière tombait sur la surface en faisant avec la normale un angle α, l'éclairement exprimé toujours en bougies décimales-mètre serait $\frac{I}{d^2} \cos\alpha$.

l'air et surtout celle de la diffusion des surfaces voisines. Aussi est-il presque impossible de prévoir l'éclairement obtenu dans un cas donné. C'est pour cela que s'impose la nécessité de faire la mesure directe de l'éclairement, d'autant que, comme nous l'avons indiqué déjà, cette donnée est très importante pour les questions qui se rattachent à l'hygiène de la vue.

Nous croyons nécessaire de faire connaître les principaux mesureurs d'éclairement qui ont été proposés.

VI. **Mesureurs d'éclairement.** — Le photomètre de Weber (fig. 4) destiné à la mesure de l'éclairement comporte un tube horizontal A de $0^m,30$ de longueur environ, portant à une extrémité une lampe E dont le pouvoir éclairant doit demeurer constant pendant la durée d'une expérience. La lumière qui en émane traverse le tube et vient éclairer un écran translucide *a* qui peut se déplacer et dont l'éclairement varie avec la position. A l'extrémité opposée du tube **A** se trouve un autre tube B perpendiculaire au premier autour de l'axe duquel il peut tourner; ce tube porte en face de l'ouverture du tube précédent un prisme à réflexion totale *p* qui renvoie la lumière de la lame translucide éclairée sur la moitié d'un écran que l'on regarde avec une lunette. L'autre moitié est éclairée directement par la partie dont on veut mesurer l'éclairement et vers laquelle on dirige une ouverture *b* pratiquée à l'extrémité de B opposée à celle où on met l'œil. Le tube B étant mobile, on peut toujours diriger cette ouverture sur la surface qu'on étudie.

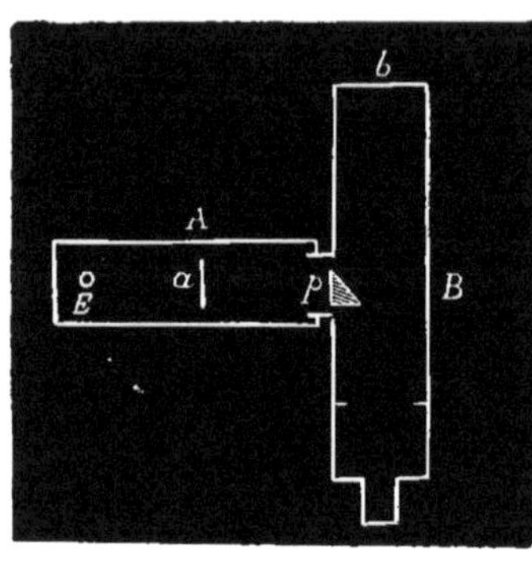

Fig. 4.

Pour faire une comparaison de deux surfaces M et N, on dirige le tube B vers la surface M, puis, déplaçant l'écran translucide mobile *a*, on cherche à obtenir l'égalité d'éclairement des deux parties de l'écran photométrique. On recommence la même opération pour le second écran; d'après la lecture des positions de l'écran mobile *a*, on peut trouver le rapport des éclairements.

M. Mascart a fait construire, d'autre part, un photomètre destiné également à la mesure de l'éclairement et dont voici le principe :

Considérons une surface éclairée placée devant une lentille convergente de manière à donner une image réelle sur un écran; pour une distance déterminée on pourra faire varier l'éclairement depuis un maximum jusqu'à 0, en interceptant par un écran une partie plus ou moins considérable de la lentille : l'éclairement est proportionnel à l'étendue découverte de cette lentille. Ceci posé, imaginons que l'on veuille comparer les éclairements de deux surfaces, A et B, on produira à l'aide de deux lentilles égales placées à la même distance les images réelles de ces surfaces sur une lame translucide d'un photomètre Foucault et l'on agira sur les volets mobiles de l'une ou de l'autre lentille de manière à obtenir l'égalité d'éclairement sur cette lame; les éclairements des deux surfaces sont en raison inverse des parties découvertes des lentilles.

Voici maintenant la disposition pratique de l'appareil. L'appareil (fig. 5) comprend deux tubes parallèles M et N. A l'une des extrémités du tube M se trouve une bonnette *m* pouvant tourner et présentant à sa surface latérale une ouverture fermée par une lame translucide A et à son fond un miroir incliné à 45° et renvoyant dans la direction du tube M les rayons émanés de la lame A, quelle que soit la position de celle-ci, comme si ces rayons émanaient d'une surface située derrière le miroir perpendiculairement à l'axe du tube. Vers le milieu du tube M se trouve une lentille L_1 dont la distance focale est égale à la moitié de la distance qui sépare la lentille de l'image de A sur le miroir plan. Il se fait alors de l'autre côté, également au double de la distance focale, une image réelle de A qui est reçue en *a* sur la moitié de la lame d'un photomètre Foucault. La lentille L_1 est munie d'un diaphragme à volets mobiles et une graduation fait connaître à chaque instant la fraction de la lentille qui est découverte.

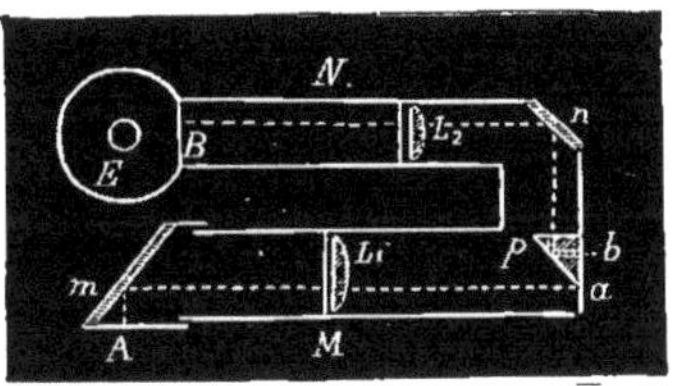

Fig. 5.

Le tube N comprend vers son milieu une lentille L_2, présentant absolument la même disposition; d'un côté se trouve une lame translucide B qui est éclairée d'une manière invariable par une lampe étalon E placée à l'extrémité du tube; de l'autre côté de la lentille, la lumière est reçue d'abord par un miroir à 45°, *n*, puis par un prisme rectangle isocèle *p* qui amènent sur la deuxième moitié *b* de la lame du photomètre Foucault l'image réelle de B. L'observateur compare alors directement les images réelles *a*, *b* de A et de B qui sont amenées sur la lame du photomètre et, en agissant sur les volets mobiles des lentilles L_1, et L_2, il arrive à produire l'égalité d'éclairement sur cette lame; la comparaison des surfaces découvertes des lentilles fait connaître le rapport de l'éclairement de A à un éclairement, arbitraire il est vrai, mais invariable, et par conséquent permet d'une manière indirecte la comparaison entre les éclairements de A en des points quelconques.

Il importe que la grandeur de la flamme étalon E ait toujours les mêmes dimensions. On s'assure que cette condition est remplie en examinant l'image réelle de la flamme formée par une lentille convergente sur un écran translucide; si elle n'est pas remplie, on fait mouvoir la mèche de manière à la réaliser.

M. Bertin-Sans a décrit en 1882 et 1886 dans les *Annales d'Hygiène* un photomètre basé sur un principe différant des précédents et qu'il a désigné sous le nom de *photomètre scolaire* parce qu'il le destinait spécialement à l'étude de l'éclairement dans les salles de classe. Indiquons d'abord le principe sur lequel repose la construction de cet appareil.

Soit une lumière A placée devant un écran et projetant sur celui-ci l'ombre d'un corps opaque interposé ; si l'on place à côté une autre source lumineuse B, celle-ci éclairera à la fois l'ombre produite par A et les parties avoisinantes de l'écran, et la *différence* d'éclairement restera la même que si B n'existait pas, elle sera invariable quelle que soit l'éclat de B. Cependant, pour un observateur, la différence d'impression, de sensation, varie, s'affaiblissant d'autant plus que l'éclat de B est plus considérable, que la valeur absolue de l'éclairement de l'écran augmente. Il arrive même une valeur de l'éclat de B telle que l'observateur ne voit plus l'ombre, la différence des impressions n'est plus perçue. Cette impossibilité de percevoir une différence qui existe se produit lorsque le rapport de l'éclairement total à la différence d'éclairement atteint une valeur sensiblement constante pour un même observateur, ou, ce qui revient au même, lorsque le rapport des deux éclairements atteint une valeur constante (1).

Ceci posé, produisons l'ombre d'un corps opaque en un point où l'éclairement est E produit par une source quelconque ; approchons une source constante de lumière jusqu'à une distance d telle que l'ombre ne soit plus perceptible. Appelons e l'éclairement produit par cette source B à la distance d.

Transportons l'appareil en un autre point dont nous voulons déterminer l'éclairement E' ; approchons de même la source B jusqu'à une distance d' où l'ombre cesse d'être perceptible, et soit e' l'éclairement correspondant. D'après la règle indiquée précédemment, il doit y avoir égalité entre les rapports $\frac{E}{e}$ et $\frac{E'}{e'}$ puisqu'ils correspondent l'un et l'autre au cas où l'ombre a cessé d'être perceptible. On a donc :

$$\frac{E}{e} = \frac{E'}{e'}$$

On déduit de là :

$$\frac{E}{E'} = \frac{e}{e'}$$

(1) Soit e l'éclairement produit par la source A et E l'éclairement produit par B : l'éclairement de l'écran est représenté par $E + e$, l'éclairement de l'ombre par E ; la première règle donnerait donc, K étant une constante,

$$\frac{E + e}{e} = K,$$

d'où l'on déduit $\frac{E}{e} = K - 1$, valeur également constante qui correspond à la deuxième règle.

et en vertu de la loi de variation de l'éclairement produit par une source qui donne $\frac{e}{e'} = \frac{d'^2}{d^2}$, il vient :

$$\frac{E}{E'} = \frac{d'^2}{d^2}$$

Les éclairements que l'on veut comparer sont en raison inverse des carrés des distances auxquelles il faut placer la lumière auxiliaire invariable pour que l'ombre cesse d'être perceptible.

Nous pouvons maintenant décrire l'appareil, qui se compose de deux parties, un écran et une lanterne.

L'écran est formé d'une planchette lourde recouverte sur sa face supérieure d'une feuille de papier blanc et pouvant prendre des inclinaisons variées; une petite barre longue de 30 millimètres et large de 15, maintenue à une distance invariable donne une ombre sur la planchette.

La lanterne est placée verticalement au-dessus du centre de la planchette; elle renferme une lampe à pétrole qui peut être considérée comme ayant toujours le même pouvoir éclairant (intensité), au moins très sensiblement; la lumière émanée de cette lampe, horizontalement, est reçue par un miroir à 45° qui la renvoie verticalement sur le centre de la planchette. La lanterne peut monter ou descendre le long d'une tige verticale et on peut mesurer à l'aide d'une graduation le chemin parcouru par la lumière, de la flamme à la planchette.

Le fonctionnement de l'appareil est très simple : la planchette est amenée à la première station et placée comme la surface que l'on veut étudier, horizontale ou inclinée; on a fait varier la position de la lanterne de manière à faire disparaître l'ombre; on apprécie facilement cette position en communiquant de petits déplacements à la lame opaque, le mouvement de l'ombre rendant celle-ci plus visible; on note alors la distance d de la flamme à la planchette.

On transporte l'appareil à la deuxième station; on répète la même opération et l'on note une distance d'. Les éclairements E et E' sont dans un rapport qui est donné par la relation.

$$\frac{E}{E'} = \frac{d'^2}{d^2}$$

En réalité, l'appareil éclairant n'est pas aussi simple que nous l'avons dit : la flamme de la lampe à pétrole est placée entre un miroir convexe et une lentille convergente qui rend parallèle la lumière qui tombe sur le miroir à 45°; le faisceau vertical parallèle traverse alors un système de deux lentilles dont le déplacement fait varier la divergence du faisceau qui sort de la deuxième lentille. Il va sans dire que les distances à la planchette doivent être prises alors à partir du sommet virtuel du faisceau émergent, sommet dont la position varie avec celles des lentilles.

Un cordon métrique dont le zéro correspond à ce sommet et qui est entraîné avec la lanterne permet de mesurer la distance *d* de ce sommet à l'écran.

Enfin nous dirons que quelques auteurs, parmi lesquels nous citerons seulement Simonoff et Landolt, ont proposé de mesurer des éclairements en cherchant à réduire l'éclairement considéré jusqu'à ce qu'il devienne insuffisant pour distinguer certains détails d'une figure fine tracée à l'avance. Ces appareils reposent sur la limite de l'acuité de la vision qui pour un même individu dépend de l'éclairement; mais, pour qu'on puisse arriver à des comparaisons, il faut admettre que pour un objet donné, à une distance donnée, la limite d'éclairement à laquelle on cesse de voir certains détails est constante. Or, il n'en est rien en réalité, de telle sorte que le principe des appareils basés sur cette idée est faux. Il n'y a donc pas lieu de nous y arrêter davantage.

On a proposé non pas seulement d'autres appareils basés sur des principes plus ou moins analogues, mais des méthodes entièrement différentes qui ne présentent pas la même valeur. C'est ainsi qu'on a indiqué l'étude de l'effet produit dans un temps déterminé sur un papier sensible de composition constante, et que, d'autre part, M. Layet a signalé la possibilité d'employer le radiomètre pour la comparaison des éclairements. Dans le premier cas, outre la difficulté d'avoir des papiers sensibles toujours comparables entre eux, il faut remarquer que les radiations qui produisent surtout les actions chimiques, les radiations très réfrangibles bleues, violettes et ultrà-violettes, ne sont pas celles qui sont le plus efficaces au point de vue de l'éclairement, bien loin de là, de telle sorte qu'il n'y a aucune proportionnalité entre les propriétés photogéniques d'une lumière et ses propriétés éclairantes.

Quant au radiomètre, on ne connaît pas encore, d'une manière précise, la cause qui provoque la rotation des ailettes, cause dont il pourrait faire connaître les variations, de telle sorte que, jusqu'à ce que des recherches concluantes aient été faites à ce sujet, on n'a pas le droit d'admettre que les indications du radiomètre renseignent réellement sur l'éclairement des points où on le place.

B. Couleur.

VII. **Spectre lumineux. Couleurs spectrales.** — Comme nous l'avons rappelé déjà, lorsqu'un pinceau de lumière émanée du soleil ou d'une source lumineuse de couleur blanche traverse un ou plusieurs prismes, il s'étale, ainsi que l'on peut s'en assurer soit directement en recevant dans l'œil la lumière sortant du prisme, soit plus commodément en recevant ce pinceau étalé sur un écran présentant aussi la coloration blanche et sur lequel il forme une tache lumineuse que l'observateur peut étudier. Les effets sont analogues dans l'un et l'autre cas, et nous nous occuperons plus spécialement du dernier mode d'observation.

La partie éclairée est produite par la partie moyenne des radiations ; elle constitue ce que l'on appelle le *spectre solaire* ou le spectre de la lumière considérée.

En général, dans les conditions les plus favorables, ce spectre apparaît comme une bande éclairée présentant en ses divers points des colorations variées qui passent de l'une à l'autre par des dégradations insensibles, de telle sorte que, entre les bords extrêmes qui sont rouges pour la partie la moins déviée et violets pour la partie opposée, on ne peut établir de divisions précises. Le nombre des teintes que l'on peut percevoir en les distinguant dans un spectre donné dépend surtout de l'observateur, dont la vue peut être, à cet égard, plus ou moins sensible, plus ou moins exercée. Disons, pour n'avoir plus à y revenir, que pour certains personnes ces distinctions de couleurs sont très peu tranchées ou même n'existent pas et qu'il semble qu'il y a seulement des différences d'intensité entre les diverses parties du spectre (dyschromatopsie, chromatopseudopsie, daltonisme). Mais ce cas est exceptionnel et, en général, on perçoit aisément plusieurs teintes différentes ; Newton en avait signalé et nommé sept. Cette division ne présente rien d'absolu et même, au point de vue des recherches physiologiques sur la vision des couleurs, il est plus commode de distinguer seulement dans le spectre six régions correspondant à une teinte déterminée. Ces six régions sont désignées par le nom de la couleur correspondante, savoir :

Rouge, orangé, jaune, vert, bleu, violet, le rouge correspondant à la partie la moins déviée, le violet à la partie la plus déviée (1).

Sans vouloir insister, nous croyons devoir faire remarquer que la couleur est un phénomène entièrement subjectif, qu'il dépend de l'observateur, de la manière dont fonctionnent sa rétine et son cerveau : la radiation qui donne, par exemple, la couleur rouge, n'est pas rouge, elle diffère seulement des autres par la durée de la vibration qui n'a, en soi, aucun rapport avec la nature particulière de la sensation.

Il va sans dire, par conséquent, qu'il est impossible de savoir si deux observateurs voient les couleurs de la même façon, pas plus qu'on ne sait d'une manière générale s'il y a pour eux ressemblance entre deux sensations quelconques. Il suffit d'ailleurs, au point de vue scientifique, qu'un même nom soit donné par ces observateurs aux sensations, quelles qu'elles soient, qu'ils éprouvent dans les mêmes conditions. Cette différence probable dans la nature de la sensation est loin d'être sans intérêt au point de vue esthétique, mais c'est là une question dont nous n'avons point à nous occuper.

(1) La partie qui comprend le bleu et le violet correspond aux trois couleurs de Newton : bleu, indigo, violet.

Une radiation quelconque peut être caractérisée par la place exacte qu'elle occupe dans le spectre ; mais lorsqu'il ne s'agit pas de recherches d'optique pure, comme les radiations voisines produisent des sensations qui diffèrent peu, il suffit en général de désigner chacune d'elles par le nom de la région à laquelle elle appartient. Cela revient pour ainsi dire à remplacer la bande lumineuse à coloration dégradée insensiblement par une autre bande formée par la juxtaposition de six bandes minces à teintes plates.

Dans les explications qui suivront et pour éviter les lenteurs, nous caractériserons une radiation en indiquant sa couleur (une radiation verte, par exemple), au lieu de dire à quelle sensation de coloration elle correspond (une radiation susceptible de provoquer en nous les sensations d'une coloration verte) ; cette abréviation de langage n'a pas d'inconvénient, une fois qu'on en est prévenu.

Les couleurs que nous fournit le spectre sont dites *couleurs spectrales :* ce ne sont pas les seules colorations que nous puissions distinguer, il s'en faut de beaucoup. Lorsque, en effet, deux ou plusieurs radiations moyennes différentes arrivent simultanément à l'œil, elles ne donnent pas lieu à la perception d'autant de colorations distinctes, mais seulement à la perception d'une teinte unique, sans que nous puissions reconnaître dans cette sensation les colorations que nous eussions perçues isolément si chaque radiation nous était parvenue seule. Nous éprouvons une sensation résultante dans laquelle il ne nous est absolument pas possible de reconnaître les radiations spectrales dont l'ensemble nous a impressionnés : nous ne pouvons faire directement l'analyse du phénomène complexe. L'étude du faisceau de radiations par un ou plusieurs prismes permet au contraire cette analyse.

On conçoit dès lors que le nombre des teintes différentes soit considérable : une couleur composée dépend en effet du nombre des radiations simples coexistant, de leur nature et de leur intensité relative. On pourrait donc dire qu'il y a un nombre infini de teintes composées si, d'une part, on ne pouvait obtenir la même teinte par des combinaisons différentes de couleurs simples et si, d'autre part, il n'y avait à cet égard une limite à la sensibilité de la vue. Cependant le nombre des teintes que peuvent distinguer les personnes dont ce sens a été exercé spécialement est considérable ; on peut citer, dans cet ordre d'idées les ouvriers des Gobelins, les mosaïstes qui arrivent à discerner absolument jusqu'à 40 000 teintes.

Il est indispensable de remarquer que les mélanges dont nous parlons sont les mélanges des sensations et non les mélanges des matières colorantes ou pigments colorés qui donnent lieu à des résultats très différents, comme nous l'indiquerons plus loin.

VIII. **Mélange des couleurs.** — La teinte résultant du mélange de deux ou plusieurs couleurs spectrales dépend de leur nature et de leurs proportions relatives ; Newton a donné une règle pour trouver la teinte résultante, mais, outre qu'elle n'est pas d'une application commode, elle ne donne pas dans tous les cas des résultats satisfaisants.

Le mélange le plus intéressant est celui qui résulte de la réunion de toutes les radiations du spectre, c'est le blanc.

Cette teinte peut d'ailleurs être obtenue différemment, et plus simplement en réunissant deux par deux les couleurs spectrales ; ainsi :

Rouge et vert; — orangé et bleu ; — jaune et violet.

Les deux couleurs de chaque couple sont dites complémentaires l'une de l'autre.

Il est nécessaire de savoir que des mélanges de couleurs spectrales convenablement choisies peuvent donner naissance à des sensations analogues à celles produites par d'autres couleurs spectrales simples. Ainsi le vert et l'orangé donnent du jaune par leur mélange ; le jaune et le rouge donnent de l'orangé.

Nous l'avons dit, l'œil ne peut reconnaître la nature simple ou composée d'une sensation ou, ce qui revient au même, du faisceau de radiations qui a donné naissance à cette sensation ; il ne distingue pas, par exemple, le blanc formé par le mélange des six couleurs spectrales du blanc produit par le mélange de deux couleurs complémentaires. On peut indirectement être averti de cette différence, par exemple, en étudiant l'effet produit sur certains corps colorés, comme nous l'indiquerons plus loin. Mais le procédé le plus sûr et le plus commode pour reconnaître la composition d'une couleur consiste dans l'étude de l'effet produit par un prisme ou un système de prismes, qui, en étalant, en séparant les radiations différentes, permet de reconnaître celles qui existent dans le faisceau considéré.

Cette étude se fait commodément à l'aide d'appareils spéciaux appelés *spectroscopes*, que nous n'avons pas à décrire ici. Ces appareils permettent de reconnaître quelles radiations existent et de les caractériser absolument, par leur indice de réfraction par exemple.

Ces renseignements ne seraient cependant pas suffisants absolument, car les radiations existantes peuvent se trouver dans des proportions relatives différentes. On peut avoir à cet égard les indications nécessaires par l'emploi du *spectrophotomètre*, appareil formé par la réunion d'un spectroscope et d'un photomètre. A l'aide de cet appareil, on compare l'intensité de chaque radiation existante avec celle de la radiation identique du spectre d'une lumière bien déterminée ; conventionnellement on a adopté (Congrès international des électriciens) comme terme de comparaison la lumière produite par le platine en fusion (étalon Violle).

En général, le mélange de deux couleurs spectrales ne donne pas, à proprement parler de couleurs nouvelles, mais des couleurs analogues à celles que l'on obtiendrait en mélangeant en proportions convenables du blanc à une couleur spectrale : ce sont, suivant l'expression consacrée, des couleurs moins *saturées*. Il faut faire exception pour le mélange de violet et de rouge, qui donne une couleur distincte, le *pourpre*, que l'on ne peut reproduire par un mélange de blanc et d'une couleur spectrale.

Les effets sont du même genre lorsque l'on mélange plus de deux couleurs spectrales, mais la couleur résultante s'éloigne encore davantage de la saturation.

IX. **Influence de l'éclairement sur les couleurs.** — La sensation produite, au point de vue de la couleur, par des radiations déterminées n'est pas invariable et dépend de l'intensité de l'éclairement, de telle façon que, lorsque cette intensité augmente, toutes les couleurs simples se rapprochent du blanc et du jaune blanchâtre.

Lorsque l'éclairement diminue, les couleurs cessent d'être facilement distinguées, et même, comme nous l'avons déjà dit, si l'éclairement est très faible, la notion de couleur disparaît complètement et il reste seulement la sensation de lumière, sans caractère propre.

Il n'est pas possible de comparer deux couleurs différentes au point de vue de l'intensité. En éclairant les deux parties de l'écran d'un photomètre par deux lumières différentes, ayant des colorations différentes, on reconnaît que l'on ne peut percevoir l'égalité ou l'inégalité d'éclairement.

Si cependant on examine le spectre solaire, par exemple, ou tout autre spectre d'une lumière blanche, on reconnaît que l'impression de l'éclairement paraît la plus vive dans le jaune ; viendraient ensuite l'orangé et le vert, puis le rouge, et enfin le bleu et le violet. On peut donc être porté à croire que, toutes choses égales d'ailleurs, une lumière sera d'autant plus éclairante qu'elle contiendra plus de jaune ; on ne peut cependant affirmer qu'il en est ainsi, car rien ne prouve que le pouvoir éclairant d'une lumière composée soit la somme des pouvoirs éclairants des lumières simples qui la composent. Il s'agit là d'une sensation, et, dans les phénomènes subjectifs, il n'y a pas nécessairement une relation simple entre l'effet et la cause.

Ajoutons que, d'après des recherches de MM. Macé de Lépinay et Nicati qui concordent avec ce que nous venons de dire, la distinction nette des objets est due presque exclusivement à l'éclairage produit par la partie la moins réfrangible du spectre.

§ 3. — Des corps lumineux et des corps éclairés.

Dans la partie qui précède, nous avons admis l'existence des corps lumineux et des corps éclairés, sans rechercher quelles conditions ils devaient remplir, comment ils se comportent ; cette étude est nécessaire pour que nous nous rendions compte des circonstances diverses qui se présentent dans toute question relative à l'éclairage. Ce sont ces oints dont nous allons nous occuper maintenant, non pas pour les raiter complètement, mais pour indiquer les faits et les lois dont la onnaissance nous sera nécessaire par la suite.

Nous parlerons d'abord des corps lumineux, puis des corps éclairés, t enfin nous serons conduit à nous occuper de la couleur des corps omme conséquence.

I. **Des corps lumineux par incandescence.** — Considérés au oint de vue des conditions physiques générales, les corps lumineux se ivisent en deux groupes : pour les uns, la propriété d'être lumineux st liée à une élévation notable de température : ce sont alors des corps *ncandescents*; pour les autres, cette propriété se manifeste sans élévaion appréciable de température : ce sont des corps *phosphorescents.*

Examinons successivement ces deux espèces de corps.

Lorsqu'on examine au spectroscope un faisceau de radiations émané 'un corps incandescent, on reconnaît que la composition du faisceau épend de diverses conditions, et principalement de l'état du corps et de a température.

S'il s'agit d'un solide ou d'un liquide incandescent, le spectre observé st continu, formant une bande lumineuse plus ou moins large, avec des olorations variées, mais ne présentant aucune partie obscure, c'est-à-dire que la lumière émise par ce corps comprend *toutes* les radiations omprises entre celles qui limitent les bords du spectre : c'est un spectre ontinu.

Si, au contraire, le corps incandescent est un gaz, le spectre se réduit une série de bandes ou de raies lumineuses plus ou moins larges, éparées par des intervalles obscurs : c'est un spectre discontinu.

Nous ne nous occuperons pas en détail de ces spectres discontinus; d'une manière générale, on peut leur appliquer ce que nous dirons des pectres continus et, d'ailleurs, les corps gazeux incandescents ne préentant pas d'application au point de vue de l'éclairage, nous n'avons pas à nous y arrêter.

Le spectre solaire présente une disposition qui ne rentre ni dans l'une ni dans l'autre des formes précédentes : il est constitué par une bande umineuse étendue, sillonnée de fines lignes obscures. Cela tient à ce que nous n'observons pas directement la lumière émanée du soleil, mais que cette lumière ne nous parvient qu'après avoir traversé des couches gazeuses où se produisent des phénomènes d'absorption. D'ailleurs, au point de vue de l'éclairage, ces raies obscures ont peu d'importance dans la pratique, et la lumière solaire agit presque comme correspondant à un spectre continu.

En examinant le spectre fourni par un même corps à diverses températures, on observe qu'il ne présente pas une étendue constante et que l'intensité de ses diverses parties varie. Si l'on considère une radiation déterminée en faisant croître la température du corps, on reconnaît que cette radiation apparaît seulement à une valeur particulière de cet température, à partir de laquelle son intensité croît continûment, si température continue à s'élever. Il y a de plus une relation entre nature de la radiation et la température à laquelle celle-ci commence apparaître, les radiations les moins réfrangibles, les plus rapides pa conséquent, étant émises aux températures les moins élevées.

Ces indications rendent compte des changements de couleur que pré sente un corps dont on élève progressivement la température. Lorsqu le corps commence à devenir lumineux, ce sont les radiations les moin réfrangibles qui sont émises, c'est-à-dire les radiations rouges; telle es bien aussi la couleur des corps lorsqu'ils commencent à devenir visible dans l'obscurité. Si l'on élève la température, les radiations rouge deviennent plus intenses, puis les radiations orangées se joignent elles : la couleur du corps est alors celle qui résulte du mélange d rouge et de l'orangé. Et ainsi de suite, chaque nouvelle élévation d température augmentant l'intensité des radiations existant précéden ment, et faisant apparaître des radiations plus réfrangibles, la couleu à une température déterminée, étant celle qui résulte du mélange d toutes les radiations qui existent à cette température. Enfin le corp arrive à paraître blanc lorsqu'il est à une température pour laquelle i émet toutes les radiations moyennes.

Cette analyse sommaire fait comprendre la relation générale qui exist entre la couleur d'un corps incandescent et la température, si bien qu la première peut dans une certaine mesure servir à caractériser celle-ci C'est ainsi que pour le platine on a établi le tableau suivant, dans lequel bien entendu, les températures ne sont qu'approximatives] :

Couleurs du platine.	Températures.	Couleurs du platine.	Températures.
Rouge naissant..........	525	Orange foncé............	1100
Rouge sombre...........	700	Orange clair............	1200
Cerise naissant...........	800	Blanc....................	1300
Cerise..................	900	Blanc soudant...........	1400
Cerise clair.............	1000	Blanc éblouissant........	1500

On ne sait pas au juste si la nature du corps intervient pour modifie la température à laquelle commence à apparaître une radiation déterminée; cependant il semble résulter de recherches qui ont été faites notamment par Becquerel, que tous les corps commencent à deveni visibles dans l'obscurité vers 500°.

Nous venons d'indiquer ce qui se passe lorsque le corps est susceptible d'émettre toutes les radiations. Si, comme l'alcool salé, pa exemple, il ne peut en émettre qu'une, sa coloration ne changera pas lorsque la température s'élèvera, mais son pouvoir éclairant croîtra avec la température.

Si le corps ne peut émettre qu'un nombre limité de radiations, sa couleur changera au fur et à mesure qu'une nouvelle radiation viendra 'ajouter à celles qui étaient déjà émises; mais, à partir du moment où lles seront toutes émises, il n'y aura plus que des variations d'intensité, on de coloration.

II. **Des corps lumineux par phosphorescence.** — Il résulte 'observations très anciennes que le diamant, après avoir été exposé u soleil pendant un certain temps, jouit de la propriété d'être lumi-eux dans l'obscurité, tout en étant à la température ordinaire. Le ulfure de calcium, convenablement préparé (phosphore de Bologne), le ulfure de baryum (phosphore de Canton), possèdent cette même pro-riété à laquelle on a donné le nom de *phosphorescence* qui rappelle la ropriété que possède le phosphore d'émettre des lueurs dans l'obscu-ité, mais la phosphorescence proprement dite n'est pas accompagnée 'actions chimiques, comme il arrive pour le phosphore.

Les lueurs de la phosphorescence ont un aspect spécial, leur colora-on est variable et généralement très lavée de blanc.

L'intensité de ces lueurs est faible; cependant les corps phosphores-ents sont vus distinctement, ils peuvent même servir de sources lumi-euses et permettre de distinguer les corps voisins. Les radiations mises par les corps phosphorescents n'agissent pas seulement sur œil, elles peuvent produire des actions chimiques et agissent sur les apiers photographiques, elles peuvent également influencer des corps hosphorescents et les rendre lumineux.

La durée de la phosphorescence est très variable; pour certains échan-llons de sulfure de calcium, elle a été observée pendant trente heures; our d'autres corps, elle est très courte et peut ne pas dépasser 1/5000 de econde. Les corps chez lesquels la phosphorescence a une durée assez ourte pour ne pouvoir être observée directement sont dits *fluorescents*.

La phosphorescence peut prendre naissance par des actions méca-iques telles que le clivage, par exemple; — par des élévations de tem-érature même assez peu considérables; — enfin et surtout par l'action les radiations, principalement des radiations très réfrangibles.

Disons que le cristallin et la rétine sont fluorescents : cette propriété ntervient dans l'explication de certains phénomènes physiologiques de a vision.

Certains corps organisés émettent aussi des lueurs et sont égale-nent dits phosphorescents : nous n'insisterons pas sur les exemples ombreux qu'on pourrait citer, et nous nous bornerons à signaler que ette propriété appartient à certains insectes, à certaines espèces d'éla-érides. Cette propriété a été bien étudiée par M. Raphaël Dubois.

La lumière émise par les corps phosphorescents est constituée diver-sement suivant la nature des corps; tantôt ces corps examinés au spec-troscope donnent un spectre continu et complet, tantôt il est continu, mais est moins étendu que le spectre de la lumière blanche ordinaire; d'autres fois, ce spectre est formé par des bandes assez larges séparées par des espaces obscurs; d'autres fois encore, on observe une par continue et une partie formée de bandes.

Mais, ce qui paraît absolument caractéristique, c'est l'absence radiations calorifiques obscures et l'effet presque nul qu'exercent l corps phosphorescents sur les thermomètres les plus sensibles. No verrons plus tard une conséquence qu'on peut déduire de cette remarq et qui pourra conduire dans l'avenir à des modifications profond dans les procédés d'éclairage.

III. **Des corps éclairés.** — Nous voyons les corps lumineux q nous regardons, mais, au point de vue qui nous occupe, cet effet ne pr sente qu'un intérêt restreint, et l'utilité de ces corps consiste principa ment en ce qu'ils nous permettent de voir les corps non lumineux qu' éclairent. Nous avons indiqué comment varie l'éclairement produit, po un corps lumineux donné; il importe maintenant d'étudier comment c éclairement varie avec la nature des corps non lumineux et comment présence de ceux-ci peut influer sur l'éclairement des corps voisin Nous devons d'abord résumer les résultats principaux sur lesquels rep sent les indications que nous donnerons.

Lorsqu'un faisceau lumineux rencontre un corps, la lumière, dans cas le plus général, se divise en trois parties : une partie, *lumière réfl chie*, forme un faisceau qui revient en arrière; une seconde parti *lumière réfractée*, qui traverse le corps, et une troisième partie, *lumiè diffusée*, qui produit le même effet que si chacun des points de la surfa rencontrée par le faisceau lumineux émettait de la lumière dans tout les directions. Ces trois parties peuvent être très inégales comme inte sité, et une ou même d'eux d'entre elles peuvent ne pas exister.

C'est ce qui se présente, par exemple, si les surfaces sont *parfaiteme polies*; alors il n'y a pas de diffusion. La lumière réfractée n'existe p si le corps est opaque: la lumière diffusée ne manifeste alors ses effe que dans le premier milieu : il y a seulement diffusion par réflexion non diffusion par transmission.

Si les deux conditions sont réunies, il n'y a que de la lumière réfléchi

Si le corps est limité par des surfaces non polies, il n'y a ni réflexio ni réfraction, mais seulement de la diffusion; celle-ci n'a lieu que dar le premier milieu si le corps est opaque; elle se manifeste dans tous l sens dans le cas contraire et, alors, le corps est dit *translucide*.

Dans chacun de ces cas, nous étudierons les modifications d'intensi ou de coloration subies par les faisceaux, et nous aurons à en conclu les effets produits tant pour la vision des corps que pour l'éclaireme des corps voisins.

Les corps placés sur le trajet d'un faisceau lumineux peuvent agir su l'intensité des radiations et sur la forme du faisceau : les variations d'in tensité sont liées surtout à la nature et à la dimension des corps, le variations de forme du faisceau à la forme de ces corps.

Ces dernières questions sont étudiées spécialement dans l'optique géométrique : nous rappellerons d'abord les résultats principaux et nous nous occuperons ensuite des effets dus aux variations d'intensité.

Nous examinerons d'abord le cas d'un corps opaque au point de vue des effets produits au delà de ce corps.

IV. **Ombre, pénombre.** — Considérons d'abord le cas d'un corps opaque ABCD éclairé par un point lumineux isolé L (fig. 6). Imaginons que l'on mène par ce point une série de lignes droites passant par tous les points de la périphérie du corps ou qui soient tangentes à ce corps. L'ensemble de ces droites prolongées derrière le corps limite un espace appelé *pyramide* ou *cône d'ombre*. On voit immédiatement que tout point situé dans cet espace ne pourra pas recevoir de lumière, il ne sera pas éclairé, il sera dans l'ombre.

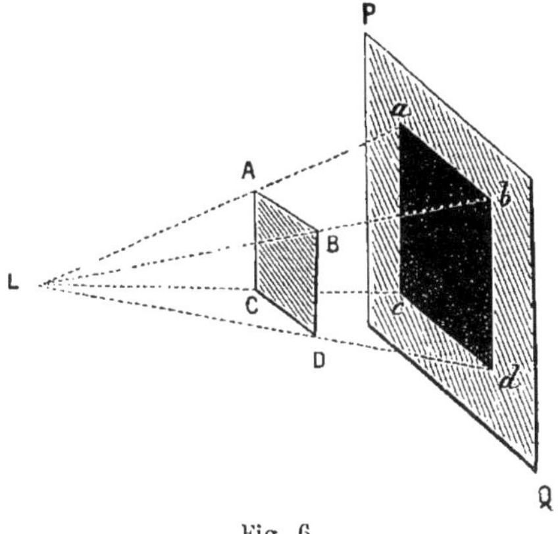

Fig. 6.

Si derrière le corps on place un écran ou un autre corps quelconque, la section *abcd* par cet écran du cône d'ombre donne une partie qui est dans l'obscurité absolue; c'est ce qui constitue l'ombre portée du corps, tandis que les parties extérieures à cette section reçoivent de la lumière et sont éclairées.

Si la source lumineuse est, non pas un point lumineux, mais une surface ou un corps LL′, les effets produits sont un peu moins simples. Il faut concevoir que chacun des points de la source produit les effets que nous venons d'indiquer et en déduire l'action résultante. On arrive aisément, par ce moyen, aux conclusions suivantes (fig. 7) :

Derrière le corps opaque considéré, l'espace est divisé en trois parties : dans l'une, la plus extérieure, l'éclairement en chaque point est le même que si le corps n'existait pas; dans une autre, la plus intérieure, ou *cône d'ombre*, la lumière ne parvient absolument pas; enfin, intermédiairement dans le *cône de pénombre*, l'obscurité n'est pas complète, mais l'éclairement est moindre que dans la partie extérieure et varie d'un point à l'autre. Sur un écran placé derrière le corps, il y a trois parties correspondantes, partie éclairée, ombre portée et pénombre.

Dans ces différents cas, on peut dire que le corps n'agit que comme un obstacle au passage de la lumière, et que sa nature n'intervient pas dans les effets observés, pourvu qu'il soit opaque (1).

(1) Non passons volontairement sous silence les effets de diffraction qui prennent naissance dans quelques circonstances particulières, mais qui sont sans intérêt dans la pratique.

Variation de la forme des faisceaux par réfraction et par réflexion. — Si le corps laisse passer la lumière, la forme du faisceau émergent et sa direction dépendent des formes des surfaces d'entrée et de sortie.

D'une manière générale, le faisceau conserve la même forme (parallèle, convergent ou divergent) si les faces sont planes ; la direction n'est pas modifiée si elles sont parallèles, elle est changée dans le cas contraire, (prisme), et le faisceau est dévié du côté de la base du prisme.

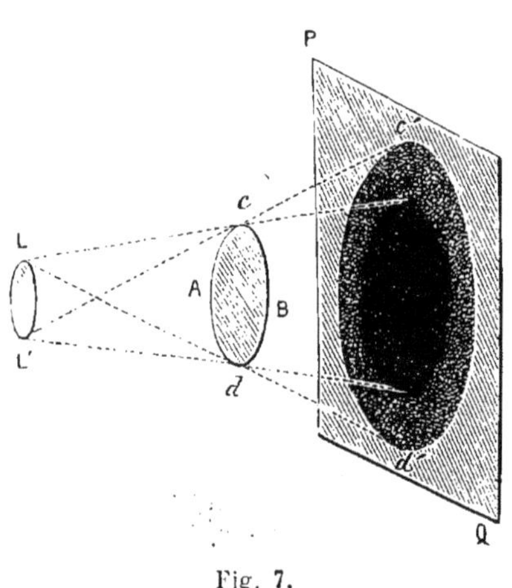

Fig. 7.

Si les faces sont courbes, la forme du faisceau est modifiée : c'est le cas général des lentilles. Sans entrer dans le détail, nous dirons que les unes augmentent la convergence ou diminuent la divergence des faisceaux (lentilles convergentes), tandis que les autres (lentilles divergentes) diminuent la convergence ou augmentent la divergence.

L'éclairement dépendant de la quantité de radiations qui arrivent en un point donné varie avec la grandeur de la section du faisceau et se trouve ainsi lié à la forme de celui-ci. Si le faisceau est convergent, c'est au sommet que se trouve le maximun d'éclairement.

En réalité, la question n'est pas aussi simple qu'on l'indique en optique géométrique, parce que, par le passage même à travers la substance considérée, il y a affaiblissement des radiations, affaiblissement qui croît avec l'épaisseur, mais qu'on peut négliger si celle-ci est faible. Il résulte de là que l'interposition d'une lame mince à faces parallèles peut, en général, être considérée comme ne produisant pas un effet sensible.

Si le corps qui reçoit la lumière est poli sur sa face antérieure, le faisceau est réfléchi ; si cette face est plane, il n'y a qu'un changement de direction ; si elle est courbe, il y a en outre un changement de forme. Dans la pratique, cette surface a une forme simple, sphérique en général ou exceptionnellement parabolique ; si la surface est convexe, le faisceau sera rendu moins convergent ou plus divergent ; ce sera l'inverse si la surface est concave.

Comme dans le cas précédent, les variations de forme amèneront des variations d'éclairement.

Examinons spécialement le cas d'une surface réfléchissante plane, placée dans le voisinage d'un point lumineux. On sait que la lumière réfléchie forme un faisceau qui semble venir d'un point situé derrière le miroir; il en résulte qu'un corps voisin éclairé par la lumière directe et par la lumière réfléchie est dans les mêmes conditions que s'il était soumis à l'action de deux sources de lumière différentes. Comme on connaît la position de l'image du point lumineux, on peut déterminer les effets produits.

En réalité, pour tenir compte de l'effet de la réflexion, il faut supposer que les deux sources de lumière ne sont pas égales; la réflexion diminue toujours, plus ou moins, l'intensité du faisceau: il faudra donc attribuer à l'image un pouvoir éclairant moindre qu'à la source lumineuse effective.

V. De la diffusion. — Une surface diffusante qui reçoit un faisceau de lumière se comporte, avons-nous dit, comme si chacun de ses points émettait des radiations dans *toutes* les directions si le corps est transparent, dans le *premier milieu* seulement si le corps est opaque. Dans tous les cas, la section du faisceau par la surface diffusante se comporte comme le ferait une surface lumineuse; seulement le pouvoir éclairant en chaque point est beaucoup moindre que ne l'est le pouvoir éclairant de la source effective.

Si le corps considéré, diffusif, laisse passer la lumière, l'éclairement des corps situés au delà se fera dans les mêmes conditions que si la surface diffusante était réellement la source de lumière, avec un affaiblissement dont on ne peut, en général, préciser la valeur. Mais cet affaiblissement sera compensé, en partie au moins, par la plus grande étendue de la surface éclairante. En particulier, les ombres seront moins étendues, disparaîtront même, les pénombres seront plus considérables, et il en résultera d'une manière générale une répartition plus uniforme de l'éclairement. C'est l'effet qui se produit, par exemple, par l'action des verres dépolis susbtitués aux vitres transparentes, dans les fenêtres.

Les effets sont les mêmes pour le cas de l'éclairement produit par la diffusion sur les corps opaques; seulement l'action est moins intense en général. Souvent, dans ce cas, l'éclairement est produit à la fois par le corps éclairant et par la diffusion d'une surface et en chaque point l'action est la somme des actions produites par la source réelle et par la source diffusante agissant comme une source plus ou moins étendue, mais peu éclairante. On peut aisément, d'après ces remarques, se rendre compte de la production des effets, mais non de leur valeur, car on ne connaît pas d'une manière précise l'influence de la diffusion au point de vue de l'intensité.

Il est à remarquer que nous ne pourrions distinguer par la vue les surfaces, et par suite les corps, si celles-là n'étaient diffusantes. La transmission avec réfraction et la réflexion nous permettent de voir les *images* des corps lumineux, mais rien ne nous avertit que les faisceaux ont été modifiés par ces surfaces, dont l'existence ne nous est alors révélée par aucun effet. La théorie l'indique et l'expérience le vérifie lorsque l'on observe des surfaces qui sont réellement dépourvues de diffusion, ce qui est d'ailleurs une condition qui ne se rencontre qu'exceptionnellement. Au contraire, les surfaces diffusantes se comportant comme des corps lumineux au point de vue des radiations qu'ils envoient sont vues, comme ceux-ci et pour la même raison.

Pour un élément de surface de nature et de position données, la diffusion est variable avec la direction dans laquelle arrivent les radiations et avec la direction suivant laquelle on les reçoit après la diffusion ; on ne connaît pas d'ailleurs la loi qui régit ces variations.

Quoi qu'il en soit, il est aisé de comprendre que, si l'on considère une surface plane recevant de la lumière d'une source assez éloignée pour qu'il n'y ait pas à tenir compte des variations de distance, la diffusion se fera de la même façon en tous les points, et que l'éclairement sera uniforme. Il y aurait au contraire un changement brusque dans l'éclairement si le corps comprenait deux surfaces planes diversement inclinées. Enfin, si le corps était courbe, le changement de direction étant continu, il en serait de même du changement d'éclairement : la variation plus ou moins rapide de l'éclairement nous renseigne même sur la grandeur de la courbure aux divers points, sur la forme des corps par conséquent.

Nous avons dit précédemment que c'est grâce à la diffusion que nous voyons les corps : nous pouvons ajouter que c'est grâce à ses variations que nous en connaissons les formes.

Un cas particulier qui mérite de nous arrêter est celui de la diffusion sur les particules solides qui existent au sein d'une masse gazeuse ou liquide transparente. Lorsqu'un faisceau traverse une masse de ce genre dans une direction déterminée, chaque particule qui se trouve sur le trajet du faisceau diffuse une partie de la lumière qu'elle reçoit et la renvoie dans toutes les directions. C'est à ce phénomène que nous devons de voir, dans une chambre obscure, le trajet d'un faisceau lumineux qu'on y a fait pénétrer : ce faisceau ne peut donner de sensation, par lui-même, que s'il parvient à notre œil, il ne peut donc donner aucune sensation si notre œil est placé latéralement, puisque, alors, nous ne recevons aucune lumière. Mais la présence de particules diffusantes, en renvoyant de la lumière dans toutes les directions, en fait parvenir jusqu'à notre œil : nous voyons alors, non pas le faisceau lumineux, mais les particules éclairées par le faisceau lumineux.

La diffusion de la lumière sur les particules solides de l'atmosphère n'est facilement distincte que lorsque le phénomène se produit en une partie seulement d'un espace dont le reste est maintenu dans l'obscurité. Elle n'en existe pas moins, alors même que l'espace est éclairé tout entier; seulement alors elle n'est pas directement appréciable. Mais elle agit cependant d'une manière très nette et il est indispensable d'en tenir compte pour expliquer l'éclairement effectif des corps soumis à l'action d'une source lumineuse comme nous allons l'expliquer.

L'observation montre, contrairement à ce qui résulterait des indications que nous avons données (p. 127), que dans le cône d'ombre produit par un corps opaque nous pouvons distinguer la forme du corps lui-même et celle des corps qui se trouvent dans ce cône; nous distinguons ces formes parce que nous voyons des différences d'éclairement montrant qu'il y pénètre de la lumière, en petite quantité d'ailleurs. Cette lumière est due à la diffusion : diffusion sur les surfaces voisines s'il en existe, et en tout cas diffusion sur les particules en suspension dans l'atmosphère : par suite de cette diffusion, il y a de la lumière qui pénètre dans toutes les directions dans le cône d'ombre et qui vient éclairer les points qui s'y trouvent. L'effet général est le même que s'il y avait en somme un faisceau de lumière qui viendrait en sens contraire du faisceau émané de la source lumineuse; ce faisceau inverse, étant d'ailleurs notablement plus faible que le faisceau direct, ne produit que de faibles modifications d'éclairement; mais celles-ci sont d'autant plus sensibles qu'elles se produisent dans une partie qui est très peu éclairée d'une manière absolue. C'est cet éclairement par diffusion qui constitue ce qu'on appelle le *reflet* et qui nous fournit des renseignements sur la forme des surfaces qui sont dans le cône d'ombre; il joue donc un rôle très important au point de vue de la connaissance des corps. Les variations de l'éclairement dans le reflet nous font connaître la forme des surfaces dans l'ombre de la même façon que les variations de l'éclairement dans les parties éclairées.

VI. **Transmission et diffusion de la lumière composée.** — Les résultats que nous venons d'indiquer ne sont conformes absolument à la réalité que dans le cas où la lumière considérée est simple, monochromatique, où elle ne se compose que d'une seule espèce de radiations. Mais il n'en est pas ainsi, et, sauf de rares cas, les sources lumineuses que nous employons émettent des faisceaux comprenant un plus ou moins grand nombre de radiations différentes.

Sans entrer dans le détail, nous pouvons dire que toute transmission d'une radiation dans un milieu, toute réflexion, toute diffusion a pour effet de diminuer l'intensité de cette radiation, et que, de plus, en général, cette diminution pour les mêmes conditions varie avec la nature de la radiation et peut varier d'une manière considérable, la diminution pouvant tantôt être assez faible pour être négligeable, tantôt être assez grande pour devoir être considérée comme amenant l'extinction totale.

Il résulte de là qu'un faisceau composé qui rencontre ou traverse un corps peut perdre certaines radiations en partie ou même en totalité : il ne peut en gagner aucune (nous faisons abstraction des corps fluorescents ou phosphorescents, qui sont des sources lumineuses et non des corps simplement éclairés).

C'est à cette variation de composition des faisceaux que sont dus les effets de coloration que présentent les corps, soit qu'ils agissent par transmission, soit qu'ils agissent par diffusion. Nous nous occuperons d'abord de ce dernier cas.

Il y a des corps qui diffusent également toutes les radiations, les affaiblissant toutes, mais les affaiblissant dans les mêmes proportions. Si un corps présentant cette propriété reçoit un faisceau de lumière blanche c'est-à-dire un faisceau comprenant toutes les radiations moyennes, il enverra à l'œil de la lumière les contenant toutes avec les mêmes différences d'intensité relative : la sensation éprouvée sera donc celle de la couleur blanche et on dira que le corps est *blanc*.

Si le faisceau n'était pas complet en arrivant sur le corps, après la diffusion il manquerait les mêmes radiations qu'à l'incidence, et la sensation que nous éprouverions en regardant le corps correspondrait à la même couleur que celle qu'aurait fournie directement le faisceau incident, couleur qui dépend de la composition de ce faisceau. En un mot, ce corps n'a pas absolument une coloration propre; il prend constamment la coloration qui correspond à la couleur que produit la lumière qui l'éclaire.

Considérons le cas où le corps diffuse certaines radiations et éteint les autres. Si la lumière incidente ne contient que des radiations qu'il peut diffuser, sa coloration sera la même que celle du faisceau incident, car la lumière diffusée et la lumière incidente contiendront les mêmes radiations. Mais, si la lumière incidente contient à la fois des radiations qui peuvent être diffusées et des radiations qui sont arrêtées, la couleur que nous voyons en regardant le corps n'est pas la même que celle du faisceau incident et elle est variable avec la composition de celui-ci. Enfin, si la lumière incidente ne contenait aucune des radiations qui peuvent être diffusées par le corps, celui-ci paraîtrait noir.

On voit, en somme, qu'un corps n'a pas une coloration déterminée absolument, mais que celle-ci dépend de la constitution de la lumière incidente. Si donc on veut désigner une coloration comme caractérisant un corps, il faut préciser la lumière avec laquelle ce corps a été éclairé. D'une manière générale, quand on parle de la couleur ou de la coloration d'un corps, on sous-entend que le corps a été éclairé par la lumière blanche, cette lumière comprenant l'ensemble de toutes les radiations moyennes. Comme nous l'avons dit, c'est celle que donne un corps solide ou liquide incandescent porté à une température assez élevée pour émettre toutes les radiations moyennes, comme le platine en fusion (étalon Violle).

En général, la coloration indiquée est plutôt celle qui correspond à l'éclairement par la lumière solaire. Quoiqu'il n'y ait pas grande différence, il y en a cependant, car le spectre solaire n'est pas absolument continu : il est sillonné de raies noires fines qui indiquent qu'un certain nombre de radiations manquent. L'influence de ces raies est négligeable en général et on peut n'en pas tenir compte, le plus souvent Mais il peut n'en être pas ainsi dans le cas où les corps considérés diffusent particulièrement bien quelques-unes des radiations qui font défaut dans la lumière solaire : la coloration par cette lumière diffère de celle qu'on observerait pour une lumière complète. C'est ce que M. Govi a très justement fait remarquer à l'occasion d'un exemple curieux que nous croyons devoir indiquer.

Le biiodure de mercure est un corps d'un beau rouge dans les conditions ordinaires, c'est-à-dire lorsqu'il est éclairé par la lumière solaire : on pouvait donc penser qu'il deviendrait noir s'il était soumis à l'action d'une lumière jaune, conformément à ce que nous avons dit plus haut. Or, en l'éclairant à la lumière d'une flamme d'alcool sodé (qui émet de la lumière jaune pure) le corps paraît d'un beau jaune. A quoi cela tient-il? A ce que, en réalité, le biiodure de mercure peut diffuser les radiations rouges et les radiations jaunes (celles qui correspondent à la flamme du sodium). Mais dans la lumière solaire ces radiations jaunes n'existent pas, car le spectre solaire présente précisément une raie noire correspondant aux radiations de cette réfrangibilité, la raie D; le corps paraît donc rouge par suite de la présence des radiations rouges; de même aussi il paraît jaune dans la lumière jaune. C'est précisément un exemple du cas que nous avons cité précédemment. Il en résulte que, soumis à l'action d'une lumière qui contient le rouge et le jaune comme la flamme du gaz d'éclairage, le biiodure de mercure doit présenter une coloration orangée.

Des effets de ce genre se présentent certainement dans d'autres circonstances et sont une des raisons que l'on doit invoquer pour expliquer les différences de coloration que présente un corps soumis successivement à la lumière du soleil et à une lumière artificielle.

Absolument parlant, on ne devrait donc pas définir la couleur d'un corps en indiquant sa teinte lorsque le corps est éclairé par la lumière solaire et on aurait une donnée plus précise en employant une lumière artificielle comprenant toutes les radiations.

Nous avons parlé spécialement dans les paragraphes précédents de l'effet de la diffusion au point de vue de la sensation couleur que nous font éprouver les corps diffusifs dans diverses circonstances. Mais il faut remarquer que la lumière diffusée, comme nous l'avons déjà indiqué, concourt à l'éclairement des corps voisins, soit qu'elle ajoute son action à celle de la lumière venant de la source lumineuse, soit qu'elle pénètre dans les parties qui sont dans l'ombre pour y produire un éclairement qui, quoique faible, est loin d'être sans importance. On conçoit, d'après ce que nous venons de dire, que si l'on veut tenir compte de l'action de cette lumière diffusée, il faut faire intervenir la composition de cette lumière, dont la nature amènera des modifications dans la couleur des corps qu'elle éclaire. Il est difficile de prévoir absolument à l'avance les effets produits; ils dépendent, en effet : 1° de la constitution de la lumière émise par la source lumineuse, lumière qui agit d'abord directement sur le corps éclairé, puis qui donne de la lumière diffusée par l'action des corps voisins; 2° de la nature de ces corps de laquelle dépend la modification subie par la lumière diffusée; 3° enfin, de la nature du corps éclairé qui modifie, en la diffusant vers l'œil, la lumière qu'il reçoit des deux parts.

Les corps qui laissent passer la lumière, les corps transparents, produisent des effets très analogues à ceux que nous venons d'indiquer pour les corps diffusifs. On peut interposer ces corps soit entre une source lumineuse et l'œil, soit entre un corps diffusif éclairé et l'œil; mais, au fond, il n'y a pas de différences.

Il peut arriver que le corps laisse également passer toutes les radiations sans affaiblissement sensible ou en les affaiblissant toutes dans la même proportion. L'interposition des corps ne modifie pas la composition du faisceau, ni les intensités relatives des diverses radiations, la couleur ne sera donc pas changée, qu'il s'agisse d'un faisceau émané d'une source lumineuse ou d'un corps diffusif. Le corps considéré sera dit alors incolore.

Les effets sont différents si le corps arrête certaines radiations en laissant passer les autres : nous aurions à répéter absolument ce que nous avons dit pour la diffusion ; nous n'insisterons pas.

Le corps transparent est dit coloré dans ce cas, mais on voit qu'il ne produit pas toujours les mêmes effets, et que ceux-ci dépendent de la composition de la lumière incidente. On a l'habitude de définir la coloration d'un corps transparent en indiquant l'effet qu'il produit lorsqu'il est traversé par de la lumière blanche ou, ce qui revient au même, la coloration que paraissent avoir les corps blancs lorsqu'on les regarde à travers le corps considéré.

Nous indiquerons spécialement le cas où le corps reçoit un faisceau ne contenant que des radiations qu'il arrête. Aucune lumière n'arrive alors à un œil situé derrière ce corps qui est *opaque* dans ce cas, quoiqu'il doive être considéré comme transparent pour des lumières d'autres compositions; ce n'est donc pour ainsi dire qu'une opacité relative, l'opacité absolue étant celle d'un corps qui ne laisse passer aucune lumière.

L'influence des corps transparents colorés sur l'éclairement des corps voisins donnerait lieu aux mêmes remarques générales que celles que nous avons faites sur la diffusion; cette influence n'est pas seulement marquée par un éclairement plus ou moins considérable, mais elle l'est aussi par la possibilité de changements dans les colorations. Les effets sont même notablement plus grands, parce que la lumière est moins affaiblie, en général, par la transmission à travers un corps que par la diffusion.

VII. **De l'absorption des radiations.** — L'affaiblissement des radiations par le passage à travers un corps transparent dépend de l'épaisseur traversée, croissant quand l'épaisseur augmente et plus rapidement que celle-ci. Sans vouloir insister, nous conclurons de là que :

Des radiations qui sont arrêtées complètement par des épaisseurs même petites peuvent être transmises si les épaisseurs deviennent *excessivement* petites : les corps opaques peuvent devenir transparents quand ils sont réduits en couches excessivement minces. C'est ce qui arrive pour l'or réduit en feuilles par le battage, pour l'argent et le platine déposés sur le verre par des procédés chimiques.

Inversement, une radiation qui ne subit pas d'affaiblissement sensible pour une épaisseur petite peut, au contraire, être notablement diminuée d'intensité pour une grande épaisseur. C'est ce qui arrive pour le verre, l'eau, l'air qui sont incolores en tranches peu épaisses, mais qui se colorent d'une manière très nette sous des épaisseurs notables parce que certaines radiations sont alors arrêtées presque complètement. Si l'épaisseur croît encore, il arrive que toutes les radiations sont arrêtées, le corps devient absolument opaque.

Dans tout ce qui précède, nous avons indiqué que, par diffusion ou par transmission, certaines radiations peuvent être arrêtées, partiellement ou totalement, tandis que d'autres ne subissent que de faibles variations. Nous avons pris comme exemple les radiations moyennes, celles qui sont susceptibles de produire des sensations lumineuses, mais on observe des différences analogues pour les radiations qui ne produisent pas ces sensations. Nous n'insisterons pas et nous donnerons seulement deux exemples dont la connaissance n'est pas sans intérêt pour l'étude de certains points relatifs à l'éclairage.

Le verre, l'eau, même à l'état de vapeur, sont incolores, c'est-à-dire qu'ils laissent passer avec la même facilité toutes les radiations moyennes, mais ils arrêtent les radiations peu réfrangibles, radiations calorifiques obscures, radiations infrà-rouges.

Le verre d'urane laisse passer une notable partie des radiations moyennes ; une dissolution de sulfate de quinine les laisse passer presque toutes, mais ces corps arrêtent les radiations très réfrangibles, les radiations qui exercent principalement des actions chimiques.

ARTICLE II. — DE L'ACTION DE LA LUMIÈRE SUR LES ÊTRES VIVANTS

Les questions qui touchent à l'éclairage seraient relativement simples s'il ne s'agissait que d'envoyer en chaque point une quantité déterminée de lumière susceptible de produire des effets donnés de coloration. Mais, en réalité, il n'en est pas ainsi et il faut tenir compte d'autres éléments :

d'une part, il serait nécessaire de connaître les limites entre lesquelles on peut sans inconvénient faire varier la quantité de lumière; d'autre part, les radiations lumineuses (radiations moyennes) n'agissent pas seulement sur l'œil, mais sur tout l'organisme, et elles sont accompagnées d'autres radiations qui ne donnent pas naissance à la sensation lumineuse, mais qui peuvent également produire d'autres effets. Enfin les sources lumineuses peuvent agir autrement que par les radiations qu'elles émettent : elles peuvent agir par la chaleur qu'elles communiquent par conduction et par convection aux corps voisins, elles peuvent agir par les modifications qu'elles produisent dans la composition de l'atmosphère.

La connaissance de ces divers points est nécessaire pour pouvoir satisfaire aux exigences de l'hygiène dans l'établissement des systèmes d'éclairage. Nous nous occuperons d'abord des effets des radiations autres que l'effet lumineux proprement dit; quant aux actions qui ne dependent pas des radiations, elles seront étudiées avec l'indication des procédés d'éclairage.

Examinons en premier lieu l'influence que les radiations exercent sur les êtres vivants, d'une manière générale ; la plupart des faits que nous rapporterons ont trait aux radiations solaires, parce que ce sont elles dont l'étude a été la plus facile à faire; mais des résultats analogues sont dus à l'action de sources lumineuses artificielles.

1. **Action de la lumière sur les végétaux.** — L'influence de la lumière sur les êtres organisés est considérable, on le sait. De nombreuses observations, des expériences multipliées, l'ont démontré.

La question, jusqu'à présent, a surtout été étudiée sur les végétaux et il est prouvé que l'action de la lumière, disons plus exactement des radiations en général, est une des conditions nécessaires de leur existence normale : nous nous bornerons à rappeler quelques-uns des faits les mieux démontrés.

On sait que les végétaux utilisent les gaz de l'atmosphère, qu'ils en absorbent une partie, rejetant d'autres gaz qui résultent des actions chimiques qui se sont produites dans leurs tissus. Il y a là deux actions différentes : la respiration et la nutrition, qui peuvent avoir lieu simultanément. Dans la respiration, les végétaux, comme les animaux, absorbent l'oxygène et exhalent de l'acide carbonique; dans la nutrition, l'action est inverse, les végétaux absorbent l'acide carbonique qu'ils décomposent, en fixant le carbone, et rejettent l'oxygène dans l'atmosphère.

De ces deux actions, l'une est continue, la respiration, l'autre est intermittente, la nutrition. Lorsque celle-ci se produit, on ne peut donc apprécier que la différence des deux actions, puisqu'elles donnent naissance à des effets différents. Dans l'obscurité, la nutrition ne se manifeste pas et les plantes absorbent l'oxygène et dégagent de l'acide carbonique. Mais sous l'influence de la lumière, la nutrition intervient et, comme son action est plus énergique que celle de la respiration, les plantes dégagent, au contraire, l'oxygène et absorbent l'acide carbonique, jouant ainsi un rôle inverse de celui des animaux, et contribuant pour une part très importante à maintenir constante la constitution de l'atmosphère.

On a reconnu, en outre, que la nutrition est en rapport avec l'éclairement auquel la plante est soumise, étant notablement plus considérable sous l'action de la lumière solaire directe que sous celle de la lumière diffuse. On a reconnu que, dans cette action, toutes les radiations n'agissent pas avec la même efficacité, et que ce sont les radiations très réfrangibles qui agissent surtout, le bleu, le violet et les radiations ultrà-violettes.

Le phénomène de la nutrition est lié à la production de la chlorophylle, matière verte spéciale. On sait depuis très longtemps que les plantes qui poussent dans un endroit obscur sont blanches, décolorées, qu'elles ne présentent pas la couleur verte normale, et que celle-ci est plus faible pour les végétaux qui sont maintenus constamment à l'ombre que pour ceux qui reçoivent plus ou moins longtemps chaque jour la lumière directe du soleil. Dans ce cas aussi, des expériences ont montré que la coloration verte ne se produit pas également pour toutes les radiations : il résulte de diverses observations que l'effet le plus grand se produit avec la lumière jaune ; puis viendraient ensuite l'orangé et le vert.

L'action de la lumière se manifeste également par la flexion que subissent les tiges de plantes cultivées dans un endroit sombre, vers les parties les plus éclairées, celles par où arrive la lumière ; par la courbure ou la torsion de certaines tiges ou fleurs qui se dirigent vers le soleil. Cette action qui se manifeste même pour des tiges privées de feuilles est produite surtout par la partie la moins réfrangible du spectre, du rouge au vert ; elle a lieu également, mais plus faiblement, si l'on emploie une lumière artificielle.

Certaines fleurs s'ouvrent pendant le jour et se ferment pendant la nuit ; pour d'autres, l'action est inverse. Ce phénomène est lié également à l'action de la lumière, et on a pu le prouver en laissant ces fleurs dans une pièce obscure que l'on éclairait artificiellement pendant la nuit. En général, au bout de quelques jours, ces plantes se sont ouvertes ou fermées, non d'après la marche régulière du jour et de la nuit, mais d'après le jour et la nuit artificiels auxquels on les soumettait.

La germination, la direction que prennent les racines, d'autres phénomènes encore paraissent liés plus ou moins directement à l'action de la lumière ; mais nous n'insisterons pas et nous nous bornerons à rappeler encore les changements de couleur que l'on observe pour certaines fleurs, suivant l'action plus ou moins vive de la lumière à laquelle elles sont soumises. Dans le même ordre d'idées, nous signalerons aussi l'influence de la lumière solaire sur la coloration rouge que prennent les pêches, les pommes, le raisin, etc.

Nous pourrions étendre et développer les faits que nous venons de citer rapidement et qui montrent d'une manière certaine l'influence de la lumière sur les conditions de la vie des végétaux. Nous n'insistons pas, parce que ces faits ne nous intéressent pas directement; nous avons cru nécessaire cependant de les indiquer parce qu'ils permettent de conclure que la lumière doit exercer également une action plus ou moins énergique sur les animaux et sur l'homme. Quelques observations viennent bien à l'appui de cette opinion que la lumière est une condition nécessaire à la vie normale des animaux, mais il faut reconnaître qu'ils ne sont pas aussi nombreux que ceux qui ont été recueillis pour les végétaux.

II. **Action de la lumière sur les animaux.** — Passons en revue quelques-uns des faits d'observation ou d'expérience qui mettent en évidence l'action utile de la lumière sur le développement des animaux.

Il résulte d'expériences faites par Ch. Morren que l'eau dans laquelle on a fait macérer des matières animales dans l'obscurité ne contient que des infusoires d'une seule espèce, des *monas termo*, tandis que le nombre des espèces croît avec l'intensité de l'éclairage : ce seraient les rayons les moins réfrangibles dont l'effet serait le plus marqué.

Dans d'autres expériences, A. et Ch. Morren ont étudié la quantité d'oxygène contenue dans l'eau où vivaient certains infusoires de couleur verte (*monade* et *volvox*) et d'autres de couleur rouge ; cette quantité peut passer du simple au double lorsqu'on fait agir la lumière solaire directe.

W. Edwards reconnut que des œufs de grenouille placés dans un vase transparent contenant de l'eau exposée à la lumière se développèrent successivement, tandis que d'autres œufs placés dans l'obscurité ne purent arriver à l'éclosion. De même des têtards soumis à l'action de la lumière subirent leurs métamorphoses, tandis que d'autres maintenus à l'obscurité ne se développèrent pas régulièrement.

D'autre part, Béclard, en observant des œufs d'une mouche (*musca carnaria*) placés en même temps sous des cloches en verre de diverses couleurs, reconnut que tous donnèrent naissance à des larves, mais que le développement fut très différent : il fut le plus considérable pour les larves qui subissaient l'action de radiations très réfrangibles.

Ces faits paraissent assez probants : on n'en connaît pas la cause réelle. On ne sait si la lumière agit d'une manière propre, spéciale, si seulement elle facilite les actions chimiques dans l'intimité des tissus, ou si elle a pour effet de modifier l'intensité de certaines fonctions.

Il est prouvé, d'ailleurs, que certaines fonctions, au moins dans des conditions déterminées, subissent nettement l'influence de la lumière. Moleschott a observé que la respiration, notamment la respiration cutanée, est plus active chez les grenouilles qui subissent l'action de la lumière que chez celles qui sont dans l'obscurité : le dégagement d'acide carbonique, qui varie d'ailleurs avec l'intensité de l'éclairement, peut augmenter d'un quart de sa valeur primitive. Béclard a vérifié le fait et a trouvé que l'action était plus vive dans la lumière verte que dans la lumière rouge.

Il s'agit là d'une action directe de la lumière sur les téguments, mais en même temps cette action est sous la dépendance de l'impression produite dans l'œil de l'animal, car des grenouilles préalablement aveuglées ont présenté les mêmes différences, mais moins considérables.

L'action est-elle la même pour les animaux supérieurs ? D'après des expériences analogues faites par Béclard sur des oiseaux et de petits mammifères, il semble qu'il n'en est rien. Mais d'une part, il faut remarquer que la respiration cutanée n'est pas très énergique chez ces animaux ; puis, que la peau ne subit pas l'action directe de la lumière, puisqu'elle est recouverte de poils ou de plumes.

L'action de la lumière se manifeste également sur la coloration des téguments. C'est ainsi que l'on remarque que, en général, les animaux ont une coloration plus foncée sur le dos que sous le ventre. On connaît également les différences de coloration qui existent entre les animaux qui sont soumis à l'influence de la lumière éclatante de la zone torride et ceux qui sont soumis à l'éclat bien moindre des rayons solaires qui parviennent dans la zone tempérée. On peut citer aussi les variations de coloration que présentent certaines espèces de poissons suivant la couleur du sol des cours d'eau dans lesquels ils vivent.

Il paraît difficile de ne pas rapprocher de ces observations celles que l'on peut faire sur la coloration de la peau des hommes de même race, suivant que ces hommes vivent en plein air, soumis aux rayons lumineux qui les enveloppent de toutes parts, ou qu'ils habitent dans les villes, où la lumière diffuse leur parvient presque seule, ou même qu'ils sont soustraits plus ou moins complètement à la lumière solaire, comme il arrive pour les mineurs, pour les prisonniers, pour les ouvriers qui travaillent seulement la nuit. Il faut certainement tenir compte des différences de régime qui peuvent exister d'autre part ; mais il ne paraît pas douteux qu'il y a une relation directe entre la coloration de la peau et l'influence de la lumière.

Ces faits montrent nettement que la lumière exerce une action sur les animaux ; il semble résulter, de certains d'entre eux au moins, que cette action est favorable. Ce résultat est d'ailleurs en parfaite conformité avec l'impression générale qui considère comme plus sain de vivre dans une habitation éclairée par le soleil que dans un appartement sombre. *Où n'entre pas le soleil*, dit-on, *entre le médecin*, et nous pensons volontiers qu'il y a du vrai dans ce dicton, quoique nous serions embarrassé s'il fallait en donner une démonstration ou des preuves certaines. Nous ne connaissons pas d'étude complète, de statistique sur cette question, et l'on ne peut guère que s'en rapporter à une impression au sujet de laquelle nous ne connaissons pas d'autres contradicteurs que M. Pauly, qui attribue au vif éclat de la lumière en Algérie certaines affections qu'il y a observées (1).

Nous avons indiqué d'autre part la pâleur des ouvriers qui travaillent dans l'obscurité, comme les mineurs, les caliers, les égoutiers; cette pâleur est-elle due à une dépigmentation de la peau, ou est-elle une conséquence de l'anémie? C'est ce que nous ne pouvons pas dire : d'après Napias, il ne semble pas que les mineurs soient soumis à des affections reconnaissant pour cause le travail dans l'obscurité, et même l'anémie, lorsqu'elle existe, peut tenir à d'autres causes, comme le séjour dans un air confiné.

Quoi qu'il en soit, si nous admettons que la lumière exerce sur l'homme une action bienfaisante directe, nous ne pouvons pas dire à quoi tient cette action. Existe-t-il une action directe des radiations sur une ou plusieurs fonctions ? Les effets favorables proviennent-ils de ce qu'une pièce ensoleillée est plus gaie qu'une pièce sombre, et qu'il se produit alors une réaction du moral sur le physique ? Si l'action existe réellement, il nous paraît probable que les deux causes interviennent; mais, en somme, il n'y a rien de démontré.

On peut, en se plaçant à un autre point de vue, se demander si la différence, qui paraît très réelle, tient à l'homme et non pas au milieu, qui se trouverait modifié par l'action de la lumière et surtout de la lumière directe. La lumière a en effet une action purificatrice, peut-on dire : M. Pabst pense qu'elle est sans doute la cause productrice de l'ozone et des vapeurs d'acide azoteux qui peuvent exister dans l'air et qui, quoique s'y trouvant à des doses très faibles, contribuent à détruire les germes qui se développent beaucoup mieux lorsque l'action de la lumière solaire n'intervient pas.

La raison indiquée par M. Pabst doit-elle être acceptée? Nous ne savons au juste, mais le fait lui-même a été mis très nettement en évidence par M. Duclaux; ce savant soumit les spores du *tyrothrix scaber* (agent de destruction des matières azotées) à des influences diverses : il reconnut notamment que ces spores, abandonnées à la lumière diffuse, conservent leurs propriétés germinatives pendant *trois ans* au moins, tandis que par l'exposition à la lumière solaire directe ils perdent cette propriété après un temps beaucoup plus court, deux mois, un mois, quinze jours.

M. Janowski, d'autre part, a reconnu que le bacille de la fièvre typhoïde est rendu moins actif et peut même être détruit sous l'influence de la lumière. Sans entrer dans le détail de ses expériences, il a reconnu que

(1) *Essai de climatologie comparée*, p. 408.

les bacilles typhiques sont tués par une insolation directe prolongée pendant six ou sept heures. L'action de la lumière diffuse est moins énergique : elle existe cependant et, entre deux cultures, placées dans les mêmes conditions, sauf que l'une est maintenue dans l'obscurité, tandis que l'autre est éclairée par diffusion, cette dernière se trouble toujours après la première.

M. Janowski a montré, par diverses expériences, que c'est surtout par les radiations très réfrangibles (radiations chimiques) que la lumière agit dans ce cas : toute substance interposée qui retarde l'action photogénique sur un papier sensible préserve aussi le bacille typhique de la destruction.

Si cette action se manifeste également pour d'autres germes, on comprend l'effet bienfaisant de la lumière solaire directe qui purifie l'atmosphère en détruisant les germes qui y existent. Ce ne serait pas par l'action directe sur l'organisme que la lumière interviendrait, mais par son influence sur le milieu.

En résumé, que la lumière solaire agisse en améliorant, en purifiant l'atmosphère ; qu'elle exerce une action directe en activant les fonctions de l'homme ; que, comme on l'a dit, l'insuffisance de la lumière prédispose l'homme aux maladies par ralentissement de la nutrition, ou que ces diverses causes coexistent, le résultat est le même : il y a intérêt à éclairer les habitations le plus vivement possible, par la lumière solaire directe, s'il se peut.

Ces conclusions, bonnes pour les régions tempérées, ne seraient pas applicables sans restriction dans les pays où la lumière de la voûte céleste est très vive et produit un éclairement considérable, et où l'action directe du soleil est trop énergique pour n'être pas sans inconvénient.

III. **Action des lumières artificielles.** — Dans tout ce qui précède nous avons indiqué spécialement les effets de la lumière solaire. Cela tient à ce que l'on n'a pas encore beaucoup de données sur les sources artificielles de radiations : jusqu'à ces dernières années, ces sources étaient trop peu intenses pour pouvoir produire des effets appréciables, et il a fallu la généralisation de la lumière électrique sous la forme de puissantes lampes à arc pour permettre de faire des recherches.

On peut citer cependant des observations dues à de Candolle, qui a reconnu que la lumière des lampes produit des effets analogues à celle du soleil, mais plus faibles ; que notamment la transpiration, qui s'arrête dans l'obscurité totale, reprend sous l'influence de la lumière artificielle.

Parmi les expériences qui ne sont pas encore très nombreuses d'ailleurs, nous nous bornerons à citer les expériences de M. Siemens et celles de M. Dehérain. Le premier a comparé les progrès de la végétation sur deux séries de plantes dont les unes se trouvaient dans les conditions ordinaires, tandis que les autres étaient éclairées en outre pendant la nuit par la lumière électrique : M. Siemens observa que les plantes de la deuxième série se développaient un peu plus rapidement que les autres. M. Dehérain, à l'Exposition d'électricité de 1881, a montré que, malgré certaines circonstances défavorables, des plantes de plein air ont pu vivre pendant deux mois sans recevoir d'autres radiations que celles qui émanaient de lumières électriques placées dans le voisinage.

Il résulte, d'autre part, de ces expériences de M. Dehérain que la lumière électrique paraît être trop riche en radiations très réfrangibles et trop pauvres en radiations jaunes pour produire tous les effets avantageux qui correspondraient à son intensité au point de vue lumineux. Ajoutons quoique nous n'ayons pas de données précises à ce sujet, que sans doute dans les conditions de cette expérience les effets calorifiques dus au voisinage des lampes électriques étaient très inférieurs à ceux qu'aurait fournis l'action directe du soleil.

Il n'en résulte pas moins que ces observations montrent que les radiations émises par des lampes électriques agissent sur les végétaux d'une manière analogue aux radiations émanées du soleil.

Nous pensons qu'on peut étendre ces conclusions aux animaux et qu'on est en droit de dire que les radiations émises par des sources artificielles de lumière agissent sur ceux-ci, à l'intensité près, comme le font les radiations solaires.

IV. **Des effets thermiques et chimiques des radiations.** — Les faits que nous venons de rapporter montrent que les radiations, en général, exercent une action incontestable sur les êtres vivants ; mais on ne connaît pas la cause immédiate de cette action, qui peut être la résultante de plusieurs actions diverses.

Sur certains points, d'une moindre importance générale, on a des données dont la connaissance est utile et que nous croyons devoir résumer, tant au point de vue des effets physiologiques qu'à celui des effets pathologiques.

Nous avons dit que les radiations sont susceptibles de produire des effets thermiques qui sont manifestés par l'élévation de température que nous fait connaître le thermomètre. Dans les mêmes circonstances, nous éprouvons une sensation spéciale, la sensation calorifique, et vraisemblablement les animaux éprouvent une sensation analogue : cette sensation n'a pas un siège limité et se produit lorsque des radiations frappent une partie quelconque de la peau ; ce n'est qu'exceptionnellement qu'on cite des points qui sont insensibles à cette action.

Ce sont principalement les radiations peu réfrangibles, notamment les radiations infrà-rouges, qui donnent naissance à cette sensation.

Au point de vue de cette sensation, les diverses sources lumineuses se comportent très différemment et le soleil seul doit être considéré comme produisant des effets notables. Les sources artificielles de lumière sont absolument sans action dès qu'elles sont à une distance de quelques mètres : elles peuvent agir pour élever la température du milieu ambiant, comme nous le dirons, mais plutôt par une action directe, une action de contact avec l'air ambiant que par l'effet des radiations. Le soleil agit d'ailleurs également beaucoup en échauffant l'air et le sol.

Mais, en même temps que les radiations émises par une source lumineuse produisent des effets thermiques, elles sont susceptibles, en général, de produire des effets chimiques. Ce sont, comme nous l'avons dit, les radiations très réfrangibles, ultrà-violettes, qui produisent surtout ces effets que mettent aisément en évidence les modifications subies par les papiers photographiques.

Nous n'avons pas d'organes qui, normalement, réagissent sous l'influence de ces radiations, de telle sorte que, physiologiquement, rien ne nous avertit de leur existence (quoique probablement elles aient une influence sur les conditions générales de l'existence). On sait par une étude physique que les radiations émises par le soleil, par l'arc électrique, par le magnésium en combustion et généralement par tous les corps portés à une très haute température contiennent en proportion notable ces radiations ultrà-violettes, tandis que les flammes en contiennent peu ou point.

Il paraît probable que ces radiations, lorsqu'elles atteignent un certain degré d'intensité, sont susceptibles d'altérer les tissus sur lesquels elles agissent, et que c'est à elles qu'il convient de reporter l'origine d'accidents qu'on a attribués à des radiations lumineuses ou à des radiations calorifiques trop intenses. L'erreur s'explique aisément par ce fait, que, lorsque les radiations ultrà-violettes ont acquis un assez grand degré d'intensité, les radiations lumineuses et calorifiques sont déjà très intenses; comme celles-ci sont seules directement perceptibles, il était naturel de les considérer comme causes de phénomènes dont la cause réelle ne pouvait être perçue directement.

Laissant de côté, pour l'instant, les accidents qui peuvent se produire du côté de l'œil, nous signalerons comme dus à l'action de radiations solaires très intenses les troubles désignés sous le nom de coups de soleil ou d'insolation qui peuvent se manifester sur toute partie du corps qui a été soumise directement à l'action de ces radiations. Ces troubles se manifestent par une rougeur plus ou moins vive et même par une sorte d'érythème; il peut même en résulter indirectement des accidents plus graves et l'on peut citer des cas de mort dus à l'insolation.

Ces troubles ont été attribués d'abord à l'action de la lumière; puis on a supposé qu'ils étaient produits plutôt par les radiations calorifiques. Il est possible que celles-ci interviennent dans une certaine mesure, mais il nous paraît probable que les radiations ultrà-violettes jouent un rôle important dans la production de ces accidents.

Toute source de radiations riche en radiations très réfrangibles est susceptible de produire des effets du même genre : on en a observé divers cas dus à l'action de corps amenés à l'incandescence par des courants électriques très intenses, notamment dans la soudure de métaux par l'électricité.

Nous citerons, par exemple, le fait signalé par le docteur Defontaine au Creusot, sur des ouvriers qui avaient été exposés pour un travail d soudure d'acier à l'action d'un arc électrique correspondant environ 10 000 carcels ; l'action sur la peau fut complètement semblable à cell qu'aurait produite un fort coup de soleil.

Mais, en somme, ces effets ne se produisent qu'à de très faibles distances et nous ne connaissons aucun cas de ce genre dès que la sourc de radiations était à plus de 5 mètres des personnes qui y étaien exposées.

Nous parlerons plus loin des actions du même genre qui se manifesten du côté de l'œil.

V. **Actions spéciales des radiations sur l'œil.** — Examinons maintenant le mode d'action des radiations sur l'œil.

Lorsqu'un faisceau arrive sur le globe oculaire, une partie rencontre les parties opaques des membranes, une autre partie passe à travers la pupille et pénètre dans l'œil.

Sur les parties opaques, les radiations se diffusent et sont absorbée partiellement comme sur les autres téguments, mais de plus une parti de ces radiations est réfléchie. En général, les radiations absorbées n produisent aucun effet sensible ; il peut en être autrement quand ce radiations sont très intenses, et c'est à cette absorption qu'il faut attribuer les accidents dont nous signalerons plus loin l'existence.

Les radiations qui pénètrent dans l'œil à travers la pupille arrivent e partie jusqu'à la rétine, qu'elles impressionnent en donnant naissance la sensation lumineuse. Les faisceaux incidents changent de form successivement à la surface antérieure de la cornée, à la face antérieure puis à la face postérieure du cristallin et, dans des conditions convenables, donnent sur la rétine des images réelles, nettes, condition indispensable d'une vision permettant de connaître la forme exacte de objets extérieurs.

Mais cette question n'a pas d'intérêt, au point de vue qui nous occupe c'est la quantité et la nature des radiations qui arrivent à la rétine qu doivent nous arrêter, plutôt que la forme des faisceaux.

D'une manière générale, la quantité de radiations qui pénètrent dan l'œil est déterminée par l'ouverture plus ou moins grande de la pupille par suite d'une action réflexe, la pupille se dilate lorsque les radiation incidentes sont peu intenses, elle se resserre lorsque celles-ci présenten une grande intensité. Mais la contraction de la pupille a des limites e ne peut, dans certains cas, être assez grande pour s'opposer à la sensation désagréable que peut faire éprouver une source lumineuse trè intense, une source lumineuse ayant surtout un grand éclat intrinsèque

Mais l'action de la pupille agit indifféremment sur toutes les radiations examinons maintenant les effets produits spécialement par les divers groupes de radiations.

Nous avons déjà dit que, au point de vue de la vision, les radiations doivent être divisées en groupes : les unes peu réfrangibles, radiations infrà-rouges, qui ne nous font pas éprouver la sensation lumineuse ; — les autres très réfrangibles, radiations ultrà-violettes, qui sont dans le même cas ; — enfin les radiations moyennes, intermédiaires aux deux groupes précédents, au point de vue de la réfrangibilité, et qui seules nous font éprouver la sensation lumineuse.

Quelle peut être la cause de cette différence d'action entre des radiations qui sont de même nature, comme tout au moins porte à le croire? La rétine peut être constituée, organisée, de manière à ne répondre qu'à des excitations déterminées, et à ne point entrer en activité pour des vibrations trop vives ou trop lentes ; l'effet serait le même que celui qu'on observe pour l'oreille qui ne donne la sensation sonore que pour des vibrations comprises entre 32 et 73 000 par seconde et ne provoque point cette sensation pour des vibrations plus lentes ou plus rapides que ces valeurs extrêmes.

On peut admettre, d'autre part, que la rétine n'entre pas en activité sous l'action des radiations infrà-rouges ou ultrà-violettes, parce que les milieux de l'œil les arrêtent, ne laissant passer que les radiations moyennes qui, arrivant seules sur la rétine, peuvent seules provoquer la sensation lumineuse.

Il est certain que l'eau absorbe les radiations peu réfrangibles (chaleur obscure) ; on doit donc penser que les milieux de l'œil, l'humeur aqueuse et l'humeur vitrée notamment, absorbent en grande partie ces radiations ; des expériences directes ont montré qu'il en est ainsi ; mais elles ont montré aussi que tout n'est pas arrêté. Si donc le faisceau incident est très riche en radiations infrà-rouges, il pénètre jusqu'à la rétine une proportion notable de ces radiations : tel est le cas d'une expérience célèbre où Tyndall, ayant interposé une auge contenant une dissolution d'iode dans le sulfure de carbone sur le trajet d'un faisceau émané d'une puissante lampe électrique, concentra ce faisceau à l'aide d'une lentille. Or, tandis que, au foyer, des effets calorifiques très intenses se manifestaient, il n'éprouva aucune sensation lumineuse, en plaçant l'œil dans ce faisceau, qui ne pouvait cependant être entièrement éteint en arrivant à la rétine. Il faut donc penser que la rétine est réellement insensible aux radiations peu réfrangibles.

La conclusion serait la même pour les radiations très réfrangibles. On a reconnu, MM. Janssen et J. Regnauld notamment, que la cornée et le cristallin sont fluorescents ; cette action se manifeste parce que ces corps absorbent les radiations très réfrangibles. Mais des mesures directes ont montré que l'absorption n'est pas complète : il faut donc admettre que des radiations très réfrangibles, affaiblies, il est vrai, pénètrent jusqu'à la rétine; si elles ne produisent pas de sensation, c'est que la rétine n'est pas susceptible d'être mise en action par ces radiations (1).

VI. **Effets nuisibles des radiations intenses.** — Tant que les radiations parviennent à l'œil avec une intensité modérée, elles agissent physiologiquement en donnant naissance exclusivement à la sensation lumineuse. Mais si leur intensité dépasse certaines limites, que l'on ne peut préciser d'ailleurs, des accidents divers peuvent se produire, lors même que l'action est assez courte ; ces accidents sont plus graves s'il s'agit d'une action prolongée.

Considérons d'abord le cas où un observateur veut regarder le soleil, ou, d'une manière plus générale, une lumière très puissante.

Si cet observateur cherche à regarder le soleil, il éprouve une sensation désagréable : sa pupille diminue de diamètre et involontairement il cligne des yeux. Cependant, quoiqu'il ait ainsi notablement réduit la quantité de lumière qui pénètre jusqu'à sa rétine, l'impression est trop vive et bientôt l'observateur détourne la tête ou interpose entre le soleil et lui un corps qui diminue l'éclat de cet astre. Ce ne serait pas d'ailleurs sans inconvénient que, cherchant à surmonter le mouvement instinctif qui tend à protéger son œil, l'observateur se forcerait à regarder le soleil pendant un certain temps, et des désordres plus ou moins graves pourraient survenir. Newton, dit-on, eut un scotome central pour avoir regardé trop longtemps le soleil; Buffon fut atteint également dans des conditions analogues; les auteurs citent un certain nombre de cas d'amaurose, de cataracte, d'hémiopie survenues dans des conditions analogues, et l'on sait que, à la suite des éclipses de soleil, un grand nombre de personnes vont consulter les ophtalmologistes à l'occasion de désordres plus ou moins graves survenus en regardant sans précaution cet intéressant phénomène.

Aussi lorsque, dans des circonstances spéciales, il est nécessaire de regarder le soleil soit directement, soit à l'aide des instruments astronomiques, il faut absolument placer devant l'œil un écran qui diminue notablement la quantité de radiations qui arrivent à l'œil. On peut prendre, par exemple, une lame de verre recouverte de noir de fumée qui affaiblit plus ou moins l'éclat de l'astre, suivant la quantité de cette substance qui a été déposée sur le verre. L'absorption des radiations n'est pas uniforme et la couleur perçue tire vers le rouge. On peut employer également une lame de verre sur laquelle on a déposé une mince couche d'argent ou de platine ; l'affaiblissement dépend naturellement de l'épaisseur de cette couche.

Ce n'est que lorsque le soleil est très bas sur l'horizon au moment de

(1) Il n'est pas absolument vrai de dire que les radiations situées au delà du violet ne donnent pas de sensations lumineuses : elles produisent la sensation d'une couleur gris bleuâtre très faible qui ne peut être distinguée que dans des conditions spéciales et dont il n'y a pas à tenir compte dans la pratique.

son lever ou de son coucher ou lorsque l'atmosphère est chargée de brouillards que l'on peut sans inconvénient regarder directement cet astre ; l'absorption des radiations par la vapeur d'eau est considérable; de plus, elle porte plus spécialement sur les rayons les plus réfrangibles, qui sont ceux qui semblent avoir les effets les plus énergiques dans les cas où l'organe de la vision subit des détériorations plus ou moins sérieuses. C'est pour cette raison que dans ce cas le soleil paraît rouge.

Nous avons signalé des accidents plus ou moins graves dus à l'action de la lumière solaire : des sources lumineuses artificielles intenses peuvent produire des effets du même genre.

Nous ne connaissons pas d'exemple d'accidents dont un œil ait été le siège sous l'influence de l'éclairage par une flamme. Pour l'éclairage par incandescence, la lampe à arc seule a donné lieu à quelques désordres. Foucault eut une conjonctivite, légère d'ailleurs, pour avoir regardé de trop près un arc électrique, et quelques autres cas du même genre ont été signalés dans des conditions analogues ; ces accidents ne sont pas très fréquents, et Cohn, en 1883, disait qu'il ne s'en était produit aucun jusque-là parmi les ouvriers d'une grande usine d'électricité, celle de Siemens et Halske. Ces accidents, dont le pronostic est bénin, semblent dus particulièrement à l'action des radiations très réfrangibles ; aussi, comme Foucault l'a indiqué dès ses premières recherches, peut-on les éviter en mettant devant l'œil une substance, transparente pour les radiations moyennes, mais interceptant les radiations ultrà-violettes. Le verre d'urane répond parfaitement à ces indications.

Quoique la question ne touche pas absolument à l'éclairage, nous croyons devoir citer une opinion qui a eu cours pendant longtemps et d'après laquelle l'action prolongée de fourneaux chauffés à une haute température, des fourneaux des verriers notamment, amenait des désordres graves dans l'œil et pouvait être la cause de la production de la cataracte. Mais, d'après une enquête faite en 1883 par le docteur Lefranc à la manufacture de glaces de Saint-Gobain, cette action ne serait rien moins que certaine et les ouvriers verriers ne se trouvent pas, de ce fait, dans des conditions spécialement défavorables.

Les faits que nous avons cités se rapportent seulement à l'action exercée directement par une source lumineuse ; encore faut-il que ces sources aient un fort pouvoir éclairant. On peut prévoir que, au moins en général, les surfaces diffusantes, dont l'éclairement n'est jamais comparable à l'action directe de la source, seront sans effets nuisibles.

Il n'en est pas toujours ainsi cependant : la présence de larges surfaces diffusant les radiations dans certaines conditions peut produire de la gêne et même des désordres matériels dans l'œil. Il suffit, dans les pays où la lumière est très vive, d'un mur blanc orienté de manière à recevoir la lumière du soleil et placé à peu de distance pour donner naissance à une impression désagréable, à une fatigue de l'organe de la vision : suivant l'expression populaire une surface ainsi vivement éclairée *vous tire l'œil.*

L'effet est le même pour une surface de petites dimensions, comme une feuille de papier si elle est placée près de l'œil; aussi est-il particulièrement désagréable de lire ou de travailler en plein soleil, alors même que la figure est garantie contre les rayons directs du soleil.

En général, ces conditions sont gênantes seulement, d'autant qu'il est aisé de s'y soutraire ; mais il n'en est plus de même lorsque l'action est continue et qu'on ne peut l'éviter, comme il arrive lorsque c'est le sol lui-même qui est la surface diffusante. Ce cas se produit et a été observé par la réverbération du sable et de la neige : on a observé quelquefois, mais rarement, des amauroses, et fréquemment des ophtalmies. L'action des radiations se fait moins sentir sur les parties profondes de l'œil; mais elle produit tout son effet sur les parties superficielles, ce qui se comprend aisément, car celles-ci n'étant pas directement sensibles, on ne cherche pas immédiatement à les protéger. Des faits de ce genre ont été signalés pour les armées de Xénophon et, d'une manière plus précise, aux époques contemporaines, en Russie, en Egypte, en Afrique; on en a observé même en France et l'on peut citer des accidents de ce genre qui se sont manifestés en 1819 sur des soldats suisses qui manœuvraient à Lyon par un soleil ardent.

Des faits analogues ont été assez fréquemment signalés en Suisse, par exemple, au cours d'ascensions sur des montagnes couvertes d'une neige d'un blanc éblouissant. Réveillé-Parise rapporte que plusieurs contrebandiers perdirent la vue après avoir traversé certaines parties des Pyrénées couvertes de neige.

En somme, les accidents produits par la lumière diffusée sont rares et tous les cas cités se rapportent à l'action indirecte de la lumière solaire. Nous ne connaissons aucun cas où des troubles quelconques aient été produits par la diffusion de la lumière émanée d'une source artificielle.

VII. **De l'action prolongée des radiations au point de vue de la vision.** — Nous nous sommes occupé dans ce qui précède des troubles de la vision dus à l'action de lumières intenses agissant pendant un temps limité. On peut, on doit se demander s'il ne se produit pas dans cette fonction des modifications par suite de l'action prolongée des radiations. La question est complexe, mais présente à certains égards une grande importance : les conclusions sont différentes, d'ailleurs, suivant les conditions que l'on examine.

Le premier point que nous étudierons est le suivant :

L'action des radiations, de la lumière, peut-elle être prolongée indéfiniment, période de sommeil à part, sans inconvénient, ou convient-il que la lumière n'agisse que par période de durée limitée?

On comprend que la question n'est pas sans intérêt: s'il était reconnu que l'action prolongée de la lumière ne saurait sans inconvénient dépasser une certaine fraction de la journée, il en résulterait que l'éclairage artificiel est un danger et qu'il convient de le restreindre autant que possible, quels que soient les inconvénients qui pourraient résulter de cette restriction ; nous reviendrons sur ce point en traitant des conditions auxquelles doit satisfaire l'éclairage artificiel. Mais nous dirons dès à présent que rien ne paraît justifier la nécessité d'une limitation de la durée de l'excitation de l'œil par la lumière, en dehors bien entendu de la période de sommeil.

Il nous suffira de remarquer que, dans nos climats, la durée du jour est très variable et que si elle est courte, réduite à huit heures environ, en hiver, elle atteint seize heures en été. Dans cette saison, il y a nombre de personnes qui se lèvent et se couchent au jour et dont les yeux ont reçu de la lumière pendant tout le temps de la veille, sans que jamais, croyons-nous, on ait signalé des inconvénients quelconques attribuables à cette condition.

Le fait est le même et plus net encore pour les régions polaires, où le soleil reste plusieurs jours et même plusieurs mois sans se coucher; aucun inconvénient ne paraît résulter de cette action prolongée.

Nous pensons, que le repos de l'œil, que la non-activité de la fonction visuelle pendant le sommeil sont suffisants pour éviter une fatigue qui pourrait, peut-être, se manifester et même devenir nuisible si l'action se prolongeait indéfiniment.

Nous examinerons ensuite la question suivante :

Existe-t-il des limites entre lesquelles doive se maintenir l'éclairement prolongé pour que son action soit sans danger ?

La réponse à cette question est très différente, suivant qu'il s'agira de *voir* ou de *regarder*, suivant qu'on se contentera d'être averti de l'existence et de la forme générale des objets ou qu'on voudra en distinguer les détails.

S'il ne s'agit pas de *regarder*, on peut dire qu'il n'y a aucun inconvénient à ce que la lumière soit très faible. Nous dirons même que, abstraction faite de l'influence générale des radiations sur l'organisme, il n'est pas nécessaire que l'œil reçoive des radiations lumineuses ; il suffit, pour le faire comprendre, de remarquer que la cécité est sans influence sur la santé des individus qui sont affectés de cette infirmité alors même qu'elle est congénitale. Absolument parlant, il n'y a pas de limite inférieure à l'éclairement continu auquel un individu doit être soumis, en tant qu'il s'agit seulement de l'effet des radiations sur l'œil.

Nous avons déjà dit qu'un éclairement trop intense pouvait amener des accidents : il résulte également des faits que nous avons cités que la durée de l'action a une influence certaine ; que, par suite, un éclairement, qui est sans inconvénient pour un temps limité, pourra provoquer des troubles visuels s'il se prolonge.

Il serait intéressant de pouvoir citer des valeurs numériques et d'indiquer à partir de quel éclairement le danger est possible : il est presque *certain* que ces valeurs varient avec chaque personne, et que l'on n'aurait que des moyennes approximatives ; celles-ci n'en seraient pas moins intéressantes comme indication générale. Malheureusement, on n'a aucune donnée expérimentale sur ce point.

Les conditions dans lesquelles il convient de se placer lorsqu'on doit regarder des objets fins, des détails, pendant un temps assez long sont différentes ; elles seraient d'ailleurs très importantes à connaître exactement et l'on doit regretter que l'on ne soit pas à cet égard renseigné très complètement, car ce sont en somme les conditions dans lesquelles on travaille.

Il y a inconvénient à ce que la surface qu'on regarde soit trop ou trop peu éclairée et, si l'éclairement est trop vif ou trop faible, il y a fatigue. C'est là un fait d'observation journalière. Il serait nécessaire de connaître, en unités d'éclairement (carcel-mètre, ou bougies décimales-mètre), quelle est la valeur moyenne qui est la plus convenable.

Sans vouloir donner ce nombre comme absolu, nous pensons que l'éclairement, pour être satisfaisant pour la lecture et l'écriture, doit être de 5 bougies décimales-mètre, au moins. Frisch, à la Société électrotechnique de Vienne (1890) a indiqué que l'éclairement convenable pour des travaux de précision doit être de 40 à 50 bougies-mètre ; il pense qu'il y a fatigue quand l'éclairement descend au-dessous de 10 bougies-mètre. Nous ne pouvons donner aucune valeur comme maximum d'un éclairement convenable.

Il va sans dire que la valeur de l'éclairement dont nous parlons se rapporte, non à l'éclairement général, mais à l'éclairement de la partie que l'on regarde. Il en résulte que, s'il s'agit d'un travail manuel, de l'écriture, du dessin, ou d'un travail délicat exécuté avec un outil quelconque, il faut que l'outil et la main qui tient l'outil ne portent pas une ombre dans laquelle se trouverait la partie sur laquelle l'attention est appelée. Les hommes se servant, en général, de la main droite, il faut donc que la lumière vienne de la gauche s'il n'y a qu'une source de lumière ; et s'il y a plusieurs sources de lumière, il faut que celle qui est placée à gauche suffise à produire l'éclairement minimum jugé nécessaire.

VIII. **De l'éclairement des salles de classe ou d'étude.** — La question de l'éclairement des salles d'étude et de classe présente un intérêt de premier ordre, car il est bien prouvé maintenant que l'état de la vision des enfants est grandement affecté par cet éclairement dont l'influence est d'autant plus grande que, pendant plusieurs années et à l'époque où se fait son développement corporel, l'enfant passe chaque jour de longues heures dans ces salles.

Des recherches longtemps poursuivies et dues principalement en France à M. Javal et à l'étranger au docteur Cohn, de Breslau, ont montré que le développement de la myopie est lié à l'éclairement des classes.

Il n'est pas douteux que la myopie se développe maintenant beaucoup plus qu'elle ne faisait autrefois : le fait est prouvé nettement par de nombreuses constatations statistiques. On a recherché alors les causes et les conditions de ce développement croissant et pour y arriver on a examiné les yeux des enfants pour voir à quel âge et dans quelles conditions la myopie se déclarait. De très nombreuses recherches ont été faites dans différents pays et ont porté sur un nombre considérable d'enfants et de jeunes gens; nous ne croyons pas devoir rapporter ici les résultats détaillés et nous nous bornerons à reproduire les conclusions que M. Layet a déduites de l'ensemble des données qu'il a réunies (1).

1° Le milieu scolaire a une influence marquée sur le développement de la myopie.

2° On rencontre plus de myopes dans les écoles supérieures que dans les écoles élémentaires, et dans une même école il y a plus de myopes dans les hautes classes que dans les basses classes.

2° La fréquence de la myopie dans les écoles est en raison directe de l'âge des écoliers, de la durée et de la fréquentation scolaire, du temps de séjour quotidien à l'école, du degré d'instruction acquise.

4° La myopie scolaire est plus marquée chez les garçons que chez les filles; mais on ne saurait voir là qu'un résultat des exigences scolaires, plus grandes pour les garçons que pour les filles.

5° Le nombre d'écoliers myopes est beaucoup plus considérable dans les écoles urbaines que dans les écoles rurales.

6° Le nombre d'écoliers myopes varie suivant les races et la nationalité.

Ces conclusions se rapportent à la fréquence de la myopie, mais on a fait des recherches plus précises en évaluant le degré de myopie dans les différentes classes d'une même école. Or, on peut dire que, toutes les fois que cette constatation a été faite, elle a montré que le degré de myopie s'élève en même temps que croît le nombre des années passées à l'école; que dans les classes supérieures non seulement il y a plus de myopes que dans les classes inférieures, mais encore que le degré de myopie est plus fort.

Il y a donc une relation intime entre le développement de la myopie et l'action de l'école et des travaux scolaires sur l'enfant. Il faut se rendre compte de la cause même pour chercher à l'éviter. Or, il semble résulter des recherches faites que si l'hérédité constitue une prédisposition à la myopie, c'est vraisemblablement à l'éclairage insuffisant pendant le travail de l'enfant qu'est dû le développement de la myopie. Cherchons à nous rendre compte de l'influence de cette cause.

(1) *Dict. encycl. des sc. méd.*, ÉCOLES.

Lorsque l'éclairement des objets que l'on regarde vient à diminuer, on rapproche ceux-ci de l'œil le plus possible pour mieux les distinguer : l'œil doit donc s'accommoder et d'autant plus que, par suite de la dilatation de la pupille, pour une même distance les cercles de diffusion ont un plus grand diamètre et que la vision est moins nette. Or, cette accommodation tend à produire un allongement de l'axe antéro-postérieur de l'œil ; si cette action se produit d'une manière continue sur un organe en voie de développement et dont les tissus présentent une certaine malléabilité pour ainsi dire, on comprend que cet allongement tend à devenir permanent et que l'emmétropie ou même l'hypermétropie qui est la règle à la naissance se transforme en une myopie. On comprend également que, l'action se continuant, la myopie s'exagère et, outre que cette modification n'est pas sans inconvénient, elle peut amener des désordres sérieux : la myopie progressive est une maladie grave.

L'insuffisance de l'éclairement dans les écoles n'est pas la seule cause du développement de la myopie : c'est ainsi que la forme et les dimensions des caractères d'imprimerie ont été invoqués par M. Javal, dont il faudrait citer le nom à chaque instant dans cette étude. Il n'en est pas moins vrai que la cause principale du développement de la myopie paraît être l'insuffisance d'éclairement : c'est donc à cet inconvénient qu'il faut obvier tout d'abord.

Il faut donc que tout élève ait à chaque instant une quantité de lumière suffisante ; mais cette indication est vague et on n'a pas donné jusqu'à présent la valeur minima que doit présenter cet éclairement. On a indiqué des règles pour l'éclairage diurne, comme nous le dirons plus loin ; mais ce sont des règles empiriques qui ne sont qu'à moitié satisfaisantes et qui devront être remplacées dans l'avenir par l'évaluation numérique de l'éclairement qu'il faut attribuer au moins à chaque élève.

On peut dire que, au point de vue qui nous occupe, il n'y a aucun inconvénient à augmenter même considérablement l'éclairement. Mais tout accroissement de l'éclairement est une cause de dépenses et on comprend que, par suite, il soit sage d'assurer un éclairage suffisant, sans le dépasser notablement.

Nous proposons pour ce cas la valeur que nous avons déjà indiquée pour un bon éclairement de travail, 5 bougies décimales-mètre.

Nous nous sommes occupé spécialement de l'éclairement des objets regardés ; mais il faut tenir compte dans ces divers cas de la source de lumière qui ne doit pas agir assez vivement par son pouvoir éclairant et sa position non seulement pour ne pas amener des troubles dans l'œil, mais même pour ne pas attirer involontairement l'attention du travailleur. On peut dire, à cet égard, que l'idéal, qui est quelquefois réalisable, consisterait à ce que la source de lumière fût placée de telle sorte qu'elle éclairât l'objet regardé, mais ne pût être vue directement par l'observateur.

IX. De l'influence des variations brusques de l'éclairement. — La grandeur de l'éclairement n'est pas le seul élément à considérer au point de vue de la fatigue de l'œil, et sa constance doit être prise en considération. Il est, en effet, d'observation que si les variations lentes de l'éclairement sont à peu près sans inconvénient, il n'en est pas de même des changements rapides qui, chez beaucoup de personnes, amènent une fatigue particulière. Il est possible que cette fatigue soit la conséquence des modifications que subit l'iris pour mettre, à chaque instant, le diamètre de la pupille en rapport avec la quantité de lumière qui arrive à l'œil. L'impression désagréable que l'on éprouve lorsqu'on est éclairé, par exemple, par une flamme de gaz qui *saute* par suite de la présence d'eau dans les conduites est plus considérable lorsqu'on a à regarder attentivement un objet éclairé par une lumière variable. Il est donc nécessaire d'avoir recours à des sources de pouvoir éclairant constant ou, tout au moins, dont les variations d'intensité soient lentes.

ARTICLE III. — ÉCLAIRAGE NATUREL, ÉCLAIRAGE DIURNE

§ 1er. — Sources de l'éclairage naturel.

I. Du soleil comme source de lumière. — L'éclairement des objets en plein jour a pour origine première le soleil seul ; en réalité, les étoiles brillent même dans le jour, quoique nous ne les distinguions pas, mais leur action est si faible par rapport à celle du soleil qu'il est absolument inutile d'en tenir compte. L'action du soleil s'exerce de diverses façons : l'éclairement que produit cet astre peut être direct ou indirect, et dans ce dernier cas il y a à distinguer l'éclairement dû à ce que l'on appelle la voûte céleste et celui qui est dû au voisinage de corps diffusants.

L'éclairement par l'action directe seule du soleil ne se rencontre jamais dans la pratique et toujours il s'y joint l'action d'une partie plus ou moins étendue de la voûte céleste. On peut cependant, par l'expérience, évaluer cette action directe : il va sans dire que les résultats auxquels on parvient ainsi n'ont de valeur que par les conditions dans lesquelles ils ont été obtenus, l'observation journalière nous permettant de reconnaître que l'action du soleil varie aux diverses heures de la journée, qu'elle change d'un jour à l'autre, et qu'elle dépend également de la position géographique du point où l'on opère. On ne peut donc compter sur autre chose que sur une indication de l'ordre de grandeur de l'éclairement et non sur une détermination précise. C'est ce qui explique pourquoi, depuis Bouguer, qui a donné un nombre basé sur une mesure faite avec soin, on a fait peu de recherches suivies sur ce sujet.

Nous n'avons pas à entrer dans le détail des mesures faites, et nous nous bornerons à indiquer les résultats principaux obtenus.

Le 22 septembre 1725, le soleil étant élevé de 31° sur l'horizon, Bouguer fit la comparaison de l'éclairement produit par le soleil à celui produit par une bougie; des nombres qu'il a donnés on conclut que dans ces conditions l'éclairement produit par le soleil pouvait être évalué à environ soixante-deux mille bougies-mètre.

Wollaston a trouvé un résultat à peu près semblable : l'éclairement solaire équivaut, selon lui, environ à soixante mille chandelles placées à 1 mètre.

Arago a donné seulement le nombre beaucoup plus faible de quinze mille bougies-mètre.

Enfin sir William Thomson a indiqué la valeur de cinquante-trois mille bougies-mètre.

Les premiers nombres n'ont pas une très grande valeur, car on ignore quelles étaient les bougies qui ont servi de terme de comparaison : cependant la concordance approximative des valeurs données par Bouguer, Wollaston et Thomson permet de penser que l'éclairement produit par le soleil est à peu près cinquante mille à soixante mille fois plus fort que celui produit par une bougie placée à 1 mètre (soit soixante mille bougies-mètre).

Les causes de variation de l'éclairement solaire direct ont pour origine presque unique l'atmosphère terrestre. Les variations de distance de la terre au soleil sont faibles et n'atteignent que 1/60 environ de la distance moyenne, les variations de l'éclairement dues à ces changements sont minimes et n'atteignent pas 1/30 de la valeur moyenne. Le soleil n'est pas toujours identique à lui-même et la présence des taches à sa surface doit diminuer son éclat; mais ces taches n'occupent jamais une étendue suffisante pour apporter dans l'éclairement des variations comparables à celles qui sont dues à l'action de l'atmosphère.

L'atmosphère agit en absorbant la lumière et cette absorption est due à trois causes : l'action des gaz qui constituent l'air atmosphérique, l'action de la vapeur d'eau et l'action des particules solides ou liquides en suspension dans l'atmosphère.

L'effet des gaz dépend de l'épaisseur de la couche traversée et de la densité des gaz. Pour ces deux raisons, l'absorption doit être beaucoup plus grande lorsque le soleil est voisin de l'horizon que lorsqu'il s'élève dans le ciel, non seulement parce que l'atmosphère est alors tarversée sur une plus grande longueur, mais aussi parce que, si l'on considère des surfaces concentriques sphériques correspondant à la même pression, on voit que ce sont les couches où la pression et, par suite aussi, la densité sont les plus grandes qui sont traversées sur la plus grande longueur. Une figure montre immédiatement, en effet, que, à l'horizon, la couche AD' (fig. 8) est plus épaisse que la même couche AD au zénith et que la différence est grande surtout pour les parties inférieures, AB' étant plus grand que AB d'une manière notable.

La vapeur d'eau et les particules en suspension ont aussi une importance réelle, quoique celle-ci n'ait pas été déterminée d'une manière précise. Comme ce sont dans les parties voisines du sol que se trouvent ces particules, il en résulte que ces couches seront celles qui agiront le plus efficacement pour l'absorption. L'affaiblissement de l'éclairement sera donc, de ce chef, d'autant plus grand que la lumière aura traversé une plus grande épaisseur des couches en contact avec le sol, c'est-à-dire, comme précédemment, que le soleil sera plus près de l'horizon.

Toutes ces causes agissent dans les mêmes conditions et l'on peut prévoir que l'éclairement dû à l'action directe du soleil sera d'autant plus grand que les rayons arriveront plus près de la verticale et d'autant plus petit qu'ils se rapprocheront davantage de l'horizontale. Donc :

En un même lieu et à une même époque, l'éclairement sera maximum à midi et minimum au lever et au coucher du soleil.

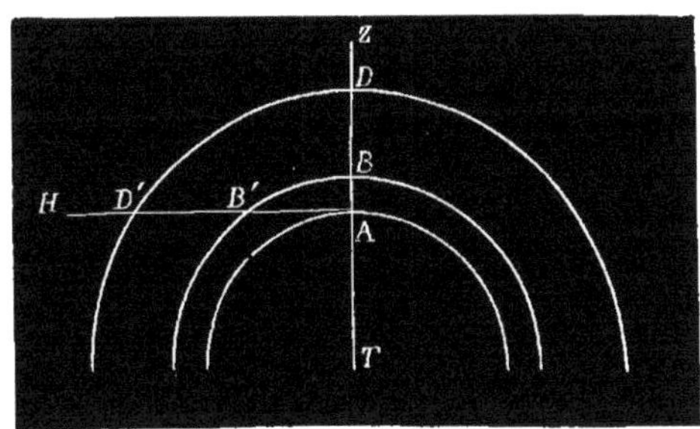

Fig. 8.

En un même lieu et à la même heure, l'éclairement sera plus grand en été qu'en hiver.

A la même heure et à une même époque, l'éclairement sera plus grand dans les régions où les rayons solaires arrivent verticalement à midi.

Bouguer a donné un tableau numérique indiquant l'affaiblissement de l'éclairement dans diverses directions; mais les nombres qui y sont compris ne nous paraissent pas avoir une grande valeur, car les calculs qui les fournissent ne reposent pas sur des données expérimentales suffisantes.

Bouguer a fait cependant quelques mesures sur l'action de l'atmosphère, et, quoiqu'elles se rapportent à la lune, il est probable que les résultats sont sensiblement applicables au soleil. Par des comparaisons avec l'éclairement produit par des chandelles placées à des distances convenables, il trouva que les éclairements correspondant à des hauteurs de 19° 16′ et de 66° 11′ étaient entre eux dans le rapport de 1681 à 2500. En examinant la lune au moment de son coucher, alors que son bord touchait l'horizon, il a trouvé que l'éclairement qu'elle produisait était environ deux mille fois plus petit que celui qu'on observait pour une hauteur d 66° 11′.

Il ne faut pas attacher une importance exagérée à ces valeurs, le parties basses de l'atmosphère étant très inégalement chargées d vapeurs et les effets observés pouvant changer non seulement d'un jou à l'autre, mais encore d'un instant à l'autre. Il n'en est pas moins vra qu'elles nous donnent une idée sur l'ordre de grandeur des effets pro duits, ces effets devant être assez analogues pour l'action du soleil.

II. **De l'éclairement par la voûte céleste.** — L'éclairement dû la voûte céleste est le résultat de la diffusion sur l'atmosphère et su les matières qu'il tient en suspension de la lumière solaire directe et d la lumière solaire déjà diffusée sur le globe terrestre, lorsque le cie est pur, lorsqu'il n'y a pas de nuages. S'il y a des nuages, il fau tenir compte de la lumière qu'ils peuvent diffuser par réflexion o par transmission; cette lumière prend une importance considérable dè que les nuages occupent une partie notable de la voûte céleste, ell constitue ce que l'on appelle quelquefois la *lumière des nuées.*

Dans le cas le plus simple, celui où il n'y a pas de nuages, on recon naît aisément que les diverses parties de la voûte céleste ne présenten pas le même éclat. Bouguer avait entrepris des expériences sur l'éclai rement produit par ces diverses parties; mais, s'il a indiqué la march suivie, on n'a pas publié les valeurs numériques auxquelles il étai arrivé.

Nous ne connaissons d'ailleurs aucun renseignement présentan quelque caractère de précision sur ce sujet.

Il est certain que l'éclat de la voûte céleste est considérablemen moindre que celui du soleil; mais l'éclairement qu'elle produit doi cependant être notable, par suite des surfaces apparentes relatives d soleil et de la voûte entière, le soleil n'occupant guère que la 92000ᵉ par tie de la moitié de la voûte céleste qui peut intervenir pour l'éclairement Aussi serait-il intéressant de connaître l'éclat des diverses parties de l voûte céleste pour se rendre compte de l'effet total qu'elle produit.

Il est d'ailleurs des cas dans lesquels l'éclairement direct par le solei n'intervient pas : le matin avant le lever du soleil, jusqu'au moment o cet astre paraît au-dessus de l'horizon (aurore), le soir après le couche du soleil (crépuscule) et enfin lorsque le soleil est caché par un nuage Dans chacun de ces cas, l'éclairement peut être dû soit à l'action de l voûte céleste, soit à l'action des nuages, soit à ces deux actions réunies

L'éclairement produit par les nuages est moindre que celui que pro-duirait la voûte céleste dans les mêmes conditions; il peut même êtr notablement diminué, comme il arrive pour les nuages qui se montren lors des temps d'orage, nuages bas et noirs qui sont désignés sous l nom de nimbus. Mais on n'a que peu de données ayant quelque précisio sur ces actions : on trouve bien dans quelques tableaux fournis par des observatoires météorologiques des indications sur la *nébulosité;* ces indications font connaître la fraction de la voûte céleste qui est recouverte de nuages, mais elles ne renseignent pas sur l'éclairement, car l'action des nuages à ce point de vue est très variable avec leur constitution, leur hauteur, leur forme, leur épaisseur, etc.

Les observations actinométriques sont plus précises, elles permettent d'évaluer l'action du soleil et de la voûte céleste séparément, mais au point de vue calorifique; or, on sait que les effets lumineux ne sont pas proportionnels aux actions calorifiques. Les résultats obtenus à ce point de vue ne peuvent donc fournir que des indications approximatives. Les degrés actinométriques tels qu'on les donne ordinairement n'ont qu'une valeur relative permettant de comparer les actions du ciel et du soleil au point de vue des radiations calorifiques (1).

Des mesures comparatives ont été prises en 1866 par divers observateurs, et voici les résultats, l'intensité type étant prise égale à 1 000.

	Soleil.	Ciel.
Manchester (M. Roscoë)	43	140
Kew (M. Baker)	150	162
Sommet du Kœnigsthul (M. Wolkoff)	263	174
Para (M. Thorpe)	136	136
Paris (Observatoire de Montsouris)	222	501

Ces valeurs montrent que, au point de vue calorifique, l'action de la voûte céleste seule est au moins égale à celle du soleil seul et qu'elle peut devenir près de quatre fois plus forte, c'est-à-dire qu'elle représente une fraction de l'action totale variant de la moitié aux quatre cinquièmes; à Paris, cette valeur était des deux tiers environ.

Il ne faudrait pas étendre sans restrictions, nous le répétons, ces résultats à l'éclairement pour lequel il semble que l'action de la voûte céleste soit moindre. Il est difficile d'ailleurs de prouver nettement qu'il en est ainsi : lorsqu'on examine l'ombre portée par un corps, en plein jour, la partie qui est dans l'ombre ne reçoit plus que de la lumière provenant de la voûte céleste, tandis que la partie éclairée reçoit de la lumière provenant à la fois de la voûte céleste et du soleil. La différence d'éclairement est considérable et laisserait supposer que l'action de la voûte céleste est en somme assez faible, si l'on ne remarquait que, en général, l'interposition du corps opaque empêche également l'action de la partie de la voûte céleste qui entoure le soleil, partie qui est précisément et de beaucoup la plus lumineuse : il faudrait opérer avec un corps de petites

(1) L'actinomètre le plus généralement employé se compose de deux thermomètres dont l'un a son réservoir recouvert de noir de fumée; chacun d'eux est renfermé dans une mince enveloppe de verre dans laquelle on a fait le vide. Les deux thermomètres donnent des indications différentes lorsqu'ils sont soumis au rayonnement céleste et des températures observées on déduit à l'aide de formules ce que l'on appelle le degré actinométrique.

dimensions et, en tout cas, la présence de la pénombre est une cause de trouble dans l'observation.

Il n'en est pas moins vrai que l'action de la voûte céleste est loin d'être sans importance au point de vue de l'éclairement, même comparée à l'action directe du soleil.

Bien que l'éclat du soleil soit considérable et que, par suite, il existe une grande différence entre l'éclairement d'une surface éclairée par lui et l'éclairement de la partie qui est dans l'ombre projetée par un corps opaque, cependant les ombres ne paraissent pas dures, comme cela a lieu au contraire pour celles qui sont produites par les lampes électriques à arc. Cette différence tient à deux causes : la première est l'existence de la pénombre dans les ombres solaires, pénombre due à ce que le globe solaire a un diamètre tel, que malgré son éloignement il soustend un angle de plus d'un demi-degré.

La seconde cause est la valeur totale de l'éclairement : comme nous l'avons déjà dit, l'appréciation de la différence de deux éclairements tient non à cette différence même, mais à leur rapport; la différence de sensation est donc d'autant moins forte pour une même différence d'éclairement que la valeur absolue des éclairements est plus grande. Or, l'action de l'éclairement dû à la voûte céleste est notable (1).

Il n'est pas sans intérêt d'examiner au moins rapidement au point de vue de l'éclairement les périodes de la journée qui, précédant le lever du soleil et succédant à son coucher, constituent le crépuscule et dans lesquelles l'éclairage artificiel n'est pas nécessaire.

Le crépuscule, comme nous l'avons déjà indiqué, est dû à l'action éclairante des parties de l'atmosphère directement accessibles à la lumière du soleil devenu invisible au point considéré.

On appelle *crépuscule civil* la période qui se termine quand la portion de l'atmosphère située au-dessus de l'horizon du point où l'on se trouve a cessé d'être éclairée directement par la lumière solaire dans toute sa moitié orientale. La nuit commence alors pour toute pièce dont les fenêtres sont dirigées vers l'est; à ce moment, les planètes et les étoiles de première grandeur commencent à devenir visibles. D'après Bravais, la fin du crépuscule civil correspond à l'instant où le soleil est abaissé de 6° au-dessous de l'horizon. Ce moment précède le lever du

(1) Soient E et E' les éclairements produits respectivement par la source lumineuse et par le milieu ambiant. Soit S l'intensité de la sensation produite par la partie éclairée qui a l'éclairement $E + E'$ et s l'intensité de la sensation produite par l'ombre qui a l'éclairement E'. La loi psychophysique de Fechner donne $S - s = \log \frac{E + E'}{E'} = \log \left(1 + \frac{E}{E'}\right)$. La différence de sensation sera donc d'autant plus grande que $\frac{E}{E'}$ est plus grand. Pour le plein jour, E et E' sont du même ordre de grandeur; pour l'éclairage électrique en général, E' est très petit par rapport à E, donc $S - s$ doit être grand.

soleil ou suit son coucher d'un espace de temps variant entre 34 (mars) et 44 minutes (juin) pour les points situés à la latitude de Paris.

Le crépuscule astronomique se prolonge tant qu'une partie de la voûte céleste continue d'être éclairée par la lumière solaire; il est limité, d'après Bravais, à l'instant où le soleil est abaissé de 16° au-dessous de l'horizon; à ce moment, les étoiles de sixième grandeur deviennent visibles. A la latitude de Paris, au moment du solstice d'été (21 juin), il n'y a pas de nuit à proprement parler, le crépuscule astronomique d'un soir se prolongeant jusqu'au début du crépuscule astronomique du lendemain matin ou *aurore*.

La durée effective du crépuscule est liée naturellement à la pureté plus ou moins grande de l'atmosphère.

Pendant le crépuscule, la voûte céleste présente des colorations variées : la partie voisine du soleil, et au moment du coucher celle qui est directement opposée présentent des colorations voisines du rouge et souvent assez intenses. Ces colorations proviennent de ce que la lumière traverse des couches voisines du sol et contenant une grande quantité de vapeur d'eau qui arrête les radiations bleues et violettes très réfrangibles.

La durée du crépuscule est liée à la quantité de vapeurs dans l'atmosphère; aussi les résultats indiqués plus haut sont-ils variables. Dans les pays où l'air est généralement sec et pur, le crépuscule peut être très court. Il ne dure qu'un quart d'heure au Chili et moins encore à Cumana et sur la côte orientale d'Afrique. D'après Bruce, dans le Sennaar, la nuit succède presque immédiatement au coucher du soleil.

Il est très important de remarquer que, pendant le crépuscule, non seulement l'éclairement diminue et, par conséquent, les objets deviennent moins distincts, mais aussi que la perception des couleurs est moins aisée.

III. **De l'éclairement en plein jour.** — L'éclairement en plein jour dépend de tous les corps qui sont placés dans le voisinage du point considéré. Un corps opaque quelconque masque en effet pour ce point toute la partie de la voûte céleste qui est comprise à l'intérieur d'un cône ou d'une pyramide ayant le point considéré pour sommet et le corps comme base; cette partie cesse donc de concourir à l'éclairement. Son influence varie non seulement avec son étendue, mais aussi avec la partie de la voûte céleste qui est masquée, puisque tous les points de celle-ci sont loin d'avoir le même éclat; pour une étendue déterminée, la diminution d'éclairement sera d'autant plus grande que la partie masquée sera plus voisine du soleil, elle atteindra son maximum si le soleil même se trouve dans cette partie.

Si le corps opaque était absolument noir, la diminution serait sans compensation : il n'en est jamais ainsi et le corps diffuse de la lumière qui vient concourir à l'éclairement, car il n'y a pas de corps qui, en réalité, ne soit quelque peu diffusant. Mais l'influence de cette diffusion est très variable; elle dépend de la nature et de la couleur, étant plus grande pour les couleurs claires et surtout pour le blanc, elle dépend de la grandeur de cette surface, de la distance à laquelle elle se trouve du point considéré, de sa direction, par rapport à la ligne qui la joint à ce point, étant maximum si elle est perpendiculaire à cette ligne. Enfin elle dépend également de la partie de la voûte céleste de laquelle elle reçoit la lumière et de l'heure, car la diffusion augmente avec l'éclat de la source principale et, comme nous l'avons dit, l'éclat de la voûte céleste est loin d'être uniforme et constant.

L'action de ces surfaces diffusantes est très grande, surtout dans le cas des villes; presque en chaque point, peut-on dire, la presque totalité de la voûte céleste est masquée par les bâtiments environnants et fréquemment aucune partie de la voûte céleste ne peut envoyer dans une pièce de la lumière; l'éclairement dans ce cas ne se produit que par la diffusion sur les bâtiments voisins et cela seul suffit pour montrer que l'importance de cette action est fort éloignée d'être négligeable.

Mais, si cette action n'est pas négligeable, elle dépend de l'état des murs, car elle varie avec la couleur, avec l'état de propreté; elle n'est d'ailleurs dans tous les cas qu'une partie de l'action qui serait produite par la voûte céleste produisant l'éclairement direct. Aussi est-il bon, pour juger *a priori* de l'éclairement d'un point déterminé, de suivre la règle indiquée par M. Javal et de ne tenir compte que de la partie de la voûte céleste qui peut directement éclairer le point, ou, ce qui revient au même, de la partie de la voûte céleste qui peut être vue du point considéré. Si, en ne tenant compte que de cette source, on arrive à un éclairement suffisant, on sera assuré que, *a fortiori*, dans la pratique, avec l'action adjuvante de la diffusion, le résultat sera satisfaisant. On s'exposerait, au contraire, à de graves mécomptes si, comme on l'a quelquefois proposé, on se bornait à tenir compte de l'étendue des baies sans faire intervenir la source réelle de l'éclairement, voûte céleste ou surfaces diffusantes. Nous reviendrons d'ailleurs sur ce point.

IV. **De l'éclairement naturel pendant la nuit.** — Pendant la nuit, lorsque le ciel est pur, l'éclairement est dû à l'action combinée de la lune et des étoiles. La lune a d'ailleurs un rôle très prépondérant, quoique cependant l'action des étoiles ne soit pas négligeable, comme on peut s'en rendre compte pendant les nuits où la lune n'est pas sur l'horizon.

Bouguer a cherché à évaluer l'éclairement produit par la lune : il opéra pour cet astre comme il avait opéré pour le soleil. Le 22 septembre 1725, la lune étant à 31° au-dessus de l'horizon, il trouva que l'éclairement produit par 1 bougie placée à 50 pieds était 64 fois plus faible que l'éclairement produit par la lune. On déduit aisément de là que l'éclairement de la lune équivaut à 1/4 de bougie-mètre, soit environ 250 000 moins que l'éclairement produit par le soleil.

A la pleine lune de juillet, il avait trouvé le nombre de 284 089, et à celle d'août de la même année les valeurs 331 776 et 302 500. Il en conclut que, en moyenne, la lune éclaire 300 000 fois moins que le soleil.

Sir William Thomson a évalué l'éclairement de la lune à 0,19 bougie-mètre ; cette valeur est plus faible que celle de Bouguer (0,25) : peut-être cela tient-il à ce que les bougies qui ont servi de termes de comparaison n'avaient pas le même pouvoir éclairant.

Comme pour le soleil, l'éclairement produit par la lune varie avec sa position dans le ciel. Bouguer trouva que pour des hauteurs de 61 et de 19° (25 novembre 1725) les éclairements étaient dans le rapport de 2 500 à 1 681, soit à peu près de 3 à 2. Lorsque la lune était à l'horizon, il a évalué l'éclairement qu'elle produit à 1/2000 de ce qu'il était à 61°.

Il importe de remarquer que les nombres que nous indiquons ne sont que des valeurs approchées; outre que la comparaison des éclairements produits par la lune et par une bougie est très difficile à cause des différences de coloration des lumières, les conditions atmosphériques ont une très grande influence.

De plus, la distance de la lune à la terre est loin d'être constante : les valeurs extrêmes sont dans le rapport de 8 à 7, ce qui correspond pour l'éclairement à une variation de 3 à 4. Les valeurs données sont seulement des valeurs moyennes indiquant plutôt l'ordre de grandeur de l'éclairement qu'elles ne fournissent des renseignements précis.

V. **De l'éclairement par diffusion.** — Pour compléter ce qui concerne les sources de l'éclairage naturel, il importe de dire quelques mots de l'influence des surfaces diffusantes; car il y a nombre de cas dans lesquels des surfaces de ce genre sont seules utilisées ; tel est, par exemple, le cas d'une salle placée dans une rue ou à côté d'un bouquet d'arbres, de telle sorte que d'aucun point on ne puisse voir directement la voûte céleste. C'est alors, en effet, cette surface diffusante qui est la seule source lumineuse.

On n'a d'ailleurs que des données générales et assez vagues à ce sujet, données qu'il est facile de résumer ainsi qu'il suit :

L'influence de la surface diffusante est d'autant plus grande que sa couleur se rapproche davantage du blanc.

Elle est d'autant plus grande, d'autre part, qu'elle est plus éclairée ; son action sera ainsi plus considérable si elle reçoit l'action solaire directe que si elle est éclairée seulement par la voûte céleste.

L'influence de la surface diffusante dépend aussi de la direction dans laquelle elle reçoit la lumière et de celle dans laquelle elle la renvoie, l'action étant d'autant plus grande que ces directions se rapprochent plus de celle de la normale.

Dans le cas où l'on a deux bâtiments placés parallèlement, comme dans une rue, par exemple, il y aurait à tenir compte de l'action réciproque de deux surfaces l'une sur l'autre. De telle sorte que si l'on avait par exemple, deux bâtiments voisins (fig. 9) MM′ et NN′, l'éclairemen d'un point tel que A comprendrait :

1° L'éclairement direct pour la partie de la voûte céleste comprise entr XMA et YNA, cette partie pouvant comprendre le soleil ou non ;

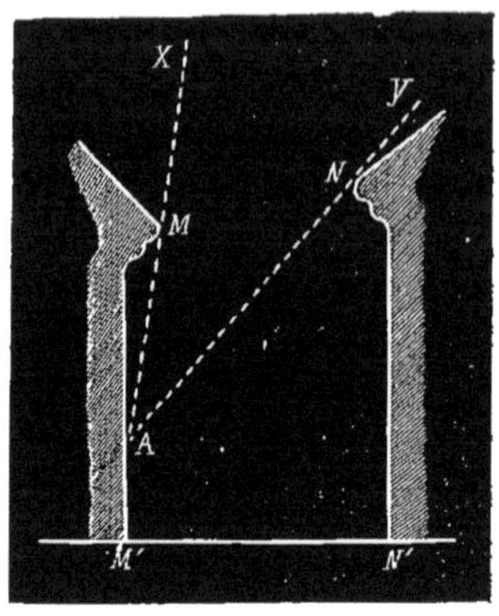

Fig. 9

2° L'éclairement produit par la diffusion vers A de la surface NN′ éclairé par une partie de la voûte céleste, cett partie pouvant comprendre le soleil ou non ;

3° L'éclairement produit par la diffusion vers A de la surface NN′ éclairé elle-même par la surface MM′ recevan l'action de la voûte céleste.

On pourrait même aller plus loin e considérer la diffusion de NN′ sous l'action de lumière diffusée d'abord pa NN′ sur MM′ et rediffusée de MM′ ver NN′. Mais cette action et d'autres plu complexes sont absolument négligeables, car l'action 3° est déjà très faible

Quoi qu'il en soit, il est utile de se rendre compte exactement du mode d'action des surfaces diffusantes, d'autant que, quelquefois, il a été donné des indications erronées à ce sujet.

En tout cas, l'influence d'une surface diffusante est faible et surtou trop variable pour qu'on puisse considérer de semblables surfaces comme des sources d'éclairement dont on doive tenir grand compte.

§ 2. — Étude des conditions de l'éclairage diurne.

I. Des conditions de l'éclairement diurne. — Avant de rechercher quelles conditions, au point de vue de l'hygiène, il convient d'obtenir pour l'éclairement, il est nécessaire de connaître avec quelques détails les conditions géométriques et physiques dans lesquelles se produit l'éclairement soit par la lumière solaire directe, soit par la voûte céleste, soit par la clarté lunaire.

Examinons d'abord le cas simple où l'on se trouve en rase campagne, par un jour de soleil. L'éclairement en un point est complexe, même dans ce cas : il résulte de l'action directe du soleil, de celle de la voûte céleste et de la réverbération du sol, l'intensité de chacune d'elles variant suivant les circonstances de l'observation.

L'éclairement d'une surface est une résultante de ces trois actions, et, suivant la direction de cette surface, l'influence de chacune d'elles sera plus ou moins grande. Pour certaines directions, l'influence d'une ou même de deux de ces actions pourra être nulle.

L'influence relative de chacune de ces actions dépend en outre des circonstances : le soleil pourra briller plus ou moins, suivant la saison, suivant l'heure, suivant l'état de l'atmosphère, ou même il pourra être caché par des nuages; l'action de la voûte céleste dépend de l'éclat du soleil et de la présence des vapeurs ou des nuages, elle n'est jamais nulle; la réverbération du sol dépend à la fois de la nature du sol et de la quantité de lumière que reçoit celui-ci ; elle est nulle ou faible dans la plupart des cas, mais elle prend une grande importance quand le sol est constitué par des roches blanches, par du sable, par de la neige.

Dans cet éclairement par la clarté du jour, les corps présentent et portent des ombres vives lorsque le soleil brille; cependant les ombres dues à cet astre ne sont pas très dures, à cause de la valeur de l'éclairement général, de l'éclairement ambiant dû à la voûte céleste, de telle sorte que les parties dans l'ombre sont encore éclairées assez pour qu'on puisse les distinguer facilement.

Lorsque le soleil est caché et que l'éclairement est dû seulement à la voûte céleste, les ombres ont disparu à proprement parler.

Non seulement les objets que nous regardons sont éclairés, mais notre œil reçoit aussi directement la lumière du soleil, celle des nuées et celle provenant de la réverbération du sol.

A moins que le soleil ne soit très bas sur l'horizon ou qu'il ne soit masqué par des vapeurs, des brouillards, cette action directe est gênante, comme nous l'avons dit. On l'évite en interposant un corps opaque quelconque entre le soleil et l'œil, en plaçant celui-ci dans l'ombre d'un corps opaque.

Quoique moins vive, l'action de la voûte céleste pourra également être une cause de gêne; on l'évitera également par l'interposition d'un corps opaque masquant à la vue la plus grande partie de la voûte céleste, tel que chapeau à larges bords, casque, parasol. Dans l'un et l'autre cas, l'objet que l'on regarde pourra être en dehors de l'ombre dans laquelle nous abritons notre œil, ou dans cette ombre.

Ces dispositions sont, naturellement, sans effet pour soustraire l'œil à l'action de la réverbération du sol; dans les cas où celle-ci est assez intense, il conviendra donc d'avoir recours à d'autres moyens pour éviter les inconvénients qu'elle peut provoquer.

Pour éviter des accidents de ce genre, il faut soustraire l'œil à l'action des radiations sur les parties où cette action n'est pas nécessaire et diminuer l'intensité de la lumière qui pénètre à travers la cornée transparente. On emploie à cet effet des lunettes dont les verres sont entourés d'une garniture de tissu opaque, de manière à arrêter toute lumière venant dans des directions autres que celle dans laquelle on regarde : les verres de ces lunettes sont choisis de manière à arrêter en proportion notable les radiations qui pénètrent dans l'œil. Le mieux consiste à employer des verres *noirs*, plus ou moins foncés, suivant les circonstances; s'ils ne sont pas trop foncés, ils permettent de distinguer nettement les diverses colorations; à partir d'une certaine valeur, les teintes cessent d'être facilement appréciables, certaines couleurs étant absorbées en plus grande proportion, et il en résulte un changement très notable dans l'appréciation des éclats des surfaces et des corps que l'on regarde.

On a utilisé pendant longtemps et l'on utilise encore souvent des verres teintés en bleu; mais leur emploi n'est pas recommandable. Ils diminuent certainement la quantité des radiations qui parviennent à l'œil; mais ils absorbent surtout les radiations les moins réfrangibles, laissant passer par conséquent toutes les radiations bleues, violettes et ultrà-violettes qui sont précisément celles qui produisent le plus d'actions chimiques, celles qui paraissent agir le plus énergiquement pour amener des désordres dans les tissus sensibles qu'elles rencontrent. Il faut, au contraire, employer des verres arrêtant les radiations très réfrangibles; ceux qui conviennent à cet égard sont les verres rouges et les verres jaunes. A ce seul point de vue, il serait indifférent d'utiliser les uns ou les autres; mais, comme il est nécessaire que la visibilité soit diminuée le moins possible, il est préférable d'employer les verres jaunes, les radiations correspondant à cette coloration étant celles qui éclairent le mieux, comme nous l'avons dit. C'est donc des lunettes à verre jaune qu'il convient de recommander si l'on ne fait pas usage de verres noirs ou fumés : l'effet général n'est d'ailleurs pas tout à fait le même, les colorations sont mieux conservées par l'emploi des verres fumés, mais l'impression est terne, froide pourrait-on dire, tandis que les verres jaunes, qui dénaturent davantage les relations des diverses teintes, donnent des images chaudes, brillantes.

Si nous laissons de côté les cas exceptionnels où le sol produit une réverbération notable, on peut dire que, en plein jour et en pleine campagne, on a un éclairage satisfaisant à tous égards si l'on se soustrait à l'action directe du soleil, si l'on se place dans l'ombre produite par un corps opaque, c'est-à-dire si l'on prend pour source lumineuse la voûte céleste, non compris le soleil et la partie qui entoure immédiatement celui-ci, partie qui est la plus éclairante de la voûte céleste.

Si, dans le voisinage du point où l'on se trouve, il existe un corps présentant une surface de grandes dimensions, cette surface masque une partie de la voûte céleste et, de ce chef, diminue l'éclairement. Mais en même temps cette même surface, éclairée par la partie de la voûte céleste qu'elle ne cache pas, diffuse de la lumière vers le point considéré; seulement, suivant sa nature, l'effet sera très variable : si la surface est peinte en noir ou en une couleur foncée, elle diffusera très peu et son action pourra être négligée; si elle est peinte en blanc, elle diffusera beaucoup et son action deviendra notable; comme nous l'avons dit, il pourra même arriver qu'elle devienne gênante et il conviendra d'annuler son action par l'interposition d'un écran opaque; si elle est éloignée, il n'y aura pas en général à en tenir compte, d'abord parce qu'elle sous-tendra un moins grand angle, puis parce que la lumière diffusée sera affaiblie par la distance et par l'action absorbante des couches d'air traversées.

Si cette surface, voisine, était peinte d'une couleur vive, son action se manifesterait par un changement de coloration des corps qu'elle contribuerait à éclairer et il conviendrait souvent de tenir compte de cet effet.

L'éclairage dû à la lune pendant la nuit ne diffère pas seulement de l'éclairage diurne par le faible pouvoir éclairant de la lune, il en diffère encore parce qu'on peut négliger à peu près totalement l'action de la voûte céleste et celle de la réverbération du sol, au moins en général. L'action de la voûte céleste n'est pas nulle cependant d'une manière absolue; on a une idée de l'éclairement qu'elle produit en faisant des observations, à l'époque de la nouvelle lune, pendant les nuits où le ciel est découvert. Mais cette action est très faible.

Il résulte de là, en particulier, que, même par une belle nuit, les ombres portées par les corps sous l'influence de la lumière lunaire sont dans une obscurité presque absolue et qu'on ne peut distinguer les détails des corps qui y sont plongés.

Ajoutons encore que la faible clarté de la lune ne permet pas de bien distinguer les couleurs; comme nous l'avons dit, ce sont les teintes bleues qu'on distingue le mieux alors, et c'est là une des causes de l'aspect particulier qui résulte de l'éclairage lunaire.

VII. **Conditions de l'éclairage diurne des intérieurs.** — Examinons maintenant les conditions dans lesquelles se produit l'éclairage en plein jour lorsque, au lieu d'être en rase campagne, on est dans un bâtiment quelconque.

Nous nous arrêterons à peine au cas où les parois de ce bâtiment seraient absolument transparentes, comme il arrive pour une serre construite au milieu d'un jardin ou, par exemple, pour le Palais de Cristal, à Londres. Il est évident que tout ce que nous avons dit pour l'éclairage en plein air s'applique à ce cas : il y aurait cependant en chaque point un éclairement un peu moindre qu'en plein air, parce que le verre qui constitue les parois n'est pas absolument transparent; le fait est surtout appréciable lorsque le vitrage n'est pas tenu avec une propreté absolue qu'il est difficile de réaliser, ou même, dans ce cas, lorsqu'il remonte à une époque ancienne, car on sait que le verre n'est pas tout à fait inattaquable aux agents atmosphériques et qu'il se dépolit plus ou moins rapidement suivant sa composition, suivant les conditions du climat qu'il subit et, pour un même climat, suivant l'orientation de la paroi qu'il constitue.

Nous n'avons évidemment pas à insister sur les conditions générales des verres. Disons seulement, pour terminer que si, comme en plein air, on veut soustraire à l'action directe du soleil l'œil de l'observateur et l'objet que celui-ci regarde, il suffira d'employer un écran opaque : l'éclairement se fera alors dans de bonnes conditions par l'action de tout le reste de la voûte céleste. En général, les serres peuvent être recouvertes plus ou moins complètement du côté du soleil par des claies ou des paillassons qui jouent précisément le rôle de l'écran opaque dont nous parlons : ils sont destinés à soustraire les plantes à l'action directe du soleil, qui pourrait être fâcheuse pour elles, comme elle l'est ou peut l'être pour l'œil.

Il arrive très fréquemment que les serres sont adossées du côté du nord à une autre construction ou à un mur : cette condition ne change presque rien à ce que nous venons de dire, car cette paroi opaque

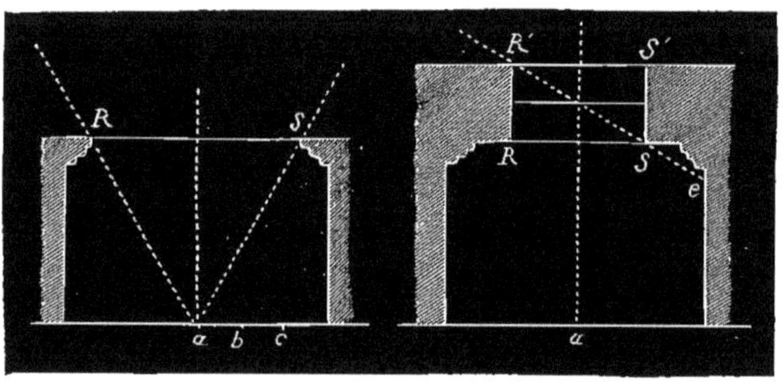

Fig. 10. Fig. 11.

supprime seulement l'action d'une partie de la voûte céleste et précisément celle qui agit le moins.

Il est inutile, d'ailleurs, d'insister longuement sur ce cas, qui, en réalité, se présente rarement dans des conditions où intervienne, à proprement parler, la question d'éclairement.

Considérons maintenant le cas d'une salle qui n'aurait aucune ouverture latérale et qui serait éclairée seulement par sa partie supérieure, par un plafond transparent RS (fig. 10).

Dans ce cas, l'éclairement sera produit surtout par la partie de la voûte céleste située directement au-dessus de la salle ; à cette action pourra venir se joindre l'action directe du soleil qui, suivant la hauteur de la salle et sa largeur, et suivant la position du soleil dans le ciel, éclairera directement pendant un temps plus ou moins long les parois et même le plancher.

Examinons séparément ces deux actions. L'action de la voûte céleste, sans être absolument uniforme, donnera cependant, à un instant déterminé, un éclairement ayant presque la même valeur en tous les points du plancher. Cet éclairement dépend à la fois de l'étendue de la voûte céleste qui peut diffuser de la lumière au point considéré et de l'éclat qu'elle présente. L'étendue de la partie utile de la voûte dépend de l'ouverture du cône ou de la pyramide qui a le point considéré *a* pour sommet et pour base l'ouverture par laquelle pénètre la lumière. Si nous supposons, pour plus de simplicité, que l'ouverture soit circulaire, le cône sera un cône de révolution si le point considéré *a* est la verticale du centre de l'ouverture, il sera elliptique pour tout autre position de ce point *b*, *c*. Pour avoir une idée exacte de ce que nous avons appelé l'ouverture de ce cône qui caractérise l'étendue de la partie utile de la voûte céleste, il faudrait considérer les surfaces des sections faites par ces divers cônes dans des sphères de même rayon ayant leurs centres aux sommets mêmes.

Sans faire de calcul, on se rend aisément compte que c'est au point *a* situé sur la verticale du centre de l'ouverture que correspond le maximum d'étendue de la partie active de la voûte céleste. Cette étendue est d'ailleur d'autant plus grande (et par suite l'éclairement est d'autant plus considérable) que la salle est moins haute et que l'ouverture est plus large.

A partir du point *a*, l'éclairement diminue lorsqu'on s'éloigne; mais l'affaiblissement n'est pas trop rapide tant que l'on considère des points situés sur le plancher, et il l'est d'autant moins que la salle est plus haute et que l'ouverture est moins grande. Autrement dit, l'éclairement aux divers points du plancher est d'autant plus près d'être uniforme qu'il est plus faible. Nous avons à peine besoin de dire qu'il est beaucoup plus intéressant d'avoir un éclairement considérable que d'avoir un éclairement uniforme.

Si l'on considère des points situés sur les parois verticales, l'ouverture du cône diminue rapidement lorsqu'on prend des points de plus en plus élevés qui sont par suite de moins en moins éclairés.

La question est en réalité moins simple, car l'ouverture par laquelle pénètre la lumière n'est pas pratiquée dans un plan géométrique, mais dans une paroi ayant une certaine épaisseur (fig. 11). Aussi l'éclairement surtout sur les parties verticales, varie-t-il plus rapidement que dans le cas supposé d'abord: il est même possible que les points situés au-dessus de *e*, point déterminé par la droite R'S, ne reçoivent aucune lumière directe. Ils ne sont pas absolument dans l'obscurité, non plus que le plafond, parce que, comme dans tous les cas, ils reçoivent de la lumière qui est diffusée par toutes les parties éclairées; mais il est impossible d'évaluer d'avance l'éclairement qui résulte de cette action indirecte.

Il faudrait en outre tenir compte du fait que l'éclat de la voûte céleste n'est pas uniforme et que, par conséquent, même à égalité d'ouverture des divers cônes, l'éclairement ne serait pas égal. Mais, outre que l'on ne pourrait raisonner que pour un cas déterminé, spécial, on ne pourrait rien dire de précis, car on ne connaît pas la loi de variation de l'éclat de la voûte céleste.

Lorsque le soleil brille, il éclaire vivement certaines parties, au moins dans le cas où l'on suppose l'ouverture pratiquée dans une paroi sans épaisseur. Si la paroi a, au contraire, une épaisseur notable, il peut arriver que le soleil n'envoie pas de lumière directe quoiqu'il soit notablement au-dessus de l'horizon. Comme nous l'avons dit, suivant les relations des diverses dimensions de la salle et de l'ouverture, le plancher peut ou non être éclairé. Les effets changent naturellement avec la position du soleil dans le ciel, c'est-à-dire avec l'heure et avec la saison.

Il nous paraît sans utilité de chercher les relations qui pourraient faire connaître, dans un cas donné, quelles sont les parties directement éclairées ; nous ne voyons pas quelles conséquences pratiques générales on pourrait en déduire.

On réalisera un bon éclairement par la partie supérieure, en garnissant l'ouverture par laquelle pénètre la lumière d'un écran diffusif, constitué par une substance translucide. Cet écran, qui recevra sur sa face supérieure l'action de la voûte céleste et, s'il y a lieu, l'action directe du soleil, deviendra la véritable source de lumière. Cet écran serait uniformément éclairé et par suite uniformément éclairant s'il était placé dans une ouverture pratiquée dans une surface sans épaisseur. Comme cette condition ne peut être réalisée, l'éclairement ne sera uniforme que vers la partie centrale et il y aura de certaines variations vers les bords. Ces variations n'auront pas, d'ailleurs, une très grande importante, car il faut remarquer que chacun des points de cet écran diffusif envoie de la lumière à chacun des points de la salle et que les seules différences sont dues aux variations de distance et aux variations de direction de l'émission.

Sans qu'il soit possible de donner une loi, on conçoit que le maximum d'éclairement aura lieu pour le point du plancher qui est sur la verticale du centre de l'ouverture ; puis que, à partir de ce point, l'éclairement diminuera progressivement, de manière que les points également éclairés sont sur une circonférence ayant son centre au point le plus éclairé (l'ouverture étant toujours supposée circulaire). La décroissance de l'éclairement est lente, si l'ouverture est assez grande.

Il y a d'ailleurs un autre intérêt à prendre une grande surface, en ce que les pénombres sont augmentées par là même et que les ombres deviennent très douces, l'ombre propre arrivant même à s'effacer complètement.

On réalise la condition que nous venons de supposer en employant pour fermer l'ouverture un vitrage en verre dépoli, par exemple. Ce vitrage ne saurait être la couverture même, notamment pour éviter la neige de s'y accumuler : il est recouvert d'un lanterneau couvert en verre transparent présentant une inclinaison convenable.

Cette disposition présente un inconvénient matériel provenant de ce que l'on évite difficilement le dépôt de poussière sur le vitrage dépoli, qui devient alors moins lumineux et que, en tout cas, son entretien en état de propreté est peu commode.

On arrive à un résultat analogue par l'emploi d'un *velum*, étoffe légère placée au-dessous du vitrage transparent par lequel arrive la lumière. Si l'étoffe est trop légère, elle laisse passer la lumière solaire; si elle est trop épaisse, elle intercepte trop de lumière : le choix à faire n'est donc pas sans difficulté. L'étoffe doit être blanche; si cependant la quantité de lumière est considérable par suite de la grande étendue du vitrage et si le velum est haut placé, il peut n'y avoir pas d'inconvénient à employer une étoffe à larges bandes colorées : l'effet décoratif est alors plus satisfaisant sans que l'éclairage perde notablement.

D'une manière générale et théorique, on peut dire que l'emploi d'un velum devrait être préféré à celui d'un vitrage dépoli. On conçoit, en effet, que le velum pouvant être mobile serait mis en place ou rejeté sur le côté, suivant que la lumière solaire directe frapperait ou non l'ouverture : on augmenterait ainsi l'éclairement, dans le cas où le soleil n'intervient pas, en le produisant par l'action entière de la voûte céleste, tandis que, dans tous les cas, le verre dépoli intercepte une partie de la lumière.

Mais dans la pratique, il faut reconnaître que, d'une part, les mouvements à communiquer au velum sont peu commodes à obtenir, à cause de la grande hauteur à laquelle celui-ci est placé généralement; — d'autre part, lorsque le velum est rejeté sur le côté, on voit le vitrage du plafond et celui du lanterneau situé au-dessus; il est très difficile de maintenir propres ces vitrages : l'effet est donc peu satisfaisant. Aussi, sauf de rares exceptions, lorsqu'on emploie un velum, il est invariablement fixé et ne présente aucun avantage sur le vitrage dépoli. Ce sont seulement des considérations de prix ou de conditions décoratives qui peuvent faire préférer l'un des systèmes à l'autre.

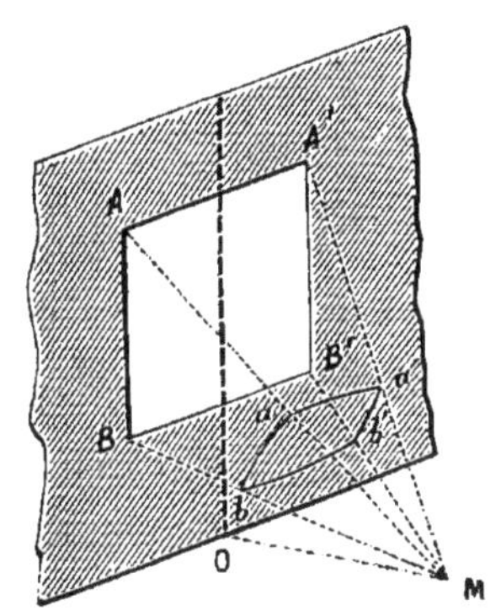

Fig. 12.

Examinons maintenant le cas d'une salle éclairée par des ouvertures pratiquées dans les parois latérales : comme précédemment, il y a une action éclairante de la voûte céleste et il peut y avoir une action directe du soleil. Occupons-nous d'abord seulement de l'éclairement dû à l'action de la voûte céleste, et examinons en premier lieu l'effet d'une ouverture que rien ne vient masquer, devant laquelle il n'existe aucun écran opaque (fig. 12).

Soit ABA'B' l'ouverture, la baie percée dans le mur, et soit M un point de la salle, du plancher, par exemple. Si nous traçons une pyramide ayant le point M pour sommet et ABA'B' pour base, cette pyramide délimitera sur la voûte céleste l'espace qui peut seul envoyer de la lumière en M. L'éclairement dépendra de la grandeur de cet espace et de l'éclat de ses différents points.

L'éclat de la voûte céleste est loin d'être uniforme, comme nous l'avons déjà dit ; mais nous ne connaissons pas les lois de la variation, nous ne pouvons en tenir compte. Nous admettrons donc, au moins comme première approximation, que la voûte céleste a un éclat uniforme. Cependant il est évident que, pour une même étendue utile de la voûte céleste, l'éclairement produit en un point sera d'autant plus grand que la partie utilisée est plus voisine du soleil, puisque nous savons que c'est là où l'éclat est le plus vif.

Comme il ne s'agit pas d'évaluer absolument les éclairements en divers points, mais seulement de les comparer, au lieu de considérer l'espace

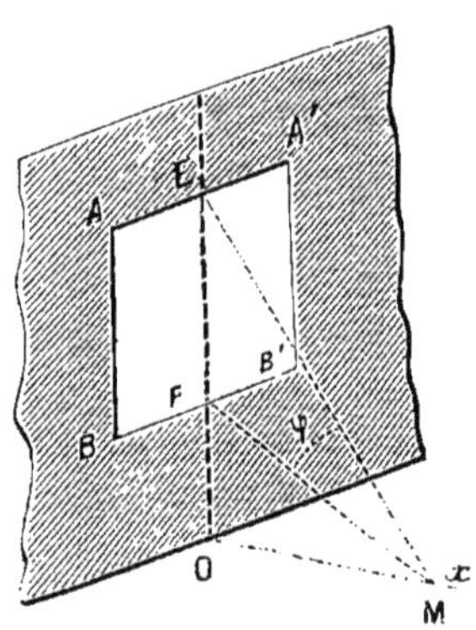

Fig. 13.

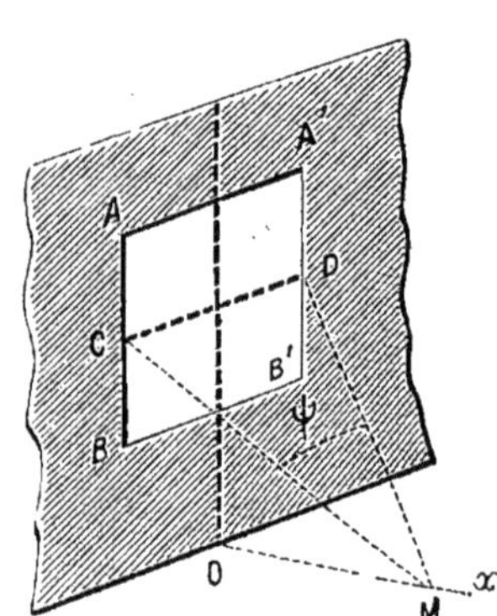

Fig. 14.

limité sur la voûte céleste par la pyramide MABA'B' il nous suffira de considérer les espaces limités sur une sphère de rayon quelconque, mais constant pour tous les points : soit *aba'b'* cet espace sur la sphère de rayon M*a*.

On ne peut trouver aisément avec précision la valeur de cette surface : il est aisé de comprendre cependant que sa grandeur dépend à la fois de l'angle EMF (fig. 13), sous lequel est vue du point M la médiane verticale, et de l'angle CMD (fig. 14), sous lequel la médiane horizontale est vue du même point. Examinons comment varient ces angles :

La valeur de l'angle EMF ne dépend pas absolument de la position du point M dans le plan horizontal, mais seulement de la distance de M au point O, pied de la médiane verticale de la baie : il suffit donc d'examiner l'influence de la position de M sur la droite Ox. On voit immédiatement sur la figure que dans le cas général l'angle φ est nul quand le point M coïncide avec le point O ; il commence par croître jusqu'à un maximum, et décroît ensuite pour redevenir nul lorsque le point M est à l'infini (1).

Si le point M est dans le plan horizontal qui contient le bord inférieur de la baie, les conditions sont un peu différentes. La valeur de φ est maxima quand le point coïncide avec le point O, elle est alors égale à 90°, elle décroît ensuite constamment quand le point M s'éloigne de O.

Ces résultats se voient immédiatement sur la figure, même sans construction précise.

La question est un peu moins simple si nous voulons étudier l'angle ψ sous lequel la médiane horizontale de la fenêtre est vue du point M : cet angle ne dépend pas seulement de la distance de M au pied O de cette médiane, mais aussi de la position même de M, étant d'autant plus petit, pour une même distance, que le point M s'éloigne davantage de la normale au plan qui contient la baie ABA'B'. Pour simplifier, nous examinerons seulement ce qui se passe lorsque le point M se déplace sur cette normale.

On voit immédiatement que l'angle ψ est d'autant plus grand que le point M est plus rapproché du pied O de la médiane verticale, cet angle diminuant indéfiniment jusqu'à O, lorsque le point M s'éloigne jusqu'à l'infini (2).

Dans le cas où le point M est dans le plan horizontal qui passe par le bord inférieur de la baie, le résultat est évident : l'espace utile de la voûte céleste est maximum (1/4 de la voûte céleste) quand le point M coïncide avec le pied de la médiane, puis il diminue avec la distance lorsque ce point se déplace sur une droite passant par ce pied, et la diminution est d'autant plus rapide que cette droite s'éloigne davantage de la normale Ox à la paroi.

(1) Cherchons à déterminer l'angle φ : soit b la largeur de la baie, h sa hauteur, a la hauteur du bord inférieur au-dessus du plan horizontal passant par M. On a immédiatement, en appelant x la distance OM :

$$\text{tang EMO} = \frac{a+h}{x}, \qquad \text{tang FMO} = \frac{a}{x}$$

et, comme $\varphi = \text{EMO} - \text{FMO}$, on en déduit

$$\text{tang}\,\varphi = \frac{\dfrac{a+h}{x} - \dfrac{a}{x}}{1 + \dfrac{a(a+h)}{x^2}} = \frac{hx}{x^2 + a(a+h)}$$

valeur qui est nulle pour $x = 0$ et $x = \infty$ et qui atteint son maximum pour une position de M correspondant à $x = \sqrt{a(a+h)}$.

Si l'on a $a = 0$, il vient seulement $\text{tang}\,\varphi = \dfrac{h}{x}$. La valeur de φ, maxima pour $x = 0$, décroît continuement lorsque x croît.

(2) Les notations précédentes étant conservées, on a :

$$\text{tang}\,\frac{1}{2}\,\psi = \frac{\dfrac{b}{2}}{\sqrt{\left(a + \dfrac{h}{2}\right)^2 + x^2}} = \frac{b}{\sqrt{(2a+h)^2 + 4x^2}}$$

valeur qui décroît indéfiniment quand x croît depuis O.

La question est un peu moins simple quand le point M et le bord BB′ ne sont pas dans le même plan ; des deux facteurs qu'il y a à considérer, en effet, l'un, l'angle ψ, décroît bien constamment, mais l'autre, l'angle φ, commence par croître avant de décroître. Une étude complète de la question montre que, malgré la décroissance continue de l'un des facteurs, le produit, nul d'abord, commence par croître pour décroître ensuite, que par suite le minimum d'éclairement se produit pour un point situé à une certaine distance de la paroi qui contient l'ouverture, assez près en général, l'éclairement croissant rapidement jusque-là pour décroître ensuite plus lentement.

On peut représenter l'éclairement le long d'une ligne donnée à l'aide d'un graphique, en convenant de porter aux différents points de cette ligne des ordonnées proportionnelles aux éclairements en ces points. On

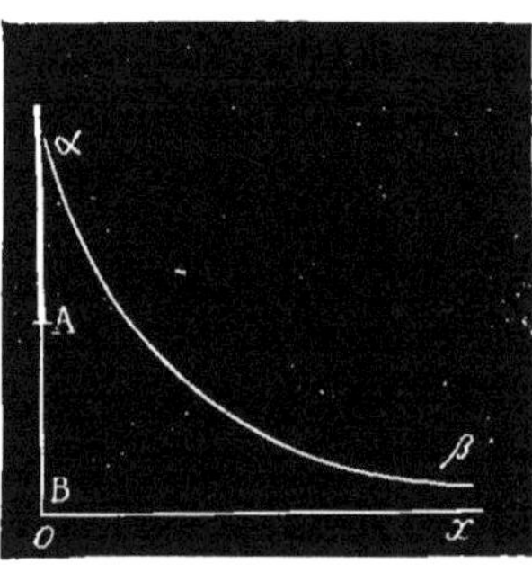

Fig. 15.

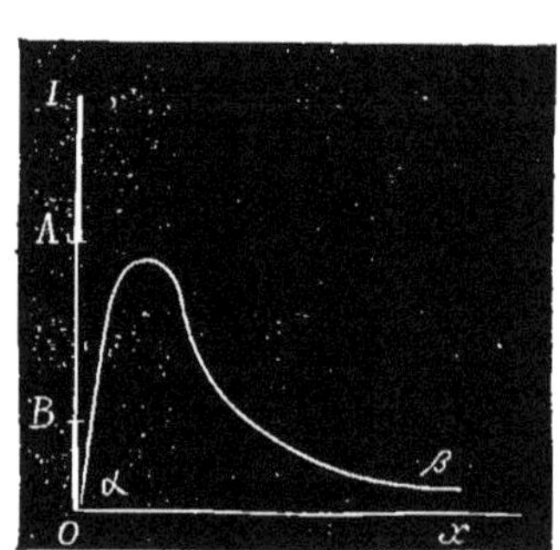

Fig. 16.

a alors une courbe présentant l'une des deux formes indiquées ci-contre et correspondant l'une au cas où le point M est dans le plan horizontal qui passe par le bord inférieur de l'ouverture BB' (fig. 15), l'autre au cas où le point M est situé au-dessous de ce plan (fig. 16). Nous ne nous occuperons pas du cas où le point M est au-dessus de ce même plan, ce cas n'ayant pas d'intérêt pratique.

On reconnaît aisément par l'inspection de la figure ou par l'étude des formules que l'éclairement croît avec la largeur de la baie; — que, pour une même hauteur de celle-ci, pour une même position de M, l'éclairement est d'autant plus grand que le bord BB' est plus rapproché du plan horizontal passant par M ; — que, pour une même position du bord BB' par rapport au plan horizontal, la baie a une plus grande hauteur.

Il résulte de là que, comme on pouvait le prévoir, il y a intérêt à avoir des baies larges, hautes et dont le bord inférieur soit le moins élevé possible au-dessus du plan où sont les points qu'il s'agit d'éclairer.

De même que pour les ouvertures supérieures, les résultats que nous venons d'indiquer ne seraient tous applicables que si la baie était percée dans une paroi sans épaisseur. Ils sont légèrement modifiés dans la pratique par suite de l'existence nécessaire de l'épaisseur de la paroi. Les différences principales sont les suivantes.

Lorsque l'ouverture est pratiquée dans une paroi épaisse et que l'on considère l'éclairement dans le plan horizontal passant par le bord inférieur de l'ouverture, l'étendue de la voûte céleste qui produit l'éclairement est toujours moindre que 1/4 de la surface totale de la sphère : la différence est d'autant plus grande, toutes choses égales d'ailleurs, que la paroi est plus épaisse.

Dans le cas où l'on considère l'éclairement dans un plan horizontal inférieur au bord de l'ouverture, on reconnaît aisément que l'éclairement est nul jusqu'à une certaine distance de la paroi, cette distance étant d'autant plus grande que la paroi est plus épaisse et que le bord inférieur de la baie est situé plus haut au-dessus du plan considéré.

Ces espaces, ces angles sombres, ne sont pas absolument obscurs cependant : ils sont éclairés par l'action diffusante de toutes les autres parois ; l'éclairement y est en réalité très faible.

Dans tout ce qui précède nous avons considéré l'éclairement obtenu en un point quelconque, sans nous préoccuper de la direction de la surface à laquelle appartient ce point. Si l'objet est mobile, on le fera tourner instinctivement de manière qu'il reçoive la lumière dans les meilleures conditions, la surface étant normale ou à peu près à la direction moyenne de la lumière. Mais il n'en est pas toujours ainsi et alors il y a à tenir compte de la direction de la surface ; nous indiquerons, comme exemple, le cas, qui est en réalité le plus fréquent, où la surface est horizontale : c'est le cas où on lit, où on travaille sur une table.

Il est facile de comprendre que, dans ce cas, la lumière qui arriverait au-dessus du plan horizontal passant par le point ne pourrait en rien servir à l'éclairement du point et qu'il n'y a pas lieu d'en tenir compte. La pyramide qui sert à déterminer la partie utile de la voûte céleste ne devra être limitée inférieurement au plan qui passe par le bord inférieur de la fenêtre que si ce plan est au-dessus du plan horizontal. Dans ce cas, la fenêtre sera utilisée tout entière pour l'éclairement.

Si, au contraire, le bord inférieur de la baie est au-dessous du point considéré, la pyramide devra être limitée inférieurement au plan horizontal passant par le point et toute la partie de la fenêtre située au-desous de ce plan sera sans utilité pour l'éclairement du point considéré. Elle servira, cependant, à éclairer les parois verticales et, par là, contribuera à l'éclairement général : elle ne sera donc pas inutile absolument.

Dans le cas où il s'agit ainsi de l'éclairage d'un plan horizontal, tout se passe donc pour ce plan comme si la fenêtre était terminée inférieurement à cette hauteur. Par conséquent, d'après ce que nous avons dit, le maximum d'éclairement aura lieu pour le point de ce plan qui sera au pied de la médiane de la fenêtre.

Le cas que nous venons d'indiquer est très fréquent : il serait, en général, préférable de limiter la fenêtre à la hauteur ordinaire des tables : l'éclairement sur les tables ne serait pas modifié, l'éclairement général serait peu affaibli ; mais on supprimerait une paroi qui, en hiver, est une cause de refroidissement notable.

Dans le cas d'une baie située sur une paroi verticale et recevant seulement la lumière de la voûte céleste, les ombres des objets de petites dimensions (et ce sont ceux-là qui sont le plus fréquemment employés) sont peu étendues, d'autant moins que la surface de la baie est plus grande par rapport à l'objet, d'autant moins que l'objet est plus rapproché de la baie. La pénombre, comme dimensions, varie inversement à l'ombre; elle est d'autant plus étendue que la baie est plus grande; d'autre part, elle est d'autant moins obscure que la baie a une plus grande surface. Comme il est évident que la pénombre apporte une gêne d'autant moindre qu'elle est moins obscure, il en résulte qu'il y a intérêt, à ce point de vue, à augmenter l'étendue de la baie par laquelle arrive la lumière; comme nous l'avons vu, cette condition est également celle qui donne le plus grand éclairement aux points éclairés, elle est donc la plus satisfaisante à tous égards.

En réalité, l'éclairement produit dans une salle par une ouverture unique ne correspond pas absolument à ce que nous venons d'indiquer : ces conséquences ne seraient exactes que si toutes les parois de la salle étaient d'un noir mat ne réfléchissant ni ne diffusant la lumière. Mais il n'en est pas ainsi et, en chaque point, l'éclairement calculé d'après les remarques précédentes est augmenté par l'effet de la diffusion sur toutes les parois. Comme nous ne savons pas calculer ces effets avec quelque précision, il est préférable de n'en pas tenir compte, les résultats réels se trouveront supérieurs aux résultats prévus, ce qui ne saurait être un inconvénient.

Quels sont les effets que l'on observe au point de vue de l'éclairement lorsque la salle considérée présente non pas une ouverture unique, mais plusieurs ouvertures ?

Théoriquement la question ne présente pas de difficultés. L'éclairement sur un point est la somme des éclairements produits séparément par les diverses ouvertures. Mais dans la pratique la question n'est pas simple, non seulement parce qu'il n'est pas très commode de déterminer exactement l'éclairement produit par une baie, mais en outre parce que, en général au moins, les baies diversement situées correspondent sur la voûte céleste à des parties ne présentant pas le même éclat et que nous ne connaissons pas la loi de variation de cet éclat. Aussi devrons-nous rester dans des généralités dont les conséquences présentent cependant un réel intérêt.

Une discussion dont les résultats sont faciles à comprendre immédiatement montrerait que, en totalité, l'éclairement n'est que fort peu modifié par la disposition des baies, la surface restant la même.

Mais chaque baie donne lieu à une ombre et à une pénombre; les ombres seront donc multipliées dans le cas de baies multiples, elles seront en même temps plus longues, et cela pourra être un inconvénient dans quelques cas. Mais cet inconvénient est minime si le nombre des fenêtres n'est pas trop grand et si celles-ci ne sont pas trop petites, et il est compensé, en général, par une répartition plus uniforme de l'éclairement général.

VIII. **Eclairage unilatéral, éclairage bilatéral.** — La question de l'éclairement par des ouvertures pratiquées dans deux parois opposées présente un intérêt pratique à cause des discussions qui se sont élevées sur les mérites relatifs de l'éclairage unilatéral et de l'éclairage bilatéral, principalement au point de vue des salles de classe. Laissant de côté les questions d'un autre ordre sur lesquelles nous reviendrons plus tard, nous nous occuperons ici uniquement de la question de la répartition de l'éclairement.

Comparons donc le cas où l'on aurait une ouverture sur une paroi à celui où l'on aurait deux ouvertures égales chacune à la précédente sur deux parois opposées. La considération des courbes d'éclairement nous permettra de résoudre aisément la question.

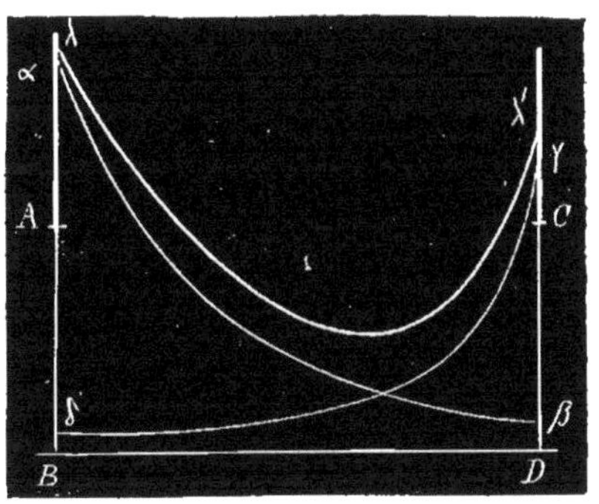

Fig. 17.

Soit $\alpha\beta$ la courbe qui représente la distribution de l'éclairement dans une salle par la baie AB. Supposons maintenant (fig. 17) qu'il y ait une autre fenêtre CD pratiquée sur la paroi opposée : elle donnera naissance à un éclairement qui sera caractérisé par une courbe $\gamma\delta$ semblable à $\alpha\beta$, semblable, mais non pas égale, parce que, à moins de circonstances très exceptionnelles, la voûte céleste n'aura pas le même éclat sur les deux parties opposées qui envoient de la lumière, l'une à AB, l'autre à CD.

Si les deux fenêtres agissent en même temps, l'éclairement en chaque point sera la somme des deux éclairements et la courbe de répartition aura en chaque point une ordonnée qui sera la somme des ordonnées correspondantes de $\alpha\beta$ et de $\gamma\delta$: on obtiendra ainsi une courbe telle que $\lambda\lambda'$. L'examen de cette courbe montre que l'éclairement en chaque point est plus grand que celui qui aurait existé avec une seule ouverture, ce qui était évident d'ailleurs.

Ce résultat est important, il n'est pas le seul et il est facile de reconnaître que dans le cas de l'éclairage bilatéral la répartition de l'éclairement est plus uniforme. Nous voulons dire par là que, dans l'éclairage bilatéral, le rapport de l'ordonnée minima à l'ordonnée maxima (c'est-à-dire de l'éclairement minimum à l'éclairement maximum) est plus voisin de l'unité dans le cas de l'éclairage bilatéral que dans celui de l'éclairage unilatéral. Le fait résulte évidemment de l'examen de la figure ; mais on peut le démontrer rigoureusement, ce qui est nécessaire, car une opinion contraire a été émise, sans que nous sachions d'ailleurs sur quelles preuves elle s'appuie (1).

Il est clair que, quelle que soit la valeur de l'éclairement produit en un point par l'éclairage bilatéral, on peut toujours, au moins en théorie, obtenir un éclairement égal par l'éclairage unilatéral ; mais on ne peut y arriver qu'en augmentant les dimensions des ouvertures, ce qui n'est pas toujours possible dans la pratique. En tout cas, les variations d'éclairement subsisteront, et si l'on a obtenu l'éclairement désirable au point le moins éclairé, on aura un éclairement notablement exagéré au point le plus éclairé. Cette différence est beaucoup moins grande avec l'éclairage bilatéral.

Il va sans dire que, dans le cas de l'éclairage bilatéral, les ombres et les pénombres des objets existent également ; il y aura donc à prendre les mêmes dispositions que dans l'éclairage unilatéral pour les rendre aussi peu gênantes que possible.

On pourrait avoir dans une salle des ouvertures sur deux côtés adjacents, ou même sur trois côtés ; il faudrait donc examiner l'effet produit sur l'éclairement unilatéral ou bilatéral par une ouverture pratiquée dans une des parois perpendiculaires aux premières. On comprend aisément que l'éclairement est ainsi augmenté en chaque point ; mais il n'y a pas de conséquences simples que l'on puisse déduire de l'étude que l'on ferait dans ces cas.

Les résultats auxquels nous sommes arrivé ne permettent pas de donner des valeurs numériques comparatives et, moins encore, absolues. Il serait intéressant d'avoir une série de recherches pratiques

(1) Soient en effet I l'intensité maxima de l'éclairement produit par la fenêtre AB en M et i l'intensité minima en N au fond de la pièce ; soient de même I' et i' les éclairements maximum et minimum produits par la fenêtre CD ; nous supposons que cette fenêtre éclaire moins que l'autre, nous aurons donc $I > I'$ et $i > i'$, mais on a $\frac{i}{I} = \frac{i'}{I'} = r$, rapport constant (car les courbes sont semblables) qui mesure précisément la variation maxima de l'éclairement dans le cas d'une ouverture unique.

Soient P le point le moins éclairé dans le cas de l'éclairage bilatéral et y et y' les éclairements produits respectivement en ce point par chacune des sources de lumière : l'éclairement en P est $y + y'$, l'éclairement en B, point le plus éclairé, est $I + i'$, et la variation d'éclairement est dans ce cas $r' = \frac{y + y'}{I + i'}$. Or, on a, en vertu d'une propriété connue des proportions $r = \frac{i + i'}{I + I'}$; comme i et i' sont respectivement plus petits que y et y', le numérateur de r est plus petit que celui de r' ; d'autre part, comme $I' > i'$, le dénominateur de r est plus grand que celui de r' ; donc, pour ces deux raisons, on a $r < r'$, ce qu'il fallait démontrer.

faites sur l'éclairement des salles dans diverses conditions; on pourrait y arriver facilement par l'emploi du photomètre de Mascart, par exemple.

Nous nous sommes occupé pour l'éclairage des salles de la répartition de l'éclairement sur un plan horizontal, parce que c'est là la question la plus importante dans la pratique, notamment à cause de son application aux salles d'étude et de classes. Mais il serait également possible de considérer l'éclairement des parois verticales : on aurait à appliquer les mêmes considérations, d'une façon analogue. La question ne présente pas le même intérêt et il est inutile de l'étudier en détail.

L'éclairement des parois verticales n'est pas cependant sans utilité : outre qu'il peut y avoir sur ces parois des tableaux, des cartes, des inscriptions qui, pour être vus et distingués, doivent être suffisamment éclairés, ces parois éclairées diffusent à leur tour de la lumière, surtout si elles sont peintes en couleurs claires, et elles contribuent ainsi à l'éclairement général qu'elles augmentent et qu'elles uniformisent. Mais il n'est pas possible, avec les données actuelles, de déterminer avec quelque précision la grandeur des effets ainsi produits.

L'introduction de la lumière directe du soleil dans une salle par les ouvertures latérales présente, au point de vue de la vision, les mêmes avantages et les mêmes inconvénients que dans le cas où la lumière solaire pénètre par une ouverture supérieure. Elle est, en général, une gêne aux points où elle agit, mais présente l'avantage d'augmenter notablement l'éclairement général.

Sauf le matin et le soir, alors que le soleil est très bas sur l'horizon, les parties horizontales seules, en général, sont éclairées directement par le soleil et ce n'est qu'exceptionnellement que la lumière solaire directe vient rencontrer les parois verticales.

En général, comme nous l'avons dit pour le cas des ouvertures supérieures, il conviendra de supprimer l'éclairement solaire direct, au moins lorsqu'il s'agira d'éclairer des individus travaillant, lisant, écrivant, ayant à examiner des objets de petites dimensions.

On tendra devant la baie des rideaux légers blancs ou des stores qui laisseront passer la lumière par diffusion, devenant ainsi le véritable corps éclairant pour la salle : il conviendra, bien entendu, de choisir une étoffe assez épaisse pour arrêter effectivement la lumière solaire directe, assez mince toutefois pour ne pas produire une absorption trop considérable qui diminuerait l'éclairement plus qu'il ne convient.

L'emploi des écrans diffusifs mobiles, stores ou rideaux, est préférable à celui d'un vitrage de la fenêtre en verre dépoli, parce que, lorsque le soleil n'envoie pas de lumière sur les fenêtres, on peut relever les rideaux et les stores et obtenir ainsi le maximum d'éclairement par la voûte céleste, tandis que, avec les verres dépolis, on ne peut, même dans ce dernier cas, supprimer l'action absorbante du verre dépoli.

IX. Des conditions de possibilité de l'éclairage solaire direct — Lors même qu'il s'agit d'un bâtiment en rase campagne, alors que comme nous l'avons dit, l'éclairement par la voûte céleste se fait complètement par toutes les ouvertures, l'action directe de la lumière solair n'est pas aussi générale, et il faut certaines conditions d'orientatio pour qu'une fenêtre reçoive la lumière solaire directe.

La question se complique d'ailleurs par les déplacements apparents d soleil dans le ciel suivant les saisons : on sait en effet que si, aux époque des équinoxes, il se lève directement à l'est et se couche directement à l'ouest, il n'en est pas de même toujours, et que la direction dans laquell il se lève s'éloigne de l'Est vrai d'un angle qui varie avec l'époque d l'année.

Soit NESO la circonférence qui limite l'horizon d'un point M ; soit SZN

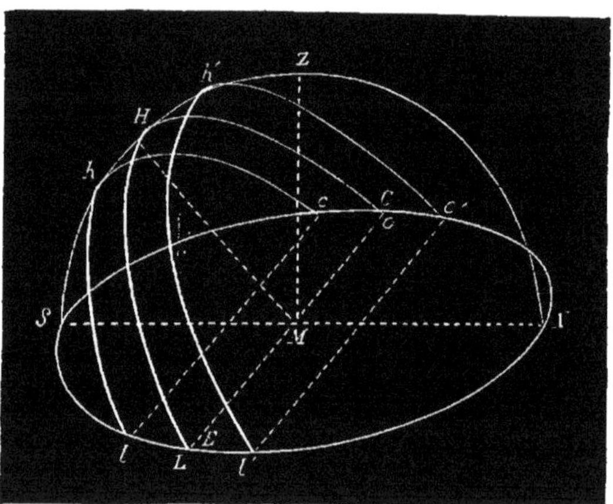

Fig. 18.

le méridien du lieu. Aux équinoxes, le soleil paraît décrire la circonférence EHO (qui est dans le plan de l'équateur, de telle sorte que l'angle HMS représente la latitude du point considéré). Au 21 juin, date du solstice d'été, le soleil paraît décrire la circonférence *lhc*, et au 21 décembre, solstice d'hiver, il semble décrire la circonférence *l'h'c'*.

Dans le plan du méridien SZN, la position de ces cercles est déterminée parce que les arcs H*h* et H*h'* sont égaux à 23° 1/2 environ : on a alors les éléments nécessaires pour calculer les arcs L*l* et L*l'* qui séparent l'Est vrai des points où le soleil paraît se lever aux solstices : cet angle est de 34° environ pour la latitude de 45°, que l'on peut considérer comme la latitude moyenne de la France.

Entre les équinoxes et les solstices, les courbes que paraît suivre le soleil sont des circonférences comprises entre EHO et *lhc* pour l'été et le printemps, et comprises entre EHO et *l'h'c*, pour l'hiver et l'automne, ces circonférences étant d'autant plus près de EHO qu'il s'agit d'une époque plus rapprochée des équinoxes.

Ces indications permettent de se rendre aisément compte de ce qui se produit aux diverses saisons.

Le cas le plus simple est celui où, un jour d'équinoxe, on étudierait l'éclairement d'un bâtiment rectangulaire ayant les quatre faces orientées Nord, Est, Sud et Ouest : on voit aisément que depuis le lever du soleil jusqu'à midi la face Est sera éclairée par le soleil; que, au contraire, la face Ouest recevra la lumière solaire de midi au coucher du soleil; que la face Sud sera éclairée directement toute la journée, et que la face Nord ne recevra pas la lumière solaire directe. Si le bâtiment avait des façades orientées d'une manière quelconque, mais non exactement au Nord, elles recevraient toutes le soleil, mais à des heures et pendant un temps qui dépendraient de leur direction et qu'il serait facile de calculer. La question est moins simple pour les autres jours de l'année, même dans le cas de l'orientation des quatre faces du bâtiment directement aux quatre points cardinaux. Indiquons seulement rapidement ce qui se produit pour les solstices : la figure permet de se rendre compte aisément de ces résultats, sans qu'il soit nécessaire de donner une démonstration rigoureuse.

Au solstice d'hiver, toute façade qui, regardant vers le Nord, fait avec le méridien un angle plus petit que $124° = 90 + 34$, d'un côté ou de l'autre, ne reçoit à aucun moment de la journée la lumière directe du soleil. Elle la reçoit au contraire pour tout angle plus grand; le temps pendant lequel cette façade est alors éclairée dépend de sa direction. Les façades dirigées à l'Est, au Sud et à l'Ouest reçoivent la lumière solaire directe, comme nous l'avons dit pour les équinoxes.

Au solstice d'été, une façade, quelle que soit sa direction, reçoit la lumière solaire directe, pendant un temps plus ou moins long, même lorsqu'elle est dirigée exactement vers le Nord. Mais, par contre, les façades dirigées vers le Sud ne sont pas éclairées par le soleil dès son lever et cessent de l'être avant son coucher.

Il est aisé de déterminer, non seulement pour les équinoxes et les solstices, mais pour un jour quelconque de l'année, si une façade d'orientation déterminée est éclairée par le soleil ou non, à quelle heure et pendant combien de temps; mais il est inutile d'insister sur ces détails.

Si donc nous considérons un bâtiment rectangulaire, on reconnaît aisément que, s'il possède une face dirigée Est-Ouest et regardant vers le Nord, pendant six mois, du 21 septembre au 21 mars, cette face ne recevra pas la lumière du soleil et qu'elle la recevra pendant peu de temps chaque jour pour le restant de l'année.

Si le bâtiment présente une autre orientation, la face considérée s'inclinant de plus en plus par rapport au méridien, on voit qu'elle recevra le soleil pendant un nombre de jours d'autant plus grand et chaque jour pendant un temps d'autant plus considérable que l'inclinaison sera plus forte. Mais, par contre, la face adjacente se trouvera dans des conditions inverses, recevant le soleil pendant un temps de moins en moins long chaque jour et pendant un nombre de jours de moins en moins grand. Dans le cas extrême qu'il suffit de considérer, celui où les deux faces font un angle de 135° avec le méridien, en hiver chacune de ces faces n'est éclairée directement que pendant peu de temps.

Il résulte de là que, quelle que soit l'orientation d'un bâtiment, il y a au moins une face et il peut y en avoir deux qui, pendant une certaine partie de l'année, ne reçoivent pas la lumière directe du soleil ou ne la reçoivent que pendant un temps très court.

Comme il est facile de le comprendre, les résultats se compliquent si le bâtiment dont on s'occupe, au lieu d'être isolé en rase campagne, se trouve dans le voisinage d'autres bâtiments : ceux-ci, suivant leur hauteur, suivant la distance à laquelle ils se trouvent, suivant leur orientation, peuvent intercepter pendant un temps plus ou moins long, ou même en totalité, l'action de la lumière solaire directe.

La question se présente notamment dans les villes, où dans chaque rue les maisons d'un côté peuvent intercepter la lumière solaire directe pour les maisons situées de l'autre côté : elle est relativement simple à résoudre, parce que les bâtiments sont parallèles et que l'on peut admettre qu'ils sont tous de même hauteur. Ce sujet a été traité assez complètement par M. J. Arnould (voir page 55 de ce volume) pour qu'il soit inutile de nous y arrêter davantage.

Si, en pleine campagne, dans un parc, sur une grande place, on peut appliquer à l'étude de l'éclairement d'une salle les conséquences auxquelles nous avons été conduit, il n'en est pas de même le plus souvent dans les villes, et d'une manière plus générale dans tous les cas, où, à peu de distance des baies par lesquelles se fait l'éclairage, se trouve un écran opaque de grandes dimensions, comme un bâtiment, par exemple.

Dans ce cas, si l'on détermine comme précédemment pour un point la pyramide qui limite sur la voûte céleste la partie qui peut envoyer de la lumière au point considéré, deux cas peuvent se présenter :

La pyramide ne rencontre pas le bâtiment voisin ; rien, par conséquent, ne s'oppose à l'action de la partie utile de la voûte céleste qui produira l'éclairement dans les mêmes conditions que précédemment. De plus, ce bâtiment, surtout s'il est de couleur claire, diffusera de la lumière à travers l'ouverture et augmentera l'éclairement général de la salle, sans faire varier cependant d'une manière directe l'éclairement du point considéré.

Au contraire, si la pyramide considérée rencontre le bâtiment, la partie de cette pyramide qui est au-dessus du bâtiment déterminera sur la voûte céleste la surface utile pour l'éclairement, qui sera nécessairement moindre que si le bâtiment n'existait pas. L'éclairement par la voûte céleste sera donc aussi plus petit au point considéré, et d'autant plus petit que la partie interceptée de la pyramide sera plus considérable. Il est vrai que la partie du bâtiment qui est rencontrée par la pyramide diffusera de la lumière au point considéré, et augmentera son éclairement; mais cette action qui dépend de la couleur du bâtiment, de son état de propreté, sera toujours moindre que l'action de la voûte céleste, sauf quelques cas exceptionnels, comme, par exemple, s'il s'agit d'un mur blanc, exposé directement à l'action du soleil, dans un beau jour. Mais il est préférable de ne pas compter sur l'action due à la diffusion du bâtiment et de considérer l'éclairement comme dû seulement à l'action de la voûte céleste : on évitera ainsi des mécomptes.

Si on ne tient pas compte de cette lumière diffusée, les conséquences seront les mêmes que dans le cas où il n'y pas d'obstacle devant la baie, à la condition que la pyramide, au lieu d'avoir pour base la baie tout entière, devrait être limitée inférieurement par la partie supérieure de l'obstacle : autrement dit, il faut prendre pour partie utile de la voûte céleste, la partie qui peut être vue effectivement du point considéré.

On voit immédiatement alors que l'éclairement sera d'autant moindre :

Que, l'obstacle étant à une distance déterminée de la fenêtre, sa hauteur sera plus grande;

Et que l'obstacle, ayant une hauteur déterminée, se trouvera à une plus petite distance.

Pour chaque distance, il y a une hauteur de l'obstacle telle que le point considéré ne reçoit aucune lumière directe de la voûte céleste. Dans ce cas, le point n'est éclairé que par la lumière diffusée par l'obstacle; on ne peut dire qu'il soit dans l'obscurité, mais en général son éclairement est insuffisant et c'est là un cas qu'il convient d'éviter (1).

§ 3. — **Dispositions à adopter pour l'éclairage diurne.**

Avant de chercher quelles dispositions peuvent et doivent être adoptées pour assurer, dans le jour, l'éclairement des habitations, nous rappellerons que, des conclusions auxquelles nous sommes arrivé précédemment, on peut déduire :

Qu'il y a intérêt, au point de vue de l'hygiène générale, à pouvoir soumettre les habitations à l'éclairage solaire direct; que, s'il ne peut en être ainsi, il faut au moins assurer un éclairement le plus intense possible;

(1) Des considérations de géométrie élémentaire permettent de trouver la condition pour qu'un obstacle laisse voir la voûte céleste à travers une partie de la fenêtre ayant une hauteur déterminée.

Soient l la largeur CE de la rue, H la hauteur DE des bâtiments, h' la hauteur CA du linteau des baies de l'étage considéré au-dessus du sol, α la hauteur AG de la bande à travers laquelle la voûte céleste peut être vue directement; soient enfin a la distance

Que, sous le rapport de la vision, il faut éviter l'action directe de la lumière solaire si cette action doit se prolonger, et que, dans le même cas, il faut éviter l'action de cette lumière sur les objets qu'on regarde; que, d'autre part, il faut obtenir un éclairement intense;

Enfin, qu'il ne faut pas compter sur l'éclairement par les surfaces diffusantes comme moyen efficace.

X. **De l'éclairage des appartements en général.** — Les indications générales qui précèdent montrent que, quelle que soit la destination d'une salle, il y aurait toujours avantage, au point de vue de la question de l'éclairage, à pratiquer dans ses parois de larges baies laissant pénétrer la lumière en quantité, à la condition de munir de rideaux

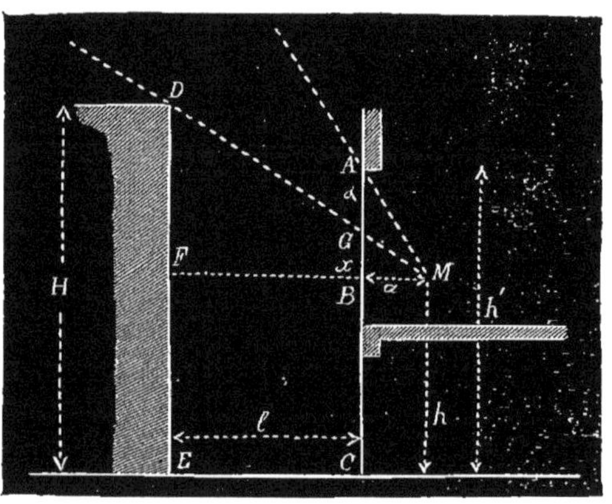

Fig. 19.

ou de stores diffusifs les fenêtres qui reçoivent le soleil. Mais d'autres considérations interviennent qui font en général adopter des ouvertures restreintes : d'abord il faut tenir compte que, pendant l'été, les fenêtres exposées au soleil donnent beaucoup de chaleur; on peut aisément obvier à cet inconvénient en munissant de persiennes ou de jalousies ces ouvertures, que l'on obture plus ou moins complètement aux heures chaudes de la journée. Mais, pendant le temps froid, ces fenêtres sont une cause de refroidissement, et par suite, pour éviter d'avoir à chauffer considérablement, on préfère diminuer la surface de ces fenêtres, diminuant aussi

du point considéré M à la fenêtre et h sa hauteur au-dessus du sol : on arrive aisément à la relation

$$\frac{DF}{GB} = \frac{FM}{BM} \text{ ou } \frac{H - h}{h' - \alpha - h} = \frac{l + a}{a},$$

que l'on peut mettre sous la forme

$$(H - h)\, a = (l + a)\, (h' - \alpha - h).$$

Si l'on fait $\alpha = 0$ dans cette équation, on a la relation

$$(H - h)\, a = (l + a)\, (h' - h)$$

qui exprime la condition pour que le point éclairé ne voie directement aucune partie de la voûte céleste.

en même temps l'éclairement des divers points de la salle. Il faut reconnaître d'ailleurs que dans bien des cas cet affaiblissement est sans grand inconvénient : tel est, par exemple, le cas des salles de réception.

On pourrait, sinon éviter, au moins diminuer considérablement cette influence refroidissante par l'emploi de doubles fenêtres : le refroidissement se produit, en effet, par conduction et par rayonnement. La perte de chaleur par conduction résulte du contact direct de la vitre avec l'air extérieur froid ; on l'éviterait presque complètement ainsi, car, les gaz étant mauvais conducteurs de la chaleur, l'interposition de la couche d'air comprise entre les deux fenêtres annulerait presque complètement les pertes de cette nature. Quant aux pertes par rayonnement, elles sont faibles même avec une seule vitre, comme on le sait par l'exemple des serres. La présence de la double fenêtre n'aurait d'ailleurs qu'une influence minime sur l'éclairement, pour les mêmes raisons.

Cependant, sauf dans quelques pays, les doubles fenêtres ne sont pas utilisées.

L'éclairement par la partie supérieure, la lumière pénétrant par une large baie, donnerait une solution satisfaisante au point de vue de l'éclairement, à la condition de pouvoir au besoin placer une surface diffusante devant la baie pour empêcher l'action directe de la lumière solaire. Mais, d'une part, ce système se prête mal à une bonne aération et il entraînerait nécessairement l'installation d'une ventilation pour assurer dans tous les cas le renouvellement de l'air. D'autre part, ce système d'éclairage ne peut être adopté que dans les pièces situées au dernier étage du bâtiment, ce qui restreint considérablement le nombre de ses applications. On ne le rencontre guère, en effet, que dans des salles de collections, de musée, dans des amphithéâtres de grandes dimensions ; on peut dire que, dans l'immense majorité des cas, l'éclairage par les parois latérales est la règle.

On comprend l'avantage de l'éclairage supérieur pour les salles de musée et de collections où les tableaux et les vitrines occupent nécessairement les parois latérales. Outre que les baies verticales laisseraient dans l'ombre certaines parties des parois, elles diminueraient l'espace réservé aux tableaux et aux vitrines.

Dans ce cas, il conviendra absolument de supprimer l'éclairage direct par le soleil en employant un vitrage dépoli ou un vélum. Outre que la lumière solaire gênerait les visiteurs en les éblouissant, elle produirait sur les parois des parties fortement éclairées dont l'existence donnerait naissance à un contraste fâcheux avec les parties voisines. Ajoutons que, dans le cas de peintures ou de collections de certains objets, l'action directe des radiations solaires peut produire des détériorations qu'il convient d'éviter. A plus forte raison cette action directe est une gêne si la salle est destinée à contenir un auditoire assis : on sait, en effet, combien peut être désagréable cette action, que l'on ne peut alors éviter par un déplacement. Il y aura donc lieu, en général, de supprimer l'éclairement direct par le soleil : cependant, il pourrait être conservé dans des vestibules, dans des salles de pas-perdus et il donnerait une certaine animation, une certaine gaieté, peut-on dire, à ces salles, dont l'aspect est souvent assez froid.

XI. **Éclairage des réfectoires, dortoirs, etc.** — La nécessité de l'insolation directe pendant un temps assez long est urgente pour toutes les salles où des personnes ont séjourné en nombre pendant un certain temps : c'est le cas, par exemple, des dortoirs, des classes. A plus forte raison doit-il en être de même lorsque des circonstances particulières viennent se joindre aux effets de l'agglomération, comme il arrive pour les réfectoires dans les collèges, etc. Il va sans dire que cette action du soleil n'est nullement exclusive de l'aérage et de la ventilation qu'il est urgent d'assurer, mais dont nous n'avons pas à nous occuper. Ces deux derniers moyens peuvent bien balayer l'atmosphère et entraîner les gaz odorants et les germes qui y existent, au moins dans la partie centrale, mais ils agissent peu sur les couches gazeuses qui sont en contact avec les parois et ils n'agissent pas du tout sur les matières condensées ou déposées sur ces mêmes parois. Là, l'action de la lumière solaire intervient avec grand avantage.

Pour les salles de dortoirs et de réfectoires, il y a un très grand avantage à leur donner des fenêtres sur deux parois opposées, non pour l'éclairage, car on n'a pas à s'en occuper pour les dortoirs, et il est toujours suffisant pour les réfectoires, mais au point de vue de l'assainissement. Quelle que soit, en effet, l'orientation, pourvu qu'il n'y ait pas de bâtiments trop voisins, on sera assuré de pouvoir recueillir la lumière du soleil toutes les fois que cet astre ne sera pas caché par les nuages, sans compter que cette disposition de fenêtres opposées permet d'établir aisément des courants d'air qui renouvellent rapidement l'air de la salle.

XII. **Éclairage des salles de travail.** — Les conditions sont différentes dans le cas d'un bureau, d'un cabinet de travail où l'éclairement doit être notable, comme nous l'avons dit. En général, cependant, les fenêtres n'y sont pas plus grandes que dans les autres pièces. C'est dans ce cas surtout qu'il faudra éviter avec le plus grand soin de diminuer la hauteur effective de la fenêtre d'une manière quelconque; c'est dans ce cas qu'il sera particulièrement utile d'adopter pour les rideaux d'étoffe l'ingénieuse disposition indiquée par M. E. Trélat. M. Trélat propose l'emploi d'un seul rideau pouvant glisser sur une tringle à la partie supérieure, de manière à pouvoir boucher complètement la fenêtre, ou de manière à la dégager entièrement lorsque le rideau est ramené d'un seul côté; mais, de plus, dans ce cas, il peut être relevé par sa partie inférieure, que l'on accroche au bord opposé. Le bas de la fenêtre est alors complètement masqué, mais le haut reste dégagé : l'éclairement n'est donc modifié en rien, excepté pour les points du parquet voisin de cette fenêtre, ce qui est sans inconvénient; mais on évite l'action refroidissante directe par rayonnement et les courants d'air sur les pieds et les jambes lorsqu'on est assis dans le voisinage de cette fenêtre. Cette disposition est très pratique et réellement utile, et elle se prête facilement à l'ornementation.

Dans un cabinet ou un bureau, il convient, bien entendu que la lumière solaire n'arrive pas directement sur la table de travail. Si, par suite de l'orientation, cet effet devait se produire, il faudrait munir les fenêtres de rideaux ou de stores diffusifs. Mais l'emploi de rideaux diffusifs n'est même pas satisfaisant dans ce cas, car, lorsque le soleil est assez vif, l'éclat de l'étoffe très éclairée placée dans le voisinage de l'endroit où l'on travaille est une cause de trouble, l'œil étant ainsi sollicité par deux surfaces éclairées voisines. Il conviendra donc de placer les pièces où l'on doit travailler de manière à recevoir principalement la lumière de la voûte céleste; il n'y a pas d'inconvénient à ce que, le matin ou le soir, alors que son éclat est peu vif, le soleil puisse éclairer directement cette pièce.

Conviendrait-il d'éclairer une semblable pièce par des baies pratiquées dans une seule paroi, ou par des baies pratiquées dans deux ou plusieurs parois (nous ne parlons pas du cas de l'éclairage supérieur, parce qu'il ne se présente pas dans la pratique dans ces circonstances)? Nous n'insistons pas sur ce point, qui sera traité d'une manière complète lorsque nous parlerons des salles d'école.

Il est quelques circonstances où la solution s'impose cependant d'une manière absolue. Tel est, par exemple, le cas des ateliers destinés aux peintres et aux sculpteurs, pour lesquels il est nécessaire que l'éclairement, tout en étant intense, présente la plus grande uniformité possible. Les modifications dans la répartition de l'éclairement auraient pour effet de modifier la distribution des ombres et des parties éclairées, de changer par suite l'aspect des corps, et seraient ainsi un obstacle pour l'artiste qui cherche à produire un effet déterminé.

L'éclairement par la lumière solaire directe doit être évité absolument, le changement continu de la direction suivant laquelle pénètre la lumière dans ce cas étant inadmissible. Pour satisfaire le mieux possible à cette condition, il faut une baie unique dirigée vers le Nord ou à peu près. Cette baie sera de grandes dimensions pour permettre un éclairement intense; dans les villes surtout, il sera préférable qu'elle ne descende pas près du sol. Outre que, comme nous l'avons dit, les parties basses ont peu d'influence sur l'éclairement, on diminuera la diffusion exagérée par le plancher, et surtout on évitera la réverbération des surfaces voisines qui peuvent exister, réverbération qui varie considérablement, suivant que ces surfaces sont ou non éclairées par le soleil, que celui-ci est plus ou moins brillant, et qui, par suite, changerait considérablement la répartition de l'éclairement, ce qu'il convient d'éviter.

XII. **Éclairage des établissements industriels.** — La question des ateliers industriels présente quelques conditions spéciales, dès que les dimensions en sont un peu considérables. Il faut un éclairage intense et aussi uniforme que possible; on ne peut songer à utiliser un éclairage latéral, même bilatéral, car il y aurait des parties éclairées d'une manière insuffisante, à moins de donner aux murailles dans lesquelles seraient percées les fenêtres une hauteur inacceptable dans la pratique. L'éclairage par une ou plusieurs ouvertures horizontales supérieures ne peut être admis, car il faut éviter absolument l'action directe du soleil; l'emploi de vélums est inacceptable, car les étoffes seraient promptement salies et absorberaient trop de lumière; les verres dépolis, comme nous l'avons dit, se recouvrent de poussières.

On satisfait à la double condition d'avoir un éclairement intense en évitant l'action directe du soleil par l'emploi de la disposition suivante. On divise la toiture en larges bandes (fig. 20) dont chacune est recouverte

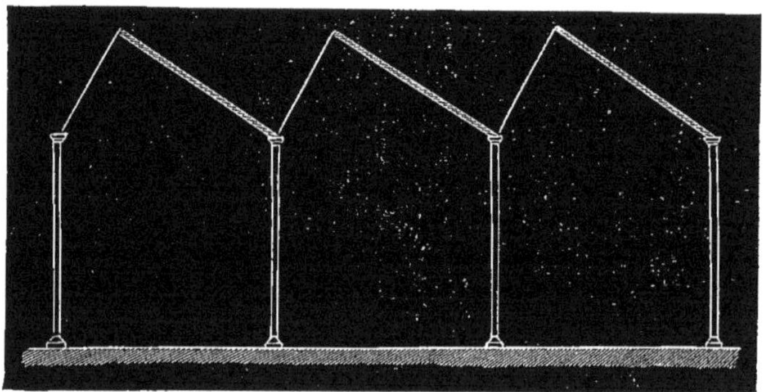

Fig. 20.

par une toiture à deux égouts (ayant des versants ou pentes dans deux directions); ces bandes sont dirigées de l'Est à l'Ouest, de telle sorte que l'une des surfaces regarde au Nord et l'autre au Midi. Cette dernière est recouverte de matériaux opaques, la première seule est vitrée sur toute son étendue. Mais pour que, à aucun moment de la journée, même en été, le soleil ne puisse pénétrer par cette surface, il faut lui donner une pente très raide; le soleil, à la latitude de Paris, pouvant s'élever à 73° environ au-dessus de l'horizon, la surface vitrée doit faire ce même angle avec l'horizontale. Afin de pouvoir espacer convenablement les points d'appui sans donner une trop grande hauteur à la toiture, on ne donne pas la même pente aux deux versants, celle de la partie opaque étant beaucoup plus douce, beaucoup plus éloignée de la verticale, sans qu'il y ait de relation fixe entre les deux pentes. On obtient ainsi une toiture asymétrique que jusqu'à présent on n'a pas cherché à utiliser en dehors des ateliers ou magasins et que cette asymétrie rendrait certainement peu aisée à orner; mais, au point de vue de l'éclairage diurne, les résultats sont très satisfaisants.

Cette disposition a été avantageusement employée dans un certain nombre de laboratoires.

XIII. **Dispositions générales des habitations au point de vue de l'éclairage.** — Réservant quelques cas particuliers dont nous nous occuperons plus loin, nous pouvons maintenant déterminer les meilleures conditions d'une maison d'habitation au point de vue de l'éclairage diurne.

Le fait que, à nos latitudes, quelle que soit l'orientation, il y a au moins une face d'un bâtiment qui pendant une partie de l'année ne reçoit pas la lumière solaire directe ou ne la reçoit que pendant un temps très court, joint à l'avantage général pour les pièces destinées à l'habitation d'être insolées pendant plusieurs heures chaque jour, conduirait évidemment à construire des maisons simples en profondeur. Lorsqu'il en est autrement, les pièces situées sur la façade qui regarde vers le Nord reçoivent peu ou point l'action du soleil.

Il faut de plus qu'il n'y ait pas devant le bâtiment un autre bâtiment dont la hauteur soit telle, que d'après la distance qui les sépare l'ombre du second vienne se produire sur le premier. Cette condition est généralement celle qui se présente dans les villes où les rues ne sont pas assez larges relativement à la hauteur des maisons et où la durée de l'action directe du soleil est diminuée pour cette raison. Nous ne pouvons que renvoyer à cet égard aux indications fournies sur ce sujet par M. Arnould dans ce volume (page 55).

Si ces conditions sont remplies, toutes les pièces recevront la lumière solaire pendant un temps suffisant pour produire les bons effets qu'on lui attribue. Mais il conviendra de prendre des dispositions pour pouvoir modérer cette action par des rideaux, des stores, des persiennes, pour éviter à certaines heures de la journée, au moins dans les jours chauds, l'élévation de température résultant de l'action solaire, et plus souvent pour supprimer l'éclairage exagéré des objets que l'on regarde, des livres, du papier, sur lesquels on travaille, lorsque cet éclairage est produit par la lumière solaire directe.

Pour des raisons d'économie, cette disposition d'une maison simple en profondeur est rarement adoptée et l'on rencontre le plus souvent des bâtiments doubles en profondeur. Dans ce cas, les pièces qui prennent jour sur la façade dirigée vers le Nord ou à peu près et celles qui prennent jour sur des façades dirigées à peu près vers le N.-O. et le N.-E. ne reçoivent pas la lumière solaire directe en hiver, ou du moins ne la reçoivent que pendant très peu de temps. Dans ces conditions, pour satisfaire le mieux possible aux indications de l'hygiène générale, il conviendrait de mettre de préférence sur les faces qui sont insolées pendant plusieurs heures les chambres à coucher, la cuisine, l'office, et même, s'il se peut, la salle à manger, réservant pour les façades qui reçoivent le moins le soleil les appartements de réception, salons, boudoirs, cabinet de travail. Dans ces pièces, on séjourne moins longtemps, en général, il n'y a pas de causes aussi multipliées de modifications nuisibles de l'atmosphère, et par suite l'action purificatrice de la lumière solaire est moins nécessaire. Il est vrai que, dans cette disposition, les salons seront moins gais, mais le cabinet de travail présentera un meilleur éclairage.

Ajoutons à ce qui précède que, au point de vue de l'éclairage proprement dit, les bâtiments simples en profondeur présentent un avantage en ce qu'ils permettent l'éclairage bilatéral des salles qui, comme nous l'avons démontré, donne un éclairement plus intense et plus uniforme que l'éclairage unilatéral. De plus, lorsque, pour éviter l'action directe du soleil, on ferme les rideaux, stores ou persiennes d'un côté, l'éclairement est largement assuré par les fenêtres placées du côté opposé.

Dans les bâtiments doubles en profondeur, ces avantages n'existent pas, car on ne peut appliquer que l'éclairage unilatéral, sauf pour quelques pièces d'angle; mais l'éclairage par deux parois adjacentes est moins satisfaisant que l'éclairage bilatéral proprement dit.

XIV. **Eclairage des salles d'école.** — Nous avons réservé, pour la traiter à part, la question de l'éclairage des salles d'écoles; cette question présente une grande importance. Nous avons dit l'intérêt capital qu'il y a à ce que, dans ces salles, les élèves aient un éclairage suffisant: ajoutons que, laissant à part la ventilation, dont nous n'avons pas à nous occuper, le séjour prolongé des élèves rend nécessaire la possibilité de l'insolation directe dont nous avons indiqué les avantages.

Il n'est pas difficile d'édicter des règles qui assureraient sans conteste des conditions satisfaisantes pour la construction de ces salles d'école. Mais il est une question corrélative qu'on ne peut négliger, c'est celle de la dépense; cette question peut, à la rigueur, être mise au second rang dans le cas de la construction d'un bâtiment exceptionnel, unique; il ne saurait en être de même lorsque, comme pour les écoles, des constructions de même nature doivent être construites en grand nombre. Il est donc nécessaire de chercher le minimum de ce qui est indispensable pour réduire aussi la dépense au minimum. C'est la connexité de ces deux points de vue qui rend la question difficile.

L'éclairage par la partie supérieure pourrait, avec quelques précautions, donner une bonne solution de la question, et dans ce cas il n'y aurait pas de relation directe entre la dépense et l'éclairement, les dimensions de la salle en plan et en hauteur étant alors déterminées par des considérations indépendantes de celles de l'éclairement.

Mais, comme nous l'avons déjà dit, les ouvertures supérieures ne sont pas acceptables, en général, et il faut avoir recours à l'éclairage latéral. Dans ce cas, pour une salle de dimensions déterminées en plan, on peut toujours obtenir un éclairement suffisant en un point quelconque, à la condition de donner aux fenêtres, et par suite à la salle, une hauteur assez grande ; mais c'est précisément cette augmentation de la hauteur des pièces qui conduit à des dépenses exagérées, c'est cette hauteur qu'il faut prendre la plus petite de celles qui permettent d'obtenir l'éclairement considéré comme un minimum nécessaire.

L'éclairage devant être fourni par des ouvertures pratiquées dans les parois verticales, examinons successivement les divers cas qui peuvent se présenter.

Nous l'avons dit, on ne saurait admettre l'éclairage en face d'une manière générale ; dans le cas d'une école, des considérations spéciales viennent se joindre à celles que nous avons déjà indiquées : le visage du maître serait dans l'ombre, ce qui est une très mauvaise condition pour l'enseignement ; il ne pourrait y avoir derrière lui ni tableau noir, ni cartes géographiques, et ces objets, qui sont d'un usage courant et qui doivent être à la portée du maître et vus de toute la classe, devraient être placés sur la paroi dans laquelle serait percée la fenêtre, ils seraient donc dans l'ombre.

L'éclairage ne pourrait non plus venir derrière les élèves ; d'abord il viendrait en face du maître, qu'il gênerait, et les figures des élèves seraient dans l'ombre, condition fâcheuse ; ensuite, pour que cet éclairage postérieur pût être accepté, il faudrait qu'il vînt d'une assez grande hauteur, sans quoi les élèves porteraient ombre sur leurs cahiers et sur leurs livres ; on serait donc conduit à exagérer ainsi l'élévation du plafond, ce qu'il convient d'éviter dans une certaine mesure.

Il ne reste donc que l'éclairage latéral qui soit acceptable ; dans tous les cas, la salle doit être disposée pour que les élèves soient éclairés du côté gauche. La question qui reste à résoudre est de savoir si la lumière doit venir exclusivement d'un côté : éclairage unilatéral, ou si elle doit venir des deux côtés : éclairage bilatéral,

XV. Comparaison des éclairages unilatéral et bilatéral. — Nous ne saurions trop le répéter, ce qui est important, c'est que, en chaque place occupée par un élève, il y ait un éclairement suffisant, c'est-à-dire que, au point où l'éclairement aura la plus petite valeur, il ait encore une certaine intensité ; il ne saurait être question ici d'un éclairement moyen, car l'excès de lumière en un ou plusieurs points de la salle ne pourrait compenser l'insuffisance d'éclairement en un autre point.

Sans nous occuper actuellement de la valeur absolue de l'éclairement qu'il s'agit de réaliser, nous comparerons l'un à l'autre l'éclairage unilatéral et l'éclairage bilatéral. Nous ferons d'abord cette comparaison au point de vue de la grandeur et de l'uniformité de l'éclairement obtenu : nous aurons ensuite à indiquer les conditions propres à assurer une valeur absolue suffisante. Nous ne ferons que résumer une très importante discussion qui eut lieu en 1877, à la *Société de médecine publique*, dans laquelle

M. E. Trélat préconisa l'emploi exclusif de l'éclairage unilatéral, tandis que, sans rejeter celui-ci, MM. Javal et Gariel prétendaient que l'éclairage bilatéral est sans inconvénient et qu'il peut y avoir avantage à l'adopter.

Il est évident que, pour que l'éclairage d'une salle de classe soit satisfaisant, il suffit que le point qui reçoit le moins de lumière soit assez éclairé. Dans le cas de l'éclairage unilatéral, le point le moins éclairé est celui qui est sur la paroi opposée aux fenêtres ; dans le cas de l'éclairage bilatéral, ce point est situé entre les deux parois : il serait au milieu de la pièce si l'éclairement produit était le même des deux côtés ; en réalité, il est plus rapproché du côté où la lumière est moins intense.

Cette seule différence dans la position du point le moins éclairé permet de donner à la salle une moindre hauteur pour un éclairement déterminé.

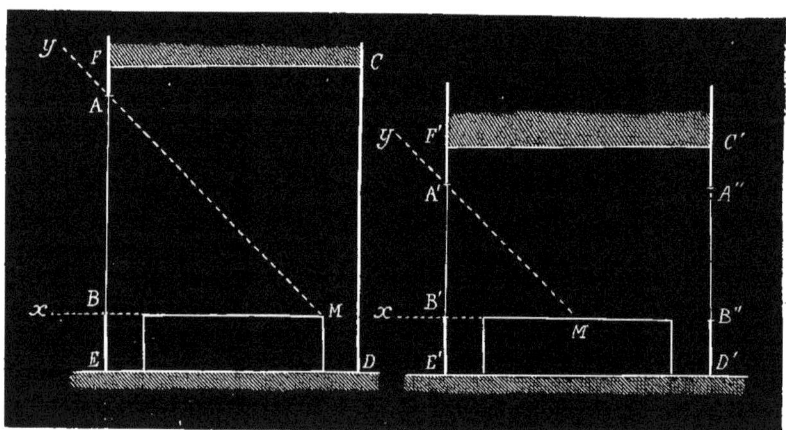

Fig. 21. Fig. 22.

Supposons en effet que, dans une salle éclairée d'un seul côté (fig. 21), il faille une hauteur de fenêtre AB pour fournir au point le moins éclairé M de la lumière correspondant à un angle xMy que l'expérience a jugé suffisant. Si le point M est le point le moins éclairé d'une salle recevant la lumière des deux côtés (fig. 22), une seule fenêtre de hauteur A′B′ lui fournira la même quantité de lumière correspondant au même angle, mais, on le voit, avec une moindre élévation du plafond ; il faut ajouter d'ailleurs que, dans ces conditions, le point M sera plus éclairé que pour la salle à l'éclairage unilatéral, car il recevra en outre la lumière provenant de la fenêtre A″B″ dont nous n'avons pas parlé.

Il n'est donc pas douteux que, pour obtenir un égal éclairement au point le moins éclairé dans les mêmes conditions, l'éclairage unilatéral exige des salles d'une plus grande hauteur. Lorsqu'il sera possible de donner aux classes une hauteur suffisante, la disposition des fenêtres d'un seul côté donnera un éclairage très satisfaisant, sans compter que, le cube d'air étant augmenté, il y aura amélioration à ce point de vue.

Mais en général cette augmentation de hauteur entraîne des augmentations de dépense qui constituent un inconvénient très réel, et peuvent conduire à rejeter cette disposition. D'autre part, l'éclairement, sans être uniforme dans l'éclairage bilatéral, présente des variations relatives moindre, que dans le cas où la lumière arrive d'un seul côté.

La disposition de salles présentant des fenêtres des deux côtés offre encore l'avantage que pendant l'absence des élèves on peut obtenir une aération très énergique et très utile par l'ouverture simultanée de ces fenêtres; c'est là un avantage réel auquel M. Trélat n'a pas cru possible de renoncer pour la disposition qu'il préconise : aussi admet-il sur la face opposée aux fenêtres des baies d'aération, fermées pendant la classe par des panneaux opaques, et que l'on ouvre seulement lorsque les élèves sont sortis. Cette nécessité des baies d'aération enlève à l'éclairage unilatéral un avantage qu'on aurait pu lui attribuer au point de vue de la disposition du plan d'une école et qui aurait permis d'établir des bâtiments doubles en profondeur, puisque les salles n'ont de fenêtres que d'un seul côté ; dans un cas comme dans l'autre, fenêtres des deux côtés ou fenêtres d'un côté et baies d'aération sur la face opposée, les bâtiments ne peuvent contenir qu'une rangée de salles.

Dans le cas de l'éclairage unilatéral, M. Trélat recommande l'orientation vers le nord, les baies d'aération étant tournées vers le midi ; de telle sorte que lorsque, aux heures de la journée où, pendant les récréations, on ouvrira les panneaux qui les ferment, la classe sera ensoleillée.

Dans le cas de l'éclairage bilatéral, au contraire, il convient que les faces sur lesquelles sont percées les fenêtres soient dirigées au levant et au couchant. Des stores devront être posés de manière à intercepter les rayons solaires aux moments où ils deviendront gênants. La lumière solaire devra pénétrer librement au contraire, le matin avant les classes et le soir après la sortie des élèves aux heures où le soleil éclairera l'une ou l'autre des faces.

Il est à remarquer que cette orientation, qui, d'ailleurs, en général, ne peut être fixée absolument dans la direction indiquée, a en outre l'avantage de donner un meilleur éclairement le matin et le soir, condition importante pour la saison d'hiver.

En résumé, les deux dispositions sont acceptables l'une et l'autre, et peuvent l'une et l'autre donner satisfaction à tous les besoins de l'hygiène, éclairage, aération et action directe du soleil. Nous croyons cependant que, par raison d'économie, et sauf des conditions spéciales, c'est à l'éclairage bilatéral qu'il convient d'avoir recours.

Nous n'avons point tenu compte dans ce qui précède de l'influence éclairante que possèdent par diffusion les parois de la chambre, influence qui est nécessairement plus grande dans l'éclairage bilatéral.

Nous dirons quelques mots seulement d'un reproche que, dans la discussion qui eut lieu à la Société de médecine publique, M. E. Trélat fit à l'éclairage bilatéral : il l'accusait de nuire au développement de la capacité artistique, et cela parce que cet éclairage détruit la *forme* à la conservation de laquelle l'éclairage unilatéral serait particulièrement propice. Nous ne nous arrêterons guère sur ce sujet, car nous avons reconnu depuis que la discussion n'avait pas de raison d'être, nous ne parlions pas de la même chose. Nous avions pris le mot *forme* dans ce que nous croyons être le sens généralement accepté et nous avons démontré, nous le pensons du moins, que l'éclairage bilatéral permet aussi bien de connaître et de distinguer les formes que l'éclairage unilatéral; nous avons compris, après la réponse que nous fit M. Trélat, qu'il entendait autrement le même mot; voici en effet la définition qu'il en donne :

« *La forme est la lutte de la lumière et de la matière.* »

Cette définition nous paraît vague, et les explications dont M. E. Trélat l'a fait suivre ne nous ont pas éclairé sur le sens précis qu'il faut lui attribuer. Nous ne pouvons avoir aucune idée de l'influence que peut avoir un éclairage déterminé sur un élément dont nous ne comprenons pas la nature.

A cette question de la forme, M. E. Trélat en a joint une autre, celle de la *capacité plastique* de la vue, qui est, d'après lui, si nous l'avons bien compris, la faculté de distinguer ce qu'il appelle la forme, de s'y intéresser, et même de s'y intéresser exclusivement. Les plasticiens, comme nomme M. Trélat les individus possédant la capacité plastique, sont des tempéraments soumis aussi à l'action dominante d'un sens, ce sont des tempéraments artistes. Suivant ce savant éminent, la capacité plastique de la vue dépend des conditions de l'éclairement ordinaire auxquelles l'homme et surtout l'enfant a été habitué. « Si un tempérament visuel suffisamment doué, dit-il, est alternativement soumis à des milieux de pleine lumière extérieure, et à des milieux intérieurs ménagés pour dégager la forme, on voit les capacités plastiques se développer peu à peu et s'affermir avec le temps (1). »

Et ailleurs :

« Les milieux où on maintient actuellement les tempéraments plasticiens durant de longues heures chaque jour, au moins en France, leur sont funestes : transformez-les; faisons de nos classes des salles où les rayons formels ne procèdent que d'une seule source de lumière, afin que la forme se dégage nettement et partout, et constitue un champ plastique simple, reposant et facile à comprendre; évitons les éclairages troublants, où les clairs et les ombres confondent réciproquement leurs localités et offrent incessamment à nos yeux des *interférences formelles* qui ruinent la forme exactement comme les interférences de deux rayons lumineux ruinent la lumière, exactement comme les interférences sonores ruinent le son (2). »

(1) *Soc. de méd. publ.*, séance du 27 juin 1877.
(2) *Soc. de méd. publ.*, séance du 25 juillet 1877.

Nous avons cru devoir donner les idées que professe M. Trélat sur un sujet intéressant; nous ne les discuterons pas plus que nous ne les avons discutées autrefois : il y a là des affirmations dont nous ne voyons pas la raison d'être *a priori;* ce ne sont point des démonstrations, malgré des comparaisons que nous avouons ne pas comprendre. Peut-être M. Trélat a-t-il raison, et pourrait-il donner des preuves basées sur l'observation? Il ne l'a pas fait et nous n'en avons point trouvé. Il s'agit donc là d'une opinion personnelle, simplement; nous l'enregistrons sans l'adopter, ni la réfuter, car nous ne nous croyons pas renseigné; mais nous pensons que, jusqu'à ce que la vérité de cette opinion ait été mise en évidence, il n'y a lieu de s'en servir ni pour ni contre l'emploi d'un mode d'éclairage déterminé.

Nous n'attachons même pas une grande importance à cette question, tout en pensant qu'il est intéressant et désirable que les plasticiens ne fassent jamais défaut à notre pays, dont ils ont largement contribué à étendre l'illustration. Mais nous croyons que ce n'est pas l'œil, mais le cerveau qui fait l'artiste, et nous ne croyons pas que l'éclairage bilatéral empêche un enfant de devenir un grand peintre, un coloriste, pas plus que nous n'imaginons que pour arriver à être un grand compositeur, un musicien de génie, il faut que l'enfant soit soustrait aux bruits de la vie ordinaire, et qu'il n'entende jusqu'à l'âge d'homme fait que des sons musicaux simples ou formant par leur réunion des accords harmonieux.

Pour que la solution de l'éclairage des salles d'école fût complète, il faudrait que l'on connût la valeur minima de l'éclairement qui peut être accepté, il faudrait que l'on sût quelles dispositions il convient de prendre pour assurer cet éclairement.

En ce qui concerne le premier point, l'expérience seule peut prononcer : il faudrait avoir fait, à l'aide d'un mesureur d'éclairement, une série de mesures dans des salles dont les conditions seraient jugées bonnes par les élèves et par les maîtres. Il est probable qu'on n'arriverait pas ainsi à des valeurs égales, car il y a une question d'appréciation personnelle, mais on aurait au moins des indications limites. Jusqu'à présent on n'a pas fait de recherches suivies et l'on ne peut que donner des valeurs approximatives, comme nous l'avons déjà fait.

Ces indications seraient très précieuses pour l'éclairage artificiel, car on pourrait aisément arriver à y satisfaire ; mais il faut reconnaître qu'elles auraient une moins grande utilité au point de vue des dispositions à adopter pour l'éclairage naturel, car on ne sait pas quelles dimensions doit avoir une fenêtre pour donner, dans des conditions déterminées, un éclairage déterminé à chacun des points qu'elle éclaire. Aussi s'est-on borné à des indications empiriques que l'on ne pourrait justifier rationnellement.

C'est ainsi que Cohn a donné une règle qui a été adoptée par plusieurs hygiénistes et qui consiste à établir un rapport constant entre l'étendue du vitrage et la superficie de la classe : il indique les nombres suivants : 30 pouces carrés (0^{m^2},0205) de verre par pied carré (0^{m^2},0985) de surface, ce qui revient à 0^{m^2},21 de verre par mètre carré de surface de classe.

Cette règle ne saurait s'appliquer uniformément dans tous les cas, car, ainsi que nous l'avons dit, l'étendue de la fenêtre n'intervient pas seule. Une indication plus satisfaisante a été donnée par M. Trélat, qui a dit au Congrès d'hygiène de Paris en 1878 : « Il faut, pour que la table de l'enfant soit éclairée, qu'elle reçoive efficacement les rayonnements du ciel. » Une commission nommée par le ministère de l'instruction publique en 1881 a énoncé la même idée en la précisant : il faut qu'un œil placé à la hauteur de la table au point le moins favorisé de la classe puisse voir le ciel dans une étendue verticale de 30 centimètres au moins, comptée de la partie supérieure de la fenêtre.

Cette règle tient compte du fait que nous avons indiqué que l'on ne doit pas compter pour l'éclairage sur la diffusion des surfaces voisines et que seule la voûte céleste doit être considérée comme la source de l'éclairement. La règle citée tient donc compte de l'existence des murs voisins des maisons, des arbres, conditions importantes qui n'interviennent en rien dans les indications données par Cohn. Le seul point sur lequel, croyons-nous, il peut s'élever des objections, c'est la hauteur de la bande de ciel vue, le nombre de 30 centimètres qui est indiqué. Nous pensons que ce nombre est très convenable pour le climat de Paris, il devrait être modifié pour les pays où la voûte céleste présente, en moyenne, un éclat notablement différent de celui qu'on observe à Paris.

La hauteur de la fenêtre étant ainsi déterminée, il est évident qu'il convient de lui donner la plus grande largeur possible, car l'éclairement est à peu près proportionnel à cette largeur. D'autre part, pour une largeur déterminée de vitrage, il y a avantage à avoir une seule ouverture, plutôt que plusieurs baies séparées : les ombres produites dans le premier cas sont plus larges, moins vives et beaucoup moins gênantes que dans le cas d'ouvertures multiples. Pour mettre tous les bancs de la classe dans les mêmes conditions avantageuses, il convient que la largeur de la fenêtre soit telle qu'elle occupe toute l'étendue sur laquelle se trouvent des bancs.

ARTICLE IV. — ÉCLAIRAGE ARTIFICIEL

§ 1er. — Étude des conditions générales de l'éclairage artificiel.

A. Indication des caractères généraux des sources de lumière artificielle.

L'étude de l'éclairage artificiel présente au point de vue de l'hygiène un intérêt plus grand que celle de l'éclairage naturel. Outre que nous sommes maîtres, dans une mesure beaucoup plus étendue, de la nature et des moyens qui servent à produire et à utiliser celui-là, l'éclairage artificiel peut présenter des inconvénients de diverses natures tant pour l'hygiène générale que pour l'hygiène de la vue, alors que, sauf des cas très exceptionnels, on ne rencontre rien de semblable avec l'éclairage naturel qui peut, seulement, être plus ou moins satisfaisant.

Nous examinerons d'abord, d'une manière générale, les conditions physiques dans lesquelles se présentent les sources de lumière artificielle et les circonstances dans lesquelles ces sources doivent être employées pour produire un éclairement convenable. Nous indiquerons ensuite les conditions matérielles de réalisation des divers modes d'éclairage artificiel, en signalant les inconvénients qu'ils peuvent présenter. Il nous sera alors possible de déduire de ces considérations les conditions dans lesquelles il convient de se placer pour utiliser ces sources lumineuses le mieux possible.

I. **Des sources artificielles de lumière.** — Lorsque l'on examine les sources ordinaires de lumière artificielle, on voit que les corps qui sont utilisés sont solides, liquides ou gazeux : solides comme la cire ou la stéarine dans les bougies ou le charbon dans la lumière électrique, liquides comme l'huile et le pétrole, gazeux comme le gaz d'éclairage. On pourrait, par cette remarque, être conduit à établir une classification des systèmes d'éclairage; mais cette classification serait absolument artificielle, ainsi que le montre une étude plus attentive.

Une division plus naturelle s'établit, en effet, si on examine non le corps employé, mais la source de lumière même : tantôt en effet cette source est constituée par un solide incandescent, comme dans la lumière oxhydrique, dans la lumière électrique, tantôt au contraire par une *flamme*, flamme qui se présente dans les mêmes conditions, quelle que soit la nature du corps qui l'a produite.

Au fond, comme nous le dirons, la différence est moins grande qu'elle ne paraît, car dans une flamme la partie éclairante est également constituée par des particules solides incandescentes; mais les conditions sont trop différentes pour ne pas établir une distinction.

II. **Des flammes.** — Examinons avec quelques détails ce qu'est une flamme, et recherchons les conditions dans lesquelles elle se produit, celles dans lesquelles elle est éclairante.

On désigne d'une manière générale sous le nom de flamme toute masse gazeuse portée à l'incandescence. L'incandescence est produite par la combustion de la totalité ou d'une partie des éléments du gaz soit par de l'oxygène pur, soit plus généralement par l'oxygène de l'air.

Il peut arriver que le corps qui donnera naissance à la flamme par sa combustion soit gazeux à la température ordinaire, comme l'hydrogène, comme le gaz d'éclairage; ce corps peut, au contraire, être liquide ou même solide. Mais l'action, dans ces derniers cas, n'est pas différente de ce qu'elle est dans le cas du gaz. En effet, sous l'influence de la haute température développée, les combustibles solides commencent par fondre, puis passent ensuite à l'état gazeux. Les combustibles qui primitivement étaient liquides subissent seulement cette dernière transformation.

Les gaz portés à l'incandescence sont peu lumineux par eux-mêmes et ne pourraient utilement servir à l'éclairage, ainsi qu'on en peut juger en examinant la flamme de l'hydrogène pur, qui est très chaude, mais très peu éclairante. Pour qu'une flamme soit éclairante, il faut qu'elle contienne des particules solides portées à l'incandescence. On le reconnaît, par exemple en insufflant de la limaille de fer réduite en poudre fine dans une flamme d'hydrogène. Ces parcelles deviennent incandescentes, et la flamme devient lumineuse.

Nous pouvons maintenant nous rendre compte des conditions dans lesquelles on obtient les flammes qui servent à l'éclairage.

Les corps employés pour produire les flammes éclairantes sont des carbures d'hydrogène ou des composés plus complexes comprenant du carbone, de l'hydrogène et de l'oxygène. Lorsqu'on les porte à une température assez élevée, ils se décomposent et si l'action se produit au contact de l'air, ou de l'oxygène, ils brûlent, c'est-à-dire que le carbone passe à l'état d'acide carbonique et l'hydrogène à l'état d'eau; s'il existe quelque autre élément, il s'oxyde également, comme le soufre, qui passe à l'état d'acide sulfureux, par exemple. Il peut arriver d'ailleurs que la décomposition ne soit pas complète ou que l'oxydation ne porte pas sur tous les éléments, et que notamment le carbone se retrouve à l'état de carbone (cas des flammes fuligineuses, flammes qui fument) ou à l'état d'oxyde de carbone, etc.

Mais il peut arriver, par des dispositions convenablement choisies, que l'oxydation ne porte pas *immédiatement* sur tous les éléments qui ont été mis en liberté par la décomposition; que notamment le carbone subsiste à l'état de particules très ténues avant de passer à l'état d'acide carbonique. Ces particules placées dans une masse de gaz très chauds sont portées à une haute température et deviennent incandescentes : ce sont ces particules qui sont à proprement parler la source de lumière. D'après Frankland et Tyndall, l'éclat d'une flamme ne serait pas dû à la présence de parcelles de carbone incandescentes, mais à des vapeurs denses d'hydrocarbures supérieurs.

Dans les flammes que l'on utilise, la température élevée nécessaire à la décomposition du corps combustible n'est pas fournie par une source extérieure : elle résulte de la combustion même. La quantité de chaleur dégagée est la différence entre celle qui provient de la combustion des éléments et celle qui est nécessaire pour la mise en liberté de ces éléments primitivement combinés; elle doit être suffisante pour amener à l'incandescence les gaz et les particules solides qui s'y trouvent contenues.

L'éclat d'une flamme dépend des conditions dans lesquelles se produit la combustion; une flamme éclairante cessera de l'être si par une disposition quelconque on fait arriver de l'oxygène ou de l'air en quantité suffisante pour brûler immédiatement les particules de carbone mises en liberté par la décomposition du corps combustible. Si, au contraire, on diminue notablement la quantité d'air, les particules ne pourront pas être brûlées, la flamme fumera, la température s'abaissera et les particules solides auront moins d'éclat; la flamme deviendra moins brillante.

Une flamme comprend toujours au moins deux parties et quelquefois trois : la partie superficielle est très chaude et peu ou point éclairante; les éléments combustibles, étant en contact direct avec l'air, y brûlent tous, la combustion très vive explique l'élévation de température, l'absence de parties solides rend compte du manque d'éclat; — la couche suivante n'est pas en contact avec l'air, il ne s'y produit pas de combustion, mais la température y est élevée par le contact de la couche superficielle et les particules de carbone qui n'y brûlent pas deviennent incandescentes; les matières constituant cette cendre s'élèvent par suite de la diminution de densité et viennent brûler à la pointe de la flamme qui fait partie de la couche superficielle; — si la flamme n'est pas épaisse, les deux couches précédentes existent seules; dans le cas contraire, il y a une zone interne, également à l'abri de l'action comburante de l'air, où les éléments combustibles ne brûlent pas, par conséquent, et où la température est relativement peu élevée, parce que l'action de la chaleur dégagée dans la couche extérieure se fait peu sentir, à cause de la plus grande distance; cette partie est obscure.

Outre que l'on voit assez aisément ces diverses parties en observant les flammes, on peut se rendre compte plus nettement encore de leur existence en utilisant la propriété que possède une toile métallique fine de refroidir assez les gaz pour arrêter la flamme dans laquelle on la place : le courant de gaz continue, mais il cesse d'être lumineux. Il est possible alors d'examiner ainsi la flamme par des coupes diversement orientées qui permettent de se rendre compte de sa constitution.

En se servant d'une toile métallique percée d'une petite ouverture que l'on place au-dessus de la partie centrale de la flamme, il est possible de mettre en évidence la température peu élevée de cette partie en y introduisant soit l'extrémité d'une allumette phosphorée, soit une petite quantité de poudre que l'on retire sans qu'il y ait inflammation de ces matières combustibles.

En plaçant transversalement un fil de platine dans la flamme, on reconnaît également par la différence d'éclat des diverses parties les variations de température que nous avons indiquées.

En général, à la partie inférieure, la combustion a commencé, mais la décomposition n'est pas encore complète, il n'y a pas de carbone libre, la flamme présente une lueur bleue peu éclairante. Au-dessus seulement la décomposition complète a lieu.

L'élévation de température diminue la densité, aussi la flamme a-t-elle une tendance à s'élever verticalement : cet effet est accentué par la formation d'un courant d'air vertical dû à la même cause. La combustion qui a lieu à la périphérie dans une section horizontale quelconque diminue l'étendue de la partie brillante pour la section située au-dessus ; c'est pour cette raison que les flammes présentent normalement une forme conique, sauf dans le cas où elles sont dues à un courant de gaz déjà animé d'une certaine vitesse initiale.

En général, comme nous l'avons dit, les gaz qui constituent la flamme s'élèvent verticalement; mais cette direction de la flamme n'est pas nécessaire, il faut seulement une cause qui donne au courant des gaz qui brûlent une direction déterminée. C'est ainsi que l'on emploie assez fréquemment le gaz d'éclairage sous forme de flammes horizontales; cette direction est celle de l'ajutage par laquelle le gaz s'échappe, c'est par suite celle de la vitesse qu'il possède au moment de la sortie sous l'influence de l'excès de pression qui existe dans les conduites. Mais, si la flamme est un peu longue, elle se recourbe vers le haut à son extrémité.

On a même utilisé, notamment pour les rampes des théâtres des flammes renversées : la flamme brûle dans une cheminée en verre, le gaz arrive à la partie supérieure en s'échappant par des orifices dirigés vers le bas, et, d'autre part, les cheminées sont mises en communication par leur partie inférieure avec un tuyau dans lequel on produit un tirage.

Les particules de carbone qui se trouvent amenées dans les flammes à l'incandescence sont dans un état particulier qui est encore mal connu ; ces particules se comportent en effet comme si elles étaient transparentes. C'est la conséquence des observations suivantes qui ont été faites à diverses reprises, notamment par Hirn, puis par Mercadier.

En déterminant l'éclat d'une flamme présentant une surface grande relativement à l'épaisseur comme celle d'une lampe à pétrole à bec plat ou celle d'un bec à gaz, forme papillon, on trouve la même valeur soit que l'on regarde la flamme par sa large surface, soit par sa tranche. Il faut donc admettre que dans ce dernier cas la flamme n'agit pas seulement par la partie superficielle visible dans cette tranche, mais aussi par les parties situées profondément, car, s'il en était autrement, les éclats de la flamme devraient être proportionnels aux étendues de la surface visible ; les particules de carbone qui sont dans les couches superficielles de la tranche ne s'opposent donc pas à l'effet des particules situées plus profondément, elles se comportent non comme des corps opaques, mais comme des corps transparents.

On arrive au même résultat en déterminant l'éclat produit par deux flammes plates placées l'une derrière l'autre; on trouve que cet éclat est sensiblement la somme des éclats individuels de chaque flamme, c'est-à-dire que l'action de la flamme postérieure n'est pas diminuée par la présence de la flamme antérieure, celle-ci se comportant par conséquent comme un corps transparent, malgré la présence des particules solides qu'elle contient.

Cette observation paraît contradictoire avec celle que l'on fait en exposant une flamme à l'action d'un faisceau solaire, par exemple; on voit alors une ombre de la flamme se détachant sur un fond plus éclairé. Mais une étude plus attentive de la question montre qu'il n'y a pas là à proprement parler production d'une ombre de la flamme, mais qu'il y a action des gaz chauds qui entourent la flamme et qui, produisant une réfraction du faisceau incident, amènent l'obscurité dans la partie située derrière la flamme. D'ailleurs, il est aisé de reconnaître que, en général, une flamme ne porte pas ombre lorsqu'elle est éclairée par derrière et que cet effet ne se produit que dans des circonstances particulières encore mal déterminées.

III. **Des sources de lumière par incandescence.** — Dans les flammes, l'éclat est dû aux particules incandescentes qui s'y trouvent; mais, comme nous l'avons dit, la source lumineuse peut être constituée par une masse liquide ou solide portée à l'incandescence. Ce n'est que dans des circonstances exceptionnelles que l'on a pu utiliser l'incandescence d'un liquide, comme on l'a fait pour la réalisation de l'étalon Violle : il y a là des difficultés pratiques dont on se rend aisément compte et qui ont fait rejeter l'emploi des liquides incandescents.

Il n'en est pas de même des solides incandescents qui sont employés comme source de lumière dans des conditions variées, les différences résultant surtout de la cause qui produit l'incandescence.

Dans un certain nombre de cas, le corps lumineux est une masse solide portée à une haute température par l'action d'une flamme chaude et n'ayant pas elle-même un éclat suffisant pour qu'il y ait lieu d'en tenir compte dans la production de l'éclairement. Au point de vue de l'effet produit, il importe peu que, d'une part, la matière solide incandescente soit du platine, de la chaux, de la magnésie ou que, d'autre part, la flamme soit produite par la combustion de l'hydrogène ou du gaz d'éclairage, ou d'un mélange combustible quelconque, tel par exemple que celui de l'hydrogène avec de l'oxyde de carbone. Les appareils employés différeront naturellement suivant les conditions, mais le résultat général sera le même et sera lié principalement à la température produite, comme nous l'avons déjà dit.

En réalité, la question n'est pas tout à fait aussi simple, et des matières différentes, non volatilisables et non décomposables par la chaleur, comme la chaux et la magnésie, donnent des sources lumineuses de coloration différente. Les spectres des deux lumières ne sont pas identiques, les proportions des radiations de diverses réfrangibilités variant suivant le solide considéré. Ceci revient à dire que les divers corps ne suivent pas, pour l'émission des radiations, la même loi en fonction de la température.

Dans quelques cas exceptionnels, l'incandescence du solide est produite par la combustion du corps même : tel est le cas pour la lumière du magnésium. La chaleur dégagée par la combustion de ce métal est assez grande pour amener à l'incandescence la partie voisine de celle qui brûle. Ajoutons que dans ce cas il se produit comme résultat de la combustion de la magnésie, matière pulvérulente fixe qui, se trouvant, lors de sa production, dans la flamme chaude et obscure du magnésium, y devient incandescente et concourt à augmenter le pouvoir éclairant.

Enfin, l'incandescence d'un corps solide peut être produite par une action physique, par l'électricité. Lorsqu'une décharge électrique (électricité statique) ou un courant, continu ou alternatif, passe à travers un conducteur métallique, ce conducteur s'échauffe; s'il est assez fin, il est porté à l'incandescence ou, même, il peut être fondu ou volatilisé. Si l'action se produit sans interruption ou avec des interruptions de très courte durée, on peut obtenir une incandescence persistante et le corps peut servir de source de lumière.

Bien que l'incandescence soit due à une action tout autre que dans le cas où elle est produite par une flamme, pour un même corps, les effets seront les mêmes quant aux radiations émises, si les températures sont égales : un fil de platine produira les mêmes effets lumineux s'il est chauffé par l'action d'une flamme obscure, la flamme de l'hydrogène, ou par le passage d'un courant électrique, si la température est la même dans les deux cas. L'effet augmente au fur et à mesure que la température s'élève, pour un même corps, comme nous l'avons dit, d'une manière générale.

Les décharges disruptives produisent également des effets lumineux : tel est le cas des étincelles qui éclatent entre deux conducteurs voisins amenés à des potentiels différents, tel est surtout le cas intéressant de l'arc voltaïque, observé pour la première fois par Davy en 1808, et qui se produit lorsque, après avoir amené au contact deux charbons reliés aux deux pôles d'une pile puissante, par exemple, on vient à les écarter d'une petite quantité. On observe alors une très vive lueur, persistante et même éblouissante qu'on ne peut examiner directement, à cause de son grand éclat; mais on peut l'étudier en la regardant à travers des verres colorés, ou plus facilement en en faisant une image réelle sur un écran blanc, à l'aide d'une lentille convergente. On reconnaît alors que les extrémités des charbons sont portées à une très vive incandescence et qu'elles sont entourées d'une sorte de gaine lumineuse moins éclatante que les charbons.

La haute température à laquelle sont portés les charbons explique le grand éclat et la composition de la lumière émise.

Nous avons supposé que les charbons entre les extrémités desquels se produit l'arc voltaïque étaient reliés aux pôles d'une pile puissante. Mais les effets sont les mêmes s'ils sont réunis aux bornes d'une machine d'induction présentant une assez grande différence de potentiel. L'éclairement se produira et, par suite de la persistance des impressions sur la rétine, paraîtra uniforme même si le courant ne présente pas une intensité constante ou même s'il est alternatif, c'est-à-dire s'il parcourt le circuit tantôt dans un sens et tantôt dans l'autre, pourvu que la durée de la période soit très courte.

Tels sont, d'une manière générale, les principes des modes d'éclairage artificiel qui sont employés dans la pratique. Il est à remarquer que dans tous les cas la production de radiations lumineuses est due à une action chimique : le fait est évident pour la production des flammes, soit qu'elles agissent directement comme corps éclairants, soit qu'elles servent à amener un solide à l'incandescence ; dans le cas où l'on emploie le courant électrique, la cause réelle de production de la lumière est encore une action chimique, soit combinaison du zinc avec l'acide sulfurique si le courant électrique est produit par une pile, soit combustion du charbon dans le foyer d'une chaudière à vapeur si le courant est produit par une machine magnéto ou dynamo-électrique.

Jusqu'à présent on n'a pas pu utiliser pour l'éclairage dans la pratique les phénomènes de phosphorescence : la question serait cependant intéressante à résoudre, ainsi qu'il est aisé de le comprendre. Dans les conditions ordinaires de l'éclairage qui est dû à l'incandescence de particules ou de masses solides, nous ne savons obtenir des radiations moyennes, les seules utiles, qu'en produisant en grandes quantités des radiations infrà-rouges, calorifiques obscures, qui non seulement ne servent point pour l'éclairement, mais qui sont un inconvénient dans bien des cas, comme nous le dirons. Or, la production, le dégagement de radiations entraîne une dépense d'énergie : dans les conditions ordinaires, nous dépensons donc une grande quantité d'énergie inutilement; nous ne savons pas exactement quel est le *rendement* dans ce cas, mais il est très faible, certainement.

C'est ce rendement que M. Penkert a cherché à évaluer dans une série d'expériences sur des lampes à incandescence : il mesurait, d'une part, l'énergie dépensée dans les lampes, d'après la différence de potentiel et l'intensité du courant, et, d'autre part, la quantité de chaleur fournie par ces lampes placées dans un calorimètre. Or, cette dernière ne représentait jamais qu'une partie de l'énergie fournie. Il admit que la perte observée représentait l'énergie correspondant aux radiations qui étaient utilisées à produire la lumière. Comme il avait déterminé le pouvoir éclairant des lampes employées, il a pu calculer exactement la quantité de chaleur qui correspondrait à 1 carcel-heure. Voici les résultats qu'il a obtenus :

		Lampe Siemens.	Lampe Edison.	Lampe Swan.
		c	c	c
Travail total fourni		46.98	78.01	167.86
Chaleur recueillie		35.70	55.26	124.19
Chaleur perdue supposée correspondante à la lumière	total	11.28	22.75	43.67
	par carcel-heure	1.39	1.58	1.55
Rendement 0/0		24	29	26

M. Penkert justifie ses conclusions en citant une autre expérience dans laquelle les lampes furent entourées d'une feuille de cuivre opaque, ne laissant pas passer la lumière; dans ce cas, à 2 p. 100 près, il y eut égalité entre la quantité d'énergie fournie et la quantité de chaleur recueillie. La concordance des résultats obtenus pour l'énergie correspondant à 1 carcel-heure paraît aussi frappante, de même que pour le rendement.

On peut se demander toutefois si les mesures prises donnent bien ce que M. Penkert cherchait. Des radiations émises par les lampes, les unes étaient susceptibles de traverser l'eau du calorimètre, au moins en grande partie, les autres étaient absorbées par ce liquide ; autrement dit, l'eau était transparente pour certaines radiations, opaque pour d'autres. Ces dernières restaient emmagasinées dans l'appareil; les autres, avec une certaine perte cependant, le traversaient et en sortaient, et cela, qu'elles fussent lumineuses ou non. C'était l'équivalent de ces radiations qui n'étaient pas arrêtées que représentait la perte d'énergie observée, sans que l'on puisse dire qu'elles étaient toutes utilisées ou utilisables comme source de lumière, puisque nous ne sommes pas assurés qu'il n'y avait pas parmi elles de radiations obscures.

L'accord observé quand les lampes étaient entourées de cuivre opaque s'explique aisément, puisque, alors, aucune radiation ne pouvait sortir du calorimètre.

Enfin la concordance des valeurs de l'énergie correspondant à 1 carcel-heure et du rendement trouve son explication en ce que les radiations émises par les différentes lampes étaient composées en même proportion de radiations absorbées par l'eau et de radiations traversant l'eau; et cette similitude de composition tiendrait vraisemblablement à ce que ces lampes étaient sensiblement à la même température.

Dans le même ordre d'idées, les observations suivantes de M. G. Guéroult nous semblent présenter un réel intérêt.

M. Guéroult considère un bec Bengel ayant un pouvoir éclairant de 1,73 carcel et dépensant 140 litres, soit environ 100 grammes de gaz d'éclairage à l'heure; d'après ses calculs, la combustion de cette quantité de gaz dégage 1 100 calories, valeur qui ne s'éloigne pas sensiblement des valeurs indiquées par d'autres auteurs (Dulong, Schilling), mais qui, cependant, est peut-être un peu forte.

D'autre part, une lampe Edison du type A présentait un pouvoir éclaiant précisément égal à 1,73 carcel; elle fonctionnait sous l'influence 'un courant de 0,75 ampère avec une différence de potentiel de 100 volts, oit 75 watts, ce qui correspond à 65 calories par heure. M. Guéroult stime que la différence 1100 — 65 = 1035 calories exprime la quantité e chaleur qui dans le bec Bengel est utilisée à produire l'échauffement; admet que dans les deux cas, la quantité de lumière étant la même, la épense correspondante d'énergie doit aussi être la même.

Ces conclusions subsisteraient presque avec la même importance, si n admettait pour la quantité de chaleur dégagée par la combustion du az un chiffre plus rapproché des évaluations généralement acceptées.

Quelle que soit la proportion de radiations produites qui sont inutili-ables, ces radiations existent, et en grande quantité, et représentent une épense inutile d'énergie.

Or, absolument parlant, cette production de radiations infrà-rouges, alorifiques seulement, n'est pas indispensable à l'obtention de radia-ons moyennes, ainsi que cela est prouvé par l'existence de la phospho-escence, tant chez les animaux que pour les minéraux ; nous avons dit ue dans ce cas il y a des radiations moyennes, mais qu'il n'y a pas de égagement appréciable de chaleur, pas de production de radiations ıfrà-rouges.

Il n'est donc pas impossible d'admettre que, par une étude suivie et atiente du phénomène de la production des radiations, nous parve-ions à réaliser également la production de lumière sans chaleur ou resque sans chaleur. Il est inutile d'insister sur l'importance considé-able que présenterait une semblable découverte. Mais il convient de dire ue, jusqu'à présent, nous ne voyons pas à quels procédés il faudrait voir recours pour arriver à ce résultat (1), car les lueurs de la phospho-escence n'ont pu fournir jusqu'à présent qu'un éclairement insuffisant.

IV. **Coloration des lumières artificielles.** — Le soleil étant la ource la plus habituelle et la plus fréquente de lumière, c'est à la ımière solaire qu'on compare volontairement ou instinctivement toutes ɜs lumières artificielles. Nous avons déjà donné quelques indications elatives aux intensités.

Quant à la coloration, on ne trouve pas une source lumineuse donnant ıne lumière blanche identique à celle du soleil. Absolument parlant, il e saurait en aucun cas y avoir identité, car il manque certaines radia-ions dans le spectre solaire (correspondant aux raies de Frauenhofer, aies noires qui le sillonnent dans toute son étendue), tandis que les ımières artificielles, dont nous faisons usage, étant émises par des corps

(1) Au moment où nous terminions ce chapitre, MM. Langley et Véry faisaient araître dans le *Philosophical Magazine* (voir *la Nature* du 27 septembre 1890) un ravail dans lequel ils montrent graphiquement la répartition des radiations correspon-ant à une même dépense d'énergie pour un bec de gaz, un arc voltaïque, le soleil et n insecte phosphorescent, le *pyrophorus noctilocus*. L'avantage de production de adiations moyennes est considérable pour ce dernier cas.

solides incandescents donnent des spectres continus, qui partent tous d rouge pour s'étendre plus ou moins loin, suivant la température; en outr même pour les radiations existant également de part et d'autre, le intensités relatives ne sont pas les mêmes, la partie réfrangible bleue violette étant moins forte en général dans les sources lumineuses artif cielles parce que la température y est moins élevée.

Pour ces raisons, les lumières artificielles nous paraissent en génér colorées en elles-mêmes.

On a pu comparer à l'aide du spectro-photomètre les intensités de diverses parties du spectre pour plusieurs sources lumineuses et le différences de constitution que nous indiquons ont pu être nettemen mises en évidence. C'est ainsi que O.-E. Meyer a pu étudier comparat vement à la lumière solaire diverses sources lumineuses; il réglait l'ir tensité totale en amenant à l'égalité la couleur jaune et il comparait au parties rouge, vert, bleu et violet du spectre solaire les parties corres pondantes des autres spectres. Dans le tableau suivant, par conséquen l'intensité des diverses parties du spectre solaire serait représenté par 1 :

	Gaz.	Pétrole.	Lampe à incandescence.	Lampe à arc.
Rouge	4.07	3.05	1.48	2.09
Jaune	1.00	1.00	1.00	1.00
Vert	0.43	0.61	0.62	0.99
Bleu	0.23	0.21	0.21	0.87
Violet	0.15	0.11	0.17	1.03

On voit immédiatement que le gaz et le pétrole donnent des lumière présentant un grand excès de rouge et que le bleu et le violet y sont e proportions très réduites. Pour la lampe à incandescence, le rouge e moins prédominant, mais le bleu et le violet font encore défaut. Enfir l'éclairage électrique à arc se rapproche beaucoup de la lumière solair pour toutes les couleurs, sauf pour le rouge, qui est encore en excès.

Il faut remarquer que, pour être absolument concluant en ce qui con cerne l'éclairage électrique, il faudrait que le tableau précédent indiqua nettement les conditions de fonctionnement des lampes qui ont ét étudiées.

La différence de composition de ces diverses lumières rend compte d la différence des colorations. C'est ainsi que la lumière du gaz, du pétrol et des lampes électriques à incandescence paraît rougeâtre ou jaunâtre tandis que celle de l'arc électrique semble bleue. Cette appréciation qu l'on porte en général sur ces sources de lumière est singulière en c qu'elle ne correspond pas à la réalité, puisque, comme on vient de l voir, toutes les lumières présentent un excès de rouge, même la lumièr à arc. Il est facile de juger qu'il en est bien ainsi en regardant en plei jour l'arc voltaïque qui paraît alors tendre vers le rouge et non vers l bleu. Si donc nous commettons une telle erreur d'appréciation, c'est que ce n'est pas à la lumière solaire que nous comparons les lumières artificielles : il nous paraît probable que, instinctivement, nous les comparons à la lumière du gaz, qui a été pendant de longues années la lumière artificielle la plus répandue et qui contient à la fois plus de rouge et moins de bleu que la lumière de l'arc. Ce qui tendrait à prouver qu'il en est ainsi, c'est que, personnellement, il ne nous semble plus maintenant que la lumière électrique à arc soit aussi bleue qu'elle l'était autrefois, et que la lumière du gaz nous paraît plus rouge : il semblerait ainsi que, depuis que la lumière électrique s'est répandue notablement, nous ne faisons plus la comparaison dans les mêmes conditions qu'autrefois.

B. Dispositions générales a adopter pour les sources artificielles de lumière.

V. De l'éclairage artificiel au point de vue de son intensité. — Il y a, pour l'éclairage artificiel, des conditions générales qu'il faut chercher à réaliser dans tous les cas ; il y en a de spéciales qui sont nécessaires pour des cas particuliers. Nous nous occuperons d'abord des premières, et pour les secondes nous insisterons seulement sur les points les plus importants.

D'une manière générale, le but que l'on cherche à réaliser par l'éclairage artificiel, c'est d'obtenir un éclairement analogue à celui auquel nous sommes habitués en plein jour, c'est-à-dire un éclairement qui soit assez intense, qui ne produise pas des effets heurtés d'ombre et de lnmière et qui, enfin, conserve aux corps leur coloration naturelle, c'est-à-dire celle qu'ils nous offrent dans le jour.

Nous avons à examiner successivement ces diverses conditions.

Il est impossible de rien fixer sur la valeur absolue de l'éclairement qu'il convient de réaliser dans une circonstance donnée : il y a là certainement une question d'habitude qui varie avec les époques. Quoique l'on n'ait pas de données précises, car il n'existe pas d'évaluations numériques, il n'est pas douteux que nous ne nous contenterions pas maintenant de l'éclairement qui suffisait largement à nos ancêtres et à nos pères. Tout ce que l'on sait montre que la valeur de l'éclairement qu'on considère comme normal et satisfaisant dans des conditions données tend à augmenter considérablement.

Il est certain, par exemple, que pour les voies publiques on ne saurait établir à cet égard aucune comparaison entre l'éclairement dont on se contentait il y a quelques années à peine, peut-on dire, alors que nos rues étaient éclairées par des réverbères à huile, et celui que l'on obtient avec les becs de gaz intensifs et la lumière électrique. Il y a là une tendance très marquée qui faisait dire à M. Mascart, à la Société des électriciens, que les besoins grandiront jusqu'à ce que l'ensemble des éclairages du soir arrive à égaler la clarté du jour.

Dans un ordre de faits un peu différent, nous pouvons citer avec plus de précision l'exemple suivant donné par M. Mascart à la même occasion.

La galerie des Glaces du palais de Versailles a servi à diverses reprises à de grandes fêtes. D'après une estampe représentant un bal masqué donné en 1735 pour le premier mariage du dauphin, on peut estimer à dix-huit cents le nombre des bougies allumées dans la salle (on ignore, il est vrai, quel était leur pouvoir éclairant).

En 1873, dans la même salle eut lieu un grand dîner en l'honneur du schah de Perse; l'entrepreneur de l'éclairage fournit deux mille quatre cent quatre-vingt-six bougies stéariques et trois cent quarante-cinq lampes Carcel de quatorze et quinze lignes, ce qui équivaut environ à six mille bougies; pour tenir compte de l'éclairage des dépendances, M. Mascart admet que l'éclairage de la salle du banquet correspondait à quatre mille bougies.

En 1878, à la fête donnée lors de la clôture de l'Exposition, il y avait cinq mille sept cent quarante bougies stéariques et cinq cent soixante-huit lampes, soit au total environ douze mille bougies, dont on peut admettre que, comme précédemment, les deux tiers ou huit mille servaient à la salle des Glaces.

Ainsi l'éclairage a plus que doublé de 1745 à 1873, soit en cent trente ans, et il a doublé de nouveau en cinq ans, de 1873 à 1878.

Nous donnerons également les résultats qui ont été obtenus par M. de Nerville dans une série de mesures qu'il a prises à l'aide du photomètre Mascart.

A l'Opéra, à Paris, l'éclairement sur une surface horizontale a été, pour un jour de représentation ordinaire, de 10 bougies-mètre (bougies décimales) aux fauteuils d'orchestre et de 13 bougies-mètre au parterre. Sur une surface verticale, l'éclairement était respectivement de 8, 15 et 15 bougies-mètre aux premières, deuxièmes et troisièmes loges : l'influence du lustre se fait manifestement sentir. Dans le foyer, suivant le point considéré, l'éclairement a varié de 10 à 20 bougies-mètre : il était de 15 dans l'escalier et tombait de 1 à 5 dans les corridors du premier étage.

Les jours de bal, on a recours à un éclairage supplémentaire : dans la salle et sur la scène, l'éclairement sur une surface horizontale varie de 13 à 30 bougies-mètre.

A l'Hippodrome, où l'on a cherché à obtenir un éclairage brillant, les chiffres précédents sont dépassés : dans les loges qui sont à l'extrémité du grand axe près de la porte de sortie des chevaux, l'éclairement sur une surface horizontale atteint 44 bougies-mètre et sur une surface verticale, au même endroit, il varie de 15 à 53 bougies-mètre. Sur une surface horizontale, à l'extrémité du petit axe, il varie de 16 à 20 bougies-mètre et atteint la valeur de 50 au buffet. Sur la piste au centre, il est de 72 bougies-mètre et en d'autres points tombe à 55 et à 20 (surface horizontale).

Dans la représentation de *Jeanne d'Arc*, au moment du bûcher, l'éclairement monte à 40, 60 et atteint même au centre jusqu'à 130 bougies-mètre.

Dans les salles de bal de l'Hôtel Continental, sur une surface horizontale l'éclairement varie de 12 à 30 bougies-mètre. Il n'est que de 6 bougies-mètre sur un palier éclairé au gaz.

Dans les salles de travail du poste central des télégraphes, l'éclairement produit par la lumière électrique varie de 15 à 20 bougies-mètre et atteint jusqu'à 60 au centre. Lorsque ces salles sont éclairées au gaz, ces nombres tombent respectivement à 7 et 24.

Dans le pavillon n° 4 des Halles centrales éclairées à la lumière électrique, l'éclairement sur une surface horizontale varie de 2 à 10 bougies-mètre ; il est seulement compris entre 1 et 3, 5 pour les allées qui séparent les pavillons.

Il résulte de ces nombres que, comme moyenne, on juge un éclairement comme satisfaisant en 1890, lorsqu'il est de 10 à 15 bougies-mètre pour une salle de théâtre ordinaire et de 50 dans le cas d'un éclairage exceptionnel; — pour une salle de bal, il doit varier de 15 à 30 bougies-mètre ; — dans un local où l'on doit faire un travail délicat, minutieux, il faut compter sur une valeur du même ordre de grandeur.

Comme terme de comparaison, nous donnerons aussi les valeurs trouvées également par M. de Nerville pour l'éclairement en plein jour. Il s'agit d'un cabinet de travail de 4 mètres sur 3, tendu en couleur chamois et éclairé par deux fenêtres. Dans la journée, vers 3 ou 4 heures, le soleil n'éclairant pas la salle, à 1 mètre de la fenêtre environ, l'éclairement sur une surface horizontale a varié de 110 à 200 bougies-mètre ; par un jour de pluie, il était réduit à 40, et à 5 heures n'était plus que de 24 bougies-mètre. Par contre, un jour que le soleil donnait sur les rideaux blancs, l'éclairement a atteint jusqu'à 1 100 bougies-mètre.

On voit que l'éclairage artificiel qui nous paraît très brillant est encore fort éloigné d'atteindre la valeur de l'éclairage naturel du jour.

M. de Nerville a trouvé que l'éclairement produit par la lune n'était que de 1/3 de bougie-mètre : cette mesure présente d'ailleurs des difficultés, surtout à cause de la teinte de la lumière envoyée par la lune.

Il est à peine besoin de dire que pour l'éclairage solaire comme pour celui fourni par la lune il y a des différences considérables suivant l'heure de la journée et l'état de l'atmosphère.

Il est intéressant de remarquer qu'il n'y a pas eu seulement accroissement de l'éclairage artificiel par quelques circonstances déterminées, mais que, d'une manière générale, l'éclairage a subi, en moyenne, un accroissement notable.

Une importante communication faite par M. H. Fontaine à la Société internationale des électriciens nous permet de résumer à cet égard les données les plus importantes en ce qui concerne l'éclairage à Paris depuis un demi-siècle.

Les chandelles ne constituent plus qu'une source de lumière très limitée dans son emploi. En 1855, la quantité de suif utilisée par l'éclairage était de 1 299 572 kilogrammes, elle est tombée à 307 880 kilogrammes en 1889 ; les quantités de lumière évaluées en bougies décimales-heure (éclairage produit par une bougie décimale en une heure) ont été respectivement 129 957 200 en 1855 et 30 788 000 en 1889. On le voit, la décroissance est considérable.

Pour les bougies de diverses natures, au contraire, il y a eu un accroissement notable pour la même période. Les quantités consommées ont été de 1 288 213 kilogrammes en 1855 et 4 145 263 en 1889, correspondant respectivement à 128 821 300 et 414 526 800 bougies décimales-heure.

En résumé les quantités de lumière fournies par les substances solides ont été de 258 778 500 bougies décimales-heure en 1855 et 445 314 300 bougies décimales-heure en 1889, indiquant un accroissement notable pour l'ensemble. Mais le résultat est différent si l'on tient compte des variations de la population en évaluant le nombre de bougies décimales-heure par habitant et par an : ce nombre est de 220 en 1855 et de 190 en 1889.

Les huiles végétales qui ont été très employées présentent une décroissance rapide ; voici les nombres comparatifs :

En 1855 : quantités d'huiles végétales employées à l'éclairage, 6 894 654 kilogrammes ; nombre total de bougies décimales-heure, 1 378 920 800, soit par habitant et par an 1175.

En 1889 : quantités d'huiles végétales employées à l'éclairage, 2 389 705 kilogrammes ; nombre total de bougies décimales-heure. 1 236 067 800, soit par habitant et par an 515.

On observe un changement inverse dans une proportion plus forte encore pour les huiles et essences minérales. Les quantités consommées pour l'éclairage ont été de 3 759 556 kilogrammes en 1872 et de 19 084 664 kilogrammes en 1889 ; on peut évaluer que les quantités de lumière correspondantes sont respectivement de 939 889 000 et 4 771 166 000 bougies décimales-heure, soit par habitant et par an 500 et 2 000 bougies décimales-heure approximativement. Bien que ce dernier nombre soit très fort relativement, il est grandement dépassé en d'autres villes : c'est ainsi que pour Berlin, en 1889, la quantité de lumière est évaluée à 10 000 bougies décimales-heure par habitant et par an.

La consommation du gaz à Paris s'est accrue d'une façon considérable depuis trente ans ; pour nous en tenir aux quantités utilisées pour l'éclairage, nous citerons les nombres suivants :

	En 1855. Mèt. cubes.	En 1889. Mèt. cubes.
Quantité de gaz consommée pour l'éclairage public....	7 200 000	30 600 800
— — — pour l'éclairage particulier.	27 600 000	159 900 000
Quantité totale de lumière en bougies décimales-heure...	2 784 000 000	15 200 000 000
Quantité de lumière par habitant et par an en bougies décimales-heure..............	2 370	6 470

Nous ne nous arrêterons pas à l'emploi du gaz portatif, dont l'usage n'a jamais été très répandu et dont la consommation, actuellement très restreinte, peut être considérée comme insignifiante.

Pour l'électricité, nous ne pouvons faire remonter la comparaison jusqu'en 1855 et ce n'est qu'en 1877 que nous trouvons des nombres présentant quelque précision et méritant d'être cités. Pour cette année, l'éclairage en bougies décimales-heure a été de 134 200 000 au total, soit 65 par habitant et par an. En 1889, les nombres correspondants ont été de 50 878 080 000 et 2 130. On voit que pour cette année la proportion pour la lumière électrique n'est guère que le tiers de la lumière fournie par le gaz ; mais les progrès sont rapides et ce rapport sera grandement modifié d'année en année.

En résumé, pour l'année 1889, la quantité de lumière fournie à Paris par année et par habitant a été de 11 302 bougies décimales-heure ; dans ce total, la chandelle et la bougie entrent pour 0,016 ; — les huiles végétales pour 0,045, — les huiles minérales pour 0,177 ; — l'électricité pour 0,187, et le gaz pour 0,573.

Un éclairage puissant est agréable : outre l'aspect général de gaieté qui en résulte, il y a un certain intérêt à voir avec quelque précision les objets que l'on regarde, les personnes avec lesquelles on cause, bien que dans un certain nombre de circonstances il puisse suffire d'un faible éclairement permettant de se guider en évitant seulement les obstacles qu'on peut rencontrer.

Mais on peut se demander si cette tendance à l'accroissement continu de l'éclairement n'est pas mauvaise, s'il est bon de chercher à avoir pendant la nuit autant de lumière que dans le jour. Ne peut-il y avoir un intérêt réel à ne pas soumettre sans relâche et sans trêve, sauf le temps du sommeil, l'organe de la vision à l'action d'un éclairage toujours très intense ? N'y aurait-il pas avantage à ne le soumettre, entre la pleine activité du jour et le repos absolu du sommeil, qu'à une action modérée, sans chercher à prolonger artificiellement la période où les impressions atteignent leur valeur maxima ? Ne doit-on pas craindre une fatigue de l'œil et du cerveau excités vivement, trop longtemps, avec une durée insuffisante de repos ? N'y a-t-il pas à penser qu'il y a dans cette tendance la possibilité d'un surmenage d'une fonction dont la continuité tout le temps de la veille n'est point interrompue ?

Nous ne serions pas éloignés de nous rallier à cette opinion, surtout pour certains tempéraments, s'il ne s'agissait que de *voir* et non de *regarder*. Pour ne rien faire qui demande la connaissance visuelle des objets, pour causer, pour marcher, il suffit d'un faible éclairement et nous serions assez disposés à penser qu'il est inutile pour ces cas simples d'exagérer la puissance de l'éclairage et qu'il y aurait un certain avantage à diminuer l'intensité des impressions, ce qui amènerait un repos de la vue.

Mais il n'en est pas ainsi : on veut, en se promenant, distinguer les objets que l'on rencontre, les personnes que l'on croise, on veut voir nettement la figure des interlocuteurs avec qui l'on cause, et ce n'est pas sans raison. Dans ces conditions, n'y a-t-il pas une véritable fatigue que l'on éprouve si l'éclairement est insuffisant? N'éprouve-t-on pas une impression désagréable lorsque, pour voir dans une semi-obscurité, on *s'écarquille les yeux*, pour employer l'expression populaire? N'y a-t-il pas là une cause de fatigue qui, différente dans ses causes, pourrait amener les mêmes résultats que la prolongation d'un éclairement équivalent à celui du plein jour? A cet égard, on n'a aucune donnée sur laquelle on puisse s'appuyer, à notre connaissance au moins, aucune observation de troubles de la vision qui aient été attribués à la trop grande puissance de l'éclairement ambiant après le coucher du soleil.

Sans rien conclure sur les inconvénients qui pourraient résulter de la continuité d'un grand éclairement des voies publiques, nous devons donc nous borner à constater la tendance incontestable qui se manifeste d'accroître constamment l'éclairement des voies publiques et des salles de réunion.

Comme nous l'avons indiqué, il ne suffit pas qu'un éclairage présente une intensité suffisante, il faut encore, pour ne pas produire un effet désagréable, qu'il ne donne pas naissance à des ombres dures, heurtées. Nous avons dit d'autre part que deux causes interviennent pour produire cet effet, l'absence de pénombre et le manque d'éclairage ambiant.

La formation de la pénombre qui établit une transition entre l'ombre et la lumière est liée aux dimensions du corps éclairant; nulle si celui-ci est réduit à un point, la pénombre augmente de largeur quand la surface lumineuse croît. Pour cette raison déjà, les lampes électriques à arc où la partie lumineuse est très restreinte sont défavorables, les lampes à incandescence, les becs de gaz donnent, au contraire, une pénombre notable.

Quelle que soit la source employée, on peut atténuer la dureté des ombres en l'entourant d'un globe en verre dépoli ou en verre émaillé; ce globe diffuse de la lumière par toute sa surface, c'est celle-ci qui devient le véritable corps lumineux, et dès lors les dimensions de la source réelle n'interviennent plus. Cet effet est très marqué pour la lumière électrique à arc et l'on peut à cet égard comparer à Paris (1890) les becs de la place du Carrousel avec ceux du boulevard. Comme nous l'avons indiqué également, l'emploi de ces globes diffusifs a pour effet de diminuer l'éclat intrinsèque et par suite de rendre moindre l'impression désagréable qu'on éprouve en regardant une lumière trop vive et de permettre de la fixer sans inconvénient.

Des considérations analogues à celle de l'existence de la pénombre montrent qu'il y a toujours intérêt à remplacer une source unique de lumière par plusieurs sources voisines ayant ensemble un pouvoir éclairant égal au pouvoir éclairant de la source unique. Chaque source donnera en effet une ombre, mais celle-ci sera, en général, éclairée par une, deux ou même trois des autres sources, et ne sera pas absolument obscure : il n'y aura remplissant cette condition que la partie de surface commune à toutes les ombres, si même elle existe. En tout cas, elle sera entourée d'ombres incomplètes qui établiront une transition avec la partie éclairée; cette transition n'existe pas, sauf par la pénombre, pour le cas d'une source unique.

On voit donc que, à ce point de vue, il y a un intérêt très réel à obtenir un éclairement déterminé en un point, plutôt par la multiplicité des sources lumineuses que par l'accroissement de puissance.

Nous avons dit d'autre part que l'impression du contraste des ombres ne dépend pas seulement de la différence d'éclairement, mais que pour une même différence l'impression est d'autant moindre que la valeur absolue de l'éclairement est plus grande. Il y a donc intérêt à cet égard, pour atténuer l'ombre portée par une source lumineuse déterminée, d'augmenter le pouvoir éclairant des autres becs.

Le résultat sera le même, bien entendu, si l'éclairement général, au lieu d'être produit par d'autres becs, était dû à la diffusion. Aussi, toutes choses égales d'ailleurs, les ombres paraîtront-elles moins heurtées dans une salle dont toutes les parois sont diffusantes qu'en plein air : les ombres, dans ce cas, seront d'autant plus douces que les parois seront peintes en couleurs claires. On arrive même à obtenir un éclairement très agréable à ce point de vue en supprimant toute source lumineuse directe, et utilisant la lumière diffuse seulement. C'est une disposition que M. Jaspar avait employée à l'Exposition d'électricité, en 1881 : il employait des becs électriques très puissants, mais ceux-ci ne servaient pas directement à l'éclairage, et par suite ne pouvaient fatiguer la vue; ils étaient masqués aux yeux des observateurs par de larges réflecteurs blancs placés au-dessous de chaque bec et qui renvoyaient la lumière vers le plafond qui recevait, d'autre part, la lumière directe de ces becs. C'était ce plafond, également peint en blanc qui diffusait la lumière et devenait en réalité la véritable source lumineuse. L'effet était très doux, très agréable, mais, quoique nous n'ayons pas de chiffres précis à citer, nous pensons que l'éclairement obtenu était faible par rapport au pouvoir éclairant des becs employés ; ce peut être une disposition à recommander pour un éclairage de luxe, ce ne saurait être un éclairage économique.

Ces considérations tendent à justifier l'emploi des plafonds lumineux qui, dans certains théâtres (théâtre du Châtelet, à Paris, par exemple), avaient été disposés principalement dans le but d'améliorer les places des étages supérieurs par la suppression du lustre, et qu'on trouve également dans quelques salles, quelques amphithéâtres. Il est certain qu'on obtient ainsi un éclairement très doux; mais, d'abord, il est coûteux, parce que le verre dépoli qui constitue le plafond lumineux absorbe beaucoup de lumière et parce qu'il utilise peu la diffusion des autres parois de la salle. Ensuite, comme nous le dirons plus loin, c'est un éclairage froid, triste, et qui, s'il est sans inconvénient dans un amphithéâtre de cours, ne convient pas dans une salle de théâtre ou de concert; aussi pensons-nous que son emploi doit être très restreint et que, sauf des cas particuliers, les plafonds lumineux doivent être accompagnés de sources lumineuses nombreuses et isolées ou groupées.

VI. **Répartition de l'éclairement.** — Une question qui se présente naturellement est celle de la disposition qu'il convient d'adopter pour éclairer le mieux possible une surface donnée à l'aide d'un certain

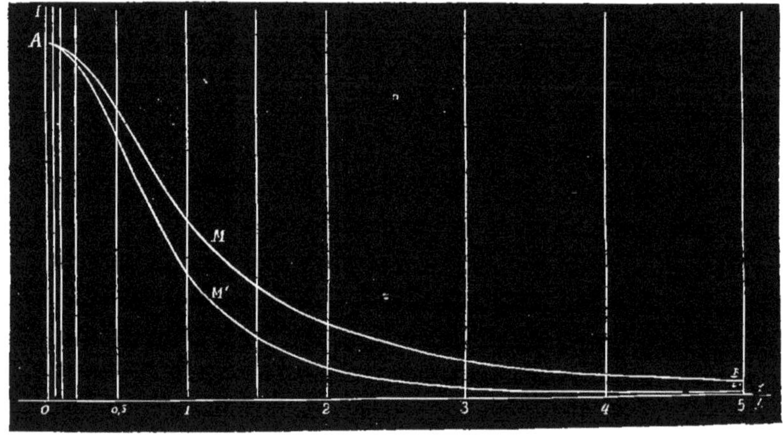

Fig. 23.

nombre de sources lumineuses ou d'une source unique ayant le même pouvoir éclairant total.

Pour arriver à la solution de la question, au moins dans les cas simples, examinons comment se répartit l'éclairement autour d'une source de lumière. Soient e le pouvoir éclairant de la source, h sa hauteur au-dessus du plan dans lequel se trouve le point dont on cherche l'éclairement ε et qui est à une distance d de la projection de cette source sur le même plan.

Si nous convenons de considérer l'éclairement d'une surface dirigée normalement à la direction dans laquelle arrive la lumière, la loi de l'éclairement donne

$$\varepsilon = \frac{e}{\sqrt{h^2 + d^2}}.$$

L'éclairement est maximum au pied de la source et décroît quand augmente la distance. On peut représenter la variation de l'éclairement par une courbe telle que AMB (fig. 23).

En général, la question ne se présente pas tout à fait ainsi, et on recherche principalement l'éclairement d'une surface horizontale, de la surface du sol par exemple. Il y a lieu de tenir compte alors de la direction dans laquelle arrive la lumière ; il n'est pas possible, croyons-nous, de donner une solution exacte, parce que, comme nous l'avons dit, on ne connaît pas la loi suivant laquelle se fait la diffusion. On peut admettre, comme approximation, que l'éclairement sur une surface inclinée est proportionnel au cosinus de l'angle que fait la direction de la lumière avec la normale à la surface. Dans ce cas, la valeur de l'éclairement est donnée par la formule

$$\text{E} = \frac{e}{h^2 + d^2} \cdot \frac{h}{\sqrt{h^2 + d^2}} = \frac{e\,h}{(h^2 + d^2)^{\frac{3}{2}}}$$

et la répartition de l'éclairement est alors représentée par une courbe telle que AM'B'.

On voit que, sauf pour le point situé au-dessous de la source lumi-

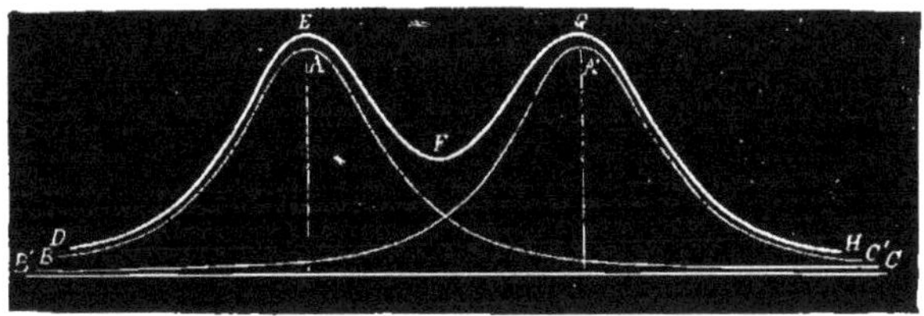

Fig. 24.

neuse les éclairements considérés de cette façon décroissent plus rapidement que dans le premier cas. Il suffit notamment d'être à une distance horizontale de la source égale à environ 1,7 h (exactement $4\sqrt{3}$) pour que l'éclairement soit diminué de moitié.

Il est rare que, dans la pratique, on rencontre le cas que nous venons d'examiner : le plus souvent, en effet, la source lumineuse se trouve plus ou moins près d'une surface diffusante dont l'action se manifeste par un éclairement, secondaire pour ainsi dire, dont l'effet s'ajoute à celui de l'éclairement produit directement par la source de lumière. Il y a presque toujours des parois verticales qui interviennent, façades de bâtiments voisins, murs de la salle éclairée ; dans ce dernier cas, il y a en plus l'action diffusante du plafond qui peut être très importante si le plafond est peint en blanc.

Examinons maintenant le cas où l'on a deux sources de lumière égales et cherchons comment va se répartir la lumière. On y arriverait facilement par une méthode graphique en construisant séparément d'abord les courbes des éclairements pour les deux sources BAC, B'A'C', puis une nouvelle courbe qui aurait en chaque point une ordonnée égale à la somme des ordonnées des deux courbes élémentaires, ce qui donnerait une courbe telle que DEFGH (fig. 24). On voit d'après la forme de la courbe que le point le moins éclairé est situé à moitié distance des deux sources (1). Il va sans dire que la question n'a réellement d'intérêt que pour l'éclairement sur le sol, car on ne peut avoir une surface qui soit éclairée normalement à la fois d'un même côté par les deux sources de lumière.

La considération de courbes semblables à celles que nous indiquons prises non seulement dans le plan vertical qui contient les deux sources, mais dans d'autres plans verticaux, permettrait de tracer sur le sol les courbes d'égale répartition de la lumière, ce qui pourrait ne pas être sans intérêt. Mais nous ne croyons pas devoir insister.

Il est aisé de comprendre que, toutes choses égales d'ailleurs, il y a avantage, au point de vue de l'uniformité de l'éclairement, à remplacer une source lumineuse d'un pouvoir éclairant déterminé par plusieurs sources ayant ensemble le même pouvoir éclairant et réparties de distance en distance. On n'a, dans le second cas, en aucun point un éclairement aussi considérable qu'on peut l'observer pour le premier cas dans une certaine région autour de la source lumineuse, mais on n'a pas non plus de parties aussi peu éclairées. La disposition d'un bec unique peut donc convenir pour éclairer un espace limité, elle est mauvaise pour des espaces étendus.

En particulier, dans les rues, les avenues, il y aura avantage à avoir deux rangées de sources de lumière placées sur les côtés plutôt qu'une seule rangée de becs de puissance double placés au milieu. S'il s'agit d'une voie bordée de bâtiments, l'avantage est encore plus grand pour cette seconde disposition, parce qu'il y a lieu de tenir compte de la diffusion produite par les murs, diffusion qui s'ajoute à la lumière des sources lumineuses et qui est d'autant plus grande que la source lumineuse est plus rapprochée de la surface diffusante. Il convient cependant de ne pas trop rapprocher les réverbères des maisons, au moins si les rues sont larges, car alors le milieu de la chaussée n'est pas assez éclairé. La position qui consiste à placer les réverbères au bord du trottoir est rationnelle et avantageuse.

Ces mêmes considérations expliquent l'effet peu satisfaisant qu'avait produit la disposition primitivement adoptée à Paris pour l'éclairage électrique des boulevards, où les becs avaient été placés au milieu de la voie: la diffusion des maisons était d'ailleurs rendue à peu près nulle par suite de la présence des arbres. L'adjonction de nouveaux becs sur les bords des trottoirs a considérablement amélioré l'effet.

(1) On pourrait reconnaître par le calcul qu'il en doit être rigoureusement ainsi; mais nous croyons inutile de donner ici la démonstration complète.

A quelle hauteur convient-il de placer les sources de lumière ? Il est évident qu'elles doivent être placées à une hauteur supérieure à celle de l'homme, car la lumière qui arrive en dessous est désagréable; mais convient-il de les élever davantage ? Au premier abord, en ne tenant compte que de la distance, on serait conduit à penser qu'il est préférable que les sources lumineuses fussent placées le plus bas possible, car alors l'éclairement produit est plus considérable. Mais la répartition de la lumière est d'autant plus uniforme que la source lumineuse est plus élevée, les variations de l'éclairement à partir du pied de la source sont d'autant plus rapides que la lumière est placée plus bas. En outre, à partir d'une certaine distance, l'augmentation de l'obliquité vient à compenser la diminution de distance et il n'y a plus que des différences très petites entre les éclairements correspondant à des hauteurs différentes. Il arrive même que, pour une distance suffisante, c'est la source la plus élevée qui donne l'éclairement le plus considérable.

Il résulte de ces remarques que pour un point donné sur le sol à une distance déterminée, du pied d'un réverbère, il y a une hauteur qui donne le maximum d'éclairement. En admettant, pour la diffusion, la loi du cosinus, on trouve que ce maximum correspond à la relation suivante entre la distance horizontale d et la hauteur h de la source lumineuse :

$$d^2 = 2h^2 \quad \text{ou} \quad d = h\sqrt{2}.$$

Cette remarque permet de déterminer la relation qu'il convient d'établir entre la hauteur h et la distance l qui sépare deux becs consécutifs. D'après ce que nous avons dit, dans ce cas, le point le moins éclairé est celui qui se trouve à moitié distance des deux becs, soit à une distance $\frac{l}{2}$ de chacun d'eux : pour que ce point, le moins favorisé, reçoive le plus de lumière possible, il faudra donc qu'on ait

$$\frac{l}{2} = h\sqrt{2},$$

ce qui donne

$$h = 0,3535\, l \quad \text{ou} \quad l = 2,828\, h.$$

Cette remarque ne tient aucun compte de la diffusion des surfaces verticales voisines des sources de lumière, non plus que de celle qui, dans une salle, se produit sur le plafond. Aussi les résultats auxquels on est conduit ne peuvent-ils avoir d'application que sur les rues et avenues et sont sans intérêt dans le cas de salles fermées quelconques. Ce ne sont d'ailleurs que des approximations, même dans ce cas, par suite de la connaissance insuffisante des lois de la diffusion.

Les sources lumineuses, en général, envoient de la lumière dans toutes les directions; dans tout ce qui précède, nous avons considéré seulement, en somme, la lumière qui est envoyée dans une direction au-dessous de l'horizontale. Dans le cas des salles closes, la lumière qui est dirigée au-dessus du plan horizontal produit un effet très appréciable et concourt à l'éclairement général par la diffusion qu'elle occasionne sur le plafond et sur la partie supérieure des parois verticales ; son action est favorable.

Il n'en est pas de même dans le cas des espaces ouverts, des rues, des jardins ; toute la lumière qui est dirigée vers le haut est à peu près sans effet. Comme il n'y a pas de plafond, une partie de cette lumière illumine les couches atmosphériques qu'elle traverse et peut être considérée à peu près comme perdue. La partie qui rencontre les murs verticaux voisins est diffusée et, pour une part, contribue à l'éclairement général; mais son action est peu importante, comme on peut s'en rendre compte, parce que les surfaces diffusantes sont assez éloignées et de la source lumineuse et de la voie qu'il s'agit d'éclairer, et parce que, d'autre part, l'inclinaison étant grande, la valeur de la diffusion est assez faible.

Aussi y a-t-il intérêt à surmonter les sources lumineuses de réflecteurs renvoyant par diffusion la lumière sur le sol et ayant une forme qui étale la lumière diffusée sur un assez grand espace. Cependant il faut reconnaître que, dans ce cas, la partie supérieure des maisons est dans l'ombre complètement, ce qui ôte à la rue un certain aspect de gaieté qu'elle présente lorsque la surface des maisons est tout entière éclairée, d'une manière sensible. Pour conserver cet aspect, il suffit de choisir des réflecteurs de dimensions telles qu'ils recueillent seulement la lumière qui serait perdue directement vers le ciel.

Dans le cas des salles de théâtre ou de bal, les considérations que nous avons indiquées sont applicables d'une manière générale. Plus encore que précédemment il est intéressant d'avoir un éclairement réparti aussi uniformément que possible, d'éviter les ombres, de n'employer que des sources lumineuses ne blessant pas la vue : ces considérations militent en faveur de l'emploi des sources lumineuses en grand nombre, sans compter que la multiplicité de ces sources produit des effets variés de coloration sur les pendeloques de cristal, sur les diamants, par la décomposition de la lumière qui se produit en traversant les faces inclinées de ces corps réfringents. On fera donc usage de lustres, peu distants les uns des autres, et présentant de nombreux becs, d'appliques placées sur les murs, de torchères dans les coins, de candélabres à bras multiples sur les tables. Pour concourir efficacement à l'éclairement général, on pourra également disposer des cordons de becs le long des corniches. Les lignes lumineuses que l'on produit ainsi agissent puissamment, malgré leur distance assez grande. On peut en effet démontrer que l'action d'une ligne lumineuse de longueur infinie sur un point varie en raison inverse de la distance du point à la ligne (et non du carré de la distance, comme il arrive quand il s'agit d'un seul point lumineux).

Il n'y a pas, en somme, de règles générales que l'on puisse donner pour la distribution des sources lumineuses dans une salle donnée; l'effet produit dépend non seulement de la répartition de ces sources et de leur pouvoir éclairant, mais aussi de la forme de la salle, de ses dimensions, de son mode d'ornementation.

La forme de la salle joue un rôle assez important à cause de la diffusion des parois : c'est ainsi que l'éclairement ne sera pas le même dans deux salles qui ne différeront que par leur hauteur, les sources lumineuses étant distribuées identiquement et à la même hauteur au-dessus du sol. La diffusion du plafond interviendra, en effet, plus efficacement dans la salle qui aura la moindre hauteur.

A un autre point de vue, il est aisé de comprendre que la répartition des sources de lumière ne devra pas être la même dans deux salles ayant la même forme et les mêmes dimensions, mais dont l'une serait, par exemple, une salle de bal et l'autre une salle de théâtre. Dans le premier cas, il suffit presque absolument d'éclairer le sol, la partie inférieure; tandis que, dans l'autre cas, sans parler de l'éclairage de la scène, il est nécessaire que les parois verticales reçoivent un certain éclairement jusqu'en haut, car il ne convient pas de laisser dans l'obscurité les spectateurs qui occupent les étages supérieurs.

Si l'on considère deux salles de même forme, mais de dimensions différentes, on pourrait penser que, les sources lumineuses étant aussi semblablement placées, il faudrait que leurs pouvoirs éclairants fussent proportionnels aux surfaces à éclairer, c'est-à-dire aux carrés des dimensions homologues, car dans ces conditions les éclairements seraient les mêmes en deux points correspondants des deux salles.

Mais en réalité la question n'est pas si simple, parce que les sources de lumière ne peuvent pas être placées dans les conditions de similitude que nous avons supposées : il faut tenir compte de la diffusion des objets placés dans ces salles et dont les dimensions ne varient pas dans le même rapport que celles des salles; il faut tenir compte enfin de l'absorption par l'atmosphère, absorption qui est notable dans les salles de réunion où l'air contient en proportions assez grandes de la vapeur d'eau et de la poussière, absorption qui croît très rapidement avec la distance. Pour tenir compte de tous ces éléments, il faut, d'après M. Fontaine, que les pouvoirs éclairants soient proportionnels aux volumes des salles, c'est-à-dire aux cubes des dimensions homologues.

En ce qui concerne la valeur absolue de l'éclairement, nous n'avons rien à ajouter à ce que nous avons dit plus haut; il est certain que l'éclairement des salles de réunion a notablement augmenté et qu'il tend toujours à croître.

Nous donnons quelques indications numériques qui pourront servir de termes de comparaison.

	Dimensions		Nombre total de bougies.	Nombre de bougies	
	Plan.	Volume.		par mètre horizontal.	par mètre cube.
Salle des Glaces du Palais de Versailles.					
	Mèt. carrés.	Mèt. cubes.			
En 1745	720	9360	1800	2,50	0,19
En 1873	—	—	4000	5,55	0,43
En 1878	—	—	8000	11,10	0,85
Salle des Fêtes de Compiègne.					
En 1888	440	3520	1000	2,28	0,28
Opéra (soirée de bal).					
Foyer	672	7392	6000	8,93	0,81
Salle	400	9200	11400	27,85	1,21
Scène	530	8000	4720	8,90	0,59
Hôtel de Ville (bals de 1888).					
Salle des Fêtes	1295	24000	18720	14,46	0,78
Salle à manger	300	2460	4320	14,40	1,75
Salon de verdure	165	1350	720	4,36	0,53
Grands salons	496	4067	7560	15,24	1,86
Galerie latérale	257	3600	3600	13,98	0,56
Salon réservé	165	1350	720	4,36	0,53
Théâtres (salles).					
Odéon	350	5600	2470	7,06	0,44
Gaîté	250	4800	2360	9,44	0,55
Comédie-Française	240	3500	2340	9,75	0,67
Palais-Royal	90	1000	1900	21,10	1,90
Porte-Saint-Martin	200	3250	3200	16,00	0,98
Renaissance	96	1400	1970	20,52	1,40

Dans tous les cas que nous avons examinés jusqu'à présent, nous nous sommes occupé seulement de l'éclairement en général, admettant que les besoins étaient les mêmes partout à ce point de vue. Mais il n'en est pas ainsi, s'il s'agit d'ateliers, de salles d'étude, etc. ; dans ce cas, en effet, l'éclairement général est sans grand intérêt ; ce qui est nécessaire, c'est que le métier sur lequel l'ouvrier travaille, la table sur laquelle l'écolier lit ou écrit soient suffisamment éclairés. Nous ne pouvons rien dire pour les ateliers où les conditions sont variables avec la nature du travail ; mais pour les salles d'étude il importe de tenir compte de la nécessité que nous avons déjà indiquée que la main ne porte pas une ombre gênante. Il faudra donc que chaque écolier reçoive en proportion suffisante de la lumière venant de la gauche : cette condition est difficile à remplir avec un petit nombre de becs placés à une certaine hauteur au-dessus des élèves ; il faudrait que chaque élève eût une source de lumière personnelle placée près de lui à sa gauche et qui pourrait éclairer suffisamment le pupitre. Comme nous l'avons dit, l'éclairement insuffisant pendant le travail est funeste, puisqu'il est considéré à juste titre comme une cause de production de la myopie; il conviendrait donc que la source lumineuse employée eût un pouvoir éclairant assez grand. L'excès de pouvoir éclairant ne semble pas avoir d'autre inconvénient qu'une augmentation de dépense (abstraction faite des inconvénients se rapportant à l'hygiène générale, inconvénients variables avec la nature de la source et dont nous parlerons plus loin). Mais, dans ces conditions, la présence de la source de lumière éclairant directement l'œil et ayant un éclat plus grand que celui du papier serait une cause de gêne et de troubles dans la vision : il est d'ailleurs facile de se mettre à l'abri de cet inconvénient, en plaçant sur la source de lumière un abat-jour opaque qui non seulement empêche l'action directe de la source sur l'œil, mais, de plus, contribue, par diffusion, à augmenter l'éclairement de la table de travail.

Ces conditions sont difficilement réalisables, nous le reconnaissons, à cause des dépenses auxquelles elles entraînent; elles n'en correspondent pas moins à un type dont il faut se rapprocher le plus possible.

Si l'on est obligé de se borner à quelques sources donnant un éclairement général dans la salle, il faut au moins que, dans le point le moins éclairé, l'éclairement soit encore suffisant, c'est-à-dire qu'il soit équivalent environ à 5 bougies décimales-mètre : tel est le chiffre qui nous paraît être considéré comme un minimum obligatoire en attendant que des recherches complètes aient conduit à un résultat définitif.

VII. **De l'éclairage artificiel au point de vue de la coloration.** — Nous avons dit que le but que l'on cherche à atteindre par l'éclairage artificiel ou, du moins, dont on cherche à se rapprocher, c'est d'obtenir un éclairement analogue à celui que produit le soleil directement ou par l'intermédiaire de la voûte céleste. En particulier, et c'est là la question dont nous allons nous occuper maintenant, il faut chercher un éclairage artificiel qui ne change pas la couleur des corps, qui nous les fasse voir comme le soleil nous les montre.

Ainsi que nous l'avons expliqué, la couleur d'un corps dépend, entre autres éléments, de la composition du faisceau de radiations qui éclaire ce corps. La composition des diverses lumières artificielles n'étant pas identique à celle de la lumière solaire, il n'y a pas de sources lumineuses qui nous fassent voir tous les corps avec les mêmes couleurs sous lesquelles ils nous apparaissent dans le jour.

L'observation a montré que les lumières employées jusqu'à ces dernières années, bougies, huile, pétrole, gaz, modifient plus ou moins profondément les couleurs et notamment ne permettent pas de distinguer nettement les nuances qui tirent vers le bleu et vers le vert. Ces remarques se comprennent aisément lorsqu'on se reporte à la composition des lumières produites par ces corps; on voit en effet que ces lumières contiennent de très petites quantités de bleu et de vert.

La composition de la lumière électrique à arc permet de penser qu'elle doit permettre de distinguer les couleurs mieux que les lumières précédentes; c'est également ce que l'expérience a démontré, et cette conservation des couleurs n'est pas un des moindres avantages de ce mode d'éclairement.

On peut se demander comment, malgré les inconvénients que nous venons de signaler, les lumières de l'huile et du gaz, par exemple, ont été adoptées sans difficulté et sans qu'on cherchât une source plus satisfaisante au point de vue particulier des couleurs ; pourquoi cette lumière, à laquelle, il est vrai, nous sommes habitués depuis longtemps ne nous paraît pas désagréable? Nous pensons volontiers avec Gavarret que cela tient à ce que ces lumières ne changent pas d'une manière sensible l'apparence du visage des personnes qui nous entourent; ces lumières contiennent en effet beaucoup de jaune et de rouge qui sont les couleurs spectrales qui contribuent pour la plus grande part à constituer la coloration de la peau. Nous n'accepterions certainement pas sans de grandes difficultés une lumière, quelles que fussent ses autres qualités, qui produirait des modifications un peu notables à l'aspect des figures des personnes que nous voyons.

Cependant, malgré l'avantage réel de la lumière électrique à ce point de vue, elle n'est pas jugée correctement le plus souvent. On trouve que, au point de vue de l'aspect général, elle est moins *chaude* que la lumière du gaz, pour employer l'expression consacrée, ce qui reviendrait à dire qu'elle ne contient pas assez de jaune et de rouge. Cette impression est telle que dans un projet d'éclairage d'un grand édifice par la lumière électrique à arc on avait discuté l'utilité d'entourer les lampes de globes jaunes qui auraient donné à la lumière la qualité qui lui faisait défaut (1).

Nous avons déjà dit que c'est, sans doute, par l'habitude de la lumière du gaz que nous jugeons d'une manière erronée la couleur de l'arc. On peut se demander, tant l'impression est nette et générale, s'il n'y a pas une autre cause, et si l'on ne peut pas invoquer une raison physiologique : la présence des radiations ultrà-violettes, invisibles, qui existent en grande quantité dans la lumière de l'arc ne peut-elle jouer un rôle dans ce cas? Quoiqu'une partie de ces radiations soit absorbée par les milieux de l'œil, notamment par la cornée et le cristallin, il doit en parvenir jusqu'à la rétine; la réaction des centres nerveux à l'impression que ces radiations font subir à cette membrane une sensation lumineuse très faible sinon nulle; mais ne pourrait-elle cependant

(1) Nous croyons devoir faire remarquer que l'emploi de globes jaunes n'aurait rien *ajouté* à la lumière qui, en réalité, aurait été affaiblie; seulement le verre jaune aurait arrêté les rayons bleus et violets en plus grande proportion que les jaunes et la composition du faisceau aurait été changée et aurait contenu *relativement* plus de jaune et de rouge.

modifier la sensation lumineuse produite par d'autres radiations moins réfrangibles ? C'est là une hypothèse que ne nous paraît pas inacceptable.

Nous aurons l'occasion de revenir sur cette question de la couleur des lumières artificielles en parlant de l'hygiène de la vue dans ses rapports avec l'éclairage artificiel.

§ 2. — Étude spéciale des divers procédés d'éclairage.

A. ÉCLAIRAGE PAR LES FLAMMES.

D'après ce que nous avons dit, puisque les corps phosphorescents ne sont pas utilisés pour l'éclairage, les sources lumineuses artificielles sont des flammes ou des corps incandescents : nous étudierons successivement les principaux procédés qui correspondent à ces deux modes généraux d'éclairage, en nous arrêtant seulement à ceux qui présentent actuellement un intérêt pratique, passant sous silence les méthodes ou appareils qui ont été abandonnés. Nous commencerons par les éclairages à flamme.

Quoique, au point de vue de l'éclairage, toutes les flammes se comportent de la même façon, il y a lieu, pour les applications, d'établir une distinction suivant la nature du corps combustible employé. Nous examinerons donc successivement le cas où le combustible est solide, liquide ou gazeux. Ce qui correspond aux procédés suivants :

Combustible solide : Lampions, torches, chandelles, bougies.
— liquide : Lampes à l'huile, à pétrole.
— gazeux : Gaz d'éclairage.

Nous ferons précéder cette étude de quelques indications sommaires relatives à la constitution chimique des combustibles.

I. **Constitution chimique des principaux combustibles.** — Au point de vue chimique, les corps qui servent à l'éclairage se divisent en deux groupes : les uns sont des carbures d'hydrogène ou mieux des mélanges de carbures d'hydrogène; les autres sont des composés ternaires formés de carbone, d'hydrogène et d'oxygène. Nous les étudierons successivement.

CARBURES D'HYDROGÈNE. — Les carbures d'hydrogène ou mélanges de carbures employés pour l'éclairage sont solides, liquides ou gazeux à la température ordinaire.

Les carbures solides sont : la naphtaline, la paraffine.

Les carbures liquides sont les pétroles.

Les carbures gazeux sont les gaz d'éclairage.

Naphtaline. — La naphtaline est un carbure d'hydrogène dont la formule est $C^{10}H^{8}$: elle a été découverte en 1820 par Garden et Chamberlan dans le goudron de houille, et analysée par Faraday en 1826. Ce corps peut se former lorsqu'on porte à la température rouge un assez grand nombre de carbures d'hydrogène.

La naphtaline se présente sous forme de lamelles blanches cristallines et brillantes, fusibles à 79°, bouillant à 218, mais susceptible de se sublimer à une température inférieure, principalement sous l'influence d'un courant de vapeur d'eau ou de gaz.

Sa densité est de 1,151 après fusion, mais en paillettes elle flotte sur l'eau. Elle a une odeur forte et est douce au toucher.

Elle brûle avec une flamme claire et fuligineuse.

La naphtaline se retire des huiles lourdes des goudrons de houille que l'on soumet d'abord au refroidissement : la matière obtenue est traitée successivement par une lessive chaude de soude, par l'acide sulfurique et par l'eau chaude.

La naphtaline forme quelquefois des dépôts solides dans les conduites de gaz qu'elle peut obstruer.

Paraffine. — La paraffine a été découverte en 1830 par Reichembach, qui l'a extraite du goudron de bois, mais depuis on l'a retirée également du goudron de houille et d'un grand nombre d'autres substances.

La paraffine, à laquelle on a attribué la formule $C^{24}H^{50}$, ne paraît pas cependant être une espèce définie, mais plutôt un mélange de divers carbures de la formule $C^{n}H^{2n+2}$. Elle n'a pas, en effet, de point de fusion ni de point d'ébullition constants : le point de fusion varie de 45 à 65.

A la température ordinaire, c'est un corps solide, blanc, présentant un aspect analogue à celui du blanc de baleine. Avant d'atteindre à la température d'ébullition, elle émet des vapeurs qui s'enflamment facilement et donnent une flamme blanche et brillante.

On peut obtenir la paraffine en la retirant d'un grand nombre de substances, telles que certains bitumes, des naphto-schistes, de la tourbe, de l'ozokérite (mélange de paraffine naturelle et de bitume). Mais la source la plus abondante actuellement est le goudron de pétrole, résidu de la distillation fractionnée du pétrole naturel.

Pétrole. — Le pétrole est un liquide naturel, au toucher gras, présentant une couleur variable suivant son degré de purification. Son odeur est forte et pénétrante ; il est insoluble dans l'eau.

Le pétrole est un mélange de nombreux carbures d'hydrogène ; aussi sa densité est-elle variable suivant les échantillons, de 0,780 à 0,880. Des analyses qui ont été faites ont permis d'en séparer toute une série de composés de formules $C^{n}H^{2n+2}$ depuis $n = 1$ jusqu'à $n = 30$: les premiers gazeux, puis les suivants liquides ou même solides, le point d'ébullition et la densité du liquide s'élevant à mesure qu'on considère un corps plus éloigné dans la série.

Le pétrole se rencontre dans des terrains très variés et son origine n'a pas encore été déterminée avec précision. Des gisements se trouvent dans presque toutes les régions du globe; mais les pays qui fournissent actuellement le pétrole à l'industrie sont principalement l'Amérique du Nord, la région du Caucase et une partie de l'Europe centrale (Roumanie, Galicie, etc.).

Nous n'avons pas à entrer dans le détail de l'exploitation de ce produit; cette exploitation, qui, au début, se pratiquait avec une grande simplicité, emploie aujourd'hui les procédés les plus perfectionnés et le matériel utilisé représente une valeur considérable.

Le pétrole ne peut être utilisé tel qu'il est recueilli à la sortie des puits d'extraction, et il doit être soumis à un ou plusieurs raffinages, opérations qui consistent presque exclusivement en des distillations successives à des températures différentes.

Les produits obtenus jusqu'à la température de 150° environ constituent ce que l'on nomme l'*essence de pétrole*, dont la densité varie de 0,700 à 0,750; puis, entre 150° et 279°, on recueille l'*huile d'éclairage ;* le résidu constitue les *goudrons de pétrole.*

L'essence de pétrole est soumise à une nouvelle distillation et donne comme produits principaux:

L'*éther de pétrole* ou *gazoline*, bouillant entre 60 et 96°; sa densité est comprise entre 0,650 et 0,700; il s'enflamme à une température inférieure à 0°.

L'*essence lourde de pétrole* bouillant entre 96 et 147°; sa densité est comprise entre 0,700 et 0,745; elle s'enflamme vers 5°. Sa vapeur forme avec l'air un mélange explosif.

Les huiles lampantes sont purifiées par l'action successive de l'acide sulfurique et de l'air comprimé, puis de la soude et enfin de l'eau. Une pulvérisation au contact de l'air entraîne les dernières parties très volatiles. Après cette purification, l'huile obtenue est un mélange d'hydrocarbures passant à la distillation entre 150 et 170°; sa densité varie suivant l'origine de 0,790 à 0,830. Elle ne doit pas s'enflammer au-dessous de 43°; il y a même des échantillons dont le point d'inflammation s'élève à 50 et même 60°.

Nous n'avons pas à nous arrêter au traitement des goudrons de pétrole; nous avons déjà dit, d'ailleurs, que l'on en pouvait retirer de la paraffine.

Gaz d'éclairage. — Le gaz d'éclairage est, en général, un des produits de la distillation de la houille: quelquefois cependant on l'obtient, comme nous le dirons, par la distillation d'autres substances; mais nous nous occuperons d'abord du gaz de la houille.

La houille, qui est choisie en général parmi les houilles grasses à longues flammes, est placée dans des cornues cylindriques en terre, où elle est soumise à une température variant entre 1 000 et 1 200°. Sous l'influence de la chaleur, la houille se décompose, laissant un résidu fixe, le *coke,* qui, après refroidissement, est utilisé pour le chauffage, et des produits gazeux. Signalons également qu'il se forme sur les parois des cornues par la décomposition des carbures d'hydrogène un dépôt de charbon dur et compact, connu sous le nom de *charbon des cornues à gaz* et qui, au début, a été employé dans les piles et pour la production de l'arc électrique.

Les matières gazeuses qui se dégagent ont une constitution très complexe, elles comprennent des matières gazeuses à la température ordinaire et des matières volatiles ramenées à l'état de gaz par la haute température à laquelle elles sont soumises. La purification du gaz a pour but d'enlever ces dernières substances, ainsi que certains gaz dont la présence est nuisible.

On commence d'abord par faire passer le gaz sortant des cornues dans les *barillets*, vases cylindriques horizontaux remplis d'eau, puis dans les condensateurs qui sont de formes diverses (condensateurs à jeu d'orgue, condensateurs à choc, etc.); les goudrons et les eaux ammoniacales sont arrêtés dans ces premiers appareils.

Le mélange gazeux est alors soumis à l'*épuration* qui a pour but de retenir par une action chimique les gaz dont la présence est nuisible pour l'éclairage, qui sont : l'acide carbonique, l'hydrogène sulfuré, l'acide sulfureux, le sulfure de carbone, le sulfure d'ammonium, et quelques autres moins importants. A cet effet, on fait passer le courant de gaz dans des caisses dans lesquelles se trouve disposée une matière absorbante solide en couche mince. La chaux éteinte en poudre arrête l'acide carbonique, l'acide sulfureux et l'hydrogène sulfuré; d'autres substances, variables suivant les usines, sont employées pour absorber les autres gaz.

L'épuration n'est pas toujours complète et, notamment, il reste quelquefois de l'acide sulfhydrique.

Après épuration, le gaz est emmagasiné dans des gazomètres, grandes cloches mobiles placées dans des cuves remplies d'eau et qui exercent sur lui une pression qui le force à circuler dans le réseau des tuyaux souterrains destinés à l'amener en tous les points où il doit être utilisé. Cette pression est variable, à Paris, par exemple, de 30 à 100 millimètres d'eau.

Le gaz d'éclairage, tel qu'il est livré à la consommation est formé d'hydrogène pour moitié de son volume, d'hydrogène protocarboné (gaz des marais) (CH^4), pour un tiers de son volume. Le reste est constitué par quelques autres carbones gazeux (éthylène, acétylène, butylène, propylène), par de petites quantités de carbures à l'état de vapeurs (benzine, naphtaline), par de l'oxyde de carbone dont la proportion peut atteindre 0,1 du volume du gaz.

Toutes ces matières sont combustibles, sauf l'azote, qui n'existe qu'en faible proportion et dont il y a intérêt pour le consommateur à diminuer la quantité. Il est également très important de réduire autant que possible la proportion d'oxyde de carbone, mais pour une raison différente : on sait, en effet, que ce gaz est très toxique. Nous aurons d'ailleurs l'occasion de revenir sur ce point.

La houille n'est pas le seul corps que l'on ait utilisé pour la production du gaz d'éclairage; d'autres substances ont été et sont employées, principalement dans le but d'obtenir un mélange gazeux présentant un pouvoir éclairant plus considérable.

C'est ainsi que l'on distille le *cannel coal*, houille grasse brûlant avec une flamme claire, le *bog-head*, schiste bitumineux, les huiles minérales, principalement les *huiles lourdes ;* on a même proposé l'emploi d'autres substances très variées, mais qui ne sont pas entrées dans la pratique.

Il nous paraît inutile d'insister sur ces modes de préparation du gaz d'éclairage : malgré les différences de détail, le principe de la méthode reste le même. Il n'y a d'autre part que des variations plus ou moins grandes dans la proportion des matières constituant le mélange, la différence portant surtout sur les gaz qui ont un grand pouvoir éclairant et qui sont en excès, par rapport aux nombres que nous avons donnés.

Nous devons signaler en passant que les matières recueillies pendant l'épuration du gaz d'éclairage, eaux ammoniacales et goudrons, présentent une valeur notable. Une grande partie des composés ammoniacaux employés dans l'industrie provient actuellement des eaux d'épuration du gaz. Quant aux goudrons, dont la composition est complexe, ils ont été utilisés à l'aide de transformations très variées et fournissent un grand nombre de matières odorantes et colorantes. La valeur de ces sous-produits tient une place importante dans les bénéfices de la fabrication du gaz d'éclairage.

II. **Matières grasses**. — Un certain nombre de composés ternaires sont utilisés pour l'éclairage : ce sont, d'une manière générale, les substances qui sont désignées sous le nom de *graisses*, d'*huiles* et de *cires*.

Les matières grasses proprement dites sont des mélanges variés des éthers de la glycérine : palmitine, oléine, margarine, stéarine.

Chacun de ces éthers traités par une base donne naissance à de la glycérine et au sel correspondant (palmitate, oléate, margarate, stéarate) de la base employée; les *savons* ne sont autre chose que des mélanges solubles de ces sels. La décomposition de ces éthers peut se produire également sous d'autres influences, par exemple par l'action de l'acide sulfurique : il se forme alors des acides sulfogras qui sous l'influence de l'eau à l'ébullition reproduisent les acides gras (acides palmitique, oléique, margarique, stéarique). Enfin, l'action de l'eau surchauffée sous pression amène la séparation directe des matières grasses en glycérine et acides.

Le *suif* est extrait par fusion de la graisse accumulée dans la cavité abdominale du mouton et du bœuf; on le retire également quelquefois des autres masses graisseuses qu'on rencontre dans diverses autres parties. Il est formé pour les trois quarts environ de son poids d'une partie solide, mélange en proportion variable de palmitine et de stéarine; le reste est de l'oléine liquide. Son point de fusion est voisin de 40° et souvent inférieur.

La graisse de porc est directement utilisée en Europe sous le nom d'*axonge* et de *saindoux;* son prix est trop élevé pour qu'elle puisse servir à des usages industriels; il n'en est pas de même en Amérique.

Les *huiles* ont, d'une manière générale, une constitution analogue à celle des graisses : l'huile de palme, qui fournit maintenant une grande quantité d'acide stéarique, est une graisse végétale, extraite du fruit d'une ou de plusieurs espèces de palmiers; c'est un mélange principalement de palmitine avec une petite proportion d'oléine.

Les huiles proprement dites employées directement pour l'éclairage sont celles de colza, de navette et d'œillet; l'huile d'olive autrefois utilisée est maintenant d'un prix trop élevé.

La glycérine a pour formule chimique :

$$C^3H^8O^3 \text{ ou mieux } \left.\begin{matrix} C^3H^5 \\ H^3 \end{matrix}\right\} O^3.$$

Les acides gras ont respectivement pour formules :

Acide palmitique.....	$\left.\begin{matrix} C^{16}H^{31}O \\ H \end{matrix}\right\} O.$	Acide oléique........	$\left.\begin{matrix} C^{18}H^{33}O \\ H \end{matrix}\right\} O.$
Acide margarique....	$\left.\begin{matrix} C^{17}H^{33}O \\ H \end{matrix}\right\} O.$	Acide stéarique......	$\left.\begin{matrix} C^{18}H^{35}O \\ H \end{matrix}\right\} O.$

Les principes des corps gras, qui sont comme nous l'avons dit des éthers de la glycérine, ont pour formules :

Palmitine....... ou tripalmitine....	$\left.\begin{matrix} C^3H^5 \\ 3(C^{16}H^{31}O) \end{matrix}\right\} O^3.$	Oléine........... ou trioléine........	$\left.\begin{matrix} C^3H^5 \\ 3(C^{18}H^{33}O) \end{matrix}\right\} O^3.$
Margarine....... ou trimargarine...	$\left.\begin{matrix} C^3H^5 \\ 3(C^{17}H^{33}O) \end{matrix}\right\} O^3.$	Stéarine......... ou tristéarine......	$\left.\begin{matrix} C^3H^5 \\ 3(C^{18}H^{35}O) \end{matrix}\right\} O^3.$

La cire, qui après avoir servi exclusivement à la fabrication des bougies est maintenant employée très rarement, est extraite des rayons de miel dont elle constitue la partie solide : on laisse d'abord écouler le miel, puis on comprime ensuite les rayons à froid ou mieux dans l'eau bouillante. Elle est épurée d'abord par l'action à chaud d'eau légèrement acidulée; puis elle est réduite en minces rubans qu'on abandonne à l'air et au soleil. Elle se décolore alors progressivement. On peut produire le blanchiment artificiel par diverses actions chimiques.

La cire fond vers 61 ou 62°; elle est formée par un mélange d'acide cérotique $C^{27}H^{54}O^2$ et de myricine ou palmitate de myricile dont la formule est $C^{16}H^{31}O^2.C^{30}H^{61}$.

Le blanc de baleine ou spermaceti est une substance grasse qui se trouve en grandes quantités dans les sinus frontaux de certains cachalots, où il est dissous dans une huile spéciale dont il se sépare en se solidifiant par le refroidissement; on complète la séparation par l'action d'une forte pression. Le blanc de baleine fond à 45°; il a une composition analogue à celle des autres corps gras; ce serait, suivant certains auteurs, du palmitate de cétyle, et, suivant d'autres, un mélange de plusieurs sels formés par le cétyle avec divers acides dont les plus importants seraient l'acide palmitique et l'acide stéarique.

III. **Éclairage par la combustion de corps solides.** — Il est vraisemblable que la première source de lumière artificielle a consisté dans l'emploi de combustibles solides, de branches sèches que l'on renouvelait au fur et à mesure qu'elles s'usaient : ce procédé a été usité pendant longtemps pour produire un signal visible à distance et, par exemple, on en trouve une reproduction sur la colonne trajane. Jusqu'au moyen âge on trouve des dispositions analogues : on se servait de grilles concaves assez profondes dans lesquelles on plaçait des branches sèches, ces grilles étaient montées sur un support qui les élevait à une certaine hauteur au-dessus du sol ou qui permettait de les transporter lorsqu'il s'agissait d'éclairer le chemin suivi par un seigneur.

Les bois résineux qui brûlent facilement étaient employés de préférence, ainsi qu'il est facile de le comprendre; Péclet en 1827 signale que, dans certaines parties reculées de la Corse les paysans s'éclairent encore à la flamme de branches résineuses; nous ne croyons pas que le fait existe de nos jours, au moins chez les nations civilisées.

L'emploi de ces bois résineux conduisit probablement à la fabrication des torches qui étaient formées d'une branche de bois enduite de résine ou d'un mélange de cire et de résine; la branche était quelquefois remplacée par une corde ou par un tortillon de paille. Les torches furent employées pendant longtemps, alors même que d'autres moyens d'éclairage étaient utilisés, ainsi que cela résulte des indications fournies par Froissart. Actuellement encore, on se sert exceptionnellement de torches, mais très rarement en somme, aussi ne croyons-nous pas devoir nous arrêter à ce mode d'éclairage.

L'emploi des matières grasses remonte également à une époque très éloignée et sur laquelle on n'a pas de renseignements positifs; il semble que les Grecs reçurent des Orientaux les lampes dans lesquelles on brûlait d'abord la graisse provenant des sacrifices et plus tard l'huile que fournissait l'Attique en grande quantité. On attribue, d'autre part, aux Celtes l'invention de la chandelle, mode d'éclairage dans lequel la matière grasse, au lieu d'être renfermée dans un vase, est moulée en cylindre ou en prisme autour d'une mèche; une disposition analogue se rencontre en Chine, et son origine, inconnue, remonte à une haute antiquité. La première mention certaine, relative aux chandelles dans notre pays, consiste en un arrêt de Philippe Ier, au commencement du

XIe siècle, instituant une corporation des *chandelliers* ou fabricants de chandelles.

L'emploi de la cire comme matière destinée à l'éclairage est fort ancien et les cierges ou chandelles de cire sont signalés par Grégoire de Tours ; ce n'est qu'au XVe siècle qu'on leur donne le nom de bougies, du nom de la ville d'Afrique qui, paraît-il, fournissait beaucoup de la cire que l'on employait à leur fabrication.

C'est à une époque toute récente que, après les beaux travaux de Chevreul, on utilisa les données qu'il avait fournies sur la constitution des corps gras pour la fabrication des bougies stéariques (1811).

Nous ne ferons que signaler l'emploi du goudron comme combustible dans les *lampions de parapet*, vases en fer remplis de cette substance qu'on allumait dans un siège pour éclairer les travaux des assiégeants.

Actuellement, à part les torches, dont nous ne parlerons pas, les corps solides combustibles qu'on emploie pour l'éclairage sont la graisse, la cire, la stéarine, le blanc de baleine, la paraffine, etc. La graisse est utilisée, soit coulée dans des vases plats ou *lampions*, soit moulée en cylindre, les *chandelles*.

La cire sert à la fabrication des *cierges* et des *rats de caves;* très exceptionnellement, elle constitue des *bougies* qui sont plus souvent faites maintenant avec la stéarine, la paraffine, etc. Les bougies seules mériteront de nous arrêter quelque peu.

IV. **Des lampions.** — Les lampions proprement dits sont constitués par des vases plats en terre de forme circulaire dans lesquels on a coulé de la graisse où plonge une mèche. Ils donnent une flamme peu éclairante, fumeuse et répandant une odeur désagréable toujours et quelquefois infecte. Ils ne sont plus utilisés que fort rarement, dans des illuminations publiques sous forme de cordons lumineux sur une corniche ou sous forme d'ifs: ils sont remplacés le plus souvent maintenant par des cordons de becs de gaz.

On se sert de lampions plus perfectionnés en coulant la graisse dans de petits godets en verre: outre que ces godets sont de moindres dimensions et moins pesants que les lampions en terre, ils répandent plus de lumière parce que leurs parois sont transparentes. Le verre peut d'ailleurs être coloré, ce qui permet d'obtenir des effets décoratifs, d'autant que ces godets peuvent se suspendre par des fils de fer à des chaînes tendues, à des carcasses de lustres ou le long de planches, suivant un dessin déterminé, de manière à former une décoration agréable.

Le pouvoir éclairant des lampions est faible, nous ne croyons pas qu'il ait été déterminé ; cependant, comme ils sont généralement employés en assez grand nombre sur un espace restreint, ils permettent d'obtenir un éclairement assez vif; mais c'est surtout comme points lumineux produisant une décoration qu'ils interviennent efficacement.

V. Chandelles et bougies. —Les chandelles et les bougies sont des cylindres de matière combustible solide dans l'axe desquels est placée une mèche en coton tressée ou non. Une partie de la mèche est libre en dehors du cylindre.

Lorsqu'on enflamme la mèche, au début, elle commence à brûler : la chaleur qui se dégage fait fondre au-dessous la matière solide jusqu'à une certaine distance, de telle sorte que la partie restée solide forme comme une sorte de godet rempli de la matière en fusion et du centre duquel s'élève la mèche.

Le liquide fondu et chaud s'élève par capillarité dans la mèche et arrive à la hauteur de la flamme où il se décompose, comme nous l'avons expliqué précédemment. A partir de cet instant, c'est la matière combustible qui brûle et non la mèche, qui, se trouvant au centre de la flamme, est à l'abri du contact de l'air. Elle brûle seulement lorsqu'elle se recourbe de manière que son extrémité vienne dans les couches extérieures de la flamme (bougies) ou lorsqu'elle arrive à la partie supérieure (chandelle), mais là la combustion est incomplète, parce que la température est peu élevée à la pointe de la flamme.

Lorsqu'on éteint la bougie ou la chandelle en projetant sur la flamme un courant d'air assez vif, la matière combustible qui était à l'état liquide dans la mèche s'y solidifie : aussi est-il plus facile alors d'allumer la bougie ou la chandelle qu'au début.

Les chandelles sont composées de suif coulé autour d'une mèche de coton ; elles présentent des inconvénients réels qui font que leur emploi devient de plus en plus restreint; aussi ne nous arrêterons-nous pas longtemps sur ces sources de lumière.

Le suif que l'on emploie est le plus souvent de la graisse de mouton, quelquefois de la graisse de bœuf qui n'a subi qu'une fusion à l'abattoir, dans les *fondoirs*, fusion qui a pour but de séparer la matière grasse des autres portions de tissus adhérents. Rarement on se sert de suifs ayant subi une épuration, à proprement parler. Mais dans quelques usines, pour séparer le suif de matières étrangères, on le soumet pendant un assez long temps à chaud à l'action d'eau contenant une certaine quantité d'acide sulfurique seul ou mélangé d'alun, et ce procédé, qui occasionne une moindre perte de graisse a, en outre, l'avantage de donner un suif plus blanc que la simple fusion, et les chandelles faites avec ce suif sont plus éclairantes, dit-on.

Les chandelles sont faites dans des moules en étain, dans lesquels on place la mèche de coton; le suif est fondu dans une chaudière à feu nu, puis versé dans un bassin (*coque*), où il se refroidit jusqu'à ce qu'il ait atteint la température convenable ; on le verse alors dans les moules qui ont été préalablement disposés à côté les uns des autres. Si le suif était trop chaud, il adhérerait au moule.

Après un certain temps qui dépend de la température ambiante, on peut procéder au démoulage; si cette opération présente des difficultés, il suffit de plonger les moules pendant quelques instants dans de l'eau chaude, le métal se dilate d'une part, d'autre part une légère couche de suif entre en fusion et le démoulage se fait facilement. On coupe alors l'extrémité opposée à celle par laquelle sort la mèche et on suspend les chandelles en les exposant à la lumière solaire. L'action de cette lumière aurait pour effet de donner plus de fermeté au suif et de le blanchir.

La mèche est ordinairement formée de dix-huit fils de coton placés parallèlement et auxquels on imprime généralement une légère torsion en les plaçant dans le moule.

Les inconvénients des chandelles sont de plusieurs sortes : d'abord la consistance change avec la température, les chandelles se ramollissent en été; elles sont grasses au toucher et salissent les corps avec lesquels elles sont en contact. De plus, l'éclat de la lumière fournie par une chandelle varie beaucoup (1) : la mèche qui est d'assez grandes dimensions par rapport à la flamme abaisse la température de celle-ci d'une manière appréciable; cette mèche, placée dans la partie où l'air ne pénètre pas, ne brûle pas, et son action augmente avec le temps, l'intensité lumineuse diminue considérablement, la flamme devient fuligineuse, la combustion est incomplète, le carbone est entraîné par le courant d'air, des matières grasses sont volatilisées sans être brûlées et répandent une odeur désagréable. De là la nécessité de couper la mèche pour enlever l'excès de longueur, la nécessité de *moucher la chandelle*.

En somme, la chandelle éclaire peu, son éclat est très irrégulier; aussi son usage devient-il de plus en plus restreint, et, en France au moins, serait-il presque disparu si les droits mis sur les bougies ne constituaient pour les chandelles un léger avantage au point de vue du prix.

Si nous en exceptons les bougies de cire, la fabrication des bougies est, comme nous l'avons indiqué déjà, absolument moderne et est l'application des recherches de Chevreul sur les corps gras (1813). Sans vouloir citer les noms de tous les savants ou industriels qui ont contribué à amener les diverses opérations de la fabrication des bougies à l'état de perfectionnement auquel elles sont arrivées, nous dirons que vers 1825 Cambacérès, aidé des conseils de Chevreul et de Gay-Lussac, fonda une fabrique de bougies où, le premier, il employa la mèche tressée; mais, par suite de quelques défauts de préparation, il dut abandonner ses essais. C'est en 1831 que MM. de Milly et Molard installèrent une usine pour la fabrication de bougies d'acide stéarique dites *bougies de l'Étoile*. Depuis, de nombreux progrès furent réalisés tant dans les procédés permettant d'obtenir avec de moindres dépenses la matière combustible que dans les moyens mécaniques qui se substituèrent peu à peu à la

(1) En une demi-heure, le pouvoir éclairant d'une chandelle varie dans le rapport de 100 à 16 d'après Rumfort, de 100 à 20 d'après Péclet.

fabrication à la main. Aussi le prix des bougies diminua-t-il et, comme conséquence, l'importance de la fabrication et de la consommation augmenta.

Les progrès de cette industrie en France ont subi un temps d'arrêt à la suite de la loi qui frappe l'acide stéarique d'un impôt de 30 fr. par 100 kilogrammes. Si l'on joint à cet impôt celui dont l'octroi des villes frappe la bougie, on comprendra que l'élévation du prix a limité l'emploi de ce mode d'éclairage (1).

Les bougies diffèrent des chandelles:

1° Par la matière combustible; cette matière est très variable, mais elle est toujours plus dure et moins fusible que le suif; il en résulte que les bougies ne se ramollissent pas par les temps chauds et ne graissent pas les corps avec lesquels elles sont en contact. Les matières employées sont la cire, la stéarine, la paraffine;

2° Par la mèche. Celle-ci est en coton tressé, bien unie et d'un diamètre notablement moindre que celui des mèches des chandelles. Par suite de la tension que présentent les fils de la tresse, l'extrémité de la mèche se recourbe et lorsqu'elle arrive dans la couche la plus extérieure de la flamme elle y brûle; sa longueur ne peut donc pas augmenter et il n'y a pas besoin de la moucher, comme il arrive pour la chandelle. On augmente généralement la combustibilité de la mèche en l'imprégnant de diverses substances, comme l'acide borique; il se forme alors à l'extrémité de la mèche une sorte de petite perle qui, par son poids, contribue à produire la courbure de celle-ci.

Avant d'être utilisée, la mèche est préparée : on la soumet d'abord pendant un certain temps à l'action d'un bain chaud contenant une petite quantité d'acide sulfurique qui détruit les poussières et les matières gommeuses : on la sèche alors, puis on la trempe dans un autre bain contenant l'acide borique, où elle reste trois heures; après l'avoir séchée de nouveau, on la soumet au grillage en la faisant passer rapidement dans une flamme d'alcool ou dans une flamme de gaz pour détruire les petits filaments de coton qui dépassent. Elle est alors prête pour la fabrication des bougies.

La fabrication des bougies a reçu de grands perfectionnements et se fait maintenant à l'aide d'appareils divers qui donnent des résultats bien supérieurs à ceux qu'on obtenait autrefois par la fabrication à la main, en même temps que le prix a baissé.

Voici, en résumé, les opérations principales : la matière qui doit constituer la bougie est purifiée et mélangée quelquefois avec d'autres substances qui ont pour but de lui donner quelques propriétés particulières, de la colorer, par exemple, puis elle est fondue pour procéder au coulage.

Les moules sont des cylindres creux en métal terminés à leur extré-

(1) A Paris en 1889, la quantité d'acide et de bougies stéariques soumise à l'exercice s'est élevée à 4 605 800 kilogrammes, représentant une somme de 1 105 400 francs comme produits perçus par l'octroi.

mité inférieure par une partie à peu près conique dans laquelle est pratiquée une ouverture; ils sont fixés à leur extrémité supérieure dans la paroi inférieure d'une sorte de bac d'une faible hauteur. Le bac est placé sur un support au-dessous duquel se trouvent, en nombre égal à celui des moules, des bobines sur lesquelles des mèches tressées sont enroulées. Chaque mèche pénètre dans un moule qu'elle traverse dans toute sa hauteur et est fixée au-dessus invariablement, de manière à occuper l'axe du cylindre.

On verse alors la matière fondue en quantité suffisante pour remplir les moules et le bac; par le refroidissement, la matière se solidifie, donnant ainsi des bougies contenant la mèche au centre et fixées toutes à la *masselotte*, masse solide provenant de la solidification de la matière qui était dans le bac.

Disons que, pour que la prise de la matière se fasse dans de bonnes conditions, il faut que les moules aient été portés à une certaine température; d'autre part, pour éviter les pertes de temps, on refroidit artificiellement, par l'air froid ou par l'eau froide, les moules lorsque la matière y a été coulée. Les appareils en usage présentent des dispositions spéciales pour que ces opérations se fassent aisément et rapidement.

Lorsque la solidification est complète, on soulève la masselotte et les bougies qui y sont fixées qui sortent des moules en entraînant les mèches qui viennent de nouveau occuper l'axe et que l'on fixe par leur extrémité supérieure. On les coupe alors au-dessus, entre le point où elles sont ainsi fixées et la partie inférieure des bougies soulevées.

Les bougies sont détachées de la masselotte à l'aide d'un couteau : la masselotte sera utilisée pour une nouvelle fusion après qu'on l'aura débarrassée des bouts de mèches et qu'on l'aura purifiée.

Les bougies après avoir été détachées sont abandonnées à l'air pendant un temps assez long; elles subissent ainsi un blanchiment naturel. Puis on les coupe de longueur, on les polit à l'aide de brosses, on les estampille à l'aide d'un cachet chauffé. Le plus souvent maintenant, ces opérations sont faites mécaniquement.

Il ne reste plus alors qu'à mettre les bougies en paquets ou en boîtes.

Bien qu'il puisse exister des bougies de divers types, les modèles qu'on rencontre le plus fréquemment en France sont du diamètre de 21 millimètres; elles ont la longueur de 20 ou de 30 centimètres, suivant que ce sont des bougies courtes ou longues, correspondant à des paquets de 8 ou de 5 à la livre anglaise de 453 grammes.

On fait des bougies qui sont des cylindres présentant des cannelures profondes. Ces cannelures ont pour but de s'opposer à la projection de la cire liquide lorsqu'on incline la bougie allumée ou lorsqu'elle reçoit un choc.

Enfin, on fait des bougies cylindriques présentant autour de la mèche et dans toute leur longueur des cavités longitudinales.

La cire, à cause de son prix élevé, n'est pas employée d'une manière courante dans l'éclairage et ne sert guère maintenant qu'à la fabrication des cierges.

Les bougies de cire autrefois étaient faites à la main en versant avec une cuiller la cire fondue sur les mèches préalablement imbibées de cire et suspendues par une extrémité. Les cierges sont encore fabriqués de cette façon lorsqu'ils ne sont pas trop gros ; il est inutile d'insister sur leur préparation.

Il est intéressant de remarquer que la cire se prête mal à la fabrication par moulage : c'est, en effet, une substance qui se contracte par la solidification, de telle sorte qu'il se forme facilement des cavités irrégulières autour de la mèche.

Les rats-de-cave sont faits avec de la cire que l'on mélange généralement de suif ou même de certaines résines pour en diminuer le prix. La mèche, formée par la réunion d'un certain nombre de fils, est enroulée sur un cylindre d'où elle se détache pour passer dans un crochet fixé au fond d'une cuve remplie de la cire en fusion ; elle en sort par une filière pour s'enrouler sur un tambour que l'on fait tourner lentement pour que la cire puisse être sèche avant d'y arriver. On recommence plusieurs fois la même opération en faisant passer la mèche dans des filières de diamètres croissant jusqu'à ce que l'on ait obtenu la grosseur voulue.

Le cordon recouvert de cire ainsi obtenu reste souple, il est enroulé sous forme de rat-de-cave, ou coupé en fragments de faible longueur pour constituer les bougies pour les jeux d'enfants, les arbres de Noël, etc.

VI. **Lampes à l'huile.** — L'éclairage par des substances liquides, des huiles végétales, remonte à une haute antiquité ; il paraît avoir été connu des Egyptiens, desquels les Grecs en reçurent l'usage ; les Romains utilisèrent le même système.

La lampe consistait alors en un vase de forme variable, dont il existe des modèles d'une grande élégance et très artistiquement ornés. Ces vases allongés, en général, contenaient de l'huile dans laquelle plongeait une mèche qui passait dans une partie rétrécie et dont l'extrémité libre était en dehors du vase. L'huile montait par capillarité dans la mèche, où on pouvait l'enflammer ; la mèche s'usait lentement et, de temps à autre, on était obligé d'en faire sortir une nouvelle longueur hors du vase, après avoir coupé la partie précédemment carbonisée. Il est au moins probable que les premières lampes contenaient de la graisse et se rapprochaient, par conséquent, de nos lampions, et que la substitution de l'huile à la graisse eut lieu plus tard, peut-être en Attique, pays où la culture des oliviers conduisit à la fabrication de l'huile d'olive.

Les formes des lampes étaient variables ; on en a trouvé notamment qui étaient disposées pour permettre la combustion simultanée de plusieurs mèches.

Pendant de longs siècles, les lampes ne subirent aucune modification importante, car on ne peut considérer comme telle la substitution d'une forme de vase à une autre. L'emploi d'une mèche tressée fut un progrès, mais nous ne savons à quelle époque il se produisit.

Il faut arriver jusqu'en 1784 pour signaler une invention qui produisit une amélioration importante et conduisit à une généralisation de ce mode d'éclairage qui fut ensuite progressivement amélioré. Le défaut capital des lampes anciennes consistait dans la nécessité d'utiliser de petites flammes et de n'arriver, par suite, qu'à un faible éclairement; dès que la mèche dépassait certaines dimensions, il n'y avait plus combustion complète, la quantité d'air léchant la flamme et produisant seule la combustion était trop petite par rapport à la quantité de matière combustible : la flamme devenait fuligineuse, éclairait moins et répandait, avec une fumée noirâtre, une odeur désagréable. Il fallait pour parer à cet inconvénient augmenter la surface de la flamme par rapport à son volume : on avait déjà fait des essais dans ce sens en employant des mèches plates diversement disposées. Mais la solution du problème fut trouvée par Ami Argand, qui, en 1784, construisit la lampe à double courant d'air.

Dans cette lampe, la mèche a la forme d'un cylindre annulaire plongeant dans l'huile, mais dont la cavité centrale est ouverte à l'air libre. La flamme qui a également la forme annulaire est ainsi en contact avec le gaz comburant par sa face interne et par sa face externe, ce qui permet une combustion beaucoup plus active. Une nouvelle amélioration apportée à cette lampe en 1785 par Quinquet fit de la lampe d'Argand un appareil très supérieur aux modèles alors connus. Quinquet eut l'idée d'entourer la flamme d'une cheminée en verre s'élevant notablement au-dessus de celle-ci. La chaleur dégagée par la combustion de l'huile détermine dans cette cheminée un courant d'air ascendant assez vif qui augmente la quantité d'air qui, dans un temps donné, vient en contact avec la flamme. On peut avoir alors une flamme plus haute que s'il n'y avait pas de cheminée, sans avoir à craindre qu'elle devienne fuligineuse; la surface éclairante augmente en même temps que l'éclat intrinsèque, le pouvoir éclairant devient donc plus considérable.

Un peu plus tard, Lange complétait l'invention de Quinquet en adoptant, pour la cheminée de verre, une forme présentant au niveau de la flamme un rétrécissement qui augmentait encore le tirage.

Disons que ces perfectionnements d'Argand, de Quinquet et de Lange ont subsisté et se retrouvent encore dans toutes les lampes à huile végétale. Ces mêmes idées ont même été utilisées pour l'éclairage au gaz, comme nous le dirons.

Les lampes anciennes présentaient un inconvénient dû à ce que, par suite de la combustion même, le niveau de l'huile descendait dans le vase : la capillarité n'étant pas modifiée, une moindre quantité de combustible arrivait à la hauteur de la flamme qui s'affaiblissait avec le temps. Pour parer à cet inconvénient, il fallait arriver à maintenir le niveau de l'huile à une hauteur constante ou à peu près. Des procédés très variés furent imaginés, dont quelques-uns étaient ingénieux ; tous furent successivement abandonnés, sauf deux, qui sont encore usités et que nous décrirons plus loin avec quelques détails : dans l'un, le mouvement de l'huile est descendant et réglé par la pression de l'air dans un réservoir clos; dans l'autre, il est ascendant et produit par des moyens mécaniques, l'action d'une pompe mue par un ressort. Nous n'avons pu trouver l'indication de l'origine du premier système; le second a été appliqué en 1807, par Carcel et Carreau, et modifié peu après par Gagneau. Il a subi depuis des modifications qui l'ont simplifié, notamment par la substitution aux pompes mues par un rouage d'horlogerie d'un simple piston soumis à l'action d'un ressort; mais cette simplification ne put être utilisée que grâce à l'invention d'un organe régulateur dû à Franchot en 1837 et connu sous le nom de *modérateur*.

Depuis, aucune modification réelle n'a été apportée aux lampes à huile.

Nous signalons seulement sans insister l'emploi de becs à mèches concentriques, proposé par Fresnel et Arago en 1822, et qui ont donné des résultats très satisfaisants. Mais ces becs sont usités seulement dans les phares et nous n'avons pas, dès lors, à nous y arrêter.

Un perfectionnement récent doit encore être indiqué, quoiqu'il ne se rapporte pas exclusivement aux lampes à huile végétale ; il consiste dans la modification de forme qui a été apportée à la cheminée en verre par M. Bayle. La cheminée, quelquefois cylindrique entièrement, est en général formée par la réunion des deux cylindres raccordés par une partie arrondie ; le cylindre inférieur est d'un plus grand diamètre que le cylindre supérieur et s'élève à peu près jusqu'à mi-hauteur de la flamme. M. Bayle remplace cette forme par celle de deux troncs de cône réunis à peu près à mi-hauteur de la cheminée par leurs petites bases, de telle sorte que la cheminée est évasée à ses deux extrémités. On obtient ainsi un tirage plus énergique, plus régulier, la combustion se fait mieux, et le pouvoir éclairant est augmenté.

Les huiles végétales employées pour l'éclairage sont utilisées maintenant dans des lampes dont les formes peuvent varier, mais qui se rapportent seulement à quatre types différents.

Dans le type le plus simple qu'on trouve encore dans quelques lampes de cuisine, dans des lanternes, la mèche est plate et plonge par son extrémité inférieure dans un réservoir rempli de liquide. Le réservoir a une section relativement large pour que les variations de niveau y soient moins rapides ; il présente à sa partie supérieure une ouverture que peut fermer une garniture métallique, à l'aide d'un mouvement à baïonnette. C'est par cette ouverture qu'on introduit l'huile. La garniture présente une fente dans laquelle passe la mèche, et porte un pignon pressant su celle-ci; en faisant tourner le pignon par l'intermédiaire d'un bouton moleté, on augmente ou diminue la hauteur de la flamme qui, dan quelques lampes, est entourée d'une cheminée en verre.

Le pouvoir éclairant est faible, une bougie ou moins, en général; la flamme fume facilement. Aussi cette lampe n'a-t-elle plus que des usage restreints.

Les lampes de bureau, quinquets, lampes à tringles, etc., sont de formes diverses d'un même système qui est caractérisé par une mèche annulaire entourée d'une cheminée de verre, avec un réservoir supérieur, à écoulement intermittent, réglé par la pression de l'air.

Le réservoir proprement dit est supérieur à la mèche, il est fermé à la partie supérieure; à sa partie inférieure, il est relié à un réservoir situé au niveau de la mèche. Un tube fin y pénètre, ayant son extrémité supérieure dans le réservoir, vers le haut, et son extrémité libre dans le réservoir inférieur à la hauteur où doit être le niveau de l'huile dans la mèche, qui est placée dans une partie cylindrique dépendant de ce réservoir inférieur. Lorsque le niveau de l'huile descend au-dessous de l'ouverture du tube, quelques bulles d'air pénètrent par celui-ci dans le réservoir supérieur, d'où part une quantité correspondante d'huile. Le niveau inférieur remonte, l'entrée de l'air est interceptée et bientô l'écoulement de l'huile s'arrête, pour reprendre dès que le niveau aura descendu suffisamment.

L'arrivée de l'huile se fait ainsi d'une manière presque continue; elle est réglée de manière que la quantité qui arrive à la mèche soit plus grande que celle nécessaire pour la combustion. L'huile en excès, non consumée, tombe dans un godet inférieur.

Le réservoir principal est mobile; il peut se retirer pour le remplissage qui se fait après retournement. Pour éviter l'écoulement de l'huile pendant ces manœuvres, l'ouverture inférieure est munie d'une soupape qui se ferme automatiquement lorsqu'on soulève le réservoir et qui s'ouvre de même lorsqu'on remet celui-ci en place.

La lampe peut être fixée à un mur et elle constitue le *quinquet* proprement dit, nom impropre. Souvent aussi le système peut glisser le long d'une tige métallique verticale portée sur un pied d'un grand poids et s'y fixer à une hauteur quelconque à l'aide d'une vis de pression. Sous cette forme, qui est commode, cette lampe est souvent employée comme lampe de bureau, de laboratoire : elle sert notamment pour les recherches micrographiques.

Les lampes à mécanisme d'horlogerie qu'on emploie maintenant sous le nom de lampes Carcel présentent en réalité la disposition imaginée par Gagneau. A la partie inférieure du pied de la lampe se trouve un rouage à ressort qui met en mouvement une pompe foulante (du modèle de la pompe des prêtres, pompe à membrane); cette pompe est placée aulessus du rouage dans un réservoir qui contient l'huile ; le tuyau de efoulement amène le liquide à la mèche et l'huile en excès retombe dans e réservoir. L'élévation de l'huile est à peu près uniforme malgré les ariations de niveau, parce que le moteur est muni d'un régulateur. ;'affaiblissement qui se produit lorsque le ressort arrive vers la fin de on action est peu important parce que l'huile arrive en grand excès.

Ces lampes sont d'un bon usage ; mais la nécessité de remonter le ouage de temps en temps les rend incommodes ; elles sont d'ailleurs ın peu délicates par suite de la complication de leur mécanisme et essent de fonctionner régulièrement si elles sont abandonnées dans 'inaction pendant quelque temps ; aussi sont-elles de moins en moins mployées. Cependant leur régularité, la constance de l'éclairement u'elles produisent, sont précieuses et elles sont encore utilisées dans es recherches de photométrie.

Les lampes dans lesquelles est appliqué le modérateur inventé par 'ranchot sont appelées par abréviation *lampes modérateurs*. Le réservoir d'huile situé au-dessous de la mèche est un cylindre métallique ertical dans lequel se meut un piston ; celui-ci porte une crémaillère eliée à un pignon dont le mouvement produit l'élévation du piston. Sur a face supérieure du piston bute l'extrémité inférieure d'un ressort en élice qui est fixé à la partie supérieure du réservoir par son autre extrémité. Le ressort est bandé lorsque le piston est en haut de sa course et end à faire descendre celui-ci qui presse sur le liquide situé au-dessous.

Le liquide est versé dans le réservoir au-dessus du piston : lorsqu'on ève celui-ci, l'huile passe en dessous, parce que le piston, d'un diamètre ın peu moindre que le réservoir, porte à la circonférence un anneau de uir simple fixé par un bord aux bords du piston, mais libre par son ord inférieur. Cet anneau s'écarte des parois du réservoir quand on oulève le piston et l'huile passe facilement. Lorsque le ressort agit pour aire descendre le piston, l'huile est comprimée, appuie le cuir contre la aroi, ce qui produit une fermeture hermétique, l'huile ne trouve plus l'écoulement de ce côté. Le piston porte un tube vertical fin, qu'il ntraîne dans son mouvement, et qui pénètre dans un tube plus large boutissant à l'étui qui contient la mèche. L'huile pressée par le piston, ort par cette issue qui lui est offerte et arrive ainsi au point où elle doit tre brûlée.

Au début, lorsque le ressort vient d'être bandé, son action est énergique, le mouvement de descente serait rapide et un trop grand excès l'huile arriverait à la mèche. On arriverait bien à ralentir le mouvement lu piston et l'ascension de l'huile en prenant un tube plus fin, mais alors la montée de l'huile serait trop lente, lorsque le ressort serait près l'avoir épuisé son action. C'est pour parer à ces inconvénients que Franchot a imaginé le modérateur ; cette pièce est une tige conique fine, fixée à sa partie supérieure et placée dans l'axe du tube large. Lorsque le piston est en haut de sa course, ayant entraîné le tube fin, la section (celui-ci est considérablement réduite sur toute sa hauteur par la présen du modérateur, le mouvement de l'huile est donc gêné et ralenti, p suite. Mais, lorsque le piston descend, le modérateur occupe de moins e moins de place dans le tube fin : l'obstacle apporté au mouvement (l'huile disparaît au fur et à mesure que diminue l'énergie d'action d ressort, il y a compensation, au moins à peu près : l'élévation de l'hui est sensiblement uniforme.

L'huile arrive à la mèche en excès : la quantité qui n'est pas brûl retombe dans le réservoir au-dessus du piston ; elle passe au-desso quand on relève celui-ci, comme nous l'avons indiqué.

La lampe modérateur fonctionne régulièrement, elle est rustique n'exige pas, comme la lampe carcel, de l'huile complètement épurée ; remontage est facile. Aussi, sauf de rares exceptions, est-ce sur ce m dèle que sont fabriquées presque toutes les lampes à l'huile végétale q sont employées aujourd'hui.

VII. **Lampes à gazogène.** — Nous ne dirons que quelques mots d lampes dans lesquelles on brûle un mélange d'alcool et d'essence d térébenthine, mélange auquel on a donné différents noms, et notam ment celui de *gazogène.*

Ces lampes sont formées d'un réservoir contenant le liquide dan lequel plonge une mèche non tressée qui sort en traversant un tube mé tallique percé d'orifices latéraux vers sa partie supérieure. Le liquid monte par capillarité dans la mèche et émet des vapeurs qui sortent pa les orifices ; ce sont ces vapeurs qui s'enflamment lorsqu'on approch une allumette allumée et ce sont ces vapeurs qui continuent à se pro duire et entretiennent la flamme lorsque celle-ci existe.

Lorsque la lampe est éteinte, l'extrémité du tube métallique est recou verte par un capuchon cylindrique, entrant à frottement et qui, masquan les orifices, empêchent le dégagement des vapeurs qui, étant facilemen inflammables, ne seraient pas sans inconvénient.

VIII. **Lampes à pétrole.** — Une révolution a été produite, on peu le dire, dans l'éclairage par les liquides, par l'emploi récent des carbure d'hydrogène liquides extraits du pétrole.

Cette application est récente : lord Cochrane avait imaginé, il es vrai, une lampe à mèche plate courbée sur le plat et munie d'une en veloppe qui produisait un fort tirage permettant la combustion, presqu sans fumée, des huiles essentielles provenant des goudrons de houille.

En 1832, M. Selligues avait disposé également une lampe destinée à brûler l'huile de schiste et qui, concuremment avec d'autres modèles, pût servir pour le pétrole dont M. Young avait trouvé un gisement en Nouvelle-Écosse; mais, en 1850, ce gisement était épuisé, M. Young écoula comme huile d'éclairage une huile extraite de la houille, et son exemple fut suivi en Allemagne, où l'on utilise les schistes bitumineux, puis en Amérique. Mais peu à peu à ces produits se substituèrent les pétroles qui furent extraits en quantités considérables dès 1850 et, depuis, la production et la consommation ont été constamment en augmentant.

Nous n'avons pas à raconter ici le développement de l'industrie du pétrole en Amérique et au Caucase : quant à l'historique de l'utilisation de cette substance pour l'éclairage, il n'existe pas pour ainsi dire : les appareils employés au début le sont encore maintenant et les seules modifications qu'on y a apportées sont des perfectionnements de détail.

Les huiles de pétrole qui sont employées pour l'éclairage présentent, comme nous l'avons dit, des compositions variables, puisque ce sont seulement des mélanges de carbures d'hydrogène définis. Chacun de ces mélanges diffère des autres non seulement par sa composition chimique, mais aussi par sa densité, par sa viscosité, par sa tension de vapeurs, par sa température d'inflammabilité. Aussi convient-il d'employer un modèle spécial de lampe pour chaque liquide combustible ; mais pour les liquides voisins les différences consistent principalement dans quelques changements de dimensions et les mêmes types peuvent être utilisés à peu près indifféremment ; nous nous bornerons à indiquer les dispositions principales des types les plus employés.

Dans les lampes à huile de pétrole, presque toujours, jusqu'à présent, l'huile monte dans la mèche et arrive au point où elle doit être enflammée, par la seule action de la capillarité. Il en résulte nécessairement que, même en donnant une grande section au réservoir, le niveau du liquide s'abaisse graduellement, une moindre quantité d'huile arrive à la mèche et le pouvoir éclairant diminue. Depuis quelque temps, pour éviter cet inconvénient, on a construit des lampes dans lesquelles l'ascension de l'huile est produite mécaniquement à l'aide d'un rouage d'horlogerie ; mais elles ne sont pas encore bien répandues et ne remplaceront sans doute jamais complètement les lampes sans mécanisme parce que celles-ci présentent l'avantage d'une extrême simplicité d'emploi.

On peut ramener à trois le nombre des dispositions générales des becs des lampes à pétrole.

Le premier modèle qui a été employé est celui des becs dits *américains* à mèche plate. La mèche qui par son extrémité inférieure plonge dans l'huile passe par son extrémité supérieure dans une fente pratiquée dans la garniture métallique qui ferme le réservoir, elle peut y être élevée ou abaissée à l'aide d'un bouton moleté. Cette garniture par laquelle vient sortir la mèche est surmontée d'une sorte de calotte métallique qui les recouvre complètement et dans laquelle est pratiquée une fente au-dessus de la mèche. Les vapeurs qui se dégagent de la mèche viennent sortir par la fente et sont enflammées au-dessus, la flamme ne pénétrant pas à l'intérieur de la calotte ; celle-ci, par son contact avec la flamme, s'échauffe et agissant à distance sur la mèche, par rayonnemen et par conduction et au contact sur les vapeurs déjà produites, provoqu le dégagement de nouvelles vapeurs. Autour du bec se trouve une enve loppe métallique dans laquelle sont pratiquées de nombreuses ouver tures par lesquelles pénètre l'air nécessaire à la combustion. L'arrivé de l'air est accélérée par le tirage produit par une cheminée en verr qui surmonte la lampe. Cette cheminée présente un renflement considé rable au niveau de la flamme, puis se rétrécit ensuite; primitivement, ell avait la forme d'une surface de révolution; ensuite on lui a donné un forme plus rationnelle en l'aplatissant transversalement, de manière qu la masse d'air qui vient lécher la flamme épouse mieux la forme d celle-ci.

Cette forme de bec a été longtemps la seule usitée. Il est singulier que alors que pour l'huile végétale on avait reconnu la supériorité des bec à double courant d'air, on ait repris pour le pétrole une forme qui étai certainement moins satisfaisante.

On a utilisé ensuite la combustion à double courant d'air en donnan à la flamme la forme d'un cylindre annulaire, l'air agissant tant à l'inté rieur qu'à l'extérieur. Mais, pour arriver à ce résultat, il fallait vaincr une difficulté provenant de ce que la mèche doit tremper directemen dans le liquide par sa partie inférieure. On ne pouvait donc employe une mèche cylindrique annulaire, car l'air n'aurait pu pénétrer dan l'intérieur. Cette difficulté a été levée par l'emploi d'une disposition trè ingénieuse : la mèche est plate et présente une grande largeur; à l partie supérieure, dans le voisinage du point où l'inflammation doit avoi lieu, elle pénètre dans un porte-mèche qui se recourbe progressivemen de manière qu'à une certaine hauteur les deux bords de la mèche se rejoignent, celle-ci formant alors un cylindre complet. Mais avant que le cylindre soit ainsi formé, il y a une prise d'air qui alimente le courant qui se produit à l'intérieur de la flamme. Pour déterminer ce courant, ainsi que celui qui doit exister à l'extérieur de la flamme, la lampe est surmontée d'une cheminée cylindrique en verre présentant au niveau de la flamme un rétrécissement très marqué, mais de faible hauteur, en général.

Enfin, on emploie également pour le pétrole des lampes analogues à celles qui avaient été proposées par Selligues et qui servent également pour la combustion des huiles de schiste. Ce sont des lampes à double courant d'air, à flamme annulaire, par conséquent; mais à une petite distance au-dessus de l'extrémité de la mèche se trouve une rondelle métallique maintenue horizontalement qui force la flamme à s'étaler, ce qui augmente la surface par laquelle celle-ci est en contact avec l'air. La combustion est plus complète et le pouvoir éclairant plus grand.

Dans certaines de ces lampes à double courant d'air, la mèche est annulaire et l'air pénètre à l'intérieur par un tube métallique qui traverse le réservoir dans toute sa hauteur et vient déboucher à la partie inférieure où se fait la prise d'air.

Ajoutons qu'on a construit des lampes à pétrole à plusieurs mèches parallèles ou concentriques ayant un grand pouvoir éclairant.

Nous n'insisterons pas sur les détails que présentent certains modèles de lampes, tels que la disposition qui permet de remplir plus ou moins aisément la lampe (nous reviendrons plus loin sur cette question à un point de vue général) ou celle qui permet d'éteindre et d'allumer la flamme sans avoir besoin d'enlever la cheminée, etc.

Nous nous bornerons seulement à insister sur l'importance de proportionner toutes les dimensions, toutes les dispositions en vue du liquide particulier que la lampe est destinée à brûler. Il suffit de modifications légères pour changer considérablement les conditions de bon fonctionnement d'une lampe.

Parmi les appareils destinés à brûler l'huile de pétrole, nous signalerons le bougeoir à pétrole de M. Chandor, dans lequel on rencontre une disposition originale : une mèche plonge dans le réservoir qui contient le liquide combustible et brûle en veilleuse dans un tube où arrive seulement une petite quantité d'air qui est insuffisante pour produire une combustion complète. Il se fait dans cette flamme une vaporisation et une décomposition de liquide qui arrive par capillarité et qui n'est pas brûlé entièrement; la vapeur combustible ainsi produite se dégage par le tube dans lequel brûle la veilleuse et à l'extrémité supérieure duquel on l'enflamme : c'est la flamme ainsi obtenue qui est la flamme éclairante; elle est entourée d'une cheminée de verre qui préserve la flamme des agitations de l'air et assure le courant nécessaire à la combustion complète.

Nous n'insisterons pas davantage sur ce système ingénieux, mais qui ne paraît pas s'être répandu en France; d'après des mesures qui ont été prises, il serait avantageux cependant et donnerait une économie d'un tiers sur le prix de l'éclairage par bougie.

Les huiles légères ou essences de pétrole sont également utilisées pour l'éclairage; on les brûle dans les lampes dites *à éponge*, par exemple. Ces lampes comprennent un réservoir métallique dans lequel est une éponge; le réservoir porte à sa partie supérieure un tube métallique également dans lequel passe une mèche qui se termine d'autre part au centre de l'éponge. Le tube et la mèche étant enlevés, on verse de l'essence dans le réservoir, en rejetant le liquide en excès, de telle sorte qu'il n'en reste que ce qui imbibe l'éponge; le tube est remis en place : les vapeurs qui se produisent tendent à sortir en traversant la mèche; elles peuvent être enflammées à l'extrémité du tube. On n'obtient d'ailleurs ainsi, en général, que des flammes d'un faible pouvoir éclairant.

Dans certains modèles, lampes au gaz Mille, le réservoir est percé inférieurement; l'appareil, lorsque la lampe est allumée, est traversé par un courant d'air qui aide à la production et à l'entraînement de la vapeur combustible.

On a même généralisé ce système en forçant de l'air à traverser des réservoirs où, en contact avec de l'essence de pétrole, il entraînait une quantité de vapeurs suffisante pour former un mélange susceptible d'être enflammé à l'extrémité de la conduite dans laquelle l'air circulait. Il s'agit là, en réalité, d'une carburation de l'air, analogue à la carburation du gaz d'éclairage dont nous parlerons plus loin.

IX. **Lucigène.** — L'emploi d'une disposition imaginée et appliquée par MM. Hannay et Lyle permet d'utiliser les huiles minérales de toute nature, pétrole brut, naphte, et les huiles de goudron, pour obtenir un bon éclairage en plein air. L'appareil appelé *lucigène* est constitué par un réservoir métallique, dans lequel est placé le liquide combustible et dans lequel on fait arriver de l'air comprimé qui, en s'échappant par un tube vertical, entraîne une certaine quantité de liquide. Le tube d'échappement passe dans un serpentin qui entoure l'ajutage dans lequel se produit la flamme avant de venir déboucher dans cet ajutage, où il arrive, par suite, de l'air chaud et des vapeurs du liquide combustible; ce mélange enflammé donne une flamme vive, très éclairante : pour certains modèles, on a évalué son pouvoir éclairant à 2000 bougies.

Le tube à l'extrémité duquel se produit la flamme peut avoir une assez grande longueur; le réservoir étant sur le sol, la flamme peut donc être assez haut, ce qui est nécessaire pour obtenir un bon éclairement de grands espaces par des sources puissantes.

La production de la flamme du lucigène est accompagnée d'un bruit assez violent, une sorte de sifflement, dû à l'échappement de l'air comprimé. Aussi ce mode d'éclairage ne peut-il être utilisé qu'en plein air, et il a été disposé dans ce but. Il est probable, d'ailleurs, que la combustion n'est pas très complète et que, dans un espace clos, il y aurait une viciation notable de l'air.

X. **Éclairage au gaz.** — Bien que dès le XVIIe siècle divers savants, des Anglais notamment, aient signalé la possibilité d'obtenir par la calcination de la houille et du bois un *air inflammable*, il n'est pas douteux que c'est à Philippe Lebon, ingénieur des ponts et chaussées, qu'est due l'invention de l'éclairage au gaz, telle que nous le comprenons maintenant. Il annonça sa découverte à l'Institut en l'an VII et l'année suivante il prenait un brevet pour cette invention; son mémoire avait pour titre :

Thermo-lampes ou poêles qui chauffent, éclairent avec économie, et offrent, avec plusieurs produits précieux, une force motrice applicable à toute espèce de machines.

Lebon avait indiqué dans ce mémoire la houille comme devant fournir un meilleur gaz que le bois. C'est cependant seulement avec cette matière qu'il réalisa les premiers essais; sans entrer dans le détail, nous dirons que ceux-ci ne réussirent pas : outre que le gaz qu'il obtenait était peu éclairant, il n'était pas purifié d'une manière suffisante, son odeur était fétide et il donnait naissance à des produits de combustion qui étaient nuisibles. Après avoir dépensé des sommes importantes à ces expériences, Lebon dut abandonner l'entreprise.

Presque à la même époque, mais probablement plutôt après Lebon, Murdoch établit en Angleterre, près de Birmingham, un appareil destine à fournir du gaz pour l'éclairage, appareil qui, quoique utilisé à la calcination de la houille et non du bois, présentait une disposition analogue à celui de Lebon et présentait d'ailleurs aussi les mêmes inconvénients. Aussi ce mode d'éclairage ne s'étendit-il point.

C'est un Allemand nommé Winson qui, le premier, s'occupa de former une société pour appliquer le gaz à l'éclairage public; il y avait été conduit par les traductions qu'il fit du mémoire de Lebon et qu'il publia en 1802 à Brunswick, et par des expériences et des essais qu'il réalisa en Allemagne et en Angleterre. Quoiqu'il eût réuni sans difficulté les capitaux qui étaient nécessaires, ce ne fut qu'en 1811 que la société commença l'exploitation régulière de l'éclairage; outre que les expériences auxquelles il fut obligé demandèrent du temps et de l'argent, il avait rencontré de nombreuses difficultés administratives. Ce ne fut que cinq ans plus tard, à la suite de l'octroi d'un bill réglant définitivement les privilèges de la société, que l'on put considérer comme réellement fondée en Angleterre l'industrie de l'éclairage au gaz.

En 1815, Winson chercha à introduire cette industrie en France, mais il rencontra une vive résistance. Pour la vaincre et pour faire connaître le nouveau procédé d'éclairage, il éclaira au gaz à ses frais, en 1816, un salon dans le passage des Panoramas, puis, en 1817, le passage tout entier. Cette même année, une société fut fondée, et en 1818 M. Chabrol, préfet de la Seine, décidait que les rues de Paris seraient éclairées au gaz. Cependant, en réalité, ce mode d'éclairage fut appliqué seulement au palais du Luxembourg, au pourtour de l'Odéon et à l'hôpital Saint-Louis; la société fut mise en liquidation. D'autres lui succédèrent, à partir de 1820, et le roi Louis XVIII voulant contribuer à introduire en France une industrie qui réussissait en Angleterre, coopéra à la constitution de l'une d'elles. Ces sociétés ne furent pas toutes prospères; l'éclairage au gaz ne se développait pas. Il en fut de même jusqu'en 1830 : il faut dire que l'administration de la Ville de Paris ne donnait pas l'exemple et, tandis qu'à la porte de l'Hôtel de ville un petit café, qui avait pris pour enseigne : *Café du gaz hydrogène*, était brillamment éclairé par le nouveau procédé, les salons de l'Hôtel de ville continuaient à être éclairés à l'huile et à la bougie.

C'est à M. de Rambuteau, préfet de la Seine après la révolution de juillet, que l'on doit d'avoir fait entrer largement le gaz dans l'éclairage de la capitale de la France. Les sociétés existantes se partagèrent l'éclairage des divers quartiers : en 1851, il y avait encore huit sociétés distinctes.

En même temps, les villes de province commençaient également à employer ce mode d'éclairage, qui s'est étendu et généralisé considérablement jusqu'à l'époque actuelle, comme on le sait.

Avant d'entrer dans quelques indications techniques sur la fabrication et l'emploi du gaz d'éclairage, nous croyons qu'il ne sera pas sans intérêt de faire connaître rapidement les conditions de l'organisation actuelle de l'éclairage au gaz à Paris.

Le gaz produit dans les usines et recueilli dans les gazomètres est conduit aux points où il doit être utilisé par une canalisation qui est souterraine jusqu'aux points où elle pénètre dans les habitations. Les conduites dont on fait usage ont des diamètres variables avec la consommation à laquelle elles doivent suffire, et qui peuvent atteindre jusqu'à un mètre; elles sont en fonte ou en tôle bituminée et les parties qui les constituent sont réunies par des joints qu'on rend aussi étanches que possible. La fonte est de moins en moins employée, elle est moins imperméable que la tôle bituminée et se brise plus facilement.

Ces tuyaux sont placés dans des tranchées ouvertes dans le sol des voies publiques et la tranchée doit être rendue unie et également résistante; si cette condition n'était pas remplie, les tuyaux seraient susceptibles de se briser et les joints auraient une tendance à s'ouvrir.

On a proposé de placer les conduites de gaz dans les égouts, ce qui éviterait de creuser des tranchées pour les recevoir et ce qui permettrait de les surveiller plus facilement. Cette solution n'a pas été acceptée, en général, notamment en France : on a craint que, dans le cas où il y aurait des fuites, le gaz ne formât avec l'air des mélanges détonants dont l'inflammation survenant par le contact avec une flamme quelconque pourrait produire de très graves accidents. Comme nous le dirons, la pose des tuyaux de conduite du gaz en tranchées n'est pas non plus sans inconvénient.

Au point de départ de la conduite et en divers autres points, des robinets-vannes sont disposés de manière à pouvoir intercepter le passage du gaz dans la totalité ou dans une partie de leur longueur.

Sur les conduites principales sont branchées, en face des bâtiments à éclairer, des tuyaux d'un diamètre en rapport avec la consommation prévue, diamètre petit d'ailleurs. Ces tuyaux sont en fer étiré ou, plus souvent, en plomb; en général, ils sont apparents, suivant les moulures, les corniches, se subdivisant en diminuant de diamètre, jusqu'aux brûleurs, où ils se terminent.

Sur le trajet de ce tuyau, avant la première subdivision, se trouve un robinet qui peut être fermé de la rue pour arrêter le passage du gaz, notamment en cas d'incendie; puis vient un compteur qui enregistre la quantité de gaz consommé, mais dont nous n'avons pas à nous occuper.

Le gaz, en sortant du gazomètre, entraîne une certaine quantité de vapeur d'eau, à laquelle s'ajoute celle que lui fournit le liquide du compteur. Cette vapeur se condense en partie dans les tuyaux de conduite, soit dans les tuyaux souterrains des rues, soit dans les tuyaux de plomb dans les bâtiments. Le liquide qui provient de cette condensation peut amener un arrêt plus ou moins complet de l'écoulement du gaz; c'est à lui que sont dues les *sautes* de flamme accompagnées d'un bruit de gargouillement caractéristique. Aussi convient-il d'assurer l'écoulement du liquide; on y arrive en disposant dans les parties déclives des dégorgeoirs, auxquels on donne généralement le nom impropre de *siphons;* il en existe dans les conduites souterraines; dans les tuyaux à l'intérieur ils sont constitués seulement par un bout de tube vertical descendant fermé par un tampon à vis.

Les tuyaux de plomb aboutissent soit à des brûleurs ou becs de gaz de formes variées, soit à des prises libres formées de tétons auxquels on adapte des tubes flexibles, ordinairement en caoutchouc, aboutissant à des brûleurs mobiles.

Sans nous arrêter aux brûleurs qui servent pour le chauffage, dans des circonstances diverses, nous décrirons rapidement les divers becs qui servent à l'éclairage.

Les becs les plus simples sont constitués par une pièce en bronze ou en stéatite dans laquelle est percé un trou de petit diamètre : la flamme qu'on obtient en enflammant le jet de gaz qui s'écoule présente une forme analogue à celle d'une bougie; la longueur de la flamme dépend à la fois du diamètre de l'orifice et de la pression du gaz à l'intérieur de la conduite.

Les becs à papillon sont constitués par une pièce analogue dans laquelle est pratiquée une fente : la flamme, peu épaisse, s'élève en s'élargissant et se termine supérieurement par un bord dentelé à peu près horizontal.

Le bec Manchester donne une flamme à peu près de même forme, s'étalant moins cependant; mais ce résultat est obtenu autrement. Le bec présente deux trous percés obliquement, de telle sorte que les deux jets de gaz qui s'en échappent viennent se rencontrer, ce qui produit un étalement de la nappe gazeuse dans une direction perpendiculaire à la ligne qui joint les deux trous.

Comme pour les autres flammes, on a reconnu pour le gaz qu'il y a avantage à produire la combustion à double courant d'air : le bec Bengel est le type des becs dans lesquels cette idée a été appliquée. Le tuyau qui amène le gaz se bifurque dans le bec et vient aboutir à une sorte de boîte annulaire à axe vertical; sur la base supérieure de cette boîte, de cette couronne, sont percés un certain nombre de trous uniformément répartis sur une circonférence. Par chacun de ces trous s'échappe un fin jet de gaz; lorsqu'on en approche une allumette enflammée, tous ces jets s'allument et forment par leur réunion une flamme annulaire. Une corbeille à jour en métal ou en porcelaine entoure le bec à la partie inférieure et supporte une cheminée en verre, cylindrique en général, présentant quelquefois un rétrécissement à la partie supérieure. Par suite de la chaleur dégagée par la combustion du gaz, un tirage énergique s'établit dans la cheminée : l'air pénètre à la partie inférieure par les orifices pratiqués dans la paroi et s'élève, passant en partie à l'intérieur, en partie à l'extérieur de la flamme.

Nous reviendrons plus loin sur la différence de pouvoir éclairant de ces becs dans leur rapport avec la quantité de gaz consommée. Nous dirons seulement que, comme on pouvait le prévoir, les becs à double courant d'air présentent à ce point de vue un avantage réel. Mais la complication de la cheminée de verre fait que, en général, les becs de ce genre sont réservés pour l'éclairage à l'intérieur des bâtiments.

Pendant longtemps les becs dont nous venons de donner les types principaux ont paru suffire à tous les besoins. Dans les cas où on voulait obtenir un vif éclairement, on se bornait à multiplier le nombre des brûleurs, on en réunissait quelquefois plusieurs dans des candélabres ou des lustres. Mais depuis quelques années, principalement par suite de la concurrence de la lumière électrique, dont on pouvait prévoir que l'emploi allait se généraliser, on chercha à obtenir des becs dits *intensifs* capables de donner un grand éclairement et dans lesquels le gaz était mieux utilisé, le pouvoir éclairant étant augmenté pour une même dépense de combustible.

Nous ne pouvons songer à décrire tous les modèles qui ont été proposés ou essayés, et nous donnerons seulement l'indication des principes qui ont été utilisés.

Dans certains modèles de becs intensifs, l'augmentation du pouvoir éclairant a été obtenue par la réunion de plusieurs becs ordinaires groupés de manière à faire une nappe continue ou à peu près avec des dispositions particulières qui assurent l'arrivée d'une plus grande quantité d'air qui est en outre mieux utilisée pour la combustion. Il faut reconnaître qu'on obtient, au total, un plus grand pouvoir éclairant, mais l'avantage réel n'est pas très considérable, car l'augmentation de dépense du gaz est presque proportionnelle à l'accroissement d'intensité lumineuse.

Il en est tout autrement dans d'autres modèles tels que les becs Siemens, les becs Clamond, etc., dans lesquels on a cherché à utiliser plus efficacement la combustion du gaz. Dans les becs ordinaires, une partie de la chaleur produite est utilisée à échauffer le gaz lui-même et l'air qui sert à la combustion ; on arrive à un résultat plus satisfaisant si l'on emploie un courant de gaz déjà chaud et de l'air également échauffé. L'élévation de température du gaz et de l'air peut d'ailleurs être obtenue à l'aide de la chaleur contenue dans les gaz provenant de la combustion.

On peut concevoir diverses dispositions dans lesquelles le gaz avant d'arriver au brûleur et l'air destiné à la combustion traversent des tubes qui soient léchés par les gaz de la combustion : la température de l'un et de l'autre peut ainsi être élevée notablement. Mais, comme conséquence nécessaire, les gaz de la combustion sont refroidis et par suite le tirage est diminué; aussi l'appel d'air est-il alors insuffisant et il faut suppléer à cette insuffisance, soit en insufflant l'air par un procédé mécanique, soit par quelque modification dans la disposition des diverses parties.

Il faut reconnaître que les appareils proposés jusqu'à présent ne donnent pas en général entière satisfaction, soit parce que la nécessité d'insuffler de l'air est une complication presque inacceptable, soit parce que la forme de l'appareil n'est pas assez ornementale, soit parce que le fonctionnement n'est pas très régulier, le réglage est difficile. Nous croyons cependant que les difficultés seront levées et que l'usage des appareils basés sur ces idées se généralisera peu à peu pour les éclairements intenses.

Parmi les becs intensifs dans lesquels on a cherché à obtenir la meilleure utilisation possible du gaz d'éclairage, il convient de citer les brûleurs Wenham, dont l'usage s'est répandu en France depuis quelques années.

Le bec Wenham est un bec à flamme renversée : le gaz, amené par un tuyau vertical muni d'un régulateur, arrive à une couronne annulaire percée de trous sur sa base inférieure; lorsqu'on l'enflamme, il forme une nappe circulaire horizontale. Les produits de la combustion s'élèvent par une cheminée qui entoure le tuyau d'amenée. La flamme brûle dans un espace clos, limité à la partie inférieure par une calotte hémisphérique en verre : l'air nécessaire à la combustion arrive dans l'appareil par une prise faite au-dessus du bec : il est appelé par le tirage qui s'établit dans la cheminée située au-dessus. L'air qui pénètre dans le brûleur est divisé en deux courants passant l'un en dehors, puis au-dessus de la flamme, l'autre au centre, puis au-dessous, de telle sorte que la combustion se fait à double courant d'air. Les produits gazeux chauds provenant de la combustion sont en contact sur une certaine hauteur avec le tuyau d'amenée du gaz et avec celui de l'air, de telle sorte que le gaz et l'air sont déjà échauffés lorsqu'ils arrivent à la flamme, ce qui est un avantage, comme nous l'avons dit.

Si nous laissons de côté les détails, on voit que ce brûleur repose sur le même principe que les becs Siemens, mais il en diffère par la position de la nappe éclairante qui est ascendante dans le bec Siemens. La disposition du bec Wenham est éminemment favorable à la production du tirage qui produit l'appel d'air; mais, d'un autre côté, il faut remarquer que le bec Wenham n'éclaire aucun point situé au-dessus du plan horizontal dans lequel il se trouve.

La combustion se faisant, en somme, en vase clos, et les gaz qui en résultent s'élevant dans la cheminée, il est très facile de prolonger cette cheminée jusqu'au plafond et de la relier à une conduite qui rejettera ces gaz hors de la salle éclairée par ce bec. Cette disposition n'est pas nécessaire, car la cheminée peut déboucher directement dans la salle; il suffit qu'elle ait une hauteur suffisante pour assurer la production du tirage; mais il est certain qu'elle est avantageuse et que, comme nous le dirons, on doit en recommander l'emploi lorsqu'elle est réalisable.

Au point de vue économique, l'avantage qu'il y a à se servir d'un procédé déterminé d'éclairage dépend du pouvoir éclairant de la source, de la quantité de combustible consommé et du prix de celui-ci. On sera également renseigné si, avec ce dernier élément, on se donne le *régime* de la source : on appelle ainsi la quantité de combustible consommé en une heure pour produire l'unité de pouvoir éclairant.

Nous nous bornerons à donner quelques indications sur le régime des principales sources lumineuses, laissant de côté la question de prix qui varie suivant les circonstances. Malheureusement les valeurs que nous indiquerons ne seront sans doute pas toujours comparables, car les mesures n'ont pas été prises avec des étalons identiques. Il serait à désirer, maintenant qu'on a défini l'étalon de pouvoir éclairant d'une manière précise, que des mesures fussent prises, par exemple, en bougies décimales. Jusqu'à présent le type le mieux défini était le bec carcel brûlant 42 grammes d'huile à l'heure; en France, la bougie a servi souvent de terme de comparaison; on admet en général que 1 carcel équivaut à 7,5 bougies de l'Etoile.

Dans cette hypothèse de diverses mesures prises, on peut conclure que : il faut brûler 32^{gr}, 5 de bougie pour obtenir 1 carcel-heure;

Il faut brûler 5^{gr}, 6 d'huile pour obtenir 1 bougie-heure dans une lampe carcel.

Les expériences faites sur des lampes à pétrole à double courant d'air ont conduit au chiffre de 32 grammes environ pour 1 carcel-heure.

Le bec papillon, du format le plus usité, consomme 126 litres de gaz pour 1 carcel-heure.

Le bec intensif dit du Quatre-Septembre (formé par la réunion de plusieurs becs papillons) consomme 113 litres de gaz pour 1 carcel-heure.

Le bec Bengel avec cheminée en verre consomme 105 litres de gaz pour 1 carcel-heure.

Le bec intensif Siemens a un régime variable avec le pouvoir éclairant absolu, comme il arrive d'ailleurs pour tous les becs. On a cité les chiffres suivants pour ce type de brûleur. La quantité de gaz consommée pour produire 1 carcel-heure est 45 litres quand le pouvoir éclairant est de 6 à 7 carcels, et descend à 35 litres quand le pouvoir éclairant atteint 48 carcels.

Ces derniers chiffres montrent l'économie qu'il y a à adopter les becs intensifs basés sur une utilisation rationnelle du gaz : il est vrai que ces résultats très satisfaisants correspondent à des pouvoirs éclairants déjà considérables dont l'emploi ne peut être proposé que dans des conditions spéciales.

Les résultats précédents paraissent pouvoir être dépassés : c'est ce qui résulterait de mesures prises pour des becs Wenham.

Voici quelques nombres qui ont été donnés :

Pouvoir éclairant en carcels.	Consommation du gaz en litres.	Consommation par carcel en litres.
2,19	113	51,6
5,08	170	33,4
11,09	283	25,5
14,00	418	29,8
21,09	680	34

Nous devons signaler la dépense très faible qui résulterait de ces données, même dans le cas d'un pouvoir éclairant de 2,19 carcels seulement. D'autre part, le fait que la dépense par carcel présente un minimum pour le bec de 11 carcels semble indiquer que, pour les lampes ayant un plus fort pouvoir éclairant, les brûleurs ne sont pas bien proportionnés.

Il est intéressant de remarquer que ce brûleur permet de reconnaître nettement l'influence de l'échauffement préalable du gaz combustible et de l'air. En effet, au début de l'allumage, le pouvoir éclairant n'est pas aussi grand qu'il le deviendra plus tard : c'est que, au commencement, les gaz n'ont pas encore été échauffés et que ce n'est que progressivement qu'ils arrivent à la température convenable.

La quantité de gaz qui sort d'un bec dans un temps donné, son débit, dépend de la pression dans la conduite, croissant avec l'excès de celle-ci sur la pression atmosphérique. Dans un système de distribution, la pression ne peut être maintenue absolument constante : elle varie avec les heures de la journée, avec la consommation plus ou moins grande. Il en résulte que pour une ouverture donnée du robinet d'un bec les dimensions de la flamme varieront; d'une manière générale, ces variations sont gênantes; si l'éclairement a été réglé à la valeur convenable, il devient ou trop considérable, et par suite il y a une dépense inutile de gaz, ou trop faible, et alors il peut être insuffisant. D'autre part, s'il s'agit d'un bec à double courant d'air, lorsque la flamme devient trop grande, la quantité d'air devient insuffisante pour produire la combustion complète, et la flamme devient fuligineuse, le bec *file*. A un autre point de vue, ces variations sont encore un inconvénient : pour chaque bec de modèle et de dimensions, il y a une dépense pour laquelle le régime est le meilleur, c'est-à-dire pour lequel la dépense de gaz par carcel-heure est la plus petite possible. C'est évidemment avec ces dimensions qu'il convient d'utiliser la flamme, toute variation dans le débit augmentant le prix de la carcel-heure.

Par ces diverses raisons, on conçoit qu'il serait important de pouvoir maintenir à un bec un débit de gaz invariable (ce débit étant pris égal, d'ailleurs, évidemment, à celui qui donne les meilleurs résultats). On ne saurait espérer maintenir une différence constante entre la pression atmosphérique et la pression du gaz dans le réseau : il faut avoir recours à des procédés particuliers pour obtenir un écoulement constant, indépendant des variations de pression tant intérieures qu'extérieures.

On est parvenu à donner satisfaction à ce besoin par l'emploi de *régulateurs* ou *rhéomètres* disposés à l'entrée du gaz dans les becs : nous dirons quelques mots seulement de ces appareils, dont l'invention est due à Clegg (1815).

Le principe général des nombreux appareils qui ont été proposés est le suivant : le gaz avant d'être consommé doit traverser une ouverture munie d'une soupape de forme variée et dont le mouvement est réglé de telle sorte que la soupape commence à fermer ou du moins à rétrécir l'orifice de sortie lorsque, le gaz arrivant en plus grande quantité qu'il ne convient, le débit tend à augmenter; on comprend que, en réglant convenablement ces conditions, on puisse arriver à une compensation rigoureuse ou à peu près.

Les divers systèmes diffèrent principalement par la manière dont se produisent les déplacements de la soupape; ils peuvent se réduire à trois types : dans le premier, le gaz agit sur un disque métallique qui est d'autant plus soulevé que le gaz arrive plus rapidement. Dans d'autres systèmes, la soupape est reliée à une membrane flexible qui se tend plus ou moins, suivant l'arrivée du gaz. Enfin, dans les régulateurs à liquide dont les rhéomètres Giroud nous paraissent les modèles les mieux étudiés et les plus satisfaisants, le gaz arrive sous une cloche légère placée sur un liquide et équilibrée dans certains cas. Cette cloche, qui se soulève quand le gaz arrive en excès porte la soupape qui obture plus ou moins l'ouverture de la conduite.

On a cherché à augmenter le pouvoir éclairant du gaz par la *carburation*, opération qui consiste à faire passer le gaz sur des matières capables de lui céder des produits (carbures d'hydrogène) qui viennent augmenter la quantité de particules solides dans la flamme en aidant à la combustion. Des essais ont été faits avec des carbures liquides divers, sans que les résultats aient été très satisfaisants : aussi la carburation, sous cette forme, paraît abandonnée. Elle semble au contraire être avantageuse par l'emploi de la naphtaline comme carburateur, mais quelques précautions sont à prendre, car la naphtaline émet peu de vapeurs à la température ordinaire. Un appareil imaginé par MM. Vale Roosevelt paraît présenter des avantages pratiques réels : le gaz, avant d'arriver au

rûleur, traverse un réservoir métallique contenant la naphtaline, réser-
oir relié sans discontinuité avec une plaque métallique placée au-des-
us de la flamme. Par l'action de la flamme, cette plaque s'échauffe
, par conduction, la température du réservoir s'élève, ce qui amène la
roduction de vapeurs qui sont entraînées par le courant de gaz et vien-
ent brûler avec celui-ci. Non seulement on obtient ainsi un pouvoir
lairant plus considérable pour une même dépense, mais, en outre, la
mière est beaucoup plus blanche que celle produite par le gaz seul.

Dans le but d'éviter la nécessité de l'installation d'un réseau de con-
uites de distribution, on a eu la pensée de se servir de gaz comprimé.
. Houzeau-Muiron, de Reims, a installé ce système à Paris en 1800 et plus
rd dans quelques autres villes. Le gaz est comprimé à l'usine à 10 atmo-
hères dans des réservoirs portés par des voitures ; ces réservoirs amenés
domicile sont mis en communication par un tuyau mobile avec d'autres
servoirs analogues placés à demeure chez le consommateur : le gaz est
nmagasiné à 7 ou 8 atmosphères. C'est de ces réservoirs que partent
s tuyaux intérieurs de petit diamètre qui amènent le gaz aux brûleurs.
n régulateur spécial placé au départ de ces tuyaux maintient la pression
écoulement à la valeur qui correspond à la meilleure utilisation du gaz.
Mais, pour cet emploi, le gaz d'éclairage ordinaire ne convient pas ;
r la compression, il y a condensation des carbures les plus éclairants :
faut employer du gaz provenant de la distillation du *bog head* ou de
uile, ce que l'on appelle du gaz riche.

L'emploi du gaz comprimé comme source d'éclairage ordinaire a
sparu presque complètement maintenant, mais il est utilisé dans
uelques cas spéciaux, par exemple, pour l'éclairage des bouées lumi-
euses et surtout pour l'éclairage des voitures à voyageurs dans les
emins de fer où les résultats sont très satisfaisants.

B. Éclairage par incandescence.

Nous avons dit que, lorsque les corps sont portés à une température
ffisamment élevée, ils émettent des radiations moyennes et deviennent
mineux, par suite.

On désigne généralement sous le nom d'*éclairage par incandescence*
éclairage dans lequel le corps lumineux est un corps solide porté à
e haute température. La nature du corps même importe peu, relati-
ment, et ce qui différencie les divers procédés, c'est principalement
s moyens employés pour produire l'élévation de température. A ce point
 vue, on peut établir une division naturelle suivant que la cause immé-
ate de l'élévation de température est une action chimique : une combus-
on, ou une action physique : le passage d'un courant électrique. Le
remier cas peut se subdiviser suivant que le corps combustible devient

lui-même incandescent (magnésium) ou que le corps combustible pr voque l'incandescence d'un corps qui ne subit aucune modificatio chimique (lumière oxhydrique).

Nous examinerons successivement ces différents cas qui donnent lie à des applications très diverses.

XI. **Éclairage au magnésium.** — Le magnésium est un métal q n'est entré dans la pratique industrielle que depuis peu d'anné quoique sa découverte à l'état isolé due à Bussy remonte à 1831.

C'est un métal blanc d'argent, assez dur, se ternissant lentement p suite d'une altération superficielle : il fond vers 410° et s'enflamme une température un peu supérieure en donnant naissance à de magnésie. Sa combustion produit une très vive lumière et c'est à titre que nous avons à en parler.

On a donné des évaluations approximatives du pouvoir éclairant d magnésium en combustion : brûlant dans l'oxygène, il donnerait ur lumière qui équivaudrait à celle de 500 bougies. Dans l'air, d'apr Bunsen, un fil de $0^{mm},297$ de diamètre possède un pouvoir éclairant 74 bougies de 10 au kilogramme.

Des recherches plus récentes ont donné un résultat plus avantageu le magnésium était réduit en bandes de $2^{mm},5$ de largeur sur $0^{mm},1$ d'épaisseur. La combustion d'une bande donna un pouvoir éclaira de 150 bougies, c'est-à-dire le double de la valeur précédente : la diff rence tient sans doute à ce que la surface incandescente était pl grande quoique la section de la lame fût moindre. L'appareil était di posé de manière à pouvoir brûler simultanément plusieurs bandes : c a alors trouvé les résultats suivants :

Nombre de bandes.	Intensité en bougies.	Poids du magnésium par heure et par 100 bougies.
1................	150	$14^{gr},14$
2................	237	14,10
4................	450	14,80
6................	700	14,15
8................	950	14,03

On voit que l'emploi d'une seule bande est le plus avantageux au poi de vue de la dépense et du pouvoir éclairant obtenu, ce qui tient prob blement à ce que la combustion est gênée dans le cas de plusieu bandes voisines.

La lumière produite est très blanche et contient une très grande pr portion de radiations ultrà-violettes susceptibles de produire des actio chimiques; à ce point de vue, elle serait seulement trente-six fois moi puissante que la lumière solaire.

On a construit des lampes au magnésium dans lesquelles un mouv ment d'horlogerie déroule uniformément le fil dont on a enflammé l'e trémité en la plaçant pendant quelques instants dans une flamme chaud celle d'une lampe à alcool par exemple.

On a disposé la lampe autrement en réduisant le magnésium en poudre fine qu'on fait tomber par un tube d'un diamètre convenable dans une flamme de gaz; on mélange ordinairement du sable fin au magnésium pour pouvoir employer un tube assez large sans dépenser trop de magnésium.

Le prix élevé du magnésium empêche que ce mode d'éclairage puisse se généraliser, il ne peut servir que dans quelques cas particuliers.

La grande puissance photogénique de cette flamme permet de l'utiliser pour la production d'épreuves photographiques. Aussi est-ce presque seulement pour prendre des vues d'intérieur, de monuments obscurs, de grottes que la lampe au magnésium a été employée.

Une modification apportée au mode de combustion du magnésium a permis de l'appliquer très avantageusement à la production de ces épreuves. Le magnésium pulvérisé et mélangé à certaines substances oxydantes brûle avec un grand éclat en donnant une flamme de très courte durée qui permet de prendre des vues instantanées (1887). MM. Goedlicke et Miethe ont proposé le chlorate de potasse mélangé au sulfure d'antimoine, la durée de la flamme serait de 1/40 de seconde seulement; d'autres mélanges ont également donné de bons résultats.

Des dispositifs spéciaux ont été imaginés pour produire l'*éclair* du magnésium, le plus simple nous paraît être celui de MM. Guébhard et Ranque. Mais nous n'insistons pas à cause de la nature trop restreinte de cette application.

Nous croyons devoir indiquer cependant un inconvénient de ce mode d'éclairage qui consiste dans la production d'un nuage blanc de magnésie très divisée. Si la combustion a quelque durée, ce nuage peut être un obstacle à l'obtention d'une bonne épreuve. D'autre part, on a signalé des cas dans lesquels, par suite de l'absorption de cette magnésie divisée dans l'air, des personnes qui avaient fait usage de lampes au magnésium ont été indisposées.

XII. **Lumière oxhydrique.** — L'hydrogène brûle en dégageant une grande quantité de chaleur, 38000 calories par unité de poids; mais la flamme qui résulte de la combinaison de ce gaz avec l'oxygène est peu éclairante, ce qui s'explique puisqu'elle ne contient pas de particules solides, l'hydrogène étant un gaz et l'eau produit de la combustion se produisant à l'état de vapeurs. Aussi l'hydrogène ne peut-il servir directement à l'éclairage, mais, si dans une flamme d'hydrogène on place un corps solide, la température de celui-ci s'élèvera notablement, il deviendra incandescent, et s'il n'est ni fusible, ni volatil, il pourra servir de source lumineuse.

La température s'élèvera davantage si la combustion de l'hydrogène est produite par du gaz oxygène pur et non par de l'air : outre que, pour produire la combustion, il faut un volume d'air cinq fois plus grand que le volume d'oxygène nécessaire, une partie de la chaleur est employée à chauffer inutilement le gaz azote. La combustion se fait dans les meilleures conditions possibles lorsque l'hydrogène et l'oxygène sont dans les proportions mêmes où ils existent dans l'eau, soit 2 volumes du premier pour 1 volume du second. Avec une proportion moindre d'oxygène, une partie de l'hydrogène s'échappe sans être brûlée ; avec une proportion plus grande, une partie de l'oxygène est inutilisée, dépense infructueuse, et une partie de la chaleur est employée sans intérêt à élever la température de ce gaz.

La combustion de l'hydrogène dans ces conditions produit la plus haute température que nous ayons pu réaliser dans nos laboratoires, température amenant la fusion du platine. Les appareils où se produit cette combustion sont dits *chalumeau* ou *fourneau oxhydrique*. Au début, le mélange des deux gaz dans les proportions convenables était enfermé sous pression dans un réservoir métallique d'où il s'échappait par un tube à l'extrémité duquel on l'enflammait. Mais il était à craindre que l'inflammation se propageât jusqu'au sein de la masse gazeuse qui constitue un mélange excessivement détonant, ce qui aurait produit de graves accidents ; pour éviter cet effet, on forçait le mélange à traverser une série de toiles métalliques superposées. On sait que les toiles métalliques refroidissent les gaz qui les traversent, assez pour éteindre la flamme ; on évitait donc ainsi la propagation de l'inflammation.

Un autre moyen plus certain fut bientôt substitué au précédent pour éviter la possibilité des accidents : il consistait à avoir deux réservoirs distincts, un pour chaque gaz. Les tubes par lesquels les gaz s'échappaient se réunissaient à leur extrémité dans un bec unique où se faisait le mélange qu'on enflammait à l'extrémité ouverte : par mesure de précaution, ce bec renfermait un certain nombre de toiles métalliques pour éviter la détonation du mélange dans le cas où, par suite d'un effet imprévu, un gaz se serait partiellement répandu dans l'autre réservoir. Les tubes d'arrivée des gaz étaient munis de robinets qui permettaient de régler le débit de manière à amener les deux gaz dans la proportion la plus convenable, celle de 2 à 1.

Actuellement le chalumeau oxhydrique est formé de deux becs concentriques communiquant respectivement, le bec intérieur avec le réservoir à oxygène et le bec extérieur avec le réservoir à hydrogène. Aucun mélange alors n'est plus possible : aussi les toiles métalliques sont-elles supprimées.

Le chalumeau oxhydrique est utilisé pour fondre le platine ; c'est donc un appareil dont l'emploi est nécessaire pour réaliser l'obtention de l'étalon de pouvoir éclairant de M. Violle.

Si l'on projette le jet de ce chalumeau sur un bloc de chaux, cette matière est portée à une vive incandescence et devient une source de lumière blanche très éclairante ; c'est là ce qui constitue la *lumière de Drummond*.

Cette lumière est en réalité très peu employée ; mais on emploie sous le nom de *lumière oxhydrique* un procédé qui n'en diffère que par la substitution du gaz d'éclairage à l'hydrogène ; dans ce cas, le gaz d'éclairage n'agit point comme source de lumière, mais seulement comme source de chaleur : la condition de brûler avec un excès de gaz comburant rend, en effet, la flamme très chaude, mais très peu éclairante, car elle se trouve dans des conditions analogues à celles du bec Bunsen ; aussi la lumière produite est-elle due tout entière à l'incandescence de la chaux qui est portée à une température suffisante pour donner une lumière blanche et très éclatante.

Le chalumeau est formé, comme nous l'avons indiqué précédemment, par deux tubes concentriques auxquels aboutissent deux ajutages munis d'un robinet ; on relie celui qui correspond à l'espace annulaire extérieur à une prise de gaz à l'aide d'un tuyau de caoutchouc et, de même, l'autre est relié à un réservoir contenant de l'oxygène. Pendant longtemps on a employé comme réservoir pour ce gaz un sac en toile caoutchouquée sur lequel on plaçait une planche portant des poids de manière à obtenir une pression suffisante ; le robinet placé à l'orifice de ce sac et le robinet des chalumeaux permettaient de régler à volonté le débit du gaz. Actuellement on fait usage de réservoirs métalliques contenant de l'oxygène comprimé et qui sont d'un emploi plus commode : ces réservoirs sont des cylindres en tôle munis d'un manomètre qui renseigne à chaque instant sur la pression du gaz et, par conséquent, sur la quantité qui reste disponible.

On fait d'abord arriver le gaz d'éclairage que l'on enflamme, puis l'oxygène, et l'on règle les robinets de manière à avoir une flamme très petite et, autant que possible, exempte de sifflements.

Le chalumeau est monté sur un pied qui porte dans une pince le bâton de chaux : il peut s'incliner d'une certaine quantité de manière à approcher la flamme de la chaux à la distance la plus convenable. Enfin, le pied tout entier peut monter ou descendre de manière à changer la hauteur du point lumineux.

Généralement la lumière oxhydrique ne sert pas à éclairer de grands espaces ; elle est utilisée au théâtre pour éclairer vivement un personnage ou un groupe de manière à le faire ressortir sur l'ensemble, et elle sert à faire des projections.

Dans l'un et l'autre cas, le chalumeau est placé dans une boîte opaque ou lanterne à projection ; sur l'une des faces se trouve une ouverture munie d'une lentille, ou mieux, d'un système de lentilles destinées à recevoir le faisceau émané de la surface de chaux incandescente et à diminuer sa divergence, de telle sorte que la lumière sort dans une direction déterminée ; pour faire varier celle-ci, il faut tourner la lanterne.

Il peut arriver quelquefois que l'on veuille produire l'éclairement dans deux directions rectangulaires, et, dans ce but, la lanterne présente des ouvertures munies de lentilles dans deux parois adjacentes. Mais l bâton de chaux n'envoie de lumière de façon notable que dans des direc tionss'écartant peu de la normale à la surface. Si l'on veut avoir deu éclairages à angle droit, il faut avoir un second chalumeau analogue a premier : ce chalumeau est monté sur le même pied que celui-ci, et c'es le même bâton de chaux qui recoit les flammes sur deux faces contiguës

Il y a quelques années, on a tenté de remplacer la chaux par un bâto de magnésie préparé de manière spéciale. Le résultat était satisfaisant la lumière était moins franchement blanche et présentait une teint bleuâtre qui n'était pas trop vive d'ailleurs. Cette lumière, qui contenai plus de rayons très réfrangibles que la lumière oxhydrique, permettait paraît-il, d'obtenir assez rapidement des images photographiques de objets qu'elle éclairait.

On a essayé avec succès depuis quelque temps, pour remplacer le bâto de magnésie, de petites masses lenticulaires de la même substance qu se conservent plus longtemps sans altération.

La disposition que nous venons de décrire ne se prêterait pas bien à la production d'un éclairage général, la lumière étant émise presqu seulement dans une direction. On pourrait arriver à réaliser l'éclairement dans toutes les directions, soit en réunissant plusieurs becs dan une même lanterne, soit en plaçant le bâton de chaux ou de magnési au-dessus de la flamme qui devrait alors être verticale.

Un essai de ce genre fut tenté à Paris vers 1869, et une partie du boulevard des Italiens fut éclairée par la lumière oxhydrique. Autan qu'il nous souvient, l'éclairement était suffisant, la teinte acceptable, quoique peut-être un peu bleuâtre, les points lumineux étaient de trop petite étendue, ce qui contribuait à donner des ombres dures. En tout cas, le procédé était peu pratique à cause du prix élevé de l'oxygène et de la nécessité d'une double canalisation fournissant l'une le gaz combustible, l'autre le gaz comburant. Cet essai n'eut pas de suites.

Mais l'idée d'utiliser le gaz de l'éclairage, non comme source directe de lumière, mais comme source de chaleur, a été reprise sous des formes diverses. La condition d'obtenir la température le plus élevée possible par la combustion du gaz d'éclairage donne aux divers systèmes proposés un certain caractère de ressemblance : c'est que, en effet, pour satisfaire à cette condition, si l'on emploie de l'air comme comburant, ce qui est pratiquement nécessaire à cause du prix élevé de l'oxygène, il faut fournir un excès de ce gaz, d'une part, et que, d'autre part, il convient de fournir à la flamme le gaz combustible aussi chaud que possible.

Parmi les systèmes proposés, nous signalerons celui de M. Clamond : la combustion du gaz de l'éclairage était entretenue et activée par une injection d'air sous pression : la flamme qui en résultait et qui n'était pas éclairante était utilisée pour porter à l'incandescence une sorte de corbeille faite d'une substance fixe, réfractaire, dont la composition exacte n'a pas été donnée. La lumière que l'on obtenait était assez vive et bien plus blanche que celle du gaz : elle paraissait même un peu bleuâtre.

La nécessité d'injecter de l'air sous pression était un inconvénient grave qui ne se rencontre pas dans un autre système analogue qui se répand beaucoup depuis quelque temps, c'est le système Auer ; il comporte une flamme où le gaz brûle à bleu par suite de l'introduction de l'air à la pression ordinaire. Cette flamme, peu visible, mais très chaude, est surmontée, comme dans le système Clamond, d'une sorte de corbeille conique à jour en matière réfractaire. C'est cette corbeille portée à l'incandescence qui est la source de lumière qui présente une grande ressemblance avec celle du système Clamond.

Ce brûleur est avantageux au point de vue de la consommation du gaz, ainsi qu'il résultera des nombres que nous donnerons plus loin. Il semble en plus que, à égalité d'éclairement, il dégage moins de chaleur que les brûleurs ordinaires, mais nous n'avons pas de résultats précis à cet égard.

Dans des recherches comparatives on a examiné pour le pouvoir éclairant et pour la consommation du gaz diverses sources alimentées par le gaz. Le pouvoir éclairant a été déterminé dans le plan horizontal passant par la flamme et dans une direction inclinée à 45° au-dessus de ce plan. Voici les résultats obtenus, les pouvoirs éclairants sont évalués en bougies :

	CONSOMMATION de gaz par heure.	POUVOIR ÉCLAIRANT.		CONSOMMATION par bougie.	
		horizontal.	à 45°.	horizontal.	à 45°.
Brûleur à double courant d'air	239	21,9	19,4	$10^{l},9$	$12^{l},4$
Brûleur Siemens n° 3	460	65,3	46,9	7,05	9,75
Brûleur Wenham	256	28,4	44,5	8,77	5,77
Brûleur Auer	100	14,4	10,5	6,60	9,88

Le bec Wenham a été étudié dans la verticale ; on a trouvé un pouvoir éclairant de 45,8 bougies, ce qui correspond à une consommation de $5^{l},58$ par bougie et par heure.

XIII. **Éclairage par le gaz à l'eau.** — La facilité relative avec laquelle l'eau se décompose à une haute température en présence d'un corps oxydable a fait naître l'idée d'utiliser cette réaction pour obtenir à un prix modéré l'hydrogène dont la combustion en dégageant une grande quantité de chaleur permet d'obtenir l'incandescence de corps réfractaires qui deviennent ainsi des sources de lumière.

Après des essais variés, voici la méthode qui a paru donner les meilleurs résultats : l'eau réduite en vapeur passe sur du charbon porté au blanc. La décomposition a lieu, de l'hydrogène est mis en liberté et, à cause du grand excès de charbon, il se produit en même temps de l'oxyde de carbone. On recueille donc ainsi un mélange de deux gaz combustibles, mélange qui est amené par une canalisation au brûleur dans lequel on l'enflamme; la flamme produite est peu éclairante, mais chaude. On place dans cette flamme une sorte de corbeille en fil de platine qui devient rapidement incandescente et peut être utilisée comme source de lumière. C'est là ce qu'on appelle le *gaz à l'eau* dont les applications pratiques ont été étudiées surtout par Gillard (1846).

Nous avons supposé qu'il se formait seulement de l'hydrogène et de l'oxyde de carbone; en réalité, l'action du charbon chauffé sur la vapeur d'eau produit en même temps de l'acide carbonique dont la présence nuirait considérablement à la combustion. Aussi faut-il faire subir une purification au gaz pour le débarrasser de l'acide carbonique; on y arrive en le faisant passer soit sur de la chaux, soit sur du carbonate de sodium qui se transforme en bicarbonate.

Nous n'avons pas à étudier la question économique et à rechercher si cette méthode pourrait donner de la lumière à un prix inférieur ou même égal à celle que fournit le gaz d'éclairage. Mais nous devons signaler le danger très grand résultant de la présence, en quantité notable, de l'oxyde de carbone dans le gaz, et l'on sait combien est grande l'action toxique de ce corps. Il y aurait à craindre des empoisonnements par l'emploi du gaz à l'eau, soit dans le cas d'une combustion incomplète, soit dans le cas de fuites : celles-ci seraient d'autant plus à craindre que, le gaz à l'eau n'ayant aucune odeur, rien n'avertirait de l'existence de ces fuites; à ce point de vue capital, le gaz de houille présente donc une supériorité réelle.

XIV. **Incandescence produite par le courant électrique.** — L'application de l'électricité à l'éclairage repose sur la propriété que possèdent les courants qui traversent un conducteur de dégager de la chaleur par le fait même de leur passage : cette propriété n'est pas particulière aux courants proprement dits et elle existe également pour l'électricité statique dans le cas des décharges conductives ou disruptives; mais ces faits ne donnent pas lieu à des applications. Nous ne nous y arrêterons pas.

Le dégagement de la chaleur dans un conducteur traversé par un courant est régi par les lois de Joule; il nous suffira de rappeler que la quantité de chaleur dégagée dans un conducteur est proportionnelle au produit de la différence de potentiel qui existe entre les deux extrémités du conducteur par la quantité d'électricité qui a traversé celui-ci, ou ce qui revient au même, au produit de la différence de potentiel par l'intensité du courant et par le temps.

Si nous représentons par H la quantité de chaleur évaluée en calories-gramme-degré, par E la différence de potentiel évaluée en volts, par Q la quantité d'électricité évaluée en coulombs, par I l'intensité du courant évalué en ampères et par t le temps exprimé en secondes, on a les formules :

$$H = 4,17\ EQ = 4,17\ EIt.$$

(Le coefficient 4,17 est introduit par la considération de l'équivalent mécanique de la chaleur 1 kilogr. = $0^c,425$ et par l'intensité de la pesanteur $g = 9^m,81$).

Généralement, on considère ce qui se passe en 1 seconde, il faut donc prendre la 2e formule et y faire $t = 1$. Comme on a la relation connue

$$I = \frac{E}{R},$$

R étant la résistance du conducteur évaluée en ohms, la formule précédente peut s'écrire de l'une des deux façons suivantes :

$$H = 4,17\ \frac{E^2}{R} = 4,17\ I^2 R\ (1).$$

Si nous considérons la formule générale dans le cas d'un courant constant, nous voyons que la quantité de chaleur dégagée dans le conducteur croît proportionnellement au temps. Il en résulte que la température du corps doit s'élever et que, s'il ne survenait pas d'autre action, elle varierait aussi proportionnellement au temps (au moins en supposant sa chaleur spécifique constante, ce qui n'est pas très éloigné de la vérité).

En réalité, il n'en est pas ainsi, et bientôt la température du conducteur devient invariable; c'est que, en effet, ce conducteur perd une partie de la chaleur qui s'y produit par l'action des corps avec lesquels il est en contact, support ou atmosphère; ces pertes croissent avec la différence de température du corps et des corps auxquels il fournit de la chaleur. Les pertes sont faibles au début, le corps conserve presque toute la chaleur produite, et la température commence à s'élever rapi-

(1) En général, ce ne sont point ces données que l'on connaît, mais la force électromotrice ε de l'électromoteur, pile ou machine, et la résistance r du circuit y compris celle de l'électromoteur, mais non compris celle du conducteur considéré. On a alors :

$$I = \frac{\varepsilon}{R + r} \quad \text{et par suite} \quad H = 4,17\ \frac{\varepsilon^2 R}{(R + r)^2}.$$

Une discussion facile montre que :
1° Si R est donné, H croît au fur et à mesure que r diminue.
2° Si r est donné, la valeur de H, nulle pour $R = 0$ et $R = \infty$, est maxima pour $R = r$.

dement. Mais les pertes croissent alors et, pour une certaine température, elles deviennent égales à la chaleur produite; à partir de ce moment, la température reste invariable. Si les pertes ne sont pas assez grandes, la température continue à s'élever et le corps peut se fondre ou se volatiliser.

Il résulte de là que si, pour une même valeur de E et de I, la quantité de chaleur dégagée par seconde est la même quel que soit le conducteur considéré, il n'en est pas ainsi de la température qui non seulement dépend du pouvoir refroidissant plus ou moins grand de l'atmosphère et des supports, mais dépend aussi de la nature du corps (par son pouvoir émissif) et de sa forme (par l'étendue de sa surface).

Comme c'est le pouvoir éclairant qui est intéressant au point de vue des applications, il conviendra d'utiliser comme source de lumière les corps qui, pour une même dépense d'énergie, atteindront la température la plus élevée, auront le plus grand pouvoir émissif et présenteront la plus grande surface.

Il est important de remarquer que le sens du courant n'intervient pas dans le phénomène et que, par conséquent, par exemple, une quantité d'électricité circulant sous une différence de potentiel donnée dégagera la même quantité de chaleur dans un même conducteur soit qu'elle corresponde à un courant continu, soit qu'elle corresponde à un courant alternatif.

On obtient également des phénomènes lumineux dans des conditions un peu différentes, par la production de l'arc électrique qui a été observé pour la première fois par Davy en 1813. Si l'on réunit deux charbons aux pôles d'une pile puissante, on peut les rapprocher presque jusqu'au contact sans qu'il se produise aucun effet; si on les réunit, le courant passe; au moment où on les sépare, on observe une vive lueur qui cesse aussitôt en général. Mais, si l'écartement est progressif et si la distance qui sépare les extrémités ne dépasse pas une certaine valeur, il se produit une très vive lueur persistante qui est même éblouissante en général et que l'on ne peut examiner à cause de son grand éclat; mais on peut l'étudier en la regardant à travers des verres colorés, ou plus facilement en en faisant une image réelle sur un écran blanc à l'aide d'une lentille convergente. On reconnaît alors que les extrémités des charbons sont fortement incandescentes et qu'ils sont entourés d'une sorte de gaine lumineuse moins éclatante que les charbons : c'est là ce qui constitue l'*arc électrique*.

L'examen des charbons pendant et après la production de l'arc permet de se rendre compte de la manière dont celui-ci se forme. On observe en effet que, indépendamment de l'usure par combustion dont nous parlerons tout à l'heure, il y a transport du charbon de l'extrémité positive à l'extrémité négative, soit qu'il y ait vaporisation du carbone, soit, ce qui semble plus probable peut-être, qu'il y ait une sorte d'arrachement mécanique facilité par l'élévation de température. On peut donc concevoir que les deux charbons sont reliés ainsi par une chaîne de particules matérielles établissant entre eux un conducteur susceptible de laisser passer le courant. La résistance de ce conducteur gazeux ou quasi gazeux et la résistance au passage du charbon à ce conducteur et inversement expliquent la haute température qui est dégagée. Enfin on comprend que l'arc ne peut se former qu'après que le courant a commencé à passer dans les charbons et qu'il ne peut prendre naissance, quelque petite que soit la distance à laquelle on rapproche les charbons si le courant n'a pas passé, puisque le conducteur intermédiaire ne peut exister alors.

Cette explication semble justifiée par de nombreuses expériences, notamment par les suivantes : l'arc proprement dit subit presque constamment quelques déplacements, c'est donc un conducteur mobile traversé par un courant, et, en effet, si dans le voisinage on place un courant puissant ou un aimant, l'arc subit des déplacements, attraction ou répulsion, des changements de forme, absolument analogues à ceux que subirait un conducteur métallique simple, mobile, placé dans les mêmes conditions.

On a évalué la température de l'arc et on a trouvé approximativement les nombres suivants (Rossetti) :

Charbon positif, de 2300 à 3200.
Charbon négatif, de 1900 à 2500.

On conçoit que, à cette haute température, au contact de l'air, le charbon doive brûler ; c'est en effet ce qui arrive. Aussi les charbons s'usent-ils d'une manière très appréciable. Bien entendu, cette combustion ne se produit pas si l'arc a été obtenu entre deux charbons placés dans le vide ; mais le transport dont nous parlions précédemment n'en a pas moins lieu ; le charbon positif s'use en s'effilant, le charbon négatif change de forme, par suite de l'apport de matière ; de plus, une partie du charbon réduit en particules très fines par le passage du courant est projeté dans toutes les directions et les parois perdent leur transparence.

Dans l'air, les deux actions s'ajoutent et l'usure des charbons a lieu à la fois par suite de la désagrégation mécanique et par suite de la combustion. Mais le charbon positif s'use plus rapidement. On peut admettre que, à peu près, à égalité de section le charbon positif s'use deux fois plus vite que le charbon négatif.

L'arc voltaïque se produit également si les charbons sont reliés à une machine donnant des courants alternatifs (courants ayant lieu alternativement à travers le circuit dans un sens et dans le sens opposé), pourvu que l'alternance ait lieu en un temps suffisamment court. L'arc, dans ces conditions, se présente sous le même aspect d'une manière générale. Mais les deux charbons sont maintenus à la même température, et naturellement l'usure est la même pour l'un et pour l'autre.

Il n'est pas sans intérêt de remarquer que, par suite de la rapidité des alternances, la sensation lumineuse serait continue, même s'il y avait extinction complète à chaque changement de sens du courant. Mais en réalité il n'en est pas ainsi : il est probable, sans cependant que cela soit certain, que l'arc cesse ; mais les charbons n'ont pas le temps de se refroidir d'une manière appréciable et ils continuent à émettre des radiations sans interruption : la source lumineuse ne cesse donc pas d'agir.

XV. **Régulateurs de lumière électriques. Lampes à arc.** — Considérons un arc existant entre deux charbons placés sur le prolongement l'un de l'autre. Par suite de l'usure des charbons, la distance entre leurs extrémités va augmenter et, comme conséquence, la résistance opposée au passage de l'électricité va croître ; l'intensité de ce courant s'affaiblira par là même et finira par devenir insuffisante pour entretenir l'arc, celui-ci cessera d'exister et le courant sera interrompu. Pour éviter l'affaiblissement du courant et celui de l'arc qui en est la conséquence, il faut maintenir invariable la distance qui sépare les charbons. Si l'arc s'est éteint, il ne suffit plus de rapprocher les charbons à la distance convenable, il faut, comme nous l'avons dit, les amener jusqu'au contact, puis les séparer : à cette condition seulement l'arc pourra être rétabli.

L'insuffisance et l'irrégularité des piles dont on disposait jusqu'à la découverte des piles à deux liquides expliquent que l'on n'ait pas songé à appliquer la lumière produite par l'arc voltaïque, car les piles étaient alors les seules sources de courant électrique. C'est seulement en 1844 que Foucault, en France, fit une première application à l'éclairage d'un microscope de projection auquel il donna le nom de microscope *photo-électrique ;* dans cet appareil, les charbons reliés aux pôles d'une pile de Bunsen étaient mobiles et l'opérateur, les regardant à travers un verre coloré, les rapprochaient au fur et à mesure de leur usure, de manière à maintenir un courant constant et par suite un arc d'un éclat invariable.

Jusqu'à cette époque, dans les cours où l'on répétait l'expérience de l'arc électrique, on employait des baguettes de charbon de bois calciné et trempées dans le mercure pour les rendre plus conductrices. Foucault imagina de remplacer ces baguettes par des morceaux de charbon des cornues à gaz, charbon dur, compact, bon conducteur de l'électricité et s'usant moins vite que le charbon de bois.

Peu après, il conçut la pensée de substituer à l'action directe de l'opérateur une action automatique pour maintenir les charbons à la distance convenable. Le problème n'eût pas été difficile si l'usure des charbons était régulière, et il eût suffi d'un mécanisme d'horlogerie relié aux charbons et faisant avancer ceux-ci uniformément ; mais il n'en est pas ainsi et il faut à chaque instant proportionner le déplacement des charbons à leur usure qui varie. Pour arriver à ce résultat, Foucault construisit un *régulateur* de lumière électrique qui résolvait complètement la question : dans ce régulateur, le déplacement des charbons est réglé par l'intensité du courant ; lorsque l'arc s'allonge par suite de l'usure, le courant s'affaiblit comme nous l'avons dit, le régulateur fonctionne alors rapprochant les charbons ; mais par là même le courant augmente d'intensité, et lorsque celle-ci a atteint la valeur correspondante à l'écartement des charbons que l'on a déterminé préalablement, le régulateur s'arrête.

Cet appareil a été présenté à l'Académie des sciences en 1849. Vers la même époque, Staite en Angleterre arrivait à un résultat analogue.

L'appareil primitif ne se serait pas prêté à des applications industrielles ; mais Foucault le perfectionna et arriva à construire un régulateur qui satisfaisait à toutes les conditions que l'on pouvait désirer. Il faut reconnaître cependant que cet appareil, très ingénieux et très remarquable, est un peu délicat et que, s'il convient à merveille aux recherches de laboratoires, il n'est pas assez rustique pour être employé à l'éclairage en grand d'une ville ou d'une usine.

Depuis, de nombreux modèles de régulateurs ont été construits, satisfaisant aux besoins de l'industrie et se présentant sous les formes les plus variées ; mais dans tous on retrouve le principe de l'invention de Foucault : la régulation par le courant même.

L'éclairage électrique, malgré ces progrès incontestables, ne se développait pas et malgré quelques essais sur la voie publique à Paris et dans quelques villes de province, malgré que ce système eût été employé sur une assez grande échelle lors des travaux des Docks Napoléon (où se trouve maintenant une partie de la gare Saint-Lazare), il ne semblait pas que ce système pût arriver à entrer dans la pratique courante. La cause de cette défaveur se trouvait dans le prix élevé auquel revenait l'éclairage électrique, prix que l'on ne pouvait pas voir notablement abaissé tant qu'il était nécessaire de recourir aux piles comme producteur du courant.

Dès 1832, Faraday avait découvert et étudié les lois de l'induction et peu après des appareils divers basés sur les principes qu'il avait signalés permettaient d'obtenir des courants électriques qui n'avaient point pour origine des actions chimiques, comme il arrive dans la pile ; mais ces machines d'induction, utilisées dans les laboratoires, n'étaient pas arrivées à recevoir des dispositions qui permissent leur emploi dans l'industrie. Il faut arriver en France à l'année 1863 pour trouver une application régulière des machines d'induction et de la lumière électrique. A cette date, les phares de la Hève, près du Havre, furent munis de lampes à arc électrique. Le courant était produit par des machines magnéto-électriques du système de l'*Alliance ;* les charbons de cornue d'un prix trop élevé par suite de leur rareté et de la difficulté de leur taille y étaient remplacés par des agglomérés et la régulation était obtenue par un appareil Serrin. Les résultats furent satisfaisants; mais le prix de la lumière obtenue était encore trop élevé et, malgré quelques essais isolés sur divers points, l'éclairage électrique ne se développa point.

Nous arrivons maintenant à la période où, au contraire, les progrès sont rapides. D'une part, en 1870, Gramme crée sa machine d'induction à courants continus, machine que Pacinotti avait réalisée antérieurement, mais dont il ne semble pas qu'il ait compris toute l'importance pratique; l'invention de la machine Gramme est le point de départ de perfectionnements qui amènent les machines d'induction au point où elles sont parvenues maintenant, ces perfectionnements se multipliant d'ailleurs au fur et à mesure que l'industrie précise ses besoins réels. D'autre part, en 1876, Jablochkoff, en inventant le système qui porte son nom, lance l'éclairage électrique dans une voie nouvelle où il va se développer : les progrès faits dans cette voie auront d'ailleurs un retentissement important sur les autres systèmes. Dès cette époque, l'éclairage électrique peut devenir et devient industriel.

XVI. **Bougies électriques.** — L'invention de M. Jablochkoff consiste en un procédé qui supprime le régulateur, appareil dont la complexité était une des causes du peu de développement que prenait l'éclairage électrique. Nous avons dit que la nécessité de la régulation provenait de l'usure des charbons; lorsque ceux-ci étaient placés sur le prolongement l'un de l'autre, comme cela se présentait dans tous les appareils, cette usure amenait l'affaiblissement, puis l'extinction de l'arc. M. Jablochkoff se borna à modifier la position des charbons, qu'il plaça parallèlement à côté l'un de l'autre, et à employer des courants alternatifs; nous savons que par l'emploi de ces courants l'arc se forme comme avec les courants continus, mais que l'usure des deux charbons est la même. Dans la position indiquée, les pointes des deux charbons restent donc à une distance invariable malgré leur usure et l'arc qui s'établit entre elles ne change ni de longueur ni d'éclat, puisque, par suite de sa constance, sa résistance et l'intensité du courant restent invariables. Pour éviter que l'arc puisse se former en tout autre point des charbons que leur extrémité, M. Jablochkoff place dans l'espace laissé entre les deux charbons parallèles une substance isolante choisie de manière à se volatiliser sous l'influence de l'arc et disparaître au fur et à mesure de l'usure des charbons. C'est cet ensemble des deux charbons et de la matière isolante interposée qui constitue ce que l'on appelle une *bougie* Jablochkoff, bougie toute préparée que l'on a qu'à placer dans un support composé de deux pièces isolées reliées à une machine d'induction, comme on place une bougie de cire dans un flambeau. A la partie supérieure, un filament conducteur et combustible permet le passage du courant dès que celui-ci est envoyé dans l'appareil; mais ce filament est détruit aussitôt, l'arc s'établit, la bougie est allumée.

L'Exposition de 1878 montra de nombreuses applications de la bougie Jablochkoff qui se répandit les années suivantes. Non seulement elle fournissait une solution pratique de la question de l'éclairage électrique, mais elle produisait indirectement un effet plus important encore en rappelant sur ce problème l'intérêt général. De ce moment, en effet, datent de nombreuses recherches dans la voie vraiment industrielle, recherches dont l'Exposition d'électricité de 1881 devait montrer les résultats satisfaisants. A cette Exposition, dont le rôle fut capital dans l'histoire de l'électricité, par l'Exposition même et par le Congrès international des électriciens qui y était annexé, la lumière électrique fut une révélation pour le public, qui, comprenant l'importance de ce procédé, commença à s'y intéresser réellement.

Sans parler des systèmes qui, pour diverses raisons, ont disparu depuis sans entrer dans la pratique, nous rappellerons qu'on y vit de nombreux modèles de lampes à arc, satisfaisant à des besoins divers et dont quelques-uns ont survécu et sont maintenant couramment employés ; les bougies Jablochkoff s'y trouvaient en face de systèmes plus ou moins analogues, basés sur la même idée, mais qui n'ont pu se substituer à l'appareil qui en était le prototype. Mais, de plus, à ces modèles connus, au moins dans leur principe, se trouvait adjoint un nouveau système qui en était entièrement différent, le système des *lampes à incandescence* dont l'invention était disputée par Edison et par Swan et qui, fournissant un éclairement entièrement différent de celui donné par les arcs, paraissait appelé à le compléter d'une manière avantageuse.

XVII. **Lampes à incandescence.** — L'éclairage à incandescence, comme l'indique son nom, est basé sur l'incandescence d'un conducteur traversé par un courant. Le conducteur employé était, et est encore, un fin filament de charbon qui, présentant une grande résistance, s'échauffe par le passage du courant; mais si, l'action se produisait à l'air, la combustion aurait lieu et le charbon disparaîtrait, détruit, brûlé en un instant. Pour éviter cette combustion, le charbon est placé dans une ampoule en verre dans laquelle on a fait un vide aussi complet que possible (ce qu'ont rendu possible les perfectionnements apportés par M. Crookes aux pompes à mercure), soit que le vide ait été maintenu, soit que, ultérieurement, l'ampoule ait été remplie d'un gaz ou d'une vapeur non comburante. Le filament est diversement recourbé suivant les modèles et ses extrémités sont fixées à deux fils de platine qui traversent le verre et dont les extrémités extérieures sont reliées aux conducteurs dans lesquels circule le courant qui peut être, d'ailleurs, continu ou alternatif.

Ces lampes avaient un pouvoir éclairant beaucoup moindre que celui des lampes à arc et des bougies, et, quoique depuis on ait fait des lampes à incandescence très puissantes, ce sont encore les modèles analogues à ceux qui existaient alors qui sont le plus usités. Aussi comprenait-on qu'elles étaient destinées à d'autres usages, qu'elles étaient destinées à compléter l'éclairage des lampes à arc et non à se substituer à celles-ci. En outre, la lumière des lampes à incandescence se rapprochait de la lumière du gaz, de l'huile ou du pétrole bien plus que ne le faisait la lumière de l'arc.

XVIII. **Installation d'un système d'éclairage électrique.** — L'Exposition d'électricité fut le point de départ du développement notable que l'éclairage électrique a pris en France, dont l'Exposition internationale de 1889 a été une éclatante manifestation et qui n'est encore que dans la période initiale de son développement. Jusqu'à présent, l'éclairage électrique, à arc ou à incandescence, n'a pu être appliqué que dans des circonstances limitées : il fallait, en effet, produire sur place le courant électrique, ce qui exigeait non seulement l'installation d'une machine d'induction, mais aussi l'installation d'un moteur, à moins que celui-ci n'existât antérieurement. Aussi ne trouvait-on la lumière électrique que dans des usines ayant une machine motrice ou dans des établissements assez vastes et assez importants pour justifier une installation complète; exceptionnellement quelques riches particuliers l'ont fait établir dans un hôtel ou dans un château; plus exceptionnellement, on l'établissait temporairement dans un appartement pour un bal ou une soirée.

Mais, actuellement, il commence à n'en plus être ainsi et voici le système, déjà appliqué dans quelques villes, qui est en installation à Paris et qui se répandra certainement de plus en plus.

L'installation comporte une station centrale où de puissantes machines motrices mettent en action des machines d'induction capables de produire des courants puissants; de cette station partent des circuits métalliques isolés, aériens ou souterrains, qui se répandent dans la ville ou dans le quartier que doit desservir cette station.

Sur le passage de ces conducteurs les particuliers, peuvent établir des branchements amenant l'électricité dans les maisons, dans les appartements; à ce branchement s'adaptent soit des lampes électriques s'il s'agit de produire l'éclairage, soit tout autre appareil pouvant utiliser le courant pour produire un effet quelconque. Il s'agit donc là d'une distribution de l'électricité analogue, en somme, à la distribution du gaz d'éclairage. Pour le gaz, on trouve également une usine centrale où se produit le gaz qui circule ensuite dans des conduites; sur ces conduites les particuliers branchent des tuyaux qui amènent à domicile le gaz, soit pour produire de la lumière dans une lampe, soit, par exemple, pour produire du travail mécanique dans une machine à gaz.

On conçoit que, cette distribution de l'électricité mettant le courant à la disposition de tout le monde, son emploi se généralisera nécessairement à la condition que son prix ne soit pas trop élevé, qu'il ne dépasse pas, qu'il n'atteigne même pas le prix du courant que chacun pourrait produire pour son usage particulier.

Cet avantage ne paraît pas douteux, d'après l'étude qui a été faite et 'après les applications qui ont déjà été réalisées. Il provient de ce fait ue la production du travail mécanique coûte d'autant moins cher que travail est produit en plus grande quantité; que, par exemple, la épense pour produire une puissance de 1 000 chevaux-vapeur est bien in d'être égale à dix fois la dépense nécessaire pour produire 100 che-ux-vapeur. De telle sorte que la production du travail à la station ntrale coûtera beaucoup moins que ne coûterait cette production faite olément chez chacun des consommateurs d'électricité. On conçoit 'ailleurs qu'il faut que la différence soit notable, car il faut que, sur économie réalisée de ce chef, la compagnie productrice trouve des énéfices, en plus de l'intérêt et de l'amortissement des dépenses faites our l'installation du réseau général des conducteurs, dépense qui 'existerait pas dans le cas des installations isolées.

Il importe de remarquer que la question est toute semblable à celle ui s'est présentée pour le gaz d'éclairage : il n'est pas douteux que, à us égards, la création d'usines générales est plus avantageuse que elle de petites fabrications chez chaque particulier, bien que, dans ce ernier cas, il n'y ait pas à établir le réseau de conduites sous la voie ublique.

Ajoutons d'ailleurs que, même à prix égal, le consommateur préfère ouver le gaz et le courant électrique tout préparés, de manière à n'avoir as les craintes et les inconvénients qui résultent de l'existence d'un oteur ou d'un four dans chaque maison. Aussi n'est-il pas douteux que système de la distribution de l'électricité ne soit de nature à développer onsidérablement à tous égards l'emploi de cet agent; il en sera certai-ement ainsi, croyons-nous, mais les progrès réalisés seront plus ou oins rapides, suivant le prix auquel il sera livré, car il se trouve pres-ue partout en concurrence avec le gaz, et malgré les avantages qu'il résente sur ce dernier, celui-ci gardera pendant longtemps la prépon-érance s'il coûte moins.

Les considérations précédentes nous paraissaient nécessaires pour aire comprendre le développement que prend actuellement en France a distribution de l'électricité, développement qui est tel que, d'après 'opinion des personnes qui s'occupent spécialement de la question, la éalisation des projets actuellement adoptés déjà pour Paris mettra cette ille au premier rang pour l'emploi des courants électriques. Cette emarque justifie amplement l'importance que nous croyons devoir lonner à cette question.

Pour nous rendre compte des points par lesquels la question de l'éclai-age électrique touche à l'hygiène, il est nécessaire d'entrer dans quel-ques détails sur l'installation d'une distribution d'électricité, puisque 'est sous cette forme que, dans l'avenir, se présentera l'éclairage.

Occupons-nous d'abord de la production des courants, de la statio centrale d'électricité.

Cette station comporte un moteur mécanique qui, dans quelques ca particuliers, peut être une roue hydraulique ou une turbine, mais qui e général est une machine à vapeur. Ce moteur, sur lequel nous n'avon à nous arrêter à aucuns égards, est destiné à actionner des machine d'induction.

Une machine d'induction est essentiellement composée d'une série d bobines ou d'un anneau tournant avec une grande vitesse dans u champ magnétique. L'anneau et les bobines sont constitués par u noyau de fer doux entouré d'un fil de cuivre recouvert d'une matièr isolante; c'est dans ce fil que se produisent les courants induits; pou cette raison, l'anneau et les bobines sont désignés génériquement sou le nom abrégé d'*induits*.

La rotation rapide des induits peut occasionner naturellement le mêmes accidents que celle de toute pièce tournante, et nous n'avon rien de particulier à signaler à ce sujet.

Le champ magnétique est analogue à celui qui se produit entre les deu branches d'un aimant en U et qui est aisément manifesté par la dispo sition caractéristique qu'y prend la limaille de fer que l'on y projette Dans les petites machines d'induction, le champ magnétique est produ effectivement par un aimant ou par plusieurs aimants; c'est le cas de l machine de l'Alliance dont nous avons parlé, ces machines sont dite alors *magnéto-électriques*. Mais, en général, le champ magnétique es dû à l'action d'un électro-aimant ou de plusieurs électro-aimants. Ce électro-aimants sont constitués par un noyau de fer doux recouvert d fils de cuivre isolés, et ils n'entrent en action que lorsque les fils son parcourus par un courant. Quoique le courant nécessaire puisse êtr fourni par une source quelconque, d'une manière générale, maintenan il est emprunté, suivant des dispositions particulières, aux courant induits qui sont produits par la machine elle-même. Les machines qu sont ainsi construites sont dites *dynamo-électriques;* c'est le cas d presque toutes les machines puissantes construites actuellement.

Les électro-aimants qui donnent naissance au champ magnétique son désignés sous le nom d'*inducteurs*.

Nous avons supposé que dans la machine considérée les inducteur étaient fixes et les induits mobiles; mais on peut également rencontre la disposition inverse.

Par suite du déplacement des induits dans le champ inducteur, i s'établit dans les induits des différences de potentiel (1). Ce sont ce

(1) Lorsque dans un conducteur circule un courant, on dit qu'il existe une différenc de *potentiel* entre les deux extrémités de ce conducteur; le point d'où part le couran est à un potentiel plus élevé que celui où il se rend. On désigne sous le nom de forc

ifférences de potentiel qui doivent être communiquées aux conducteurs ui constituent le réseau de la distribution. A cet effet, les extrémités des ls des induits sont mis en relation par des procédés variés avec les deux ornes de la machine, bornes entre lesquelles est produite et maintenue ı différence de potentiel que peuvent fournir les induits, bornes aux-uelles sont reliées les extrémités du circuit : celui-ci se trouvera ainsi arcouru par un courant dû à cette différence de potentiel.

Il va sans dire que les bornes de la machine doivent être isolées l'une e l'autre ; s'il y avait entre elles une communication par un conducteur, elui-ci constituerait une *dérivation* par laquelle passerait une partie u courant ; le courant utile, celui qui traverse le réseau, serait diminué 'autant.

Il peut arriver que le courant produit soit continu ; chaque borne con-ervera alors constamment le même potentiel pendant tout le temps de a marche de la machine. Si, au contraire, le courant est alternatif, haque borne sera alternativement à un potentiel plus élevé et à un otentiel plus bas que l'autre, l'état de chaque borne changeant ainsi onstamment. Parmi les machines à courants continus, nous citerons les aachines Gramme, Crompton, Schuckert, Edison, Thury, etc., et, parmi es machines à courants alternatifs les machines Méritens, Zipernowski,)éri et Blathy, etc.

La différence qui existe entre les bornes d'une machine varie avec le ystème, les conditions de la construction, la rapidité de la marche, etc. ;ette différence dans la pratique est comprise à peu près entre 10 et . 000 volts pour les machines à courants continus ; cette dernière valeur st dépassée dans certaines machines à courants alternatifs où l'on btient jusqu'à 3 000 volts (1). Dans des projets qui sont à l'étude, on dmet des différences de potentiel qui atteignent jusqu'à 100 000 volts.

Dans les machines à courants alternatifs, la rapidité des changements le sens du courant est grande en général, ce qui est intéressant à savoir, ar l'action sur l'organisme dépend, comme nous le dirons, non seule-nent des variations de potentiel, mais certainement aussi de la fréquence le ces variations. Le nombre de renversements de courant atteint fré-

électro-motrice la cause, quelle qu'elle soit, qui est supposée produire et maintenir une lifférence de potentiel entre deux points.

(1) Il est nécessaire de rappeler sommairement quelles sont les unités employées en électricité.

Le *coulomb*, unité de *quantité* d'électricité, est la quantité qui, traversant une disso-lution d'un sel d'argent, peut mettre en liberté $0^{gr},001125$ du métal.

L'*ampère*, unité d'*intensité* de courant, est l'intensité d'un courant qui débite 1 cou-lomb en 1 seconde.

L'*ohm*, unité de *résistance*, est la résistance d'un conducteur constitué par un colonne de mercure de 1 millimètre de section et de $1^{m},06$ de longueur.

Le *volt*, unité de force électro-motrice ou de différence de potentiel, est la différence de potentiel qu'il faut maintenir aux extrémités d'un conducteur de 1 ohm de résis-tance pour y donner naissance à un courant de 1 ampère (le volt s'éloigne peu de la force électro-motrice d'un élément Daniel, dont la valeur est exactement de $1^{v},08$).

quemment 6000 par minute, soit 100 par seconde; ce nombre peut même être dépassé.

Il existe le plus souvent plusieurs machines mises en mouvement par le moteur et souvent aussi il y a une machine de réserve destinée à être introduite dans le circuit si l'une des machines en action venait à faire défaut.

Dans quelques cas, le circuit peut contenir une batterie d'accumulateurs dont nous allons indiquer le rôle. Un accumulateur est une pile pouvant donner naissance à un courant par suite des actions chimiques qui s'y produisent; il diffère des piles chimiques ou hydro-électriques en ce que l'action chimique n'est pas la conséquence directe de la mise en contact des corps qu'on a mis en présence, mais résulte d'une première réaction due au passage d'un courant.

Les accumulateurs dérivent tous de la pile de Planté ou pile secondaire et n'en diffèrent que par des modifications utiles au point de vue pratique seulement.

La pile secondaire Planté se compose essentiellement de deux lames de plomb convenablement préparées, placées dans un vase contenant de l'eau acidulée d'acide sulfurique, les deux lames n'ayant aucun contact entre elles. Pour charger l'accumulateur, on met chacune de ces lames en communication avec les pôles d'une pile ou avec les bornes d'une machine d'induction à courants continus; sous l'influence du courant qui traverse l'appareil, l'acide sulfurique est décomposé: de l'hydrogène se porte sur l'une des lames de plomb et s'y condense; sur l'autre lame il se forme de l'oxyde de plomb et peut-être du sulfate (la théorie chimique des accumulateurs n'est pas encore complètement connue, mais il importe peu, et il nous suffit de faire voir comment on peut se rendre compte des effets observés). Au bout d'un certain temps, on cesse le passage du courant, l'accumulateur est chargé. Les nouveaux corps qui ont pris naissance dans l'appareil subsistent sans modification, au moins théoriquement, tant que les lames de plomb restent isolées; mais, si on vient à les réunir par un conducteur, il se produit dans le vase une action chimique inverse de celle qui a été provoquée précédemment, et comme conséquence le conducteur est traversé par un courant qui cesse naturellement lorsque le liquide a repris sa composition primitive : l'accumulateur est alors déchargé et ne pourra fonctionner de nouveau que s'il a été soumis de nouveau aussi à l'action d'un courant de charge.

Il est facile de se rendre compte du rôle d'une batterie d'accumulateurs dans une station productrice d'électricité. On peut la considérer d'abord comme destinée à parer aux accidents qui pourraient survenir; cette batterie, maintenue constamment en charge, serait substituée dans le circuit à la machine, si celle-ci venait à subir une interruption dans son fonctionnement, de telle sorte que le circuit extérieur continuerait à être traversé par un courant dont l'origine seule aurait changé. La batterie d'accumulateurs peut jouer un autre rôle : elle peut être utilisée pour obvier aux irrégularités dans la dépense d'électricité, irrégularités qui se présentent nécessairement lorsque le courant est destiné à produire l'éclairage. La dépense d'électricité variant avec la quantité de lampes à alimenter change considérablement suivant l'heure, car si l'éclairage commence à peu près à la même heure pour tous les établissements, il cesse au contraire à des moments très différents. Comme il faut pourvoir aux besoins les plus étendus, si l'on n'a qu'une machine, celle-ci, suffisante au moment du maximum de dépense, sera trop puissante aux autres heures. En employant une batterie d'accumulateurs, on peut adopter une machine qui, seule, serait insuffisante pour produire la quantité d'électricité nécessaire au moment de la plus grande dépense, mais capable de parer à la dépense moyenne. Seule elle produit le courant tant que la dépense d'électricité s'écarte peu de cette moyenne; si la dépense diminue, on dirige une partie du courant dans la batterie qui se charge ainsi. Au moment du maximum, la batterie chargée est placée dans le circuit avec la machine, mais de manière à ajouter son action et à produire ainsi un courant suffisant. Cette batterie sert ainsi de régulateur, pour ainsi dire, absorbant par sa charge l'excès de courant lorsque la dépense extérieure est inférieure à la production de la machine, et rendant la quantité absorbée lorsque, au contraire, la dépense extérieure dépasse la production de la machine.

Nous n'avons pas à indiquer ici les raisons qui déterminent les constructeurs d'une distribution d'électricité à choisir entre un système dans lequel il existe entre les bornes de la machine une plus ou moins grande différence de potentiel, et il nous suffit de dire que les courants de tension moyenne (produits par une moyenne différence de potentiel) ont l'avantage de pouvoir être utilisés directement par les consommateurs, mais exigent des conducteurs d'un assez grand diamètre, tandis que pour les courants correspondant à une grande différence de potentiel, courants de forte tension, il suffit de conducteurs d'un plus faible diamètre; mais que, en général, il faut intercaler des appareils spéciaux, appelés *transformateurs*, pour ramener chez le consommateur la tension à la valeur à laquelle le courant peut être utilisé.

Quoi qu'il en soit, d'ailleurs, deux conducteurs en cuivre partent parallèlement des deux bornes de la machine et sont dirigés dans la région où la distribution de l'électricité doit avoir lieu. Au point où le courant doit être utilisé, on adapte un fil sur chacun de ces conducteurs principaux et ces fils sont reliés soit au transformateur, soit directement à l'appareil qui doit fonctionner par l'action de l'électricité, aux lampes dans le cas dont nous nous occupons. La condition pour que ces lampes ou pour que le transformateur fonctionne, c'est qu'il existe une différence de potentiel suffisante entre les deux points où le branchement a été effectué. De telle sorte que nécessairement il existe entre les parties voisines des conducteurs principaux une différence de potentiel plus ou moins grande, suivant le système adopté.

Une différence analogue existe également entre les fils du branchement qui présentent généralement une certaine longueur avant d'aboutir à la lampe ou aux lampes qu'ils desservent.

Lorsque l'on fait la distribution directe, il faut compter que la différence de potentiel varie entre 50 et 200 volts; peut-être atteindra-t-on la valeur de 300 volts. Si l'on fait la distribution par transformateurs, la différence de potentiel dans le circuit primaire est de 2 000 à 2 500 volts; dans le circuit secondaire, elle est en général de 100 volts environ.

(Indiquons que, même sans transformateurs, la différence de potentiel peut atteindre également 2 000 volts si la distribution est faite à intensité constante, les lampes étant toutes mises en tension dans un circuit unique, au lieu d'être mises en dérivation, mais ce système n'est pas employé en France, à notre connaissance.)

Les conducteurs primaires peuvent être aériens ou souterrains : aériens, ils sont portés par des poteaux en bois ou en fer à l'aide d'isolateurs, comme les fils des télégraphes; ces fils peuvent être nus ou recouverts d'une matière isolante soit sur toute leur longueur, soit sur des points déterminés; souterrains, ils sont disposés en général dans des tranchées ou rigoles de construction variée, soit qu'ils reposent sur des supports qui les maintiennent isolés les uns des autres, soit qu'ils constituent des câbles recouverts de matière isolante ou qu'ils soient noyés dans une matière isolante. Dans la plupart des pays, des règlements précisent les conditions d'établissement des fils dans les différents cas, de manière à éviter les inconvénients ou même les dangers que ces conducteurs peuvent présenter et dont nous parlerons plus loin.

Les fils qui amènent le courant aux lampes dans les locaux à éclairer sont en cuivre recouverts d'une couche isolante; ils sont supportés par des isolateurs quelconques ou, comme il arrive souvent en France, placés dans des gouttières en bois.

Quel que soit le système de lampes employé, il y a des indications générales qui s'appliquent à tous les cas, notamment relativement à la disposition des lampes dans le circuit.

La première disposition consiste à mettre chaque lampe en dérivation, c'est-à-dire à établir entre les conducteurs primaires autant de conducteurs secondaires qu'il y a de lampes, chaque conducteur secondaire contenant une lampe. Toutes les lampes alors sont indépendantes et l'extinction d'une ou de plusieurs d'entre elles n'arrête pas le fonctionnement des autres. Pour que ces lampes puissent fonctionner, il suffit que la différence de potentiel la plus faible qui existe entre les conducteurs primaires soit égale à celle nécessaire à chaque lampe.

Dans la deuxième disposition, les lampes sont mises en série, c'est-à-dire qu'elles sont toutes placées à la suite sur un seul conducteur, elles entreront en action toutes à la fois quand le courant passera et s'éteindront ensemble quand il sera interrompu. Cette disposition présente l'inconvénient que si, par suite d'un accident, une lampe est mise hors d'état de fonctionner, l'extinction de toutes les autres en est la conséquence.

On peut cependant, dans le cas de lampes disposées en série, les installer de manière à pouvoir les allumer ou les éteindre à volonté isolément : il suffit pour cela d'établir un *court-circuit* entre les fils qui aboutissent à la lampe, c'est-à-dire de réunir ces fils par un conducteur gros et court ne présentant qu'une faible résistance. Le courant passera presque tout entier par ce conducteur où il ne produira pas d'effet à cause de sa faible résistance et une minime partie du courant passera seule dans la lampe.

Dans la disposition en série, la différence de potentiel aux deux extrémités doit être égale à la somme des différences de potentiel nécessaires pour chaque lampe.

Après les indications générales que nous avons données précédemment, il nous restera peu à dire sur les lampes électriques, d'autant qu'il serait sans intérêt de signaler même sommairement les divers systèmes employés.

Pour les lampes à arcs, de très nombreux systèmes de régulateurs ont été imaginés, et l'on en possède qui fonctionnent d'une manière très satisfaisante. Pendant longtemps les appareils produisaient la régulation brusquement, par à-coups; il en résultait des variations notables de l'éclat, variations désagréables et même fatigantes pour l'œil : ces inconvénients ont été évités et l'on peut obtenir une uniformité très satisfaisante.

Comme nous l'avons dit, des charbons agglomérés ont été substitués aux charbons des cornues à gaz; ce sont les seuls maintenant qui soient employés. Quelquefois on emploie des charbons dont la surface est métallisée, ce qui en élève le prix, mais augmente la durée. Le diamètre des charbons est variable suivant les conditions de fonctionnement du courant et suivant le pouvoir éclairant qu'on veut obtenir.

Pendant le fonctionnement de l'arc, il existe entre les deux charbons une différence de potentiel qui, en moyenne, est comprise entre 40 et 50 volts. Si plusieurs lampes sont montées en tension sur un même conducteur, la différence de potentiel aux extrémités du conducteur sera multipliée par le nombre des lampes.

L'intensité du courant qui traverse les lampes à arc est très variable; en général, elle est comprise entre 5 et 25 ampères, mais dans certains cas elle peut dépasser beaucoup ces limites.

Il n'existe pas de relation simple entre les conditions électriques de fonctionnement d'une lampe à arc et son pouvoir éclairant, entre la puissance dépensée (1) et le pouvoir éclairant. On a remarqué que la puissance nécessaire pour fournir 1 carcel est d'autant plus faible que la source lumineuse a un plus grand pouvoir éclairant. Ainsi il faut environ 8 watts par carcel pour des arcs de 20 carcels et 5 watts seulement pour des arcs de 200 carcels.

Les bougies Jablochkoff qui, dans la pratique, sont toujours enfermées dans des globes en verre dépoli ou émaillé ne peuvent, à cause de cela, avoir une grande longueur et la durée de la combustion est limitée. Dans le cas où la lampe doit rester allumée un temps supérieur à cette durée, il faut placer deux bougies ou plus dans le globe et à l'aide d'un commutateur faire passer le courant de la bougie presque usée à la bougie neuve. On a cherché, sans réussir jusqu'à présent, à réaliser automatiquement cette commutation ; il y a dans cette nécessité une sujétion qui n'est pas sans inconvénient.

Dans ces bougies, la différence de potentiel est environ de 40 à 45 volts et l'intensité du courant employé est de 8 à 9 ampères. La puissance dépensée varie de 320 à 405 watts : le pouvoir éclairant moyen étant de 35 à 40 carcels, la dépense est donc de 9 à 10 watts par carcel, dépense assez considérable.

L'incandescence du platine fournit une source de lumière qui est utilisée dans quelques appareils spéciaux (polyscope Trouvé, par exemple), mais ne donne pas de résultats satisfaisants pour l'éclairage. Comme nous l'avons dit, on utilise des filaments de charbon placés dans une ampoule en verre d'où l'on a extrait l'oxygène pour empêcher la combustion. Dans la plupart des lampes, le vide est fait à peu près absolument dans l'ampoule (lampes Edison, Swan, Lane-Fox). Quelquefois l'ampoule est remplie d'une vapeur non comburante (gazoline dans la lampe Maxim).

Les différents systèmes se distinguent en outre par l'origine du filament de charbon et par la forme qu'on lui donne. Dans quelques cas (lampe Gérard), le filament est remplacé par deux fines baguettes de charbon obtenues par le passage à la filière et réunies de manière à former un angle aigu.

Le pouvoir éclairant que l'on obtient dépend à la fois des conditions électriques et des dimensions du charbon. On a fait des lampes dont le pouvoir éclairant ne dépassait pas 1 bougie ; les modèles les plus usités pour l'éclairage des appartements sont ceux de 8 et 16 bougies ; mais cette valeur a été considérablement dépassée et l'on a construit des lampes de 100, 200 et même 1 000 bougies.

La différence de potentiel varie de 25 à 150 volts en général, quoique exceptionnellement elle soit descendue de beaucoup au-dessous de cette

(1) La *puissance* est évaluée par le produit de l'intensité en ampères par la différence de potentiel en volts : elle est exprimée à l'aide d'une unité spéciale à laquelle on a donné le nom de *watt*.

valeur jusqu'à ne pas dépasser 5 volts. L'intensité du courant varie suivant la lampe et le pouvoir éclairant obtenu; elle est déterminée par la condition que, en moyenne, la puissance dépensée par bougie est de 3,5 à 5 watts. Dans le cas de très grands pouvoirs éclairants, cette dépense peut arriver à 2,5 watts par bougie.

Le passage du courant amène certainement des modifications dans le charbon; aussi arrive-t-il que, après un certain temps, celui-ci se brise, la lampe doit alors être remplacée. Cette usure se produit en un temps variable suivant les cas, mais actuellement on peut compter sur une durée de 1 000 heures d'éclairage, en moyenne; cette durée est quelquefois double. Lorsqu'on *pousse* une lampe, c'est-à-dire qu'on lui fait rendre un éclat plus vif que celui pour lequel elle a été construite, on abrège sa durée.

Ajoutons pour compléter ces indications sur les parties que comporte une installation d'éclairage électrique que, dans le cas où le courant électrique produit à une station centrale est distribué à des abonnés, chaque installation particulière doit être munie d'un compteur qui indique à chaque instant quelle quantité d'électricité ou d'énergie a été fournie, et par suite quelle redevance doit être payée.

Les compteurs d'électricité sont des appareils assez complexes et dont nous ne pouvons indiquer même les principes; d'ailleurs, ces appareils n'ont aucun rapport avec les conditions hygiéniques. Il est donc inutile de nous y arrêter davantage.

§ 3. — Étude des procédés d'éclairage artificiel au point de vue de l'hygiène.

Nous avons à examiner quels sont les inconvénients que peuvent présenter les différents procédés d'éclairage artificiel; c'est en effet là un élément important qui, joint aux indications que nous avons déjà indiquées, permet de déterminer à quel système il faut avoir recours dans un cas donné.

Nous nous occuperons d'abord de la question au point de vue de l'hygiène générale et nous terminerons par l'indication des effets fâcheux que peut produire le mode d'éclairage sur l'organe de la vision.

I. **De la chaleur dégagée par les procédés d'éclairage artificiel.** — Les inconvénients que l'on peut attribuer à un procédé déterminé d'éclairage peuvent se manifester soit comme conséquence même de l'éclairement obtenu, soit, en dehors de la production de l'éclairement, comme conséquence des propriétés des corps ou des agents employés pour l'éclairage.

Les inconvénients qui sont la conséquence de la production même de l'éclairement sont l'élévation de température et la viciation de l'air.

Comme nous l'avons indiqué, la production de radiations lumineuses est accompagnée dans tous les procédés actuellement usités de production de radiations calorifiques; comme on le dit en abrégeant, nous ne savons produire de la lumière qu'en produisant en même temps une quantité considérable de chaleur. Mais une différence capitale doit être signalée à cet égard entre l'éclairage par combustion et l'éclairage par l'électricité : dans un cas comme dans l'autre, il est vrai, il y a un corps porté à l'incandescence et ce corps, par rayonnement et par combustion, communiquera à l'air qui l'entoure une certaine quantité de chaleur; mais il y a une quantité de chaleur produite nécessaire pour amener l'incandescence, quantité de chaleur que l'on ne peut régler de manière qu'elle soit juste suffisante pour amener l'incandescence, et dont l'excès est transmis aux corps voisins et à l'air ambiant. Dans les flammes, la combustion, l'action chimique, ont lieu dans la flamme même, et la chaleur dégagée élève la température des parties éclairées ; dans l'éclairage par l'électricité, l'action chimique a lieu dans la chaudière à vapeur qui actionne le moteur mettant en mouvement la machine dynamo-électrique ; c'est dans le voisinage de cette chaudière, non dans le voisinage des sources de lumière, que se produit l'élévation de température due à la surproduction de chaleur.

Enfin, dans les flammes, les produits de la combustion qui sont à une haute température se répandent dans l'atmosphère et contribuent à échauffer celle-ci ; il n'y a rien de semblable pour les lampes électriques à incandescence, presque rien pour les lampes à arc.

Ces considérations permettent de concevoir qu'il y a des différences notables au point de vue de l'élévation de température entre les divers modes d'éclairage : entrons dans quelques détails à cet égard.

Cherchons à nous rendre compte *a priori* de la grandeur des effets calorifiques qui peuvent être la conséquence de la production des flammes.

On n'a pas de renseignements précis sur les conditions de la combustion des corps solides qui servent pour l'éclairage, comme la cire et la stéarine; on a évalué cependant à 106 calories kilogramme-degré la quantité de chaleur dégagée par une bougie brûlant 11 grammes en une heure. En admettant, comme nous l'avons dit, que 1 carcel équivaut à 7,5 bougies, il en résulte que la chaleur dégagée en une heure pour produire avec des bougies un éclairement égal à celui que donnerait 1 carcel en une heure est égale à 795 calories.

D'après des expériences dues à Despretz, 1 gramme d'huile d'olive en brûlant dégage 9,86 calories. La quantité d'huile nécessaire pour la combustion de la carcel type pendant une heure étant de 42 grammes, on voit que la quantité de chaleur produite est de $9,86 \times 42 = 394$ calories.

On ne peut non plus avoir un résultat très précis pour la combustion du gaz à cause de sa composition variable et parce qu'on ne connaît pas exactement la chaleur de combustion de tous les corps qu'il renferme. Si nous ne tenons compte que des gaz les plus importants qu'il contient, nous arriverons à un résultat approximatif, mais plutôt trop faible.

Les nombres suivants peuvent être admis pour la combustion de 1 litre des gaz ci-après désignés.

Hydrogène	3,1
Gaz des marais (hydrogène protocarboné) CH^4	9,6
Gaz oléfiant (hydrogène bicarboné) C^2H^4	15,3 (1)

En admettant que le gaz contient environ en volume : moitié d'hydrogène, un tiers d'hydrogène protocarboné et un quinzième d'hydrogène bicarboné, ce qui n'est pas très éloigné de la vérité, nous pouvons calculer la chaleur dégagée par 1 mètre cube de gaz contenant environ 500 litres d'hydrogène, 333 litres d'hydrogène protocarboné et 66 litres d'hydrogène bicarboné. Cette quantité est :

$$3,1 \times 500 + 9,6 \times 333 + 15,3 \times 66 = 5\,757 \text{ calories.}$$

Par des considérations analogues, M. de Ser a trouvé le nombre de 5640 calories. D'autre part, M. Guéroult a indiqué 7850 calories, valeur bien supérieure aux précédentes : la différence tient à la composition attribuée au gaz d'éclairage par M. Guéroult, composition où il nous paraît avoir exagéré la proportion d'hydrogène protocarboné; il est vrai qu'il admet que la combustion de 140 litres en une heure donne un éclairement de 1,73 carcel, ce qui donnerait une consommation de 80 litres à l'heure pour 1 carcel, ce qui est peu.

Des mesures ont été faites directement par M. Aimé Witz, qui a trouvé un dégagement de 5200 calories par mètre cube de gaz : cette valeur se rapproche des premières que nous avons données. Nous pensons que l'on peut adopter une moyenne de 5500 calories dégagées par la combustion de 1 mètre cube de gaz. La chaleur dégagée en une heure pour un éclairement de 1 carcel (correspondant à la combustion de 105 litres) sera donc environ de 575 calories.

Pour le pétrole, on ne peut donner un chiffre exact, à cause de la variété de composition des mélanges désignés sous ce nom. Nous admettrons que la combustion de 1 gramme de pétrole dégage 10,8 calories, moyenne des valeurs extrêmes que nous avons trouvées. Dans ce cas, la production de 1 carcel-heure correspondant à la combustion de 32 grammes de pétrole dégage 345,6 calories.

Ces résultats montrent que, contrairement à une opinion générale-

(1) La quantité de C^2H^4 est un peu exagérée en réalité, mais nous acceptons ce nombre pour tenir compte de CO que nous négligeons.

ment adoptée, les sources d'éclairage, au point de vue de la chaleur qu'elles dégagent, doivent être classées dans l'ordre suivant en commençant par celle qui est la moins avantageuse, *à éclairement égal :* Bougies — Gaz — Huile — Pétrole.

Nous chercherons à donner une idée plus nette, moins abstraite, en déduisant de ces nombres l'élévation de température que subirait l'air d'une pièce de capacité moyenne, 50 mètres cubes, dans laquelle on aurait produit un éclairement égal à celui fourni par 1 carcel, en supposant qu'il n'y a aucune cause de déperdition de chaleur, que celle-ci est tout entière utilisée à élever la température de l'air, cas irréalisable en réalité, bien entendu.

S'appuyant sur ce que le poids de la masse d'air considérée est de 65 kilogrammes environ et que la chaleur spécifique de ce mélange gazeux est 0,23741, on arrive aisément aux résultats suivants :

L'élévation de température serait après une heure :

Pour la bougie de	51°,5
Pour le gaz	39,3
Pour l'huile	25,5
Pour le pétrole	22,5

Nous pouvons comparer la chaleur produite par ces divers modes d'éclairage avec celle que dégage un individu pendant une heure. On peut admettre que, en moyenne, un individu en une heure dégage 120 calories ; on voit donc que, au point de vue de l'élévation de température, la production d'un éclairement égal à celui de 1 carcel pendant une heure :

L'éclairage par

La bougie équivaut à	6 personnes.
Le gaz	5
L'huile	3,5
Le pétrole	3

Nous devons donner quelques nombres obtenus par différents observateurs et qui viennent corroborer quelques-uns des résultats précédents. Nous ne les avons pas donnés concurremment avec ces derniers, parce qu'ils ne correspondent pas au même éclairement.

Il résulte des recherches de M. Crompton que la chaleur dégagée par les sources de lumière suivantes pour produire un éclairement de 12 *candles* pendant une heure ont été de :

Gaz	703	calories
Bougies de spermaceti	888	—
— de cire	965	—
— stéarique	943	—
Chandelles	1276	—

Il est intéressant de remarquer que les nombres indiqués pour le gaz et pour les bougies stéariques 703 et 943 sont presque absolument proportionnels aux nombre, 607 et 795 que nous avons donnés d'autre part, ce qui est une vérification propre à donner confiance aux résultats indiqués.

M. Fischer a mesuré la quantité de chaleur produite en une heure par diverses sources disposées de manière à fournir un éclairement équivalent à celui de 100 bougies et il a donné les résultats suivants :

Gaz :	Bec Siemens	1 500	calories
	Bec à double courant d'air	4 860	—
	Bec Manchester	12 150	—
Pétrole :	Grand bec rond	3 360	—
	Petit bec plat	7 200	—
Bougies	de paraffine	9 200	—
	de cire	7 960	—
	de stéarine	8 940	—
Chandelles		9 700	—

On voit que d'une manière générale ces résultats sont en concordance avec les précédents.

L'influence du dégagement de chaleur produit par les sources de lumière est loin d'être négligeable même dans les grandes salles ; non pas que toute cette chaleur ait pour effet de produire les variations de température, il y a des pertes de toute nature. Malgré cela, l'action est encore très appréciable : l'effet est d'autant plus marqué que, dans les salles de réunion, la présence du public a aussi pour effet d'amener une élévation de température et, en général, il est difficile de distinguer la part qui revient à chacune de ces causes.

C'est ainsi que M. Crompton a trouvé que, dans une très grande salle à Birmingham, la température au plafond en trois heures s'est élevée de 13°,5 à 37°. Mais il y avait 3 100 auditeurs et on ne peut calculer exactement l'influence que leur présence a eue dans cette variation considérable.

Aussi les expériences de M. Pettenkoffer dans la salle du théâtre royal de Munich sont-elles particulièrement intéressantes parce qu'il a pu faire des mesures comparatives, la salle étant successivement pleine et vide. Nous n'avons pas ici à nous occuper de l'influence exercée par la présence des spectateurs ; aussi nous bornerons-nous à indiquer les résultats observés lorsque la salle était vide, les variations de température étant produites alors seulement par les sources de lumière.

La température extérieure était de 11°,8 ; la salle était éclairée au gaz et la variation de température observée correspond à des mesures de température prises à une heure d'intervalle.

Aux fauteuils d'orchestre, la variation de température fut de 1°,3 (16°,5 — 15,2) ; elle fut de 3°,2 (19,4 — 16,2) à la première galerie et atteignit 9°,2 (25,4 — 16,2) à la troisième galerie.

Il est donc prouvé directement que dans une grande salle, malgré les causes de perte de chaleur, malgré la ventilation, l'élévation de température due à l'éclairage au gaz peut dépasser 9°.

Une des conséquences de la température élevée que présentent les flammes, c'est la facilité avec laquelle elles enflamment les corps combustibles avec lesquels elles sont en contact ou dont elles sont approchées à peu de distance. De nombreux incendies sont annuellement produits de cette façon, et il n'est pas nécessaire d'insister.

L'inflammation peut être produite par le déplacement de la source lumineuse, flambeau ou lampe; mais elle est quelquefois aussi occasionnée par des sources fixes, soit que, accidentellement, un corps inflammable ait été rapproché de la flamme, soit que, sous l'influence d'une cause variable, augmentation de pression dans les conduites de gaz, courant d'air, la flamme atteigne des dimensions exagérées et imprévues, et se rapproche plus qu'il ne conviendrait des corps voisins.

Il n'y a pas lieu de nous arrêter à indiquer les dispositions à prendre pour tâcher d'éviter autant que possible des accidents de ce genre. Il s'agit de précautions matérielles fort simples en général, mais qu'il convient absolument de ne pas perdre de vue et auxquelles il est indispensable de s'astreindre rigoureusement et continuellement.

Nous nous bornerons dans cet ordre d'idées à signaler le danger que présentent les rampes à gaz dans les théâtres. Lorsque les actrices, les danseuses, vêtues souvent de robes légères, s'approchent de cette rampe, il peut arriver que les étoffes prennent feu, et l'on se souvient que c'est par un accident de ce genre qu'Emma Livry périt à l'Opéra. Ce genre de danger peut être complètement évité par l'emploi de becs à flamme renversée : ce sont des becs analogues au bec Bengel, mais disposés de manière que la flamme sorte verticalement en dessous du bec : les cheminées sont reliées à un tuyau qui se redresse verticalement à quelque distance et dans lequel se produit un fort tirage qui, malgré la faible densité du gaz d'éclairage, maintient à la flamme la direction descendante.

La chaleur dégagée par les flammes peut avoir un inconvénient indirect : celui de dessécher les corps dans le voisinage desquels ils sont, et de les amener ainsi à un état où l'inflammation est plus facile. C'est à une cause de ce genre qu'a été attribué le dernier incendie de l'Opéra-Comique : les toiles de décors, placées dans les cintres et soumises depuis longtemps à une haute température agissant presque continuement et due au voisinage des herses, étaient arrivées à un état de dessiccation extrême et s'enflammèrent avec une très grande rapidité par suite du voisinage d'une flamme.

Indépendamment des dispositions propres à éloigner les flammes des corps combustibles, on peut citer, comme moyen d'empêcher les accidents provenant de l'inflammation par communication directe, l'emploi de corps incombustibles. Outre que l'on a pu faire des tissus et même du papier réellement incombustible avec de l'amiante, on peut obtenir l'incombustibilité des étoffes, du papier, du bois en enduisant ces corps de diverses substances qu'on applique en dissolution dans l'eau et qui restent fixés après évaporation de l'eau ; nous citerons par exemple le phosphate de soude qui, comme la plupart des autres corps employés dans le même but, ne s'oppose pas absolument à la combustion, mais la ralentit et empêche la production de flammes, ce qui diminue les chances de propagation.

L'application de ces procédés est acceptable dans certains cas, pour les décors de théâtre, par exemple ; mais on ne peut efficacement les utiliser pour tous les cas.

Les inconvénients que nous avons signalés pour les divers modes d'éclairage par flamme, au point de vue de l'hygiène générale, sont réduits au minimum ou même annulés dans le cas de l'éclairage électrique. Nous avons déjà indiqué les raisons fondamentales, peut-on dire, qui expliquent cette différence : examinons maintenant avec quelques détails les résultats observés.

Il ne serait pas exact de dire que l'éclairage électrique ne donne pas lieu à un dégagement de chaleur : il suffit, pour s'assurer du contraire, d'approcher la main d'une lampe à arc ou d'une lampe à incandescence ; dans le cas de la lampe à arc, principalement, on reconnaîtra que la quantité de chaleur n'est pas négligeable. Mais, pour avoir une notion nette de l'importance de cet élément, il faut le comparer à la quantité de chaleur dégagée par une flamme, *à éclairement égal.* Nous allons citer quelques résultats qui d'une manière générale mettent en évidence la faible valeur de la chaleur dégagée : ils ne sont pas tous absolument concordants au point de vue numérique, ce qui tient certainement à ce qu'il n'y a pas proportionnalité entre le pouvoir éclairant et la chaleur dégagée, la chaleur par unité de pouvoir éclairant diminuant à mesure qu'augmente ce dernier, ainsi qu'il arrive pour le gaz, par exemple, comme nous l'avons indiqué à propos des becs intensifs.

Disons également que l'on pourrait croire *a priori* que, pour un égal éclairement, la quantité de chaleur produite par une lampe à incandescence est moindre que celle que donne une lampe à arc. Dans la lampe à incandescence, il n'y a, en effet, que le phénomène physique, l'incandescence produite par le passage du courant ; dans la lampe à arc, à cette action, il faut joindre le dégagement de chaleur dû à la combustion du charbon : la quantité de charbon brûlé est faible, elle n'est pas nulle cependant. Dans des essais faits chez MM. Sautter et Lemonnier, on a trouvé que la production de 300 carcels-heure correspondait à la combustion de 22 grammes de charbon : il faudrait user au moins 30 mètres cubes de gaz pour obtenir le même pouvoir éclairant. La combustion de 22 grammes de charbon dégage seulement 154 calories.

Cependant, les nombres que nous allons donner ne confirment pas cette prévision ; mais il n'y a pas lieu de s'en étonner, car les pouvoirs éclairants des lampes à incandescence sur lesquelles on a opéré ont toujours été bien moindres que ceux des lampes à arc, de telle sorte qu'il convient de faire intervenir la remarque que nous faisions précédemment sur l'avantage que présentent, à cet égard, les lampes de grand pouvoir éclairant.

Une première évaluation que nous pouvons citer est la suivante : pour un éclairement de 1 carcel-heure la quantité de chaleur fournie par une lampe à incandescence serait de 48 calories ; elle serait seulement de 36 calories pour une lampe à arc.

M. Crompton donne le nombre de 35 calories pour la chaleur dégagée par une lampe à incandescence fournissant un éclairement de 12 carcels-heure. M. Fischer, pour un éclairage de 100 candles-heure, donne de 57 à 158 calories pour une lampe à arc, et de 290 à 536 pour une lampe à incandescence. En admettant 8,9 candles pour 1 carcel, ces nombres représentent pour 1 carcel-heure :

De 5 à 14 calories pour une lampe à arc.
De 25 à 47 calories pour une lampe à incandescence.

M. Durègne a évalué à 1 100 calories la chaleur dégagée par une lampe à arc de 300 carcels, ce qui dans ce cas, pour 1 carcel, représenterait 4 calories ; et M. Guéroult a indiqué 65 calories pour une lampe à incandescence de 1,73 carcel, soit environ 38 calories pour 1 carcel.

Malgré les différences entre ces diverses valeurs, différences dont nous avons indiqué la cause probable, on voit que la chaleur dégagée par la lumière électrique est beaucoup moindre, à éclairement égal, que celle de tout autre mode d'éclairage ; que l'on peut considérer les nombres 40 calories pour une lampe à incandescence et 20 pour une lampe à arc comme des maxima correspondant à un éclairement de 1 carcel-heure.

De même que précédemment nous trouverons une confirmation générale de ces indications dans les résultats obtenus en étudiant l'effet produit dans une salle par l'éclairage électrique.

Dans la salle que nous avons déjà eu l'occasion de signaler à Birmingham, M. Crompton trouva au plafond, après sept heures d'éclairage électrique, une élévation de température de 1° seulement ; il avait trouvé plus de 20° dans les mêmes conditions avec le gaz.

De même M. Pettenkofer, au théâtre de Munich, ne trouva qu'une élévation de température moindre que 1° lorsque la salle fut éclairée à la lumière électrique.

Les lampes électriques sont-elles susceptibles de provoquer pendant qu'elles fonctionnent l'inflammation des corps avec lesquels elles sont en contact ?

La réponse n'est pas douteuse pour les lampes à arc qui sont susceptibles d'enflammer les corps que l'arc rencontrerait ou qui toucheraient les charbons. Mais on peut dire que dans les applications usuelles les arcs sont entourés d'un globe en verre qui, non seulement empêche le contact direct, mais encore maintient les corps à une distance suffisante pour empêcher l'inflammation. Dans le cas où des corps pourraient effectivement s'approcher des lampes à arc, il est utile d'entourer le globe d'un grillage qui empêcherait également le contact si, par accident, le globe venait à être brisé.

Dans les lampes à incandescence, il ne peut y avoir inflammation par contact direct, car le contact ne pourrait avoir lieu qu'après rupture de l'ampoule et cette rupture amène presque instantanément la combustion du charbon et la cessation du courant. Mais dans cette lampe le filament de charbon est voisin de la paroi de l'ampoule qu'il échauffe ; l'ampoule peut-elle atteindre une température telle qu'elle amène l'inflammation des corps qui la touchent ? M. Mascart a fait sur ce point des expériences dont nous allons résumer les résultats.

En mettant en contact *intime* des étoffes diverses : tarlatane, coton, velours, ouate blanche et noire avec des lampes de 32 bougies (3 carcels environ) plus fortes que les modèles employés ordinairement, M. Mascart a reconnu que, sauf la tarlatane, les divers corps se carbonisent, présentent des points en ignition et peuvent même s'enflammer après un temps plus ou moins long. Il y avait donc dans les conditions de l'expérience possibilité de production d'un incendie ; mais il faut reconnaître que toutes les précautions avaient été prises pour concentrer la chaleur. Il aurait suffi dans tous les cas, même avec des lampes beaucoup plus puissantes, d'empêcher le contact intime, de laisser une couche d'air, même très minime, entre la lampe et l'étoffe, pour que l'inflammation ne pût se produire.

On voit donc que, si l'emploi des lampes à incandescence ne supprime pas absolument toute cause d'incendie, il en diminue considérablement les chances et facilite l'application de moyens préventifs très simples.

II. **De la viciation de l'air par les procédés d'éclairage artificiel.** — Les matières utilisées pour l'éclairage sont des composés de carbone et d'hydrogène ou de carbone, d'hydrogène et d'oxygène. Les produits de la combustion sont de l'acide carbonique et de la vapeur d'eau, lorsque la combustion est complète. Dans le cas contraire, outre ces produits qui se rencontrent toujours, il peut y avoir des corps d'autre nature dont le plus simple est l'oxyde de carbone et dont les autres sont des composés ternaires complexes tels que l'acroléine (C^3H^4O).

D'autre part, sauf le cas exceptionnel du chalumeau oxhydrique, l'oxygène nécessaire à la combustion est fourni par l'air ambiant, même dans les composés ternaires où la quantité de ce corps qui figure dans la combinaison est insuffisante pour brûler la totalité du carbone et de l'hydrogène qui s'y trouvent.

Nous passerons sous silence quelques produits qui peuvent exceptionnellement résulter de la production d'une flamme, comme l'acide sulfureux qu'on rencontre par exemple dans le cas où l'on brûle du gaz d'éclairage qui n'a pas été entièrement débarrassé de l'acide sulfhydrique.

En résumé, la combustion qui est la conséquence de la production d'une flamme produit les effets suivants :

1° Diminution de la quantité d'oxygène;

2° Production d'acide carbonique et de vapeur d'eau;

3° Production d'autres matières dont quelques-unes peuvent être toxiques.

La production de vapeur d'eau peut être négligée, au point de vue de ses effets sur l'organisme, car ce corps n'exerce point d'effets nuisibles; cependant on ne peut nier que sa présence produise une gêne lorsqu'il est en excès. On sait l'impression désagréable que l'on éprouve lorsqu'on se trouve dans une salle dont l'air est saturé, et la saturation arrive vite lorsque le nombre des flammes est considérable, s'il n'y a pas une ventilation énergique. En outre, lorsque l'air est saturé, ou voisin de la saturation, la vapeur d'eau se condense sur les parties froides, sur les parois, murailles et plafond, où elle détériore les peintures, pièces métalliques qu'elle souille et oxyde, etc. On ne saurait nier que la production de vapeur d'eau en excès ne soit un réel inconvénient et que par suite l'éclairage par les flammes ne laisse à désirer notablement à ce point de vue, d'autant que, dans les salles de réunion où cet éclairage est utilisé, il y a à tenir compte en outre de l'effet de la présence des individus qui sont réunis et dont la respiration a également pour résultat de déverser de notables quantités de vapeur d'eau dans l'atmosphère.

Quoi qu'il en soit, la présence de la vapeur d'eau dans l'atmosphère étant un inconvénient et non un danger la question a été peu étudiée et l'on a peu de données précises sur les effets produits à ce point de vue par la combustion des flammes utilisées pour l'éclairage. Nous dirons cependant, d'après M. Hudelo, que la quantité de vapeur d'eau fournie par un bec Bengel donnant un éclairement de 1 carcel-heure est de 116 grammes environ.

La diminution de l'oxygène par suite de la combustion des flammes est appréciable comme il résulte des chiffres qui ont été donnés et dont nous reproduisons quelques-uns ci-après. Mais, il faut le reconnaître, cette diminution n'atteint pas une valeur telle qu'elle puisse être un danger ou même un inconvénient réel, car on sait que la proportion d'oxygène dans l'air peut être réduite de 1/5 ou même 1/4 sans que la respiration cesse d'être normale.

Mais, par contre, l'acide carbonique produit par la combustion inter-ient pour rendre rapidement l'atmosphère irrespirable; comme nous e dirons, le volume de ce gaz, quoique plus faible que le volume d'oxygène bsorbé, lui est très comparable. Mais, comme les proportions d'oxygène t d'acide carbonique dans l'air sont très différentes, l'altération relative st loin d'être la même. On peut considérer qu'il y a dans l'air pur un olume d'oxygène cinq cents fois plus grand que le volume d'acide carbo-ique qui y existe. Si la combustion absorbe assez d'oxygène pour réduire le 1 p. 100 la proportion de ce gaz, en admettant qu'il se produise une uantité d'acide carbonique moitié de l'oxygène absorbé, on voit que ette quantité sera deux fois et demie plus grande que celle qui y existait rimitivement. Il importe de remarquer d'ailleurs qu'une augmentation nême faible de la proportion d'acide carbonique amène de la gêne dans a respiration et qu'il peut y avoir danger si cette proportion devient rop considérable. Aussi est-ce surtout sur la production d'acide car-onique que les recherches ont porté particulièrement.

Voici quelques nombres qui mettent en évidence, à ce point de vue, 'influence des flammes.

On a évalué la production d'acide carbonique pour obtenir l'éclaire-nent de 1 carcel-heure :

A 225 litres	pour	l'emploi	de chandelles.
105	—	—	de bougies.
95	—	—	de pétrole.
88	—	—	du gaz.
60	—	—	d'huile végétale.

On voit que d'après cette évaluation l'ordre dans lequel on pourrait classer les modes d'éclairage en commençant par le moins avantageux serait :

Chandelles — Bougies — Pétrole — Gaz — Huile.

Cet ordre, sauf pour le pétrole, est le même que nous avons déjà donné au point de vue de la chaleur dégagée.

Ces différences se retrouvent dans toutes les mesures qui ont été effectuées; nous reproduisons les résultats de quelques séries de recherches.

A. Chevallier, analysant l'air contenu dans un espace de 100 mètres cubes où on avait maintenu des sources lumineuses diverses produisant un éclairement de six bougies, trouva les nombres suivants qui expriment en dix millièmes la proportion d'acide carbonique :

Bougies	127
Huile de colza	109
Pétrole	56
Gaz d'éclairage	47

L'huile de colza a donné dans ce cas un résultat qui est en contradiction avec ceux qui ont été signalés en général.

Dans des recherches faites sur le même volume d'air avec un éclairement égal à 1 carcel prolongé pendant quatre heures M. Branslaw-Zoch a trouvé les nombres suivants, qui expriment en dix millièmes l'augmentation de la proportion d'acide carbonique.

Pétrole	18,11
Gaz	15,62
Huile	12,29

M. Hammond a évalué les quantités d'oxygène absorbé et d'acide carbonique produit par divers modes d'éclairage produisant un éclairement égal à celui de 12 candles de spermaceti brûlant chacune 7^{gr},7 à l'heure. Voici les nombres qu'il a donnés :

	Oxygène absorbé.	Acide carbonique produit.
Chandelles	336	234
Bougies de stéarine	247	175
— de cire	235	154
— de spermaceti	211	162
— de paraffine	191	126
Gaz	153	90

D'autre part, M. Crompton cite également les nombres suivants qui sont très concordants avec ceux qui précèdent :

	Oxygène absorbé.	Acide carbonique produit.
Chandelles	340	247
Bougies de stéarine	250	177
— de cire	238	167
— de spermaceti	214	163
Gaz	98	91

L'étude de l'atmosphère des salles conduit aux mêmes résultats que les expériences faites dans des espaces clos. En général, la question est compliquée par la présence du public, comme nous l'avons indiqué pour la chaleur; aussi citerons-nous seulement les nombres obtenus par Pettenkofer au théâtre de Munich, la salle étant vide. Au début, la proportion d'acide carbonique était de 4 dix millièmes ; elle devint respectivement après une heure, puis une heure et demie :

Aux fauteuils d'orchestre	5....	6
A la première galerie	11....	10
A la troisième galerie	14....	20

ces nombres exprimant également des dix millièmes.

Dans tout ce qui précède relativement aux flammes, nous avons supposé que le corps combustible ne contenait que du carbone, de l'hydrogène, quelquefois de l'oxygène, qu'il subissait une combustion complète et qu'il dégageait seulement, par conséquent, de la vapeur d'eau et de l'acide carbonique.

Mais il n'en est pas toujours ainsi, et quelquefois les combustibles employés contiennent d'autres substances.

C'est ainsi que, au début de la fabrication des bougies stéariques, on introduisait dans la masse en fusion une petite quantité d'acide arsénieux qui donnait à la bougie un aspect plus homogène et une texture moins cristalline. Mais cet acide se volatilisait par l'action de la chaleur de la flamme et se répandait dans l'atmosphère, ce qui constituait un danger très réel. Aussi ce procédé dut-il être abandonné complètement. Des inconvénients du même genre peuvent résulter de l'emploi des bougies colorées qui, d'après Mac Farlane, cité par M. Layet, contiennent du vermillon pour les bougies rouges et des sels arsenicaux pour les bougies vertes. Le mercure et l'acide arsénieux qui se volatilisent par la combustion présenteraient des inconvénients sérieux, si l'emploi de ces bougies se prolongeait.

Parmi les matières étrangères qui peuvent se trouver dans le gaz d'éclairage, il convient de citer le soufre, qui par sa combustion donne de l'acide sulfureux. On sait que ce dernier gaz, au contact de l'eau et de l'air, peut donner de l'acide sulfurique, corps dont la présence est certainement à éviter. Ce n'est pas là une simple vue de l'esprit : M. Woodward, cité dans l'*Électricien* (1887, p. 648), dit avoir examiné à ce point de vue les reliures d'une bibliothèque dont il est conservateur; il a trouvé que, dans certains cas la quantité d'acide sulfurique contenue dans le cuir d'une reliure atteignait 12 p. 100 du poids du cuir. Une action du même genre pourrait se produire également dans les poumons où, bien entendu, l'acide sulfurique ne s'accumulerait pas, mais où il pourrait cependant à la longue produire des désordres. Cette remarque, jointe à l'inconvénient, dont nous parlerons plus loin, de la présence des composés sulfurés dans le gaz, montre la nécessité que l'épuration du gaz d'éclairage débarrasse complètement celui-ci de l'acide sulfhydrique et des sulfures volatils qu'il contient à la sortie des cornues.

Les sources lumineuses par flamme peuvent, dans certains cas, présenter des inconvénients résultant de la production de composés divers, par suite d'une combustion incomplète. La question n'est pas complètement connue, sauf pour le gaz, qui est d'ailleurs le corps pour lequel la question présente le plus d'intérêt.

La combustion incomplète des combustibles dans les flammes peut se produire dans des conditions diverses, et elle amène le dégagement de substances dont la présence est désagréable ou même dangereuse.

C'est ce qui arrive toutes les fois qu'une flamme fume, devient fuligineuse, qu'une lampe file : une partie du carbone s'échappe de la flamme sans être brûlée et forme un nuage de particules noirâtres qui vont se déposer sur les corps voisins qu'elles salissent. Ces particules sont introduites dans la bouche, dans les fosses nasales, dans les poumons même : on mouche et on crache noir.

Ce cas se présente toujours dans le cas de la combustion des torches de résine, des lampions faits avec des graisses non purifiées, qui répandent, avec de la fumée, une odeur spéciale. Cette odeur existe, quoique moins forte, dans le cas d'une chandelle dont la mèche est trop longue, d'une lampe dont la mèche est trop levée, d'un bec de gaz dont le robinet est trop ouvert : dans tous les cas, la quantité de matière combustible est trop considérable par rapport au volume d'air qui arrive à la flamme.

Cette odeur et l'examen des particules noires déposées montrent que le carbone n'est pas pur et que les particules contiennent d'autres substances non encore définies, mal étudiées et qui constituent ce que l'on appelle des produits pyrogénés ou empyreumatiques. Ces matières mises en rapport avec les muqueuses des voies respiratoires sont désagréables, nous l'avons dit : il est possible, mais le fait n'est pas sûr, qu'elles soient capables d'y amener une irritation fâcheuse.

L'acroléine C^3H^4O est une aldéhyde qui se produit lorsqu'on chauffe fortement des corps gras ; il s'en dégage quelquefois dans la combustion des chandelles ; sa vapeur est irritante et son action sur les muqueuses des yeux et des voies respiratoires peut n'être pas sans inconvénient.

La combustion des bougies produit quelques corps autres que l'eau et l'acide carbonique, mais ils sont en très petites quantités ; la combustion des bougies est, comme nous l'avons expliqué, bien plus régulière que celle des chandelles et il ne s'y produit pas de fuliginosités comme il arrive pour celles-ci lorsque la mèche est trop longue. Cependant les effets de ce genre varient avec la purification plus ou moins grande de la matière qui constitue la bougie, et il est certains échantillons de bougies qui donnent en brûlant une odeur très désagréable qui est la conséquence du dégagement d'un certain nombre de substances complexes.

La flamme d'une lampe à huile végétale à double courant d'air bien réglée donne lieu à une combustion presque complète.

Les lampes à pétrole sont rarement tout à fait bien disposées pour produire une combustion complète, ainsi que le prouve l'odeur que répand trop souvent ce mode d'éclairage et qui, certainement au moins dans notre pays, a été une cause de la lenteur avec laquelle son emploi s'est répandu. Cette odeur est celle de carbures d'hydrogène qui se vaporisent sans être brûlés et qui se répandent dans l'atmosphère ; leur présence paraît constituer un inconvénient réel, car M. Bramslaw a signalé la gêne que l'on ressent à respirer dans une atmosphère où l'on a fait brûler une lampe à pétrole et la sensation désagréable que l'on éprouve ; ces effets ne sauraient être attribués à la présence de l'acide carbonique, car ils ne se manifestent pas dans des circonstances analogues où la flamme éclairante était alimentée par de l'huile végétale, quoique la proportion d'acide carbonique fût à peu près la même.

Mais c'est surtout pour le gaz d'éclairage que la combustion incomplète présente des inconvénients réels, disons même des dangers sérieux. La combustion incomplète du gaz d'éclairage donne naissance principalement à de l'acétylène (C^2H^2), à de l'oxyde de carbone et à du cyanhydrate d'ammoniaque.

L'acétylène, d'après les recherches de MM. Berthelot et A. Moreau, n'exerce pas d'action nuisible sur l'organisme; sa présence ne peut donc être un inconvénient réel, tout au plus son odeur désagréable est-elle à signaler. Il n'en est pas de même de l'oxyde de carbone, qui, on le sait, est un composé toxique très violent. La présence de ce gaz dans les produits de la combustion incomplète a été démontrée directement par l'analyse chimique et indirectement par l'étude du sang d'un animal ayant respiré le mélange gazeux après combustion. Cette dernière méthode, appliquée par M. Gréhant, repose sur la propriété connue que possède l'oxyde de carbone de se fixer avec une grande facilité sur les globules du sang. M. Gréhant a mis en évidence, en même temps, les dangers résultant de cette combustion incomplète en montrant que « la quantité d'oxyde de carbone dégagée par un seul bec Bunsen brûlant par le bas pendant deux heures, dans une chambre de 12 mètres cubes de capacité, est suffisante pour oxycarboner le sang d'un chien presque complètement, et pour mettre l'animal en danger de mort ».

Il résulte du fait de la production de vapeur d'eau et d'acide carbonique dans la combustion complète du gaz d'éclairage et de celui de la possibilité de production d'oxyde de carbone dans la combustion incomplète qu'il serait avantageux que, dans tous les cas, on pût enlever les gaz et vapeurs résultant de la combustion au fur et à mesure de leur production. On entraînerait en outre aussi la petite quantité de particules de charbon et de matières goudronneuses qui se dégagent sans avoir subi de combustion et dont nous n'avons pas parlé spécialement parce que nous ne pensons pas que, à raison de leur faible proportion, elles agissent sur l'organisme; mais leur existence se manifeste par l'altération des plafonds au-dessus des becs de gaz et même d'une manière plus générale par la teinte que prennent toutes les parois d'une pièce dans laquelle on brûle du gaz. Dans certains cas, on pourrait éviter le déversement des produits de la combustion et de la fumée en disposant les brûleurs dans des lanternes transparentes entièrement closes et communiquant directement avec l'atmosphère extérieure par deux tuyaux servant l'un à l'arrivée de l'air, l'autre au dégagement de la fumée et des gaz de la combustion. On peut installer seulement ce second tube à la condition de pratiquer quelques ouvertures dans les parois de la lanterne, pourvu que la disposition soit telle qu'il se produise dans le tube de dégagement un tirage suffisant pour que les gaz chauds ne puissent pénétrer dans la salle par les orifices d'admission.

Une semblable disposition est adoptée, par exemple, dans les brûleurs

Wenham; elle satisfait à ce point de vue aux indications de l'hygiène. Mais il faut reconnaître que la nécessité d'une lanterne close et d'un tube de dégagement rend difficile cette application.

On peut obtenir un résultat presque aussi satisfaisant d'une manière plus simple : il suffit de placer au-dessus du brûleur une cloche ou une sorte d'entonnoir analogue aux fumivores qui sont très fréquemment employés pour garantir les plafonds du noircissement dû à l'action directe de la fumée s'élevant de la flamme; mais, à la partie supérieure de la cloche, aboutit l'extrémité d'un tube qui se termine d'autre part en dehors de la salle ; si ce second orifice est à une hauteur suffisante au-dessus du premier, quelle que soit la forme qu'on donne au tube pour satisfaire aux nécessités de l'ornementation, il s'établit un tirage qui entraîne tous les produits de la combustion et qui peut même aider à la ventilation générale de la salle. Cette disposition satisfaisante a été fréquemment employée autrefois; on y a peu à peu renoncé, ce qui est fâcheux et, à Paris au moins, on en trouverait difficilement encore des applications.

Quant à la viciation de l'air par l'éclairage électrique, elle est nulle ou très petite et négligeable.

Dans le cas des lampes à incandescence, quelle que soit la valeur de l'éclairage, il n'y a absolument aucune modification apportée à la composition de l'air, puisque l'incandescence du charbon a lieu dans un vase hermétiquement clos.

Il n'en est pas tout à fait de même dans le cas de la lumière à arc, puisque le charbon brûle effectivement à l'air. Mais remarquons d'abord que dans ce cas il n'y a pas production de vapeur d'eau, mais seulement d'acide carbonique, et ensuite que la quantité de ce gaz qui est dégagée est très minime et que, en réalité, il n'y a pas à en tenir compte dans la pratique. Nous avons dit précédemment que, pour un pouvoir éclairant de 300 carcels, la quantité de charbon brûlé s'élève à 22 grammes; par la combustion de ce corps, on obtient 80gr,6 d'acide carbonique, soit 41 litres.

Nous avons dit que l'huile, corps le plus favorable à ce point de vue, donne 60 litres par 1 carcel-heure. Pour obtenir un pouvoir éclairant de 300 carcels, l'huile aurait donc dégagé 18,000 litres d'acide carbonique, c'est-à-dire deux cent vingt-cinq fois plus que la lampe électrique.

Nous avons à peine besoin d'ajouter qu'il ne se produit non plus aucun de ces corps qui peuvent résulter d'une combustion incomplète des flammes et qui peuvent être une cause de danger ou souvent au moins une cause de mauvaise odeur.

On conçoit que dans ces conditions il n'y a absolument pas à se préoccuper de la viciation de l'air et l'on peut dire que l'éclairage électrique, quel que soit le système employé, n'apporte aucune modification appréciable à la composition de l'air.

III. **Inconvénients indirects des procédés d'éclairage artificiels.** — Enfin, les corps combustibles peuvent présenter des dangers ne résultant pas de la production même de la flamme utilisées pour l'éclairage, mais bien des propriétés même de ces corps. Ces dangers sont nuls ou à peu près pour les chandelles, les bougies et les lampes à huile végétale; ils existent pour le pétrole et le gaz d'éclairage et nous devons insister quelque peu.

Les inconvénients du pétrole résident tous dans son inflammabilité, qui est d'ailleurs variable avec la composition de ce liquide. En opérant sur des produits de distillation, M. Pelzer a déterminé la relation qui existait, pour les échantillons qu'il étudiait, entre la densité et la température d'inflammabilité. Voici les nombres qu'il a donnés.

Densité.	Température d'inflammation.	Densité.	Température d'inflammation.
0,685	— 21°	0,775	+ 45°
0,700	— 19°	0,783	50°
0,740	+ 15°	0,792	75°
0,750	17°	0,805	90°
0,760	35°	0,822	110°

Le pétrole brut s'enflamme à basse température, au-dessous de 15°; l'approche d'une flamme, d'une flammèche suffit pour en provoquer l'inflammation. Aussi, malgré les précautions prises aux lieux de production sur les navires qui transportent ce liquide, dans les usines où se fait la distillation, les incendies qui s'y produisent ne sont pas rares et l'on conçoit aisément la gravité d'un incendie qui se manifeste en un point où sont réunies des matières éminemment combustibles en quantités considérables.

Le transport par barils en bois présente surtout de grands inconvénients à ce point de vue; il est très difficile d'empêcher qu'un léger suintement ne se produise entre les douves qu'on ne peut maintenir absolument au contact de manière à obtenir une fermeture hermétique : cela est d'autant plus difficile que le pétrole a un très grand coefficient de dilatation et que, par suite des variations de température, les barils peuvent être soumis à de fortes pressions intérieures capables de les disjoindre, si on les a remplis complètement. Les barils métalliques en tôle de fer qu'on emploie maintenant de préférence évitent ces inconvénients.

L'huile de pétrole employée dans les lampes doit être débarrassée par la distillation des produits les plus inflammables et la vente au détail ne doit avoir lieu que pour des liquides qui ne s'enflamment pas au-dessous d'une température déterminée, 35° en France et en Angleterre, 37 aux Etats-Unis. L'huile de pétrole convenablement épurée ne doit pas prendre feu immédiatement par le contact d'un corps enflammé.

Malgré cette condition, il convient d'éviter que le pétrole soit renversé, étalé sur une large surface : il se produirait alors par l'agitation dans l'air des vapeurs qui rendraient l'inflammation plus facile et le danger plus grand. Aussi est-il indispensable de n'employer pour contenir ce liquide que des récipients en métal qui ne puissent être brisés et de ne jamais transvaser ce liquide dans le voisinage d'une flamme. Un décret de 1879 règle en France les conditions de vente du pétrole, dans le but de diminuer les chances d'accidents.

Dans les lampes allumées, il y a toujours production d'une certaine quantité de vapeurs dans le réservoir par suite de la chaleur qui est communiquée par la flamme, à travers la garniture en métal. Aussi le danger est-il réel lorsqu'une lampe allumée vient à se briser : la vapeur s'allume au contact de la flamme et l'inflammation se communique au liquide. De trop nombreux accidents se produisent ainsi chaque année.

D'autres fois, les accidents sont dus à une imprudence grave qui consiste, lorsqu'on s'aperçoit que la flamme faiblit par suite de l'épuisement du liquide, à vouloir verser du liquide dans la lampe en dévissant la garniture sans éteindre la flamme. Celle-ci enflamme les vapeurs qui se dégagent de la lampe, puis l'inflammation se communique à la fois dans la lampe et dans le réservoir.

Il ne faudrait même pas procéder au remplissage de la lampe après avoir éteint la flamme, s'il existe une autre lumière dans le voisinage. Il faut ou supprimer toute flamme voisine, ou attendre, pour procéder au remplissage, que le refroidissement soit complet.

Il est d'autant plus utile de tenir compte de ces remarques que le liquide dont on fait usage est plus inflammable et plus volatil.

En dehors des dangers résultant de la volatilité et de l'inflammabilité du pétrole, il convient de signaler l'odeur particulière que répand ce liquide. Cette odeur est surtout très forte si le liquide n'a pas été très bien rectifié; mais il faut dire que, s'il y a là un désagrément réel, on ne peut pas dire que ce soit un inconvénient, un danger. Cette odeur est faible ou nulle dans le cas où les lampes ne sont pas allumées ; elle se manifeste surtout pendant la durée de l'éclairage, mais seulement dans le cas de lampes mal proportionnées : il n'y a pas d'odeur appréciable si les dispositions et les dimensions des diverses parties de la lampe sont telles que la combustion soit complète.

Les inconvénients que l'on peut reprocher au gaz sont de deux ordres, résultant d'une part de la propriété qu'il possède de former un mélange détonant, et d'autre part des effets toxiques qu'il produit sur l'organisme, par suite de sa composition.

On sait qu'un mélange dans des proportions convenables d'oxygène et d'hydrogène produit une violente détonation lorsqu'on en approche un corps enflammé : la détonation est atténuée, mais non empêchée, si un gaz inerte est ajouté au mélange, au moins tant que la quantité de ce dernier gaz n'est pas trop grande. Les effets sont analogues, quoique moins énergiques, si l'hydrogène est remplacé par du gaz d'éclairage. Il résulte de là que, si dans une masse d'air on introduit une quantité de gaz d'éclairage comprise entre certaines limites, on aura un mélange susceptible de s'enflammer et de détoner lorsqu'on le mettra en contact avec une flamme.

Les nombres obtenus montrent qu'il n'y a pas à craindre qu'une explosion se produise, ni dans les gazomètres, ni dans les tuyaux de conduite, où la quantité d'air est en très petite quantité et bien loin d'atteindre la limite minima qui a été d'indiquée. Dans diverses circonstances, d'ailleurs, à la suite d'ouvertures produites dans des conduites ou même dans la paroi des gazomètres, le gaz a été enflammé : il s'est produit une flamme plus ou moins grande, il n'y a pas eu d'explosion.

On ne saurait craindre non plus une explosion par suite d'une fuite en plein air; la faible densité du gaz d'éclairage en amène une prompte diffusion et jamais la proportion de gaz n'atteint la valeur limite précédemment indiquée.

Mais il n'en est pas de même lorsque le dégagement du gaz se produit dans un espace clos plus ou moins complètement; il peut arriver alors que les gaz et l'air soient dans une proportion compatible avec la détonation, et celle-ci se produit si l'on approche du mélange un corps enflammé, une lampe, une bougie, une allumette.

Suivant la quantité absolue de gaz et sa proportion relative dans le mélange, l'explosion peut être plus ou moins vive et peut amener des conséquences plus ou moins graves, depuis la rupture des vitres dans une chambre jusqu'au renversement des murs. Naturellement les hommes qui se trouvent dans le lieu où l'explosion se produit, ou seulement même à côté, éprouvent également des accidents plus ou moins sérieux et la mort peut être le résultat, soit de l'explosion même, soit des blessures produites par la projection des matériaux. Ajoutons que, par suite de la haute température développée, les corps combustibles placés à portée prennent feu et qu'un incendie peut venir s'ajouter à l'explosion.

Il est inutile d'entrer dans les détails, de rapporter les récits d'accidents de ce genre; ils sont malheureusement fréquents et il n'y a pas d'année, pas de mois où on ne puisse en lire des descriptions dans les journaux. Aussi, sans nous arrêter davantage, nous pouvons dire que toute explosion de gaz peut être un très grave accident et qu'on ne saurait prendre trop de précautions pour en éviter la possibilité.

Quelles sont les causes ordinaires des explosions? En première ligne, on peut citer les fuites provenant d'un joint mal fait, d'une rupture de tuyau, rupture due à une cause quelconque : on a cité, par exemple, des cas où des tuyaux de plomb avaient été percés par des rats. Si la fuite est un peu grande, il se forme un mélange explosif; s'il se produit dans le jour, dans une pièce habitée, on sera averti par l'odeur, et l'on pourra prendre des précautions, éviter l'approche d'un corps enflammé, arrêter l'arrivée du gaz, aérer activement la pièce. Mais, si la fuite s'est produite dans un endroit ou à un moment du jour où personne n'était présent, si l'on cherche à pénétrer avec une lumière, la détonation se produira.

Souvent encore, la fuite a peu d'importance, elle existe dans un tuyau placé près du plafond : le gaz, à cause de sa densité, tend à rester en haut de la pièce, où il s'accumule, et la partie qui descend en diffusant est en proportion insuffisante pour s'enflammer. Mais on est averti de la présence des gaz par l'odeur, et, après s'être assuré qu'il n'y a aucun robinet ouvert, on cherche la fuite dont on soupçonne l'existence et, dans ce but, en opposition avec les instructions formelles qui sont données, on promène une flamme le long du tuyau pour y découvrir la fuite par le jet de gaz qui s'enflammera; on arrive ainsi en un point où le gaz s'est accumulé, comme nous l'avons dit, et l'explosion se produit.

C'est la crainte de ces accidents qui a fait rejeter en général la disposition qui consistait à mettre les tuyaux de distribution du gaz dans les égouts.

Le dégagement de gaz peut se produire d'autres façons; on aura ouvert un robinet sans allumer le jet de gaz, ou, après avoir éteint le jet, on aura de nouveau ouvert le robinet; la flamme étant fortement baissée, le bec mis en veilleuse, une cause quelconque, un courant d'air, aura éteint la flamme et le gaz aura continué à se dégager; on aura fermé le robinet d'un appareil mobile sans fermer le robinet du téton fixé correspondant, et le tube de caoutchouc se sera détaché; enfin, et le cas se présente également, des becs étant maintenus allumés en grand, de manière qu'il n'y ait pas à craindre d'extinction accidentelle, on vient à fermer le robinet extérieur de la conduite, ce qui éteint tous les brûleurs, puis on ouvre ce robinet de nouveau; le gaz s'échappe alors largement par tous les becs.

Des précautions simples peuvent empêcher la plupart des accidents dus à des causes de ce genre, comme, par exemple, de toujours fermer au mur le robinet qui commande un appareil mobile; de fermer le robinet du compteur lorsqu'aucun bec ne doit être allumé; de ne jamais fermer, puis ouvrir le robinet extérieur sans s'être assuré s'il n'y avait pas de bec allumé intérieurement.

Par ces précautions et par d'autres analogues, on arrive aisément à éviter des dégagements de gaz susceptibles de provoquer les explosions. On ne saurait nier toutefois que, à ce point de vue, et vu l'impossibilité de prévoir toutes les circonstances où le gaz peut s'échapper accidentellement, il n'y ait quelque inconvénient à l'emploi d'un système d'éclairage qui offre d'autre part des avantages très réels.

Le gaz, enfin, agit sur les animaux d'une manière nuisible : son absorption en quantité suffisante peut amener la mort. Sans insister sur les expériences variées qui ont été faites, il nous suffira de rappeler que c'est par l'action du gaz d'éclairage que, à Paris, les chiens envoyés en fourrière sont mis à mort. D'autre part, de nombreux cas de malaises, de maladies et même de mort ont été observés chez l'homme, et la possibilité de l'intoxication par le gaz d'éclairage ne saurait être mise en doute.

A quoi, à quel élément est due l'action nocive du gaz d'éclairage? Dès 1840, Tourdes soupçonnait que cette action est due à l'oxyde de carbone ; mais ce n'est, en somme, que dans ces dernières années que le fait a été démontré absolument. MM. Layet et Jolyet, notamment, ont étudié l'action des divers corps qui entrent dans la composition du gaz d'éclairage; hydrogène protocarboné, hydrogène bicarboné, ces gaz, irrespirables, il est vrai, ne sont nullement toxiques; M. Bruneau a montré qu'il en est de même pour le propylène; ce n'est donc pas à eux qu'il faut attribuer les effets produits par le gaz d'éclairage. Enfin, comme l'a démontré M. Gréhant, les animaux asphyxiés par ce gaz présentent tous dans le sang la réaction spectroscopique qui caractérise l'hémoglobine oxycarbonée. Il ne saurait donc y avoir de doute, c'est ce corps qui est la seule cause de la toxicité du gaz d'éclairage, de même qu'il est cause des accidents qui se produisent dans le cas de la combustion incomplète.

Il n'est donc pas douteux qu'il serait intéressant de pouvoir enlever au gaz d'éclairage, par une purification convenable, l'oxyde de carbone qu'il contient: malheureusement, on n'a pas trouvé jusqu'à présent un moyen économique et pratique d'atteindre ce résultat.

Le gaz d'éclairage étant toxique, il est clair que des accidents plus ou moins graves pourront se manifester, lorsque des personnes en auront respiré pendant un certain temps. Toutes les causes de fuite que nous avons signalées en parlant des explosions peuvent également amener l'intoxication. Mais cet effet peut aussi se manifester, même dans des cas où la quantité de gaz dégagée serait insuffisante pour provoquer une explosion; tel est le cas, par exemple, d'un empoisonnement suivi de mort et dû au passage du gaz à travers la paroi d'un tuyau de caoutchouc. Le robinet de la lampe avait été fermé, mais non celui du mur, et le gaz s'était écoulé peu à peu à travers des fissures existant dans le tube.

L'action nocive du gaz ne s'exerce pas seulement dans des pièces où il y a des brûleurs : elle peut se produire sur tout le parcours des conduites, et produire divers effets fâcheux ou dangereux.

Si les tuyaux de distribution du gaz ne présentaient aucune fuite, le sol ne pourrait évidemment subir aucune modification ; mais il n'en est pas ainsi, des fuites existent et la proportion de gaz qui se perd par ces fuites est notable : elle est évaluée au minimum à 7 ou 10 p. 100 de la quantité de gaz envoyée dans le réseau. Aussi le sol est-il imprégné de gaz sur toute la longueur des tuyaux : des carbures d'hydrogène s'y condensent, se répandant à des distances de plus en plus grandes, communiquant une teinte noire caractéristique à la terre qui répand alors une odeur empyreumatique lorsqu'on fait une tranchée.

On a trouvé d'autres substances dans le sol qui entoure les tuyaux de gaz, par exemple des sulfures alcalins et des composés ammoniacaux.

Non seulement la terre est souillée dans le voisinage des conduites, mais l'action s'étend de proche en proche à de grandes distances : les nappes d'eau peuvent être atteintes et on conçoit que les puits puissent également recevoir ainsi des eaux impures. Nous ne connaissons pas cependant de cas dans lesquels des accidents aient résulté d'une altération de ce genre.

Dans les conditions où on l'emploie, le gaz d'éclairage n'exerce pas son action sur les végétaux dans leur ensemble, mais exclusivement sur leurs racines ; cette action peut être directe et résulter du gaz qui s'échappe par les fuites et qui filtre à travers le sol, et elle peut être indirecte en ce que, comme nous venons de le dire, le gaz modifie la constitution de la terre, qui deviendrait impropre à la végétation plus ou moins complètement. Il paraît bien résulter de quelques expériences que l'action directe du gaz serait nuisible aux radicelles, mais on ne sait si les effets observés sont dus à l'une de ces actions ou à leur ensemble ; ce qui est certain, c'est que les plantations faites dans les villes se trouvent très mal du voisinage des tuyaux de gaz, à moins qu'on n'ait pris des dispositions spéciales pour ceux-ci.

Le fait a été constaté dans nombre de villes : les arbres dans le voisinage des conduites de gaz dépérissent. Si l'on songe que, indépendamment de l'agrément qu'apporte la présence des arbres, ceux-si sont un élément d'assainissement, on conçoit qu'il y a là un inconvénient sérieux. On y obvie facilement, d'ailleurs, en plaçant, dans le voisinage des arbres, les conduites de gaz dans d'autres tuyaux, dans des drains qui les entourent et qui communiquent avec l'air, de distance en distance, par des tuyaux qui viennent déboucher dans les socles des réverbères, par exemple, et qui offrent ainsi un dégagement facile au gaz.

Dans le même ordre d'idées, il faut citer les intoxications qui peuvent se produire même dans des locaux où il n'y a pas de conduites. La première observation est due à M. le professeur Tourdes ; le 31 décembre 1840, six personnes furent trouvées asphyxiées dans un logement situé au rez-de-chaussée au-dessus d'une cave voûtée : du gaz d'éclairage avait pénétré dans la cave et dans le logement, et plusieurs jours avant l'accident son odeur avait été constatée sans que l'on y prît suffisamment garde. Des recherches ultérieures montrèrent qu'une fuite de gaz s'était produite dans un siphon destiné à recueillir l'eau entraînée par le gaz ; le gaz qui s'échappait en grande quantité se répandait dans le sol, mais, ne pouvant traverser les couches supérieures durcies par le froid et congelées, il s'était infiltré latéralement jusqu'à la cave, d'où il était parvenu dans le logement situé au-dessus.

Cette observation n'est pas la seule et M. Layet, notamment, en a relevé un certain nombre présentant avec celle-ci la plus grande analogie (1). Il est à remarquer que ces accidents se sont généralement produits en hiver; cela tient à plusieurs raisons : d'une part, dans cette saison, la tension du gaz dans le réseau distributeur est plus élevée, ce qui exagère l'importance des fuites; la porosité du sol, moins grande à la surface, par suite du froid et des gelées, ne permet pas au gaz de s'élever verticalement et le force à se mouvoir latéralement; enfin, l'air intérieur des bâtiments, étant chauffé, produit une aspiration, un appel qui favorise l'introduction du gaz perdu dans les couches voisines du sol extérieur.

Parmi les inconvénients indirects de l'emploi du gaz d'éclairage, il faut citer encore les mouvements de terre que nécessite l'établissement d'un système de tuyaux et tous les changements ou réparations qu'on veut y apporter. Le creusement de tranchées est une gêne pour la circulation, d'une part, mais, ce qui est plus grave, c'est que cette opération peut provoquer l'explosion de fièvres intermittentes ou même de fièvres présentant un caractère infectieux, suivant l'état de souillure du sol. M. Layet a cité plusieurs exemples de faits de ce genre.

Il faut reconnaître que cet inconvénient n'est pas propre au gaz d'éclairage, qu'il se présente pour la construction des égouts et qu'il pourra être tout aussi bien signalé pour la pose des conducteurs d'électricité lorsque l'usage de ceux-ci se répandra. Les travaux actuellement en cours d'exécution à Paris montrent que les conditions sont les mêmes que pour la pose du gaz; la circulation est gênée dans nombre de quartiers. Mais en somme c'est là un inconvénient passager et nous n'avons pas entendu dire que les travaux de ce genre aient, dans cette ville, donné lieu à l'apparition de fièvres. Ce qui reste particulier aux travaux de réparation ou de changements aux conduites de gaz, c'est l'odeur particulière du sol qui entoure les tuyaux, mais cette odeur est plutôt désagréable que dangereuse.

Le moyen d'éviter ces inconvénients de terre serait de placer les conduites de gaz dans les égouts; mais, comme nous l'avons dit, cette solution a été rejetée en général à cause de la crainte des explosions à la suite de fuites de gaz. Des accidents graves, arrivés notamment à Paris (pont d'Austerlitz, 1865), ont montré que cette crainte n'est pas illusoire.

Les inconvénients qui résultent indirectement de l'emploi de l'électricité pour l'éclairage sont de divers ordres et nous allons successivement les passer en revue.

(1) Société de médecine publique et d'hygiène professionnelle, janvier 1880.

Ils consistent dans la possibilité d'incendie sur tout le parcours des conducteurs ; — dans des accidents résultant du contact établi entre un individu et les conducteurs du courant, soit en un point quelconque du circuit de ceux-ci, soit à la station centrale au point de production du courant, — enfin on peut incriminer l'existence même de ces stations centrales à un point de vue général.

Il n'est pas douteux que des incendies ou au moins des commencements d'incendie se sont assez souvent manifestés sur le passage de conducteurs aboutissant à des lampes électriques. Nous allons examiner dans quelles conditions ces accidents peuvent se produire, et nous indiquerons comment on peut les éviter.

Nous avons dit que lorsqu'un courant traverse un fil, il l'échauffe et que la quantité de chaleur dégagée dans un temps donné croît très rapidement quand l'intensité augmente (proportionnellement au carré de l'intensité); il est vrai qu'une partie de cette chaleur se perd par rayonnement et par conduction avec les corps voisins, cependant la température du corps s'élève. Les constructeurs ont tout intérêt à ce que la quantité de chaleur abandonnée dans les conducteurs ne soit pas trop grande, car les pertes qui se produisent et qui dépendent de cette quantité de chaleur correspondent à du travail mécanique, à de l'énergie qui a été fournie au système et dont on ne retrouve pas l'équivalent; ils évitent cet échauffement en donnant aux conducteurs un diamètre assez considérable. Aussi on peut dire que, dans une distribution qui fonctionne normalement, il n'y a pas à craindre que l'échauffement des conducteurs puisse mettre le feu aux corps voisins, même si ceux-ci étaient facilement inflammables.

Mais supposons que, par une cause quelconque, le courant augmente notablement d'intensité : il peut arriver alors que la température s'élève assez pour produire la carbonisation et même dans certains cas l'inflammation du corps avec lequel le fil nu est en contact ; si le fil est recouvert de gutta-percha, comme il arrive très souvent pour l'isoler, cette substance peut se ramollir, distiller et dégager des vapeurs qui s'enflamment facilement et communiquent le feu aux corps voisins.

Dans quelles circonstances le courant peut-il notablement augmenter d'intensité ? Il peut arriver que, pour une cause quelconque, un manque de réglage, la machine productrice du courant tourne plus rapidement qu'il ne convient, qu'elle *s'emballe;* une surveillance suffisante, l'action d'un régulateur automatique, peuvent faire disparaître cette cause d'augmentation d'intensité du courant.

Il peut arriver que l'intensité du courant augmente par la suppression, la mise hors circuit, d'un certain nombre de lampes dont l'ensemble représentait une résistance notable. On peut éviter cet inconvénient en disposant les commutateurs qui produisent l'allumage et l'extinction des lampes de telle sorte que le mouvement qui produit l'extinction d'une lampe introduise dans le circuit une résistance égale, ce qui ne change rien alors aux conditions du courant. On peut encore avoir en un point quelconque du circuit un ampéremètre et une série de résistances graduées ; un observateur surveille l'ampéremètre et maintient constante la position de l'aiguille, ce qui prouve la constance du courant, en faisant varier la résistance introduite dans le circuit.

Enfin, il peut arriver qu'il se produise quelque part un *court circuit*, c'est-à-dire que deux points des conducteurs présentant entre eux une grande différence de potentiel soient mis en contact directement ou par l'intermédiaire d'une pièce métallique courte et de grande section ; presque tout le courant passe alors par le court circuit, ce qui supprime à peu près toute la résistance de la partie des conducteurs comprise en dehors du court circuit, et augmente d'autant l'intensité du courant. Si les fils sont nus, le court circuit peut se produire par suite d'un déplacement de l'un d'eux en un point où les conducteurs sont voisins sans être séparés par rien ; ou encore par la présence d'un morceau de métal quelconque qui vient s'appuyer sur les deux conducteurs. Si les fils sont recouverts de gutta-percha, il se peut que celle-ci ait été ramollie, fondue par des échauffements antérieurs, insuffisants d'ailleurs pour produire une inflammation, et que les fils soient ainsi mis à nu ; on retombe alors dans le cas précédent. On peut éviter ces inconvénients en disposant les fils dans des sortes de gouttières en bois recouvertes d'une planchette, chaque gouttière contenant un seul fil ; il ne pourrait alors se produire de court circuit que si le bois était carbonisé, détruit, action qui serait due à une des deux causes précédentes, et nous avons dit comment on pouvait empêcher leur production.

Mais, quelles que soient les précautions prises, il est nécessaire d'intercaler sur le trajet des conducteurs un ou plusieurs *coupe-circuit*. Un coupe-circuit est constitué simplement par un fil fin, fondant à une température assez basse ; à cause de son faible diamètre, la température de ce fil est supérieure à celle des conducteurs qui l'entourent et qui ont une plus grande section ; on peut en conséquence avoir choisi le fil tel qu'il soit porté à sa température de fusion par une intensité de courant qui ne puisse amener les autres conducteurs à une température dangereuse. Lorsque le courant, pour une cause quelconque, augmente d'intensité dans le circuit, le coupe-circuit fond, et le circuit étant rompu le courant cesse de passer avant qu'un accident ait pu se produire.

Les fils employés en général sont des fils de plomb dont le diamètre est déterminé par des essais préalables ; ils sont enfermés et mis à l'abri de toute cause accidentelle de destruction.

Il ne nous paraît pas douteux que les causes d'incendie dont nous venons de parler disparaîtront au fur et à mesure que l'usage de la lumière électrique se répandra et que les installations seront faites en satisfaisant complètement aux conditions indiquées par la théorie. On peut même dire que déjà, par suite d'une connaissance plus complèt des précautions à prendre, les accidents de ce genre semblent êtr moins fréquents, quoique le nombre des applications se soit considé rablement accru depuis plusieurs années.

D'autres accidents peuvent être produits par les courants électriques et il importe de les signaler : ces accidents se manifestent lorsqu'u individu est traversé par une fraction ou par la totalité du couran et peuvent être assez graves pour entraîner la mort, comme on en a e déjà, malheureusement, une certain nombre d'exemples. Mais ces acci dents ne peuvent se produire que dans des conditions déterminées pour qu'un courant traverse un individu, il faut que celui-ci soit mis e communication avec deux points à un potentiel différent, il faut que l différence du potentiel atteigne une certaine valeur.

Le courant traversera un homme qui touchera les conducteurs d courant en deux points différents, ou qui touchera un conducteur et qu sera d'autre part en communication avec le sol ou une partie qui n soit pas isolée.

Les exemples de ce genre ne sont pas absolument rares, et plusieur d'entre eux ont été suivis de mort. Tantôt un individu touche simultanément deux fils différents faisant partie d'un même circuit, comme i est arrivé à l'accident des Tuileries en août 1882, tantôt un ouvrie touche les deux balais d'une machine dynamo ; dans d'autres cas, il suffi de toucher la borne d'une dynamo ; celle-ci n'était pas bien isolé et une dérivation a pu s'établir à travers le corps. On a même cité de cas de mort par le contact avec des fils recouverts de leur envelopp isolante.

Les accidents du genre de ceux dont nous parlons peuvent être évité presque absolument au moins pour le contact avec les conducteurs e mettant ceux-ci entièrement hors de la portée du public : seuls le ouvriers qui auront à s'approcher d'eux pourront être exposés à de dangers. Mais ils doivent être renseignés et doivent connaître les précautions à prendre pour éviter les accidents. Nous en dirons autan absolument pour les machines, si les mécaniciens et ingénieurs seul peuvent en approcher ou même entrer dans la salle où elles son installées. On n'aura pas ainsi supprimé absolument toutes chances d'accidents, mais on les aura considérablement diminuées.

Malheureusement des accidents peuvent se produire dans des conditions moins simples et presque impossibles à prévoir comme les suivants :

En Amérique, dans une ville où les conducteurs destinés aux télégraphes et à la lumière électrique étaient aériens, un fil télégraphique se casse ; une partie vient en tombant toucher un fil à lumière et reste en contact avec lui. Il s'établit une dérivation et un employé du télégraphe est tué par le passage du courant qui s'établit à travers lui.

Une machine dynamo avait une borne en communication avec le sol (disposition très défectueuse d'ailleurs) et un conducteur partait de l'autre borne pour distribuer le courant. Par suite d'une mauvaise installation, ce conducteur était en contact avec un tuyau acoustique. D'autre part, le fil d'une sonnerie électrique touchait un tuyau de gaz, et par là se trouvait relié à la terre. Un machiniste touche à la fois le tube acoustique et le fil de la sonnerie qui, normalement, ne devaient inspirer aucune inquiétude; mais, à cause des communications intempestives, une dérivation s'établit à travers son corps et il tombe mort.

Des accidents du même genre peuvent également se produire dans le cas de conducteurs souterrains : on peut se rappeler qu'il y a quelques mois les chevaux qui passaient sur le boulevard des Capucines dans une certaine région éprouvaient de violentes secousses. La canalisation principale est sous les trottoirs, mais des fils métalliques recouverts d'une matière isolante et placés dans des tubes en plomb amènent le courant aux lampes placées au milieu de la chaussée. Par suite d'un défaut d'installation, le plomb de l'un de ces conducteurs touchait le conducteur principal; d'autre part, il était placé immédiatement en contact avec le pavé de bois qui était humide et était devenu conducteur. C'est par cet intermédiaire que la dérivation s'établissait à travers le corps des chevaux.

Il n'y eut pas dans ce cas d'accidents et tout se réduisit à de fortes secousses; mais il n'en est pas toujours ainsi et dans des conditions analogues un cheval fut tué à Nancy (23 novembre 1890) en touchant une plaque de fonte qui fermait un regard de la canalisation. Il est évident qu'un homme qui eût été placé dans les mêmes conditions aurait subi le même sort.

Ces exemples, et ce ne sont pas les seuls que nous pourrions citer, montrent que les distributions électriques peuvent ne pas être sans dangers, même alors qu'on peut se croire n'avoir absolument rien à craindre. Il est donc indispensable, pour l'avenir de cette industrie, qu'une étude très complète, très attentive, soit faite pour mettre, au moins le public, à l'abri absolu de tout danger.

La question présente actuellement des difficultés d'autant plus grandes qu'on n'est pas encore absolument fixé sur les circonstances dans lesquelles le passage d'un courant à travers le corps est dangereux.

Il semble hors de doute cependant que, à égalité de différence de potentiel, les courants alternatifs sont plus dangereux que les courants continus. On a cité des exemples où les courants continus ont pu être fort intenses sans produire d'accidents graves : c'est ainsi que le contact entre deux points présentant une différence de potentiel de 8 à 900 volts ne tue pas un mouton, ainsi qu'il résulte d'expériences faites en 1883, à Nuremberg, par la Société protectrice des animaux. M. Browne est arrivé en Amérique à des résultats analogues pour des chiens.

On a d'ailleurs des observations dans lesquelles des courants intenses ont passé à travers des individus sans produire d'accidents graves, mais seulement des chocs plus ou moins violents et des brûlures aux points de contact.

Une différence de potentiel de 300 volts (courants continus) sans interruption ni alternance n'a donné presque rien dans un cas, et dans un autre a donné lieu à une secousse formidable avec la sensation de brûlure ; dans une autre circonstance, une différence de potentiel de 1 500 vols manifesta son action par un fort choc. Enfin, on peut citer l'observation d'un physicien éminent, membre de l'Institut, qui fut soumis accidentellement à une différence de potentiel de 2 400 volts sans qu'il en résultât de conséquences graves.

On n'a pas de données sur la valeur du courant continu qui pourrait amener la mort, ni sur les conditions qui favoriseraient cette action.

Pour les courants alternatifs, on n'a pas non plus de données certaines. Il résulte cependant d'expériences de M. Browne qu'un courant alternatif de 600 volts peut tuer un chien ; qu'un veau de 60 kilogr. environ peut être tué par un courant alternatif de 750 volts qui a suffi également pour amener la mort d'un cheval de 550 kilogr.

Quelle est la différence de potentiel qui peut amener la mort d'un homme qui est soumis à l'action d'un courant alternatif ? Il est difficile de répondre exactement à cette question, car on n'a pas toujours des renseignements précis sur les conditions dans lesquelles les accidents mortels se sont produits. Nous citerons cependant les deux faits suivants pour lesquels on a au moins des probabilités.

A l'Exposition d'hygiène de Londres (1884), un mécanicien qui toucha les deux balais d'une machine dynamo fut tué : la machine était utilisée à faire fonctionner 25 lampes à arc.

A l'accident des Tuileries (1882), dans lequel deux jeunes gens trouvèrent la mort, le circuit comprenait 12 bougies Jablochkoff.

En admettant pour chaque lampe ou bougie une différence de potentiel de 40 volts, ce qui est la moyenne, on voit que dans le premier cas la différence de potentiel était de 1 000 volts ; elle était seulement de 500 vols dans le second.

Nous n'avons pas ici à rechercher les causes de la plus grande gravité des accidents dus aux courants alternatifs qui, croyons-nous, peuvent devenir dangereux pour une différence de 300 volts, tandis que nous avons dit qu'un courant continu de plus de 2 000 volts peut être sans inconvénients sérieux. Mais le fait est certain et il en résulte que des précautions beaucoup plus grandes doivent être prises pour l'emploi des premiers que pour l'emploi des seconds.

L'industrie électrique est encore presque à ses débuts et, malgré l'importance qu'elle a prise, elle se développera certainement encore ; on ne connaît pas encore absolument les meilleures dispositions que l'on peut prendre pour parer aux inconvénients que présente l'emploi d'un gent aussi puissant, aussi énergique, mais il ne nous paraît pas douteux u'on arrivera, sinon à le rendre absolument inoffensif, au moins à endre les accidents de plus en plus rares et de moins en moins graves.

Dans une discussion qui eut lieu dernièrement au Conseil municipal le Paris, des récriminations s'élevèrent contre l'installation des stations entrales d'électricité qui déversent, dit-on, des torrents de fumée dans 'atmosphère, ce qui peut, à bien des points de vue, n'être pas sans inconvénient.

Nous ne pensons pas qu'il y ait lieu de disculper sérieusement l'éclairage électrique de ce reproche. D'une part, le courant électrique peut être produit industriellement par l'action de chutes d'eau, ce qui ferait disparaître entièrement les inconvénients signalés; d'autre part, même en actionnant les dynamo par des machines à vapeur, il est possible ou de ejeter les stations à la périphérie des villes dans les quartiers industriels, ou d'imposer l'emploi de combustibles spéciaux ou d'appareils fumivores le manière à diminuer considérablement la production de fumée dont on s'est plaint : l'emploi de moteurs à gaz qui peuvent être économiquement utilisés lèverait complètement toute difficulté de ce genre.

Disons d'ailleurs que l'inconvénient signalé n'a rien de particulier à l'éclairage électrique et qu'il se produirait de même pour toute industrie exigeant l'emploi de chaudières à vapeur puissantes et qu'on installerait au centre des villes.

De l'éclairage artificiel au point de vue de l'hygiène de la vision. — Au point de vue des conditions de la vision, les sources de lumière doivent être divisées en deux groupes suivant que la température y étant plus ou moins élevée les radiations très réfrangibles y seront en plus ou moins grande quantité. Dans un premier groupe, on réunirait les chandelles, les bougies, les lampes à huile ou à pétrole, les becs de gaz ordinaires, les lampes électriques à incandescence; dans un second groupe, on classerait les becs de gaz intensifs et les lampes électriques à arc (laissant de côté, par exemple, la lumière du magnésium qui n'est pas entrée dans la pratique).

Les deux groupes correspondent d'ailleurs à des besoins différents d'après leurs pouvoirs éclairants.

Les lumières à température peu élevée ne paraissent pas avoir d'effets fâcheux sur la vision, au moins en général, tant que l'intensité de l'éclairement ne dépasse pas 2 carcels-mètre (valeur moyenne approximative que nous ne donnons que sous toutes réserves).

Les inconvénients seront, d'ailleurs, diminués si on évite l'action directe de la lumière et si on se borne à regarder les objets éclairés par la source de lumière, ce qui est en somme le but à atteindre, car, sauf de rares cas, on n'a pas à examiner les sources lumineuses.

Dans le cas où l'œil éprouverait une certaine fatigue, on peut chercher à l'éviter soit en éloignant la source de lumière, soit en diminuant son pouvoir éclairant. Mais on arrive alors à diminuer la possibilité de voir les détails des objets; on évite la fatigue sans diminuer notablement l'éclairement en entourant la source lumineuse d'un verre jaune qui intercepte les rayons très réfrangibles (qui sont en général ceux qui provoquent la fatigue).

L'emploi des verres bleus diminue l'éclairement en arrêtant les radiations les plus éclairantes; nous ne comprenons pas l'utilité que ces verres peuvent présenter, car la diminution de l'éclairement se trouve liée à une prédominance des radiations très réfrangibles, ce qui nous paraît un inconvénient.

L'insuffisance d'éclairement, pour le cas d'un travail assidu, lecture, écriture, surtout pour les enfants et les adolescents, est très fâcheuse; nous avons dit les inconvénients qui lui étaient attribués. Sans parler des chandelles, nous dirons que nous croyons pas qu'on puisse être suffisamment éclairé dans tous les cas avec une bougie; pour arriver à l'éclairement minimum que nous croyons nécessaire (5 bougies-mètre), il faudrait pouvoir rapprocher la flamme du papier plus qu'il n'est possible en général. Il faudrait donc deux bougies ou une lampe ayant au moins ce pouvoir éclairant.

Lorsqu'il s'agit de l'éclairage d'une salle la multiplicité des sources lumineuses est un avantage et produit des effets satisfaisants. Dans le cas d'un travail assidu, il est bon que la partie que l'on regarde soit seule éclairée et qu'il n'arrive pas de lumière dans d'autres directions. L'idéal serait donc de travailler en pleine obscurité, la surface que l'on regarde envoyant seule absolument des radiations à l'œil.

Cette disposition est irréalisable et serait même sans grand intérêt, car pratiquement l'effet est le même si tous les corps voisins sont notablement moins éclairés que la partie dont on s'occupe; il en est ainsi, en réalité, pour tous les objets, excepté pour la source lumineuse même dont l'éclat est toujours supérieur à celui du papier qu'on lit ou sur lequel on écrit. Aussi est-il bon de placer entre l'œil et la source lumineuse un écran opaque (abat-jour) qui s'oppose à l'action directe, sans empêcher l'éclairement du papier.

Cette disposition présente en outre un autre avantage.

Lorsqu'on emploie une source de lumière assez puissante, indépendamment de la chaleur qu'elle communique à l'air ambiant, elle peut également produire des effets calorifiques par radiation; ces effets peuvent amener peut-être une fatigue de l'œil, par suite d'une sorte de congestion, certainement une élévation de température des téguments qui y sont exposés. Ces effets diminuent rapidement avec la distance et il suffit pour les éviter d'éloigner la source lumineuse; mais on diminue alors aussi l'éclairement, ce qui est un inconvénient. On évite également ces effets par l'interposition d'un écran opaque disposé de manière à ne pas empêcher l'éclairement du papier par la source lumineuse tout en empêchant l'action de celle-ci sur l'œil et les parties voisines.

On satisfait ainsi à la fois à deux conditions différentes, mais également importantes.

Il faut éviter avec soin l'emploi de lumière intermittente, papillotante qui amène une fatigue spéciale comme nous l'avons dit. Les flammes entourées d'une cheminée de verre sont plus calmes que les autres; aussi les lampes à huile, à pétrole, à gaz, à double courant d'air sont-elles préférables aux bougies ou aux becs papillon. Le gaz dans tous les cas peut présenter des intermittences s'il y a de l'eau dans les conduites, inconvénient auquel il faut remédier rapidement.

Les lampes électriques à incandescence présentent une grande constance; il n'en était pas ainsi au début, alors que l'on n'était pas pratiquement renseigné sur les relations à établir entre la puissance des machines et l'éclairage à assurer.

On peut dire, d'une manière générale, que les sources lumineuses de très grands pouvoirs éclairants sont sans inconvénient (dans les conditions où on les emploie ordinairement) : elles sont placées trop loin des yeux pour produire des effets fâcheux, quelles qu'elles soient, becs de gaz intensifs ou lampes électriques à arc.

Les lampes à arc peuvent, comme nous l'avons dit, provoquer des accidents chez les personnes qui s'en approchent à très petite distance. Ces accidents ne peuvent donc atteindre qu'un nombre limité de personnes; encore celles-ci doivent-elles connaître les dangers et les moyens de les éviter; l'emploi de lunettes en verre d'urane empêche l'action trop énergique sur les yeux, en arrêtant les radiations très réfrangibles.

Disons même que les accidents légers qui ont été observés par l'action de l'arc électrique se sont produits dans des conditions spéciales qui ne sont pas celles qui se rencontrent dans la pratique de l'éclairage, comme par exemple par l'action de projecteurs excessivement puissants, à bord des navires de guerre.

On peut donc dire que, dans la pratique, il n'y a rien dans l'éclairage des larges espaces par des sources de grand pouvoir éclairant qui intéresse l'hygiène au point de vue de la vision.

§ IV. — **Conclusions.**

Nous avons maintenant les éléments nécessaires pour déterminer, d'une manière générale, quel genre d'éclairage doit être adopté pour satisfaire aux conditions de l'hygiène.

Nous ne pensons pas qu'on doive arriver nécessairement à l'emploi d'un seul procédé d'éclairage. Sans parler des chandelles, dont l'usage, très restreint déjà, ira certainement encore en diminuant, nous croyons qu'on continuera à employer les bougies qui, par leur commodité, à cause de leur état solide, de leur facilité d'allumage, de leur faible poids permettant aisément les déplacements, continueront à être utilisées pour le petit éclairage domestique.

Les lampes qui peuvent aussi être facilement transportées, qui n'exigent aucune installation spéciale, fixe, seront, sans doute, employées aussi pendant longtemps encore. Elles peuvent donner un éclairement moyen sans grand inconvénient, sans développer beaucoup de chaleur, sans trop vicier l'atmosphère ; l'huile végétale devrait être préférée au pétrole à cause de l'odeur que présente cette dernière, à cause surtout des dangers auxquels elle expose par son inflammabilité. Aussi malgré la plus grande simplicité des appareils où on brûle le pétrole, nous pensons que ce sera surtout par son bas prix que cette substance pourra se substituer à l'huile végétale.

Mais la question capitale c'est le choix à faire entre le gaz et l'électricité; ces deux modes d'éclairage présentent, sur bien des points les mêmes avantages et des inconvénients analogues. Pour le gaz, comme pour l'électricité, les appareils qui servent à l'éclairage ne sont pas indépendants, il faut qu'ils soient reliés à un réseau distributeur par un tuyau ou par un câble métallique (au moins jusqu'à nouvel ordre, on ne saurait admettre comme pratique, des lampes électriques qui porteraient avec elles la source d'électricité; nous réservons d'ailleurs la question pour l'avenir). Le gaz et l'électricité exigent l'un et l'autre un centre de production coûteux à établir et à faire fonctionner, et un réseau desservant tous les points à éclairer.

La production et le transport du gaz et de l'électricité ne sont pas sans danger: d'une part des incendies, des détonations; de l'autre des incendies, des accidents pouvant être très graves, mortels même, par suite de contacts avec les conducteurs. Il faut noter cependant que les accidents dus à l'électricité sont personnels, pour ainsi dire, tandis que ceux qu'amène une explosion de gaz peuvent faire plusieurs victimes.

Le gaz, comme l'électricité, fournit des sources pouvant présenter des pouvoirs éclairants variant dans des limites très étendues; cependant, à cet égard, pour les forts pouvoirs éclairants, l'électricité l'emporterait sur le gaz; mais ces forts pouvoirs éclairants ne peuvent être utilisés que dans des cas très spéciaux qui n'intéressent pas l'hygiène et dont nous n'avons pas à nous occuper ici.

Nous réservons entièrement la question de prix: quoique, dans des installations fonctionnant déjà depuis plusieurs années, il paraisse prouvé que, à éclairement égal, la dépense est moindre pour l'électricité qu'elle ne serait pour le gaz (1), il est préférable d'attendre les résultats

(1) Il résulte d'une note communiquée tout récemment à l'Académie des sciences par M. Witz que dans une usine où l'on a substitué à l'éclairage au gaz l'éclairage électrique, le moteur étant une machine à gaz, il y a eu économie sur la quantité de gaz consommé, quoique l'éclairement fût plus grand.

qui seront fournis par la mise en activité et le fonctionnement des usines centrales d'électricité qui s'établissent actuellement dans toutes les grandes villes.

Au point de vue de l'effet, de la coloration, de la possibilité de distinguer les teintes, il y a parité complète entre le gaz et la lumiere électrique à incandescence. La lumière à arc a une coloration qui, pour certaines personnes, paraît moins agréable que celle du gaz; mais, bien mieux que l'éclairage au gaz, les lampes à arc permettent de distinguer et d'apprécier les couleurs.

La lumière du gaz et celle des lampes à incandescence d'intensité moyenne ont la même action sur l'œil et ne produisent, ni l'une ni l'autre, d'effets fâcheux, sauf dans des cas très particuliers, dans des cas de photophobie, par exemple; mais toute lumière, quelle que fût son origine, produirait le même effet. La lumière de la lampe à arc peut donner lieu à quelques accidents, quelques troubles pour les yeux, peu sérieux d'ailleurs; d'autre part ces accidents ne se produisent que dans des conditions particulières, lorsque l'œil est très près de la lumière, condition qui ne se rencontre pas dans l'emploi ordinaire des lampes. On n'a jamais observé le moindre trouble chez des personnes regardant des objets éclairés par la lampe à arc. Enfin on peut signaler l'effet désagréable, et l'éblouissement qu'on éprouve en regardant une lampe à arc, surtout si l'arc est à nu; mais il faut remarquer que l'effet est le même, et plus intense, lorsqu'on regarde le soleil. Les sources de lumière ne sont pas faites pour être regardées, elles sont faites pour éclairer les objets qu'on regarde : il n'y a aucune gêne, aucun éblouissement lorsqu'on regarde un objet éclairé par une lampe à arc.

Les inconvénients des lampes à arc ont donc peu d'importance : ils existent cependant et il faut en tenir compte, en plaçant ces lampes à une assez grande distance des observateurs.

On voit que, en somme, d'après ces considérations, il serait impossible de faire un choix motivé entre les deux genres d'éclairage, entre le gaz et l'électricité.

Aussi, en ce qui concerne l'éclairage en plein air, cours, voies publiques, jardins, il nous paraît tout à fait indifférent d'employer l'un ou l'autre système; les raisons hygiéniques que nous allons invoquer n'ont point à intervenir dans ce cas, et le choix dépendra des prix d'installation et de fonctionnement ou de l'effet qu'on cherche à produire si les deux systèmes de distribution sont installés. S'ils ne le sont pas, et qu'il faille en établir un, il semble que, toutes choses égales d'ailleurs, il faudrait choisir l'électricité dont les dangers sont moins graves, les accidents moins étendus que ceux du gaz.

Mais s'il s'agit d'espaces clos, les conclusions deviennent entièrement différentes : nous l'avons dit, l'éclairage au gaz présente deux grands inconvénients : il dégage une grande quantité de chaleur, il vicie l'atmosphère par la production de vapeur d'eau et d'acide carbonique, il peut même donner, dans quelques circonstances particulières, de l'oxyde de carbone, substance éminemment toxique. L'éclairage électrique ne dégage qu'une minime quantité de chaleur, il ne répand dans l'atmosphère que peu ou point d'acide carbonique. Il ne saurait donc y avoir de doute et, au point de vue de l'hygiène, il y a nécessité de substituer, dans les espaces clos, la lumière électrique à l'éclairage au gaz. Cette substitution est d'autant plus nécessaire que la salle sera plus petite, qu'elle sera moins bien ventilée et qu'elle contiendra un plus grand nombre d'individus qui par leur présence et leur respiration contribuent également à élever la température et à vicier l'atmosphère.

Nous ne croyons pas qu'il y ait lieu de revenir aux objections qui ont été faites au début des installations de lumière électrique, alors que les machines productrices des courants et les lampes fonctionnaient irrégulièrement. L'éclairage électrique a fait des progrès rapides et, au point de vue de la régularité du fonctionnement, il peut hardiment soutenir la comparaison avec l'éclairage au gaz.

L'éclairage électrique étant admis pour éclairer une salle, il conviendra de varier les dispositions suivant les circonstances et dans chaque cas particulier la question devra être étudiée spécialement. Nous ne pouvons donner ici que quelques indications générales.

S'il s'agit d'éclairer une pièce de dimensions petites ou moyennes, il faut avoir recours aux lampes à incandescence qu'on pourra disposer exactement de la même façon qu'on aurait disposé des brûleurs à gaz ; on pourra même obtenir des résultats plus avantageux, par exemple, en rapprochant les lampes des personnes qui travaillent, plus qu'on ne pourrait le faire avec le gaz à cause de l'élévation de température que celui-ci produit. Comme pour le gaz, on pourra munir les lampes d'abat-jour qui empêcheront l'action directe de la lumière sur l'œil et augmenteront l'éclairement des tables de travail.

Ce serait encore à des lampes à incandescence qu'il faudrait avoir recours dans des ateliers où les ouvriers ont à exécuter des travaux fins ; chaque établi, chaque métier ayant sa lampe disposée de manière à pouvoir être déplacée et à donner le meilleur éclairement pour chaque opération.

Il faudrait, au contraire, avoir recours à des lampes à arc pour éclairer de grands espaces où les manœuvres à faire sont plutôt des manœuvres de force et n'exigent pas une attention particulière et soutenue. Tel serait le cas d'une gare de chemin de fer, d'une halle à marchandises.

Enfin dans les grandes salles de réunion, salles de cours, salles de concert ou de théâtre ou autres analogues, il conviendrait d'avoir recours à la fois aux lampes à arc et aux lampes à incandescence. Les lampes à arc seraient placées assez haut, loin de l'œil des assistants ou des spectateurs, et seraient disposées de manière à produire un éclairement à peu près uniforme; nous dirions presque que cet éclairement devrait être suffisant à lui seul. Les lampes à incandescence figureraient principalement au point de vue décoratif, pour animer, pour égayer l'aspect de la salle, pour fournir des motifs ornementaux, pour produire des points lumineux destinés à éclairer davantage certaines parties, comme les loges dans un théâtre, à dissiper l'obscurité relative des parties qui ne seraient pas éclairées directement par les lampes à arc, et à faire ressortir les toilettes en projetant de la lumière sur les étoffes et les bijoux.

ARTICLE V. — DES PROCÉDÉS D'ALLUMAGE.

La question de l'allumage se rattache à celle de l'éclairage et il nous paraît utile d'en dire quelques mots, car il y a divers points qui intéressent l'hygiène.

Le briquet est l'un des procédés les plus primitifs; le choc d'un morceau d'acier contre l'arête d'un éclat de silex pyromaque détache un petit fragment du métal qui, par suite du choc même, est porté à une haute température, température suffisante pour produire l'incandescence; si ce fragment tombe sur un corps aisément combustible il en provoque la combustion. Le corps combustible qui a servi presque exclusivement pendant longtemps, c'est l'amadou, substance sèche et spongieuse extraite de l'agaric du chêne; pour en faciliter la combustion on la trempe dans une dissolution de nitrate de potassium. La température produite par la combustion de l'amadou suffit pour enflammer certains corps, mais non pas tous; on ne peut, par exemple, avec l'amadou allumer une bougie ou un bec de gaz; il faut avoir recours à un intermédiaire. Sur l'amadou en combustion, on applique l'extrémité d'une allumette soufrée : le soufre s'enflamme et le bois, à son tour, brûle en donnant naissance à une flamme vive dont la température est assez élevée et suffit pour enflammer les bougies, les lampes, les becs de gaz, etc.

Un perfectionnement assez ancien mais qui a été repris dans ces dernières années consiste dans l'emploi du briquet à roue : en tournant une manivelle on bande fortement un ressort qui se détendant brusquement fait tourner contre un morceau de silex le bord d'un disque en acier duquel, comme par le choc, se détachent de petites parcelles incandescentes.

Le briquet actuellement n'est plus guère utilisé que par les fumeurs; généralement l'amadou est remplacé par une mèche colorée par du bichromate de plomb qui lui donne une teinte orange caractéristique. Nous devons indiquer en passant que l'on a signalé des cas d'intoxication saturnine chez des ouvriers qui fabriquaient ces mèches, mais nous n'en connaissons pas qui résulte de leur emploi.

Nous signalerons à titre de curiosité et sans insister les briquets basés sur l'inflammation de l'hydrogène sous l'influence d'une étincelle électrique (briquet électrique de Volta) ou sous l'influence de la mousse de platine (briquet à hydrogène de Dobereiner, 1823) ; ces appareils qui exigeaient la production d'hydrogène étaient coûteux, lourds et encombrants ; nous ne croyons pas qu'ils aient été utilisés dans la pratique. Actuellement ils figurent seulement dans les cabinets de physique comme des exemples du dégagement de chaleur qui accompagne l'étincelle électrique et de la combinaison directe des gaz condensés par le platine finement divisé.

On désignait autrefois sous le nom d'allumettes des morceaux de bois sec ou de chênevottes dont on avait trempé un bout, ou quelquefois les deux, dans du soufre fondu ; elles ne peuvent directement servir à produire l'inflammation. Mais si on approche le bout soufré d'un corps incandescent le soufre prend feu et l'inflammation se communique au bois, la flamme produite alors peut, à son tour, provoquer l'inflammation d'autres corps combustibles.

Comme nous l'avons dit, ces allumettes, dans bien des cas, étaient utilisées concurremment avec le briquet à percussion. La connaissance de la facile inflammation du phosphore conduisit à la construction du briquet phosphorique pour l'emploi duquel les allumettes soufrées étaient utilisées. Le briquet était constitué par un tube fermé à une extrémité et au fond duquel on avait coulé soit du phosphore, soit un mélange par parties égales de soufre et de phosphore, puis ce tube était fermé par un bouchon. Lorsqu'on voulait du feu, après avoir enlevé le bouchon, on introduisait une allumette dans le tube de manière que son extrémité frottât contre le phosphore, puis on la retirait vivement ; cette allumette entraînait un petit fragment de phosphore qui s'enflammait par l'action de l'air et provoquait ainsi la combustion du soufre, puis du bois. Il est inutile d'insister sur les inconvénients et les dangers résultant de l'emploi de cet appareil inventé par Cagnard de la Tour (1809).

Nous signalerons aussi pour mémoire seulement les briquets chimiques, briquets à oxygène, dont l'invention est attribuée à Chancel, préparateur de Thénard (1805), et qui reposent sur une réaction signalée par Berthollet. On se servait d'allumettes, bûchettes en bois sec, dont l'extrémité soufrée était recouverte de chlorate de potassium mélangé à d'autres substances ; le mélange contenait, outre ce sel, tantôt du sucre de canne coloré avec du cinabre, tantôt du lycopode et de l'eau gommée. Le briquet était constitué par un petit flacon rempli d'amiante imbibée d'acide sulfurique concentré ; en y plongeant l'extrémité de l'allumette il se produisait une vive réaction dégageant assez de chaleur pour enflammer le soufre.

Les allumettes *prometheans* usitées en Angleterre vers 1830 reposaient sur le même principe, seulement les allumettes étaient constituées par un rouleau de papier mince qui contenait, outre le mélange inflammable, un petit tube en verre mince fermé aux deux bouts et contenant de l'acide sulfurique. En écrasant l'extrémité de l'allumette entre deux corps durs, l'acide se répandait et produisait l'inflammation.

Il est inutile d'insister sur le peu de commodité que présentaient ces systèmes et sur les inconvénients très graves qui pouvaient résulter de l'emploi de l'acide sulfurique concentré. Si nous ajoutons à cela le prix élevé auquel revenaient notamment les allumettes *prometheans*, on comprend que ces moyens d'inflammation furent abandonnés absolument dès que d'autres procédés plus simples eurent été imaginés et réalisés.

Un progrès très réel correspondit à l'invention des allumettes s'enflammant par simple frottement. Il semble que c'est en 1832 que parurent les premières allumettes de ce genre sous le nom de *briquets à la congrève* ou plus simplement de *congrèves;* c'étaient des allumettes soufrées dont l'extrémité était recouverte d'un mélange de 1 partie de chlorate de potassium et de deux parties de sulfure d'antimoine rendu adhésif par l'addition d'eau gommée. Pour se servir de ces congrèves on les faisait glisser rapidement entre deux morceaux de papier sablé que l'on pressait entre les doigts; le frottement qui en résultait amenait l'inflammation du mélange, inflammation qui se communiquait au soufre, puis au bois. Malheureusement, quelquefois, par suite du frottement, le mélange inflammable se détachait de l'allumette sans produire d'effet.

Enfin en 1833, apparurent les allumettes phosphorées, dites *allumettes chimiques allemandes* parce que la fabrication en fut d'abord établie par Preshel à Vienne, puis par Moldenhauer à Darmstadt quoique l'idée première doive en être réellement attribuée à un Français, M. Sauria (1831). Ces allumettes, comme les précédentes, étaient des allumettes soufrées dont l'extrémité portait un mélange de phosphore et de chlorate de potassium rendu adhésif par de la gomme. Elles s'enflammaient par le simple frottement sur un corps rugueux. Mais le mélange inflammable était un peu explosible, ce qui n'était pas sans inconvénient, car la matière en combustion se trouvait projetée à distance et pouvait amener des accidents. Ces allumettes furent perfectionnées par Trevany qui, en 1835, remplaça le chlorate de potassium par un mélange de minium et de bioxyde de manganèse, puis en 1837 par Preshel et par Bottger qui y substituèrent le premier, de l'oxyde pur de plomb, le second, un mélange de minium et d'azotate de plomb. Ces corps mélangés au phosphore s'enflamment aisément par simple frottement, mais sans explosion. Au début, on croyait nécessaire de recouvrir après dessiccation le mélange d'un vernis pour le soustraire à l'action de l'air, mais on reconnut bientôt que cette précaution était inutile.

Actuellement les allumettes ordinaires sont encore constituées comme nous venons de l'indiquer et la pâte contient, outre du phosphore, de la gomme ou de la colle et une matière colorante, une substance oxydante dont la composition varie avec les fabricants, mais où l'on retrouve le bioxyde de plomb seul ou mélangé avec de l'azotate de plomb ou avec du salpêtre. Des améliorations ont été apportées à la fabrication, tant dans la fabrication de la pâte que l'on a pu amener à ne contenir que 1/8 ou 1/10 de son poids de phosphore que dans la série des opérations ayant pour but la préparation des bûchettes, opération qui se fait maintenant à l'aide de machines. Outre que l'on obtient ainsi des allumettes plus régulières, leur prix a pu être abaissé notablement.

Le soufre qui sert d'intermédiaire pour l'inflammation entre la pâte phosphorée et le bois n'est pas sans présenter quelques inconvénients; d'abord, par sa combustion, il dégage du gaz sulfureux qui est désagréable à respirer à cause de son odeur vive et piquante, puis, on ne peut, en général, utiliser l'allumette que lorsque le soufre est complètement brûlé, ce qui exige un temps qui est appréciable.

On a pu faire disparaître ces inconvénients en supprimant le soufre; mais il faut alors faire subir au bois une préparation qui le rende inflammable plus facilement ou au moins plus rapidement. On y arrive en faisant tremper les bûchettes bien desséchées dans un bain d'acide stéarique ou de paraffine fondue, avant l'opération du chimicage qui consiste dans l'application de la pâte phosphorée. La matière grasse pénètre dans le bois qui, ainsi imbibé, est devenu facilement inflammable.

Les allumettes-bougies sont analogues aux allumettes que nous venons de décrire, si ce n'est que le bois paraffiné y est remplacé par une mèche de coton filé et tordu, comprenant de 12 à 20 brins, et immergée dans un bain contenant un mélange en fusion formé de stéarine et de cire, ou de stéarine et de gomme. Les mèches sont coupées à leur longueur définitive avant d'être soumises à l'opération du chimicage.

Les allumettes phosphorées présentent, outre leur bas prix, l'avantage très réel de s'enflammer par un simple frottement sur un corps rugueux quelconque; mais leur emploi n'est pas sans inconvénients. Le premier provient de cette facilité d'inflammation même : il peut arriver, il arrive fréquemment, qu'une allumette égarée s'enflamme sous l'action du pied si l'on vient à marcher sur elle lorsqu'elle est tombée à terre, ou sous l'action d'un frottement mécanique quelconque. Si elle est en contact avec un corps combustible, celui-ci prendra feu à son tour et des accidents, des incendies graves pourront en résulter.

Des faits analogues peuvent se passer également si des allumettes viennent à tomber entre les mains d'enfants ignorant le danger.

Ce ne sont point là, il est à peine nécessaire de le dire, des hypothèses gratuites, et trop souvent on a à signaler des désastres qui sont dus à cette cause.

Un autre inconvénient non moins grave résulte des propriétés toxiques du phosphore : celles-ci peuvent provoquer des empoisonnements soit pendant la fabrication, soit lorsqu'elles sont en usage. Nous n'avons pas à nous arrêter ici sur les accidents auxquels peuvent être soumis les ouvriers qui fabriquent les allumettes, accidents dont le plus grave est la nécrose phosphorée qui se manifeste principalement dans les maxillaires : c'est là une question qui sera traitée dans le livre VI (Hygiène industrielle) tant au point de vue des accidents en eux-mêmes qu'à celui des moyens à employer pour les diminuer ou même les éviter. Mais nous devons signaler les empoisonnements dus aux allumettes livrées à la consommation et qui proviennent de l'ingestion volontaire ou involontaire, criminelle ou accidentelle, de la pâte phosphorée des allumettes. Tantôt c'est un paquet d'allumettes qui est tombé inaperçu dans un vase utilisé à la cuisson des aliments; tantôt les bouts des allumettes ont été détachés et introduits volontairement soit par une personne qui, lasse de la vie et désireuse de mourir, absorbera le liquide toxique, soit subrepticement par un criminel voulant se débarrasser de la personne ou des personnes auxquelles les aliments sont destinés.

Bien que les liquides qui contiennent une certaine quantité de phosphore aient une odeur désagréable et caractéristique qui pourrait éveiller l'attention et faire écarter le liquide suspect, il est réel que, trop fréquemment, des empoisonnements dus au phosphore se produisent dans l'une des circonstances que nous venons d'indiquer. Ces empoisonnements peuvent amener la mort rapidement, en quelques heures; quelquefois la mort ne survient qu'après plusieurs jours ou même après deux ou trois semaines. L'empoisonnement par le phosphore est toujours grave et si dans quelques circonstances on a pu obtenir de bons effets de l'emploi de l'essence de térébenthine, on ne peut dire qu'on ait un contre-poison certainement efficace.

Aussi la possibilité de ces empoisonnements doit-elle être considérée comme un grave inconvénient inhérent à l'emploi des allumettes phosphorées, et il convient de se demander si l'exemple de l'interdiction de ces allumettes donné par la Suisse, le Danemark, le Pérou, la Hollande ne devrait pas se généraliser.

Il est évident qu'on ne saurait songer à cette interdiction s'il n'existait pas d'allumettes jouissant des mêmes avantages et ne présentant pas les mêmes inconvénients que les allumettes phosphorées.

Les allumettes à la congrève ont été améliorées de manière à s'enflammer plus facilement; on est parvenu à ce résultat en modifiant plus ou moins la constitution de la pâte inflammable : nous signalerons par exemple celle de la fabrique de Kummer et Günther en Saxe qui contient du chlorate de potassium, du sulfure d'antimoine et du minium en parties égales avec addition d'un peu de gomme; et d'autre part les allumettes de Canouil qui sont formées de bichromate et de chlorure de potassium, de byoxide de plomb, de sulfure d'antimoine et de verre pilé, avec addition de gomme.

Ces allumettes, dont il existe de nombreuses formules différentes, sont inoffensives et ne sauraient produire d'empoisonnement par leur ingestion.

Elles s'enflamment par le frottement sur toute surface rugueuse, ce qui les rend d'un emploi aussi commode que les allumettes phosphorées. Mais il faut remarquer que, par là même, elles présentent avec celles-ci l'inconvénient de pouvoir être enflammées accidentellement par un frottement imprévu et, par suite, de pouvoir amener des accidents, des brûlures, des incendies.

La découverte du phosphore rouge par Schrötter en 1840 a ouvert une nouvelle voie aux modifications à apporter à la fabrication des allumettes. On sait que ce corps est une modification allotropique du phosphore blanc, n'en différant pas au point de vue chimique, mais présentant des différences physiques très grandes et, d'autre part, étant sans action toxique sur l'organisme. La substitution du phosphore rouge au phosphore blanc dans les allumettes permet d'éviter toute crainte d'empoisonnement; seulement il faut modifier la composition de la pâte parce que le phosphore rouge s'enflamme moins facilement par le frottement que le phosphore blanc. Ce changement a été réalisé industriellement dans les fabriques de Forster et Wawra à Vienne et de Hochstatter à Darmstadt, et la pâte est composée d'un mélange en proportions convenables de phosphore rouge et de chlorate de potassium : l'inflammation se produit par un frottement sur une surface quelconque et elle a lieu sans explosion.

Ces allumettes présentent les avantages et les inconvénients des allumettes sans phosphore : innocuité complète en cas d'ingestion, possibilité d'inflammation accidentelle.

Le plus souvent c'est dans des conditions un peu différentes que le phosphore rouge a été employé à la fabrication des allumettes, Coignet, à Paris, Furth à Schuttenhofen (Allemagne) Lundström à Jönköping (Suède) : l'allumette, paraffinée en général, ne contient pas de phosphore, et le phosphore rouge mélangé à diverses matières est fixé sur une plaque sur laquelle l'allumette doit être frottée pour s'enflammer.

L'allumette porte à son extrémité un mélange de sulfure d'antimoine et de chlorate de potasse additionnés d'un peu de gomme; le frottoir est recouvert d'une pâte comprenant du phosphore rouge, de la pyrite de fer, du verre pilé et de la gélatine, et séché; ce mélange peut être remplacé par d'autres formules comme celle des allumettes suédoises qui contient par parties égales du phosphore rouge, de la pyrite de fer et du sulfure d'antimoine.

Les allumettes de cette espèce ne peuvent produire aucun accident; elles ne sont pas toxiques, non plus que les frottoirs, et l'ingestion des nes ou des autres ne peut donner lieu à un empoisonnement. D'autre art, il n'y a pas à craindre d'inflammation involontaire, puisque l'inflammation n'a lieu que par le frottement sur un frottoir spécial. Mais il faut econnaître que c'est là précisément une sujétion très réelle et qui xplique certainement la lenteur avec laquelle se répand l'usage des allunettes au phosphore rouge.

Au point de vue général de l'hygiène, on pourrait désirer que l'emploi u phosphore fût complètement interdit pour la fabrication des allunettes : le phosphore blanc parce qu'il est dangereux dans sa manipulaion et que les allumettes qui en contiennent présentent également des nconvénients graves ; — le phosphore rouge parce que sa préparation xige la préparation préalable du phosphore blanc.

Mais il importe de remarquer que l'étude des moyens employés dans a préparation du phosphore blanc et dans sa transformation en phoshore rouge montre que les ouvriers n'ont pas à manipuler le phosphore t ne sont soumis à aucune action nocive ; il n'en est pas de même dans a fabrication des allumettes où l'on ne peut soustraire l'ouvrier au conact du phosphore ou de sa vapeur, et où l'on ne saurait espérer que des nesures prophylactiques suffisantes pourraient être prises pour éviter es inconvénients résultant de ce contact. Aussi on comprend que c'est 'emploi du phosphore blanc qu'il faut surtout viser, et c'est là ce qui xplique le vœu exprimé par l'Académie de médecine (décembre 1888) et endant à l'interdiction de l'emploi du phosphore blanc pour la fabricaion des allumettes.

La fabrication des allumettes est actuellement, en France, entre les nains de l'Etat; il semble qu'il serait possible de donner satisfaction à ce œu, plus facilement dans ces conditions que si l'industrie était libre.

Les allumettes nous fournissent le moyen d'avoir une flamme capable 'allumer une bougie, une lampe, un bec de gaz; mais l'emploi direct e l'allumette n'est pas toujours très commode, comme il arrive dans le as où l'on a un grand nombre de becs de gaz à allumer, surtout si ces ecs sont à une certaine hauteur au-dessus du sol. Il serait alors très ong de procéder à leur inflammation à l'aide d'allumettes; divers moyens nt été proposés et employés pour éviter cet inconvénient.

Le procédé le plus simple et le plus naturel consiste à se servir d'un orps dont la combustion dure plus longtemps que celle d'une allunette, comme par exemple un rat de cave; si les becs sont à une certaine auteur le rat de cave est porté à l'extrémité d'une tige de bois de lonueur convenable. Le rat de cave peut être remplacé par une lampe à lcool ou même par une petite lampe à huile.

Il n'y aurait pas lieu d'insister sur ces allumoirs, si le fait de promener ne flamme à feu nu dans des locaux où peuvent se trouver des subtances facilement inflammables ne pouvait être une cause d'accident :

on sait que c'est à l'inflammation d'une pièce d'étoffe suspendue, par le contact d'un allumoir qu'on attribue l'incendie qui, il y a quelques années, a détruit un des grands magasins de nouveauté de Paris.

Pour obvier à cet inconvénient, on a imaginé un allumoir électrique qui ne fonctionne qu'à la volonté de la personne qui s'en sert.

Il existe divers modèles d'allumoirs électriques : l'un d'eux, dû à M. Clarke, est basé sur l'électricité statique. Il comprend une poignée et un manche : la poignée est un cylindre creux en ébonite dans lequel se trouve une petite machine électrique dont le mouvement de rotation est obtenu en pressant sur un bouton qu'un ressort à boudin ramène à sa position primitive lorsqu'on cesse de presser sur lui ; par suite de ce mouvement, la machine est chargée.

Le manche est constitué par un cylindre creux en ébonite de telle longueur qu'il est jugé nécessaire et présentant une partie ouverte à son extrémité libre ; deux tiges métalliques isolées l'une de l'autre traversent ce cylindre; celles-ci, d'une part sont reliées aux conducteurs de la machine, et à l'extrémité ouverte du cylindre elles sont séparées par un intervalle que l'on a réglé d'avance. Lorsqu'on presse sur le bouton et que la machine fonctionne, des étincelles éclatent entre ces extrémités si on les produit auprès d'un brûleur à gaz, le gaz s'enflamme. Toute action cessant lorsqu'on n'agit pas sur le bouton, il ne peut y avoir d'inflammation accidentelle.

Il est convenable pour le bon fonctionnement de l'appareil que la poignée contienne une substance hygrométrique qui maintienne sec l'air qui entoure la machine électrique; sans cette précaution, celle-ci ne pourrait fonctionner.

L'allumoir électrique Arnould présente une forme générale analogue à l'appareil précédent; seulement la poignée contient une pile électrique et les deux tiges qui traversent le manche sont réunies par une petite spirale de fil fin de platine : une interruption existe normalement dans le circuit qui reste ouvert, et le courant ne passe pas; mais, lorsque l'on presse sur un bouton, on ferme le circuit et la spirale rougit; si on l'approche d'un brûleur à gaz dont le robinet est ouvert le gaz s'enflamme.

Les brûleurs à gaz étant, en général, à poste fixe, au lieu d'avoir un allumoir mobile, on peut adopter des dispositions qui assurent l'allumage à l'aide d'appareils fixes.

Un moyen fréquemment employé consiste à ne jamais produire l'extinction complète des brûleurs. A cet effet, le bec porte un robinet qui dans la position qui correspondrait à l'extinction, laisse passer une petite quantité de gaz suffisante pour maintenir une flamme très restreinte : le bec brûle alors *en veilleuse*. Lorsqu'on tourne le robinet de manière à laisser arriver le gaz en grand, la veilleuse enflamme ce gaz et allume le bec. Ce système est employé notamment à Paris pour les becs intensifs de la Compagnie du gaz.

La dépense de gaz qui résulte de l'emploi de cette disposition est très inime et est compensée par la rapidité et la facilité de l'allumage.

D'autres dispositions peuvent être adoptées, basées sur l'emploi de électricité. C'est ainsi qu'on peut disposer au-dessus d'un bec de gaz ne spirale de platine qui est située hors du circuit d'une pile lorsque le obinet est ouvert ou lorsqu'il est fermé; mais lorsqu'on fait passer le obinet d'une position à l'autre, il établit la continuité du circuit, le cou-ant passe, le platine devient incandescent et le gaz s'enflamme.

On a utilisé également l'étincelle d'induction; nous prendrons comme xemple la disposition adoptée par M. Gaiffe pour allumer rapidement les 65 becs de gaz qui éclairaient la salle de l'Assemblée nationale à Ver-ailles, disposition qui fut reproduite dans des conditions analogues our la salle du Sénat en 1880.

Les 365 becs étaient munis chacun d'un inflammateur constitué par eux tiges de fer situées de part et d'autre du bec et entre lesquelles latalent les étincelles lorsque l'appareil entrait en action. Les becs aient répartis en 18 groupes reliés séparément par des câbles isolés à ne bobine d'induction actionnée par une pile suffisante pour que l'étin-elle pût atteindre $0^m,15$. Un commutateur-distributeur permettait envoyer le courant successivement dans chacun des 18 groupes. orsque le courant traversait l'un d'eux, l'allumage de tous les becs cor-espondants se produisait simultanément. Le mouvement du distribu-ur consistait dans la rotation d'une manette, et l'allumage des 365 becs emandait seulement 14 secondes.

LIVRE IV

HYGIÈNE RURALE

Par M. GUSTAVE DROUINEAU.

INTRODUCTION

Jusqu'ici l'hygiène rurale n'a tenu dans les ouvrages et les études d'hygiène qu'une place médiocre. Les auteurs classiques les plus en renom, Tourtelle, Hallé, Michel Lévy, Bouchardat, avaient été entraînés en adoptant une méthode générale d'exposition à mettre de côté les milieux sociaux et, à vrai dire, l'hygiène n'était pas encore, comme science, suffisamment avancée pour faire naître cette conception. Arnould, dans son magistral traité, a rompu avec cette tradition et a fait à l'étude du groupe rural une part spéciale, mais encore peu étendue, puisque bien des faits s'y appliquant sont développés dans différentes parties de l'ouvrage. Quant aux livres de vulgarisation qui ont été assez nombreux dans ces derniers temps et parmi lesquels il faut citer ceux des Drs Georges, Descieux, Vidal, etc., leur but était d'éclairer le paysan sur les moyens de sauvegarder sa santé, de parer aux premiers besoins en cas d'accident et ils ont revêtu la forme simple et restreinte des ouvrages de cette nature.

Dans le mouvement scientifique de notre époque, les hygiénistes semblaient attirés surtout par les besoins des agglomérations et il y avait en effet de ce côté des intérêts pressants, des nécessités urgentes ; cependant quelques monographies concernant l'hygiène rurale se sont fait jour : quelques thèses, entre autres celle de Naudet, l'étude des *Paysans français* par les frères Combes; dans le Dictionnaire encyclopédique, l'article *Hygiène rurale* du professeur Layet et son ouvrage, *Hygiène et Maladies des paysans*, couronné par le Congrès d'hygiène de Turin et qui est encore maintenant le plus complet sur ce sujet.

L'Encyclopédie d'hygiène affirme, par ses grandes divisions, l'importance de l'étude hygiénique des milieux sociaux et, parmi eux, elle fait place au milieu rural. Il a été un des moins explorés, bien qu'il représente la collectivité sociale la plus nombreuse, celle qui est la vie, la force de la nation. Il est équitable de s'attacher à cette étude avec sollicitude, elle le justifie par bien des raisons. Le milieu rural s'est en effet profondément modifié depuis un certain nombre d'années. L'agriculture, en perfectionnant ses méthodes, en *s'industrialisant*, a conquis une place plus grande ; d'empirique qu'elle était demeurée longtemps elle est devenue scientifique et des savants éminents y ont apporté tous leurs soins, tout leur talent. Le cultivateur a eu conscience des bienfaits de l'instruction et du profit qu'on en pouvait tirer. Il a la notion exacte de son importance sociale comme citoyen; il serait assez juste de dire que c'est à son bénéfice surtout que les crises politiques se sont faites, car depuis un siècle sa condition s'est de toutes la plus complètement modifiée.

Cette transformation du paysan, les progrès accomplis autour de lui, donnent la mesure de l'importance qu'il faut attribuer au rôle que joue la collectivité rurale. Pourtant, l'hygiène rurale rencontre, sur le terrain des applications, des difficultés considérables qui s'expliquent par la connaissance exacte du milieu agricole, milieu fait de deux éléments, l'un moral, l'autre physique, étroitement liés tous les deux, réagissant l'un sur l'autre et qu'il ne faut jamais séparer si on veut rester dans la réalité des faits.

Nous avons donc pensé que nous ne pouvions faire œuvre utile en embrassant ce sujet qu'à la condition de grouper cette étude de façon à ne négliger aucun des faits intéressant le cultivateur et composant pour ainsi dire sa vie, concevant enfin qu'ici il est question d'une entité dont les besoins ne sont pas les mêmes que ceux des autres groupes sociaux et à laquelle on ne saurait appliquer, sans d'importantes atténuations, les règles générales de l'hygiène publique.

Cette pensée a dirigé toute cette étude; elle en justifie le plan et les développements. Il se peut que dans l'avenir il s'établisse des rapprochements entre le milieu rural et le milieu urbain, que même, on cherche à effacer de plus en plus les traits qui les séparent, et qu'enfin une heure vienne où l'hygiène n'aura plus que des exigences à peu près égales. Mais, en attendant ce progrès, peut-être même pour en faciliter la réalisation, il faut qu'en ce moment l'hygiène façonne ses décrets et ses prescriptions de telle sorte qu'ils soient applicables. Il y aura donc, pensons-nous, encore pour un long temps, une hygiène *proprement* rurale, avec des nécessités quelque peu différentes de celles des autres milieux et qu'il faudra tâcher d'imposer au paysan bien plus par la persuasion et la connaissance des faits que par la force. Il faut s'adresser à son désir de savoir, de grandir, à sa vanité, si l'on veut ; il faut le faire rompre avec la routine et l'absurde tradition, en un mot lui expliquer les choses, puisqu'il peut mieux qu'autrefois les comprendre et s'y intéresser. Cette pensée a fait naître beaucoup d'utiles petits livres et, pour le milieu rural, il me semble indispensable d'allier dans une sage mesure la vérité scientifique et la vulgarisation.

Il se peut que cette association nécessaire imprime à cette étude un caractère particulier qui la fasse un peu différente de celles qui l'entourent, mais tout le justifie ; dans l'hygiène industrielle, militaire, navale, urbaine, les applications sanitaires dépendent non des groupes sociaux, mais des patrons ou des chefs, la collectivité s'efface devant des individualités bien affirmées et restreintes ; dans l'hygiène rurale, au contraire, l'individualisme est presque la règle, l'autorité a peu de moyens d'action et elle se multiplie autant que les nombreuses collectivités rurales.

Ces différences considérables font aisément comprendre comment, ne voulant pas perdre de vue le côté pratique des applications sanitaires, j'ai cherché dans cette étude d'hygiène rurale à écrire pour ceux-là mêmes qui étaient en cause, sans oublier cependant les devoirs que m'imposait d'autre part une œuvre scientifique importante.

CHAPITRE PREMIER

POPULATION RURALE

ARTICLE Ier. — POPULATION EN GÉNÉRAL.

§ 1er. — Rapport de la population rurale à la population urbaine.

D'une façon générale, l'esprit saisit à merveille la différence qu'il convient d'établir entre la ville et la campagne, entre citadins et ruraux; il ne semble pas qu'il y ait même place pour la moindre confusion tant la distinction paraît complète. Cependant si par *campagnes* on veut bien entendre, ce qui est, non pas seulement les champs avec leurs cultures variées, mais surtout la terre cultivée et habitée, on s'aperçoit que le groupe rural, dans sa progression continue, depuis le hameau jusqu'au bourg, finit par se confondre avec la petite agglomération urbaine à ce point qu'il n'est vraiment plus facile de faire une séparation satisfaisante et d'établir une limite précise.

Dans notre état social actuel, avec les progrès de la civilisation, l'établissement des voies ferrées, la multiplicité des routes, la facilité des échanges, cette distinction est encore plus difficile qu'elle l'était il y a seulement cinquante ans.

Telle bourgade que nos pères ont connue dans sa simplicité rustique est devenue une active station de chemin de fer, un marché important, un centre mi-industriel, mi-agricole, a perdu beaucoup de cette naïveté champêtre, de cette existence paisible que les poètes de tous les temps et de tous les pays ont célébrées avec foi et a pris en revanche les allures recherchées et coquettes d'une ville. Les exemples en sont assez fréquents dans tous les pays d'Europe, et en France on en retrouve un peu partout, au nord comme au midi, à l'est comme à l'ouest. Par contre, des petites villes qu'une industrie soutenait se sont peu à peu dépeuplées et amoindries en même temps que les manufactures s'y fermaient, que la population ouvrière se déplaçait, et n'ont vraiment plus qu'une importance secondaire.

Ces villes éteintes, ces villages transformés et agrandis, c'est aux mouvements de la population aussi bien qu'aux événements issus des progrès de la civilisation qu'il les faut attribuer, et il est incontestable que la prépondérance scientifique de la seconde moitié de notre siècle est pour beaucoup dans cette perturbation sociale.

A défaut de délimitation rigoureuse entre la population rurale et urbaine, on a établi conventionnellement depuis 1846 que, par population rurale, il fallait entendre toute agglomération de moins de 2 000 habitants et réserver à la ville ce qui est supérieur à ce nombre (1). Cette convention, arbitraire et sujette évidemment à bien des exceptions, est, dans le plus grand nombre des cas, satisfaisante. Il faut s'y conformer, et si un certain nombre d'agglomérations supérieures à 2 000 habitants sont de ce fait taxées de *villes*, bien qu'ayant, à tous les points de vue, les habitudes, les mœurs et les allures de la campagne, dans le plus grand nombre des cas, ces gros villages, ces bourgs sont appelés à se transformer tout à fait et à justifier dans l'avenir leur qualité de ville. Pour toutes celles au-dessous, petites villes déchues, hameaux transformés, villages ou bourgs, c'est bien, au point de vue de l'hygiène surtout, la campagne telle que nous l'entendons, avec ses ressources modestes, ses traditions de simplicité et de travail et aussi ses négligences et son insouciance de l'hygiène (2).

Avant d'étudier la population rurale dans ses propres mouvements et

(1) Il est juste de faire remarquer que cette convention n'est pas la même pour tous les pays et enlève aux rapprochements qui pourraient être faits une partie de leur rigueur. A. Guillard cite en particulier le cas de la Belgique, où les faubourgs populeux des villes ne sont pas comptés comme villes, où *Seraing* est un village de 15 000 âmes et ainsi d'autres. Aussi fait-il remarquer à ce sujet qu'en bonne démographie on ne doit ranger dans les villes que les agglomérations assez considérables pour que les habitants ressentent d'une manière appréciable l'influence de cette condition, influence que l'on peut comparer à celle de l'air confiné. L'observation est juste, mais n'affaiblit pas ce qui a trait aux campagnes, car toutes les agglomérations au-dessous de 2 000 habitants sont bien dans les conditions d'hygiène spéciales et s'écartant de toute manière de celles des villes.

(2) Parmi les sous-préfectures dont la population agglomérée est au-dessous de 2 000 il faut citer :

	Habitants.		Habitants.
Briançon (Hautes-Alpes).........	1563	Moutiers (Savoie)...............	1892
Marennes (Charente-Inférieure)..	1774	Mauléon (Basses-Pyrénées.......	1741
Rochechouart (Haute-Vienne)....	1827	Barcelonnette (Basses-Alpes).....	1908
Rocroi (Ardennes)...............	905	Florac (Lozère)..................	1824
Montmédy (Meuse)...............	1759	Calvi (Corse)....................	1832
Forcalquier (Basses-Alpes)......	1976	Argelès (Hautes-Pyrénées).......	1727
Lapalisse (Allier)...............	1866	Castellane (Basses-Alpes)........	1154
Gex (Ain).......................	1296	Lombez (Gers)..................	1007
Trévoux (Ain)...................	1902	Saint-Julien (Haute-Savoie)......	862
Mortain (Manche)...............	1966	Boussac (Creuse)................	1327
Montfort (Ille-et-Vilaine).........	1551	Puget-Théniers (Alpes-Maritimes).	1075
Bonneville (Haute-Savoie)........	1538		

dans ce qu'elle présente de particulier, il convient de la comparer dans son ensemble à la population urbaine.

D'après les données fournies par les dénombrements et en appliquant la définition de la population rurale dont il a été question précédemment, on a obtenu les résultats suivants pour 100 habitants.

	1846.	1851.	1856.	1861.	1866.	1872.	1876.	1881.	1886. (1)
Population urbaine.	24,42	25,52	27,31	28,86	30,46	31,06	32,44	34,76	35,95
Population rurale..	75,58	74,48	72,69	71,14	69,54	68,94	67,56	65,24	64,05

La population urbaine forme donc en France le tiers de la population totale et la population rurale les deux tiers. Cette proportion n'est pas la même dans les différents pays, et le tableau qu'en a dressé le professeur Layet dans son excellent livre sur *l'Hygiène et les Maladies des paysans* nous en donne la preuve.

TABLEAU A.—**Tableau des coefficients d'agglomérations urbaine et rurale.**

CONTRÉES.	MOYENNE ANNUELLE de mortalité sur 100 habitants.	SUR 100 HABITANTS ON TROUVE POUR LES	
		Villes.	Campagnes.
Saxe	2.87	66.15	33.85
Angleterre et pays de Galles	2.20	53.09	47.00
Belgique	2.32	45.05	54.95
Hollande	2.49	39.59	60.41
Allemagne du N.-E. (Prusse et Silésie)	2.72	38.50	61.50
Allemagne rhénane	2.97	36.27	63.73
Alsace-Lorraine	»	35.25	64.75
Basse Allemagne (Hanovre et Westphalie)	2.32	34.75	65.25
Allemagne médiane	»	28.06	71.94
Allemagne entière	2.71	39.00	61.00
Ecosse	2.21	38.00	62.00
France	2.40	33.50	66.50
Pologne	»	32.00	68.00
Italie	2.99	31.30	68.70
Suisse	2.38	23.00	77.00
Danemark	1.96	19.50	80.50
Grèce	2.09	18.75	81.25
Irlande	1.70	18.25	81.75
Autriche cisleithane	3.13	17.15	82 85
Espagne	3.12	16.15	83.85
Bavière	3.09	15.90	84.10
Roumanie	2.65	15.30	84.70
Turquie d'Europe	»	14.35	85.65
Suède	1.92	14.00	86.00
Autriche transleithane	»	13.75	86.25
Norvège	1.73	12.00	88.00
Russie d'Europe (moins Pologne et Finlande)	3.25	9.90	89.10
Finlande	2.90	6.00	94.00

(1) Les résultats du dénombrement de 1891 ne sont pas encore connus. D'après ce qu'a fait connaître la *Revue générale d'administration*, juillet 1891, on sait seulement que la

Cet intéressant tableau montre bien la distribution géographique de l'industrie et de l'agriculture. La Saxe, ce petit pays dont la population industrielle et active est si remarquable, plus dense encore que dans la Belgique, se multipliant malgré de fortes émigrations, n'a presque pas de terres cultivables et ne pourrait pas, de ce fait, suffire à ses besoins sans un commerce et une industrie considérables ; elle est en majorité urbaine, tandis que les vastes territoires de la Russie font la population rurale nombreuse, constituant presque la totalité de la nation. La France tient un juste milieu entre ces extrêmes et la proportion qu'on trouve chez elle, de 1/3 de citadins, 2/3 de ruraux, semble plus équitable et donner satisfaction à tous les besoins.

Mais au moins faudrait-il s'en tenir là ; or ce *coefficient d'agglomération*, comme l'appelle le Dr Layet, n'est pas immuable et nous constatons, d'après les recensements quinquennaux que, dans notre pays, une tendance manifeste existe, faisant augmenter la population urbaine et diminuer celle des campagnes. En 1846, la population urbaine n'était que du quart de la population totale, aujourd'hui elle est du tiers ; qui dit ce qu'elle sera dans plusieurs années et qui peut savoir où s'arrêtera cette progression inverse très accusée.

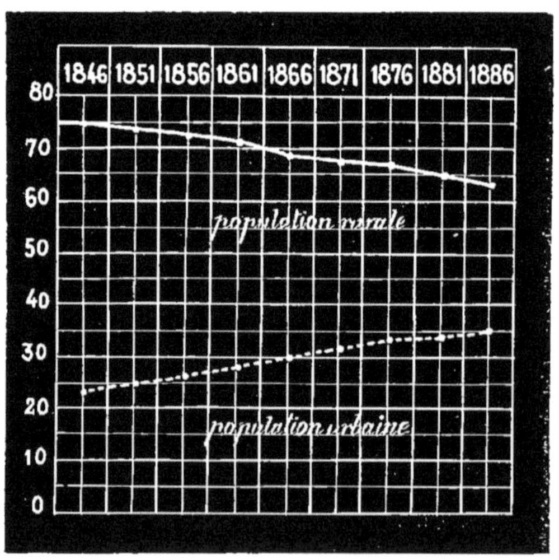

Le coefficient d'agglomération rurale varie en France suivant les départements, et M. Loua (1) a donné la répartition suivante :

population constatée a été de 38,095,194 accusant une augmentation de 208,628. Les augmentations portent sur 28 départements seulement. Les diminutions au contraire s'étendent sur 59 départements et principalement sur les communes rurales.

(1) Economiste français.

MAXIMUM PRINCIPAL. — 93 à 90 pour 100 habitants, 5 départements : *Haute-Savoie, Côtes-du-Nord, Landes, Cantal, Creuse.*

MAXIMUM SECONDAIRE. — 90 à 75 pour 100 habitants, 53 départements.

MOYENNE. — 75 à 60 pour 100, habitants 17 départements.

MINIMUM SECONDAIRE. — 60 à 50 pour 100 habitants, 5 départements : *Gironde, Vaucluse, Loire, Seine-Inférieure, Gard.*

MINIMUM. — 50 et au-dessous, 7 départements : *Alpes-Maritines, Hérault, Var, Nord, Rhône, Bouches-du-Rhône, Seine.*

Le tableau suivant nous donne, d'après le recensement de 1886, la raison de ces différences et les chiffres de la population rurale par département.

TABLEAU B. — **Population rurale (recensement de 1886).**

DÉPARTEMENTS.	NOMBRE de communes.	POPULATION.	NAISSANCES.	DÉCÈS.	EXCÉDENT.	DIMINUTION.
Ain	443	314.722	6.696	6.640	56	
Aisne	817	399.819	8.552	9.075		523
Allier	309	317.975	7.094	5.177	1.917	
Alpes (Basses-)	247	110.774	2.483	2.727		244
Alpes (Hautes-)	187	106.822	2.812	2.854		42
Alpes-Maritimes	142	95.467	2.481	2.226	255	
Ardèche	328	311.984	9.176	8.040	1.136	
Ardennes	488	236.785	4.828	4.938		110
Ariège	329	199.621	3.892	3.657	235	
Aube	436	177.331	3.015	4.147		1.132
Aude	422	222.312	5.057	4.595	462	
Aveyron	292	331.725	9.962	8.117	1.845	
Bouches-du-Rhône	91	98.671	2.294	2.407		113
Calvados	751	318.846	6.467	7.188		721
Cantal	263	214.936	5.028	4.030	998	
Charente	417	292.640	5.869	6.223		364
Charente-Inférieure	465	341.486	7.364	5.980	1.384	
Cher	281	261.839	6.406	4.461	1.945	
Corrèze	280	274.916	7.930	5.179	2.751	
Corse	354	213.330	6.253	4.779	1.474	
Côte-d'Or	705	272.060	4.813	5.607		794
Côtes-du-Nord	379	562.238	15.622	13.793	1.829	
Creuse	260	255.542	5.611	3.991	1.620	
Dordogne	575	422.800	11.847	8.689	3.158	
Doubs	627	212.931	5.659	4.678	981	
Drôme	369	234.899	3.764	4.215		451
Eure	689	286.502	5.404	6.899		1.495
Eure-et-Loire	418	226.194	5.334	5.588		201
Finistère	276	538.769	19.963	16.061	3.902	
Gard	323	212.125	4.914	4.988		74
Garonne (Haute-)	575	290.671	6.166	5.729	437	
Gers	458	229.229	3.577	4.258		681
Gironde	526	408.343	9.616	9.063	553	
Hérault	308	190.587	3.689	4.084		395
Ille-et-Vilaine	345	470.623	12.667	11.464	1.203	
Indre	232	211.809	5.118	3.226	1.892	
Indre-et-Loire	273	250.185	4.836	4.327	509	
Isère	548	445.832	10.024	10.800		776
A reporter	15228	10.563.340	252.293	229.900	30.542	8.119

DÉPARTEMENTS.	NOMBRE des communes.	POPULATION.	NAISSANCES.	DÉCÈS.	EXCÉDENT.	DIMINUTION.
Report.........	15228	10563.340	252.293	229.900	30.542	8.119
Jura..................	575	219.735	4.981	4.908	73	
Landes................	327	264.368	6.778	4.194	2.584	
Loir-et-Cher...........	289	221.720	4.649	3.279	1.370	
Loire..................	302	304.037	7.471	6.214	1.257	
Loire (Haute-)........	255	263.375	7.082	5.399	1.683	
Loire-Inférieure........	206	443.382	11.791	8.904	2.887	
Loiret.................	338	262.923	5.998	4.929	1.069	
Lot....................	319	236.144	4.635	4.898		263
Lot-et-Garonne........	318	234.276	3.181	4.100		919
Lozère................	194	124.310	3.753	2.408	1.345	
Maine-et-Loire.........	369	389.831	7.705	7.610	95	
Manche................	629	408.573	8.761	9.638		877
Marne.................	648	249.248	5.688	5.699		11
Marne (Haute-).........	542	192.444	3.633	4.247		614
Mayenne...............	268	271.136	6.450	5.899	551	
Meurthe-et-Moselle.....	579	265.729	5.863	5.223	460	
Meuse.................	578	230.233	4.402	4.781		379
Morbihan..............	241	435.991	13.125	9.280	3.845	
Nièvre................	301	272.092	5.676	4.926	750	
Nord..................	547	627.413	11.700	8.770	2.930	
Oise..................	684	306.372	6.571	7.281		710
Orne..................	501	290.429	4.973	6.801		1.828
Pas-de-Calais.........	860	521.324	13.976	11.010	2.966	
Puy-de-Dôme..........	453	449.069	9.589	8.938	606	
Pyrénées (Basses-).....	547	327.221	8.043	6.227	1.816	
Pyrénées (Hautes-).....	474	185.375	3.258	3.368		110
Pyrénées-Orientales....	215	125.549	3.437	2.551	886	
Haut-Rhin (Belfort).....	101	45.167	1.553	1.289	264	
Rhône.................	247	265.083	3.777	3.773	4	
Saône (Haute-).........	572	243.895	5.497	4.759	738	
Saône-et-Loire.........	572	479.632	11.181	9.166	2.015	
Sarthe............. ..	374	328.452	6.879	7.321		442
Savoie................	324	232.404	5.908	5.435	473	
Savoie (Haute-)........	310	250.624	6.135	5.658	477	
Seine.........	22	27.016	661	565	96	
Seine-Inférieure........	723	392.759	13.209	11.812	1.397	
Seine-et-Marne........	518	272.322	5.620	5.946		326
Seine-et-Oise..........	647	370.482	8.073	8.766		693
Sèvres (Deux-).........	348	304.053	6.786	5.181	1.605	
Somme................	815	382.679	8.134	9.369		1.235
Tarn..................	307	251.660	5.091	4.670	421	
Tarn-et-Garonne.......	187	151.106	1.898	2.323		425
Var...................	124	124.521	2.260	2.359		99
Vaucluse..............	137	130.001	2.247	2.554		307
Vendée................	292	380.831	9.099	6.148	2.951	
Vienne................	293	271.315	6.571	4.723	1.848	
Vienne (Haute-)........	195	256.736	7.383	4.570	2.813	
Vosges................	516	318.744	6.818	6.714	104	
Yonne.................	474	287.274	5.090	5.662		572
TOTAL.............	34885	24.452.395	565.142	510.150	72.921	17.929
EXCÉDENT..........	.....	....	......	......	54.992	

D'après les derniers recensements, les régions dans lesquelles la proportion de la population rurale dépasse 80 pour 100 de la population totale se trouvent principalement dans les Alpes, le plateau central, la Creuse, les Landes, le Poitou, la Vendée et enfin la Bretagne. La Normandie et les régions environnantes se distinguent également par la prédominance de l'élément rural. Dans le nord de la France et sur les bords de la Méditerranée, c'est la population urbaine qui domine.

Dans tous les pays où le coefficient d'agglomération rurale est de beaucoup supérieur à celui de l'agglomération urbaine, on comprend sans peine combien il serait intéressant de suivre dans tous leurs détails les mouvements de la population agricole, puisque c'est elle qui constitue le gros de la nation. Malheureusement la statistique n'a eu quelque rigueur que du jour où la démographie a pris place parmi les sciences, et ce moment est trop proche pour que les résultats soient complets.

En France, comme ailleurs, la population rurale n'est pas dans ses éléments divers séparée de la population urbaine autant qu'il serait désirable et nous ne mentionnons incidemment cette lacune que pour excuser l'insuffisance de nos moyens d'information d'une part et de l'autre pour émettre le vœu que dans l'avenir la statistique apporte quelque soin à cette distinction qui n'est pas sans importance.

Que d'utiles enseignements donnerait l'étude sociologique de ces petites unités, appelées communes, dont maintenant les registres sont soigneusement tenus et dont il serait si facile, chaque année, de grouper les divers éléments démographiques, soit par commune, soit par canton, en s'inspirant d'une commune direction et en mettant en relief tout ce qui pourrait être de nature à intéresser la démographie, l'hygiène, la santé publique ou l'anthropologie.

M. A. Dumont émettait aussi cette opinion (*Revue scientifique*, 1889) et mettait en évidence, en même temps, l'individualité de nos communes rurales : « Notre unité politique et notre centralisation administrative nous portent, en général, à exagérer infiniment l'uniformité de la nation, l'homogénéité des populations. Volontiers on se figurerait les communes rurales comme les pierres concassées pour l'entretien des routes, différentes de forme et de volume, mais identiques ou à peu près comme composition, simples fragments d'une même roche. Rien de plus contraire à la vérité. » Sans doute, sur le même versant d'une colline, dans le fond d'une vallée, on retrouve dans des conditions presque semblables d'habitat, de sol, de travail et de production une population rurale dont les traits sont communs ; mais à côté des ressemblances, il y a des dissemblances et M. Dumont en cite quelques exemples frappants en ce qui touche la mortalité, la natalité, la richesse, etc. M. Bertillon avait également signalé ces différences démographiques.

De même les anthropologistes ont souvent émis le vœu que les groupes ethniques fussent étudiés par petites unités et le Dr Lagneau (*Dictionnaire encyclopédique*) insiste sur ce point en disant que souvent dans notre pays les descendants d'une population circonscrite occupent un seul canton, parfois même une étendue beaucoup moindre; la commune de Batz en est un exemple. Il en est d'autres, à Belle-Ile-en-Mer, à l'île de Ré, dans la vallée d'Ossan, dans le Nord.

C'est surtout la population rurale qui fournit ces groupes intéressants. Liée au sol, conservant, malgré les pertes que lui fait subir l'émigration, sorte d'effritement humain, son même caractère, ses mœurs, dans quelques points isolés où les contacts sont moins nombreux, elle a, au point de vue de la race, une pureté incomparablement supérieure à celle de la population urbaine, faite de tous les mélanges, sans cesse modifiée par les événements et les conditions de la vie.

§ 2. — Démographie rurale.

Sans aucun doute, il serait intéressant de pouvoir, isolant la population rurale, la suivre dans tous ses mouvements et l'étudier selon les âges, les sexes, l'état civil, etc. Mais la statistique ne nous donne pas encore sur ces points des éléments suffisants d'information, et si pareille étude pouvait être faite, peut-être serait-elle mieux à sa place dans une démographie complète de la nation. A défaut de cet examen, il nous est cependant possible de comparer dans ses mouvements la population rurale à celle des villes; ce rapprochement a d'autant plus d'intérêt qu'il fixe mieux l'attention sur les avantages ou les inconvénients de séjour et d'habitation à la ville et à la campagne.

A. *Nuptialité.* — On a dit que les mariages étaient moins fréquents à la campagne que dans les villes; on a même considéré le fait comme une règle générale et le Dr Layet a fait le relevé suivant, qui semble, dit-il, la confirmer :

Mariages par 1000 habitants.

Périodes d'observation.	Villes.	Campagnes.	Tout le royaume.
1865-1878. Italie	7,8	7,4	7,6
1869-1877. France	8,1	7,9	8,0
1865-1878. Suède	7,0	6,3	6,6
1865-1878. Bavière	8,6	9,2	8,9
1860-1865. Belgique	7,5	7,2	7,3
1865-1878. Saxe	8,5	10,1	9,3
1863-1876. Danemarck	8,5	8,2	8,3
1856-1865. Écosse	7,9	5,6	6,8

D'après ce relevé, à part la Saxe et la Bavière, la règle serait en effet que la fréquence appartient à la population urbaine.

Cependant pour la France il semble résulter de l'examen des statistiques officielles que la proportion se modifie singulièrement d'année en année depuis une vingtaine d'années environ.

Le tableau suivant en donne la preuve.

Mariages par 1000 habitants.

Années.	Villes.	Campagnes.	Années.	Villes.	Campagnes.
1869.......	8,4	8,0	1877.......	7,4	7,5
1870.......	5,9	6,0	1878.......	7,4	7,5
1871.......	7,3	7,1	1879.......	7,4	7,5
1872.......	9,6	9,7	1880.......	7,2	7,4
1873.......	9,0	8,8	1881.......	7,2	7,4
1874.......	8,5	8,2	1882.......	7,2	7,4
1875.......	8,2	8,1	1883.......	7,4	7,4
1876.......	7,8	7,8	1884.......	7,5	7,6

Ce rapprochement nous montrerait, en ce qui concerne la France, que depuis 1876, époque où la proportion était égale, lès mariages urbains sont devenus à peu de chose près moins fréquents que ceux des campagnes; cela tiendrait surtout à ce que la diminution des mariages a un peu plus porté sur la population urbaine que sur celle des campagnes. Mais, dans ces dernières années, la diminution sur les mariages ruraux serait plus sensible et serait de 7,34 pour 1886, de 7,17 pour 1887.

Le fait s'expliquerait aisément en ce que la population des campagnes a réellement diminué par suite de diverses causes dont une des plus puissantes est l'émigration rurale; et, presque toujours, cette émigration porte sur la partie jeune et mariable de la population.

Mais peut-être ne faut-il pas donner à ces résultats statistiques toute la rigueur qu'on y devrait accorder. M. Bertillon a rappelé (*Encyclopédie d'hygiène*, art. Démographie), Bertillon père l'avait dit également (*Dictionnaire encyclopédique*, art. Mariage), que le rapport $\frac{Ma}{P}$ était sujet à erreur parce que le chiffre P renfermait des éléments étrangers au mariage, les enfants au-dessous de 15 ans et les vieillards. Cette observation s'applique avec encore plus de raison à la population rurale qui contient plus que la population urbaine, celle des grandes villes surtout, les représentants des deux extrêmes de la vie, les enfants, les vieillards. Nous convenons donc de la justesse de l'observation et de la cause réelle d'erreur qu'elle peut et doit entraîner. Mais en rapprochant seulement, comme nous l'avons fait dans le tableau C, deux années consécutives, pour lesquelles on ne saurait admettre une différence excessive dans la population elle-même, et de nature à modifier dans une grande proportion les chiffres des unions à la campagne, on est frappé de l'écart existant entre les nombres absolus de mariages contractés par la population rurale.

Ainsi l'écart de deux années est de 4247 mariages; à coup sûr, ce chiffre indique bien une diminution et il est probable que, sur l'abaissement en 1888 du chiffre des mariages, la population rurale aura également sa part. On ne saurait nier cette progression lente et cette tendance véritable à la diminution des unions rurales. Les causes en

TABLEAU C. — **Mariages.**

	HOMMES.								FEMMES.							
	GARÇONS.		VEUFS.		DIVORCÉS.		TOTAL.		FILLES.		VEUVES.		DIVORCÉES.		TOTAL.	
	1886.	1887.	1886.	1887.	1886.	1887	1886.	1887.	1886.	1837.	1836.	1887.	1886.	1887.	1886.	1887.
Au-dessous de 20 ans....	4.592	3.783	25	24		1	4.617	3.808	42.601	40.070	173	161			42.774	40.231
De 20 à 25 ans..........	46.315	44.602	424	378	4	5	46.743	44.985	74.958	74.262	1.063	1.031	9	9	76.030	75.302
De 25 à 30 ans..........	72.926	72.576	1.912	1.947	25	29	74.863	74.552	33.292	33.280	1.853	1.899	8	28	35.153	35.207
De 30 à 35 ans..........	23.688	22.973	3.488	3.412	32	42	27.208	26.427	10.701	10.239	2.100	2.112	32	24	12.833	12.375
De 35 à 40 ans..........	8.810	8.595	3.487	3.482	51	39	12.348	12.416	4.256	4.187	1.912	1.875	26	26	6.194	6.088
De 40 à 50 ans..........	4.602	4.511	3.923	3.928	74	56	4.599	8.495	2.424	2.230	2.005	1.853	24	30	4.453	4.113
De 50 à 60 ans..........	1.255	1.194	2.366	3.247	44	32	3.665	3.473	716	609	1.471	1.448	16	20	2.203	2.077
Au-dessus de 60 ans.....	305	326	1.277	1.194	15	17	1.597	1.537								
Totaux..........	162.493	158.560	16.902	16.612	245	221	179.640	175.393	168.948	164.877	10.577	10.379	115	137	179.640	175.393

sont variables ; mais une des plus nettement accusées et des plus certaines est l'éloignement de la population jeune nécessité par le service militaire pour les garçons, par le placement des filles à la ville comme domestiques ou femmes de chambre.

Ce qui tendrait à justifier cette assertion, c'est que la précocité des unions qui d'une façon générale est d'autant plus accentuée que les milieux sont moins agglomérés, semble perdre un peu de cette tendance et l'écart entre les villes et les campagnes paraît devenir moins considérable.

Le tableau D (p. 334) donne pour l'année 1887, sur 1000 mariages contractés, la proportion par sexes et par catégories d'âges.

Les résultats en sont intéressants et ils sont plus encore mis en relief dans le diagramme (p. 335) qui les résume.

On voit que, pour les garçons, les écarts peu considérables au profit des campagnes vont jusqu'à 35 ans; après quoi, c'est la ville qui prend le dessus ; pour les filles, l'écart le plus sensible appartient à la période de la vie au-dessous de 20 ans; cette précocité du mariage pour les filles est nettement plus accusée que celle des garçons de la même période. Mais après, l'écart diminue; de 20 à 25 ans, les filles de la campagne se marient proportionnellement un peu plus que celles des villes; puis, passé cet âge, elles demeurent constamment à la campagne au-dessous de la ville.

Ce n'est pas là, à coup sûr, un nivellement véritable; mais les différences ont pu et ont dû être autrefois plus sensibles; il se peut que l'écart disparaisse de plus en plus, l'avenir nous l'apprendra; nous ne devrions pas être surpris, si cela arrive même dans un nombre d'années assez restreint. Ce qui amènera ce résultat, c'est, à mon sens, que les idées qui président à la formation des mariages sont de même nature à la ville et à la campagne. La préoccupation de l'avenir, la recherche de l'argent ou le désir de la propriété, la crainte de la misère, pèsent d'un poids plus grand dans la balance qu'au temps heureux où le paysan prenait femme pour faire lignée, comptant sur la ressource des enfants pour faire fructifier ses biens propres ou ceux pris à bail, mettant sa jouissance dans le travail accompli et sa joie dans l'épanouissement radieux de la famille. Ces temps sont changés et nous aurons plus d'une fois à rappeler cette constatation, heureuse sans doute au point de vue matériel, mais désastreuse par certaines de ses conséquences.

Je ne considère pas comme d'une grande importance le rapprochement qu'on peut faire de l'âge moyen des mariés à la ville et à la campagne. M. Lagneau (Académie de médecine) l'a trouvé de 27 ans 7 mois pour les garçons, de 23 ans 11 mois pour les filles dans la population urbaine ; pour la population rurale, de 27 ans 8 mois pour les garçons, de 23 ans 4 mois pour les filles. Ce sont là des différences déjà peu sensibles et qui tendent à prouver une certaine tendance à l'uni-

Tableau D. — **Pour 1000 mariages contractés en 1887.**

CATÉGORIES.	HOMMES.								FEMMES.							
	GARÇONS.		VEUFS.		DIVORCÉS.		TOTAL Hommes.		FILLES.		VEUVES.		DIVORCÉES.		TOTAL Femmes.	
	Villes	Campagnes	Villes	Campagnes	Villes	Campagnes	Villes	Campagnes	Villes	Campagnes	Villes	Campagnes	Villes	Campagnes	Villes	Campagnes
Au-dessous de 20 ans.	14.97	21.88	0.02	0.11	»	0.00	15	22	184.47	228.08	0.52	0.31	»	»	185	229
De 20 à 25 ans........	247.15	250.84	1.76	2.12	0.08	0.03	249	253	414.81	423.07	5.94	5.87	0 23	0.05	421	429
De 25 à 30 ans........	406 19	414.70	12.45	11.11	0.35	0.17	419	426	195.72	189.99	12.63	10.84	0.64	0.16	209	201
De 30 à 35 ans.......	124.08	131.22	23.37	19.49	0.53	0.28	148	151	66.20	57.31	16.10	11.94	0.68	0.13	83	70
De 35 à 40 ans.......	48.02	50.36	22.81	20.40	1.16	0.23	72	71	28.56	24.07	15.70	10.77	0.73	0.15	45	35
De 40 à 50 ans.......	26.99	26.02	29.65	22.65	1.34	0.32	58	49	18.73	13.01	20.24	10.81	1.02	0.17	40	24
De 50 et au-dessus....	10.51	8.49	27.53	19.23	0.95	0 27	39	28	4.91	3.51	12 »	8.36	0.08	0.11	17	12
	877.91	903.51	117.59	95.11	4.41	1.30	1000	1000	913.40	939.04	83.13	58.90	3.38	0.77	1000	1000

fication des âges. Enfin, sur 1000 mariés de tout âge avant 25 ans, on a

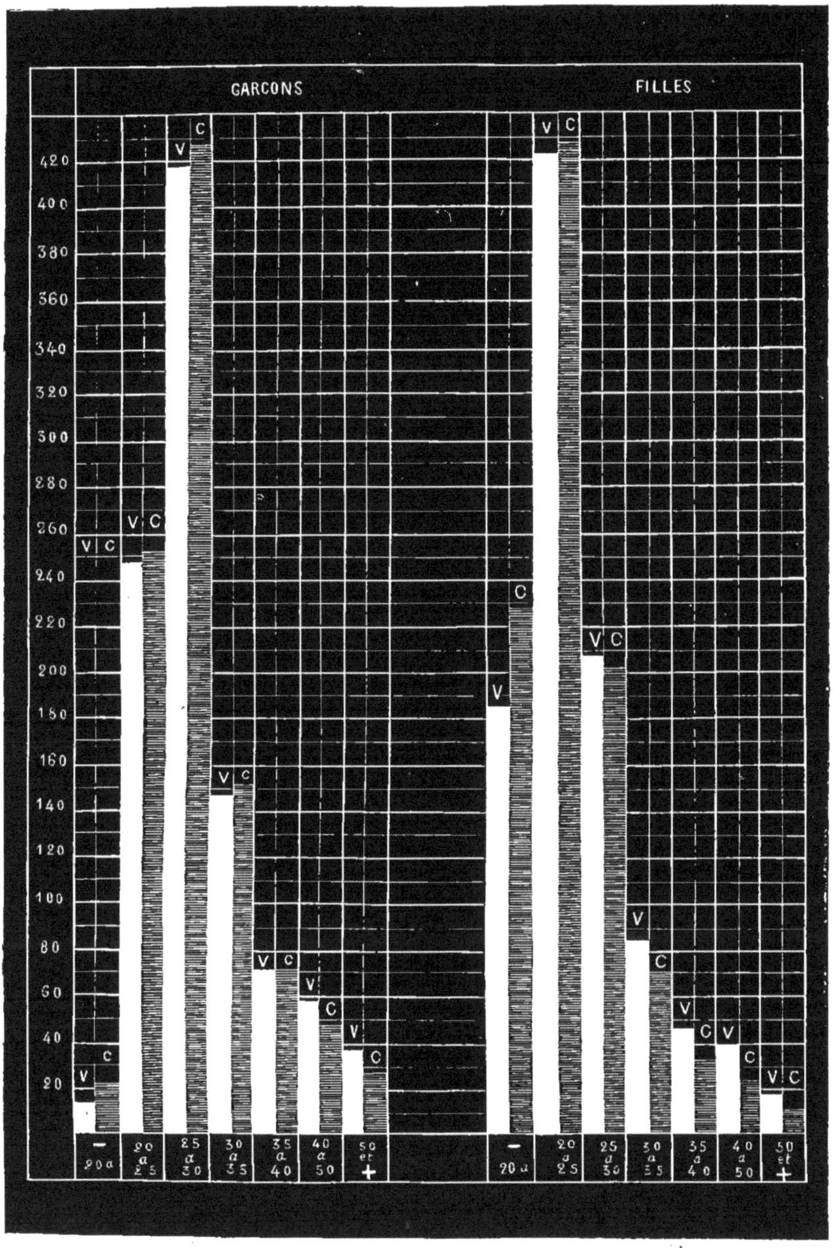

compté 273 hommes et 616 femmes dans la population urbaine et 287 hommes et 660 femmes dans la population rurale ; ce fait est confirmé par le diagramme (page 335), où nous constatons également que les mariés au-dessous de 25 ans sont plus nombreux à la campagne qu'à la ville.

Les renseignements nous font défaut pour apprécier quelle est à la campagne la différence d'âge des conjoints, question importante au point de vue de la fécondité et sur laquelle il serait bon d'être mieux fixé. Le Dr Layet rappelle qu'en France les mariages d'hommes plus âgés que les filles qui leur sont fiancées sont plus fréquents dans les villes que dans les campagnes, qu'il en est de même pour les femmes et que les mariages entre des conjoints de même âge sont bien plus nombreux dans les campagnes que dans les villes.

Ainsi, sur 1000 mariages, nous trouvons :

Femmes moins âgées que leur fiancé.............	Villes...........	580
— — —	Campagnes......	560
Femmes plus âgées que leur fiancé.............	Villes...........	110
— — —	Campagnes......	100
Femmes ayant l'âge du fiancé....................	Villes...........	310
— — —	Campagnes......	340

Quant à l'état civil des conjoints, il n'y a rien de particulier à signaler, si ce n'est que les unions entre garçons et veuves, celles entre veufs et filles sont bien moins nombreuses à la campagne qu'à la ville; par contre, celles entre garçons et filles, celles entre veufs et veuves sont plus fréquentes à la campagne. Mais ces renseignements ne sauraient avoir de valeur réelle qu'autant qu'on étudierait exactement par catégorie d'état civil la population rurale, ce qui n'a point été fait.

L'ensemble de ces constatations a un intérêt sérieux; le mariage et la constitution de la famille sont la sauvegarde d'une nation et on doit prendre soin de savoir si réellement le désir de contracter union s'affaiblit dans un pays. Nous verrons plus tard pourquoi en France cette question s'impose, non pas d'une manière générale, pour toute la population, mais surtout pour la population rurale, et quelles raisons nous ont conduit à appeler l'attention sur ces faits.

L'étude morale du paysan nous permettra de rappeler quelques-unes des coutumes du mariage; en thèse générale, plus que dans les villes, les mariages se contractent d'une façon assez régulière et selon certaines époques de l'année.

Les rapprochements entre quelques années nous le prouvent :

Mariages par mois et par fréquence.

Année 1881.		Année 1886.		Année 1887.	
Mars.........	8 554	Août.........	9 551	Mars.........	8 793
Août.........	10 170	Décembre....	10 635	Août.........	9 653
Décembre.....	10 813	Avril.........	11 454	Septembre....	12 464
Septembre....	12 223	Septembre ...	12 626	Juillet........	12 648
A reporter..	41.760		44.065		43.508

Année 1881.		Année 1886.		Année 1887.	
Report.....	44.770		44.065		43.508
Juillet........	13 687	Juillet	13 257	Mai	14 849
Avril.........	14 331	Mars.........	14 104	Décembre.....	15 334
Mai	15 890	Mai..........	16 658	Avril	15 827
Octobre	16 058	Octobre......	16 782	Octobre.......	16 505
Juin..........	17 334	Juin	16 988	Juin..........	16 856
Janvier......	18 529	Janvier.......	17 754	Janvier..... ..	17 218
Novembre	21 656	Février.......	19 383	Novembre	19 542
Février.......	23 210	Novembre....	20 635	Février.......	20 704
	182 455		179 640		175 393

L'examen de ce tableau nous permet de constater une concordance entre certains mois de l'année, qui ne doit pas être, en vérité, considérée comme une simple coïncidence. C'est en effet en dehors de l'époque des travaux agricoles que se contractent les unions rurales et nous voyons les mois d'hiver et de chômage : novembre, janvier, février, présenter d'une façon habituelle le plus grand nombre de mariages. Le mois de décembre fait exception ; mais la raison en est que, pour beaucoup de petits fermiers, de métayers ou de simples cultivateurs, le mois de décembre est le mois des dépenses urgentes, qui empêchent les frais, quelque minimes qu'ils soient à la campagne, d'une noce et de l'installation d'un jeune ménage. On voit que les causes sociales ont toujours leur effet dans les petites comme dans les grandes choses. La campagne n'y échappe en aucune façon ; il serait peut-être plus exact de dire le contraire ; la vie est moins isolée au village qu'à la ville, en ce sens que les contacts de la population sont de tous les jours ; la communauté d'existence, d'habitudes a créé la *coutume* et on y obéit encore avec une docilité dont on s'étonne à la ville, mais à laquelle il est dans bien des cas difficile de se soustraire.

Le mariage est une occasion de constater le degré d'instruction, puisqu'il faut au moins apposer son nom au bas de l'acte de l'état civil, quoique avec Bertillon il faille reconnaître que le fait de griffonner à peu près une signature ne soit pas un signe d'une grande valeur. Cependant, si peu qu'il vaille, on peut en tenir compte.

En France, il y a encore près de 15,2 sur 100 conjoints qui soient illettrés et ne peuvent apposer que leur croix. Cette proportion est encore assez grande, mais il serait injuste de l'appliquer tout entière à la population rurale.

En France, en 1886, on comptait :

	Population urbaine.	Population rurale.	Total.
Époux ayant signé leurs noms.....	95 802	153 437	249 239
Épouses ayant signé leurs noms...	89 435	140 759	230 194
Époux ayant signé d'une croix....	8 766	25 203	33 969
Épouses ayant signé d'une croix...	14 143	38 871	53 014

Ce qui fait pour les 283 208 mariages en 1886 une proportion pour la population urbaine, de 13,8 pour 100 conjoints et de 17,8 pour la population rurale. En 1887, la proportion va s'affaiblissant pour la population rurale; elle est de 16,5, tandis qu'elle demeure à peu près stationnaire pour la population urbaine, c'est-à-dire 13,9. Il sera intéressant de savoir si, l'instruction gagnant nos campagnes, ce ne serait pas dans quelques années la population urbaine qui aurait le privilège de la *croix*.

Une des particularités qu'il faut encore signaler à propos du mariage, c'est qu'à la campagne on se marie plus entre parents qu'à la ville; cette coutume ne semble même pas près de s'éteindre. Ainsi, en 1886, on comptait sur 1000 mariages à la campagne 14,9 entre parents à divers degrés; cette proportion s'est élevée à 16,9 en 1887. Dans certaines communes, ces alliances sont fréquentes, elles ne choquent en rien les habitudes et, pour se reconnaître, les conjoints ajoutent dans la vie privée ainsi que dans tous les actes leurs noms patronymiques, lors même qu'ils sont semblables; dans quelques communes, ces noms doubles sont presque la règle.

Les unions se rompent incontestablement beaucoup moins à la campagne qu'à la ville; moins de passions sont en jeu. Cependant le divorce s'y applique déjà dans une mesure appréciable. En 1886, on en comptait 772 pour la population rurale sur 2950 pour la France entière, soit 26,0 pour 100. En 1887, la proportion était de 25,5 pour 100. Un quart seulement des divorcés appartient donc à la population rurale. Ils se répartissent ainsi par âges pour l'année 1887 :

TABLEAU F. — Divorces.

AGE DE L'HOMME	AGE DE LA FEMME							
	Au-dessous de 20 ans.	De 20 à 25 ans.	De 25 à 30 ans.	De 30 à 35 ans.	De 35 à 40 ans.	De 40 à 50 ans.	Au-dessus de 50 ans.	Total.
Au-dessous de 20 ans...	»	»	»	»	»	»	»	»
De 20 à 25 ans..........	6	8	4	1	»	»	1	20
De 25 à 30 ans..........	10	39	37	8	»	1	»	95
De 30 à 35 ans..........	6	46	73	68	13	4	2	212
De 35 à 40 ans..........	4	12	57	66	66	21	2	228
De 40 à 50 ans..........	»	4	18	57	89	116	12	296
De 50 ans et au-dessus...	2	»	2	2	14	52	66	138
Total........	28	109	191	202	182	194	83	989

Sans doute cette proportion augmentera encore en 1888 et en 1889, puisqu'ainsi que nous l'apprennent les rapports de M. Vannacque les divorces et les naissances naturelles sont les seuls facteurs démographiques en croissance, les autres diminuant au contraire.

B. *Natalité.* — D'après les chiffres que nous donnent les derniers documents statistiques concernant la France, la natalité dans les campagnes serait de 23,1 pour 1000 habitants; la mortalité de 20,8. Si, pour avoir une idée de la valeur de ces chiffres, on les compare à ceux fournis par la population urbaine correspondant à la même période, on voit que, tandis que la natalité rurale, 23,1, se rapproche de celle des villes, 25,2, la mortalité rurale, 20,8, s'en éloigne davantage, celle des villes étant de 25,4.

Ce qui se passe en France confirme ce que l'on a constaté dans d'autres pays et ces deux facteurs *natalité* et *mortalité* semblent s'y comporter partout de la façon suivante : mortalité plus forte dans les villes, natalité plus faible dans les campagnes, l'écart étant seulement plus ou moins variable, suivant les pays et les races.

C'est là une formule générale qui a été constatée depuis longtemps et dont on s'est contenté jusqu'à présent. La rigueur des études démographiques doit la faire considérer comme insuffisante aujourd'hui et il devient nécessaire de suivre de plus près le mouvement de ces deux éléments, marchant en sens inverse, mais aboutissant cependant au même résultat, à la diminution de la population. Les documents indispensables pour un pareil travail sont loin d'être assez complets (1).

En France, on comptait en 1881 599816 naissances pour une population rurale de 24575506 habitants, soit 24,4 par 1000 habitants; en 1886, on a relevé 564481 naissances pour une population de 24452395 habitants, soit 23 pour 1000 habitants. Ainsi d'un recensement à l'autre nous constatons en France que la natalité rurale diminue d'une manière sensible et les rapprochements de ces chiffres indiquent non seulement que la population rurale recensée en 1886 était inférieure de 123 111 habitants à celle de 1881, mais encore que la natalité dans ce même temps s'abaissait de 1,4 pour 1000 habitants. Ce ne sont pas là des constatations sans valeur et que la petitesse des chiffres puisse faire croire quantités négligeables, nous le verrons plus loin.

La natalité rurale est moindre que celle des villes dans la plupart des pays d'Europe, mais dans des proportions variables.

		Natalité rurale.	Natalité urbaine.
Pour 1000 habitants :	Belgique	30,9	31,4
—	Italie	36,2	37,6
—	Écosse	31,5	37,7
—	Saxe	38,8	41,1

La natalité rurale est donc constamment plus faible que celle des villes particulièrement en France (23,1 pour 1000 habitants).

(1) *La Statistique générale de la France* (dénombrement de 1886, 1re partie) contient déjà, il faut le reconnaître, des détails bien plus circonstanciés sur les différents mouvements de la population rurale.

La décroissance de la natalité rurale est continue en France, ce que nous démontre le relevé par année des naissances (mort-nés non compris).

1881	599 816	1885	573 709
1882	593 056	1886	564 481
1883	589 173	1887	556 060
1881	586 493		

Ces nombres bruts traduisent un fait général; mais il y aurait un intérêt très grand à connaître davantage les cas particuliers. Comme le fait très justement remarquer M. Arsène Dumont[1], il arrive souvent que dans les départements les plus féconds certaines communes présentent une natalité extrêmement faible ou régulièrement décroissante, non pas accidentellement et pour une seule année, mais pendant des périodes de vingt, trente, cinquante ans et davantage. C'est ainsi que dans un département aussi fécond que les Côtes-du-Nord, la petite île de Bréhat présente seulement (décade 1873-1882) une natalité de 20,8 et Paimpol 22,3, tandis qu'à quelques kilomètres de là, dans le même canton, la grande commune de Plouezec compte 30,6 naissances pour 1000 habitants. Les neuf communes du canton s'échelonnent entre ces deux extrêmes. C'est-à-dire qu'une vingtaine de mille habitants répandus sur quelques lieues carrées nous offrent le spectacle inattendu de neuf petites sociétés présentant tous les états intermédiaires, depuis la décrépitude oliganthropique jusqu'à la santé florissante. Ces communes ont cela de commun qu'elles ont vu toutes leur natalité diminuer depuis le commencement du siècle, mais elles diffèrent énormément par la rapidité avec laquelle le mal s'est propagé.

La natalité rurale légitime fournit plus de garçons que de filles; en 1886, sur 537 916 naissances légitimes, il y avait 276 808 garçons et 261 108 filles; l'écart est ici plus sensible que pour la natalité légitime urbaine. Bertillon a compté à la campagne 107 garçons contre 100 filles, et en constatant que le fait est général dans tous les pays publiant des statistiques, il attribue cette prédominance à la vigueur plus grande des conjoints. Il suffit de constater le fait.

La natalité illégitime n'est pas moins intéressante à connaître. Depuis 1869, elle semble osciller entre 39,3 et 47,7 pour 1000 naissances; avec de légères variations annuelles, la tendance serait à une augmentation des naissances illégitimes rurales. L'accroissement est plus sensible pour la population urbaine et le département de la Seine. En tout cas, l'écart entre l'illégitimité rurale et l'illégitimité urbaine se maintient et tandis que la première en 1887 était de 46,3, la seconde était de 109,2 pour 1000 naissances.

(1) *Dépopulation et Civilisation.*

Seulement faut-il conclure de ces faits généraux à ce qui peut se passer dans différentes communes rurales? Là encore et plus même que pour bien d'autres mouvements de la population, les variations seraient énormes. M. Dumont cite, entre autres, certaines communes du canton d'Isigny où la natalité illégitime est considérable, tandis que dans des communes voisines elle demeure relativement faible. Il n'est pas rare de rencontrer aussi cette augmentation des naissances illégitimes en même temps qu'un accroissement des légitimes; certaines communes, à population plutôt ouvrière que rurale, sont dans ce cas.

Convient-il de donner à la faible natalité illégitime rurale une valeur morale particulière?

Sur ce point, il faut peut-être faire quelques réserves; les naissances naturelles sont en plus grand nombre constatées dans les villes, voilà ce que nous dit la statistique; mais l'émigration rurale emporte aussi bon nombre de filles enceintes qui viennent cacher leur grossesse dans les villes et y accouchent. Qui peut dire avec quelque exactitude la part qui revient dans ces naissances urbaines illégitimes aux conceptions rurales, à celles urbaines? Au milieu des dissimulations et des artifices de toute sorte auxquels la fille-mère a recours, il est souvent difficile de connaître la vérité; il y a des secrets qui s'imposent et ils doivent être respectés bien qu'ils rendent la statistique imparfaite.

Nous verrons en étudiant l'état moral des populations rurales ce qu'il faut penser de la facilité des chutes, de leur fréquence; c'est là un élément d'une haute valeur pour apprécier sainement dans quelles proportions peuvent augmenter à la campagne les *conceptions* illégitimes, ce qui ne se traduit évidemment par aucune statistique.

Naissances totales par mois (mort-nés compris).

Mois.	1886.	1887.	Moyenne.	
Janvier	50 888	48 474	49 681	4
Février	48 738	47 739	48 231	6
Mars	54 090	52 353	53 221	1
Avril	51 586	50 601	51 093	2
Mai	50 156	50 028	50 092	3
Juin	46 860	46 949	46 904	10
Juillet	48 064	47 766	47 915	7
Août	49 015	47 470	48 242	5
Septembre	48 115	46 813	47 464	8
Octobre	46 856	47 630	47 243	9
Novembre	46 411	46 172	46 291	12
Décembre	46 938	46 551	46 744	11

Ce tableau semblerait indiquer que ce ne sont pas les effluves printaniers ni le renouveau de la nature qui viendraient influencer heureusement les amours de la campagne, ainsi qu'on l'a dit souvent et chanté beaucoup, mais bien plutôt les chaudes journées de l'été et les langoureuses et tièdes soirées de l'automne. Peut-être faut-il écarter toute poésie et, pour rester plus dans le vrai, songer seulement aux travaux de la saison qui appellent hommes et femmes dans une promiscuité de tous les jours, au moment des récoltes et des vendanges. Il est bon aussi de remarquer en rapprochant ce tableau de celui des mariages par mois que nulle concordance n'est à faire entre les deux. Il en est de cela pour la campagne comme pour la ville ; il semble qu'il n'y ait absolument rien de fatal en ce qui touche la natalité de notre pays et que même l'emportement des premières passions s'éteigne sous l'influence d'une volonté bien affermie et qui ne cède qu'à bon escient.

La natalité dans les campagnes présente surtout comme trait principal de décroître lentement, mais d'une manière continue. Ce fait généralement constaté mérite qu'on s'y arrête un moment.

Nos démographes, pénétrés de la valeur de pareilles révélations, y ont apporté une vive attention et ont cherché à en connaître les causes. Bertillon, analysant la natalité agricole de la Saxe, semble y trouver la preuve que la vie des champs ne pousse pas à la natalité.

Lorsqu'on divise les villages agricoles de ce pays en plusieurs catégories, suivant que la population est tout entière agricole ou qu'elle l'est en partie seulement, on voit que chaque année, régulièrement, les villages les plus exclusivement agricoles ont la plus faible natalité, et au contraire, moins le village est agricole, plus la natalité se relève.

Natalité par 10 000 habitants de chaque habitat (Dr Layet).
(Saxe 1840-1849.)

Villages comptant :			Naissances.
De 100 à 90	agriculteurs	sur 100 habitants	299
90 à 80	—	—	343
80 à 70	—	—	363
70 à 60	—	—	388
60 à 50	—	—	409
50 à 40	—	—	425
40 à 30	—	—	377

Et d'une façon générale pour 10 000 habitants :

	Villages agricoles.	Industriels.	Villes.
Naissances	388	436	411

Là où l'agriculture est seule à apporter les ressources de la vie, la natalité est moindre que si d'autres conditions de travail et de prospérité viennent s'y ajouter. Ce serait donc à l'aisance plus ou moins grande qu'il faudrait attribuer les mouvements de la natalité. Mais Bertillon a trouvé dans les documents de l'enquête agricole de 1862 (France) une réponse assez inattendue et qui fait éloigner cette hypothèse. L'observation faite par le savant démographe a un intérêt considérable. Il a réuni les départements en 3 groupes, comprenant, le premier, 30 départements dans lesquels plus du quart des paysans domiciliés sont dits propriétaires, soit 285 par 1000 habitants (hommes, femmes et enfants); le second, 31 départements où le nombre des paysans propriétaires est moyen, c'est-à-dire s'élevait à moins du quart et plus du cinquième, soit 240 par 1000 habitants; enfin le troisième, 21 départements où moins du cinquième des paysans possèdent, soit 177 par 1000, et a dressé le tableau suivant :

TABLEAU G. — **Mouvement de population suivant le nombre de paysans propriétaires terriens en France (1862) (Bertillon).**

GROUPE de départements ayant :	NOMBRE		MOUVEMENTS ANNUELS de la population.		
	de départements par groupe.	de propriétaires par 1000 habitants.	Nombre de mariages par 1000 habitants.	Par 1000 habitants. Combien de naissances ?	Par 1000 habitants. Combien de décès ?
Le plus de propriétaires.	30	285	25,3	24,78	23,23
Un nombre moyen de propriétaires............	31	240	25,6	25,7	23
Le moins de propriétaires.................	21	177	25,9	28	23,2
ENSEMBLE.......	82			26	23,1

On voit par ce tableau que la matrimonialité s'accroît en sens contraire de la propriété et aussi les naissances, la mortalité restant la même. Il faut tenir compte ici du morcellement de la propriété, morcellement qui a augmenté le nombre des propriétaires, sans doute, mais non pas l'aisance et la prospérité agricoles ; dans tous les cas, la recherche faite par M. Bertillon est loin de prouver que la natalité s'accroît avec l'aisance, car les départements où la population agricole compte moins de propriétaires et plus d'ouvriers ruraux sont ceux de plus forte natalité. M. Baudrillard (*les Populations agricoles*) cite un fait concluant à l'appui de cette thèse : « A *Molliens* on comptait 930 habitants en 1830, il n'y en avait plus que 800 en 1870 et il n'y en a plus que 720 au moment où nous parcourons le département. En prenant les 35 ménages les plus aisés, on trouve 1 ménage avec 3 enfants, 6 ménages avec 2, 24 avec 1 seul et 4 sans enfants, soit 37 enfants pour 35 ménages. Les ménages comptant 5 enfants et plus appartiennent à la classe la plus pauvre. Il en de même dans les villages voisins. »

L'observation s'appliquerait certainement à un grand nombre de villages et nous aurons occasion d'examiner cette question en étudiant le grave problème de la dépopulation des campagnes. Il conviendrait de rechercher si cette diminution de la natalité rurale a pour cause, du moins dans une certaine mesure, l'infécondité réelle de nos villageoises.

MM. Levasseur, Bertillon, Chervin, Lagneau et d'autres démographes distingués se sont occupés de cette question et, la généralisant pour la France et mettant en œuvre les matériaux qu'ils possédaient, ils ont émis un certain nombre de considérations qui s'appliquent à l'ensemble de la population. Il serait peut-être difficile de conclure autrement dans l'état actuel de nos connaissances sur ce point.

Bertillon déclare la fécondité des campagnardes moindre que celle des citadines : 3,08 naissances par ménage dans les campagnes contre 3,23 dans les villes. Le fait pourrait être plus exactement démontré si, dans l'étude des familles nouvellement introduite dans les recensements, on isolait la population rurale de celle des villes; on rencontre évidemment encore quelques grandes familles dans les campagnes, mais il semble avéré qu'elles sont de plus en plus rares. La moyenne s'y est abaissée. Certaines raisons peuvent être invoquées pour justifier le fait. Les affections utérines sont plus fréquentes qu'on ne le croit dans la campagne; il y a plus de mariages précoces qu'à la ville, plus de négligence dans les soins particuliers; les rudes travaux des champs prédisposent aux abaissements, aux déviations utérines. Comme le dit M. le Dr Sinety (*Dictionnaire encyclopédique*), « on rencontre des femmes de la campagne atteintes de prolapsus depuis de nombreuses années, qui, malgré cet état pathologique, n'ont jamais interrompu les durs travaux de la vie des champs ». Ces cas sont même nombreux; la négligence des femmes est telle qu'elles n'ont parfois pas conscience de leur infirmité. Ce n'est pas seulement leur vie laborieuse ou leur ignorance des soins de l'hygiène qui leur vaut des affections utérines; le plus souvent, l'origine en remonte aux premiers accouchements. Ce que sont les accouchements, on le sait; les praticiens de nos campagnes surtout en savent long sur ce chapitre; l'intervention des matrones et de beaucoup de sages-femmes peu instruites, les préjugés stupides qu'elles colportent, le peu de précautions qu'ont les parturientes, l'assimilation instinctive que fait le paysan entre la fonction humaine et celle des bestiaux, tout cela fait que dans les milieux ruraux où, avec l'aisance, n'ont pas pénétré une éducation un peu soignée et des idées mieux assises, l'accouchement est une cause certaine d'affections utérines amenant après elle l'infécondité. Ce que le Dr Napias disait à la Société de médecine publique à l'occasion des maternités se débarrassant trop tôt des accouchées est, à plus juste raison, vrai pour les campagnardes qui n'accordent que quelques jours à peine à la suite des couches et se remettent, dans la grande majorité des cas, bien vite à leurs travaux. Il faut ajouter aussi la pénurie des secours médicaux en fait d'accouchements, le défaut de maternités, le refus d'admission des femmes et filles enceintes dans un grand nombre de petits hôpitaux-hospices de province. Dans beaucoup d'endroits, les indigents ne reçoivent qu'un secours dérisoire, celui d'une sage-femme qui pour un bon de 5 à 6 francs est chargée de les assister.

va de soi que l'assistance se limite à la réception de l'enfant, le reste compte guère.

Le défaut d'allaitement ne saurait être invoqué pour la campagnarde mme cause d'infécondité, ainsi que le Dr Pinard le constate pour la polation urbaine; en général, la femme, à la campagne allaite son fant; mais cet allaitement ne se prolonge pas toujours bien longtemps; sevrage anticipé, précoce, est aussi la règle; il est même, dans certaines mmunes, usité de très bonne heure, ce sont les communes où l'induse nourricière est en honneur. A côté de ces raisons qui peuvent être voquées pour expliquer l'infécondité des femmes de la campagne, il nvient cependant de faire une remarque intéressante.

Dans ce milieu campagnard, ignorant, pauvre, en possession d'erreurs de préjugés de toute sorte, on trouve encore la plus grande natalité : Creuse, le Finistère, les départements bretons en général, le Limou, le nord de la France, nous donnent beaucoup d'enfants, 33 p. 100, et st là qu'on compte le plus grand nombre de familles possédant le s d'enfants. Les départements agricoles riches, de la Normandie, du ssin de la Seine, de la Garonne sont moins féconds et l'effectif des falles est de beaucoup inférieur.

Cette remarque atténue dans une grande mesure l'influence qu'il faut corder à la pathologie utérine ou à l'infécondité naturelle de la race. us touchons là à une question capitale, qui n'est autre que la resction volontaire, l'infécondité voulue qui, le fait est hors de doute, ppose dans nos campagnes à une natalité, sans cela, bien plus élevée. us réservons l'examen de ce sujet au moment où nous étudierons la population des campagnes dont l'abaissement de la natalité est une s principales causes.

. *Mortinatalité.* — Ce facteur démographique dont la valeur prend lheureusement chaque jour une plus grande importance doit être exané aussi pour nos campagnes. Les règles que M. Bertillon a indiquées *ncyclopédie d'hygiène*, t. I, p. 223) s'appliquent absolument à la popuion rurale; je n'ai pas à reproduire ici les exemples qu'il en donne; rappelle seulement les chiffres du tableau LXXV (p. 227) pour la popuion rurale en France (période 1874 à 1883) :

	Légitimes.			Illégitimes.		
Mort-nés.	Masculin.	Féminin.	Total.	Masculin.	Féminin.	Total.
Rurale...........	44,1	30,0	37,3	75,5	61,4	68,6
Urbaine..........	53,0	41,1	47,8	88,8	76,4	82,7

Comparée à la mortinatalité urbaine, celle des campagnes est plus ble, tout en restant comme pour les villes plus élevée dans l'illégiité.

Il sera intéressant d'étudier ce mouvement démographique; il est de ture à donner par la suite, ainsi que l'illégitimité, une notion de la transformation morale de la campagne. En comparant les résultats de l'anné 1887 aux chiffres de M. Bertillon, on voit, par exemple, que, tandis que l mortinatalité légitime reste stationnaire pour la population urbain (47,8), celle des campagnes s'élève à 38. Pour la mortinatalité illégitim la progression en 1887 serait sensible à la fois pour la ville et pour l campagne et arriverait pour la population rurale à 73 (période 1874-188 68,6) et pour la population urbaine à 91,2 (période 1874-1883, 82,7 Il est évident qu'une seule constatation de cette nature ne saurait suffi pour affirmer un mal aussi grave, mais c'est au moins une indication q est bien faite pour montrer combien certaines idées destructives de l société, de la famille, qu'on pensait propres aux agglomérations urbain et aux milieux industriels, tendent à pénétrer chez les habitants d campagnes, combien elles peuvent y apporter de germes funestes à notr prospérité nationale et combien enfin il y faut veiller avec attention pou savoir la gravité du mal et le moyen d'y remédier (1).

En Belgique, la mortinatalité rurale est bien plus faible qu'en France elle n'est, pour 1000 naissances, que de 43,6, tandis qu'elle est de 52, dans les villes. Bertillon fait au sujet de la Belgique une remarque qui son importance. Pour la période 1860-1865, il constate que, contr 100 filles dites mort-nées, il y a dans les villes 132 mort-nés masculin dans les campagnes 138, et le détail des chiffres lui montre que c excédent porte exclusivement sur les garçons légitimes morts pendant travail, puisqu'on y trouve près de 151 garçons ayant succombé dans l campagne contre 100 filles et seulement 135 dans les villes, tandis q 136 à 137 sont déclarés comme morts avant le travail soit dans les ville soit dans les campagnes. Ce fait, s'il n'a pas été constaté numériqueme dans tous les pays de la même manière, semble avoir un caractère gén ral et s'explique par les cas de dystocie nombreux qui se présentent à l campagne — premières grossesses —, par les soins tardifs, quelquefo insuffisants, que reçoivent les femmes et aussi par l'intervention souve désastreuse de sages-femmes ignorantes.

(1) Il faut faire remarquer combien cette question est délicate et combien on d être réservé dans l'état actuel de nos informations démographiques sur les conclusio à tirer des données statistiques. Tandis que Bertillon père donne (*Dictionnaire enc clopédique*, *Mort-né*, page 18) un tableau de la mortinatalité rurale par périodes qui quennales et montre qu'elle s'élève pour les deux sexes pour l'illégitimité de 60 (1853-1857) à 73,5 (1868-1870), pour la légitimité de 34,50 (1873-1857) à 38 (1868-187 M. Jacques Bertillon, pour la période (1874-1883), indique pour la première 68,6 et seconde 37,3. L'année 1887 que j'ai examinée se rapproche des résultats fournis p Bertillon père et indiquerait que la progression des périodes quinquennales s'est mai tenue sans augmenter, tandis que les chiffres de M. J. Bertillon annonceraient une dim nution. Si les indications plus précises concernant les mort-nés étaient fournies à l'ét civil et si la séparation désirable des vrais et faux mort-nés des enfants ayant vécu déclarés tardivement était faite, les erreurs diminueraient et les appréciations sur u facteur aussi important seraient moins sujettes à contestation. Cette constatation, q présente tant de difficultés à la campagne, ne serait cependant pas impossible à obten en prenant l'habitude de modèles uniformes destinés à la constatation des décès et à l déclaration des mort-nés.

La mortinatalité par mois offre en France dans les campagnes cette singulière coïncidence d'une marche progressivement croissante depuis le mois de septembre jusqu'en janvier pour décroître ensuite jusqu'en août.

Sur 1000 naissances, on constate d'après Bertillon (1856-1865) :

Septembre	35,8	Mars	38,4
Octobre	36,3	Avril	37,7
Novembre	37,0	Mai	37,2
Décembre	39,3	Juin	37,3
Janvier	40,9	Juillet	36,5
Février	39,4	Août	36,2

Bertillon fait remarquer au sujet de ce tableau que ce sont les mois rigoureux de l'hiver, janvier, février, décembre, qui sont les plus féconds en mort-nés. L'observation a sa valeur, les influences saisonnières ne peuvent pas être mises hors de cause. Mais à côté il est permis de se demander si d'autres raisons ne peuvent pas modifier ce qui pourrait être considéré comme la mortinatalité normale, celle résultant soit des causes de dystocie, soit des saisons.

Dans le rapprochement que nous pouvons faire de la natalité mensuelle moyenne dont nous donnons le tableau page 341,

Mort-nés par mois.

Mois	1887.	1886.	Moyenne.
Janvier	2150	2166	2158
Février	1900	2005	1952
Mars	2080	2157	2118
Avril	1945	2024	1984
Mai	1989	2040	2014
Juin	1777	1854	1865
Juillet	1787	1856	1821
Août	1697	1810	1753
Septembre	1709	1836	1772
Octobre	1787	1763	1775
Novembre	1780	1822	1801
Décembre	1885	1903	1894

et de la mortinatalité mensuelle moyenne pour les années 1886 et 1887 résumée dans le tableau ci-dessus, nous constatons également que la mortinatalité la plus forte se révèle en janvier, s'abaissant en février, se relevant encore en mars, puis s'abaissant en mai et en juin, suivant en cela le mouvement de la natalité irrégulièrement, sans aucun doute, mais s'en rapprochant tout autant que des influences saisonnières. Ensuite elle paraît subir une marche inverse de celle de la natalité, ainsi que le montre le diagramme (page 348). Qui dit qu'il n'y a pas là un élément inconnu dont l'appréciation est difficile? Pourquoi dans cette période douce du printemps, mars, avril, mai, où la natalité est à son apogée, la mortinatalité, qui n'a plus à subir l'influence rigoureuse de la saison, est-elle si forte? Si c'est par défaut de soins, il convient évidemment d'aviser et de venir en aide aux femmes; s'il y a d'autres causes, morales et ignorées, il serait bon de les rechercher, pour faire la part de celles qui appartiennent à la justice, qui sont de véritables attentats commis sur l'enfant et viennent témoigner avec une grande force en faveur de la

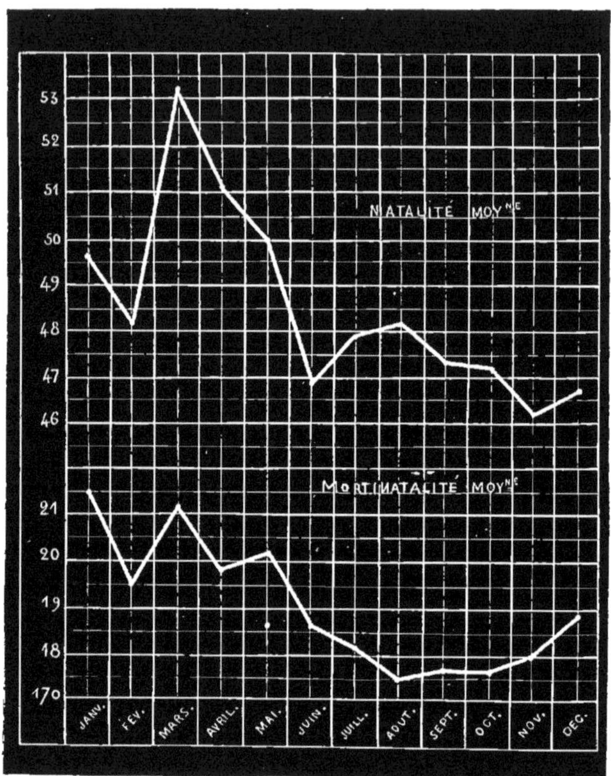

famille restreinte. Enfin ajoutons que cette mortinatalité pèse surtout sur l'illégitimité et que cette raison est suffisante pour motiver nos craintes et nos doutes. La vie mystérieuse et presque latente de la campagne à l'époque rigoureuse des frimas ajoute aux âpretés de la saison l'occasion facile d'un avortement ou d'un accouchement anticipé. En face d'un mal qui augmente, ne doit-on pas redoubler de vigilance et sonder jusqu'au bout la plaie, pour en mieux assurer la guérison. C'est en quoi l'étude plus approfondie de la mortinatalité que réclament M. Bertillon et avec lui tous les démographes est de première nécessité dans les campagnes.

D. *Mortalité.* — D'après les recensements de 1876, Bertillon constatait que la mortalité générale était en France de 26,1 pour 1000 habitants dans les villes et de 21,5 pour 1000 dans les campagnes. Nous savons combien, en fait de mortalité, cette évaluation générale a peu de valeur et le Dr Jacques Bertillon, dans l'article Démographie de l'*Encyclopédie*,

TABLEAU I. — **Mortalité de la population rurale, année 1887.**

AGES.	SEXE MASCULIN.					SEXE FÉMININ.					TOTAUX.
	Célibataires.	Mariés.	Veufs.	Divorcés.	Total.	Célibataires.	Mariées.	Veuves.	Divorcées.	Total.	
De 0 à 1 an......	48.646	»	»	»	48.646	38.699	»	»	»	38.699	87.345
De 1 à 5 ans.....	21.423	»	»	»	21.423	20.500	»	»	»	20.500	41.923
De 5 à 10 ans....	6.005	»	»	»	6.005	6.199	»	»	»	6.199	12.204
De 10 à 15 ans...	4.145	»	»	»	4.145	4.779	»	»	»	4.779	8.924
De 15 à 20 ans...	4.954	60	5	3	5.022	5.231	495	19	»	5.745	10.767
De 20 à 25 ans...	6.220	833	96	7	7.156	3.507	2.783	158	1	6.449	13.605
De 25 à 30 ans...	3.804	2.137	292	1	6.234	2.138	3.963	408	2	6.511	12.745
De 30 à 35 ans...	2.326	3.544	412	7	6.289	1.550	1.303	558	6	6.417	12.706
De 35 à 40 ans...	1.749	4.279	568	7	6.603	1.315	4.585	756	3	6.659	13.262
De 40 à 45 ans...	1.778	5.281	789	8	7.856	1.277	5.035	1.139	4	7.455	15.311
De 45 à 50 ans..	1.649	5.822	1.061	3	8.535	1.253	4.919	1.507	3	7.682	16.217
De 50 à 55 ans..	1.642	7.345	1.524	6	10.517	1.394	6.027	2.343	4	9.768	20.285
De 55 à 60 ans..	1.965	8.948	2.238	10	13.161	1.524	6.805	3.587	3	11.919	25.080
De 60 à 65 ans..	2.165	11.525	3.916	7	17.613	1.834	8.135	6.105	9	16.083	33.696
De 65 à 70 ans..	2.337	12.773	5.978	10	21.098	2.243	8.205	9.456	5	19.909	41.007
De 70 à 75 ans..	2.110	13.473	9.077	12	24.672	2.338	7.443	13.859	21	23.661	48.333
De 75 à 80 ans..	1.640	9.374	10.230	10	21.254	2.056	4.729	13.900	10	20.695	41.949
De 80 à 85 ans..	961	4.972	8.506	8	14.447	1.437	2.235	11.099	6	14.777	29.224
De 85 à 90 ans..	408	1.604	4.433	3	6.448	665	749	5.923	4	7.341	13.789
De 90 à 95 ans..	104	265	1.078	»	1.447	219	211	1.757	2	2.186	3.636
De 95 à 100 ans.	18	25	157	»	200	41	33	291	»	365	565
Centenaires......	2	1	9	»	12	3	»	13	»	16	28
	116.051	92.261	50.369	102	258.783	100.202	70.655	72.878	83	243.818	502.601

combat avec énergie cette vague appréciation d'un fait important tel que la mortalité qu'il faudrait pouvoir suivre dans tous ses éléments avec une incroyable rigueur.

Cependant le défaut de documents concernant la population rurale ne nous permet pas de sortir de cette notion indécise et insuffisante.

En appliquant encore aujourd'hui ce même calcul à la population rurale seule, nous constatons que la mortalité générale pour 1000 habitants a été en France, pour le recensement de 1881, 20,6, et pour celui de 1886, 20,8. Nous trouvons donc une légère différence avec le recensement de 1876; après ce faible abaissement la mortalité semble reprendre un mouvement ascensionnel; dans ce cas, à quel élément de la population le faut-il attribuer, aux enfants, aux adultes ou aux vieillards? La réponse est difficile, quoique pleine d'intérêt. Si nous consultons les chiffres absolus des décès ruraux du tableau I et si nous prenons des groupes de décès suivant des catégories d'âges comme de 0 à 10 ans pour les enfants, de 10 à 60 pour les adultes, de 60 et au-dessus pour les vieillards, nous voyons d'après le tableau suivant :

	Population rurale.	Par 1000 décès.	Population urbaine.	Par 1000 décès.
Décès 0 à 10 ans....	141 472	282	81 836	305
10 ans à 60 ans.....	148 902	296	95 686	357
60 ans et au-dessus.	212 227	422	90 648	338
	502 601		268 170	

que la mortalité va croissant d'âge en âge dans la population rurale, que la vieillesse y paye un large tribut, tandis que dans la population urbaine c'est l'âge adulte qui atteint le maximum de la mortalité; expression d'un fait déjà affirmé par les démographes qui constatent que la population urbaine comptant une population d'adultes, plus touffue que celle des enfants et des vieillards a son maximum de mortalité dans sa plus grande collectivité des travailleurs et d'ouvriers. La campagne n'a pas de ces agglomérations artificielles; sa population y suivant un groupement plus régulier, la vieillesse y est nombreuse.

La mortalité rurale moins forte que celle des villes est un fait constaté de même dans les autres pays de l'Europe, ainsi que le prouve le relevé suivant :

Pour 1000 habitants.

	Mortalité urbaine.	Mortalité rurale.
Belgique..........................	25,1	21,1
Angleterre........................	25	18
Prusse............................	30,45	28,02
Italie............................	31,60	27,60
Saxe..............................	32,15	27,5
Danemark..........................	23,38	19,68
Suède.............................	26,5	19,65
Écosse............................	24,34	17,45

On voit qu'avec des écarts variables selon les pays la mortalité rurale est constamment plus faible que celle des villes. La conclusion en a été déduite depuis longtemps et c'est aux conditions fâcheuses de l'agglomération urbaine qu'il faut en majeure partie attribuer la raison de cet écart entre la mortalité des villes et des campagnes. Mais à côté de ce fait général on peut s'étonner de la variété de la mortalité des campagnes de 17 à 28 pour 1000 campagnards. Tout en faisant la part des façons diverses de compter les habitants des campagnes, et par conséquent des chances nombreuses d'erreur qui se produisent ainsi, on peut, d'une manière générale, se rendre compte que les conditions d'habitat, de vie matérielle, sont aussi fort différentes suivant les pays et exercent une influence manifeste sur la durée de la vie des paysans dans chacun d'eux. Un élément aussi est à enregistrer comme facteur important, c'est l'émigration, qui, diminuant de beaucoup la population rurale, abaisse en même temps la mortalité. Ainsi en Écosse, où les statistiques permettent de suivre les mouvements démographiques par catégories qui nous sont inconnues et avec une précision aussi grande que possible, la population agricole a tellement diminué qu'elle ne représente plus que le tiers de la population totale. Aussi ne faudrait-il pas, en présence de la diffusion de la population rurale, de sa faible densité, considérer comme un résultat remarquable et au delà duquel on ne peut espérer rien de meilleur la mortalité générale de 20,8 que nous constatons (1). Si nous comparons ce chiffre à ceux que M. Bertillon nous donne (*Encyclopédie*, 1 vol., p. 247), nous voyons la mortalité générale plus faible en Irlande, en Suède, en Norvège, en Danemark, en Portugal, en Grèce. Il y a donc certainement dans notre pays des causes qui viennent diminuer notre population rurale en dehors des raisons et des conditions normales de la vie : ce sont les endémies, les épidémies, les soins mal dirigés, l'abandon et le défaut de secours en ce qui touche la vieillesse et l'enfance. Pour cette dernière en particulier, le taux mortuaire devrait diminuer et alléger du même coup la mortalité rurale ; car, dans les habitudes actuelles de l'élevage des nourrissons, la campagne possède à la fois ses propres enfants et ceux d'une grande partie de la population urbaine. Nous n'avons pas à revenir ici sur cette intéressante question de la mortalité de l'enfance que M. Bertillon a traitée et qui s'applique absolument à la population rurale. Il faudrait que le compte de toutes ces existences fût soigneusement fait, qu'une vigilance attentive s'exerçât sans cesse sur elles, qu'on écartât tout ce qui dans l'élevage proprement dit, dans l'éducation, fût de nature à les compromettre. C'est un devoir qui s'impose à tous, et que la raison commande. L'hygiène a donc une mission considérable à remplir à la campagne; elle peut diminuer la mortalité qui y est encore trop élevée sur les adultes, et surtout sur l'enfance ; elle doit écarter les affections épidémiques, faire disparaître les endémies, parfois meurtrières, et le plus souvent destructives à longue échéance en débilitant les organismes et en leur enlevant toute résistance physiologique. Qu'on ne dise donc pas que la campagne est toujours saine, que l'hygiène n'a point à y pénétrer, et qu'on se garde de croire qu'elle n'apportera avec elle que la gêne et la persécution. Autant qu'à la ville, elle est nécessaire et son action est d'autant plus indispensable, nous le verrons plus loin, que la campagne est notre ressource nationale, notre capital social.

(1) Dans sa remarquable communication à l'Académie de médecine (1890), M. le Dr Lagneau dit : « Alors que de 1883 à 1885, sur 1000 vivants, il n'y avait que 20,8 décès dans les campagnes, il y en avait 24,5 dans le département de la Seine et 24,4 dans les villes de plus de 2000 âmes. D'ailleurs, lorsqu'on compare ainsi la mortalité soit en France et dans les autres nations, soit dans les campagnes et dans les villes, il faut toujours tenir compte des proportions très différentes des enfants, car la mortalité est beaucoup plus grande pour les enfants que pour les adultes. »

Le rapport de M. Vannacque nous apprend que pour l'année 1889 les décès ont été de beaucoup inférieurs à ceux des années précédentes ; ils seraient de 932 710 pour la population urbaine (Seine comprise) et de 462 223 pour la population rurale ; ce qui donnerait, sauf les erreurs dont il faut tenir compte en raison de l'évaluation approximative de chaque population une mortalité de 18,90 pour 1000 pour la population rurale et de 24,15 pour la population urbaine. La différence serait donc surtout à l'avantage de

ARTICLE II. — DE L'ACCROISSEMENT URBAIN ET RURAL.

Après avoir parcouru rapidement les mouvements de la population rurale et les avoir, dans chaque cas particulier, rapprochés de ceux de la population urbaine, il faut comme conclusion en examiner aussi l'ensemble ; car c'est la résultante de ces différents mouvements démographiques qui fait le gain d'une nation, et contribue à son accroissement.

Mais, dans cette synthèse, nous aurons soin de ne pas oublier que le sujet a été traité par M. Bertillon et nous n'en présenterons que ce qui doit intéresser spécialement la population rurale.

§ 1er. — Accroissement annuel.

Une nation s'accroît : 1° par l'excédent annuel des naissances sur les décès ; 2° par l'appoint que lui apporte l'immigration étrangère. Il y a donc à faire en chaque pays la balance de ces deux comptes : naissances et décès d'une part, immigration et émigration de l'autre.

Ces deux causes n'agissent pas d'une manière égale sur les villes et les campagnes. L'immigration étrangère intéresse plus la population urbaine que celle des champs, et en France l'émigration loin du pays est relativement assez faible dans les campagnes, spéciale à quelques portions du territoire et ne saurait avoir une action bien sensible sur l'accroissement rural.

Pour juger de l'augmentation de la population dans les campagnes, nous restons donc d'abord en présence du mouvement de la mortalité et de la natalité, puis des mouvements d'émigration de bourg à ville, dans l'intérieur même de la patrie.

Pour l'ensemble de la population en France, l'excédent des naissances se chiffre ainsi dans les dernières années :

	Garçons.	Filles.	Total.
1886	19 148	33 468	52 616
1887	23 317	33 419	56 736
1888	15 163	29 609	44 772 (1)

la population rurale, et la raison de ce fait excessivement consolant et heureux serait très vraisemblablement la sollicitude apportée à la préservation de la vie des enfants par l'application de la loi Roussel, la vigilance administrative et l'extension des conseils hygiéniques destinés à l'élevage des enfants.

(1) Pour l'année 1889, le rapport officiel fait connaître que l'excédent des naissances sur les décès s'est élevé au chiffre de 85 646 présentant une augmentation sur 1888 de 40 874. Le résultat de 1889 serait donc satisfaisant. Il faut remarquer que cette élévation d'excédent tient particulièrement à une diminution de la mortalité. Les naissances ont, en effet, baissé de 2 060 pour 1888. Mais les décès, qui avaient été de

L'excédent était de 108 229 en 1881 ; ainsi il a diminué de plus de moitié dans l'espace de neuf années. C'est là un fait important et qui rend plus intéressantes les recherches que comporte un pareil sujet et qui oblige à suivre plus exactement ce qui s'est passé dans les dernières années.

De ces résultats généraux, nous allons comparer ce qui concerne séparément la population urbaine et rurale en 1886 et 1887 ; les années 1888 et 1889 ne nous étant encore connues que dans leurs résultats généraux, par les rapports de M. Vannacque (*Journal officiel* du 28 août 1889 et du 14 octobre 1890).

TABLEAU K. — **Excédent de la population rurale et urbaine.**

	GARÇONS.			FILLES.			Excédent définitif.
	Naissances.	Décès.	Différence.	Naissances.	Décès.	Différence.	
ANNÉE 1886							
Population de la Seine	38.674	39.491	— 817	38.149	34.091	+ 4.028	+ 3.211
Population des villes	136.427	143.248	— 6.821	135.137	133.807	+ 1.330	— 5.491
Total de la population urbaine	175.101	182.739	— 7.638	173.256	167.898	+ 5.358	— 2.280
Population rurale	290.422	263.636	+ 26.786	274.059	245.949	+ 28.110	+ 54.896
Total général	465.523	446.375	+ 19.148	447.315	413.847	+ 33.468	+ 52.616
ANNÉE 1887							
Population de la Seine	39.277	38.627	+ 1.650	38.500	33.399	+ 5.101	+ 6.751
Population des villes	135.541	138.657	— 3.116	129.955	129.513	+ 442	— 2.674
Total de la population urbaine	174.818	177.284	— 2.466	168.455	162.912	+ 5.543	+ 3.077
Population rurale	284.366	258.583	+ 25.783	271.694	243.818	+ 27.876	+ 53.659
Total général	459.184	435.867	+ 23.317	440.149	406.730	+ 33.419	+ 56.736

837 867 en 1888, ont été seulement de 794 933 en 1889. Il faut nous réjouir à demi de cette constatation. L'hygiène vient sans doute diminuer heureusement notre mortalité à la ville et à la campagne, mais la natalité s'abaisse encore, la nuptialité également et l'année 1889 ne vient donc, en aucune manière, diminuer nos appréhensions et modifier notre opinion basée sur les recherches des années antérieures, les seules connues par leurs résultats numériques détaillés.

Le tableau K, où nous avons rapproché les naissances et les décès par sexe pour les populations du département de la Seine, des villes et des campagnes, nous donne d'intéressants renseignements. Bien que les naissances des garçons soient partout supérieures à celles des filles, nous voyons la mortalité faire disparaître en 1886 un excès de garçons dans la Seine et dans la population urbaine; pour 1887, la Seine fournit un petit appoint de naissances mâles, les villes continuant à donner un déficit; pour les filles, la mortalité est partout moins forte et laisse un excédent de naissances. Cette mortalité plus forte de la population masculine dans les villes n'est pas pour nous étonner; nous savons qu'elle frappe surtout les adultes qui y sont en plus grand nombre et nous ne faisons que rappeler le fait sans y rien ajouter.

Prenons maintenant les résultats généraux de ce tableau par population dans les villes et les campagnes.

Excédent des naissances sur les décès.	Garçons.	Filles.	Total.
Population rurale.			
1886	26 786	28 110	54 896
1887	25 783	27 876	53 659
Population urbaine (Seine comprise).			
1886	0	5 358	5 358
1887	0	5 543	5 543

Mais, au lieu d'un excédent de naissances pour les garçons dans la population urbaine, il y a un déficit, c'est-à-dire un excédent de mortalité.

De 7 638 pour 1886
2 466 pour 1887

Il y a donc en définitive en **1886** un déficit urbain de — 2280 et en **1887** un gain de 3077.

Ainsi, dans l'excédent des naissances totales, voici pour ces deux années la part de chaque population :

	Excédent total.	Excédent urbain.	Excédent rural.
1886	52 616	— 2 280 (décès	54 896
1887	56 736	+ 3 077	53 659

Ces chiffres sont pleins d'enseignements et il sera intéressant de poursuivre dans l'avenir cette comparaison qui nous donnera la mesure de l'apport définitif fait par chaque catégorie de population au fonds national commun.

Ce résumé des dernières années nous apprend que la population urbaine (Seine comprise) n'apporte à la nation qu'un appoint insignifiant quand, même, ce n'est pas un déficit; ce sont les filles qui forment seules ce petit gain urbain, parce qu'elles meurent moins, et cela probablement parce qu'elles échappent plus que l'homme aux influences meurtrières de l'alcoolisme et de la débauche. La campagne vient seule avec son contingent annuel combler les vides de la mortalité urbaine, c'est-à-dire le déficit annuel, et le reste sert à l'accroissement national. Il est donc juste de dire que les villes ne comptent pas au point de vue numérique dans l'augmentation de la nation, que les campagnes sont tout. Si l'on se pénètre de cette donnée et si on en comprend bien la valeur, on sent de quels soins il faut entourer ce revenu national qui est notre seule richesse; qu'il s'amoindrisse, qu'il s'éteigne, c'en est fait de nous et nous disparaissons vite dans le concert des peuples, comme s'engloutit une belle fortune lorsque, les revenus faisant défaut, on en est réduit pour vivre à absorber le capital.

Et pourtant il n'y a pas à se faire illusion; cette constatation est d'autant plus attristante qu'en la rapprochant d'autres faits on arrive à se persuader que cela nous mène vite à la dépopulation progressive de nos campagnes et à l'amoindrissement du pays. On a quelque droit de redouter l'avenir, de le voir fatal et sombre, et comme le dit justement M. Lagneau (Académie de médecine, juillet 1890) il est difficile de ne pas devenir pessimiste quand on étudie les mouvements de notre population.

§ 2. — Diminution graduelle.

C'en est assez des quelques chiffres cités plus haut pour faire saisir l'intérêt qui s'attache à la population rurale. Je n'ai qu'à rappeler d'un mot ce que nous avons constaté dans ces principaux mouvements. La nuptialité va décroissant dans ces dernières années; la progression est sensible. Quand on comptait chez nos campagnards 9,70 mariages par 1000 habitants en 1872, après la période critique de la guerre, on n'en trouve plus que 7,17 en 1887, et c'est peu à peu que cet écart s'est accompli en l'espace de quinze ans. La tendance est manifeste; le célibat égoïste gagne la campagne.

En même temps, la natalité diminue; tandis qu'elle était de 25,3 pour 1000 habitants en moyenne dans la période de 1873-77, elle a été de 23,1 en 1886, de 22,7 en 1887.

C'est donc la source vive de la nation qui se tarit. Elle se tarit, non pas seulement parce que la nuptialité diminue, mais encore, ce qui est plus fâcheux, par la volonté même des époux. Le dénombrement de 1886 a pour la première fois donné le dépouillement des familles avec le nombre d'enfants leur appartenant et la statistique en a tiré parti. M. Chervin a montré que les départements où les valeurs successorales représentent une somme très élevée sont précisément ceux où les familles sont les moins nombreuses : tels sont les départements de la Seine, Seine-et-Oise, Seine-et-Marne, Seine-Inférieure, Calvados, Eure, Oise, Rhône, Eure-et-Loir, etc.; tandis que les départements où les valeurs successorales sont peu élevées ont de nombreux enfants, comme dans la Bretagne, l'Auvergne, le Cantal et la Savoie. Il n'y a donc pas à en douter maintenant, il est prouvé, chiffres en main, que le degré de richesse ou de pauvreté influe considérablement sur la natalité.

Bertillon arrivait aussi à cette conclusion. Tous ceux qui ont serré de près la question, et la liste en est déjà longue : J. Bertillon, Javal, Vacher, Dumont, l'acceptent. M. Levasseur y fait quelque objection; M. de Nadaillac, qui éprouvait (*Affaiblissement de la natalité en France*) quelque difficulté à l'admettre, semble s'y rallier volontiers dans un nouveau travail (*Péril national*). Aux affirmations qui découlent sur ce point des recherches statistiques, il faut ajouter celles des économistes. M. Baudrillart, qui s'est particulièrement intéressé aux populations agricoles, le déclare positivement : « La tendance à limiter volontairement la population accompagne, on ne peut plus en douter, le développement de l'aisance. Cela ne s'observe pas seulement en France, mais ailleurs et même en Amérique, au moins dans les villes. Le principe restrictif y prend même, assure-t-on, plus fréquemment qu'ailleurs, la forme criminelle de l'avortement. Nous n'en sommes pas là, mais la limitation volontaire de la population gagne les campagnes françaises. Tantôt les moyens préventifs ne s'y manifestent que dans la classe la plus élevée ; tantôt, comme en Normandie, les familles décroissent même dans la catégorie des paysans moins aisés. » (*Populations agricoles de la France*, tome II, 292.)

« Nous avons eu quelquefois, dit M. Legoyt, l'occasion d'interroger des cultivateurs sur ce changement considérable survenu dans l'importance numérique de la famille agricole et les motifs qu'ils nous ont donnés peuvent se résumer comme il suit :

« 1° Le prix de la vie matérielle a sensiblement augmenté, tandis que celui du blé ne s'est que faiblement accru. Les frais d'entretien des enfants sont donc de plus en plus élevés.

« 2° Lorsque l'enfant a atteint l'âge d'homme et que son travail pourrait dédommager ses parents des sacrifices qu'il leur a coûtés, le recrutement le prend, ou il quitte les champs pour aller chercher fortune dans les villes.

« 3° Lorsque les enfants sont nombreux, l'exploitation, au décès des parents, se morcelle au point de devenir impossible et ces derniers ont été ainsi impuissants à conserver à la famille le petit domaine fourni au prix de tant de soins, de labeurs et de privations.

« 4° Si la famille est nombreuse, surtout si elle comprend des mineurs, les frais de partage absorbent l'héritage paternel et la misère est le lot inévitable des enfants.

« Beaucoup, allant plus loin dans leurs confidences, ne craignent pas d'avouer qu'ils sont obligés de tenir compte de ce fait que les nombreuses grossesses, en affaiblissant la mère, diminuent son aptitude au travail et que, d'un autre côté, les frais d'accouchement, de layettes, de baptême (rien n'est oublié dans ce compte impitoyable) finissent par atteindre de gros chiffres. »

L'aveu est ici complet, et le fait, on le voit, est raisonné.

M. le professeur Cornil donnait récemment (*Journal des Connaissances médicales*, 1890) un exemple typique de la préoccupation des paysans quand il est question des partages de la terre.

« Dans une commune rurale, dit-il, que je pourrais citer, deux jeunes gens, cousins, fils de deux frères petits propriétaires, épousaient le même jour les deux sœurs. Les pères, mères et grands parents des fiancés voulaient d'un commun accord que tous leurs champs appartinssent un jour à un seul héritier réunissant sur sa tête ce qui appartenait aux deux familles. Les nouveaux époux étaient dans le même sentiment et alors les deux mariés tirèrent à la courte paille à savoir lequel d'entre eux aurait l'enfant; il était entendu que l'un des jeunes ménages resterait stérile. Neuf mois après, le couple favorisé par le sort avait un fils, l'autre n'a jamais eu d'enfant. Quelle sèche mesquinerie mise à la place de l'amour paternel et maternel dont ce ménage se ferme volontairement l'accès ?

« Dans cette même commune, dont presque tous les habitants sont de petits propriétaires cultivateurs, la natalité annuelle est de moitié plus restreinte que la mortalité. »

Il n'entre pas dans mon sujet d'aborder les faits économiques qui se ient à cette grave question de la dépopulation des campagnes; mais, sans m'y arrêter, je dois au moins indiquer quelques-uns de ceux qui sont les plus saillants et les plus appréciables pour toutes les personnes connaissant la vie des champs.

Le paysan a deux grandes passions : la terre et l'argent. Jadis, quand a terre était aux grands, aux riches, la première le dominait, l'étreinait tout entier; il convoitait la terre comme un bonheur suprême. Alors, la vie rurale était relativement misérable : le paysan, rivé au sol, roissait et multipliait; la famille était une richesse; avec des bras, une erme ou une métairie devenait une source de profits et l'espérance l'avoir un jour la terre naissait à chaque petit gain. La vie matérielle coûtait peu; la machine agricole était inconnue, les voies d'accès difficiles; tout le labeur tenait aux bras de l'homme, de la femme et des nfants. Les redevances se payaient au maître en nature et l'on retrouve ncore aujourd'hui dans certains départements agricoles d'anciens baux n vigueur et où se perpétuent ces coutumes. Mais les biens se sont morcelés peu à peu; la Révolution a hâté cette transmission de la terre aux paysans, puis l'industrie et les progrès de la civilisation ont profondément modifié toutes choses. L'argent, qui ne tenait que peu de place dans la vie des champs d'autrefois, qui était rare, y a fait alors vite son chemin, à mesure que les transactions devenaient faciles, que les marchés s'ouvraient, que l'agriculteur se transformait en commerçant, en industriel. L'argent est maintenant autant, sinon plus, que la terre l'orgueil du paysan. Avoir des écus, cela vaut avoir des terres. Le cultivateur a compris la puissance de l'argent, et s'il en est souvent parcimonieux à l'excès, avare même, il sait aussi à l'occasion en jouir, que ce soit au village ou à la ville. L'argent l'a rendu prévoyant, autant qu'économe; orgueilleux parfois, il était un peu envieux de ses égaux, de ses voisins, il est devenu jaloux du bourgeois rural et du citadin, et il n'a pas plus résisté que l'ouvrier des villes à cet entraînement social qui pousse chacun aujourd'hui à sortir de son milieu pour se glisser dans un autre où tout, pense-t-on, est heur et félicité. Les mœurs rurales se sont modifiées en se calquant en maints endroits sur celles des villes. Le paysan est imitateur à l'excès. Il a perdu sa simplicité native et s'est civilisé, c'est-à-dire qu'il a pris des choses et des mœurs du temps présent ce qui s'alliait le mieux avec ses appétits. Aimant la terre, il a voulu la posséder; aimant l'argent, il s'est fait plus prévoyant que dissipateur et a compris l'épargne. Une fois dans cette voie, il a agi pour conserver l'une et l'autre et, comme les citadins, il a calculé les dépenses de la vie, ce que coûtent les enfants, ce que deviendrait dans leurs mains son avoir; c'est volontairement et très sciemment qu'il ne veut plus de nombreuse lignée et ne met plus comme autrefois son orgueil à montrer ses rejetons serrés autour de lui à la grande table de famille. Sa vanité est satisfaite quand il peut dire qu'à chacun d'eux il laissera une belle terre et de bons sacs d'écus.

Si j'insiste, à cette place, sur le côté moral du paysan, c'est qu'il me semble que le mal est là. M. Dumont le dit aussi : « La vraie cause de l'affaiblissement de notre natalité est la volonté de n'avoir que peu ou point d'enfants, et cette volonté elle-même est déterminée par un ensemble de dispositions intellectuelles, morales, esthétiques particulières à notre nation. C'est le cas de répéter cette maxime d'Auguste Comte, qu'il faut toujours avoir présente à l'esprit en traitant les problèmes de sociologie contemporaine : « La maladie de la société est regardée comme « physique, tandis qu'elle est exclusivement morale. »

Le professeur Layet, examinant cette question au Congrès d'hygiène de la Haye, disait : « Si les paysans viennent à pratiquer la limitation volontaire de la famille, c'est un danger dont les conséquences peuvent être des plus graves pour le pays. Malheureusement, ajoutait-il, cette restriction volontaire apportée dans la natalité légitime s'affirme de plus en plus et cela avec un égoïsme bien peu dissimulé parmi les populations rurales aisées. »

Précisément, et c'est là l'indice de la gravité du mal, ce n'est plus par-ci, par-là, que la constatation se fait: c'est partout, avec des nuances encore; mais enfin c'est une gangrène sociale qui gagne la France avec autant de sûreté que la sclérose atteint un membre quand un gros tronc artériel ne chasse plus devant lui le sang vivifiant et réparateur.

Il faut donc avoir grand souci des mouvements de la population rurale, compter ses naissances annuelles comme on mesure du doigt les battements du pouls; la vie s'éteindra chez nous à mesure que le flot de la natalité rurale ira en s'affaiblissant et déjà la décroissance est sensible et sérieusement menaçante (1). C'est donc en vérité une grave chose que la transformation morale de la campagne avec ses conséquences sur la natalité et l'accroissement national.

ARTICLE III. — DÉPOPULATION DES CAMPAGNES

§ 1. — Émigration rurale.

Les campagnes ne se vident pas seulement parce que les enfants y deviennent moins nombreux, mais parce que les paysans quittent leurs villages et désertent les champs. Cette émigration déjà constatée de longue date se fait en France au profit des villes plus que de l'étranger. C'est à l'immigration urbaine que l'on doit cet accroissement presque général des villes au détriment des campagnes.

Si nous nous rappelons les chiffres comparés de la natalité et de la mortalité urbaines, nous savons, en effet, par le défaut d'excédent ou par sa faiblesse, quand il existe, que ce n'est pas là ce qui peut justifier cette énorme augmentation urbaine. Cependant, le fait est là, et nous en avons la preuve par les derniers recensements. Le tableau L de l'immigration urbaine que j'ai relevé et la carte qui le résume donnent une idée nette de cette progression générale.

Ainsi dans 74 départements la population urbaine a augmenté et dans 13 seulement elle a diminué. L'augmentation normale des naissances sur les décès dans cette période de deux recensements produisait un excédent urbain de 43 665 habitants et l'excédent total était cependant de 669 966. Aux 43 665 provenant de l'accroissement régulier de la population venaient s'ajouter 626 301 habitants venus du dehors, soit des

(1) Il faut encore ajouter à ce tableau déjà bien sombre que les moralistes doivent fermer les yeux sur les irrégularités, les faiblesses humaines et se montrer indulgents. Il y va de notre salut.

En effet, si des résultats généraux concernant les naissances nous défalquons annuellement les naissances illégitimes, nous verrons le déficit urbain s'accroître pour 1886 de 48 241 et pour 1887 de 48 095; le gain rural ne serait plus pour 1886 que de 54 895 — 26 565 = 28 330 et pour 1887 de 53 659 — 25 759 = 27 900. Ces excédents ruraux seraient absolument insuffisants pour combler même les vides urbains.

Nous en sommes donc réduits à considérer l'appoint de l'illégitimité comme nécessaire à l'accroissement national. Si la morale publique et nos lois modifient (ce qui est pourtant désirable) cette natalité illégitime et la font sensiblement diminuer, c'en est peut-être fait de notre accroissement.

TABLEAU L. — **Tableau de l'immigration urbaine. Recensement de 1886.** — (*Statistique générale de la France*).

DÉPARTEMENTS.	IMMIGRATION.	ÉMIGRATION.	PROPORTION pour 10 000 habitants.	
			IMMIGRATION.	ÉMIGRATION.
Ain	5.399	»	119.0	»
Aisne	4.593	»	30.9	»
Allier	»	982	»	9.2
Alpes (Basses-)	»	2.481	»	113.4
Alpes (Hautes-)	1.292	»	87.9	»
Alpes Maritimes	11.103	»	85.4	»
Ardèche	2.391	»	39.3	»
Ardennes	1.532	»	16.5	»
Ariège	»	3.265	»	80.0
Aube	6.348	»	85.5	»
Aude	324	»	2.9	»
Aveyron	2.932	»	36.2	»
Bouches-du-Rhône	24.768	»	50.6	»
Calvados	8.973	»	79.5	»
Cantal	1.229	»	47.9	»
Charente	3.936	»	56.2	»
Charente-Inférieure	5.508	»	47.6	»
Cher	2.297	»	25.4	»
Corrèze	»	798	»	15.6
Corse	7.375	»	127.5	»
Côte-d'Or	5.444	»	52.2	»
Côtes-du-Nord	482	»	7.2	»
Creuse	235	»	8.2	»
Dordogne	2.443	»	37.1	»
Doubs	10.160	»	115.6	»
Drôme	»	7.858	»	88.2
Eure	3 552	»	50.3	»
Eure-et-Loir	9.784	»	202.0	»
Finistère	15 406	»	98.8	»
Gard	5.679	»	28.5	»
Garonne (Haute-)	13.921	»	77.3	»
Gers	»	1.663	»	34.7
Gironde	35.759	»	108.5	»
Hérault	»	1.776	»	7.1
Ille-et-Vilaine	7.569	»	52.3	»
Indre	2.111	»	26.1	»
Indre-et-Loire	13.664	»	175.2	»
Isère	4.378	»	33.3	»
Jura	1.267	»	20.4	»
Landes	1.913	»	53.1	»
Loir-et-Cher	829	»	14.5	»
Loire	267	»	0.9	»
Loire (Haute-)	1.091	»	19.5	»
Loire-Inférieure	4.002	»	20.2	»
Loiret	4.081	»	38.0	»
Lot	591	»	16.6	»
Lot-et-Garonne	3.835	»	53 5	»
Lozère	500	»	30.2	»
Maine-et-Loire	7.463	»	56.7	»
Manche	12.147	»	116.2	»
Marne	310	»	1.7	»
Marne (Haute-)	1.589	»	29.2	»
Mayenne	3.181	»	46.8	»
Meurthe-et-Moselle	13.990	»	92.2	»
Meuse	3.521	»	60.6	»
Morbihan	6.930	»	74.2	»
Nièvre	5.694	»	81.6	»

TABLEAU L. — **Tableau de l'immigration urbaine** (suite).

DÉPARTEMENTS.	IMMIGRATION.	ÉMIGRATION.	PROPORTION pour 10 000 habitants.	
			IMMIGRATION.	ÉMIGRATION.
Nord	»	4.193	»	4.2
Oise	4.752	»	51.0	»
Orne	2.538	»	33.4	»
Pas-de-Calais	32.203	»	116.1	»
Puy-de-Dôme	10.428	»	91.6	»
Pyrénées (Basses-)	4.990	»	49.9	»
Pyrénées (Hautes-)	2.090	»	44.4	»
Pyrénées-Orientales	»	2.771	»	31.»
Rhin (Haut-)	4.852	»	167.5	»
Rhône	19.785	»	40.3	»
Saône (Haute-)	»	1.304	»	27.1
Saône-et-Loire	1.338	»	9.4	»
Sarthe	9.047	»	89.7	»
Savoie	2.932	»	90.3	»
Savoie (Haute-)	2.391	»	107.4	»
Seine	146.678	»	53.2	»
Seine-Inférieure	23.618	»	56.8	»
Seine-et-Marne	4.694	»	58.1	»
Seine-et-Oise	39.971	»	189.5	»
Sèvres (Deux-)	3.544	»	77.7	»
Somme	8.734	»	55.5	»
Tarn	2.576	»	24.6	»
Tarn-et-Garonne	3.743	»	60.8	»
Var	»	278	»	1.7
Vaucluse	3.443	»	31.0	»
Vendée	519	»	10.2	»
Vienne	»	539	»	7.5
Vienne (Haute-)	3.396	»	33.5	»
Vosges	16.946	»	250.0	»
Yonne	5.205	»	81.6	»

Résumé par départements du tableau de l'immigration urbaine.

I. — Départements où l'immigration est supérieure à 50 p. 10 000 habitants : Ain, Alpes (Hautes-), Alpes-Maritimes, Aube, Bouches-du-Rhône, Calvados, Charente, Corse, Côte-d'Or, Doubs, Eure, Eure-et-Loir, Finistère, Garonne (Haute-), Gironde, Ille-et-Vilaine, Indre-et-Loire, Landes, Lot-et-Garonne, Maine-et-Loire, Manche, Meurthe-et-Moselle, Meuse, Morbihan, Nièvre, Oise, Pas-de-Calais, Puy-de-Dôme, Rhin (Haut-), Sarthe, Savoie, Savoie (Haute-), Seine, Seine-Inférieure, Seine-et-Marne, Seine-et-Oise, Sèvres (Deux-), Somme, Tarn-et-Garonne, Vosges, Yonne.

II. — Départements où l'immigration est de 40 à 50 p. 10 000 habitants : Cantal, Charente-Inférieure, Mayenne, Pyrénées (Basses-), Pyrénées (Hautes-), Rhône.

III. — Départements où l'immigration est de 30 à 40 p. 10 000 habitants : Aisne, Ardèche, Aveyron, Dordogne, Isère, Loiret, Lozère, Orne, Vaucluse, Vienne (Haute-).

IV. — Départements où l'immigration est de 20 à 30 p. 10 000 habitants : Cher, Gard, Indre, Jura, Loire-Inférieure, Marne (Haute-), Tarn.

V. — Départements où l'immigration est de 10 à 20 p. 10 000 habitants : Ardennes, Loir-et-Cher, Loire (Haute-), Lot, Vendée.

VI. — Départements où l'immigration est de 0 à 10 p. 10 000 habitants : Aude, Côtes-du-Nord, Creuse, Loire, Marne, Saône-et-Loire.

VII. — Départements où, au lieu d'immigration, il y a émigration. Allier, Alpes (Basses-), Ariège, Corrèze, Drôme, Gers, Hérault, Nord, Pyrénées-Orientales, Saône (Haute-), Var, Vienne.

campagnes, soit de l'étranger. La part de l'étranger est faite, elle es facile à déterminer. Pour être encore trop considérable chez nous, ell n'est pas en rapport avec cet excessif accroissement urbain; elle n'est qu de 2,57 p. 1000 et ne porte que sur les départements frontières et plu

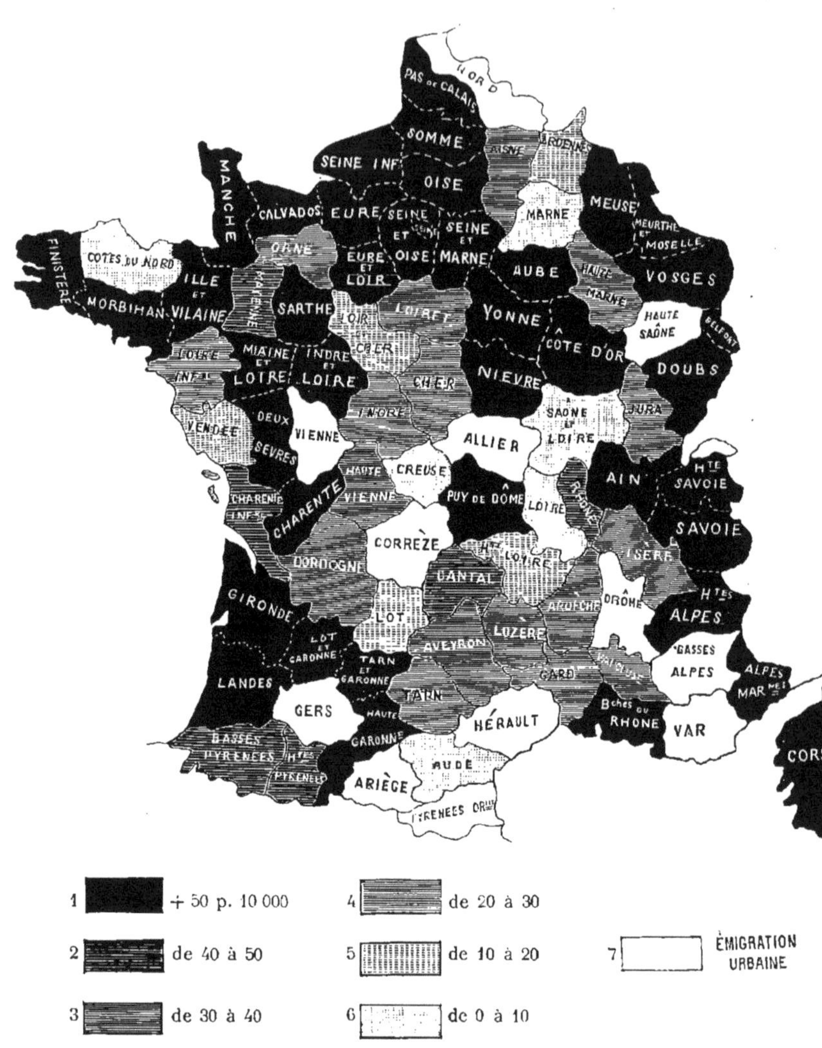

Carte figurée de l'immigration urbaine (Tableau L).

particulièrement à l'Est et sur la côte de l'Atlantique. Le plus gros chiffre vient donc de la désertion des campagnes.

Cette émigration des campagnes n'est pas non plus un fait nouveau; pour être depuis longtemps constatée, elle n'en a pas moins un intérêt croissant; elle a une action immédiate au point de vue économique, en

TABLEAU M. — **Tableau de l'émigration rurale.**
Recensement de 1886. — (*Statistique générale de la France*).

DÉPARTEMENTS.	IMMIGRATION.	ÉMIGRATION.	PROPORTION pour 10,000 habitants.	
			IMMIGRATION.	ÉMIGRATION.
Ain	»	5.619	»	17.6
Aisne	»	6.121	»	15.0
Allier	»	3.273	»	10.5
Alpes (Basses-)	2.111	»	19.2	»
Alpes (Hautes-)	»	293	»	2.7
Alpes-Maritimes	»	394	»	4.1
Ardèche	»	8.747	»	27.7
Ardennes	»	4.838	»	20.1
Ariège	»	2.643	»	13.3
Aube	»	1.236	»	6.8
Aude	1.210	»	5.5	»
Aveyron	»	10.897	»	32.6
Bouches-du-Rhône	»	311	»	3.2
Calvados	»	6.624	»	20.3
Cantal	666	»	3.1	»
Charente	»	8.875	»	29.6
Charente-Inférieure	»	15.017	»	42.8
Cher	»	8.658	»	33.3
Corrèze	»	624	»	2.3
Corse	»	7.769	»	36.2
Côte-d'Or	»	5.436	»	19.5
Côtes-du-Nord	»	13.114	»	23.4
Creuse	»	514	»	2.1
Dordogne	»	19.810	»	46.1
Doubs	»	14.016	»	63.0
Drôme	11.079	»	49.3	»
Eure	»	2.808	»	9.5
Eure-et-Loir	»	4.723	»	20.4
Finistère	»	5.742	»	10.9
Gard	»	4.678	»	21.5
Garonne (Haute-)	»	9.576	»	32.3
Gers	»	1.723	»	7.4
Gironde	»	8.222	»	19.6
Hérault	4.250	»	22.6	»
Ille-et-Vilaine	»	11.786	»	25.1
Indre	»	2.946	»	14.3
Indre-et-Loire	»	3.670	»	14.6
Isère	»	7.960	»	17.7
Jura	»	6.454	»	28.9
Landes	»	10.950	»	41.3
Loir-et-Cher	»	2.032	»	9.3
Loire	»	13.546	»	44.2
Loire (Haute-)	»	3.696	»	14.2
Loire-Inférieure	1.059	»	2.5	»
Loiret	»	4.009	»	15.3
Lot	»	7.360	»	30.1
Lot-et-Garonne	»	2.563	»	10.7
Lozère	»	7.825	»	61.7
Maine-et-Loire	»	3.832	»	9.8
Manche	»	12.611	»	30.0
Marne	5.787	»	23.8	»
Marne (Haute-)	»	7.996	»	40.0
Mayenne	»	8.308	»	30.2
Meurthe-et-Moselle	»	4.481	»	16.8
Meuse	»	550	»	2.3
Morbihan	»	11.798	»	27.6

TABLEAU M. — **Tableau de l'émigration rurale** (suite).

DÉPARTEMENTS.	IMMIGRATION.	ÉMIGRATION.	PROPORTION pour 10 000 habitants.	
			IMMIGRATION.	ÉMIGRATION.
Nièvre	»	9.647	»	34.8
Nord	2.552	»	4.2	»
Oise	»	3.974	»	12.8
Orne	»	4.449	»	14.8
Pas-de-Calais	»	27.076	»	50.9
Puy-de-Dôme	»	5.768	»	12.8
Pyrénées (Basses-)	»	14.280	»	42.8
Pyrénées (Hautes-)	»	4.612	»	24.4
Pyrénées-Orientales	1.694	»	14.1	»
Rhin (Haut-) (Belfort)	»	1.619	»	35.9
Rhône	15.338	»	61.6	»
Saône (Haute-)	»	5.366	»	21.7
Saône-et-Loire	»	16.729	»	34.7
Sarthe	»	8.389	»	24.9
Savoie	»	4.590	»	19.6
Savoie (Haute-)	»	4.742	»	18.9
Seine	»	10.515	»	284.0
Seine-Inférieure	»	14.067	»	35.2
Seine-et-Marne	1.662	»	6.1	»
Seine-et-Oise	5.542	»	15.1	»
Sèvres (Deux-)	»	7.148	»	23.5
Somme	»	10.314	»	26.2
Tarn	»	6.117	»	44.1
Tarn-et-Garonne	»	2.854	»	18 3
Var	2.691	»	21.7	»
Vaucluse	»	1.970	»	14.9
Vendée	»	2.245	»	6.0
Vienne	»	5.885	»	21.9
Vienne (Haute-)	»	3.468	»	14.0
Vosges	»	13.480	»	41.0
Yonne	»	5.208	»	17.7

Résumé par départements du tableau de l'émigration rurale.

I. — Départements où l'émigration est supérieure à 50 p. 10 000 habitants : Doubs, Lozère, Pas-de-Calais, Seine.

II. — Départements où l'émigration est de 40 à 50 p. 10 000 habitants : Charente-Inférieure, Dordogne, Landes, Loire, Pyrénées (Basses-), Tarn, Vosges.

III. — Départements où l'émigration est de 30 à 40 p. 10 000 habitants : Aveyron, Cher, Corse, Garonne (Haute-), Lot, Marne (Haute-), Mayenne, Nièvre, Rhin (Haut-), Saône-et-Loire, Seine-Inférieure.

IV. — Départements où l'émigration est de 20 à 30 p. 10 000 habitants : Ardèche, Ardennes, Calvados, Charente, Côtes-du-Nord, Eure-et-Loir, Gard, Ille-et-Vilaine, Jura, Manche, Morbihan, Pyrénées (Hautes-), Saône (Haute-), Sarthe, Sèvres (Deux-), Somme, Vienne.

V. — Départements où l'émigration est de 10 à 20 p. 10 000 habitants : Ain, Aisne, Allier, Ariège, Côte-d'Or, Finistère, Gironde, Indre, Indre-et-Loire, Isère, Loire (Haute-), Loiret, Lot-et-Garonne, Meurthe-et-Moselle, Oise, Orne, Puy-de-Dôme, Savoie, Savoie (Haute-), Tarn-et-Garonne, Vaucluse, Vienne (Haute-), Yonne.

VI. — Départements où l'émigration est de 0 à 10 p. 10 000 habitants : Alpes (Hautes-), Alpes-Maritimes, Aube, Bouches-du-Rhône, Corrèze, Creuse, Eure, Gers, Loir-et-Cher, Maine-et-Loire, Meuse, Vendée.

VII. — Départements où, au lieu d'émigration, il y a immigration : Alpes (Basses-), Aude, Cantal, Drôme, Hérault, Loire-Inférieure, Marne, Nord, Pyrénées-Orientales, Rhône, Seine-et-Marne, Seine-et-Oise, Var.

modifiant les conditions du travail rural, et une influence directe sur l'accroissement national, en abaissant le chiffre de la production humaine.

Dans le tableau de l'émigration rurale M, et dans la carte qui le résume, j'ai donné les chiffres de ce mouvement; le recensement de 1866

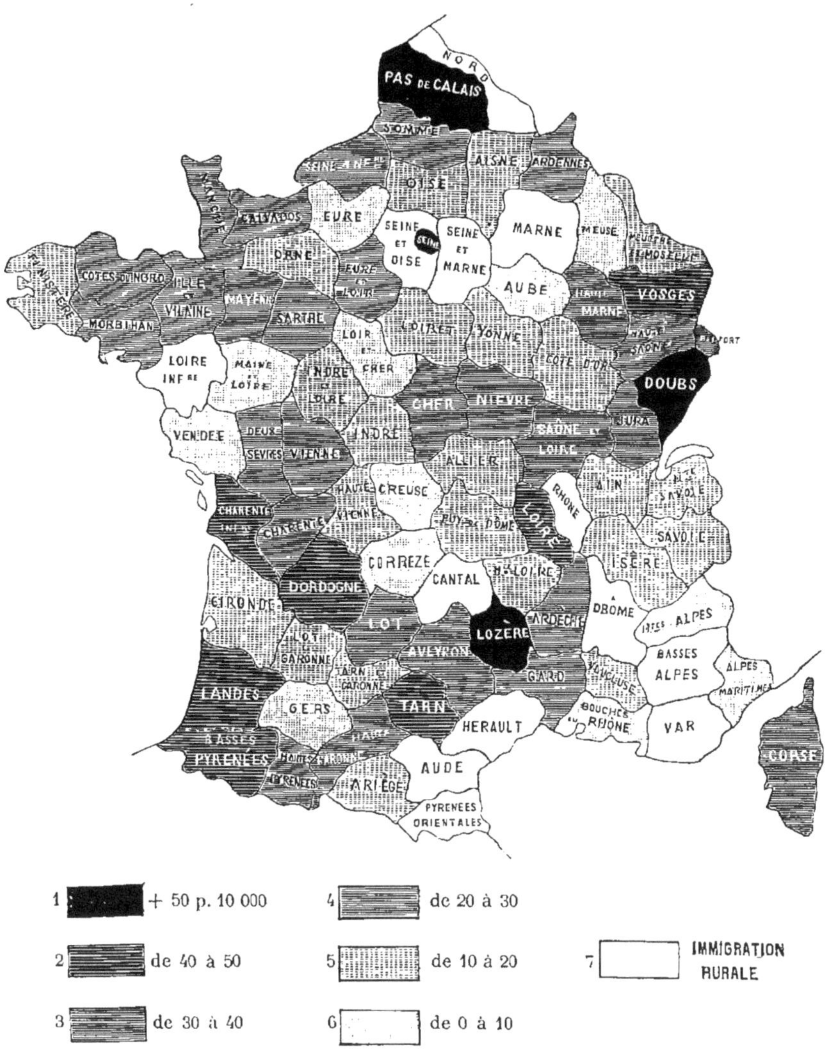

Carte figurée de l'émigration rurale (Tableau M).

fournit les éléments de ce travail, puisque, pour chaque population urbaine et rurale, on a comparé la population constatée à celle calculée d'après les excédents de naissance sur les décès et qui aurait dû être celle constatée si l'immigration ou l'émigration n'était venue en modifier les résultats.

On voit ainsi que 13 départements profitent dans les campagnes d'une immigration rurale; le plus grand nombre se trouve dans la zone sud-méditerranéenne; puis les départements enveloppant celui de la Seine et ceux du Nord et de la Loire-Inférieure, isolés chacun dans leur région.

A part ces exceptions, partout l'émigration rurale, avec des degrés variables, est moins accentuée dans la région centrale et du sud-ouest, littoral méditerranéen, que dans le sud-ouest et l'est. La Picardie, la Normandie, la Bretagne, offrent déjà une émigration assez élevée; les départements vinicoles des Charentes, de la Dordogne, du Lot, ont vu grossir leurs pertes à mesure que le phylloxera semait la ruine dans leurs champs.

La représentation figurée de la perte faite en cinq ans dans nos populations agricoles est intéressante à rapprocher de celle de l'immigration urbaine qui donne la notion du gain des villes.

Douze départements n'ont pas d'augmentation urbaine et nous en trouvons parmi eux six qui bénéficient d'un accroissement rural : le Nord, la Drôme, les Basses-Alpes, le Var, l'Hérault, les Pyrénées-Orientales. Ce fait ne peut pas avoir la même explication pour tous.

Dans le Nord, département à la fois industriel et agricole, où la population est dense, c'est le déplacement industriel allant de la ville à la campagne qui justifie cette particularité. L'immigration étrangère joue, en outre, dans ce département un rôle important, à cause du voisinage de la Belgique. Pour les autres, il n'en est pas tout à fait ainsi; la campagne du littoral méditerranéen avec sa petite culture et son morcellement très grand appelle les bras, retient les propriétaires. L'industrie est peu développée dans ces régions: les villes y meurent et la campagne y est prospère. Seule la grande ville de Marseille attire à elle dans toute cette région et l'intensité de cette attraction est grande.

Une autre remarque à faire en rapprochant les deux cartes, c'est l'intensité comparée de l'immigration urbaine et de l'émigration rurale. Au-dessus de 50 p. 10 000 habitants, l'immigration urbaine porte sur 41 départements. L'émigration rurale dans les mêmes proportions ne porte que sur 4 départements : le Doubs, le Pas-de-Calais, la Lozère et la Seine. Ils sont isolés et évidemment pour chacun il existe à cette intensité de l'émigration rurale des causes particulières et différentes : pour l'immigration urbaine, l'influence des grandes villes et le voisinage de Paris sont indiscutables et semblent faire comme une raison générale à ce déplacement d'individus. Tandis que cette intensité est énorme dans l'immigration urbaine au-dessus de 50 p. 10 000 et forme comme un contraste avec celle beaucoup plus faible des autres départements, pour l'émigration rurale, au contraire, cette intensité moins grande fait place à quelque chose de plus uniforme, de plus général. Bénissons cette intensité faible et tâchons qu'elle garde ce degré peu élevé, cette teinte douce; car, si elle se généralisait, les progrès de la désertion augmentant, les conséquences en seraient lourdes pour le pays.

Il serait intéressant de savoir quelle partie surtout de la population, hommes ou femmes, enfants, adultes, vieillards, participe le plus à ce mouvement. Les chiffres précis font défaut; c'est jusqu'ici à la population urbaine que s'est attachée la statistique et les renseignements concernant la population rurale ne portent encore que sur les questions générales. C'est peut-être l'inverse qu'il conviendrait de faire; il est vraisemblable qu'on arrivera à plus de précision sur ce point, à mesure qu'on saisira mieux l'importance de ces données statistiques.

Mais, à défaut de documents suffisants, il faut tenir compte des observations faites dans quelques départements, de celles fournies par les économistes qui se sont émus de cette question d'émigration rurale et qui, sous le nom de *dépopulation des campagnes*, ont étudié les causes de ce mouvement de population et en ont cherché les remèdes. Il y a donc, à côté des affirmations numériques, des données économiques qui ne sont pas sans valeur, loin de là.

L'émigration porte surtout sur la population adulte des campagnes ; les vieillards y restent volontiers tant qu'ils trouvent soit du travail, soit un abri chez leurs enfants alors qu'ils sont devenus incapables. Mais les infirmités, l'impuissance, leur rendent souvent la vie rurale difficile; c'est alors qu'ils sont poussés vers les villes, par leurs propres enfants, afin d'y être hospitalisés et ils y viennent chercher un secours qu'ils ne trouvent point chez eux.

Dans la population adulte, il est difficile de chiffrer la part à faire à l'émigration pour les hommes et les femmes; cependant le sexe masculin prédomine à la campagne, ce qui semble indiquer que dans les circonstances ordinaires, tout au moins, l'émigration aurait une tendance à porter surtout sur le sexe féminin; l'observation faite pour la grande et moyenne culture viendrait ajouter à cette présomption; ce ne sont pas seulement les bras de l'homme qui font défaut, mais aussi ceux de la femme : « La femme rurale, dit Lecouteux, la femme travaillant aux champs, s'en va de jour en jour. » Le salaire des domestiques des campagnes ne peut en effet soutenir la comparaison avec celui des villes, et dès que les jeunes filles ont l'âge voulu, elles se placent. Les travaux de couture en appellent quelques-unes, mais moins.

Quant aux enfants, c'est au contraire à l'immigration rurale qu'ils apportent un appoint, par le placement chez les nourrices.

Les émigrations, en ce qui concerne les campagnes, sont périodiques ou permanentes.

L'émigration périodique, dont nos départements montagneux du centre ont le singulier privilège, se fait sentir assez faiblement sur quelques-uns et a plus d'effet sur la Lozère et la Haute-Loire. Mais il ne semble pas là que la campagne se porte plus particulièrement sur les villes de la région, car dans ce même groupe, à part le Puy-de-Dôme et le Cantal, où l'immigration urbaine a quelque intensité, les autres départements n'offrent pas d'accroissement urbain. Cette habitude, remontant au XVe siècle, d'abandonner le pays, mais non pas sans retour, n'a pas fortifié la population rurale, qui est restée stationnaire, clairsemée et qui n'aurait pas sur un sol ingrat la raison d'être de son accroissement.

Les émigrations périodiques entraînent sans aucun doute des pertes définitives ; les ouvriers maçons ou autres trouvent dans l'habitude de certains chantiers, dans la rémunération plus élevée ou même dans les conditions de la vie qu'ils se sont faite, des motifs pour demeurer loin du pays. Ce sont surtout les célibataires et les jeunes gens qui ne reviennent pas ; les mariés rapportent au contraire quelques économies et rejoignent la famille et le foyer.

Les émigrations permanentes sont plutôt la règle. Elles ont été souvent causées par des désastres agricoles, et si déjà on a un peu oublié, parce qu'ils datent de plusieurs années, les ravages de la maladie des vers à soie, qui ruina et dépeupla les campagnes du sud-est, on connaît en revanche ceux du phylloxera dans plusieurs départements du midi et du sud-ouest, et beaucoup de paysans sans ressources ont dû chercher ailleurs du travail et des moyens d'existence; la Charente-Inférieure, la Dordogne, le Tarn, sont de ceux-là et ont vu diminuer depuis l'apparition du fléau leur population rurale d'une manière sensible.

Mais ce sont là en vérité, ainsi que les crises agricoles produites par l'encombrement de certains marchés, la baisse des grains, des causes qu'il faut tenir pour artificielles ou passagères.

Les vraies causes des émigrations permanentes sont à la fois économiques et morales. Les premières tiennent à l'augmentation de l'industrie et au grand essor que les applications scientifiques lui ont imprimée ; à l'extension de la vicinalité et des voies ferrées; au renchérissement de la vie matérielle dans les campagnes; à l'accroissement de la domesticité dans les villes; aux modifications dans les cultures; à l'emploi des machines; à l'insuffisance de l'assistance publique.

Les autres causes sont plus difficiles à préciser, ou plutôt à isoler, car elles ont évidemment des relations entre elles. Le développement de l'instruction a ouvert aux adolescents des appétits nouveaux; le paysan lui-même a appris à connaître les ressources des villes, les salaires plus élevés, les métiers lucratifs. Les contacts avec la ville ont amené l'amour du plaisir, parfois du luxe; l'exemple a été contagieux; les jeunes gens surtout se laissent entraîner aisément. Les propriétaires se sont éloignés plus qu'autrefois de la campagne, n'y apparaissant qu'à de courtes périodes, et ont délaissé leurs terres aux fermiers. Ces raisons multiples ont maintenant une action à peu près constante sur les mouvements de la population rurale, et il n'est pas probable qu'elles puissent disparaître, la vie marchant toujours de progrès en progrès, les plaisirs devenant plus désirés, la résistance morale étant moins vive, les villes étant plus attrayantes et l'appât du gain dominant nécessairement dans la lutte pour l'existence.

Mais cette persistance dans certaines causes ne paraît pas devoir engendrer un effet constamment progressif et c'est là une considération qui peut avoir quelque chose de consolant. Il y a même quelques symptômes heureux dont il faut tenir compte; ainsi le mouvement industriel est intéressant à suivre dans ses relations de cause à effet sur la population agricole.

Bien avant la Révolution, on se plaignait que la grande industrie encore presque naissante ruinait les industries locales; dans bien des villages, on tissait, on filait, on fabriquait des toiles, des dentelles, des sabots; beaucoup de travaux industriels s'ajoutaient aux travaux agricoles et, avec une main-d'œuvre excessivement basse, favorisaient à la fois le bon marché et augmentaient les gains des cultivateurs. Ces petits métiers agricoles disparurent avec les progrès de l'industrie et l'on retrouve dans les cahiers des États généraux (Hippeau, *Cahiers de la Normandie*, Troplong) les doléances des pays agricoles.

L'industrie a grandi et a pris possession des villes. Devenant rémunérateur, le travail industriel a partout tenté les habitants des campagnes. A l'époque de prospérité de l'Empire, de 1861 à 1866, les campagnes perdaient chaque année environ 133 000 habitants. En ce moment, le mouvement est ralenti et même il serait assez juste de reconnaître que l'hygiène en est un peu cause. L'industrie devient de plus en plus gênante dans les villes et elle se déplace volontiers vers les campagnes; l'ouvrier y trouve un air plus pur, un logement meilleur, une vie moins coûteuse; l'industriel y achète des terrains à bon marché et a plus d'espace; les ouvriers se recrutent sans difficulté et les villages dans certains pays industriels reprennent, par un singulier retour des choses d'autrefois, non plus la même physionomie comme vie mi-industrielle, mi-agricole, mais quelque chose de nouveau; des cités ouvrières s'établissent près des industries et le travail industriel s'allie dans une certaine mesure à la pratique rurale ou à la petite culture.

Un fait encore dont il a été souvent question et qui aurait, dit-on, favorisé la désertion des campagnes serait le morcellement de la propriété. Nous ne ferons qu'aborder ici ce sujet, qui trouvera mieux sa place quand il s'agira de l'influence des cultures sur l'hygiène du paysan. Ce que nous en voulons dire seulement, c'est que cette cause comme dispersion des paysans est peut-être discutable; elle est dans tous les cas loin d'être prouvée. Si nous rapprochons la représentation figurée de l'émigration rurale de celle des petites propriétés de moins de cinq hectares, qui représentent en France (voir carte p. 370) plus de la moitié des exploitations de notre pays, nous voyons par exemple que le littoral méditerranéen, où le morcellement atteint une grande intensité, est aussi la région où l'émigration est plus faible et où se produit même l'immigration; il en est ainsi dans la région du sud-est, dans les départements limitrophes de la Seine. La différence au contraire est plus grande dans le centre, où le morcellement est moins intense et l'émigration rurale plus accentuée.

Ce fait s'explique facilement en ce que le morcellement, en subdivisant

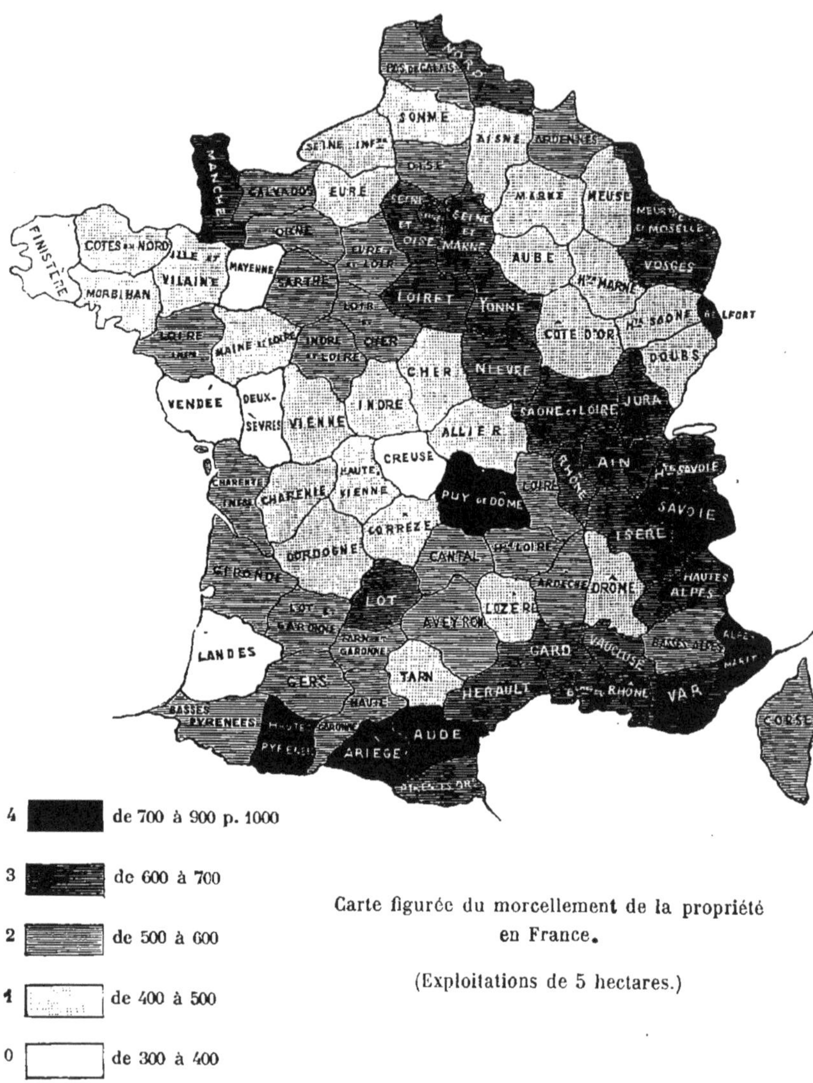

Carte figurée du morcellement de la propriété en France.

(Exploitations de 5 hectares.)

les grandes propriétés, augmente la main-d'œuvre et retient en même temps les cultivateurs; on cultive à bras ce qui autrefois était cultivé à l'aide de machines. Mais, par contre, cette petite propriété ne peut assurer à la famille, si elle est nombreuse, soit un revenu suffisant pour la faire vivre, soit un avenir à la mort des parents, et elle divise forcément la famille. C'est là aussi où elle cause la restriction de la natalité dont nous avons déjà retracé les tristes effets (1).

Aussi il ne faut pas se faire illusion, qu'elle ait une tendance à s'atténuer dans certains cas, qu'elle n'ait pas augmenté d'une manière générale, cette dépopulation des campagnes a toujours une forte intensité; elle est environ de 120 000 par an dans cette dernière période (1881-1886); elle était de 133 000 il y a vingt ans (1861-1866). Cette perte constante de la portion adulte et mariable fait un vide sensible chaque année. L'enquête de 1862 révélait une population agricole de 20 millions de personnes; le recensement de 1886 n'en constate plus que 17 698 402; on voit l'écart considérable qui se fait peu à peu; c'est comme un fossé qui se creuse chaque jour plus profond. Cette population jetée dans les villes y apporte son activité, son travail, sa misère. Elle s'entasse et fournit un contingent nombreux aux maladies, à la mort. Elle n'augmente pas l'appoint de la natalité dans la mesure nécessaire pour

(1) M. Faure en fait, pour le Limousin, un excellent tableau dans les notices offertes, au dernier congrès de l'Association française à Limoges et qui mérite d'être reproduit

« La petite propriété, très nombreuse en Limousin, tend de plus en plus à s'abîmer dans un émiettement infini et il se produit ce phénomène bien contraire aux intentions du législateur que la grande propriété se reconstitue, que la moyenne résiste dans de certaines proportions et que la petite est absolument ravagée. Or, si la propriété territoriale dans un grand nombre de mains est à souhaiter, poussée trop loin, réduite à des infiniment petits, elle perd ses plus grands avantages. Voici, sans aucune exagération, ce qui se produit dans presque toutes nos familles de petits propriétaires, à la mort des parents : le plus souvent, comme dans la Creuse, le père a fait un aîné, celui-ci a reçu la quotité disponible; mais, comme il se trouve dans l'impossibilité de désintéresser ses cohéritiers, la propriété est licitée à la barre du tribunal ou devant notaire. Généralement l'enfant avantagé s'en rend adjudicataire et, comme il n'a pas l'argent suffisant pour le payer, il est obligé de recourir à l'emprunt hypothécaire; c'est pour la vie un collier de misère auquel il est rivé et qui aura pour conséquence fatale la ruine de la famille. Si le père n'a pas institué un héritier, le bien se morcelle à grand renfort de frais ou se vend à un étranger et la famille disparaît.

« Il résulte de cette législation et de nos mœurs que les familles nombreuses ne peuvent plus espérer vivre et se développer sur le bien paternel. Déplacées pour ainsi dire à chaque génération, elles recommencent sans cesse un travail qui est sans cesse détruit. Le foyer domestique n'est plus traditionnel et Dieu sait pourtant avec quelle âpreté le paysan aime la terre, ce petit coin qu'il a amassé de ses sueurs, où il a élevé ses enfants.

« Il faut avoir été le témoin de ses douleurs et de ses désolations pour pouvoir en soupçonner la violence quand vient l'heure de la saisie immobilière... et on n'ignore pas qu'elles augmentent dans nos campagnes dans des proportions effrayantes. Ces expropriations et ces émiettements périodiques en parcelles de plus en plus réduites devaient avoir pour conséquence la stérilité systématique des mariages; — notre famille rurale a cessé d'être féconde, — on calcule les enfants; et, comme on l'a dit spirituellement, on fait des aînés en supprimant les cadets.... Une loi successorale qui permettrait de sauvegarder l'intégrité du foyer domestique des paysans, réduite même à de petites proportions, arrêterait ce morcellement indéfini et devrait être accueillie comme un bienfait social. Prévenir l'ébranlement des populations rurales, sauvegarder leur fécondité et assurer leur stabilité : c'est bien de la vitalité et de l'avenir de la race qu'il s'agit en effet. La démocratie du nouveau monde l'a bien compris, elle qui fait reposer sa puissance sur la protection du foyer domestique. Sans familles fixées au sol, il n'y a plus de sécurité dans les Etats et, sans l'attachement au sol, il n'y a pas de patriotisme. »

compenser les vides; elle ne fait qu'enrichir momentanément la population urbaine en en élevant le chiffre sans lui donner la force et l'espérance d'une vitalité constante. La ville dévore rapidement cette proie, mais elle n'en profite qu'à demi; c'est comme un gouffre où cette source vivifiante, coulant doucement, vient se perdre sans profit. Que les économistes disent que c'est là une erreur, que cette population apporte son travail et que celui-ci, fût-il momentané, se convertit en richesse et que le bien-être en augmente, cela est possible, mais alors nous pouvons répondre avec Bertillon que, si la France capitalise et s'enrichit, c'est malheureusement au détriment de sa descendance. Encore beaucoup d'années à continuer ce singulier trafic, nous n'aurons plus d'hommes en France, nos campagnes désertes ne pourront plus trouver de bras pour nous donner des aliments, et nos capitaux entassés, nos richesses, s'en iront avec le sol à nos voisins et aux étrangers.

L'hygiène sociale, l'hygiène rurale doivent, quelle qu'en soit l'amertume, affirmer ces hautes et graves vérités, signaler ce mal inquiétant; il faudra tant d'énergie pour trouver des remèdes efficaces que ce ne sera pas trop de toutes les bonnes volontés pour y travailler et, pour en assurer l'application, de tous les efforts.

ARTICLE IV. — RÉPARTITION DE LA POPULATION RURALE.

§ 1. — Diffusion de la population rurale.

Nous pouvons, grâce à quelques documents fournis par le dernier recensement, avoir idée de la diffusion de la population agricole. Le nombre des petites agglomérations est considérable. Sur les 36 121 communes de France (1886), il y en a 33 370 de moins de 2000 habitants (1). Cette notion échappe souvent à ceux qui ne sont pas familiers avec les questions d'administration, qui ne songent pas toujours aux applications pratiques de l'hygiène ou de l'assistance et aux difficultés que cette dispersion de la population offre dans bien des circonstances.

Les groupes supérieurs sont naturellement de moins en moins nombreux :

De 2 000 à 4 000 habitants	1947	communes.
4 000 à 20 000 —	704	—
20 000 à 100 000 —	89	—
100 000 et au-dessus	11	—
	2751	

Ainsi, il y a 33 370 communes rurales contre 2751 communes urbaines.

(1) Ces chiffres sont empruntés au classement général des communes de France, d'après leur population légale et ne concordent pas absolument avec les chiffres du dénombrement de 1886 (*Statistique générale de la France*).

Cette différence est essentiellement utile à avoir présente à l'esprit.

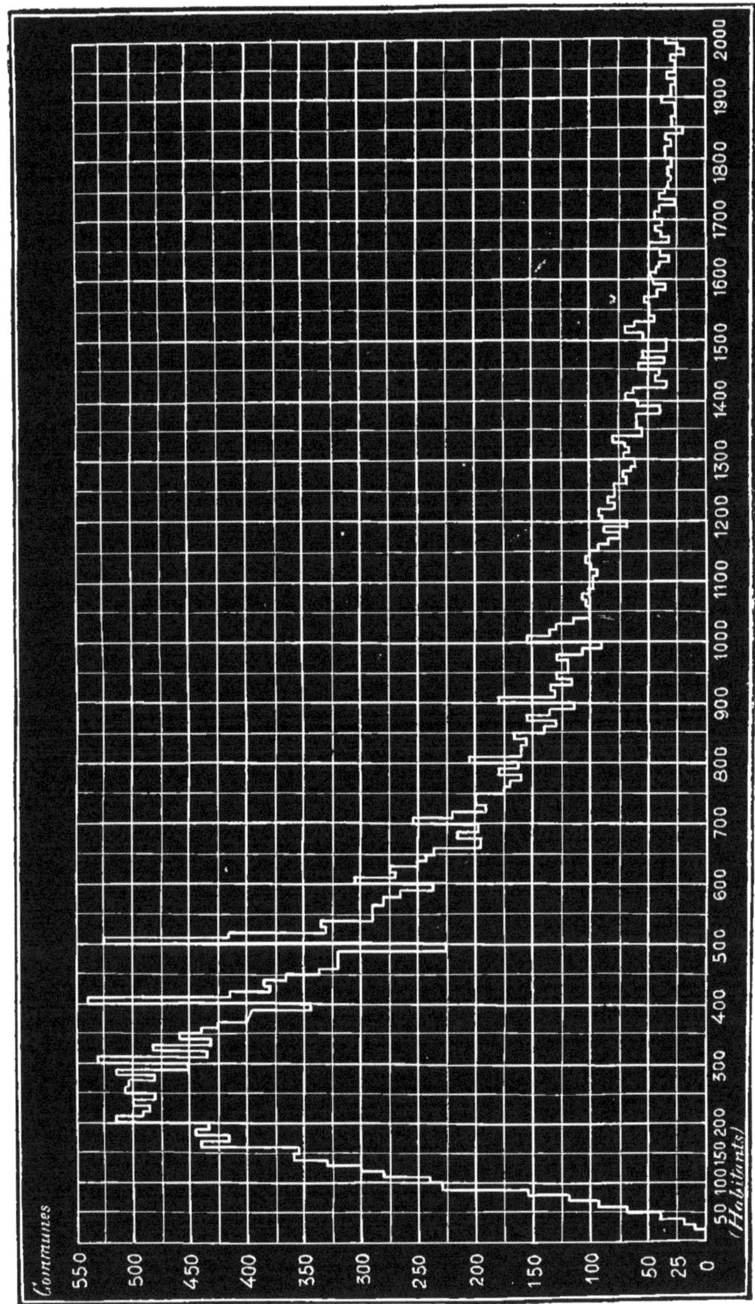

Un intéressant diagramme concernant la répartition des communes rurales d'après la population étudiée par groupes de 10 en 10 habitants, donne promptement la notion du nombre très grand des petites agglomérations de 200 et 300 habitants.

On est étonné de trouver des communes de moins de 100 habitants en nombre si considérable (711 communes); il semblerait que cette limite fût un minimum au-dessous duquel une vie administrative n'eût aucune raison d'être; mais, en cherchant avec quelque soin dans l'histoire de ces petites agglomérations rurales réduites à un nombre si minime d'habitants :

2	communes	de 10 à 19	habitants.
7	—	de 20 à 29	—
17	—	de 30 à 39	—
42	—	de 40 à 49	—

peut-être y trouverait-on la preuve manifeste de la désertion des campagnes au profit d'autres communes soit urbaines, soit rurales, et dans lesquelles les conditions d'existence sont devenues meilleures. Jadis prospères, elles ont diminué peu à peu d'importance et maintenant sont en voie de disparaître.

La population moyenne des communes rurales est de 702 habitants pour l'ensemble du territoire français; en prenant chaque département en particulier, un grand nombre d'entre eux jouissent de cette moyenne.

Certains descendent au-dessous de 500 habitants en moyenne: ce sont :

	Habitants.		Habitants.
Doubs	339	Haute-Saône	426
Haute-Marne	355	Aube	431
Côte-d'Or	372	Oise, Belfort, Basses-Alpes	448
Jura	375	Meurthe-et-Moselle	457
Marne	384	Somme	468
Hautes-Pyrénées	392	Ardennes	485
Eure, Meuse	416	Aisne	489
Calvados	425		

Un plus grand nombre dépasse la moyenne de 1000 habitants.

	Habitants.		Habitants.
Loire-Inférieure	2150	Aveyron	1136
Finistère	1950	Bouches-du-Rhône	1083
Morbihan	1810	Rhône	1081
Côtes-du-Nord	1484	Maine-et-Loire	1053
Ille-et-Vilaine	1364	Haute-Loire	1033
Haute-Vienne	1319	Allier	1028
Vendée	1300	Mayenne	1011
Seine	1226	Loire	1010
Nord	1150	Var	1004

Si on tire sur la carte une ligne droite allant du lac de Genève à la baie du mont Saint-Michel, on détermine nettement deux régions, dont la plus septentrionale, excepté toutefois la Seine et le Nord, est caractérisée par la faiblesse de la population de ses communes rurales. La même fai-

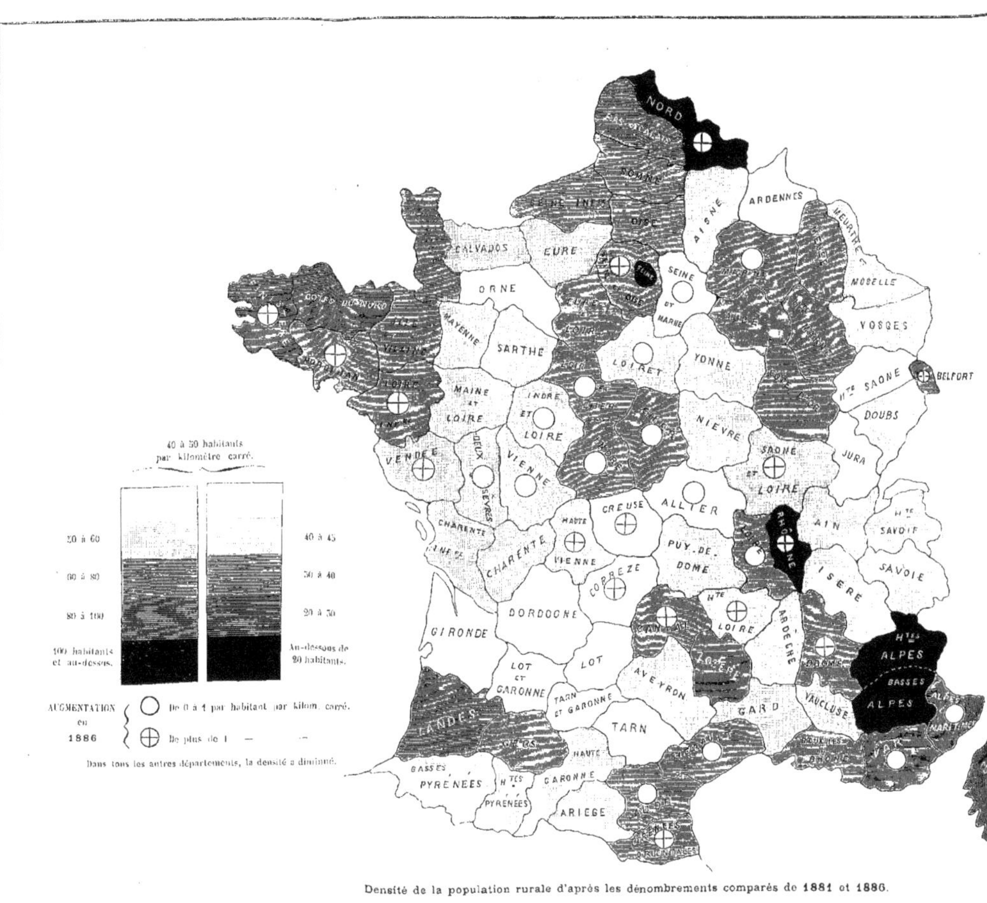

Densité de la population rurale d'après les dénombrements comparés de 1881 et 1886.

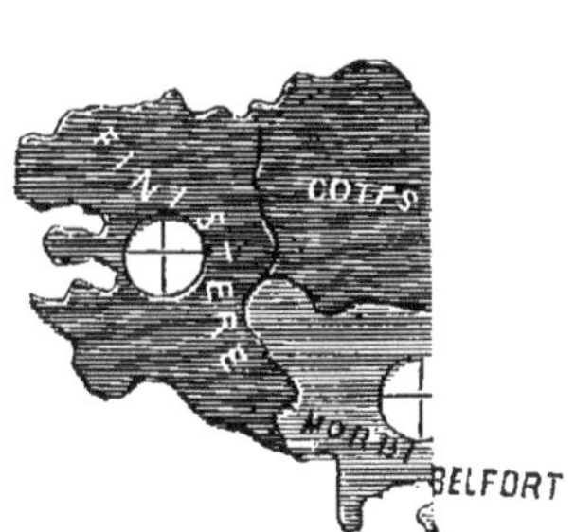

40 à 50 habitants
par kilomètre carré.

blesse de la population se remarque au midi, dans la zone qui s'étend du golfe dè Gascogne au golfe du Lion. C'est en Bretagne surtout que les communes rurales ont une population moyenne très élevée (*Statistique générale de la France*).

§ 2. — Densité de la population rurale.

Il convient d'aller plus loin, et après avoir constaté cette dispersion générale de la population rurale il faut en examiner ce qu'on appelle la densité spécifique. Cette notion est de la plus haute importance en hygiène, d'elle découle la nécessité d'une intervention plus ou moins immédiate, suivant le degré de l'agglomération, c'est-à-dire l'élévation de la densité.

M. le Dr Bertillon n'a pas manqué d'exposer dans l'article consacré à la démographie de cette Encyclopédie l'étendue territoriale et la population des principaux pays d'Europe. Il a reproduit (tome I, page 129), la densité spécifique de chacun d'eux. Nous rappellerons ici ses conclusions, à savoir : que la densité de la population est grande dans les pays industriels et que dans les pays agricoles elle augmente, avec les ressources que les habitants tirent du sol et des eaux et diminue en raison de leurs besoins.

Pour les communes rurales, ce mouvement est assez peu considérable de nos jours.

La superficie moyenne d'une commune est, en France, de 1461 hectares; en n'envisageant que la superficie des communes rurales, on trouve que celle-ci est en moyenne de 1429 hectares. Ces deux chiffres, on le voit, se rapprochent assez; il y a presque équivalence de superficie. Les 33 370 communes rurales représentent une superficie totale de 49 676 362 hectares, soit les 94 centièmes du territoire, les communes urbaines n'occupent que 2592 hectares, soit 6 centièmes. Mais la population répartie sur ces communes donne pour les campagnes 49,3 habitants par kilomètre carré, et pour les villes 428 habitants. L'écart est, on le voit, considérable entre les deux chiffres.

Nous trouvons dans la *Statistique générale de la France* la représentation figurée de la densité de la population rurale, et nous voyons que deux groupes, l'un au sud de la France, comprenant tous les départements du midi, depuis la région des Alpes jusqu'à la Gironde, l'autre, au centre, depuis les Ardennes jusqu'au Poitou, ont une densité rurale au-dessous de la moyenne, le maximum en est dans les Hautes et Basses-Alpes, où elle descend à 19 et 16 habitants par kilomètre carré. C'est presque le désert. Les régions du nord, de la Bretagne et du Rhône ont au contraire une densité supérieure à la moyenne.

Il nous a paru intéressant de rapprocher les deux derniers recensements et de juger les mouvements opérés dans cette densité, et nous avons noté dans le tableau N les résultats de cette comparaison. Dans l'intervalle de ces cinq années, 31 départements ont vu leur densité rurale augmenter; pour 54, elle a diminué; dans un seul, les Hautes-Alpes, elle est restéestationnaire. Sur la carte en couleur nous avons noté seulement l'augmentation en faisant la différence entre ceux où elle a été faible, de moins de 1 habitant par kilomètre carré, et de ceux où elle a été plus sensible et dépassé cette proportion. Il est bon de constater que le littoral breton et le centre du pays accusent la plus grande augmentation. Le département du Nord continue à s'accroître de 3,2 habitants par kilomètre, et c'est à l'importance de l'industrie agricole qu'il le faut attribuer. Pour le Finistère, qui a la plus forte augmentation de 10,6 habitants par kilomètre carré, ce n'est pas l'industrie qui est en cause, mais bien plutôt la natalité qui se maintient forte en la campagne et augmente par conséquent la densité rurale.

TABLEAU N. — **Densité de la population rurale par départements.**

DÉPARTEMENTS.	1881.	1886.	DIFFÉRENCE.	
			EN PLUS.	EN MOINS.
	par kmq.	par kmq.	par kmq.	par kmq.
Seine	258.5	251.2	»	4.3
Nord	143.3	146.1	3.2	»
Rhône	98.0	104.3	6.3	»
Finistère	79.9	89.5	10.4	»
Pas-de-Calais	88.0	86.5	»	2.5
Côtes-du-Nord	83.4	83.0	»	0.4
Belfort	77.8	81.2	3.4	»
Ille-et-Vilaine	73.6	73.0	»	0.6
Seine-et-Oise	70.6	72.3	2.3	»
Manche	72.7	70.6	»	2.1
Loire	69.1	69.5	0.4	»
Seine-Inférieure	69.9	69.1	»	0.8
Loire-Inférieure	65.8	67.6	2.2	»
Morbihan	64.5	65.6	1.1	»
Somme	67.9	66.2	»	1.7
Puy-de-Dôme	59.8	59.4	»	0.4
Calvados	60.3	58.8	»	1.5
Haute-Savoie	59.1	58.6	»	0.5
Ardèche	59.1	58.5	»	0.6
Vendée	57.0	58.4	1.4	»
Saône-et-Loire	57.2	58.2	1.0	»
Vosges	59.5	58.2	»	1.3
Aisne	59.2	58.1	»	1.1
Haute-Loire	55.8	56.4	1.4	»
Ain	56.6	56.1	»	0.5
Isère	55.9	55.6	»	0.3
Sarthe	56.8	55.3	»	1.5
Oise	55.5	54.5	»	1.0
Mayenne	55.3	54 5	»	0.8
Charente-Inférieure	55.1	53.6	»	1.5
Meurthe-et-Moselle	54.1	53.5	»	0.6
Deux-Sèvres	51.2	51.3	0.1	»
Haute-Vienne	48.4	50.7	2.3	»

DÉPARTEMENTS.	1881.	1886.	DIFFÉRENCE.	
			EN PLUS.	EN MOINS.
	par kmq.	par kmq.	par kmq.	par kmq.
Haute-Garonne	51.5	50.6	»	0.9
Eure	51.6	50.4	»	1.2
Maine-et-Loire	57.7	50.3	»	7.4
Charente	51.8	50.2	»	1.6
Orne	51.1	49.6	»	1.5
Corrèze	47.4	49.2	2.2	»
Seine-et-Marne	48.2	48.8	0.6	»
Tarn	48.9	48.0	»	0.9
Ardennes	48.5	47.7	»	0.8
Haute-Saône	48.4	47.4	»	1.0
Lot	48.8	47.3	»	1.5
Dordogne	48.1	47.3	»	0.8
Creuse	45.9	47.0	1.1	»
Lot-et-Garonne	47.8	46.6	»	1.2
Jura	46.9	46.3	»	0.6
Tarn-et-Garonne	48.5	45.7	»	2.8
Gironde	46.3	45.6	»	0.7
Allier	44.4	45.0	0.6	»
Vaucluse	47.2	45.0	»	2.2
Basses-Pyrénées	45.6	44.6	»	1.0
Gard	45.5	44.0	»	1.5
Hautes-Pyrénées	44.4	43.4	»	1.0
Doubs	44.3	42.6	»	1.7
Ariège	43.2	42.5	»	0.7
Nièvre	42.7	42.3	»	0.4
Indre-et-Loire	41.9	42.1	0.2	»
Loiret	40.6	41.0	0.4	»
Savoie	40.9	40.7	»	0.2
Yonne	41.4	40.7	»	0.7
Vienne	39.5	40.0	0.5	»
Aveyron	40.3	40.0	»	0.3
Eure-et-Loir	40.4	39.8	»	0.6
Aude	38.8	39.2	0.4	»
Meuse	38.7	38.5	»	0.2
Cantal	37.1	38.3	1.2	»
Gers	40.3	38.3	»	2.0
Cher	37.8	38.2	0.4	»
Drôme	36.6	37.7	1.1	»
Hérault	37.0	37.1	0.1	»
Loir-et-Cher	35.4	35.8	0.4	»
Bouches-du-Rhône	35.9	35.7	»	0.2
Pyrénées-Orientales	33.5	34.8	1.3	»
Indre	32.9	33.5	0.6	»
Côte-d'Or	32.9	32.2	»	0.7
Haute-Marne	33.0	32.2	»	0.8
Marne	31.0	31.8	0.8	»
Aube	31.1	30.7	»	0.4
Landes	29.8	29.6	»	0.2
Corse	28.3	28.1	»	0.2
Alpes-Maritimes	26.8	26.9	0.1	»
Var	25.8	26.7	0.9	»
Lozère	25.0	22.8	»	3.2
Hautes-Alpes	19.5	19.5	»	»
Basses-Alpes	16.7	16.5	»	0.2

Il y aurait d'intéressants rapprochements à faire entre les modifications quinquennales de la densité de la population rurale et les autres mouvements, émigration, immigration, natalité, mortalité, etc.; nous ne pouvons qu'en indiquer ici l'importance et nous devons attendre que les enseignements statistiques fournis par les recensements futurs, en nous apportant des éléments nouveaux d'information, viennent faciliter ce travail. Il nous a paru utile cependant de montrer que la densité de la population, était, comme bien d'autres facteurs démographiques, en baisse dans notre pays. Il n'est pas indifférent, pensons-nous, de savoir que tout vient démontrer l'abandon des campagnes, que la natalité et même l'immigration étrangère n'y apportent pas un contingent suffisant pour élever le chiffre de la densité de la population. On se presse dans les villes; on recherche le travail industriel, mais on fuit la campagne et les travaux des champs. La démographie rurale nous en donne la preuve la plus certaine.

CHAPITRE II

LA TERRE

La population rurale dont nous venons de parcourir rapidement l'étude démographique, pour l'hygiéniste, comme pour quiconque veut s'en faire l'historien à quelque titre que ce soit, doit être examinée, non en dehors, mais dans son propre milieu. Ce milieu, un mot le définit heureusement : *la terre*, cette terre profondément aimée, passionnément désirée et pour laquelle le cultivateur dépense laborieusement sa vie. Mais, si la terre est le milieu nécessaire, si elle apparaît ainsi à tous les yeux, pour l'hygiéniste, ce n'est le vrai milieu rural qu'à la condition toutefois d'y rattacher les agents extérieurs. Ils agissent sur le sol, en modifient, selon les circonstances, les conditions essentielles et pour ainsi dire vitales; ils se font sentir aussi sur le campagnard, et cela d'autant plus vivement parfois que, dans l'amour de cette terre, dans sa sollicitude pour elle, pour le germe qu'elle féconde, il s'oublie lui-même et se soucie médiocrement des influences que ces agents peuvent avoir sur sa santé.

Il faut donc conserver une part aux agents extérieurs, tout en faisant logiquement plus considérable celle qui doit revenir à la *terre*.

ARTICLE Ier. — LES AGENTS EXTÉRIEURS.

Le roman a fait du paysan un individualisme comparable en quelque sorte au végétal, à l'animal; né presque sur le sol, y vivant, y mourant, intimement lié physiquement et psychiquement avec la terre, l'homme des champs, pensait-on, porte une empreinte spécifique, en quelque sorte originelle. Les écrivains, grossissant les faits, les adaptant à leur conception du campagnard, ont aussi créé des types qui, pour avoir quelques traits exacts et pour ainsi dire pris sur le vif, s'effacent de plus en plus et que le temps fera certainement disparaître.

Les conditions sociales ou de race ont eu, pour individualiser le paysan, plus d'influence que les milieux physiques et, pourtant il serait illogique de contester qu'ils agissent plus vivement sur l'habitant des campagnes que sur celui des villes.

Cela est particulièrement sensible quand le milieu est nocif, comme celui des marais, car alors son action n'est plus seulement modificatrice des actes physiologiques, elle altère les organes, les fonctions, et porte jusque dans la descendance des effets perturbateurs.

Cette influence morbide a été surtout étudiée; elle est, en effet, capitale à connaître; son utilité est immédiate, indiscutable.

Mais au point de vue physiologique seulement et en dehors de tout effet morbide l'action des milieux extérieurs sur l'habitant des campagnes présente un intérêt non moins grand. A côté des influences utiles, favorables au développement des forces et de la santé, il y a celles qui lui sont contraires ou présentent même des dangers; c'est de ces dernières surtout que l'hygiène se préoccupe pour en tirer des enseignements prophylactiques.

§ 1. — Air.

Dans l'article *Climatologie* (*Encyclopédie d'hygiène*) se trouvent exposés par le Dr Rochard les modes d'action de l'air; l'application peut en être faite aussi bien à l'habitant des villes qu'à celui des campagnes; nous n'avons donc rien à ajouter à ce qu'a écrit le savant directeur de l'*Encyclopédie*, si ce n'est quelques points particuliers à la vie rurale.

La plus grande partie de l'existence du cultivateur se passe à l'air libre, dans des conditions qu'on doit considérer comme supérieures à celles du travailleur des villes ou de l'ouvrier dans l'industrie. Il respire largement un air pur. C'est là une supériorité incontestable. Mais cet avantage est compensé par des inconvénients; les uns sont liés aux modifications du temps, variations brusques ou actions extrêmes, les autres aux conditions particulières et constantes qui constituent le climat de la localité dans laquelle il vit et travaille.

Le paysan est, à l'extrême, observateur des variations climatériques du coin de terrain qu'il habite; on pourrait l'appeler le créateur empirique du climat de localité dont Fonssagrives faisait avec juste raison l'unité par excellence et la base d'une climatologie scientifique. Il n'a à son usage, bien entendu, aucun appareil de précision, quoique maintenant la jeune génération soit moins ignorante de l'emploi des instruments et les apprécie. Il a confiance, surtout dans son observation des faits de la nature, dans son expérience personnelle, dans celle des anciens du pays, « la tradition », et il a une série de formules touchant la prévision des temps dont il use non pour lui-même, mais surtout pour ses cultures. Beaucoup de ces dictons sont usuels, presque des proverbes; je ne dis pas qu'ils soient infaillibles, mais il est incontestable qu'un grand nombre de personnes les acceptent avec quelque foi aussi bien à la ville qu'à la campagne.

Le paysan croit donc aux influences météorologiques et, insouciant pour lui-même, il cherche à défendre contre elles ses terres et ses récoltes.

Parmi les effets de la chaleur plus particulièrement éprouvés par l'habitant des campagnes et dont il faut tenir compte, on doit citer les températures extrêmes et les variations journalières. Les premières diffèrent selon les pays, et sont difficiles à constater; en France, le maximum dont on a le moins à douter est 41°, observé à Poitiers par M. Contejean. Pendant l'année 1830, on constata à Orange + 40°2 et à Mulhouse — 28°1, soit un écart de 68°. Ces extrêmes ne constituent que des exceptions; mais certaines moyennes saisonnières, même dans notre climat mobile, quoique tempéré, sont ou élevées ou basses; le fait est parfois général, comme dans quelques années où l'on a enregistré également partout les étés très chauds, les hivers rigoureux; d'autres fois, ces élévations saisonnières sont particulières à une contrée. Toutes ces constatations ont été faites dans les villes et non à la campagne. Les observations rurales modifieraient-elles beaucoup ces renseignements? Peut-être; à coup sûr, elles auraient intérêt à être faites. Les conditions d'observations y seraient probablement différentes sur bien des points; la chaleur rayonnante du sol, la sécheresse et la luminosité de l'atmosphère sont des éléments qui jouent dans la météorologie rurale un rôle essentiel. Arnould (France, *Climatologie*) rappelle en quelques mots la place qui doit être assignée à ces facteurs climatériques dans les phénomènes de la végétation. Il peut être permis de conclure qu'ils en ont aussi sur l'homme qui vit sans cesse comme les plantes, exposé aux influences extérieures et dans sa simplicité ou son ignorance, se défendant quelquefois fort mal contre elles.

Le paysan plus que tout autre subit les températures élevées, les saisons chaudes, c'est pour lui l'époque des travaux urgents de la campagne; les moissons l'obligent à un labeur excessif; malgré l'habitude et l'entraînement, c'est alors que se produisent les insolations, les coups de chaleur. Les froids extrêmes l'atteignent moins, mais l'habitation rurale, en général mauvaise, protège mal et les accidents du froid, tels que congestion pulmonaire, cérébrale, rhumatismes, sont fréquents à la campagne.

Il a à supporter aussi les variations diurnes, très sensibles dans nos climats, la moyenne de cinq années donnant, d'après Durand-Claye (*Hydraulique agricole*) 6°,3 à 2 h. matin, 9° à 6 h. matin, 12°,3 à 10 h.

matin, 15°,2 à 2 h. soir, 12°,5 à 6 h. soir, 9°,8 à 10 h. soir. L'heure matinale à laquelle commence le travail des champs expose le cultivateur à des influences variées et que dans aucun autre genre de travail on n'éprouve au même degré. Il faut encore y ajouter celles qui proviennent des variations topographiques qui, dans les régions montagneuses, sont à noter. Les chiffres donnés par les différents auteurs présentent des différences; on peut accepter en moyenne, comme le dit Rochard (tome I, p. 311), que la température baisse de 1 degré quand on s'élève de 170 mètres; il importe là de tenir compte de l'exposition aux rayons solaires, la différence étant sensible entre deux versants d'une même colline.

Le moment où le cultivateur subit le plus les effets fâcheux des agents extérieurs est l'instant du repos du jour. Parfois il est commandé par la fatigue du travail, parfois aussi par les distractions d'alentour, bêtes ou gens qui passent, causerie d'un moment; si ce repos se prolonge un peu plus que de raison, le corps en sueur se refroidit et ce refroidissement cause souvent des affections pulmonaires aiguës. Pendant les heures chaudes du jour, le repos est forcé; le paysan cherche un abri et dort; à défaut d'abri, il s'étend sur le sol et se défend contre l'ardeur du soleil avec sa coiffure seule. Protection parfois insuffisante.

L'humidité, la pluie, les vents, les poussières organiques, ces modificateurs de l'atmosphère étudiés à l'article : *Climat*, agissent sur le paysan, non seulement dans sa vie commune, mais surtout dans son labeur quotidien.

A ce titre évidemment, il est essentiel d'en rechercher avec soin les effets et d'en faire une étude attentive. Le défaut des observations à la campagne la rend difficile et encore peu fertile en applications et on est réduit à reporter aux campagnes ce que les constatations faites dans les villes ont appris.

Électricité. — L'électricité atmosphérique dont les orages sont la manifestation éclatante n'a pas évidemment sur le paysan un effet plus particulier que sur le citadin. Il la subit cependant davantage et il est démontré que les orages sont plus fréquents à la campagne qu'à la ville. Le danger des orages n'est pas douteux en ce qui concerne les coups de foudre. Les hommes, les animaux sont frappés et les accidents de cette nature sont nombreux. Boudin a trouvé en moyenne 72,7 décès en France, 22 en Angleterre, 9 en Suède, 3 en Belgique. Les hommes seraient exposés plus que les femmes, d'après les statistiques. D'après Boudin, la proportion serait en France (1854-1863) de 38 femmes pour 260 hommes, en Angleterre, d'après Poey (1872-1858) de 18 femmes pour 100 hommes, en Suède, de 37 femmes pour 100 hommes. Boudin admettait autre chose que les conditions du travail qui appelle à la campagne, dans les champs, plus d'hommes que de femmes, il y voulait voir une immunité particulière de la femme. Cela est difficile à admettre. On a invoqué aussi l'influence du vêtement, la femme portant plus souvent des vêtements de soie. Le motif ne pourrait être allégué en faveur des femmes de la campagne qui n'ont guère de vêtements de soie en dehors des jours de fête et de chômage. D'après Flammarion, la moyenne annuelle en France serait de 100 victimes, chiffre certainement considérable. Les années les plus meurtrières ont été celles des étés chauds et orageux. Pour tous les observateurs, les accidents dus à la foudre sont fréquents dans les pays élevés, plus rares dans les plaines, ils le sont aussi davantage sous les arbres, sous des bâtisses, dans le voisinage des hautes cheminées d'usine. La fulguration peut se produire cependant aussi en pleins champs. Les arbres isolés, les grands peupliers, les chênes, sous lesquels on court chercher un abri sont les plus exposés et par conséquent les plus dangereux. D'après Boudin, le quart des personnes foudroyées a été atteint sous des arbres; de sorte que près de 1700 personnes auraient pu éviter la mort ou de graves blessures en fuyant le voisinage des arbres pendant l'orage (1).

La fréquence de ces accidents à la campagne, est due, on peut l'affirmer, d'une part, à l'ignorance des causes de la foudre, de ses effets, et, de l'autre, à la terreur mystique que les grands troubles électriques inspirent aux campagnards. C'est un reste de cette crédulité superstitieuse que les peuples anciens avaient eux-mêmes, puisque nous savons par l'histoire qu'ils faisaient intervenir la foudre dans tous les grands actes de la vie; la croyance aux foudres de Jupiter n'est pas encore tout à fait éteinte. C'est aux progrès de l'instruction à faire disparaître cette cause réelle d'accidents évitables. Cette hygiène préventive de la foudre se réduit du reste à peu de chose : éviter, le jour, pendant les orages, les arbres isolés, les hautes cheminées sans paratonnerres, supporter de préférence, vaillamment, la pluie, en pleins champs, s'éloigner des cours d'eau; dans la maison, ou la nuit, se placer en dehors des courants d'air, clore les fenêtres, fuir l'âtre protecteur de la cheminée et se méfier des objets métalliques, par conséquent les éloigner.

Quant à l'ozone, qu'on ne peut guère séparer de l'étude de l'électricité atmosphérique, dont la nature et l'origine sont encore entourées de bien des obscurités, constatons que ce corps, doué de propriétés oxydantes, énergiques, brûlant d'après Schönbein les matières organiques et par conséquent jouant le rôle de purificateur, est plus abondant dans l'atmosphère rurale que dans celle des villes. Houzeau (Académie des sciences, 1868) a signalé le fait et Fonssagrives (*Hygiène des villes*) trouve là la raison des sensations de bien-être, d'alacrité, de stimulation des fonctions de l'estomac qu'on éprouve à la campagne. C'est peut-être là une

(1) Tous les arbres ne sont pas également atteints par la foudre. En Amérique, les plus fréquemment frappés sont l'orme, le noyer, le chêne et le pin; en Angleterre, l'orme, le chêne, le frêne et le peuplier. En Allemagne, sur 265 cas, on en a trouvé 165 où des chênes ont été frappés. (Journal *la Nature*.)

explication plus qu'une certitude. L'étude de l'ozone n'est pas assez faite pour ne laisser place à aucun doute.

On a fait jouer à l'ozone un rôle particulier dans certaines maladies; on a dit aussi qu'il faisait défaut dans les contrées à fièvres. Le fait est douteux. Burdel, Grellois, ont affirmé le contraire et il est constant que sur le littoral l'atmosphère est riche en ozone et les marais fréquents. Sa relation avec l'intensité de la végétation est incontestable; il est plus abondant sous les forêts, dans les endroits cultivés, que dans les terrains nus et en friche.

Toutes les actions atmosphériques devraient être pour le cultivateur l'objet d'une attention très grande, non seulement parce qu'elles ont sur la terre cultivée, sur la végétation, une action prépondérante, et que secondairement elles sont capitales pour ses intérêts, mais encore parce qu'elles modifient sa santé, l'exposent de mille manières. L'étude des climats de localités serait donc éminemment utile à la campagne.

Parmi les autres agents extérieurs susceptibles d'agir sur la population rurale, le sol nous arrêtera plus longtemps. Les villes occupent une si petite portion du sol et celui même que les citadins foulent aux pieds est si peu la vraie terre, féconde, l'*alma parens*, que c'est bien à la campagne qu'il faut en chercher la structure et les modifications incessantes.

§ 2. — Sol.

La partie superficielle de la croûte terrestre, celle avec laquelle les contacts de l'homme des champs sont de tous les instants, est la *terre arable*, *humus*, *alluvion*.

Suivant les contrées, les dispositions topographiques, cette terre arable varie d'étendue et de profondeur; c'est elle qui fait la fertilité ou l'infécondité du pays, la richesse ou la pauvreté, l'agglomération habitée ou la dissémination des habitants.

Elle a une composition différente suivant son origine, car tantôt elle provient d'alluvions fluviales, tantôt de détritus végétaux accumulés. Elle se distingue surtout par son peu de cohésion, sa perméabilité, sa richesse en matières organiques.

L'épaisseur de la couche arable est absolument variable suivant les régions; mais en outre elle dépend des cultures, et par conséquent de la profondeur à laquelle on remue les terres, depuis quelques centimètres jusqu'à 50 centimètres dans les bons terrains.

Il en résulte que l'on peut considérer aussi la terre arable comme formée de deux parties; une active de 15 à 20 centimètres en général et où se passent les phénomènes de nutrition des cultures courantes; l'autre inerte ayant même composition, même nature, mais n'étant pas remuée par les cultures ni impressionnée par les agents extérieurs et les matières organiques. Mais, quelle que soit son épaisseur, ou même sa provenance, la couche superficielle emprunte toujours au sous-sol une bonne part de ses éléments constitutifs, soit que le travail humain ait fait une fusion plus intime de l'humus et de la couche profonde, surtout quand elle est friable, soit que les végétaux eux-mêmes, en se détruisant naturellement, aient rendu à l'humus les éléments solides qu'ils avaient puisés par leurs racines et qui avaient contribué à leur développement. La terre végétale se relie donc presque partout et toujours à la couche profonde et c'est ainsi que l'on rencontre des terres arables siliceuses, calcaires, argileuses, dont l'action est différente au point de vue cultural. Mais ces modifications n'enlèvent jamais à l'humus cette propriété constante d'être le réceptacle primordial et presque unique des matières organiques, des micro-organismes, et le théâtre des décompositions et des putréfactions qui font la vie ininterrompue. Son épaisseur seule apporte une notable différence dans cette action; l'homme lui-même l'a utilisée pour servir à sa fin dernière et à sa propre destruction. Là où le sous-sol émerge pour ainsi dire sous forme de roches saillantes, chassant la terre, les végétaux et ne se laissant recouvrir que d'une légère couche de terre, comme dans les terrains granitiques, les décompositions sont impossibles et les matériaux organiques déposés accidentellement ou naturellement à la superficie sont entraînés par les eaux et achèvent plus loin leur travail de transformation.

La couche superficielle, terre arable, présente, au point de vue de l'hygiène, d'après ce que nous venons d'exposer, une différence capitale, suivant qu'elle est livrée aux mains de l'homme ou abandonnée à la seule nature. Cultivée, c'est-à-dire remuée, traversée par l'air et l'eau, elle sert à toutes les transformations des matières organiques, elle les hâte même, et les végétaux qu'on y sème, que l'homme y entretient profitent de ces échanges vitaux et empêchent le sol de contenir les principes nocifs. Inculte, au contraire, la terre arable conserve ces matériaux organiques, ces parasites, ces germes, l'air ne pénètre pas ce feutrage superficiel et ne vient pas favoriser les fermentations; certaines espèces microbiennes se développent à l'aise et préparent une infection facile pour plus tard.

Au-dessous de la terre arable vient la *roche*, c'est le terme scientifique et aussi le mot familier au paysan. De cette *roche*, le campagnard s'inquiète avec raison et il en étudie les propriétés, car elle joue un rôle important dans la culture de la *terre* ou couche superficielle.

La roche est un composé inorganique ou minéral variant suivant les époques géologiques, mais qui peut être pour nous envisagé plus simplement et ramené à trois types fondamentaux.

1° *Silice ou sable.* — Elle se présente sous deux formes: compacte et dure comme dans les granits, les grès, dans les schistes et les gneiss, ou bien dure encore, mais diversement fragmentée comme dans les sables, graviers, cailloux, etc. La silice pure ou combinée avec la chaux, la potasse et l'alumine se retrouvent dans ces roches.

Les roches siliceuses entraînent généralement avec elles la salubrité du terrain. S'il s'agit de roches granitiques, à saillies, avec pentes rapides, il n'y a point d'humidité dans le sous-sol, les putréfactions y sont difficiles, en général aussi la couche arable n'est pas très profonde, à moins de circonstances particulières. Dans les fonds, avec ces mêmes sous-sols, les conditions, en effet, peuvent varier, les pluies désagrègent les roches, les gelées aident aussi à cet effritement et les vallées s'emplissent de matériaux accumulés qui sur un fond imperméable constituent une terre huméfiée souvent dangereuse (Bretagne, terre de bruyère).

Les sols siliceux sont donc doués de propriétés assez différentes. Le sable n'est salubre ou insalubre que selon son voisinage ou sa profondeur. En grande profondeur, il absorbe et garde la chaleur, en même temps qu'il se laisse aisément traverser par l'eau, de sorte que, dans les pays chauds, ou sur les surfaces très exposées au soleil, il se dessèche au point même d'être inutilisable à la culture ; dans les régions tempérées, il devient au contraire, comme dit Arnould, un support d'engrais où la charrue n'a presque rien à faire. C'est le terrain tout particulièrement propice à recevoir les eaux d'égout, les fumiers ou engrais liquides, et on peut tirer ainsi un merveilleux profit d'un sol en apparence inculte. Mais il faut encore que la couche profonde sur laquelle il repose soit elle-même perméable. C'est cette condition contraire qui d'après Élisée Reclus aurait rendu dans les Landes la culture difficile. « Ces bancs de grès compact, dit-il, auxquels on a donné le nom d'*alios*, sont le grand obstacle qu'oppose le sol des Landes à la végétation forestière; les racines ne peuvent le traverser que difficilement. En outre, le banc d'alios, presque toujours d'autant plus dur qu'il est moins épais, reste imperméable aux eaux comme une assise rocheuse et prévient tout échange de gaz et d'humidité entre les strats de sable ou d'argile qu'il recouvre et la terre qui est superposée. » Cette imperméabilité de l'alios a été contestée par M. Pallas (de Salies) et les expériences faites par MM. les docteurs Lalesque et Blarez, avec des blocs de pierre aliotique dure et non friable, paraissent confirmer cette opinion (Mauriac) (1).

2° *Calcaire.* — Les roches calcaires présentent de grandes variétés depuis les sols durs, imperméables comme les granits, comme les marnes, les calcaires serrés et en assises étendues, jusqu'aux calcaires tendres, poreux et friables.

Le carbonate de chaux en est l'élément principal; il est pur ou associé à la magnésie (dolomie); il faut aussi y comprendre le sulfate de chaux (gypse, pierre à plâtre) abondant dans certaines régions (environs de

(1) M. le Dr Morice (de Néris) dans une note publiée par le *Journal d'hygiène* (9 avril 1891) soutient également cette thèse et rappelle les expériences faites à ce sujet par M. le Dr Lalesque (d'Arcachon) devant la Société de médecine et de chirurgie de Bordeaux.

Paris). Les sols calcaires sont de qualités variables au point de vue agricole. Hygiéniquement, ils tiennent leurs avantages ou inconvénients des sortes de calcaire qui constituent le sous-sol. Les marbres et calcaires résistants, les grès ne sont pas perméables, et leur action salubre ou insalubre dépend de leur inclinaison et de leur cohésion, de la stratification des couches, de leur mélange aux marnes.

La craie, le tuffeau, le gypse, sont au contraire perméables, quelques-uns beaucoup et constituent ainsi des sous-sols secs et chauds; mais encore faut-il savoir que dans bien des cas les conditions de contraction, comme pour le gypse cristallin, ou le mélange plus ou moins intime avec d'autres roches comme l'argile, la marne, la silice, vont modifier les propriétés de la couche profonde du sol et en changer la salubrité.

Arnould considère avec Roth et Lex le sol calcaire comme tenant le milieu par ses propriétés hygiéniques entre les sols siliceux et argileux; on pourrait ajouter que c'est aussi le plus favorable à l'agriculture, surtout à cause de sa perméabilité, qui joue dans l'élevage des bestiaux un rôle prépondérant et en détermine, selon les cas, les espèces à choisir; le bœuf, le cheval, se trouvant bien des terrains imperméables où les abondantes cultures fouragères sont plus faciles, le mouton préférant les terrains perméables, qui lui donnent une nourriture suffisante, et fuyant l'humidité qui lui vaut souvent la cachexie aqueuse.

Argile. — L'argile domine dans les terrains diluviens, mais on la retrouve dans les terrains calcaires et schisteux. Sa présence témoigne des grandes débâcles qui à des époques différentes ont modifié la surface terrestre; c'est par son association variable avec le sable, les graviers, les effritements calcaires, qu'elle constitue la plus grande partie du sol cultivable. On la retrouve en couches quelquefois assez profondes, n'ayant pas subi de transport, et au voisinage des roches qui lui ont donné naissance; c'est elle aussi qui vient des alluvions modernes, et est déposée dans les vallées ou sur le littoral par les eaux fluviales ou la mer.

Sa variété d'origine et son mélange plus ou moins intime avec des composés inorganiques différents lui donnent au point de vue de la salubrité des propriétés essentiellement variables. Mais son caractère principal, dominant, est de jouer un rôle spécial sur les mouvements des eaux, répandues sur la surface du sol ou pénétrant la profondeur. Nous aurons occasion de revenir sur ce point.

A ce titre surtout, l'argile est salutaire ou funeste; suivant qu'elle retient les eaux dans la profondeur ou à la surface, elle crée des nappes souterraines que l'homme utilise pour ses besoins, ou des marais d'où naissent des germes morbides qui rendent la vie difficile.

La géologie étudie dans ses détails les superpositions des couches profondes; il n'appartient pas à l'hygiène d'aller plus avant dans ce genre d'études. Qu'il s'agisse, en effet, soit d'habitations, soit de cultures, le sol et le sous-sol agissent dans leur ensemble sur la santé du cultivateur.

Les variétés de composition du sol, dont nous avons seulement rappelé les éléments essentiels et fondamentaux, ont des influences différentes sur la salubrité, cela est certain; mais d'une manière générale ces actions peuvent se résumer selon qu'elles sont d'ordre physique ou chimique.

I. **Propriétés physiques.** — La densité, la ténacité, l'adhérence de la terre intéressent en apparence plus le cultivateur que l'hygiéniste, et cependant leur intérêt commun est de se trouver en présence de terres, peu adhérentes; pour l'agriculteur, ces terres sont d'un travail facile, pour l'hygiéniste, elles ont l'avantage d'être plus perméables et plus accessibles aux agents extérieurs, dont le rôle est de la plus haute importance.

1° *Chaleur.* — La terre absorbe la chaleur solaire, et la retient. Cette faculté d'absorption et d'émission est variable avec la nature de la terre et d'une façon générale assez limitée. On sait en effet que la terre est lente à s'échauffer, lente à se refroidir. On a pu à l'aide d'expériences faire un classement des terres, selon qu'elles avaient la faculté de retenir la chaleur, mais ces expériences faites surtout par Schübler sont peu rigoureuses (Arnould, Durand-Claye), elles arrivent seulement à nous apprendre que le terreau retient moins la chaleur que l'argile et le sable calcaire.

Les circonstances qui font le plus varier le pouvoir absorbant des terres pour la chaleur sont la couleur, l'humidité du sol; les terres foncées, fortement colorées, priment les sols blancs; les jardiniers connaissent le fait et en font l'application pratique en recouvrant leurs planches de terreau ou de matières noires pour achever la maturité des fruits et des légumes (Durand-Claye); l'humidité et la sécheresse jouent un rôle non moins grand; l'évaporation de l'eau a là une action prépondérante et elle peut justifier l'écart quelquefois de 7 à 8° qui peut exister entre la rapidité d'échauffement de terres sèches ou de terres humides.

Il serait intéressant de connaître à fond les différences de chaleur des couches superficielles comparées aux variations de l'air extérieur. Arnould a heureusement tiré parti des études faites par Pfeiffer, Küchenmeister en vue de l'étiologie de certaines maladies infectieuses pour mettre en relief cette relation de la chaleur de l'air et du sol. Des expériences de Lüdecke, de Bellmann, il ressort que le degré thermométrique, dans les couches terrestres superficielles, est dans une certaine dépendance de celui de l'atmosphère, mais d'autant moins que l'on s'enfonce davantage ou que le sol est moins directement en contact avec les rayons solaires. Des expériences non moins intéressantes ont été faites à Montsouris sur un sol nu ou gazonné; la marche de la température dans l'intérieur du sol paraît être régulière et baisser progressivement jusqu'à 1 mètre. A cette profondeur, l'action de la chaleur extérieure semble éteinte. La lenteur du pouvoir émissif est mise en relief par les expériences faites à de petites profondeurs de $0^{m},02$, de $0^{m},10$.

Toutes ces expérimentations sont de la plus grande importance et il est aisé de concevoir qu'elles n'ont pas seulement un intérêt agricole; les actions terrestres touchent l'homme, directement quand il vit, comme l'habitant des campagnes, en contact immédiat avec le sol, indirectement quand il s'agit des résultats définitifs des combustions organiques et des transports éloignés des résidus de ces opérations chimiques. La température joue un rôle essentiel dans toutes ces actions, autant que l'eau dont on semble avoir surtout souci.

2° *Porosité.* — La porosité du sol, c'est-à-dire sa propriété d'absorber les gaz, la vapeur d'eau, l'eau elle-même, a été étudiée expérimentalement. Les hygiénistes Pettenkofer, Fodor, Wiel et Gnehm, etc., les agriculteurs Boussingault, Hervé Mangon, Schübler, Dehérain ont démontré le rôle puissant du sol comme absorbant et condensateur; les uns et les autres avaient intérêt à connaître cette propriété du sol, ainsi que celle de la perméabilité que nous venons d'examiner à l'instant. A elles deux, elles font la terre fertile ainsi que la terre saine, mais non pas toujours dans une égale proportion.

Les gaz que la terre absorbe ainsi sont l'air, l'acide carbonique, la vapeur d'eau.

Pettenkofer le premier a recherché l'air tellurique jusque dans le voisinage des nappes souterraines et l'a analysé. Il va de soi qu'il n'a pas dans les profondeurs du sol la pureté de l'air atmosphérique et qu'il en diffère notablement. Mais sa présence seule suffit à montrer le degré de perméabilité du sol et la puissance de diffusion des gaz. D'après Wiel et Gnehm, un sol sec renferme le tiers de son volume d'air. Dans les terres cultivées, Hervé Mangon a trouvé de deux à dix volumes de gaz pour un volume de terre. L'acide carbonique est de tous les gaz celui dont la présence dans le sol a le plus d'importance. Pettenkofer, en analysant l'air tellurique et en y déterminant les quantités variables d'acide carbonique, a donné le signal de recherches qui, confirmées par d'autres expérimentateurs, peuvent maintenant se formuler d'une façon précise. Il y a toujours plus d'acide carbonique dans le sol des lieux cultivés que dans l'air extérieur au même endroit. La quantité d'acide carbonique croît avec la profondeur. Les proportions d'acide carbonique dépendent essentiellement de la perméabilité du sol. L'acide carbonique du sol provient des oxydations qui s'y accomplissent, mais les conditions de cette production varient beaucoup. Elle est en rapport direct avec les quantités de matières organiques imprégnant le sol et en rapport inverse de sa perméabilité qui permet plus facilement les échanges extérieurs. Ce sont là des formules, presque des lois; car elles ont été contrôlées de différentes manières, dans des pays éloignés, et à part des variations relativement minimes, les mêmes conclusions ont été produites. Il y a là un ensemble de faits dont l'hygiène saura tirer profit. L'acide carbonique peut devenir, en révélant la façon dont les oxydations se passent dans les profondeurs de la superficie du sol, le signe de la salubrité ou de la nocivité d'un terrain. Le sol le plus riche en CO^2 serait le plus salubre parce qu'il serait le plus actif comme destruction organique. Mais il s'en faut cependant que cette dernière règle soit absolue et invariable. De nombreux éléments viennent modifier la quantité d'acide carbonique: l'influence saisonnière, chaleur ou froid. l'humidité du sol, la pression atmosphérique, l'eau souterraine, les vents. On sait l'ingénieuse expérimentation de Pettenkofer pour montrer l'influence de la ventilation par la diffusion des gaz du sol et par conséquent de l'acide carbonique. L'action des vents n'est pas seulement purificatrice de l'atmosphère qui baigne le sol et qui se chargeant la nuit d'une plus grande quantité d'acide carbonique a besoin d'être plus renouvelée, mais encore elle chasse l'acide carbonique plus profondément, va le prendre dans le sol même et facilite ainsi l'accès de l'air et les nouvelles combustions. La science explique les harmonies de la nature, mais ne peut en amoindrir d'aucune manière les admirables combinaisons et les sublimes accords.

Il ne nous est pas possible de pousser très avant l'examen de cette question, capitale pour l'hygiène rurale et l'étude des terrains; Pettenkofer, Fodor, en ont, par leurs sagaces recherches, montré toute l'importance; l'ère des expérimentations n'est pas close, mais il faudrait que des stations de climatologie tellurique vinssent en tous les pays permettre les observations, faciliter leur rapprochement ou leur contrôle. Nous ne sommes pas en France des mieux favorisés à ce sujet, et nous devons savoir reconnaître que nous sommes ici tributaires de nos voisins.

On a noté la présence de l'ammoniaque dans l'air du sol, mais nous la retrouverons sous la forme de nitrates, en nous occupant des actions chimiques. L'air tellurique recèle aussi l'acide sulfhydrique selon la nature des matières organiques qui pénètrent dans le sol, il ne se rencontre qu'en quantités très minimes. Il en est de même de l'hydrogène carboné ou gaz des marais.

La vapeur d'eau se retrouve dans l'air tellurique ainsi que dans l'atmosphère; « elle y possède une tension généralement inférieure, dit Durand-Claye, à celle qu'elle possède à l'air libre pour la même température; il en résulte une influence réciproque des tensions et des températures de l'air et de la terre, laquelle explique des faits bien connus des agriculteurs. Ainsi, après les grandes pluies, l'air est rarement saturé de vapeur d'eau en rase campagne par suite de l'action condensante de la terre arable; dans certains pays où il ne pleut jamais (Pérou), on trouve cependant des sources et la végétation ne souffre pas, grâce à la fraîcheur et à l'humidité de la terre; c'est que la terre, ayant une tension de vapeur inférieure à celle de l'air qui est très chargé de vapeur d'eau, condense cette vapeur sans qu'il y ait de pluie et la terre est ainsi entretenue dans l'état nécessaire à une bonne végétation. »

3° *Hygroscopicité.* — La terre a aussi la propriété de retenir l'eau entre ses particules. Cette action est absolument variable selon la nature des terres ; le sable, le calcaire, la possèdent à un faible degré, l'argile davantage, le terreau beaucoup plus. Le sol hygroscopique sèche mal; cette propriété, dont l'agriculteur se préoccupe avec raison au point de vue cultural, a son importance hygiénique. Les terres qui retiennent beaucoup l'eau séchant difficilement, sont, dans bien des cas, trop humides et malsaines. L'agriculteur, en corrigeant par l'écobuage l'excès de l'hygroscopicité, améliore en même temps les conditions fâcheuses de son terrain au point de vue de la salubrité.

4° *Perméabilité.* — La perméabilité est, à coup sûr, des conditions physiques du sol, une des plus intéressantes pour l'hygiéniste. C'est à elle qu'il faut rapporter la distribution des eaux souterraines, l'origine des sources.

L'eau tombée sur le sol le pénètre des couches superficielles aux couches profondes. Les pores de la terre s'emplissent d'air et de gaz ; suivant la nature du sol, ses qualités, l'infiltration aqueuse s'étend en profondeur ou s'arrête aux couches superficielles. Les sols seulement poreux s'imbibent et ne laissent rien passer; l'eau se répand, après saturation à la surface, et se déverse, selon les pentes, dans les terrains bas, les ruisseaux, les cours d'eau. Dans les terrains peu poreux, mais perméables, l'eau non retenue gagne insensiblement le sous-sol et la profondeur. Ce phénomène, simple en lui-même, et que chacun s'explique aisément, devient dans la réalité moins facile à suivre et varie d'une infinité de manières ; il serait peut-être exact de dire qu'il est différent avec chaque région, chaque localité. Ces deux actions physiques, porosité et perméabilité, qu'il faut se garder de confondre, ne s'exercent pas, étant donnée la constitution si diverse du sol et du sous-sol, d'une façon égale; ici elles s'ajoutent, là se combattent, de telle sorte que l'étude de la perméabilité du sol, tout en ayant des caractères généraux qu'il faut connaître, veut être faite pour chaque localité.

L'étude géologique du terrain s'impose la première ; la succession des couches, leur nature, leur inclinaison, donneront promptement une idée de la façon dont les eaux doivent s'y comporter. Il faut aussi tenir grand compte des particularités constatées dans la profondeur ; certaines roches calcaires, imperméables en réalité, deviennent perméables par suite de déchirures, de fissures profondes. Le massif du mont Ventoux présente cette particularité à laquelle est due la fontaine de Vaucluse. Les failles simples ou compliquées expliquent aussi la disparition souterraine, plus souvent l'apparition des eaux telluriques.

La perméabilité du sol dépendra des différentes conditions constatées par la structure géologique; mais, quoique variable, elle a sa limite, la couche profonde imperméable, argile, marne, roche dure, au-dessus de laquelle se constitue la nappe souterraine, *grundwasser*.

La profondeur à laquelle se forme cette nappe, ou celle de la couche imperméable, fait le terrain salubre ou non. Quand cette couche se rencontre à peu de distance du sol, 50 centimètres à 1 mètre, les eaux pluviales, retenues, imbibent le sol et en font un marais improductif et dangereux; à des distances plus grandes, au contraire, le sol n'est que traversé et demeure salubre. L'horizontalité, la déclivité du terrain, contribuent à augmenter ou à diminuer l'insalubrité. Je ne parle ici que de la salubrité résultant du terrain sec ou humide et non de l'influence de la variation de la nappe souterraine dont les Allemands ont fait grand bruit et qui mérite une étude à part.

L'ingénieur, le géologue, l'agriculteur, se préoccupent à des points de vue différents de cette condition essentielle du sol, sa perméabilité; ils en tirent, chacun pour les appliquer aux études qui les concernent, des conséquences diverses; l'hygiène profite à son tour des déductions de chacun. Les lois de l'écoulement des eaux pluviales dominées par la distinction des terrains en perméables et en imperméables peuvent se résumer d'après Belgrand dans les quatre propositions suivantes :

1° Lorsque le terrain est imperméable, il est sillonné par de nombreux cours d'eau qui ne sont pas toujours perennes et ne sont pas nécessairement alimentés par des sources.

Si le terrain est perméable, les cours d'eau sont rares, sont relégués au fond des grandes vallées et sont toujours des lieux de source.

2° Les ponts des terrains imperméables sont très nombreux et leurs débouchés mouillés très grands. Les ponts des terrains perméables sont rares et, lorsqu'ils ne sont pas construits sur des lieux de source, leurs débouchés mouillés sont très petits, sinon nuls.

3° Les crues des cours d'eau des terrains imperméables sont violentes et de très courte durée (cours d'eau torrentiels). Les crues des cours d'eau des terrains perméables montent lentement, descendent de même et par conséquent sont toujours de longue durée (cours d'eau tranquilles).

4° Les prairies naturelles sont cultivées, non seulement au bord des cours d'eau des terrains imperméables, mais encore à flanc de coteau et jusqu'au sommet des montagnes.

Lorsque le terrain est perméable, cette culture est resserrée dans la partie du fond des vallées qui est submergée par les crues des cours d'eau (Durand-Claye).

Le meilleur résumé que nous puissions donner des conditions géologiques du sol et de la perméabilité est le tableau suivant fait par Durand Claye et qui intéresse à la fois l'agriculture et l'hygiène.

Tableau résumé des principales couches géologiques avec leurs caractères physiques et chimiques.

GROUPES.	SYSTÈMES.	ÉTAGES.	RÉGIONS.	OBSERVATIONS.
TERRAINS DE TRANSPORT.	Alluvions modernes.	Sol arable, sables, tourbe.	Bords de la Seine et de la Marne, bas de la forêt de Saint-Germain.	Généralement perméable. Variation du sable à l'argile. Fertilité variable.
	Alluvions anciennes.	Diluvium, limons et graviers anciens.	Sableux : Vincennes, Boulogne, Gennevilliers. Argileux : Drancy, Montmorency, Luzarches.	
TERRAINS TERTIAIRES.	Terrains pliocènes ou subapennins.	Dépôts lacustres......	Bresse.	Avec gypse et lignites.
		Sables coquilliers subapennins.	Asti.	
		Sables supérieurs......	Des Landes.	
	Terrains miocènes ou de molasse.	Sables inférieurs et faluns.	Des Landes. De Touraine.	Imperméables, Fertiles.
		Calcaires d'eau douce caverneux.	Beauce.	Perméables. — Vallées sèches, fertilité, céréales.
		Sables et grès de Fontainebleau.	Meudon, Marly, Montmartre, Montmorency, Domont.	Perméables. — Infertiles, bois.
	Terrains éocènes ou parisiens.	Marnes calcaires.......	Brie (meulières, travertin).	Imperméables, Fertiles, peu de prairies.
		Marnes vertes.........	Bords des vallées de la Brie.	
		Marnes blanches et gypse.	Montmartre, vallée de Montmorency.	
		Calcaire et marne de Saint-Ouen.	Saint-Ouen, Colombes, Trocadéro, Herblay.	Perméables. — Peu fertiles.
		Sables moyens et grès de Beauchamp.	Montrouge, Courbevoie, Houilles.	
		Calcaire grossier. Caillasses.	Vanves, Nanterre, Carrières Conflans.	
		Argiles plastiques.....	Meudon, Auteuil, Sèvres, Marly (argiles à silex du bassin de l'Eure).	Imperméables. — Drainés quelquefois par la craie sous-jacente.
TERRAINS SECONDAIRES.	Terrain crétacé.	Craie blanche.........	Meudon, Bougival.	Perméables. — Pas de prairies, même au fond des vallées (Champagne).
	1° supérieur.	Craie marneuse.......	Reims, Champagne, Cognac, Marseille.	
		Craie tuffeau..........	Saumur, Angoulême.	
		Craie verte (chloritée).	Rouen, Le Mans.	Médiocrement perméables.
	2° inférieur.	Gault et terrain aptien.	Argile d'Apt et de Provence.	
		Terrain néocomien....	Calcaires de la fontaine de Vaucluse, argile de Vassy.	Imperméables. — Pâturages.

Tableau résumé des principales couches géologiques (suite).

GROUPES.	SYSTÈME.	ÉTAGES.	RÉGIONS.	OBSERVATIONS.
TERRAINS SECONDAIRES.	Terrains jurassiques.	Portlandien..........	Ciments de Boulogne.	Très perméables. — Pas de prairies.
		Kimmeridge-clay......	Marnes de Bourgogne, calcaires marneux de Besançon.	
		Coralien..............	Calcaires de Lisieux et pierres d'Euville.	Presque imperméables sur les couches marneuses.— Perméables sur les calcaires. — Pâturages (vallée d'Auge, Perche).
		Oxfordien............	Calcaires marneux de Saint-Michel.	
		Grande oolite........	Calcaires à dalles de Normandie et de Bourgogne.	Perméables. — Fertiles, céréales; peu de prairies.
		Fullers' earth et oolite inférieure.	Pierre de Caen.	
		Lias. Marnes et calcaires, ciments calcaires, minerais ferrugineux, grès.	Normandie, Avallon, Semur, Bourgogne.	Imperméables. Eaux en excès. — Le drainage donne la fertilité (Cotentin, Isigny, Nivernais), bons pâturages, engraissement des bestiaux.
	Terrains triasiques.	Marnes irisées........	Environs de Nancy. Lunéville.	Terrains peu perméables. Bonnes prairies.
		Calcaire coquillier (muschelkalk)	Pente orientale des Vosges.	
		Grès bigarré..........	Plombières.	
TERRAINS PRIMAIRES (PALÉOZOIQUES).	Terrain permien.	Grès vosgien..........	Vosges.	Peu perméables.— Prairies développées, bonnes.
		Grès rouge............		
	Terrain carbonifère.	Grès houiller.........	Bassins houillers français.	Analogues aux terrains granitiques. Un peu meilleurs.
		Calcaire carbonifère...	Belgique.	
	Terrain dévonien.	Calcaires.............	Givet.	
		Grès...	Rade de Brest.	
		Schistes...............		
	Terrain silurien.... cambrien..	Calcaires.............	Ardoisières d'Angers.	
		Grès..................	Marbre des Pyrénées.	
		Schistes..............	Ardennes, Vosges.	
TERRAINS DE FUSION.	Cristallisés.	Granite, syénite.......	Morvan, Normandie, Bretagne.	La partie supérieure décomposée, perméable; le reste imperméable. — Prairies nombreuses, élevage, mais non engraissement.
	Volcaniques.	Basaltes, trachytes....	Auvergne.	Dénudés. — Peu fertiles. Exception pour la Limagne à cause du bassin provenant d'un ancien lac.

5° *Eau dans le sol.* — Il n'est pas inutile de rappeler que la nappe souterraine ne constitue en aucune manière un cours d'eau véritable, une collection homogène. Ce n'est en réalité qu'une imbibition saturée des parties perméables profondes directement en contact avec la couche imperméable. Les expériences de laboratoire ont l'avantage de donner aux yeux non seulement la démonstration de cette saturation profonde qui est la nappe souterraine, mais aussi celle des mouvements divers qui se produisent dans ces couches humides sous l'influence de divers phénomènes physiques, dont la capillarité, l'évaporation et la pesanteur sont les principaux facteurs.

Si l'on prend un vase en verre de grandes dimensions (fig. 25) et dans l'intérieur duquel on constitue comme un sol artificiel dont les couches peuvent être de l'humus, du gravier, du sable, le fond du vase formant la

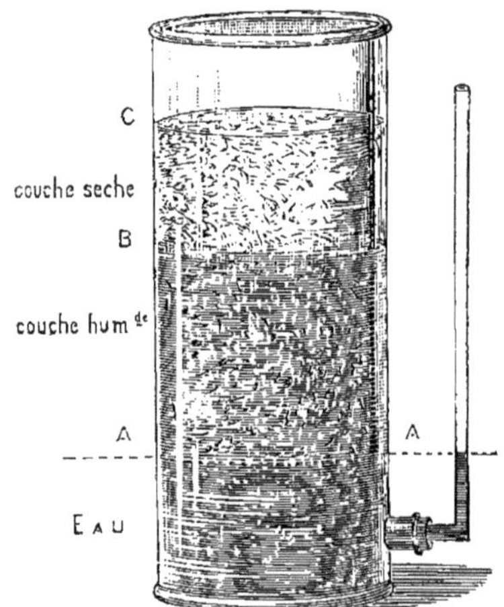

Fig. 25.

couche imperméable, et si dans ce vase on verse une certaine quantité d'eau, les couches s'imbibent successivement comme dans un filtre et, suivant le volume versé, l'eau pénètre plus ou moins dans la profondeur. Il faut pour arriver à saturer les couches profondes un volume d'eau assez considérable. Cette saturation établie, et l'ouverture inférieure pratiquée dans le vase étant mise en communication avec un tube recourbé, l'eau paraît dans le tube et s'arrête à un niveau déterminé A.

Ce vase transporté dans un milieu à température assez élevée, on constate la sécheresse successive des couches superficielles, le niveau A restant cependant constant; puis au bout d'une certaine durée, variable avec le volume du vase et l'épaisseur des couches de terre, on voit le niveau baisser, la couche superficielle sèche garder la même hauteur, ainsi que la couche humide; la capillarité fait remonter l'eau vers la surface, de telle manière que les zones sèches, humides et aqueuses semblent garder à peu près leurs proportions. C'est la démonstration expérimentale simple de ce qui se passe dans le sol; les apports plus ou moins considérables d'eaux pluviales, les points d'affleurement des sources, le débit de cette eau qui s'augmente par la nature du sol et par la pression exercée par la hauteur de la couche d'eau tellurique, ces raisons et beaucoup d'autres font dans le sol et dans ce qui constitue la nappe souterraine des fluctuations incessantes, variables, dont l'importance a été considérée comme très grande dans la production de certaines affections morbides. La hauteur plus ou moins grande des couches saturées permet de dire que la nappe souterraine monte ou descend, et l'on s'explique ce qu'il faut entendre par ces mots. Les sources et les puits nous donnent la notion de ces mouvements, en même temps qu'ils font connaître la valeur en quantité et en qualité de la nappe.

Une indépendance absolue existe entre la nappe souterraine et les cours d'eau, ou les collections liquides terrestres. Elle n'est subordonnée qu'aux conditions spéciales et particulières des terrains en chaque région. Elle n'est pas déterminée absolument par la configuration du sol et ce n'est pas toujours dans le thalweg d'une vallée que l'on constate le point le plus déclive d'une nappe. L'expérimentation seule, à l'aide des sondages, ou la notion géologique exacte du sol et de ses couches permettra d'asseoir son jugement.

Pettenkofer pour le choléra, Buhl, Seidel, Snow, Snellen et bien d'autres pour la fièvre typhoïde, cherchèrent dans les oscillations de la nappe souterraine des relations étiologiques avec l'apparition ou la marche de ces maladies et soulevèrent de nombreuses controverses. Ce n'est pas ici le lieu d'en rappeler l'intéressante histoire; puis, en fait, elle n'a pas eu de fin. Il reste une idée émise, des faits, les uns probants, les autres contradictoires; cette idée, comme le dit si justement Arnould, ne doit être acceptée que dans ce qu'elle a de général. La mobilité des phénomènes de décomposition, de putréfaction, la prolifération ou l'extinction des germes morbides, ces actions de la vie souterraine ont pour éléments l'eau, la chaleur, l'air; les oscillations de la nappe souterraine, cette élévation ou ce retrait de la couche humide, le flux et le reflux de l'air, la température qui croît ou diminue, tous ces facteurs sont nécessaires à la transformation de la matière organique sous toutes ses formes. Maintenant plus que jamais, avec l'essor des doctrines microbiennes, il faut être curieux des actes accomplis dans le sol, et l'hygiène doit y chercher les notions utiles et fécondes en application.

II. **Propriétés chimiques.** — Les propriétés chimiques des terres résultent du contact des sels minéraux entre eux; l'eau leur sert de véhicule. Celle-ci s'empare en effet des substances solubles, les transporte et met ainsi en présence à chaque instant et à des profondeurs variées des composés minéraux différents. C'est ainsi que l'eau pluviale, pure ou à peu près au moment où elle se déverse sur la superficie, se charge peu à peu d'une minéralisation variable; de là les eaux calcaires, séléniteuses, ferrugineuses, magnésiennes que nous fournissent les puits et les sources.

L'agriculture utilise directement cette propriété en donnant à l'aide des engrais aux couches superficielles une composition pour ainsi dire définie et déterminée selon la nature des produits à cultiver. Le sol, nous l'avons vu, est essentiellement hygroscopique ; il retient l'eau à la surface et dans sa partie active ; grâce à cette eau, une notable quantité des minéraux qui composent la terre ou lui sont ajoutés sont absorbés par la végétation et les racines des plantes.

Les agronomes ont étudié avec le plus grand soin les propriétés chimiques d'un sol cultivable, et parmi les branches diverses de l'agronomie, la chimie agricole surtout a fait des progrès considérables dans ces derniers temps. Une des actions les plus intéressantes est celle de la nitrification entrevue par Boussingault, mais véritablement éclairée par les doctrines de Pasteur et les belles études de MM. Muntz et Schlœsing. Par nitrification il faut entendre la propriété que possède la terre d'être le lieu de destruction des matières organiques ; elles se décomposent, l'azote libre s'oxyde, passe à l'état d'acide nitrique. Il se forme alors des nitrates solubles que la végétation absorbe. Sans cette modification profonde, l'azote des composés organiques ne deviendrait pas soluble et absorbable.

MM. Schlœsing et Muntz, observant cette intéressante transformation, ont démontré en 1877, par de nombreuses expérimentations qu'un élément organisé présidait à cette nitrification (1) ; pour eux, elle est similaire des fermentations. Ils retrouvaient là tous les phénomènes que Pasteur avait mis en lumière pour les ferments figurés agissant sur l'oxygène de l'air pour le fixer sur les matières organiques.

Les expériences de MM. Schlœsing et Muntz ont prouvé qu'il existait en effet un ferment nitrique ; ils l'ont isolé.

« On le voit toujours avec des dimensions très faibles, en général il est plus gros dans les milieux riches en matières organiques ; il paraît se multiplier par bourgeonnement ; on le voit fréquemment sous la forme de globules accolés deux par deux. Le ferment nitrique n'est pas doué

(1) Cette action aurait été à toutes les époques toujours semblable. MM. Muntz et Mascano ont étudié les terres nitrées dont la formation remonte à une époque éloignée et dont la nitrification a pour origine des dépôts considérables d'ossements d'animaux de grandes dimensions aujourd'hui disparus. Ces ossements sont dans un état de grande friabilité et se réduisent en poudre sous la pression des doigts ; ils sont composés presque exclusivement de phosphates de chaux avec quelques traces de matières organiques ; leur friabilité extrême est le résultat de l'action du ferment nitriq e produit aux dépens de la matière organique azotée et qui en a éliminé à l'état soluble le calcaire.

La puissance des couches nitrées est souvent très grande dans les nombreuses cavernes à ossements de Venezuela, où elle atteint et dépasse même parfois 10 mètres. Sur toute cette épaisseur, les os sont englobés dans une terre contenant des proportions variables de nitrate de chaux (4 et 30 pour 100) et de phosphate de chaux (50 à 60 pour 100). *Comptes rendus de l'Académie des sciences. Rev. scient.*, 1889.

de la résistance que l'on rencontre chez beaucoup de ses congénères; il suffit d'une température de 100°, maintenue pendant dix minutes, pour amener sa destruction; il est essentiellement aérobie; il ne résiste pas à la privation d'oxygène et la dessiccation même, à la température ordinaire, ne paraît pas lui être favorable.

« Le ferment nitrique est très répandu; la terre végétale est le milieu qui lui est le plus favorable et la moindre particule de terre arable en contient; les eaux d'égout sont riches en ferment nitrique qui concourt à les purifier en jouant son rôle d'oxydant; il existe dans les eaux courantes, mais on ne le trouve pas dans l'air. » (Durand-Claye.)

La nitrification obtient son maximum d'effet à une température de 37°; au-dessus de 55° comme au-dessous de 5°, l'action du ferment s'arrête; l'alcalinité du milieu est nécessaire; dans le sol, c'est généralement la chaux ou la magnésie qui fournit l'alcali. Les acides, les antiseptiques, arrêtent la nitrification. On croyait que c'était à cause de leur action directe sur le ferment nitrique, mais sans pouvoir préciser de quelle façon, jusqu'au moment où M. Winogradsky fit ses recherches sur la culture du ferment qu'il appelle *nitromonade*. Ce microbe se développe, en effet, d'une manière bien différente des autres. Quoique entièrement dépourvu de matière verte (chlorophylle), il emprunte son charbon à l'acide carbonique. Les seules parties vertes de la plante semblaient jusqu'ici aptes à décomposer l'acide carbonique et à s'emparer de son charbon. La nitromonade, cette petite cellule de un millième de millimètre, est un agent des plus actifs de décomposition de l'acide carbonique et aussi des carbonates terreux (calcaires et autres du sol). A l'inverse des autres micro-organismes, dit M. Grandeau, elle est incapable de se nourrir des matières organiques, c'est-à-dire d'emprunter aux composés hydro-carbonés (sucre, amidon, cellulose, etc.) le charbon nécessaire à son accroissement. Enfin, et c'est en cela qu'elle diffère des parties vertes des végétaux, cette monade ne rejette pas dans l'atmosphère, comme le fait la feuille, l'oxygène provenant de la réduction de l'acide carbonique; elle le fixe sur l'azote pour donner naissance à l'acide nitrique.

C'est à la suite de ces constatations plusieurs fois répétées que M. Winogradsky est arrivé à trouver le milieu de culture favorable au développement du ferment nitrique et qu'il a pu le premier réellement le cultiver.

L'importance de cette action est considérable; elle ne s'accomplit pas seulement dans les couches superficielles au profit des plantes, elle se passe aussi au profit de l'homme dans les profondeurs du sol en le débarrassant des débris organiques et des souillures de toute sorte, pourvu toutefois que les conditions nécessaires à cette opération soient réunies.

Des quantités considérables de nitrate incessamment fabriquées par l'oxydation des matières azotées, il se forme deux parts : l'une sert à nourrir les plantes, l'autre, entraînée dans le sous-sol par les eaux, s'en va soit dans les nappes souterraines, soit à la mer.

Après les recherches et les analyses de Sainte-Claire Deville, Boussingault a calculé les quantités de nitrates ainsi déversées à la mer, c'est-à-dire perdues pour la culture. D'après lui, chaque jour la Seine emporte 238000 kilogr. de nitrate, le Rhin 193000 kilogr., le Nil aux basses eaux 301000. Chaque année, ces trois fleuves seulement déversent à la mer une quantité d'azote nitrique une fois et demie plus grande que celle que représente l'ensemble de nos importations de nitrates du Chili pour la même période de temps.

Rien ne peut mieux dire l'immense travail chimique qui se fait dans le sol, à sa partie même superficielle, et combien il est utile d'en avoir conscience au point de vue agricole. Si l'agriculture profite directement de cette action, si, par son activité heureusement dirigée, la terre remuée, plantée, cultivée, ensemencée et féconde devient une source de richesses, elle est en même temps assainie et purifiée.

La fixation de l'azote par le ferment nitrique n'est point la seule action intéressante à mentionner. Il se forme aussi dans le sol, soit que les conditions favorables à la nitrification n'existent pas ou soient entravées, soit même que les circonstances favorisent en même temps d'autres actions, des composés ammoniacaux. M. Muntz a présenté à l'Académie des sciences les résultats de ses recherches à ce sujet (juin 1890). Elles tendent à prouver qu'à côté du ferment nitrique il y a un ou plusieurs micro-organismes jouissant de la propriété de transformer l'azote des matières organiques en ammoniaque. Il y aurait donc un ferment ammoniacal ayant dans le sol une fonction bien différente de celle du ferment nitrique, accomplissant le premier stade de transformation des matières organiques, puisque la nitrification ne se produit qu'à l'aide des matières minérales, ainsi que l'ont prouvé MM. Schlœsing et Winogradsky, et leurs actions réunies termineraient cette métamorphose des matières organiques et minérales, inassimilables ou insolubles en nitrates ammoniacaux solubles.

L'étude des engrais nous permettra de revenir sur quelques-uns de ces points qui, on ne saurait trop le répéter, n'ont pas qu'un intérêt agricole, mais une importance énorme au point de vue de la salubrité.

A côté des actions chimiques qui se produisent dans le sol du contact des corps entre eux, il y aurait à tenir compte des échanges incessants de l'atmosphère et du sol et qui font de la terre un épurateur chimique de l'air.

Il nous faut mentionner l'absorption de l'azote de l'air par les plantes; la question fut vivement débattue malgré l'autorité de M. Berthelot, qui apporta à M. Ville l'appui de son nom et surtout de ses recherches; les expériences de MM. Hellriegel et Wilfarth, en Allemagne, vinrent donner gain de cause à l'opinion soutenue par M. Berthelot, que la fixation de l'azote de l'air était due à l'action d'un micro-organisme. M. Dehérain rappelait (1) enfin tout récemment, que MM. Schlesing fils et Laurent avaient directement inoculé le micro-organisme à des légumineuses, sa plante préférée, et mis fin par cette expérience délicate à une discussion qui dure depuis quarante ans et dont la solution éclaire l'avenir de l'agriculture contemporaine.

Pour l'ammoniaque, les sels ammoniacaux (nitrates), il n'y a pas de discussion possible. Ils fournissent au sol des matériaux assimilables. Les nitrates ammoniacaux se retrouvent fréquemment dans l'atmosphère des pays montagneux, chauds et orageux; on constate leur présence dans les eaux pluviales et sur les parties superficielles du sol après les pluies abondantes qui succèdent aux orages.

Il eût été certainement utile de s'étendre longuement sur le rapport intime qui lie l'hygiène du sol à toutes les actions mystérieuses, profondes, silencieuses, qui font, en vérité, de la terre un laboratoire immense où des milliers d'infiniment petits travaillent sans relâche pour le profit de l'homme quand il sait leur venir en aide, pour sa perte lorsqu'il entrave leur action. Pareille étude ne serait pas ici à sa place, nous avons dû en esquisser seulement les traits principaux.

En résumé, les actions physiques, les réactions chimiques, sont incessantes dans ce milieu poreux, perméable, chaud et dans lequel circulent l'eau, l'air, des solutions salines diverses et où agissent enfin des infiniment petits, ferments spéciaux s'attaquant aux substances organiques, les détruisant en en séparant leurs éléments atomiques.

Seulement toutes ces opérations varient d'intensité avec le milieu, les conditions spéciales qu'il présente, sa résistance aux agents physiques et chimiques; ce qu'il faut aussi bien retenir, c'est que ces conditions sont variables dans le même terrain, sur une étendue relativement peu considérable. Aussi, autant en agriculture qu'en hygiène rurale, importe-t-il de bien connaître la nature du sol, sa composition géologique, ses conditions hydrologiques; il n'y aura pas de salubrité bien conseillée si ces notions font défaut.

III. **Micro-organismes dans le sol.** — A côté des propriétés chimiques du sol, presque comme un corollaire de ces propriétés, il faut étudier les micro-organismes apportés ou vivant dans le sol. Les uns, comme le ferment nitrique, ont une action déterminée et jouent un rôle bienfaisant, mais d'autres sont des germes dangereux et morbides dont la destruction est désirable.

Cette histoire des micro-organismes du sol est encore toute nouvelle; elle débute; elle est plus à faire que faite. Nous serons donc forcément plus restreint qu'il ne faudrait sur ce sujet si important et dont la

(1) Congrès de l'association française de Marseille, septembre 1891 (*Revue scientifique*).

valeur se sent à mesure que l'étiologie des affections contagieuses s'étudie et se précise. Nous ne pourrons que résumer sur ce point ce que MM. Grancher et Richard ont si nettement formulé au Congrès d'hygiène de 1889, comme étant l'état actuel de la science, en même temps qu'ils faisaient connaître les points à éclaircir, les nombreux problèmes à résoudre.

La présence des microbes dans le sol ne peut pas surprendre ; l'air en est chargé ; l'humidité les fait apparaître plus nombreux ; les pluies les entraînent à la surface du sol et aussi dans la profondeur. D'un autre côté, la terre joue le rôle d'un filtre serré, dense et arrête à la surface et dans ses particules les matières solides et aussi les infiniment petits, spores végétales, microbes ou bactéries. Elle n'agit pas seulement comme filtre ; à cette propriété physique, il faut ajouter la fonction chimique dont nous avons parlé tout à l'heure et qui par les fermentations détruit la matière organisée. Les microbes participent à cette fonction et trouvent là les uns la vie, les autres la mort. Si l'air circule aisément dans le sol, les aérobies se développent, les anaérobies meurent, et *vice versa*. De même que les spores végétales, les formes primitives des infusoires, les œufs de certains parasites, certains microbes peuvent sans doute, à l'état de spores, jouir d'une vie latente et séjourner ainsi dans la terre à des profondeurs variables et ne reprendre leur activité cellulaire que lorsque les circonstances accidentelles les placent dans un milieu qui leur convient.

Les bactéries se retrouvent surtout dans les couches superficielles du sol ; à une certaine profondeur, il y a une limite à partir de laquelle le nombre des germes diminue brusquement, il continue ensuite à s'abaisser jusqu'à absence totale (Fränkel). Sur un terrain vierge des environs de Postdam, l'épaisseur de la couche bactérifère, variait, d'après les expériences de Fränkel, de 75 centimètres à $2^m,25$, sur le sol de Berlin de 1 mètre à $2^m,50$. MM. Grancher et Richard font remarquer que la diminution brusque est un fait constant et qu'après une zone renfermant 120 000 germes, par exemple il n'est pas rare d'en rencontrer 50 centimètres plus bas une autre n'en contenant plus que 2000.

Les bacilles se trouvent dans le sol soit sous la forme filamenteuse, sois sous la forme sporulaire ; jamais on n'arrive à stériliser une terre en la chauffant à 70° ; les bacilles meurent à cette température, non les spores.

Quant aux espèces, on sait par Koch que les micrococques sont beaucoup moins nombreux que les bacilles dans les couches superficielles cultivées ; il a trouvé que, par exception, les micrococques dominaient dans les endroits qui avaient été fortement arrosés de purin. La proportion moindre des micrococques est donc la règle ; cela tient d'abord à ce qu'ils n'ont pas de forme durable et qu'ensuite ils résistent moins bien que les bacilles à la dessiccation et à l'action de la lumière solaire

(Richard et Grancher). Au reste, la vitalité des germes dans le sol est essentiellement variable avec les espèces, les spores résistent aux agents de destruction et conservent leur virulence pendant des années. Ces faits se constatent pour certaines espèces. Quant à pulluler, il est entendu que, suivant les modifications que le sol peut éprouver comme milieu, conditions variables de chaleur, d'humidité, d'aération, la prolifération est possible. Ce milieu doit être de même riche en matières organiques.

Mais ils se détruisent également et cela par différents moyens. La dessiccation jointe à l'action de la lumière solaire est fatale aux microcoques (Duclaux); l'absence d'oxygène, qui, dans certaines terres, se fait déjà sentir dans les couches superficielles, et la présence de l'acide carbonique causent la mort des anaérobies à la surface et des aérobies dans la profondeur. La culture et la végétation peuvent agir quelquefois en modifiant ces conditions physiques du milieu et n'ont aucun autre effet sur la destruction ou la vitalité des microbes.

La lutte pour la vie entre microbes est défavorable aux pathogènes. Pasteur, Koch, Praussnitz ont expérimenté à ce sujet, et dans des terres non stérilisées et arrosées avec du fumier, ils ont toujours constaté la prolifération des bactéridies saprophytes et non des pathogènes.

Les propriétés de la lumière ont été mises en évidence par les travaux de Duclaux, Arloing, Nocard, Strauss, Gaillard. D'après Duclaux, la lumière solaire a une action destructive sur les bacilles, même munis de leurs spores; mais, surtout sur les microcoques, la destruction est d'autant plus rapide que l'insolation est plus forte; elle est plus prompte même sous un soleil faible qu'à l'obscurité et à la lumière diffuse.

Les forêts, les bois épais, conserveront donc à la surface du sol des micro-organismes plus longtemps que les champs nus et ensoleillés.

Cette puissante action explique le rôle important du sol comme agent de destruction des microbes pathogènes dans les champs irrigués, avec la culture intensive, les remuements fréquents de terrain. L'exposition à l'air et au soleil de nouvelles couches de terres arrête la prolification microbienne, tue les pathogènes, ou souvent en atténue la virulence.

Mais cette même action dans les terrains très humides et marécageux favorise au contraire la pullulation de certaines espèces et il ne saurait être douteux que c'est là l'origine du danger des premiers défrichements dans les marais desséchés superficiellement et livrés ensuite à la culture.

En face de la multiplicité des espèces microbiennes, les recherches scientifiques, à l'heure présente, se sont naturellement portées vers celles qui pouvaient exercer soit sur l'homme, soit sur les animaux une influence nocive et déterminer dans l'organisme des altérations morbides, c'est-à-dire vers les bactéries pathogènes. Les bactéries saprogènes ou chromogènes ne présentent, quant à présent, qu'un intérêt secondaire, seulement scientifique.

Ce sont donc les microbes pathogènes qui ont été les premiers, peut-être pourrait-on dire les seuls, dont la vie terrestre ait été l'objet d'études attentives.

Parmi ceux que l'on rencontre abondamment dans le sol, il faut citer d'abord le bacille du tétanos (Nicolaïer), le vibrion septique (Pasteur). Ces deux microbes, d'après MM. Richard et Grancher (Congrès international d'hygiène, 1889), sont tellement répandus dans le sol qu'on est en droit d'en conclure qu'ils jouent un grand rôle dans la biologie générale. Le vibrion septique est partout, il couvre le sol, il ne se trouve peut-être pas une parcelle de la surface de la terre qui en soit exempte (Richard). Le bacille de Nicolaïer, très répandu également, a été retrouvé sur le sol de différents pays, en Allemagne, en Italie, en Autriche, en France.

M. Bassano (Marseille) a expérimenté des échantillons de terres de vingt-trois pays différents et a retrouvé presque partout le bacille tétanigène.

D'après Tizzani (Bologne), il y aurait deux formes bacillaires du tétanos, ou plutôt deux microbes tous deux anaérobies, l'un à spore terminale ronde, l'autre à spore terminale ovale; le premier se rapprochant de celui décrit par Kitasato provoquerait l'affection aiguë, le second, plutôt l'affection chronique. Le bacille tétanigène peut se rencontrer non seulement à la surface du sol mais aussi dans la profondeur. Verneuil cite (*Gazette hebdomad.*, octobre 1890) les expérimentations de Belhomme et de Reclus. On peut encore rappeler le fait, cité par lui dans le même travail, de MM. Verhougen et Baërt, trouvant à 2 mètres de profondeur le bacille de Nicolaïer dans la portion de terre où un cheval tétanique avait été enfoui, mais n'en constatant pas dans la terre avoisinante (1).

L'infection du sol par le bacille tétanigène est une notion des plus utiles à l'agriculture; elle n'est pas douteuse aujourd'hui; est-elle préventive ou secondaire; est-elle seule en cause ou faut-il faire intervenir également l'origine équine dont le professeur Verneuil s'est montré l'éloquent défenseur? Nous verrons à propos de l'hygiène des écuries où en est le débat.

D'autres microbes pathogènes se retrouvent dans le sol non plus avec la même intensité et le même rayonnement, mais d'une façon plus acci-

(1) Mais en dehors de ces conditions particulières de transport des bacilles par enfouissement, on peut dire qu'il est très rare dans la profondeur, ainsi que le prouvent les expérimentations de Beumer sur des souris avec des échantillons de terre prise à 30 centimètres.

La terre qui renferme le bacille du tétanos conserve longtemps sa virulence. Raum a pu inoculer avec succès à Varsovie une série de lapins, avec de la terre provenant de Göttingen et conservée depuis trois ans et demi dans une éprouvette soigneusement bouchée. La même expérience positive a été faite avec de la terre de route à Berlin et à Leipzig et avec de la terre de Wiesbaden (Richard et Grancher).

dentelle. Ils y sont introduits par l'organisme animal dont ils sont passagèrement les hôtes dans certaines maladies. Les uns appartiennent aux animaux, les autres à l'homme. Quelques-uns leur sont communs.

Parmi les premiers, le plus redoutable est le *charbon* (bacillus anthracis). Les *champs maudits* (1) sont la preuve connue et incontestable de la souillure du sol par ce bacille.

Sa vitalité s'y conserve longtemps, plusieurs années, lors même que le sol est cultivé, remué, tout autour des terrains ou fosses où ont été enfouis les animaux.

Les expériences de Fränkel ont cependant prouvé que la bactéridie charbonneuse ne se développe pas à 3 mètres de profondeur, quelquefois seulement à 1^{m},50. Ce n'est donc pas la bactéridie elle-même qui devient dangereuse, c'est à l'état sporulaire qu'elle demeure vivante. Un sol humide favorise la sporulation. Le bacille du charbon ne résiste guère à la dessiccation et aux saprophytes.

Le microbe du choléra se trouve aussi dans le sol. Expérimentalement Fränkel a constaté qu'il pouvait se développer régulièrement à 1^{m},50 dans les mois de juin et avril, mais non à 2 mètres dans la même période; dans les mois d'août à octobre, on pouvait le rencontrer à 3 mètres de profondeur. L'humidité lui convient particulièrement bien, car à l'état sec il meurt rapidement. On est peu renseigné sur sa résistance dans le sol. Les expériences de Fränkel, tout importantes qu'elles soient, ne disent pas combien de temps peut se prolonger la vitalité du bacille, quel état il peut présenter dans le milieu terrestre souvent différent du milieu expérimental. L'épidémie d'Espagne (1890) a laissé du doute dans quelques esprits, et d'autre part les théories de l'Ecole de Munich et les faits qu'elle a réunis tendent à prouver la genèse épidémique par le sol. Il y a là bien des notions à éclaircir encore.

Le bacille de la fièvre typhoïde (Eberth) a été trouvé dans le sol (Tryde et Salomonsen). Il y a été étudié expérimentalement par Fränkel et par MM. Grancher et Deschamps. Ces derniers observateurs (1888) ont conclu de leurs minutieuses recherches que les bacilles typhiques ne paraissent pas pénétrer dans un sol perméable à plus de 50 centimètres de profondeur. Toutefois les bacilles emprisonnés dans cette couche de 40 à 50 centimètres conservent pendant longtemps leur vitalité, sans être détruits par les autres organismes du sol; car après cinq mois et demi on pouvait encore retrouver et cultiver le bacille. Il est impossible, en l'état actuel de la science, de dire jusqu'où va la durée de cette conservation de la virulence du bacille, de cette sorte de vie latente. L'apparition de certaines épidémies à la suite de grands remuements de terre semble prouver la réalité de ce *sommeil* que font disparaître des conditions nouvelles de milieu.

(1) Art. PATHOGÉNIE, *Encyclopédie d'hygiène*, 2e volume.

D'autres microbes existent encore sans doute dans le sol et n'ont pas été trouvés, celui de la malaria, de la dysenterie. Celui de la fièvre jaune aurait été découvert, d'après le Dr Domingos Freire, dans le sol des cimetières.

Relativement à celui de la tuberculose, Cornet a trouvé dans les poussières des salles de malades des bacilles tuberculeux conservant leur virulence. Schottelius (Fribourg), à l'assemblée des naturalistes à Heildelberg, en 1889, a exposé le résultat de ses recherches sur la vitalité des bacilles tuberculeux dans le sol. Après avoir enfoui des poumons tuberculeux enfermés dans des caisses de bois, à cinq mètres de profondeur, il a trouvé au bout de deux ans, à la place de ces poumons un humus renfermant des bacilles tuberculeux sporulés et encore virulents. MM. Cadeac et Malet (Lyon) avaient, au Congrès de la tuberculose (1888) fait connaître par quelques expériences d'enfouissement de poumons tuberculeux dans le sol que la virulence persistait au bout de cent soixante-sept jours.

Ces recherches peu avancées ne permettent pas encore de dire quelle est la limite d'action du sol sur les bacilles de la tuberculose. La question reste presque entière.

D'une façon générale, il faut même conclure que de grands progrès sont à réaliser dans cette étude laborieuse et difficile du sol au point de vue microbiologique. Elle est cependant d'une importance considérable pour l'hygiène publique et pour la genèse épidémiologique.

Les conclusions que MM. Grancher et Richard présentaient au Congrès d'hygiène à la suite de l'importante communication dont j'ai reproduit les principaux faits sont encore aujourd'hui les seules acceptables et susceptibles de se traduire, au point de vue de l'hygiène, en applications pratiques.

§ 3. — Surface du sol.

I. Configuration. — L'examen rapide de la configuration du sol et de son influence sur l'homme complétera ce que nous avons dit de ses propriétés physiques et chimiques.

La surface de la terre est inégale : tantôt elle s'élève sous la forme de monticules, de collines, de montagnes ; tantôt aussi elle s'affaisse, formant des vallons, des vallées ; elle s'étale dans des plaines d'étendues variables ou sur les plateaux des montagnes. Elle est, dans le fond des vallées, sillonnée de cours d'eau, de fleuves et les mers viennent s'arrêter le long des continents, recevant les torrents et les fleuves.

La vie rurale se ressent de ces différentes manières d'être du sol ; c'est à l'article CLIMATOLOGIE qu'on retrouvera l'étude détaillée de la relation entre les agents extérieurs et les variations du sol, l'altitude, les conditions topographiques. Nous avons déjà fait remarquer que le campagnard subit le plus ces diverses influences; non pas que le citadin y échappe absolument, mais le paysan, par son isolement, se trouve soit sur les hauteurs, soit sur le littoral, soit dans la plaine dans des conditions telles qu'il est moins protégé.

Pour ne citer que quelques exemples, rappelons que dans les montagnes élevées, dans les grandes altitudes, les agglomérations sont rares ; en France, dans les régions montagneuses des Alpes, Briançon (1326 m.) est la seule agglomération (5439 habitants) tandis que les lieux élevés habités sont le village du Mont-Genèvre (1874 m.), Saint-Véran (2070 m.), Molins-en-Gueyras (1755 m.), Nevache (1591 m.), Ristolas (1671 m.), Vars (1632 m.), Le Puy Saint-André (1523 m.), la Grave (1526), le Monetier (1515 m.), Orcières (1350 m.), commune de 1200 habitants environ et divisée en plus de 20 hameaux. Il n'en est pas de même dans d'autres contrées, en Amérique, en Asie, où l'on trouve des villes populeuses et prospères à des hauteurs considérables (de 2 à 4000 m.) et bien supérieures à celles de nos villes d'Europe. Les campagnards supportent donc surtout les rigueurs du climat des grandes altitudes et c'est souvent au détriment de leur santé; pour se protéger des vents, du froid, de la neige, ils vivent misérablement dans des conditions sordides et enfouis un peu comme des animaux. La salubrité des hautes régions est pour le paysan, en vérité, quelque peu relative; on en peut dire autant de celle des altitudes moyennes entre 1000 et 2000 mètres. Sans doute, Lombard en a fait connaître la mortalité diminuée, Jourdanet, Paul Bert (1), ont expliqué les heureuses modifications produites sur les voies respiratoires, la richesse du sang en hémoglobine, la transformation de la race par la transmission héréditaire de ces modifications organiques spéciales aux habitants des montagnes, transformation qui donne la raison de l'acclimatement sur les hauts plateaux et de la résistance au *mal des montagnes*. Mais ce n'est pas l'anoxémie qui doit surtout nous occuper ici. Cet état est particulièrement sensible chez l'ascensionniste; il ne

(1) Des études de M. Viault et de ses expériences sur le sang de l'homme et des animaux des hauts plateaux de l'Amérique du Sud il semblerait résulter qu'un des premiers phénomènes produits sur l'organisme de l'homme allant des bas niveaux aux grandes altitudes serait une augmentation considérable du nombre des globules rouges du sang, que la proportion d'oxygène contenue dans le sang des animaux et de l'homme vivant dans l'air raréfié des hautes montagnes (qu'ils soient indigènes ou simplement acclimatés), est sensiblement la même que celle contenue dans le sang de l'homme et des animaux vivant aux bas niveaux, que l'anoxémie, par conséquent, n'existerait pas en tant qu'état physiologique chronique ou acquis. La richesse en hémoglobine s'expliquerait par sa division plus grande, par sa répartition sur un nombre plus considérable de globules, offrant une plus grande surface d'oxygénation.

M. Muntz (Académie des sciences, année 1891) maintient au contraire la doctrine de Paul Bert et soutient, d'après des expériences faites sur des animaux transportés au pic du Midi, qu'il y a d'abord oxydation insuffisante du sang; puis, après plusieurs générations, l'acclimatement a lieu, dû à l'augmentation de la richesse en hémoglobine pour compenser l'influence de la raréfaction de l'air. M. Muntz admet également l'augmentation du nombre de globules rouges signalée par M. Viault.

disparaît pas complètement chez le montagnard résidant, et s'atténue en raison des amplitudes de la respiration, de la fréquence et aussi du développement de la cage thoracique. Les indiens qui habitent les hautes régions du Pérou, du Mexique et de la Bolivie ont un thorax très proéminent. Le Dr Armieux a reconnu que la circonférence thoracique était notablement augmentée chez des infirmiers militaires qui avaient passé cinq ou six mois à Barèges à l'altitude de 1250 mètres. Les montagnards présentent cependant une variété assez considérable au point de vue de la conformation physique, taille et circonférence thoracique. On y rencontre des hommes de haute stature comme dans l'Isère, mais plus souvent des tailles moyennes et même petites. Les Pyrénées, le plateau central, représentent même au point de vue du recrutement la moyenne de la taille du contingent. Mais tous sont loin d'avoir l'apparence que la légende a un peu donnée aux montagnards résidants en ne prenant pour types que les guides des stations de montagnes, que l'entraînement et la vie relativement facile ont dotés d'une résistance spéciale et d'une plastique recommandable. Non seulement certaines infirmités y sont fréquentes, mais encore, en consultant avec soin les tableaux démographiques de Bertillon (France), on s'aperçoit aisément que la mortalité par groupes d'âges est souvent élevée dans certains départements montagneux et qu'en particulier les adultes y payent parfois un assez lourd tribut.

L'observation de Lombard sur l'influence du froid comme cause de la mortalité des enfants, des vieillards et des débilités trouve aussi son application dans les régions montagneuses et dans les grandes altitudes où le froid sévit longtemps.

Les affections incidentes des voies respiratoires y sont fréquentes; l'alimentation est grossière et peu réparatrice. L'émigration vers la plaine et les villes est souvent nécessaire pour se préserver à la fois des rigueurs de l'hiver et des affres de la famine.

Il est vrai que, par contre, le montagnard bénéficie de certaines immunités. La fièvre typhoïde paraît moins fréquente sur les hauteurs ; elle est, dit-on, inconnue sur le haut plateau de l'Engadine. La phtisie disparaît également à mesure qu'on s'élève ; au-dessus de 1300 mètres, on ne la rencontre plus.

La rareté de ces deux affections semblerait justifier cette assertion que par air plus pur il faudrait entendre air plus *aseptique*, comme le dit Arnould. Mais, en toutes ces appréciations, il y a bien des incertitudes, les renseignements qu'on a s'appliquent surtout aux agglomérations et ce sont là des probabilités qui ne pourront devenir des vérités qu'à la condition d'être à nouveau sévèrement observées.

L'habitant des campagnes dans les régions montagneuses n'est donc pas aussi bien partagé qu'on le pourrait penser en ne songeant qu'à la qualité de l'atmosphère, à cet air salubre des hautes régions que l'on conseille comme un agent thérapeutique efficace dans certaines affections.

Les vallées sont souvent peu saines; sont-elles tortueuses et rétrécies, les vents y sont violents, froids ou humides, les conditions de salubrité mauvaises, les habitations rares; elles appartiennent encore aux régions montagneuses et aux altitudes moyennes; à mesure que l'on descend, on rencontre des vallées plus étendues, au milieu desquelles s'étalent les cours d'eau. Là, la salubrité y est plus grande, les habitations se multiplient, la culture y est plus active et remplace les pâturages des hauts plateaux.

Les plaines enfin, qui s'étendent avec des ondulations variées sur de larges espaces, en bas des groupes montagneux, présentent, avec une égalité plus grande des influences météorologiques, les inconvénients d'un sol d'alluvion, souvent recouvert d'eaux pluviales qui s'y accumulent quand la déclivité ou la perméabilité du sol font défaut. Les cours d'eau qui les traversent les inondent dans les hautes crues; c'est le terrain propre à l'impaludisme.

Le voisinage des mers donne aux limites des continents des caractères météorologiques spéciaux et un état climatérique qu'on peut contester comme entité bien caractérisée, mais qui présente tout au moins par sa température, son humidité, la constance de certains vents, des propriétés particulières et dont l'effet se fait sentir sur l'habitant. Les habitations rurales sont fréquentes au bord de la mer; l'industrie de la mer vient se joindre là à la culture de la terre; cette fusion dans les habitudes de la population semble reproduire chez l'habitant des villages marins quelque chose de ces deux puissants modificateurs extérieurs, la mer, le sol.

Mais ce n'est pas dans la ville maritime, près du port de pêche ou de commerce absorbant toute la vie du marin, développant chez lui des habitudes spéciales, quelquefois la vie facile, souvent l'intempérance, qu'il faut chercher la preuve de cette influence.

Le marin a son individualité propre; il garde, comme dit Reclus, dans la vie comme un reflet des flots puissants qui l'ont bercé dès son enfance. C'est dans le petit village isolé, s'étalant le long de la côte, ou dans le hameau perché sur la falaise, c'est là, dans une population vivant de la mer et du sol, généralement sobre, laborieuse, paisible qu'on retrouve la hardiesse, la force, le labeur patient et aussi des instincts généreux et bons.

Certainement ces caractères se modifient; ils ne restent pas également sensibles sur tout le littoral de la France, au Nord, au Midi; sans doute, les influences ethniques y ont, de-ci, de-là, imprimé quelques traits que les générations successives n'y ont pas tout à fait effacés; le climat est pour eux un modificateur moral tout autant que physique, sinon plus; là aussi la vie sociale, avec ses excès et ses vices, a moins apporté son contingent d'influences néfastes, mais quand on l'observe ainsi, au milieu les éléments qui l'entourent, il semble que cette population subisse vraiment une imprégnation de ce milieu particulier. On ne retrouve plus là les traits si accusés du cultivateur de la plaine, plus acharné au travail, moins contemplatif, n'ayant qu'une passion, la terre, et insensible aux mouvantes splendeurs de la mer.

C'est là, je ne le nie pas, une influence surtout morale; mais est-il si facile dans l'étude des milieux humains de faire la part qui doit revenir à chaque élément? La mésologie a bien pu poser quelques règles et tracer un programme serré d'études, mais elle n'a pas encore quitté le domaine des faits généraux.

Relativement aux maladies, le littoral océanien offre au campagnard les causes banales des influences saisonnières; les affections catarrhales, les rhumatismes, y sont fréquents. Il faut y ajouter aussi les fièvres dont le voisinage des marais est la cause la plus ordinaire. L'alimentation souvent insuffisante y est, comme dans les pays de montagnes, l'origine de débilités organiques et de vices constitutionnels. L'air pur, largement nettoyé par les grands vents constants de l'ouest, ne suffit pas à réparer ces désordres; il en écarte cependant les germes qui trouveraient dans ces milieux un terrain si favorable.

En résumé, dans cette diversité d'aspects et d'états du sol, dans les hautes régions, comme dans les vallées, les plaines, sur le littoral, l'homme des champs, vivant hors des grandes agglomérations, a à lutter contre de terribles influences. Le bien qu'il attend est moindre souvent que le danger qui le menace et elles sont vraiment rares les localités privilégiées de la nature où il semble que l'homme s'y puisse laisser vivre en paix à côté de la terre féconde le nourrissant.

II. Culture du sol au point de vue de l'hygiène. — La culture du sol imprime à la surface de la terre une physionomie extrêmement variable. Le fait est aisément appréciable dans les déplacements rapides par nos voies ferrées et où la campagne se juge de loin et vite. Ici des vignes, là des pâturages, là des céréales, au nord du lin, des betteraves, au midi des oliviers. Cette variété se retrouve encore si on juge la culture suivant qu'elle est faite en plaine ou en montagne.

Cette physionomie changeante explique la nécessité des cultures diverses suivant les milieux climatériques ou la nature des terres; la végétation est en quelque sorte fonction de ces deux éléments et elle a, à cause de cela, une importance assez grande.

Révélant les conditions météorologiques d'un climat ou la composition du sol la culture a par cela seul le réel avantage d'un enseignement précieux et dont l'hygiène doit savoir tirer profit.

Mais ce n'est pas seulement à titre de révélation de la manière d'être des localités qu'il faut envisager la culture, il faut aussi songer que son action est considérable sur les conditions mêmes de la salubrité du sol;

elle fait la terre salubre ou insalubre, selon les cas, suivant que l'homme intervient ou que la nature est abandonnée à sa seule impulsion.

A côté de la culture créée pour les besoins de l'alimentation ou de l'industrie humaine, il y a la végétation naturelle, herbes, broussailles, arbustes, que rien ne dirige, si ce n'est la composition du sol et le hasard des semences apportées par les vents.

La végétation, qu'elle soit naturelle ou qu'elle résulte de la culture, a une action protectrice et bien connue en ce qui concerne particulièrement le soleil et l'eau. En recouvrant le sol dans une hauteur plus ou moins grande, suivant la nature des végétaux cultivés ou sauvages, elle s'oppose à la fois à la pénétration des rayons solaires et à la déperdition du calorique rayonnant; elle fait obstacle à l'action directe des eaux pluviales, en retarde ou en empêche l'absorption et arrête de même l'évaporation directe de l'eau tellurique : c'est donc en quelque sorte un régulateur excellent de ces deux fonctions propres à la terre, la chaleur et l'humidité.

Vis-à-vis de l'air et de l'acide carbonique du sol, c'est encore matériellement un admirable appareil dirigeant ces deux phénomènes de la vie tellurique, l'accès de l'air dans le sol, la sortie de l'acide carbonique dont l'influence sur la salubrité est hors de contestation.

Ce sont là des actions qu'on peut appeler mécaniques, de simple présence. Elles sont loin d'être encore les plus importantes. La végétation modifie profondément l'atmosphère qui l'entoure; elle y jette d'abord une grande quantité de vapeur d'eau.

L'évaporation par les plantes a été démontrée expérimentalement. par M. Dehérain, non seulement pour diverses espèces mais encore pour différentes parties de la même plante.

Les résultats des intéressantes recherches faites à Grignon prouvent que l'évaporation par les plantes compense largement la retenue faite par le recouvrement du sol.

Un hectare de maïs évapore en dix heures par un temps clair 36 mètres cubes d'eau, 11 par un temps couvert. Un mètre carré de feuilles de choux évapore en douze heures de 122 à 300 mètres cubes, un mètre carré de feuilles de vigne 54 mètres cubes.

Pour la végétation des arbustes et des arbres, les résultats ne sont pas moins considérables.

Lawes a donné pour quelques-uns les chiffres suivants.

Le chêne vert évapore en un an		3 fois le poids de l'arbre.	
Le chêne	—	15	—
Le mélèze	—	48	—
Le sapin	—	54	—
Le sycomore	—	222	—
Le frêne	—	203	—
Le houx	—	543	—

La culture augmente cette propriété des plantes et la rend plus active.

ussi la culture intensive dans certaines régions assèche le sous-ol et fait un appel par capillarité de l'humidité des couches profondes ers les plus superficielles. La nappe souterraine se ressent de cette nfluence dans les temps de sécheresse.

Nous venons de rappeler en quelques mots le rôle de la végétation et urtout son côté non physiologique, mais matériel.

La culture de la terre a elle-même une influence bien plus évidente encore ce point de vue. Le travail par l'homme, aidé des instruments, modifie es couches superficielles, remue les couches profondes, et les amène à a surface, égalisant dans cet échange la constitution de la terre arable. 'est là une action éminemment salutaire, car elle rend plus faciles les estructions organiques qui se passent dans les parties superficielles. e labour même, en nivelant le sol, en pratiquant ses sillons réguliers, ournit à l'eau un écoulement utile, prévient son séjour par places et la épand d'une manière fructueuse sur la terre.

Tout en préparant le sol pour que les matières organiques des engrais oient aisément détruites, les sels minéraux dissous, qu'en un mot la égétation trouve l'alimentation nécessaire à son développement, le ultivateur fait en même temps la terre saine, et meilleure l'atmosphère lans laquelle il vit.

Il n'en est plus de même si la végétation est abandonnée aux seules ctions de la nature; les propriétés dont elle jouit vont, selon les cir-onstances ou selon la prédominance soit de l'air, de l'eau, des matières rganiques, s'exagérer et faire d'un terrain qui pourrait être sain ou abitable une terre insalubre et dangereuse.

Les landes, les bruyères, les tourbières, sont de ce nombre, sans ompter, bien entendu, les marais qui ne sont pas absolument assimi-ables aux terres, quoique le génie humain ait su les conquérir en plus l'un endroit pour augmenter la richesse nationale en les transformant n terres productives.

L'enquête agricole de 1862 comptait encore 6 579 983 hectares de pâ-turages et prés non fauchables, de landes, de bruyères, dans lesquels les troupeaux peuvent trouver parfois une maigre nourriture, mais dont l'homme ne tire aucun profit pour son alimentation ou sa richesse et dont il s'éloigne parce que l'habitation y serait funeste. Ce chiffre a pu diminuer, mais il est certainement encore trop considérable au point de vue de la richesse nationale et de la salubrité publique.

Envisagée à ce point de vue général, la culture est donc un agent pré-cieux d'assainissement, il n'est pas nécessaire de longues démonstrations pour faire la conviction à ce sujet.

Il n'est pas utile non plus d'insister longuement sur le rapport que les cultures ont avec les conditions de milieu et dont l'homme doit tirer pour son profit personnel des déductions et des enseignements. Cepen-dant il en faut rappeler les traits principaux.

Arnould fait observer avec une très grande justesse (*France — Climatologie*) que les plantes cultivées par l'homme le sont en raison de leurs aptitudes à un acclimatement général, pour ainsi dire universel, qu'il les entoure de soins particuliers, choisit le terrain qui leur convient, au besoin le modifie pour le leur rendre propre de telle sorte que la conclusion à tirer du rapport entre la plante et le climat devient, du fait de l'homme lui-même, moins rigoureux, moins probant.

Cette action de l'homme ou mieux de la science agricole a cependant sa limite, et il n'est pas discutable que certaines plantes ne se développent, certaines cultures ne sont possibles que dans des conditions déterminées. Elles trahissent donc bien la manière d'être d'un pays, d'une région. Quelques-unes d'entre elles ont été particulièrement étudiées en raison de cette propriété caractéristique, ce sont, en ce qui concerne la France, le maïs, la vigne, l'olivier, le mûrier, l'oranger. Mais encore convient-il de remarquer que malgré le climat on arrive pour quelques-unes d'entre elles à des résultats partiels, les uns positifs, les autres négatifs, en dehors des limites qui leur sont assignées.

L'interprétation même de ces limites et de ces zones de cultures laisse encore quelque indécision. Baillon fait à ce sujet observer comment de Candolle en avait voulu tirer parti et de quelle manière il avait profité de l'observation faite par Young dans son célèbre voyage en France. Young avait fait remarquer que les zones occupées par la culture de l'olivier, du maïs et de la vigne se superposent de telle sorte qu'on peut faire passer des lignes par les points septentrionaux où s'arrête leur culture et que ces trois lignes sont à peu près parallèles entre elles. Mais, au lieu de l'être en même temps à l'équateur, elles se dirigent toutes obliquement de l'ouest à l'est et du sud au nord.

De Candolle y voyait la preuve que c'est la température moyenne d'un lieu déterminée par sa latitude et son altitude qui influe le plus sûr la distribution des plantes. Baillon, poussant l'examen plus avant, ne voit pas là la raison unique du phénomène; ces limites ne lui semblent pas absolues. Les végétaux cultivés dont il est ici question sont recherchés pour leurs fruits; ce qu'il importe de rencontrer, ce n'est pas seulement le lieu où la plante peut se développer, c'est surtout celui où le fruit arrive à une bonne et complète maturité. La conséquence de cette juste remarque a été tout naturellement tirée par le bon sens pratique du cultivateur qui n'a pas demandé au sol un produit que les circonstances d'exposition et de chaleur ne permettaient pas d'obtenir de qualité. La culture s'est réservée pour des produits plus rémunérateurs. C'est ainsi que l'intérêt bien entendu du cultivateur vient confirmer presque les règles que le climat semble imposer à la végétation. Les exceptions qu'on peut citer n'y changent rien.

Cependant disons que les limites culturales de Young sont sujettes à revision. Drioux pour l'olivier, Levasseur pour le maïs, tracent des limites déjà différentes. Celle de la vigne est plus nette et mieux acceptée par les géographes et cette zone nord-ouest qui sépare la vigne du littoral semble, dit Arnould, tracer assez exactement les limites du vrai climat marin. « Plus au sud, ajoute-t-il, et toujours sur le lit-

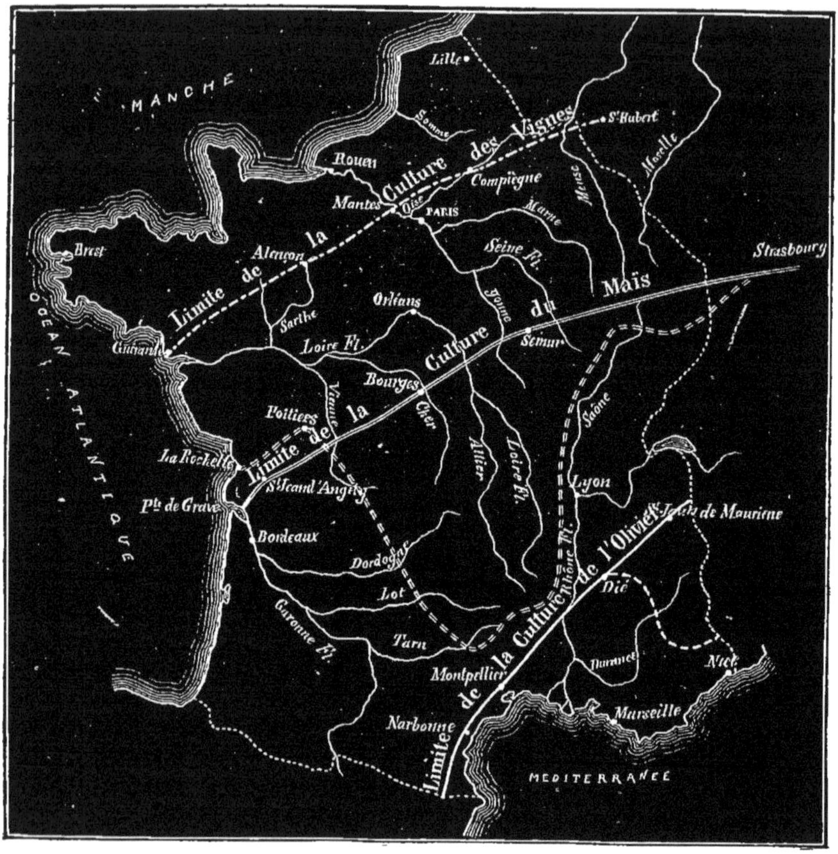

Limite de la culture du maïs.

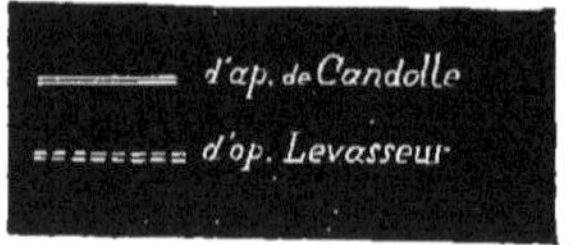

Limite de la culture de l'olivier.

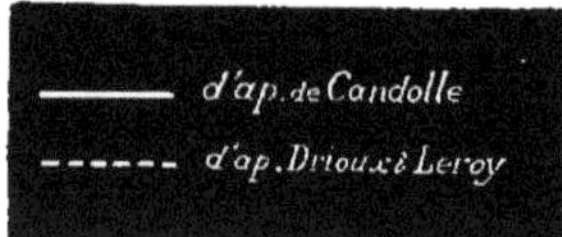

toral, l'influence du ciel, c'est-à-dire du soleil, l'emporte sur celle de la mer; le climat y est encore marin, mais c'est un attribut de second ordre. » Au point de vue agricole, c'est à coup sûr le contraire ou plutôt faut-il convenir avec Dutrouleau que ce sont là, nord, ouest, midi, trois climats marins différents dont on ne saurait trop dire lequel est le meilleur, puisque tous trois ont leurs qualités propres. La végétation est donc intimement liée à la question de température et l'observation générale faite en divers pays ne laisse pas, malgré les tentatives de quelques agriculteurs, place à la critique. Mais la culture trahit aussi la nature chimique du sol, dont la notion est, nous l'avons vu, également importante au point de vue de l'hygiène. Le seigle et quelques avoines sont les céréales plus particulièrement cultivées dans les terrains primitifs qui ne *comportent* pas la culture du froment et de la vigne. Les terrains primitifs offrent ordinairement un sol montagneux et accidenté; les eaux limpides, vives et pures y sont abondantes et coulent avec rapidité au fond de chaque vallon. La végétation y offre aussi un aspect particulier. Le hêtre, le châtaignier, le charme et parfois le bouleau représentent les principales essences des forêts. La végétation des terrains appartenant au calcaire jurassique est caractérisée par l'abondance de certaines plantes qui ne se trouvent jamais dans les terrains primitifs et que l'on ne rencontre que rarement dans les terrains plus modernes (Flore du centre de la France). Ces judicieuses observations des botanistes sont faites pour rendre au sol la part d'influence qu'il mérite à tant de titres dans les phénomènes de la culture.

M. Chambrelent, qui a tant contribué à l'assainissement de certaines régions de la France et dont l'autorité en pareille matière est très grande, écrivait il y a quelques jours (février 1891) que l'on arriverait en notre pays à un rendement agricole plus considérable si les chefs de cultures qui doivent éclairer et diriger nos populations rurales étudiaient avant tout sur les lieux mêmes avec des connaissances à la fois scientifiques et pratiques la composition chimique du sol à cultiver, le climat sur lequel il est situé, son exposition et sa topographie, surtout la nature des produits qu'il est le plus apte à fournir, sans y apporter de trop forts amendements, souvent fort coûteux et dont les résultats ne payent pas la dépense. Ces amendements changent la composition chimique du sol, sans modifier les autres conditions de végétation dans lesquelles la nature l'a placé, et détruisent ainsi, dans certains cas, l'harmonie de ses qualités végétatives.

C'est ainsi qu'en Sologne, par exemple, où le sol naturel pouvait donner sans frais des produits forestiers d'un revenu net et assuré, on a transporté à grands frais des amendements considérables de marne qui ont incontestablement nui à la végétation forestière propre aux terrains; on a ainsi dépensé des millions pour réduire le rendement naturel du sol d'après la culture qui lui convenait le mieux et à laquelle on est revenu presque partout.

Cet exemple, entre bien d'autres qui seraient aussi probants, montre que la végétation, la culture, sont intimement liées à ces deux influences, le sol, la chaleur, dans un rapport étroit, de cause à effet.

Le cultivateur peut être entraîné par quelques expérimentations en apparence réussies à oublier cette loi générale, mais l'hygiéniste doit au moins la lui rappeler, parce que la culture naturelle et non forcée, caractérisant vraiment le terrain, les conditions ordinaires du milieu et de l'habitat, est souvent d'un puissant secours pour la santé, il ne faut pas en négliger ou en méconnaître la valeur.

III. **Forêts, déboisement.** — Les forêts jouent dans la végétation et relativement à son influence sur le sol une place tellement importante qu'il convient de leur faire une part spéciale.

Les forêts sont des évaporateurs puissants, drainant l'eau des sous-sols par leurs profondes racines et l'exhalant par leurs feuilles; inversement elles arrêtent l'humidité de l'atmosphère, retiennent l'eau des nuages qui les traversent et en hâtent la précipitation sur le sol. Elles agissent aussi sur celui-ci en modérant l'action de la chaleur solaire. Ces influences météorologiques ont été étudiées en France dans plusieurs stations forestières et en particulier à Nancy par M. Mathieu (*Météorologie comparée agricole et forestière*, 1878).

Ces études se sont continuées dans les mêmes conditions et en rapprochant, ce qui est si intéressant pour l'agriculture, les effets sous bois et hors bois ; M. Bartet (1890) donne le compte rendu de ses dernières observations.

Il est à noter que depuis le 22 juillet les recherches de météorologie comparée faites à Nancy ne cessent de donner les mêmes résultats et les mêmes enseignements, si bien que l'on peut considérer les conclusions qu'on en tire comme très légitimement acquises à la science et qu'il est permis de généraliser.

1° Toutes autres circonstances égales, la pluie est plus abondante dans une région couverte de forêts que dans un pays peu ou point boisé.

2° Dans les futaies feuillues, à peuplement bien plein, les cimes des arbres arrêtent une certaine proportion de l'eau précipitée de l'atmosphère, proportion qui est beaucoup plus considérable en été qu'en hiver et qui, pour l'année entière, ne semble pas dépasser 10 p. 100.

Malgré ce rôle d'écran joué par l'armature végétale et grâce à la plus grande abondance des pluies, le sol des forêts en question est plus amplement arrosé que celui des régions peu boisées ou agricoles.

3° L'évaporation d'une nappe d'eau libre est beaucoup plus faible sous bois que hors bois : le tiers environ pour l'année moyenne et le quart seulement pendant les mois d'été.

4° La température moyenne annuelle de l'air, à $1^{m},50$ du sol, est plus basse dans l'intérieur d'un bois qu'à l'extérieur; les grands massifs exercent donc sur la température une action frigorifique réelle, mais en somme assez faible, car dans les conditions où l'on a opéré la différence n'atteint pas un demi-degré. Les forêts n'en ont pas moins une influence bienfaisante, en ce sens que, grâce à leur abri, les minima sont en général plus rapprochés des maxima qu'en plein champ : les écarts de température y sont donc moins considérables et le climat moins rude, moins excessif, tout en étant un peu plus froid.

Cette atténuation des températures extrêmes suffit souvent pour préserver les jeunes pousses des atteintes si funestes des gelées tardives du printemps.

Cette influence météorologique comparée est d'un haut intérêt; peut-être trouvera-t-on qu'elle n'est pas encore suffisamment avancée et ne sort pas assez des termes d'une formule générale. La question est sans doute complexe et des observations multiples devraient être faites suivant des régions et des altitudes différentes. Mais les résultats constatés par M. Mathieu et ses successeurs, portant déjà sur une longue période, ont certainement quelque chose de particulièrement convaincant et dont l'agriculteur doit faire son profit.

Parmi ces conclusions, il en est une qui a été l'objet de vives discussions, c'est celle qui concerne l'influence sur les cours d'eau; la conséquence nécessaire de l'augmentation des pluies dans les régions boisées est, bien que l'absorption par le sol en soustraie une partie, le rejet plus ou moins torrentueux, selon l'importance des eaux tombées, de l'excès dans les cours d'eau. Les crues des cours d'eau peuvent tenir à la fois à l'abondance des eaux telluriques et à l'augmentation du débit des sources ou nappes souterraines. Belgrand a contesté sur ce point, en ce qui concerne au moins le bassin de la Seine, les assertions de beaucoup d'ingénieurs se basant sur les expériences faites par lui pendant deux années sur les crues de deux ruisseaux, le *Bouchat*, dont le bassin est entièrement déboisé, et le *ru de la Grenetière*, dans un terrain au contraire très boisé.

Il n'était question que d'arbres à feuillage caduc et les résultats étant les mêmes il les expliquait en disant que la surface évaporante que forme le feuillage des bois retient la plus grande partie des eaux pluviales à peu près de la même manière que le réseau des petites fissures qui couvrent les terrains déboisés; les débits sont donc très faibles en cette saison, que le sol soit boisé ou non.

En hiver, les arbres dépouillés de feuilles n'opposent plus aucun obstacle au passage de la pluie et les ruisseaux coulent abondamment, suivant les mêmes lois de croissance ou de décroissance dans les terrains boisés ou déboisés.

Il faut cependant ajouter que Belgrand reconnaît lui-même que les choses peuvent se passer autrement dans des forêts à feuillage persistant. Il faudrait y ajouter également l'influence des terrains et des altitudes qui, facilitant l'écoulement des eaux sous bois ou hors bois, ou en faisant obstacle à l'absorption par le sol, peuvent avec les pluies fréquentes ou torrentielles agir vivement sur le mouvement des eaux courantes.

Les forêts ont l'avantage de fixer le sol, par les racines des arbres, par la végétation qui s'étend à leurs pieds ; elles empêchent ainsi les pluies de précipiter avec elles dans les vallées et les plaines la terre des montagnes. Sur tous les terrains à grande déclivité, ce phénomène est sensible et Belgrand est affirmatif sur ce point. « Il existe, dit-il, des ravins même sur les pentes déboisées des terrains les plus perméables, comme la craie de la Champagne. J'ai parcouru dans tous les sens le bassin de la Seine et jamais je n'ai constaté l'existence d'un ravin dans un coteau boisé. » Ce transport des terres par l'eau est d'une gravité considérable pour l'agriculture ; c'est la ruine du sol et nos départements alpins en sont un triste exemple. L'hygiène n'est en aucune manière indifférente à ce désordre de la nature ; car, sans compter les catastrophes qu'entraînent après eux, pour les hommes et les animaux, les torrents, les avalanches, ravageant tout sur leur passage, il faut aussi songer aux inondations produites dans les plaines, les basses vallées, par les crues subites des cours d'eau ; les mêmes causes produisent là des effets également redoutables, quoique différents.

Les forêts jouent donc dans l'hygiène générale du pays, et surtout dans la vie rurale, un rôle d'une importance considérable.

La conservation des forêts est un bien désirable, leur destruction un véritable désastre. Le déboisement nous intéresse, non pas au même titre que l'agriculteur, non pas de même que l'ingénieur au point de vue de la genèse des cours d'eau torrentueux, mais d'une façon toute spéciale comme facteur essentiel du climat local, comme agent préventif des inondations qui apportent avec elles diverses maladies.

Au congrès d'hygiène de la Haye, M. le professeur Schwappach a examiné la question sous différents aspects et ses conclusions sont à noter, bien que le débat ne soit pas encore épuisé.

Le professeur Schwappach conclut que le déboisement agit ainsi sur le climat de surfaces auparavant boisées :

1° Les températures extrêmes de l'air aussi bien que du sol sont surélevées.

2° L'humidité relative moyenne de l'atmosphère diminue.

3° L'augmentation ou la diminution de l'humidité du sol après le déboisement dépend de la constitution de ce sol lui-même.

4° La diminution de la quantité d'eaux météoriques par suite du déboisement est nulle ou peu sensible, mais la partie de ces eaux météoriques qui atteint la surface du sol est notablement augmentée.

Pour le climat des localités environnantes :

1° Les terrains à proximité des forêts ne seront plus protégés contre les vents secs.

2° La forêt ne rompra plus la violence des vents ; ce qui sera d'autant plus sensible que la configuration du terrain sera moins apte à rompre cette violence ; l'absence de la forêt se fera donc sentir davantage dans les vastes plaines que dans les pays de collines et de montagnes, sur les côtes de la mer que dans l'intérieur des terres.

Les conséquences désastreuses du déboisement se feront sentir d'autant plus que la localité en question subit les influences d'un climat continental et d'autant moins qu'elle possède les conditions d'un climat maritime.

Sur l'écoulement des eaux :

1° A la suite du déboisement, une quantité notable d'eau restera dans le sol qui auparavant en était extraite soit par l'action de la végétation forestière, soit par l'influence mécanique des racines.

2° Si l'humidité en surabondance n'est plus éloignée par l'action des forêts, le terrain deviendra facilement marécageux, ce qui produit souvent une influence défavorable sur les conditions sanitaires des localités avoisinantes.

Le déboisement augmentera et accélérera l'évaporation des eaux tombées sur la surface et entrées dans les couches supérieures du sol et exercera une influence défavorable sur l'abondance et la conservation des sources.

Avec la disparition des forêts cesse également l'influence exercée par la couverture et les troncs sur le ralentissement de l'écoulement des eaux qui se trouvent à la superficie du sol.

Cette circonstance jointe à l'évaporation plus rapide des filets d'eau courante, est la cause des variations fâcheuses du niveau dans les rivières et les fleuves.

Sur la fixation du sol :

Dans les pays montagneux, le déboisement produit les torrents, les laves et les éboulements dont l'influence funeste se fait sentir à une grande distance.

Dans les terrains légers et sablonneux, le déboisement est une des causes principales de la formation des sables mouvants; ce danger augmente avec la force des vents dominants, il sera donc plus grand sur les côtes de la mer.

Arnould fait la judicieuse remarque que dans l'action des forêts par rapport au sol il faut tenir compte de celles faites d'arbres à feuilles caduques, dont l'influence est nécessairement interrompue, et de celles à feuillage persistant, dont l'action est continue.

M. Marié Davy a de même insisté sur ce fait. Ce sont ces dernières essences qui conviennent aux flancs des montagnes et qui en fait y sont développées, ce sont aussi malheureusement celles qu'on a détruites. Les désastres produits en France par la destruction de nos forêts et aussi la recrudescence des torrents dont quelques-uns, comme sur la rive gauche de la Durance, étaient éteints, ont provoqué des mesures législatives pour assurer le reboisement, et nous devons les rappeler. La loi du 4 avril 1882 pour la restauration et la conservation des terrains en montagne a placé l'opération du reboisement sous l'empire du droit commun en matière de travaux publics, elle a introduit le principe de l'expropriation pour les terrains soumis aux travaux.

En ce qui concerne les travaux facultatifs, la loi de 1882 maintient les dispositions de celle de 1860.

L'utilité publique des travaux de restauration rendus nécessaires par la dégradation du sol et les dangers nés et actuels est déclarée, pour chaque bassin ou partie de bassin torrentiel, par une loi qui fixe le périmètre des terrains sur lesquels les travaux doivent être exécutés. Cette loi doit être précédée d'une enquête analogue à celle de la loi de 1860.

Dans les périmètres fixés par la loi, les travaux sont exécutés par les soins de l'administration et aux frais de l'Etat, qui, à cet effet, est tenu d'acquérir les terrains nécessaires, soit à l'amiable, soit par la voie de l'expropriation, dans les formes prescrites par la loi du 3 mai 1841 ; toutefois, les particuliers et les communes peuvent conserver la propriété de leurs terrains, à charge par eux d'exécuter les travaux avant l'expropriation, avec ou sans subvention de l'État, et en se réunissant au besoin en association syndicale sous l'empire de la loi du 21 juin 1865.

En vue de prévenir la dégradation des terrains en pente rapide, la loi édicte de plus des mesures de conservation; ce sont :

1° La mise en défends qui est prononcée par un décret délibéré en conseil d'État, après l'accomplissement des formalités prescrites pour l'établissement des périmètres de restauration ; la durée ne peut excéder dix ans;

2° La réglementation du pâturage dans les communes dont les noms sont inscrits dans un tableau annexé au règlement d'administration publique rendu en exécution de la loi le 11 juillet 1882; ces communes sont au nombre de 324 ainsi réparties :

Alpes.	Alpes (Basses-)	30	143
—	Alpes (Hautes-)	31	
—	Alpes-Maritimes	1	
—	Drôme	24	
—	Isère	33	
—	Var	4	
Pyrénées.	Pyrénées (Basses-)	12	45
—	Pyrénées (Hautes-)	5	
—	Pyrénées-Orientales	28	
Cévennes.	Ardèche	17	136
—	Aude	9	
—	Gard	10	
—	Hérault	10	
—	Loire	13	
—	Loire (Haute-)	38	
—	Lozère	13	
—	Puy-de-Dôme	26	

La loi de 1882, dit Durand-Claye, auquel j'emprunte ces renseignements officiels, constitue un réel progrès, l'expropriation des terrains est une mesure commandée aussi bien par l'équité que par la nécessité d'assurer à perpétuité la conservation de résultats qu'on n'obtient qu'à grands frais.

En France, on pourra donc avec du temps et de l'argent reconstituer les forêts de nos montagnes; il y faudra l'un et l'autre, c'est dire que la réparation sera lente. Ce sera là une excellente œuvre de défense nationale contre les ravages des inondations et des éboulements et une non moins bonne mesure d'hygiène autant pour les villages voisins des périmètres des lits torrentueux et des surfaces dénudées que pour les habitations éloignées et situées dans la plaine. M. le Dr Rochard a rendu compte à l'Académie de médecine des efforts tentés en ce sens par l'initiative privée et surtout par M. le Dr Jeannel. Le salut ne pourrait être obtenu que par une sorte d'apostolat capable de convertir à l'amour des arbres la population tout entière. Ce n'est pas une utopie. L'Amérique nous en a donné la preuve en créant en 1872, sous le nom d'*Arbor-Day* (fête des arbres), une vaste association pour la reconstitution des forêts et la multiplication des vergers.

En 1889, elle avait déjà planté 355,560,000 arbres fruitiers ou forestiers. Tout récemment le prince de Montenegro a entrepris le reboisement de sa principauté, par une sorte d'*Arbor-Day* militaire. Dans son armée, depuis le soldat jusqu'au général de brigade, chacun est tenu de planter un nombre d'arbres proportionnel à son grade. Une seule brigade a pris l'engagement d'en planter 800,000. Un décret récent exempte d'impôts pendant dix ans toute personne qui aura planté 2,000 arbres. M. Jeannel a commencé cette campagne en France et sous son inspiration la Société d'agriculture du département des Alpes-Maritimes a décidé la fondation de la Société des amis des arbres, dont les statuts, calqués sur ceux de l'*Arbor-Day*, ont été approuvés par le ministre de l'agriculture. Elle a tenu sa première séance à Nice le 6 avril. Il faut seulement ajouter que le reboisement est une œuvre inégalement praticable et ce n'est pas heureusement le seul moyen de s'opposer au ravinement des terres et à toutes ses conséquences. Les ingénieurs sont sur ce point absolument d'accord, et les travaux de Surrell, Cezanne, sur les Alpes, ont montré l'excellent effet des cultures permanentes. Belgrand insiste aussi sur ce point. C'est par le gazonnement bien plus encore que par le reboisement que l'administration des forêts est parvenue à arrêter les ravinements gigantesques des Alpes. L'opération est moins dispendieuse, plus rapidement profitable, et agit aussi sûrement en consolidant le sol.

ARTICLE II. — MARAIS ET IMPALUDISME.

§ 1er. — Marais naturels.

Nous avons vu d'une manière générale le sol jouant sur la santé des habitants des campagnes un rôle important et variable selon les conditions qu'il présente, mais nous avons dû réserver, pour en faire un examen spécial, ce qui appartient aux marais qui exercent la plus commune et la plus redoutable des influences nées du sol.

Par marais, il faut entendre tout terrain couvert ou imprégné d'eau, mais qui, à certains moments, peut cependant être complètement ou en partie desséché.

Les uns naissent des déclivités naturelles du sol, soit près du littoral, soit près des cours d'eau, les autres sont dus à la main des hommes ou proviennent de certaines industries agricoles.

Nous nous occuperons d'abord des marais *naturels* ou *spontanés* (Vallin), les plus nombreux et les plus étendus.

Les conditions nécessaires à la formation des marais sont la dépression du terrain et l'insuffisance d'écoulement des eaux. La nature géologique du sous-sol y joue également un rôle, cela est certain, mais elle n'a pas cependant, comme le fait remarquer Arnould, dans leur formation une extrême importance. Il n'y a qu'à parcourir la longue série des marais des deux mondes pour constater en effet qu'on en trouve dans toutes les conditions géologiques. Les dépôts d'alluvions renferment des roches de toute nature; le temps et l'eau ont raison de tout. Cependant les sols argileux, marneux, se prêtent mieux que d'autres à la genèse des marais en formant une couche qui s'oppose à la filtration de l'eau dans les zones profondes. Dans la plupart des grands marais, plats et étendus, on la rencontre à une profondeur peu considérable, comme dans ceux de la Charente-Inférieure; sur ce sol sans inclinaison, les eaux d'inondation des cours d'eau, les eaux pluviales amassées, sont longues à s'évaporer et forment le marais.

Les marais peuvent être groupés suivant leur situation géographique et aussi leur mode de formation, car les deux se tiennent.

Les marais du littoral peuvent résulter soit d'inondations directes de la mer, soit de celles d'eaux fluviales arrêtées dans leur écoulement par les barrages naturels que la mer elle-même construit par ses apports incessants (*Cordon littoral*, Elie de Beaumont). Outre ces accumulations de falaises usées, de sables, de cailloux roulés qui exhaussent les fonds, la mer aux embouchures oppose au déversement des fleuves, à certaines époques, une résistance considérable connue sous le nom de *barre* et qui favorise singulièrement les inondations si à ce moment les affluents sont grossis par des pluies abondantes.

Les fleuves, à bords plats, s'étendent et, s'ils ne trouvent pas d'autre issue vers la mer, s'ils sont arrêtés par des dunes, couvrent, comme dans le delta du Rhône, de vastes surfaces de terre et y laissent déposer leur limon. Ce limon lui-même exerce aussi à certains moments son action; charrié par les cours d'eau auxquels il donne une teinte jaune et boueuse tant que le courant est fort, il se dépose dès que le cours se ralentit et quelquefois avec assez d'intensité pour exhausser le lit du fleuve et forcer les eaux à se répandre sur les terres voisines. Les vents et les courants ajoutent leur action, souvent continue dans certaines régions; les vases du Rhône s'en vont vers l'ouest; il en est de même de la côte orientale de l'Amérique et particulièrement du Mexique.

On a encore invoqué parmi les origines possibles des marais l'exhaussement des côtes. M. Babinet attribue l'origine des marais gâts de l'Aunis non au retrait de la mer, mais à son soulèvement. Malgré semblable autorité, en cherchant bien, on trouverait, je crois, des causes bien plus plausibles, car cet exhaussement, pour être scientifiquement exact, n'est guère sensible sur cette portion du littoral, ainsi que le démontrent les expérimentations de M. Bouquet de la Grye.

Les exhaussements du sol, si l'on peut dire, aigus, les éruptions volcaniques ont des actions plus certaines; les exemples en sont fréquents en Italie.

Les forêts, en arrêtant l'évaporation du sol et en y concentrant une humidité constante, provoquent, à l'abri de leurs épaisses frondaisons, des marais extrêmement insalubres, les débris organiques venant s'accumuler ainsi que l'eau au pied des arbres. L'Amérique, l'Inde, ont surtout le privilège de ces forêts incultes et dangereuses.

Vallin cite aussi les marais formés souterrainement, que M. Jacquot aurait constatés près de Nancy et en Afrique près de Biskra. Le Dr Armieux s'est aussi fait le défenseur de ces marais souterrains. Les marais Pontins avec leur nappe de verdure dissimulant quelques eaux croupissantes seraient encore de ceux-là. On peut demeurer d'accord sur ce point que le marais peut exister sans humidité extérieure apparente; dans les sols d'alluvions, dans les terrains d'emprunt, la croûte superficielle se dessèche, se crevasse, la végétation peut apparaître, et cependant si on creuse, si on remue cette écorce, l'eau suinte et révèle la nature marécageuse de l'endroit. Ces exemples sont fréquents et qu'on les appelle marais souterrains ou de sous-sols, comme en quelques régions, peu importe, c'est encore là le marais, quelquefois peu nocif quand sa croûte est intacte, mais dangereux s'il est remué et travaillé par la main de l'homme.

Enfin, il peut exister à côté de ces marais naturels ou spontanés des marais fabriqués de toutes pièces par l'homme.

Nous verrons en parlant de certains procédés de culture que les irrigations mal conçues ou mal conduites mènent à la formation de marais, et que le colmatage, par exemple, conduit souvent au même résultat qu'une inondation fluviale. Les déblais des grands travaux publics, les fossés des villes, surtout celles fortifiées, constituent des marais plus ou moins étendus, plus ou moins délétères. L'exploitation des carrières rentre aussi dans ce cas, et à la campagne elles sont nombreuses et généralement peu profondes. Je mentionne ici seulement les industries agricoles dont l'eau est l'élément essentiel, comme les routoirs et certaines cultures: rizières, oseraies, cotons, dont l'étude viendra plus tard, mais qui par leurs inconvénients sur la santé publique se rapprochent beaucoup des marais.

Un genre de marais qui disparaît, mais qui a eu sa vogue, dans la Gironde, la Charente-Inférieure, la Nièvre, la Meurthe, est le marais à *sangsues:* c'étaient de larges espaces avec de grandes flaques d'eaux croupissantes dont le niveau était déterminé. On y élevait les sangsues et des animaux voués à la mort venaient avant d'achever leur misérable existence servir de nourriture aux annélides. Piétinant dans ces flaques, remuant la vase, se débattant parfois contre les morsures de leurs élèves, ces animaux rendaient le marais malsain et gênant pour tout le voisinage.

L'industrie s'est perdue et heureusement on a desséché beaucoup de ces marais; il en reste encore une assez grande quantité dans la Brenne.

Dans la Bresse et les Dombes, c'est une autre industrie, celle de l'élevage du poisson, qui a fait naître le marais. On a transformé des dépressions naturelles de terrain en étangs, quelquefois on les a créés de toutes pièces; les eaux pluviales y sont conduites et les emplissent. On a cherché à faire entre ces étangs et les marais une différence; Burdel a insisté sur ce fait; P. Brocchi, dans un récent rapport (1890) sur la pisciculture dans les Dombes, fait aussi cette différence et cherche à innocenter l'étang. La pratique même de cet élevage peut cependant inspirer quelques doutes; à certains moments on vide les étangs à l'aide de bondes dans des déversoirs dont les dimensions sont calculées de façon à éviter les inondations des terres voisines et cultivées. Autrefois on en prenait peu de souci. Ces étangs sont en eau pendant deux ans, l'année suivante dite d'*assec* ou *à sec* ils sont cultivés et ensemencés. Ce qui rend l'étang fertile, c'est, dit Brocchi, non, comme on le croit en général, l'eau elle-même par le limon qu'elle dépose, mais l'engrais dû aux déjections des poissons et aussi les matières organiques entraînées par les pluies. Depuis longtemps la puissance de cet engrais a été reconnue et signalée. « La fertilité que manifestent les étangs empoissonnés lorsqu'on les met à sec, écrivait M. de Gasparin, quoiqu'ils soient généralement établis sur un sol argileux et stérile, met hors de doute la valeur des excréments de poisson. Nous l'avons éprouvée directement et à plusieurs reprises, en faisant transporter sur nos champs le dépôt qui se trouvait au fond des bassins bien peuplés de poissons. Les luzernes qui recevaient cette fumure étaient particulièrement belles. »

Il est difficile d'admettre que cette surface pénétrée de matières organiques n'ait pas quelque danger en se desséchant et en livrant à l'air et aux vents des poussières et des germes toxiques. Il faut en outre observer que la *queue* de l'étang est, suivant l'évaporation ou la quantité des pluies, plus ou moins découverte et par conséquent, dans les mêmes conditions que les marais, plus ou moins nocive.

Avec les marais salants dont nous nous occuperons plus loin d'une manière spéciale, tout cela constitue le marais que l'homme ajoute à ceux que la nature crée elle-même et fait autant de foyers endémiques et dangereux pour l'habitant des campagnes. Le caractère commun aux marais est, en résumé, un défaut d'équilibre entre la perméabilité du sol et la quantité d'eau qui y est apportée sous l'influence d'une cause quelconque.

L'eau non absorbée reste sur le sol, l'imbibe dans une zone plus ou moins étendue, devient le réceptable des débris organiques et en facilite la décomposition.

Tel est le marais humide commun dont l'origine est vieille comme le monde et dont l'histoire médicale se peut lire déjà dans les livres hippocratiques.

La terre en est encore largement couverte et on peut dire avec quelque raison qu'on les rencontre dans tous les pays.

En Asie, les bouches de l'Indus forment un vaste marais; la plaine du Gange et la présidence du Bengale, la Cochinchine avec ses rizières et ses cours d'eau à fleur du sol, la Chine sur ses côtes.

L'Algérie, sur les plateaux, avec ses inondations de rivières tortueuses; au sud de l'Atlas avec ses *chotts*.

L'Égypte et sa plaine inondée, le Sénégal et la côte occidentale d'Afrique.

L'Amérique du Sud fournit plus de stations de marais que celle du Nord.

En Océanie, les embouchures de fleuves dans les grandes îles asiatiques.

En Europe, les maremmes de la Toscane, les marais pontins, les pusztas de la Hongrie, les mooren de Westphalie, les polders de Hollande, la Russie noire; l'Angleterre semble la mieux partagée dans le concert européen.

En France, on en trouve sur tout le littoral; dans le Nord et le Pas-de-Calais, les canaux et les digues ont transformé tout le pays plus bas que les hautes mers, mais les moindres brèches sont redoutables. En Bretagne, dans les vallées profondes ce sont des marais, des landes que l'on ne songe guère à assainir et à défricher, l'argent fait défaut autant peut-être que la volonté d'agir.

A l'embouchure de la Loire on trouve de nombreux marais; près de Saint-Nazaire, les tourbières de la Grande Brière, puis les marais de la Vendée et de la Saintonge, de la Gironde, tout cela déjà bien amoindri par la culture et le drainage. Du côté de la Méditerranée, le delta du Rhône et toute la portion basse des côtes jusqu'à Montpellier.

En remontant dans l'intérieur du pays, les marais de la Sorgue, de Bourgoin, dans l'Isère, la plaine du Forez avec ses étangs poissonneux. Puis la Dombe, la Bresse, la Sologne, la Brême.

Nous ne faisons qu'indiquer rapidement les principales stations marécageuses de notre pays, renvoyant pour une description plus complète aux travaux si complets de Vallin (*Dictionnaire encyclopédique*, Marais), d'Arnould (*Traité d'hygiène*), de Mahé, Reclus, Bordier (*Géographie*).

Il serait bien intéressant d'avoir le bilan exact de ces terres incultes et malsaines en même temps que la quotité exacte des terrains desséchés et assainis (1). Cette appréciation difficile semble avoir échappé jusqu'ici à tous ceux qui ont étudié la question des marais. Vallin, malgré ses investigations et l'accueil obligeant qui lui a été fait, avoue n'avoir pu arriver à une estimation générale même approximative. Il estimait que l'évaluation ministérielle, en 1860, de 500 000 hectares était au-dessous de la réalité. Il est vraisemblable que l'on doit se rapprocher davantage maintenant du chiffre de 185 460 hectares que donnait la statistique de 1860 et que Vallin considérait comme invraisemblable. Mais les travaux de dessèchement dans cette période de 1860 à 1890 ont été activement menés ; l'agriculture y a conduit plus que l'hygiène assurément, et la nécessité de la culture intensive afin de lutter contre la concurrence étrangère a fortement contribué à ce résultat. On a fait par spéculation ce que le souci de la santé publique eût dû seulement commander. En définitive, peu importe, puisque le résultat n'en a pas moins été obtenu.

Mais, quoi qu'il en soit, et si considérables qu'aient été les travaux accomplis, il ne reste pas moins encore dans notre pays et un peu partout de grandes surfaces inondées, des marais humides et dangereux qui devraient être assainis et desséchés.

Le marais humide ou couvert d'eau n'est pas le seul qui doive nous occuper, comme producteur de la maladie paludéenne, dont les agriculteurs ont tant à souffrir. L'affection peut naître dans d'autres conditions, du sol lui-même ; il importe de les connaître.

L'histoire des marais s'est de tout temps et dans tous les pays confondue avec celle de la *fièvre paludéenne, palustre, des marais*. Quand les investigations et les observations nombreuses des voyageurs et des médecins firent mieux connaître les pays où la maladie se rencontrait, les relations existant entre la cause et l'effet, on s'aperçut que la fièvre dite des marais existait fort bien sans marais apparent et par là il faut même entendre le marais de sous-sol ou souterrain.

(1) Le professeur Celli, directeur de l'Institut d'hygiène de Rome demandait que l'on fît la carte géographique de la Malaria (*Gazette hebdomadaire*, septembre 1890) ; il serait en effet intéressant de faire ce travail dans chaque pays. On connaîtrait ainsi les zones malariennes, la nature des terres et le rapport exact qui existe entre elles.

Arnould, avec l'autorité de Hirsch, cite (*Traité d'hygiène*), parmi les lieux géographiquement qualifiés de marais à fièvre, les points où il existe notoirement des fièvres dites palustres et où il n'y a cependant aucune trace de marais : le haut plateau de Castille désert, nu, sans eau, singulièrement stérile, à physionomie de steppe, et où le sable et les galets feraient croire à un lit de mer mis à sec. — La plaine de l'Araxe, haut plateau à fond basaltique, entouré de collines arides et désertes. — Les terrasses de la Perse et particulièrement le plateau d'Iran, à sol calcaire recouvert de rognons de silex et d'amas de sable, sans cours d'eau et auquel un ciel implacablement bleu n'envoie pas de précipitation atmosphérique. — Les fameuses Maremmes de Toscane, la campagne de Rome et les Calabres. Le sol y est presque partout volcanique ; on s'y heurte aux granites et aux roches de transition. La surface du sol dans les Maremmes est constituée par une couche de marne mêlée de sel et de gypse, appartenant aux terrains tertiaires ; çà et là, sur la côte des Maremmes, on trouve des alluvions marines et, à l'embouchure des cours d'eau, des points vraiment marécageux. Mais, dans la campagne de Rome et la Calabre, la surface est formée de tuf volcanique et même dans les Maremmes, à l'exception des points qui viennent d'être signalés, la contrée est pauvre en eau, plus ou moins stérile. A la vérité elle est riche en solfatares et en émanations gazeuses, ce qui a valu quelque attention à cette circonstance au point de vue de l'étiologie de la malaria. Mais, pour la majeure partie du pays, les observateurs se voient obligés de renoncer à la théorie de la production de la maladie par l'infection palustre. — Les hautes plaines de l'Inde où s'observe le *hill-fever* ou fièvre de montagne et qu'on rencontre sur les hauts plateaux de Malwa, Chota, Nagpoure et Mysore, où le sol est volcanique ou granitique, comme pour la campagne de Rome et la Calabre. — L'île de Katch, aux bouches de l'Indus, sur un sol volcanique, sableux et extraordinairement stérile. — L'île de Ceylan, absolument exempte de marais.

Les Américains ont constaté de même la présence de la fièvre de montagne dans les terrains secs (Woodward).

Léon Colin dit aussi : « La campagne même de Rome est si peu marécageuse que je ne connais pas de pays sans police où il y ait si peu d'eau stagnante. »

A côté de ces témoignages indiscutables, il est d'autres faits qui montrent que le sol non marécageux, même celui des villes, remué, à l'occasion de grands travaux publics, fait naître la fièvre ; cela s'est produit à Paris, à Nancy et à Montpellier. Enfin, le sol naturel semble perdre son immunité quand, après un certain temps de repos, il est remué ; la mise en culture des prairies a souvent donné lieu à des fièvres dans nos pays, tout aussi bien, quoique avec moins d'intensité que la création des routes en Afrique, non, comme le dit Arnould, dans la vallée, mais aussi sur le flanc des montagnes. M. le docteur Edouard Pepper a relaté

(1891) une endémo-épidémie grave à Ménerville (Afrique). Ménerville est à 10 kilomètres de la mer, à 146 mètres d'altitude. Le sol de la commune est composé en grande partie de terrain argileux et d'une petite quantité de calcaire. Il n'y a pas de marais dans la commune ni dans ses environs et très peu de terrain d'alluvion. Cette partie du territoire du département d'Alger est généralement à l'abri des manifestations étendues ou graves des empoisonnements aérotelluriques (Pepper). Mais il y avait été pratiqué des défrichements étendus, des terrassements sur la ligne du chemin de fer, et les conditions atmosphériques avaient été particulièrement défavorables. M. le Dr Nicolas rappelle encore, à propos de la genèse de la malaria, que la fièvre intermittente n'est apparue à Hong-Kong que lorsqu'on a creusé dans le granite les fondations des constructions de la ville anglaise; de même les terrassements dans la roche granitique des monts du Quadarrama pour l'établissement du chemin de fer du Nord de l'Espagne ont mis au jour des germes infectieux dont rien n'attestait jusqu'alors la présence (*Chantiers et terrassements en pays paludéen*).

Ces quelques exemples sont suffisants pour montrer que le marais humide, je pourrais dire classique, n'est pas le seul producteur de la fièvre; c'est pour le moment ce que nous voulions démontrer; nous verrons plus tard, en examinant la genèse de la malaria et l'impaludisme, quelle part il convient de faire aux divers éléments de production de la malaria ou d'élaboration de l'agent spécifique.

Il était nécessaire au point de vue des déductions à tirer en faveur de l'hygiène de l'agriculteur de relever ces points principaux; entrer dans de plus grands détails serait sortir de notre cadre. Il fallait mettre en garde le paysan contre une idée trop répandue et qui a de grands désavantages, c'est que le marais seul est funeste. Le marais est dangereux, cela est incontestable, mais il n'est pas seul à redouter; il y a des fièvres sans marais, des marais sans fièvre. La genèse de la malaria, pour avoir encore bien des obscurités, a tout au moins profité de beaucoup d'utiles observations; d'énormes travaux ont été faits sur ce sujet et ont modifié de vieilles idées, dont beaucoup sont encore celles que conservent par tradition les paysans. Nous allons achever cependant, avant d'aborder cette question délicate, l'examen rapide des conditions physiques et intrinsèques des trois éléments, air, sol, eau, qui constituent le marais dans sa forme commune et soit isolément, soit ensemble, concourent à la production du miasme tellurique.

I. **Eau.**— L'eau dans les marais se présente sous des conditions assez différentes d'aspect et de qualités physiques ou chimiques. D'abord comme quantité, elle varie souvent; certains marais présentent une profondeur d'eau assez grande de plusieurs mètres : ce sont des étangs marécageux, et la Dombes et les étangs poissonneux peuvent rentrer dans cette catégorie.

Les dangers de ces étendues couvertes d'eau sont assurément moins grands; on sait que l'inondation de certains fossés délétères, de quelques sols suspects a paru être dans bien des cas un remède contre l'infection paludéenne.

Mais, à mesure que la profondeur de la couche d'eau diminue, on constate aussi que le danger augmente. En même temps l'eau qui, profonde, était limpide et sans odeur répugnante, prend en couvrant à peine le sol des teintes irisées ou brunâtres ; elle devient trouble, noirâtre, et a une odeur vive et âcre. Cette eau, sale et croupissante, renferme une quantité considérable de débris organiques en voie de décomposition, provenant soit des animaux, soit des végétaux. Des parasites y vivent en grand nombre ;le trichocéphale, le strongle, la douve, les tænias, s'y trouvent à l'état d'œufs ; les eaux stagnantes des citernes, des lacs, des étangs et les eaux mal aérées des ruisseaux à cours lent sont habitées par des légions d'animalcules, qui y prospèrent et s'y multiplient d'autant mieux que ces eaux sont plus chargées de matières organiques en décomposition : ce sont principalement les rhizopodes, tels que les amibes, des flagellés et des infusoires de toutes sortes (R. Blanchard). On trouve encore des champignons inférieurs : leptomitus lacteus, penicillium glaucum, aspergillus, etc. Les micro-organismes y pullulent; Maurel, qui a minutieusement étudié cette question n'a point découvert de microzoaires caractéristiques de l'eau de marais et déclare que les mêmes infiniment petits dont on constate la présence dans les eaux de marais se retrouvent à peu près dans les eaux potables. Il lui semble que ce ne soit qu'une différence d'espèces explicable par le milieu alimentaire ou producteur.

Malgré cette énorme quantité de matières organiques en décomposition et cette variété non moins considérable de micro-organismes et d'infiniment petits, l'eau des marais, absolument stagnante et non agitée, n'est pas toujours trouble. Elle se clarifie parfois par précipitation des matières en suspension. Dans certaines mares utilisées par la population, le fait se constate souvent au point que les cultivateurs prétendent l'eau de cette provenance parfaitement saine parce qu'elle est claire. Ils ajoutent encore comme dernière preuve que les animaux en boivent et en concluent qu'elle est potable. Ce n'est pas toujours vrai, loin de là, et cette apparence n'est pas une preuve. Les bestiaux ne sont pas sensibles à l'action de l'agent spécifique de la malaria (1). En outre, les matières dissoutes et que révèlent seules les analyses chimiques ou biologiques peuvent être toxiques et dangereuses.

Dans l'eau des marais, à côté des réactions chimiques que la putréfaction occasionne, il en est d'autres qui s'opèrent sous l'action des sels minéraux. Les sulfates solubles donnent lieu à la formation de sulfures et d'hydrogène sulfuré. L'eau salée ajoutée à l'eau douce active cette for-

(1) Dupuy a cependant cité quelques exemples contraires en Afrique (*Recueil de médecine vétérinaire*, 1888).

mation qui, très abondante dans les marais gâts, dans les étangs salés, dans certains marais dont le sol aurait été précédemment imbibé de substances salines (Brenne, Sologne), produit une atmosphère méphitique et probablement très fortement aussi chargée d'agents infectieux.

L'hydrogène sulfuré, en quantité considérable, tue les animaux vivant dans l'eau, poissons, anguilles, même les végétaux; tous ces débris qui viennent se déposer sur le fond limoneux apportent de nouveaux éléments de décomposition; ces actions répétées expliquent l'insalubrité croissante des eaux croupissantes où sous l'apparence extérieure de la stabilité règne, au contraire, une active mobilité des infiniment petits. Bien d'autres actions chimiques s'y opèrent, mais qui, dans le cas qui nous occupe, n'ont qu'un intérêt secondaire. En résumé, l'eau ne présente pas, au point de vue de l'infection, un danger particulier; en quantité assez grande elle est protectrice, même salutaire. Le parasite de la malaria ne paraît pas s'y développer aisément, c'est au moins actuellement la conclusion qu'il nous est permis d'en tirer.

II. **Air.** — L'air au-dessus des marais humides est chargé de gaz qui lui donnent une odeur spéciale; l'hydrogène sulfuré, l'hydrogène carboné (gaz des marais), s'y rencontrent en quantité considérable : le premier très toxique et très dangereux ; le second beaucoup moins, quoique Muller et Davy le regardent comme offensif.

Les brouillards et les brumes des marais sont ordinaires et fréquents. Épais au point de former quelquefois des nuages stables que les vents légers semblent ne pas déplacer, ils indiquent combien l'air des marais est surchargé de vapeur d'eau. Cette atmosphère épaisse, humide, contenant des gaz de toute nature, a été soupçonnée de porter partout la désolation et l'infection. Il est, en effet, vrai que dans les régions maremmatiques les vents régnants sont indiqués d'une façon presque exacte par le nombre et l'intensité des malades atteints de fièvre aux environs des marais.

Pour M. Nicolas, c'est dans le brouillard, quelle qu'en soit l'origine, que le germe de la malaria trouverait le milieu favorable à son développement; aussi l'appelle-t-il le *marais aérien*. Mais, selon lui, le brouillard n'agit pas seulement par effet physique, condensant la vapeur miasmatique dans les couches inférieures et augmentant ainsi son intensité. « Il n'est pas nécessaire, dit-il, que les germes émanent du sol lui-même, ni qu'ils arrivent à l'état de *maturité* des régions voisines plus ou moins marécageuses. » Le sol, pour lui, n'interviendrait que comme facteur de l'humidité soit par l'eau qu'il renferme, soit par la chaleur rayonnante seule, augmentant ainsi les oscillations thermiques de la nuit.

Colin a de son côté parfaitement constaté l'action des brouillards, sans leur attribuer cependant la même action dans la genèse du poison malarique. Sa déclaration et la précision des faits qu'il indique sont caractéristiques : « Chaque matin en été, en arrivant sur les hauteurs du

Quirinal où se trouvaient nos hôpitaux, nous apercevions à nos pieds une vaste nappe blanche, qui, des portes de la ville, se déroulait jusqu'à la base des montagnes qui limitent le bassin de Rome; constitué par la précipitation nocturne des vapeurs atmosphériques, ce brouillard couvrait uniformément toute la campagne romaine, sauf la cime du mont Mario, reconnaissable à ses cyprès gigantesques; à part cette cime, nous ne voyions émerger que la ville même, près de nous, et au loin les nombreuses cités appendues aux flancs des monts Albains, Frascati, Marino, Albano, Rocca di Papa, etc., cités à chacune desquelles nous aurions pu, de notre observatoire, assigner approximativement son degré de salubrité d'après son degré d'altitude au-dessus de ce brouillard (1). »

Que ce soit dans le brouillard que le germe de la fièvre se développe ou se condense, que l'air dans certains voisinages le recèle, même en conservant sa pureté, de tout temps, c'est là que la croyance générale plaçait la cause première de l'affection. Dans le pays paludique par excellence, l'Italie, elle s'était traduite par des termes précis, *mal'aria, aria pessima, sospecta*, etc., que nous avons plus ou moins conservés.

Aussi n'est-il pas étonnant que dans les premiers temps l'analyse chimique ait cherché dans les gaz eux-mêmes la raison de la maladie; elle n'avait rien trouvé, ni rien prouvé, nous le savons. Quand la microbiologie prit naissance, les investigations prirent une autre direction, on rechercha quels étaient les germes de l'air palustre, espérant déterminer, parmi les nombreux infiniment petits qui y étaient répandus, celui ou ceux qui étaient les coupables. C'est en somme l'origine véritable des travaux qui ont conduit à la découverte de Laveran.

Lemaire en France, Salisbury en Amérique, trouvèrent des algues (palmella), des spores, des cellules que Salisbury baptisait du nom de gemiasma, se croyant sûr de la relation qui existait entre ces germes de l'air et la fièvre palustre. On les trouvait en quantité dans l'air, près du sol, sur les fonds vaseux. Balestra, puis Tommasi-Crudeli, puis Klebs continuèrent des recherches tendant à prouver que l'air était infect, en raison d'un bacille particulier que ces savants appelaient *bacillus malariæ* (2).

Maurel (Congrès de Toulouse, 1887), parlant de ses recherches sur l'air des marais, disait avoir été frappé de la présence d'algues monocellulaires du petit volume et par la présence des amibes, il rapprochait même ces amibes des corps kystiques de Laveran, les croyant sinon similaires, du moins de même origine et appartenant ainsi à un type protéiforme.

Les recherches n'ont point abouti jusqu'ici à un résultat suffisant pour être affirmatif sur le mode de nocivité de l'air; cette preuve se fera sans

(1) L. Colin, Rome (*Dictionnaire encycl.*).
(2) *Encyclopédie d'Hygiène*, PATHOGÉNIE, t. Ier.

doute. Mais l'air n'en reste pas moins un agent certain d'infection. A quel titre? Est-ce comme agent vecteur, ou comme milieu à la fois de support et de prolifération; il est impossible de le dire actuellement. Si ce n'est que comme véhicule du germe malarien, comme de bien d'autres micro-organismes qu'il recèle fortuitement et qu'il promène avec lui, il n'est pas moins à craindre, et l'hygiène, nous le verrons, doit tenir compte des dangers qu'il peut faire courir à l'habitant des campagnes et dont celui-ci doit se préserver.

III. Sol. — Tout le monde connaît cette terre grasse, visqueuse, s'attachant aux pieds, à tous les végétaux, qui, en se déprimant sous l'effort du pied ou d'un bâton, laisse suinter l'eau, exhalant une odeur désagréable. Elle se dessèche superficiellement sous l'influence de la chaleur pendant la saison sèche, se fendille, se crevasse, puis reprend son aspect avec les pluies. Car, pour la plupart des marais, c'est la règle la plus ordinaire : ils sont tantôt secs, tantôt humides. Dans ce sol, les substances minérales sont en quantité notable : ce sont les sulfates de chaux, de magnésie, le carbonate de chaux, des oxydes de fer. Les matières organiques y dominent, surtout celles de provenances végétales; la proportion varie de 10 à 50 pour 100; dans le sol des tourbières, elle va jusqu'à 80 et 90 pour 100.

Les matières animales y existent également et surtout dans les sols vaseux salés, nous en avons dit plus haut la raison. Il est superflu de rappeler les micro-organismes, vibrions, bactéries, les moisissures, etc. Tout ce monde d'infiniment petits se retrouve dans le sol, les espèces variant à l'infini, selon l'état du marais, son degré de sécheresse ou d'humidité, l'accès de l'air, la nature de la végétation. Ce sont les agents nécessaires aux transformations organiques; on les trouve donc nombreux à côté des organismes à détruire.

L'infection du sol n'est pas discutable, mais le degré de son action sur l'homme et sur le voisinage varie d'une manière certaine avec l'étendue de la surface palustre exposée à l'air.

Elle semble se mesurer dans les marais couverts à la façon dont l'eau diminue, comme dans les étangs *à queue*, ou dans les marais ordinaires avec la progression de la saison chaude et l'évaporation de l'eau. Elle augmente encore si on remue le sol; nous verrons combien cette action est intense et rend difficiles les défrichements et le travail du desséchement. Ces influences sont expérimentalement si démontrées qu'il est puéril d'y insister. Il faut en retenir seulement que l'intensité d'infection du sol est telle qu'on est conduit à lui attribuer surtout la propriété d'y recéler le parasite infectieux, quelle qu'en soit la forme. Né dans le sol, y vivant, il pourrait se propager par l'eau, par l'air, avoir des voies multiples d'accès sur l'organisme humain. Le sol, milieu des décompositions organiques, milieu du parasite infectieux de la fièvre paludéenne, est pour nous celui des agents extérieurs le plus à redouter (1). Dans quelle mesure le parasite, dans sa forme primitive, subit-il l'influence de ce milieu, comment s'accommode-t-il de la sécheresse, de l'humidité, comment peut-il conserver une vie active ou latente, se retrouver ailleurs que dans ces terrains propres aux destructions; nous l'ignorons. Il n'y a pas ici de théorie à invoquer. Il y a des faits à accorder et il faudra bien qu'ils s'accordent un jour ou l'autre.

Mais, si le sol est le milieu originel, convenons, en passant, qu'on a été mal inspiré, ayant accolé le sol et le mauvais air, d'avoir créé cet accouplement bizarre du *sol malarial.*

Pour achever l'histoire des marais, il nous faut dire ce qu'est le marais salant, qui se transforme si aisément en marais dangereux et qui, entre les mains du cultivateur, car le saunier est aussi un ouvrier rural, devient comme une arme à double tranchant, richesse ou misère, selon qu'il est soigné ou abandonné.

§ 2. — Marais salants.

Plusieurs raisons nous font ainsi détacher, contrairement aux traditions, le marais salant de l'histoire générale des marais; ce n'est pas un marais artificiel proprement dit; en outre, c'est une industrie agricole. Sans doute la définition du terme *marais* s'y peut appliquer, car il est couvert d'eau; mais il y a loin du marais salant dont l'aire est préparée avec soin, rendue imperméable, afin d'éviter toute infiltration dans le sol et dont les terrains avoisinants, au lieu d'être abandonnés et en friche, sont, au contraire, soigneusement cultivés, il y a loin, dis-je, de cette industrie sans insalubrité notoire au marais humide commun dont nous venons de donner les principaux caractères et fait connaître les dangers.

Il faudrait même faire cesser ce regrettable rapprochement et ne considérer le marais salant que comme une industrie agricole, ce serait logique et juste.

Mais cependant il est si fréquent, dans certaines régions, surtout sur le littoral ouest de la France, de trouver l'industrie salicole abandonnée, la saline transformée en un marais des plus offensifs, qu'il faudrait, au sujet du marais salant, refaire en vérité toute l'histoire du marais. Il n'échappe donc pas tout à fait à ce groupe des marais artificiels, créés

(1) M. Nicolas, dans des études sur les travaux de l'isthme de Panama, sans nier l'origine tellurique du miasme paludéen, dit (page 185) qu'il lui paraît démontré que le terrassement ne tient pas la première place parmi les causes d'insalubrité, car la mortalité relative ne s'est pas accrue dans l'isthme depuis le commencement des travaux et qu'elle n'est en rapport ni avec l'activité du travail sur tel ou tel chantier, ni avec la nature du sol remué : humus, argile ou roche. Cette observation ne détruirait pas cependant la valeur des constatations montrant la fièvre naissant même sans marécages et pour ainsi dire sous la pioche des travailleurs; elle n'infirmerait pas davantage les effets nocifs des marais découverts et leur innocuité relative quand ils sont sous les eaux.

par la main de l'homme, et il a même fait naître en quelques pays désolés de si redoutables infections malariennes qu'il est juste d'en faire l'histoire avant d'aborder l'hygiène même de l'impaludisme.

L'industrie salicole a existé sur différents points du littoral à une époque reculée. Bernard Palissy fut l'un des premiers à décrire les salines de l'ouest, jadis nombreuses et prospères, car elles alimentaient en sel à elles seules la population française. Les marais salants n'avaient à l'origine qu'un intérêt agricole ou commercial, l'hygiène n'y pouvait, semblait-il, jouer aucun rôle. Ce ne fut que très tard que l'insalubrité des régions avoisinant certains marais appela l'attention, et l'Académie de médecine en 1845 fut consultée par le ministre de l'agriculture sur les dangers des marais salants et sur les inconvénients qu'il y avait à en autoriser l'établissement.

Melier présenta à l'Académie un rapport très étudié, très complet et qui, encore aujourd'hui, fait autorité en la matière. Il concluait qu'un marais salant bien établi, convenablement exploité et entretenu, n'est pas, en soi, chose insalubre. Cette affirmation est restée inattaquable, et dans les régions salicoles la démonstration en est facile.

M. Baudrillart a remarqué la population saine et forte des paludiers bretons. « Les hommes, dit-il, sont grands et bien découplés, le teint des femmes d'une grande fraîcheur; leur vigueur exceptionnelle n'exclut pas la souplesse. On en peut juger lorsqu'on voit les paludières du salin de Guérande, portant sur la tête leurs lourds fardeaux, les pieds nus, en court jupon, courir plutôt qu'elles ne marchent sur le bord des salins. » Il en est de même des salins de l'Aunis et des îles et toute cette population de *paludiers* ou *sauniers* n'a, en vérité, aucun des attributs physiques de l'intoxication palustre.

Le marais salant en exploitation ne présente aucun danger; il ne devient mauvais et insalubre que du moment où l'exploitation, abannée ou négligée, amène des mélanges d'eaux douces et salées dans des terrains bas, où l'eau stagne et où les fermentations deviennent faciles.

On se rend aisément compte de cette différence lorsqu'on a vu de près les marais salants et qu'on en connaît bien le fonctionnement.

Dans l'ouest, les salines sont composées de différentes parties : les unes, plus ou moins étendues, suivant l'importance du marais (1), sont destinées à servir de réservoir à l'eau de mer, ce sont les *jards* ou *vasais*; les autres, formées de rigoles plates et longues, à pente très minime et dans lesquelles l'eau chemine très lentement, encadrent les aires. Ces premières rigoles, appelées *couches*, sont mises en communication avec le jard d'une part, de l'autre avec le *mort*, à l'aide de tuyaux dont le

(1) L'importance des marais se chiffre en *livres*. La livre de marais représente vingt aires; l'aire est un petit compartiment carré de 6 à 10 mètres de côté où l'eau de mer arrive en dernier lieu et où on ramasse le sel qui se cristallise à la surface et sur les bords.

débit est réglé par une petite vanne mobile. Dans le *mort*, puis dans les *tables*, l'eau va toujours s'évaporant et se concentrant, elle arrive ainsi dans le *muan*, d'où elle passe par les petits canaux des *brassous* pour se répandre dans les *aires* ou *œillets*. Un chemin sépare les rangées des aires et c'est sur ce chemin et sur les petites levées latérales des aires que les sauniers circulent pour lever le sel.

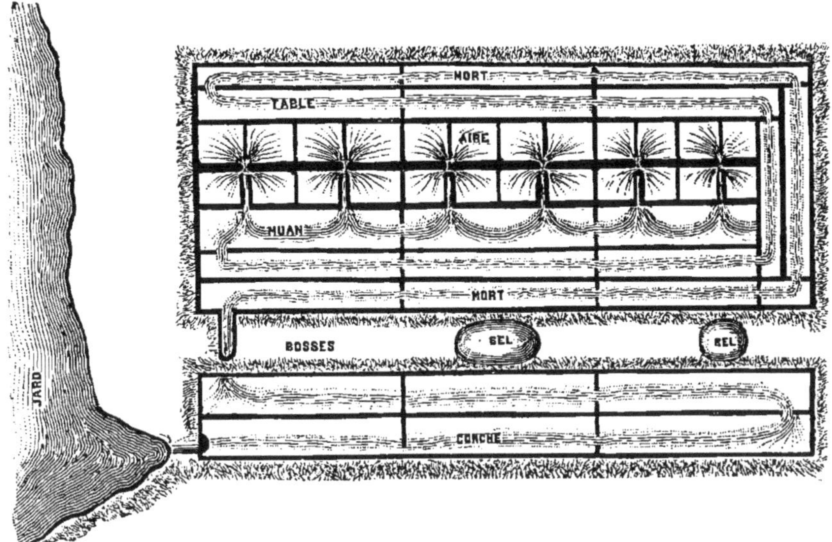

Fig. 26. — Marais salant de l'ouest (schéma).

Dans le midi, la disposition du salin est différente; les pièces se suivent, vastes et étendues ; les premières sont les *chauffoirs*, toujours en petit nombre et destinés à la concentration de l'eau, puis les *aiguilles*, longues rigoles étroites, amènent l'eau par des détours variés sur les *tables* où le sel se dépose.

Le principe est identique; l'évaporation amène la concentration du liquide et successivement les sels se déposent. Les sels de chaux se précipitent les premiers à 15° de l'aéromètre; le sel marin à 25° commence à se cristalliser. C'est le moment que choisissent les sauniers du midi pour faire passer l'eau des aiguilles sur les tables; le plus généralement la différence des niveaux oblige à se servir de procédés hydrauliques pour élever l'eau et la répandre promptement, car, arrivées à ce degré de concentration, les eaux déposent rapidement leur sel. L'important est que *l'eau soit toujours en sel*, comme disent les gens du métier. On forme ainsi des couches successives sur les tables et l'opération se poursuit pendant la belle saison, cinq à six mois. Alors on brise les couches salines et on les enlève.

Dans l'ouest, l'opération est plus délicate et menée moins vite. L'évaporation a pour aide le vent; la concentration se fait successivement dans les couches et jusque dans les tables du muan. Les sauniers de l'ouest ne jugent guère la concentration qu'au doigt ou à la main. La main plongée dans l'eau, puis exposée à l'air, se charge promptement de petits cristaux brillants et d'une couche fine de sel dès que l'eau est suffisamment concentrée; la rapidité de l'opération dit si l'eau est à point. Alors elle est dirigée sur les aires, où elle ne tarde pas à *fleurir;* des cristaux viennent se déposer sur les bords, aux angles et avec un petit rateau spécial le saunier les attire sur le chemin et les assemble; pour se servir de l'expression du métier, il les *cueille*. Puis, après un premier égouttage, on les dispose en tas sur les *bosses*. Les bosses sont les terrains qui séparent les couches des aires et les marais entre eux; elles sont plus ou moins élevées au-dessus des marais et presque partout cultivées; on y ménage seulement des chemins pour l'enlèvement du sel et les besoins de la culture.

Dans l'ouest comme dans le midi, un phénomène particulier attire l'attention, c'est la coloration rose que prend l'eau du marais, et qui annonce la cristallisation. Pour les paludiers de l'ouest, le marais fait *bonne mine*. Cette coloration, longtemps inexpliquée, est due, comme on le sait, à la présence d'un animalcule *monas Dunalii;* c'est lui qui donnerait aussi cette odeur de violette fort estimée des amateurs de sel.

Un point intéressant dans l'industrie du marais salant est le soin qu'il faut apporter à l'écoulement des eaux mères. Dans les salins du midi, l'opération est simple et se fait en général bien; quand le moment est venu, les eaux mères sont évacuées dans un petit canal spécial, les tables entièrement mises à sec.

On sait tout le parti qu'en a su tirer Balard pour la fabrication naturelle du sulfate de soude.

Dans l'ouest, il n'en est pas ainsi; la cristallisation terminée, l'eau mère est évacuée dans un petit canal et rejetée à la mer. Melier rappelle avec raison l'ignorance de beaucoup de sauniers qui rejettent cette eau dans le jard, croyant encore en tirer parti, tandis qu'ils ne font ainsi que nuire à leurs opérations futures. D'autres, peu soucieux de la propreté de leur marais, les conduisent dans de simples crevasses et les laissent s'écouler librement. Cette pratique est condamnable au point de vue de l'hygiène. Si l'eau mère ne peut être utilisée, soit industriellement, soit médicalement, ce qui a été tenté dans quelques endroits et souvent avec fruit, elle doit être rejetée à la mer et non abandonnée dans le sol.

L'exposition que nous venons de faire rapidement de l'industrie salicole est certainement suffisante pour prouver que le marais salant ne doit pas s'entendre comme marais commun, nocif et dangereux pour la santé publique. Melier rappelle qu'à l'époque florissante des salines de l'ouest, Marennes avait une salubrité enviable; l'industrie du sel ne portait aucun préjudice; elle avait, au contraire, assaini le pays en corrigeant par des soins appropriés les dépressions du terrain, et en les arrangeant pour la formation des marais.

Le marais salant est même sain par lui-même. A l'île de Ré, d'Oleron, les sauniers n'ont jamais été plus fiévreux que les autres habitants et sont en général bien portants.

L'insalubrité naît quand le marais salant, n'étant plus productif, est abandonné; alors le marais *gât* ou *gâté* commence. L'eau séjourne; les eaux pluviales se mêlent aux eaux salées ; les matières organiques s'accumulent dans les cours d'eau ; la terre, mal protégée par des fonds qui se creusent, s'imprègne d'eau saumâtre et de matières organiques, les alternatives de chaleur et de froid font varier la profondeur de l'eau accumulée, hâtent les transformations.

C'est le marais avec toute son intensité et tous ses attributs. Autour de lui, c'est la désolation ; la cachexie envahit la population, la mort sévit avec une rage inouïe, et des villes et des villages jadis prospères disparaissent, ainsi que Brouage. L'empoisonnement des marais gâts est rapide, les matières organiques y abondent; les poissons, les anguilles, les crustacés, succombent dans la vase des fossés et des marais. Puis, l'insouciance et l'imprévoyance font rejeter au marais les voiries de toutes sortes qui augmentent encore les foyers des décompositions putrides; les émanations les plus écœurantes s'en dégagent.

Cette cause d'insalubrité est trop notoirement liée à l'état du sol pour que l'on puisse à ce degré d'intensité séparer le marais salant du marais ordinaire; il réclame du reste les mêmes soins d'assainissement; ce n'est qu'en entrant dans cette voie qu'on a pu, dans quelques points des côtes de l'Océan, regagner une partie du terrain perdu.

Et encore a-t-il fallu employer beaucoup de temps et d'argent pour rendre, là où on l'a tenté, au sol, théâtre d'une industrie morte par la concurrence des tarifs, une partie seulement de la salubrité qu'il possédait autrefois.

Ces choses malheureusement trop connues dans les contrées de l'ouest n'ont pas échappé à la vigilante investigation de Melier à propos de Marennes et de son insalubrité. « Jamais, dit-il, le pays ne fut plus prospère et la santé générale meilleure qu'au temps où la production du sel, portée à son plus haut degré de développement, couvraît pour ainsi dire tout le pays. C'est à cette époque du plus grand développement des salines que correspond le plus haut développement de la population. Cette prospérité s'est soutenue, la population est restée florissante tant que les salines elles-mêmes sont restées prospères. Elle a baissé au contraire et s'est évanouie à mesure que les salines ont perdu de leur importance, sont devenues moins nombreuses, ont été moins exploitées. Ainsi c'est depuis qu'il se fait moins de sel, depuis que moins de marais salants existent, que l'effet contraire a lieu, que les fièvres abondent, que la population s'est affaiblie. N'y eût-il que ce simple rapprochement, qui ressort de tout ce que l'on a écrit sur le pays et des détails connus de son histoire, il suffirait à lui seul pour justifier les salins et écarter de leur part toute idée d'une influence nuisible. La prospérité et le développement se concilieraient mal avec l'insalubrité. »

La ruine de l'industrie salicole dans l'ouest(1) n'a donc pas été seulement néfaste à la richesse de ces contrées, mais elle a été la cause directe et fatale d'une insalubrité excessive et contre laquelle il est même difficile de lutter.

Les travaux d'assainissement qu'on peut appliquer aux marais gâts sont évidemment de même nature que ceux usités pour l'assainissement des marais ordinaires, drainage, desséchement, mise en culture. Seulement, ils se compliquent souvent de difficultés d'autre nature que celles d'argent ou de terrains. Beaucoup de salines appartenant à des propriétaires différents sont souvent alimentées par un jard commun. Un saunier abandonne son marais et l'autre conserve le sien; celui qui délaisse sa propriété et la rend dangereuse pour le voisinage se refuse à des dépenses qu'il ne peut souvent pas supporter. Lorsqu'il s'agit aussi de plusieurs marais et de propriétés communales, les embarras sont encore plus grands.

Le marais de Portnichet (Loire-Inférieure), dont l'insalubrité a été l'occasion de projets d'assainissement récemment soumis à l'examen du Comité consultatif d'hygiène publique, est dans ce cas. Plusieurs propriétaires sont intéressés à des travaux communs; différentes administrations y doivent participer. Il ne peut donc y avoir là d'action partielle.

Aussi, dans l'affaire du marais de Portnichet, le Dr Napias, rapporteur, reprenait la conclusion de Melier relative à l'insuffisante législation concernant les marais salants. Des projets à ce sujet avaient été à diverses reprises préparés et aucun n'a eu la chance d'aboutir. Le Comité consultatif d'hygiène en 1889 a approuvé la proposition qui lui était faite de

(1) Les départements produisant du sel marin d'après les relevés fournis par l'Annuaire statistique (1889) sont :

Ouest.			Midi.		
Charente-Inférieure..	31 370	tonnes.	Bouches-du-Rhône...	104 144	tonnes.
Loire-Inférieure	27 391	—	Hérault	56 144	—
Vendée	15 070	—	Gard..............	50 738	—
Morbihan	1 125	—	Var................	38 312	—
Gironde.............	5	—	Aude	14 802	—
	74 961		Pyrénées-Orientales..	3 500	—
			Haute-Garonne	2 340	—
			Corse..............	165	—
				270 145	

Tandis que les salines du midi donnent 270 145 tonnes en 1886, l'ouest n'en fournit que 74 961 tonnes. La production du sel a diminué depuis seulement 1882, c'est-à-dire pendant une période de quatre années de 43 183 tonnes. La diminution porte surtout sur les salines de l'ouest dont l'abandon augmente de plus en plus.

demander à M. le ministre de l'intérieur de préparer une législation nouvelle et conforme aux progrès scientifiques et à l'état actuel des choses.

Mais il ne faut pas se faire illusion sur les difficultés qui devront surgir dans les cas d'abandon des marais par suite d'insuffisance de rapport. Les propriétaires renonceront aisément à des travaux onéreux, sans espérance de produits, et occasionneront ainsi une insalubrité que la commune se trouverait avoir mission de corriger.

Que pourra-t-on contre la misère des sauniers de l'ouest? Et comment au milieu des difficultés actuelles pourra-t-on faire renaître leur industrie? Créer de nouvelles salines en de meilleures conditions est à peu près impossible. Il faudra, dans bien des cas, l'intervention puissante du département et de l'État, car c'est la salubrité publique qui est ici menacée et les intérêts privés disparaissent, réellement irresponsables de leur ruine et du malheur public qu'elle entraîne.

§ 3. — Assainissement des marais.

L'assainissement des marais a été la préoccupation constante de tous les hommes soucieux de l'amélioration du sort des agriculteurs. En même temps, en effet, qu'on faisait la conquête du sol couvert d'eau et improductif, on rendait la santé et la vie là où il n'y avait que maladies et misères.

L'art de l'ingénieur s'est appliqué à cette laborieuse tâche et elle est souvent difficile de bien des manières.

D'une façon générale on peut dire que tous les travaux d'assainissement des marais ont pour objectif principal, sinon unique, le desséchement des couches superficielles submergées ou saturées par l'eau; la culture devient ensuite possible et peut achever l'œuvre d'assainissement.

D'une façon générale aussi on peut résumer le desséchement en trois procédés : soit en assurant un écoulement direct à l'eau stagnante, soit en la faisant disparaître au delà de la couche imperméable, soit en l'aspirant; suivant les circonstances ou les dispositions locales, ces moyens sont employés simultanément ou isolément. Ils ne peuvent guère être mis en œuvre que par des hommes spéciaux et ces travaux réclament, pour être bien conduits, des connaissances techniques et étendues.

Nous ne saurions donc ici entrer à ce sujet dans des détails précis et minutieux, qui ne seraient ni de notre compétence ni à leur place.

Cependant il est un certain nombre de faits généraux qui ne peuvent être méconnus, surtout des habitants des campagnes.

Non seulement ils s'associent pour la plupart aux travaux de ce genre, mais encore beaucoup les dirigent eux-mêmes quand il s'agit de petites surfaces. Enfin, il n'y a pas que les marais couverts d'eau qui nécessitent l'intervention de l'homme et réclament l'assainissement comme moyen suprême d'éviter les maladies et la fièvre : il y a aussi l'asséchement des terres, dont la nature ou l'excès d'humidité constituent un obstacle à la culture, et ce travail, en tous points analogue à celui que nécessitent les marais, intéresse vivement les agriculteurs. Quelques agronomes pensent qu'il faut initier le cultivateur aux détails mêmes de la pratique, afin qu'il puisse économiquement faire de ses propres mains tout le travail d'asséchement de ses terres. Ces raisons nous font un devoir d'exposer au moins les données principales, expérimentalement acquises et sur lesquelles il ne saurait y avoir de discussion.

I. **Asséchement.** — Le plus élémentaire des procédés d'assainissement des terres humides ou des retenues d'eau superficielles peu profondes est l'asséchement. Il consiste à pratiquer de simples rigoles dans le sens de la pente du terrain de façon à donner un libre cours aux liquides. Ces moyens sont souvent mis en œuvre dans quelques prairies humides, retenant les eaux pluviales ou se recouvrant d'eau après les crues pluviales voisines; dans certains cas ils suffisent. La profondeur à donner aux rigoles est variable selon les cas et les dispositions du terrain. Elles doivent évidemment aboutir à des fossés ou canaux bien entretenus et assurant l'écoulement.

II. **Drainage.** — Le drainage, qui est le procédé de desséchement des couches profondes, par écoulement direct, est, sans contredit, le plus usité et le plus utile au point de vue agricole.

On a vu (*Encyclopédie :* Habitations urbaines) qu'il pouvait être employé pour l'assainissement du sol, avant de commencer des constructions urbaines. Mais l'indication du drainage agricole, c'est-à-dire appliqué à l'assainissement des terres humides et des marais, est autrement étendue.

L'idée première du drainage paraît bien ancienne. On en retrouve la mention dans Columelle, Palladius. Olivier de Serres, en 1600, décrit, dans son *Théâtre de l'agriculture*, les collecteurs ; des tuyaux trouvés à Maubeuge dans des fouilles faites dans un ancien couvent et remontant à 1620 prouvent que bien avant les Anglais on pratiquait autrefois le drainage en agriculture et que nous en avions la notion exacte en France.

Il est incontestable cependant que la vive impulsion que les Anglais apportèrent à cette pratique agricole et les succès qu'ils obtinrent furent surtout cause qu'elle se généralisa rapidement et s'étendit un peu partout. Après Bligh et Elkington, qui se préoccupèrent d'abord de la façon de faire des tranchées au fond desquelles l'eau s'amassait et trouvait un écoulement facile, après les tuiles de James Graham et les briques demi-cylindriques de Smith, vint le tube cylindrique de John Read, qui, modifié, perfectionné, a constitué le drain définitif dont l'usage est maintenant général. Il ne pénétra en France que vers 1846 et ce fut M. du Manoir qui, le premier, l'appliqua sur sa propriété de Forges près Montereau (Seine-et-Marne).

Bien que le drainage à l'aide de tuyaux de poterie soit sans contredit le meilleur à conseiller et pour ainsi dire le seul en usage, il faut cependant non pas à titre de souvenir pour les premières tentatives faites pour dessécher les terres, mais aussi comme procédé économique pour l'agriculteur, indiquer rapidement les drainages qui ont été faits à l'aide d'autres matériaux. Quelques-uns peuvent encore dans des circonstances spéciales être utilisés par les cultivateurs eux-mêmes et donner de bons résultats. Je laisse de côté les drains à *pierres perdues* ou *cassées* qui sont peu coûteux et d'une exécution facile, mais relativement peu sûrs ; les fonds se détrempent, les pierres s'envasent et l'eau ne trouve plus d'écoulement. Les drains en pierres plates sont plus solides; ils exigent sur place des matériaux appropriés qui ne se rencontrent pas partout. Ces pierres plates de $0^{m},05$ à $0^{m},04$ d'épaisseur se posent de différentes façons et forment en s'accolant un canal d'écoulement largement ouvert, fig. 27.

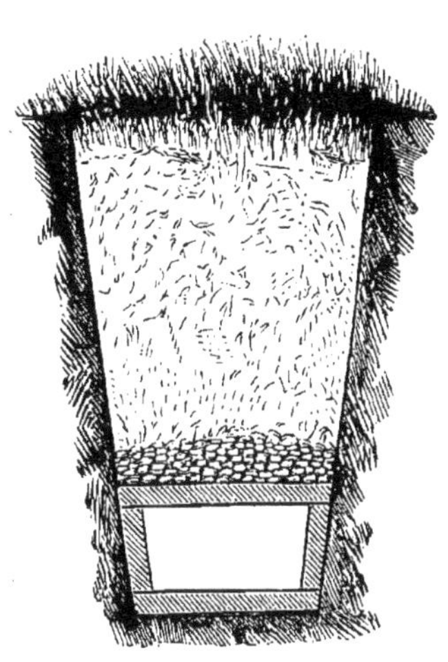

Fig. 27.

Ce procédé nécessite de grandes tranchées et devient dispendieux en raison de la main-d'œuvre.

A défaut de pierres, si les briques sont à la disposition du cultivateur et en quantité, on peut substituer les briques aux pierres. On s'est aussi servi du bois; les pins écorcés et verts ont été même employés très anciennement. Dans les terrains tourbeux, on peut encore, comme l'indique Barral, construire des drains, soit avec des mottes de tourbe, soit avec quelques simples morceaux de gazon. Dans certains sols argileux, on a pu aussi pratiquer à l'aide de *charrues-taupes* des espèces de galeries dans le sol. Mais tous ces procédés, que le cultivateur pourrait employer, en fournissant lui-même la main-d'œuvre, ne sont que médiocres et d'une faible sécurité. Il n'est pas même toujours exact qu'ils soient inférieurs comme prix au drainage à l'aide de tuyaux de poterie.

Avant toute opération de drainage, il faut d'abord établir un plan de drainage et il n'est pas douteux que le cultivateur sera bien souvent, pour ne pas dire toujours, impuissant à faire lui-même ce plan. Il ne s'agit pas, en effet, de faire seulement des tranchées et d'y poser des tuyaux aboutés les uns aux autres, il faut encore que les pentes soient respectées, que les profils, les courbes de nivellement soient strictement relevés, et ce sont là des opérations qui, malgré les excellents conseils que donnent quelques auteurs techniques et spéciaux, Leclerc, Hervé-Mangon, Barral, Larbalétrier, etc., seront rarement à la portée de la grande majorité de nos agriculteurs.

L'exécution des travaux demande aussi quelques soins préliminaires. Après le tracé graphique et l'étude du plan, il convient de fixer l'époque où ils doivent être entrepris. Il est important qu'on soit fixé sur ce point. Il faut connaître l'état du sol en superficie et en profondeur. Superficiellement les travaux sont plus aisés sur un terrain temporairement en jachère et commençant à s'engazonner que sur un sol remué par les labours ou le hersage. Profondément, il est bon que la terre soit humide, mais sans trop d'excès; à ce point de vue, la fin du printemps, l'automne sont très propices. Mais là où l'humidité est extrême, dans les prairies marécageuses et basses, dans les sols argileux, dans les tourbières, la belle et sèche saison est le moment propice, parce que c'est aussi l'époque où la saturation des couches profondes est à son minimum.

L'ouverture des tranchées se fait méthodiquement en se conformant aux indications du plan et figurées sur le terrain à l'aide du piquetage ou de jalons. La largeur des tranchées varie de $0^m,30$ à $0^m,70$ au sommet et de $0^m,07$ à $0^m,15$ au fond; leur profondeur est également variable de $0^m,90$ à $1^m,30$. Il n'est pas indifférent au point de vue de l'assainissement du sol de faire le drainage superficiel ou profond. A côté des divergences anglaises et des systèmes contraires de MM. Smith et Parkes, l'opinion des ingénieurs francais est qu'il n'est guère possible de fixer d'une manière générale la profondeur absolue à laquelle doivent être placés les drains de desséchement, il faut se guider, par des sondages préalables, par des saignées pratiquées dans le sol, sur les conditions propres au terrain; mais il faut se rappeler cependant que le drainage profond donne un assainissement plus complet; il ne gêne en aucune façon les plantes à racines pénétrantes, permet les labours de fond et les défoncements. Enfin, au point de vue de la végétation, les eaux qui, en hiver ou par les grandes pluies, sont évacuées par les drains profonds, entraînent avec elles peu de matières fertilisantes, parce qu'elles sont obligées de traverser une épaisse couche de terre et que celle-ci, surtout la terre argileuse, à laquelle le drainage s'applique généralement, a la propriété de retenir les sels nutritifs (Larbalétrier).

La direction des drains est également importante. On est d'accord pour les placer suivant les lignes de plus grande pente, les petits drains, dits d'asséchement, venant aboutir sous un angle aigu dans les drains principaux ou collecteurs. La pente à donner aux drains collecteurs doit être plus forte que celle réservée aux petits drains; elle ne peut pas cependant être exagérée à cause des dégâts que pourrait produire la vitesse de l'eau; de toute manière, la pente ne doit pas être inférieure à

$0^m,002$ par mètre. Dans les champs, les conditions particulières du sol et des courbes de niveau pourront faire varier les pentes. Le plan d'un drainage donnera une idée des dispositions des drains et de la façon dont ils doivent s'emboîter les uns dans les autres (fig. 28).

Les tranchées étant faites suivant les dispositions du plan, les tuyaux amenés à pied d'œuvre sont posés dans le fond convenablement préparé à les recevoir.

Disons un mot des tuyaux. Les tuyaux en poterie, circulaires, sont de

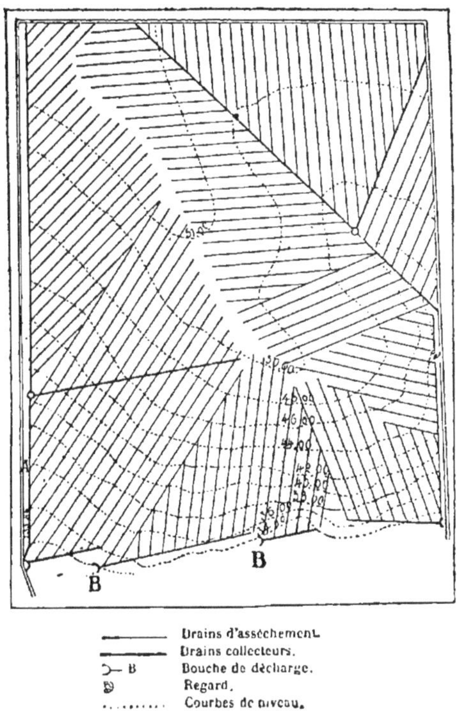

Fig. 28. — Plan d'un drainage, tracé graphique d'après Larbalétrier.

petites dimensions. La matière et la fabrication de ces tuyaux sont également importantes. Longtemps on a cru à l'utilité de tuyaux poreux; la preuve contraire est faite. Les tuyaux poreux ou pénétrables n'absorbent par leurs parois que la trente-sixième partie de la totalité de l'eau qu'ils sont destinés à écouler (Larbalétrier). C'est donc une quantité minime; en outre, la fabrication pour les rendre perméables doit mélanger l'argile et le sable, ce qui les rend plus susceptibles d'altération; ceux où il n'entre que de l'argile pure et bien cuits sont imperméables, d'une conservation et d'une solidité très grandes. Les tuyaux sont aujourd'hui fabriqués partout, moulés à la machine. Ils ont, en général

$0^m,01$ d'épaisseur; leur longueur varie de $0^m,30$ à $0^m,40$; trois tuyaux juxtaposés font en général un mètre. Leur diamètre intérieur varie de $0^m,10$ à $0^m,20$ et $0^m,25$. Les plus gros sont réservés comme collecteurs.

La pose des tuyaux est une opération délicate qui ne peut être, en général, confiée qu'à des ouvriers habiles et exercés; on doit généralement la commencer par l'extrémité supérieure de la tranchée, les fonds bas et boueux rendent l'opération plus pénible et facilitent l'obstruction des tuyaux. On peut se servir d'instruments spéciaux pour l'emboîtement des tuyaux les uns dans les autres. Ils sont reliés quelquefois par des colliers ou manchons (fig. 30); on peut également s'en passer, c'est ce qui a lieu le plus souvent en France. Le raccordement des drains avec les collecteurs se fait au moyen d'ouvertures circulaires pratiquées dans le plus gros tuyau et dans lesquelles on engage l'extrémité des drains en dépassant le point de quelques millimètres. Les drains posés, les tran-

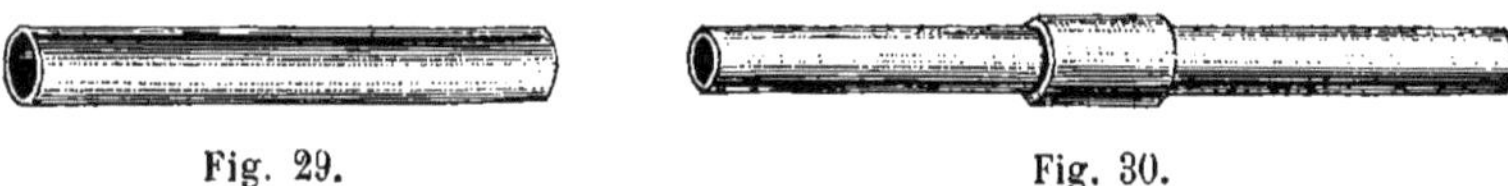

Fig. 29. Fig. 30.

chées sont remplies avec soin et suivant des règles que les hommes du métier ont soigneusement déterminées.

Il est intéressant de connaître les prix de revient de drainage par hectare. M. Barral a réuni un certain nombre de documents qui permettent non pas d'avoir une opinion exacte, mais, tout au contraire, la notion de la difficulté d'appréciation. Des considérations de diverse nature peuvent faire varier les prix de transport et de main-d'œuvre; en outre, le rapprochement des drains ou leur éloignement, en multipliant les frais, changent toutes les évaluations. Pour M. Barral, les prix extrêmes sont : minima, 387 fr. 60, maxima, 1,607 francs pour un drainage avec écartement de 5 mètres; pour 20 mètres d'écart, ils sont : minima, 96 fr. 10, maxima, 404 fr. 25. Une telle différence peut être de nature à inquiéter le cultivateur; il ne faudrait rien exagérer cependant, car les prix de revient se rapprochent plutôt généralement des minima que des maxima et peuvent en moyenne varier entre 200 et 300 francs l'hectare; mais il faut en retenir ceci : qu'avant l'étude exacte du terrain les évaluations n'ont rien de précis; qu'une opération de drainage peut présenter des dépenses imprévues et doit être sérieusement étudiée avant d'être entreprise.

Les drains posés et établis, on se rend compte aisément du fonctionnement de l'appareil; les eaux suintant de toutes parts dans ce canal perméable s'accumulent à la partie inférieure et imbibent les parties environnant les tuyaux; elles pénètrent par les interstices libres, c'est-à-dire à chaque ajustage de tuyaux, et emportées par la pente, se déversent des petits drains dans les collecteurs, de ceux-ci dans les canaux latéraux disposés pour recevoir les eaux. Des regards ou cheminées placés à certains points permettent de juger le fonctionnement de l'appareil, l'écoulement des eaux, etc. Cette surveillance est indispensable, car un drainage mal fait ou d'un fonctionnement imparfait ramène bientôt l'eau à la surface du sol et dans les terres.

L'obstruction est le plus fréquent des accidents du drain, en dehors de ceux pouvant résulter d'un travail mal exécuté ou de l'emploi de mauvais matériaux.

Les obstructions peuvent se produire par des amas de matières terreuses ou de sables dans les drains; les drains sans manchons sont plus sujets à ces engagements que les autres. Les eaux déposent des produits calcaires, séléniteux, ferrugineux, qui, trop abondants, peuvent incruster la partie intérieure des drains et les obstruer. C'est un inconvénient constant dans toute canalisation d'eau. La constitution du terrain peut faire prévoir la nature des dépôts, leur quantité relative et les dispositions du plan du drainage en pourront être modifiées.

Les obstructions par les racines des plantes ne sont pas rares. C'est pour cette raison autant que par la difficulté de faire de bonnes tranchées qu'on recommande de s'éloigner de 18 mètres au moins des rangées d'arbres, des haies. C'est dans ce voisinage qu'il faut aussi multiplier les regards. Dans les marais, les racines de certaines plantes, comme l'*equisetum palustre* (queue de cheval) ont été retrouvées dans les drains les obstruant complètement. M. Leclerc a cité un fait de ce genre observé à Nederevover-Heembeck, près de Bruxelles. Ce sont des fibrilles qui pénètrent par les interstices jusque dans le drain et s'y développent. On a trouvé aussi des racines de betteraves. Ce sont souvent des opérations mal conduites qui favorisent ces productions accidentelles; il faut veiller, entre autres choses, à ne pas recouvrir les drains de la terre détachée des talus et de la surface, et choisir de préférence celle de la couche profonde dans laquelle les racines des plantes n'ont point pénétré.

Les animaux peuvent encore se glisser dans la canalisation, comme les rats, souris, taupes, etc.; ils sont communs dans les champs et cherchent un abri dans les conduits. Ils périssent et forment ensuite un obstacle matériel à l'écoulement de l'eau. Des grillages à l'entrée des collecteurs préviennent ces accidents.

Les eaux de drainage sont plus ou moins abondantes, selon la contrée, le régime des pluies, le terrain; quand le drain est établi profondément et bien disposé, les eaux s'écoulent claires et limpides et on a songé à les utiliser pour les usages domestiques. En Angleterre, on a pu s'en servir dans certaines localités pour alimenter des abreuvoirs et des fontaines. Il faudrait cependant prendre garde; ces eaux, quoique limpides, renferment beaucoup de matières organiques dissoutes, de sels minéraux et ammoniacaux. Les eaux filtrent à travers les couches de terre poreuses et se débarrassent, sans doute, des matières solides, mais elles emportent avec elles toutes les parties solubles des engrais non utilisées par la végétation. Les agronomes ont étudié avec soin le rapport de l'azote existant dans les eaux de drainage, dans les plantes avec telle proportion déterminée d'engrais. Enfin la quantité d'eau elle-même est variable suivant la richesse de la végétation au-dessus du drain; ce sont là des faits qui intéressent particulièrement l'agronome, mais ils ne sont pas indifférents à l'hygiéniste, car ils concourent aussi à l'assainissement définitif du sol.

Les eaux de drainage, à cause de leur composition chimique, sont surtout favorables aux irrigations, et quand les conditions de lieux et de pentes le permettent, c'est ainsi qu'elles doivent être utilisées.

Il importe de bien connaître les effets du drainage et les avantages qui résultent de ce procédé d'assainissement.

On dit d'une manière générale que le drainage assainit le sol et favorise la végétation, c'est pour ainsi dire là le but final, incontestable et que l'expérience a démontré exact d'une manière absolue.

Pour apprécier la façon dont ce but est atteint, il faut étudier dans les détails l'action du drainage qu'on peut résumer de trois manières, suivant qu'elle est physique, chimique ou hygiénique.

1° *Action physique.* — L'eau trouvant, dans un sol drainé, une issue que la nature compacte du sol primitivement lui opposait, se fait un petit chemin depuis les couches superficielles jusqu'aux plus profondes, divisant la terre en parcelles. Ces mille petits canaux souterrains livrent passage à l'eau, à l'air, servent à loger les racines des plantes. Les terres compactes, fortes, que les labours ne pouvaient entamer, deviennent donc plus aériennes; elles s'effritent et se travaillent aisément. La chaleur pénètre mieux aussi le sol drainé et l'évaporation est moindre. Ces deux actions sont essentielles; la première est favorable à l'agriculteur, la seconde à l'hygiène du cultivateur, en diminuant les brouillards inévitables dans les terrains humides et marécageux.

2° *Action chimique.* — L'action chimique résulte de ce contact incessant de l'air et de l'eau du sol en présence soit des matières minérales, soit des substances organiques qui s'y trouvent accumulées. L'air n'agit pas seulement par sa pénétration lente de la superficie au centre, à mesure que le sol remué et cultivé devient plus perméable; il exerce encore son action en remontant de la profondeur où il arrive naturellement par les drains et traversant en sens inverse le chemin qui lui fraye l'eau.

Les conditions nécessaires aux oxydations, aux décompositions organiques sont donc ainsi réunies dans les couches profondes et sous ces actions multiples de fermentation les plantes trouvent des éléments assimilables variés et nombreux; toutes les réactions que nous avons exposées en parlant des propriétés chimiques du sol peuvent se produire et le résultat définitif est que les plantes reçoivent une poussée vitale énorme, si bien que dans les terres drainées on constate une maturité précoce des récoltes, une richesse alimentaire plus grande des herbages.

En même temps, les gaz incommodes ou toxiques qui faisaient si désastreuse l'atmosphère des marais, disparaissent sous l'action de l'oxygène de l'air qui les transforme comme l'hydrogène sulfuré, par exemple, et les fixe.

Enfin, l'action des engrais, qui était souvent illusoire dans les sols compacts et marécageux, alternativement couverts et découverts, devient au contraire, sous l'influence de l'air superficiellement et en profondeur, très considérable.

3° *Action hygiénique.* — L'effet hygiénique du drainage n'est pas discutable ; la disparition de l'eau superficielle et de celle imbibant et saturant les terres a pour conséquence immédiate de faire cesser les brouillards (marais aérien) et aussi d'amener la suppression des fièvres et des affections nées le plus souvent de l'humidité comme les rhumatismes.

M. Pearson a fourni un relevé statistique qui, pour être déjà vieux, n'en est pas moins concluant par le rapprochement fait entre deux années consécutives dans le terrain du district de Woalton.

Mois.	Fièvre et dysenterie. 1847.	1848.
Juillet	25	0
Août	30	2
Septembre	17	7
Octobre	9	4
Novembre	9	3
Décembre	12	»
	102	16

Plus récemment Latham a fait connaître les résultats constatés sur la population de plusieurs localités anglaises et qui sont résumées dans le tableau suivant que nous empruntons à Arnould.

Élévation du niveau de la santé publique en Angleterre par les travaux d'assainissement (d'après Latham).

LOCALITÉS	POPULATION en 1861.	MORTALITÉ p. 1000 avant les travaux	MORTALITÉ p. 1000 après les travaux	GAIN biologique p. 100	DIMINUTION de la fièvre typhoïde p. 100	DIMINUTION de la phtisie p. 100
Bambury	10.238	23.4	20.5	12.5	48	41
Cardif	32.954	33.2	22.6	32.0	40	17
Croydon	30.229	23.7	18.6	22.0	63	17
Dover	23.108	22.6	20.9	7.0	36	20
Ely	7.847	23.9	20.5	14.0	56	47
Leicester	68.056	26.4	25.2	4.5	48	32
Macelesfield	23.475	29.8	23.7	20.0	48	31
Merthyr	52.778	33.2	26.2	18.0	60	11
Newport	24.756	31.8	21.6	32.0	36	32
Rugby	7.818	19.1	18.6	2.5	10	43
Salisbury	9.030	27.5	21.9	20.0	75	49
Warwick	10.750	22.7	21.0	7.5	52	19

Mais, en même temps que la salubrité devient meilleure pour l'homme dans la région drainée et même dans une zone voisine, les animaux domestiques, le bétail, se trouvent dans des conditions plus satisfaisantes; les épizooties meurtrières (péripneumonie, cachexie aqueuse) disparaissent ou s'atténuent. Les maladies parasitaires des plantes elles-mêmes diminuent ou cessent.

Il y a là, dans tous les règnes, une amélioration évidente des phénomènes de la vie.

III. **Desséchement par absorption.** — Un second procédé consiste à ajouter au drainage l'emploi de puits absorbants. Ce système réclame des dispositions particulières du sous-sol; la couche imperméable doit n'être pas trop épaisse et reposer directement sur une couche absolument perméable. Le gravier, les sables, les roches feuilletées, sont excellents dans ce cas. On procède alors de la manière suivante; on fait, soit des tranchées dont le fond laisse couler l'eau, soit des puits en forme de cône renversé que l'on perce d'un trou de sonde, où l'on engage un tuyau de bois ou de fonte que l'on recouvre de fascines ou d'un treillis pour empêcher l'obstruction. On remplit ensuite de pierres (fig. 31). Ce moyen est, comme le drainage proprement dit, fort ancien. La plaine des paluns, près de Marseille, dit Boudin (*Annales d'hygiène* 1874) était un grand bassin marécageux qu'il paraissait impossible de dessécher par des canaux superficiels. Le roi René y fit creuser un grand nombre de puisards ou *embugs;* ces trous jettent encore dans des couches perméables profondes les eaux qui rendaient toute la contrée improductive et malsaine.

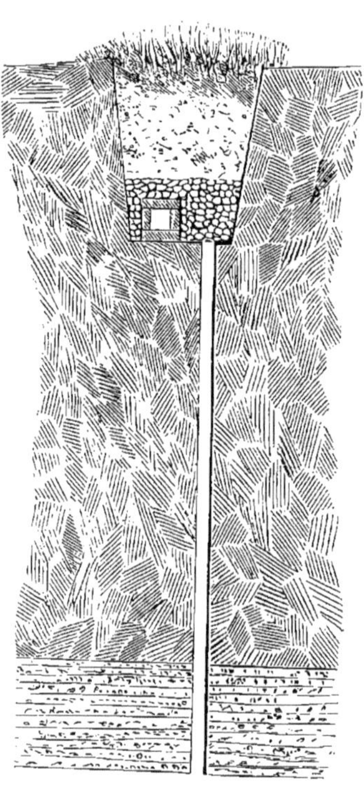

Fig. 31.

Les vallées d'Aubague et de Géménos, dans les Bouches-du-Rhône, les marais de l'Archant, en Gâtinais, ont été ainsi assainis.

IV. **Desséchement par ascension.** — Le troisième moyen par ascension est nécessité par le niveau trop bas du sol par rapport aux terrains environnants; le seul effet des pentes ne permettant pas l'écoulement des eaux au dehors, elles sont réunies à la partie inférieure par des tuyaux ou rigoles d'écoulement, amassées au point bas, dans une sorte de réservoir d'où elles sont élevées à l'aide d'appareils et déversées dans des canaux supérieurs qui les conduisent au loin.

C'est le procédé qui a été employé en Hollande, et très heureusement. On ne peut oublier l'effet si pittoresque de tous ces petits moulins sans cesse en mouvement et qui en certains points s'étendent à perte de vue sur une vaste étendue de terrain comme à Zaandam (fig. 32).

Il y en avait 2445 en 1844. Les appareils à vapeur s'y sont ajoutés surtout depuis les desséchements très importants de la mer de Harlem où les Néerlandais ont déjà conquis plus de 100 000 hectares d'excellente terre.

En Angleterre on a procédé de même pour les marais de Lincolnshire.

Dans les grands desséchements agricoles, on fait souvent usage maintenant, pour se débarrasser promptement des eaux accumulées et faciliter les autres opérations d'assainissement, des pompes centrifuges soit simples, soit accouplées. Ces excellents appareils sans organe délicat, sans soupape, peuvent entraîner des eaux fortement chargées de matières solides ou terreuses, sans le moindre inconvénient, et sont d'un usage commun dans l'assainissement agricole.

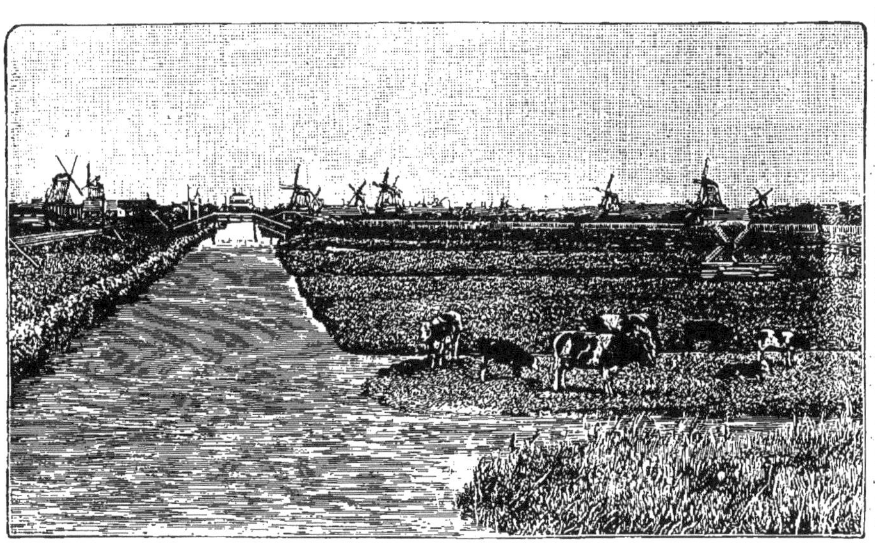

Fig. 32.

Enfin, il faut ajouter aux moyens destinés à faciliter l'écoulement des eaux, les grands travaux d'hydraulique agricole tels que : établissements de canaux, de tunnels, etc., travaux d'art souvent considérables et qui ne peuvent être conduits que par des ingénieurs distingués.

Disons même que souvent ces divers procédés s'ajoutent, le desséchement rapide précédant le drainage du sol.

V. Lois concernant le drainage. — Le desséchement des marais a été en France l'objet de prescriptions législatives. La loi du 16 mai 1807 (1) a eu surtout pour objet les travaux de desséchement et avait certainement l'intention de faire sortir les propriétaires de leur insouciance; elle édictait l'obligation du desséchement, l'Etat se faisant juge des travaux utiles ou nécessaires. Elle n'a pas eu tout le succès qu'on en attendait sans doute, car pendant la période qui suivit sa promulgation les desséchements eurent en France relativement peu d'activité. Ils en avaient au contraire beaucoup en Angleterre et les résultats qu'on y

(1) *Loi sur le desséchement des marais*, 1807.

TITRE Ier. — DESSÉCHEMENT DES MARAIS.

ART. 1er. — La propriété des marais est soumise à des règles particulières. Le gouvernement ordonnera les desséchements qu'il jugera utiles ou nécessaires.

ART. 2. — Les desséchements seront exécutés par l'Etat ou par des concessionnaires.

ART. 3. — Lorsqu'un marais appartiendra à un seul propriétaire, ou lorsque tous les propriétaires seront réunis, la concession du desséchement leur sera toujours accordée s'ils se soumettent à l'exécuter dans les délais fixés et conformément aux plans adoptés par le gouvernement.

ART. 4. — Lorsqu'un marais appartiendra à un propriétaire ou à une réunion de propriétaires qui ne se soumettront pas à dessécher dans les délais et selon les plans adoptés, ou qui n'exécuteront pas les conditions auxquelles ils se seront soumis; lorsque les propriétaires ne seront pas tous réunis; lorsque parmi lesdits propriétaires il y aura une ou plusieurs communes, la concession du desséchement aura lieu en faveur des concessionnaires dont la soumission sera jugée la plus avantageuse par le gouvernement; celles qui seraient faites par des communes propriétaires, ou par un certain nombre de propriétaires réunis, seront préférées à conditions égales.

ART. 5. — Les concessions seront faites par les décrets rendus en conseil d'Etat, sur des plans levés ou sur des plans vérifiés et approuvés par les ingénieurs des ponts et chaussées, aux conditions prescrites par la présente loi, aux conditions qui seront établies par les règlements généraux à intervenir, et aux charges qui seront fixées à raison des circonstances locales.

ART. 6. — Les plans seront levés, vérifiés et approuvés aux frais des entrepreneurs du desséchement; si ceux qui auront fait la première soumission et fait lever ou vérifier les plans ne demeurent pas concessionnaires, ils seront remboursés par ceux auxquels la concession sera définitivement accordée. Le plan général du marais comprendra tous les terrains qui seront présumés devoir profiter du desséchement. Chaque propriété y sera distinguée, et son étendue exactement circonscrite. Au plan général seront joints tous les profils et nivellements nécessaires; ils seront, le plus possible, exprimés sur le plan par des cotes particulières.

TITRE II. — FIXATION DE L'ÉTENDUE, DE L'ESPÈCE ET DE LA VALEUR ESTIMATIVE DES MARAIS AVANT LE DESSÉCHEMENT.

ART. 7. — Lorsque le gouvernement fera un desséchement, ou lorsque la concession aura été accordée, il sera formé entre les propriétaires un syndicat, à l'effet de nommer les experts qui devront procéder aux estimations statuées par la présente loi. Les syndics seront nommés par le préfet, ils seront pris parmi les propriétaires les plus imposés, à raison des marais à dessécher. Les syndics seront au moins au nombre de trois et au plus au nombre de neuf, ce qui sera déterminé dans l'acte de concession.

ART. 8. — Les syndics réunis nommeront et présenteront un expert au préfet du département. Les concessionnaires en présenteront un autre; le préfet nommera un tiers expert. Si le desséchement est fait par l'Etat, le préfet nommera le second expert et le tiers expert sera nommé par le ministre de l'intérieur.

ART. 9. — Les terrains des marais seront divisés en plusieurs classes, dont le nombre

obtenait parurent si beaux qu'en 1854 (10 juin) une nouvelle loi intervint sans cependant abroger celle de 1807. Aux termes de cette loi, le *drainage* en raison de l'utilité qui en résulte pour le pays est assimilé aux irrigations. A ce titre la faculté de drainer appartient à chacun, lors même que l'exercice de cette faculté entraînerait pour les propriétés voisines la création d'une servitude, celle de recevoir les eaux provenant du drainage; mais, conformément aux principes communs au droit de propriété, l'écoulement des eaux provenant du drainage ne peut être imposé aux fonds voisins que moyennant une indemnité. Les maisons,

n'excédera pas dix et ne pourra être au-dessous de cinq : ces classes seront formées d'après les divers degrés, et toujours de manière que toutes les terres de même valeur présumée soient dans la même classe.

ART. 10. — Le périmètre des diverses classes sera tracé sur le plan cadastral qui aura servi de base à l'entreprise; ce tracé sera fait par les ingénieurs et les experts réunis.

ART. 11. — Le plan, ainsi préparé, sera soumis à l'approbation du préfet; il restera déposé au secrétariat de la préfecture pendant un mois; les parties intéressées seront invitées par affiches à prendre connaissance du plan, à fournir leurs observations sur son exactitude, sur l'étendue donnée aux limites jusques auxquelles se feront sentir les effets du desséchement, et enfin sur le classement des terres.

ART. 12. — Le préfet après avoir reçu ces observations, celles en réponse des entrepreneurs du desséchement, celles des ingénieurs et des experts, pourra ordonner les vérifications qu'il jugera convenables. Dans le cas où, après vérification, les parties intéressées persisteraient dans leurs plaintes, les questions seront portées devant la commission constituée par le titre X de la présente loi.

ART. 13. — Lorsque les plans auront été définitivement arrêtés, les deux experts nommés par les propriétaires et les entrepreneurs du desséchement se rendront sur les lieux, et, après avoir recueilli tous les renseignements nécessaires, ils procéderont à l'appréciation de chacune des classes composant le marais, eu égard à sa valeur au moment de l'estimation considérée dans son état de marais, et sans pouvoir s'occuper d'une estimation détaillée par propriété. Les experts procéderont en présence d'un tiers expert qui les départagera s'ils ne peuvent s'accorder.

ART. 15. — Dès que l'estimation aura été définitivement arrêtée, les travaux de desséchement seront commencés; ils seront poursuivis et terminés dans les délais fixés par l'acte de concession sous les peines portées audit acte.

TITRE III. — DES MARAIS PENDANT LE COURS DES TRAVAUX DE DESSÉCHEMENT.

ART. 16. — Lorsque, d'après l'étendue des marais, ou la difficulté des travaux, le desséchement ne pourra être opéré dans trois ans, l'acte de concession pourra attribuer aux entrepreneurs du desséchement une portion en deniers du produit des fonds qui auront les premiers profité des travaux de desséchement. Les contestations relatives à l'exécution de l'acte de concession seront portées devant la commission.

TITRE IV. — DES MARAIS APRÈS LE DESSÉCHEMENT ET DE L'ESTIMATION DE LEUR VALEUR.

ART. 17. — Lorsque les travaux prescrits par l'Etat ou par l'acte de concession seront terminés, il sera procédé à leur vérification et réception. En cas de réclamations, elles seront portées devant la commission, qui les jugera.

ART. 18. — Dès que la reconnaissance des travaux aura été approuvée, les experts respectivement nommés par les propriétaires et par les entrepreneurs du desséchement, et accompagnés du tiers expert, procéderont de concert avec les ingénieurs à une classification des fonds desséchés, suivant leur valeur nouvelle et l'espèce de culture dont ils seront devenus susceptibles. Cette classification sera vérifiée, arrêtée, suivie d'une estimation, le tout dans les mêmes formes ci-dessus prescrites pour la classification des marais avant le desséchement.

cours, parcs, jardins et enclos attenant aux habitations sont exceptés de cette servitude.

A peine la loi de 1854 fut-elle promulguée que sur un grand nombre de points on vit se former des associations syndicales. Mais l'argent faisait défaut. Il fallait venir en aide aux communes pauvres qui ne pouvaient associer que leurs dettes et aussi leurs misères. L'Angleterre avait donné l'exemple depuis longtemps et avait prêté plus de 400 millions pour les travaux de drainage et de salubrité. Une loi (17 juillet 1856) établit le même secours et régla les conditions de ces encouragements et de ces prêts (1). L'article 1er de la loi, qui en résume l'esprit et le but, porte qu'une somme de 100 millions est affectée à des prêts destinés à faciliter les opérations du drainage. Chaque année, la loi de

(1) *Loi du 17 juillet 1856 sur le drainage.*

TITRE Ier. — ENCOURAGEMENTS DONNÉS PAR L'ÉTAT.

ARTICLE 1er. — Une somme de cent millions est affectée à des prêts destinés à faciliter les opérations du drainage.

Un article de la loi de finances fixe, chaque année, le crédit dont le ministre de l'agriculture, du commerce et des travaux publics peut disposer pour cet emploi.

ART. 2. — Les prêts effectués en vertu de la présente loi sont remboursables en vingt-cinq ans, par annuités comprenant l'amortissement du capital et l'intérêt calculé à 4 pour 100.

L'emprunteur a toujours le droit de se libérer, par anticipation, soit en totalité, soit en partie.

Le recouvrement des annuités a lieu de la même manière que celui des contributions directes.

TITRE II. — DU PRIVILÈGE SUR LES TERRAINS DRAINÉS ET SUR LEUR RÉCOLTE OU REVENUS.

ART. 3. — Il est accordé au Trésor public, pour le recouvrement de l'annuité échue et de l'annuité courante sur les récoltes ou revenus des terrains drainés, le privilège qui prend rang immédiatement après celui des contributions publiques. Néanmoins les sommes dues pour les semences ou pour les frais de la récolte sont payées sur le prix de la récolte avant la créance du Trésor public. Le Trésor public a également, pour le recouvrement de ses prêts, un privilège qui prend rang, avant tout autre, sur les terrains drainés.

ART. 4. — Le privilège sur les terrains drainés, tel qu'il est établi dans l'article précédent, est accordé : 1° aux syndicats pour le recouvrement de la taxe d'entretien et des prêts faits par eux; 2° aux prêteurs pour le remboursement des prêts faits à des syndicats; 3° aux entrepreneurs, en se conformant aux dispositions du paragraphe 3 de l'article 2103 du Code Napoléon.

Les syndicats ont, en outre, pour la taxe d'entretien de l'année échue et de l'année courante, le privilège sur les récoltes ou revenus tel qu'il est établi par l'article 3. Le privilège n'affecte chacun des immeubles compris dans le périmètre d'un syndicat que pour la part de cet immeuble dans la dette commune.

ART. 5. — Toute personne ayant une créance privilégiée ou hypothécaire antérieure au privilège acquis en vertu de la presente loi a le droit, à l'époque de l'aliénation de l'immeuble, de faire réduire ce privilège à la plus-value existant à cette époque, et résultant des travaux de drainage.

TITRE III. — DU MODE DE CONSERVATION DU PRIVILÈGE.

ART. 6. — Le Trésor public, les syndicats, les prêteurs et les entrepreneurs n'acquièrent ce privilège que sous la condition d'avoir préalablement fait dresser un procès-verbal à l'effet de constater l'état de chacun des terrains à drainer relativement aux

finances devait fixer le crédit dont le ministre de l'agriculture pouvait disposer à cet effet. L'exécution présenta, dès les premiers moments, quelques difficultés et une nouvelle loi (28 avril 1858) substitua le Crédit foncier à l'Etat (1), à la suite d'une convention faite entre le gouvernement et cette institution de crédit.

C'est sous l'empire de cette législation que nous vivons actuellement, et il semble que la loi ne reçoit pas toute l'application désirable. Il se pourrait que les exigences du Crédit foncier, relativement aux titres de propriété nécessaires à la garantie des prêts, n'aient point favorisé l'extension du drainage. L'enquête agricole de 1868 relevait en effet ce fait,

travaux de drainage projetés, d'en déterminer le périmètre et d'en estimer la valeur actuelle d'après les produits.

Lorsqu'il s'agit d'un prêt demandé au Trésor public, le procès-verbal est dressé par un ingénieur ou un homme de l'art commis par le préfet, assisté d'un expert désigné par le juge de paix; s'il y a désaccord entre l'ingénieur et l'expert, celui-ci fait consigner ces observations dans le procès-verbal.

Dans les autres cas, le procès-verbal est dressé par un expert désigné par le juge de paix du canton où sont situés les biens.

Les entrepreneurs qui ont exécuté des travaux pour des propriétaires non constitués en syndicats doivent, de plus, faire vérifier la valeur de leurs travaux, dans les deux mois de leur exécution, par un expert désigné par le juge de paix. Le montant du privilège ne peut pas excéder la valeur constatée par ce second procès-verbal.

Art. 7. — Le privilège accordé par la présente loi sur les terrains drainés se conserve par une inscription prise : pour le Trésor public et pour les prêteurs, dans les deux mois de l'arrêté qui les constitue; pour les entrepreneurs, dans les deux mois du procès-verbal prescrit par le paragraphe 1er de l'article 6.

L'inscription contient dans tous les cas un extrait sommaire de ce procès-verbal.

Lorsqu'il y a lieu à vérification des travaux en exécution du quatrième paragraphe de l'article 6, il est fait mention en marge de l'inscription du procès-verbal de cette vérification, dans les deux mois de sa date.

Art. 8. — L'acte de prêt consenti au profit d'un syndicat répartit provisoirement la dette entre les immeubles compris dans le périmètre du syndicat proportionnellement à la part que chacun de ces immeubles doit supporter dans la dépense, et l'inscription est prise d'après cette répartition provisoire.

Pour les avances d'un syndicat, l'inscription est également prise d'après une répartition provisoire faite, comme il est dit au paragraphe précédent, par les soins du syndicat, si la répartition provisoire est rectifiée ultérieurement par l'effet des recours ouverts aux propriétaires en vertu de l'article 4 de la loi du 4 floréal an XI. Il est fait mention de cette rectification en marge des inscriptions, à la diligence du syndicat dans les deux mois de la date où la répartition nouvelle est devenue définitive; le privilège s'exerce conformément à cette dernière répartition.

Titre IV. — Dispositions générales.

Art. 9. — Si une opération de drainage aggrave les dépenses d'un cours d'eau réglées par la loi du 14 floréal an XI, les terrains drainés sont compris dans les propriétés intéressées et imposés conformément à cette loi.

Art. 10. — Un règlement d'administration publique détermine les conditions et les formes des prêts faits par le Trésor public, et en général toutes les mesures nécessaires à l'exécution de la présente loi.

(1) Le Crédit foncier de France est autorisé à contracter, avec la garantie du Trésor, des emprunts successifs sous forme d'obligations, dites obligations de drainage, qui peuvent être émises même au-dessous du pair et qui sont remboursables au pair. Ces émissions ont lieu jusqu'à concurrence de la somme nécessaire pour produire un capital de 100 millions. Ce capital est exclusivement consacré aux prêts destinés à

que le nombre des prêts autorisés à ce moment n'était que de 75, représentant 1 111 790, soit 2 1/2 p. 100 seulement dans la dépense totale des travaux exécutés.

Des cas particuliers ont nécessité des lois spéciales. Ainsi l'assainissement et la mise en culture des landes de Gascogne, dont M. Chambrelent fut l'ardent promoteur furent décidés par une loi du 19 mars 1857. Le savant ingénieur en rappelait l'histoire à l'Association française pour l'avancement des sciences (Paris 1889) dans une brillante conférence. C'est cette loi qui a permis d'assurer l'assainissement des landes de Gascogne sur une étendue de 800 000 hectares. En huit années, tous les travaux furent terminés. En 1878, le résultat était jugé. M. Emile Trélat disait dans son rapport officiel : « Il n'y a plus de pellagre et les fièvres ont disparu, l'homme a pris pied sur cette terre. Il occupe des villages sains et propres, des maisons lumineuses et gaies, au sein d'une végétation luxuriante. »

Cet exemple suffirait pour prouver qu'avec le concours assuré de l'Etat et les capitaux indispensables de grands assainissements peuvent être faits, et cela au plus grand profit de la nation tout entière. La législation actuelle est-elle insuffisante par quelque point, ne vient-elle pas assez efficacement en aide aux agriculteurs? Il ne nous appartient pas de trancher cette délicate question. Nous ne pouvons que regretter la mollesse apportée à certains travaux, très nécessaires au point de vue de la salubrité publique et de l'agriculture.

Cependant il ne faut pas oublier que des efforts sérieux ont été faits par endroits, grâce au concours soit des départements, soit des communes, et grâce aussi à l'impulsion donnée à ces travaux par des ingénieurs habiles et convaincus de l'importance de leur action.

L'assainissement de la Camargue et la mise en culture de ces vastes plaines autrefois incultes est encore un progrès récent, dû à M. Chambrelent. Il en a donné le récit au congrès de Nancy (1886).

La plaine du Forez a été l'objet de travaux considérables commencés depuis 1859 et avec le concours des propriétaires du département (Loire) et de l'Etat. Plus de 20 000 hectares ont été assainis. Il en a été de même du plateau des Dombes, dont l'assainissement a été commencé en 1853 et se continue ; les étangs marécageux ont disparu dans une étendue de plus de 10 000 hectares.

favoriser les opérations de drainage en vertu de l'article 1er de la loi du 13 juillet 1856. L'émission des obligations ne peut être faite qu'en vertu d'une autorisation des ministres du commerce, de l'agriculture, des travaux publics et des finances, qui déterminent chaque année l'importance et l'époque de l'émission, le taux et les autres conditions de négociation. Les obligations ainsi émises doivent être remboursées dans un délai de vingt-cinq ans au plus tard à partir de la création des titres. Chaque année le nombre des obligations à rembourser est déterminé par le ministre des finances, qui peut, s'il le juge convenable, accélérer la marche régulière de l'amortissement, en raison des remboursements effectués par les emprunteurs.

(Convention approuvée par le décret du 28 sept. 1858. art. 5).

Grâce à l'établissement de canaux d'asséchement, le nord de la France a été, presque partout, dans la partie avoisinant la mer, considérablement amélioré, au point de vue de la salubrité.

Les prairies basses de la Normandie, les marais salés de Carentan, les tourbières du Cotentin, les bords fangeux des rivières du Calvados sont presque entièrement assainis par les canaux et la culture. Les marais de Dol, dans le département d'Ille-et-Vilaine, cultivés depuis longtemps, sont un terrain fertile plutôt que dangereux (Arnould). Ceux de Saint-Gildas, de Montoir, de Machecoul, sont en partie desséchés. La Vendée, la Saintonge, ont fait de grands efforts pour dessécher leurs marais, et elles sont arrivées à faire disparaître en grande partie leur insalubrité d'autrefois ; Brouage reste encore comme une zone empoisonnée, et les marais gâts, les seuls importants dans cette région, ont détruit cette petite ville jadis florissante et aujourd'hui déserte ; peut-être n'ose-t-on même plus y faire les travaux nécessaires et la garde d'une malheureuse poudrière y vaut cependant encore à nos soldats de fréquentes et terribles intoxications. Mais, dans le reste de la Saintonge, les marais de la Rochelle, de Rochefort, jadis si frappés et si réputés pour leurs fièvres, sont desséchés et fertiles (Dr Barbreau, *Rapport sur les épidémies*).

Ces heureux résultats, ces efforts, résolument tentés sur bien des points du sol français, devraient pourtant, semble-t-il, encourager les agriculteurs et amener d'une façon générale, partout où cela est nécessaire, le desséchement des marais, des terres incultes et humides, en un mot l'assainissement du sol.

Mais l'enquête de 1868 constatait malheureusement que les travaux de drainage n'étaient pas développés comme il le faudrait, et qu'il y a beaucoup à faire sous ce rapport. Les difficultés avec lesquelles on se trouve aux prises ne semblent pas avoir disparu ; c'est toujours : le morcellement et l'instabilité de la propriété foncière, le prix élevé des travaux de drainage par rapport à la faible valeur des terres qui en ont besoin, la trop courte durée des baux qui ne permet pas aux fermiers d'entreprendre de semblables améliorations, l'indifférence des propriétaires, le manque de capitaux et la difficulté d'en trouver à emprunter sur des propriétés foncières d'une maigre valeur. Le mal constaté se rattache à l'état même de l'agriculture et il est fâcheux que la santé publique se trouve ainsi liée d'une façon étroite à une question de crise agricole qui pourrait peut-être peser longuement sur le pays.

Autres procédés d'assainissement du sol.

Il existe d'autres procédés d'assainissement du sol que le desséchement.

Colmatage. — Le colmatage (*colmare*, combler) est une opération qui consiste à faire arriver sur un terrain en couches aussi épaisses que possible des eaux limoneuses ; à laisser déposer les matières terreuses et à écouler ensuite les eaux éclaircies. L'opération se renouvelle jusqu'à ce que le terrain ait été ainsi surélevé. Elle demande certaines conditions topographiques spéciales, le voisinage d'un cours d'eau limoneuse, une déclivité naturelle; pour être bien conduite, elle nécessite la création de canaux, d'écluses, arrêtant l'eau boueuse, et laissant écouler celle devenue claire. C'est en Italie surtout, dans la vallée du Pô et dans quelques vallées transversales, que le colmatage a été largement pratiqué. En France, on a opéré de grands travaux de ce genre dans les vallées de la Seine, de l'Ariège, de l'Hérault, de l'Ardèche, de la Drôme ; on a comblé ainsi plusieurs étangs du Languedoc et de la Provence.

Au point de vue de l'hygiène, il est important que le colmatage soit bien conduit et que le sol colmaté soit recouvert d'une couche suffisante d'eau pendant toute la période destinée à la formation de la couche superficielle, sinon on aurait à redouter les émanations dangereuses d'un véritable marais. Puis, la mise en culture doit être rapide, afin de ne pas laisser la décomposition des matières organiques se faire pour ainsi dire à l'air et en provoquer l'infection.

Le *terrement* n'est qu'une sorte de colmatage artificiel, dont l'élément limoneux, n'étant pas fourni par le cours d'eau, est emprunté à des terres. Cette opération, dit Vallin, a été pratiquée sur une vaste échelle dans les duchés de Lunebourg et de Brême.

Le *warpage* utilise le limon marin (*warp* en anglais, *tangue* en français) que les hautes marées rejettent à l'embouchure des fleuves. C'est en Angleterre surtout que le warpage a été pratiqué. En France, sur les côtes de Normandie et de Bretagne on a directement mis en culture des surfaces assez considérables dans les environs de la baie Saint-Michel par exemple, mais la tangue est fortement recherchée comme engrais et nous y reviendrons à ce sujet.

Assainissement végétal. — A l'assainissement des marais par les procédés que nous venons d'indiquer et qui relèvent de l'ingénieur, il faut ajouter ceux que l'agronomie conseille et emploie.

La mise en culture des terres là où elle est possible, sans opération préalable, est rare ; il y a toujours au moins soit un dénivellement, quelques déblais ou remblais, la flore des marais ne pourrait, à aucun titre, être comptée comme un mode d'assainissement. Le desséchement opéré, la végétation peut enlever rapidement les qualités nocives que le sol possède encore. Il reste en effet très humide aux grandes pluies ; il renferme des proportions considérables de matières organiques ; en un mot, il est même dangereux. Cette première culture du marais desséché n'est pas sans inconvénients. Remuer le sol, c'est donner à l'atmosphère une plus grande quantité de miasmes et de germes morbides, c'est la fièvre à peu près assurée pour les travailleurs. Dans les opérations d'assainissement des plaines de l'Afrique, notre armée a eu à lutter contre un ennemi autrement dangereux que l'Arabe, on perdait un homme sur six. A notre époque, on s'est partout préoccupé des moyens d'atténuer les effets de ce défrichement; on a essayé l'emploi de machines agissant rapidement et ne nécessitant que peu de main-d'œuvre, c'est-à-dire d'hommes. Mais cela est probablement peu pratique, et les Anglais sont à peu près les seuls ayant fait ce genre d'essai.

En Italie, le gouvernement s'est proposé d'employer aux premiers défrichements des colonies pénitentiaires. M. le Dr Borelli, au congrès de Turin, a fait savoir qu'aux Trois-Fontaines on avait installé 170 condamnés; les cas de maladie ont été nombreux, mais il n'y a eu que 2 décès sur 100. Les hommes préféraient ce régime à celui de leurs pénitenciers. Le congrès, prenant en considération les immenses avantages que l'assainissement rapide des contrées infectes aurait pour la santé publique, malgré le sentiment de répulsion très respectable que chacun éprouve à commuer la peine de la prison en celle de la maladie, a cependant donné son approbation à ce système.

L'auxiliaire le plus utile sur lequel l'homme puisse compter à ce moment difficile est sans contredit l'emploi des végétaux absorbant beaucoup d'eau et ayant un développement rapide. L'eucalyptus globulus (genre de Myrtacées-Xérocarpées) est un des plus réputés et c'est à Ramel qu'on doit en grande partie sa vulgarisation.

Sa croissance est telle que, cinq ans après avoir été semé de graines, le tronc mesure plus de un mètre de circonférence à trois pieds au-dessus du sol. Dans cette période de temps il atteint la force de nos grands taillis et en dix ans la hauteur d'une forêt séculaire (Lambert). Il absorbe dix fois son poids d'eau et l'eau qu'il restitue en grande quantité également à l'atmosphère est accompagnée de principes aromatiques et résineux auxquels on a accordé des propriétés antiparasitaires. C'est d'abord à cause de ses émanations qu'il fut conseillé dans les contrées malsaines par le baron van Müller. En Afrique, on l'expérimenta en 1857. Le succès dépassa les espérances. Trottier constata son avidité pour l'eau et l'appliqua à boire l'eau de marais. L'eucalyptus s'est répandu en Afrique; il y en a aujourd'hui des millions de pieds et on lui doit certainement l'assainissement de nombreux marais, la Mitidja, Ain Makra. En Corse, la vallée d'Ostriconi a été assainie en trois ans. Le Dr Reg. Carlotti cite la vallée de Pruno a 7 kil. 1/2 d'Ajaccio, tellement insalubre qu'on n'y pouvait séjourner même une heure pendant l'été et l'automne; une plantation de 80 pieds d'eucalyptus sur 4 hectares a suffi pour modifier cette situation; de même au couvent des Trois-Fontaines, près de Rome; à Sartène. Le Dr Bonnafont croit que les produits assainissants de cet arbre tiennent surtout à la disposition rameuse de ses racines, qualité qu'il pourrait partager avec d'autres végétaux, mais son mérite principal serait sa rapide croissance.

Il est possible que d'autres actions s'ajoutent à celles de l'eucalyptus dans l'assainissement du sol; dans tous les cas, c'est une culture véritable, facile et d'une efficacité indiscutable, qu'il faut donc encourager. Malheureusement il ne se développe pas dans les zones froides et ne peut être d'un utile secours que dans certaines contrées.

Le tournesol (*Helianthus annuus*, vulg. soleil) a été aussi vanté pour ses propriétés assainissantes par Maury (Amérique), par le Dr van Alstein. Chevreul avait constaté son énorme puissance d'évaporation.

Le houblon, le riz indien (*Zizania aquatica*), la fève des marais, sont aussi réputés comme assainissants, mais l'expérimentation n'a pas donné pour eux les résultats de l'eucalyptus et ces végétaux ne peuvent inspirer qu'une confiance modeste.

Au congrès de Florence, on a demandé de généraliser la culture du coton, de la canne à sucre dans les localités insalubres de l'Italie. Burdel a depuis longtemps insisté sur tous ces moyens d'assainissement par le défrichement des bruyères, l'amélioration de la culture. Colin donne une formule en appparence paradoxale, mais au fond très juste : *L'insalubrité d'un sol négligé est souvent le critérium de la fécondité dès qu'il est assaini par l'agriculture.* Maxime à ne jamais oublier aussi bien en agriculture qu'en hygiène.

§ 4. — Impaludisme. — Intoxication tellurique.

Si je devais envisager l'impaludisme en tant que maladie sévissant surtout sur la population rurale et lui constituant comme une sorte d'affection ou d'endémie professionnelle, je devrais renvoyer cette étude au moment où j'aurai à examiner les maladies propres au cultivateur.

Mais, en vérité, l'intoxication tellurique, qu'elle soit aiguë ou chronique, ne frappe pas que le paysan: elle lui est commune avec tous ceux qui remuent la terre, s'occupent de grands travaux publics, elle appartient, en un mot, à la pathologie générale et non à la pathologie spéciale ou professsionnelle. Je n'ai pas à l'étudier, ce serait sortir mon sujet.

Mais il est essentiel, cependant, après l'étude du sol, après celle des marais, après avoir décrit les procédés le plus généralement employés pour les assainir, de faire place à la prophylaxie de l'intoxication tellurique, et de tracer les principales règles qui lui conviennent. C'est en quelque sorte une conclusion nécessaire, après toute cette étude; car il faut que le cultivateur connaisse également bien les dangers du sol et les moyens de s'en préserver.

Il est de notoriété que l'intoxication paludéenne ou tellurique imprime dans certaines régions une physionomie spéciale aux différents états morbides dont pâtit le paysan. La pratique médicale, à la campagne, dans les régions à fièvre, ne laisse aucun doute à cet égard. Là, on ne rencontre pas seulement la forme aiguë des pyrexies avec leurs types variés et leur intensité différente depuis la fièvre dite larvée jusqu'à la fièvre rémittente et pernicieuse, non seulement aussi la forme chronique avec ses complications viscérales et organiques, mais dans les affections saisonnières, dans les traumatismes, dans les maladies zymotiques elles-mêmes on trouve, sinon toujours, du moins bien souvent, des paroxysmes réguliers, certaines allures particulières qui témoignent sûrement d'une influence spécifique propre à la région. Le traitement, enfin, apporte comme un critérium définitif et indiscutable, et dans ces contrées la quinine et ses composés constituent la panacée du pays, le palladium souverain.

Cette constitution médicale ou véritable endémie qu'on peut considérer comme l'expression la plus achevée de l'intoxication paludéenne qui désolait certaines contrées, amenant une mortalité considérable, anémiant et décimant nos populations rurales, s'est de beaucoup atténuée en France, grâce aux efforts faits pour hâter le dessèchement des vastes étendues marécageuses. Dans quelques points, elle a à peu près disparu; dans d'autres, on la rencontre encore, mais avec moins d'intensité.

La principale raison en est, je le répète, dans le desséchement, dans les cultures; mais elle n'est pas la seule et il est juste aussi de reconnaître qu'à cet heureux résultat ont également contribué les habitudes nouvelles qui peu à peu s'introduisent dans les campagnes, l'amélioration du logement, de la nourriture, les vêtements meilleurs, l'instruction plus répandue, moins de routine et de sots préjugés. C'est enfin la meilleure preuve qu'on puisse donner de l'heureuse influence qu'exerce l'hygiène sur la santé de l'homme, même dans les milieux les plus malsains.

Cette appréciation exacte des causes qui ont généralement atténué l'impaludisme en France nous permet d'affirmer que nous verrons disparaître absolument, en faisant encore un effort, nos endémies de fièvre palustre, et aussi cette constitution médicale qu'ont si bien connue et décrite les médecins pratiquant dans les pays de marais. Mais, pour être moins générale et moins sensible, pour n'être plus autant localisée et endémique, l'intoxication tellurique n'en existera pas moins, parce que le marais n'est pas seul à la produire, que le sol lui-même peut renfermer le germe toxique, dans des conditions probablement très variables, sur lesquelles la lumière n'est pas encore faite, et que les études micro-biologiques autant que les recherches étiologiques minutieuses contribueront à éclaircir. Cette opinion que Colin, Duboué, Arnould et d'autres auteurs ont vivement mise en lumière en relatant les faits nombreux de fièvres intermittentes produites par les grands travaux de terrassement dans des pays non marécageux, secs, dans l'intérieur des villes, semble encore vivement affermie par l'observation non de faits épidémiques, ni endémiques, mais isolés et qui se produisent à la campagne.

Des affections à type intermittent, rémittent, des fièvres voisines de la fièvre typhoïde, si voisines même qu'on peut les confondre, s'observent chez des cultivateurs à la suite des travaux de culture dans des terrains laissés longtemps en friche, abandonnés à la suite d'opérations de curage pendant la saison sèche, des mares, des fossés, etc. Ces faits ne sont pas rares; si à cela on ajoute les observations nombreuses des petites épidémies locales dont les relations se rencontrent dans les rapports sur les épidémies (Académie de médecine), on arrive à se convaincre que le sol est la cause non douteuse d'affections fébriles, et renferme aussi bien que le marais un germe infectieux ou toxique.

L'intoxication tellurique est une conception doctrinale basée sur une observation très rigoureuse, et elle est en même temps salutaire parce que l'hygiène en se l'appropriant peut étendre utilement ses applications.

Il appartiendrait de faire disparaître du langage scientifique ces appellations si diverses de fièvre paludéenne, palustre, intermittente, d'impaludisme, de paludisme, de malaria, de tellurisme et de n'avoir qu'un terme pour exprimer cette chose une : l'intoxication par un agent spécifique répandu dans le sol, sec ou humide, palustre ou non, et dont seulement les formes et les modalités sont variables suivant l'intensité de sa diffusion, les conditions de son absorption et le milieu organique où il fait élection de domicile.

M. le Dr Pepper (*De la Malaria*, 1891) pense de même en proposant l'expression : *Aérotellurisme protéiforme*, comme « étant, dit-il, le mieux en rapport avec les connaissances actuelles de la science, ne préjugeant ni un symptôme inconstant et même jusqu'à l'origine exclusivement marécageuse ou alluvionique de ce symptôme, ni le caractère essentiellement variable de ce symptôme et conservant une sage prudence sur la nature, le rôle exclusif, spécifique, ou prépondérant d'un micro-organisme ou des micro-organismes incrimines dans une question aussi complexe de genèse et d'étiologie. » Et il ajoute que dans le langage courant le mot *malaria* euphonique et compris de tous est préférable aux expressions fièvre paludéenne, alluvionique, etc. Cela ferait en somme encore deux mots pour dire la même chose ou à peu près. Ce n'est pas là, en vérité, une seule question de mots, elle ne nous arrêterait pas; mais c'est, au fond, affaire de doctrine ou de croyance; c'est plus sérieux au point de vue des conséquences pratiques.

Il est en effet certain que la prophylaxie de l'impaludisme doit se baser logiquement sur l'étiologie et et la genèse de l'affection. Si, avec Burdel, Folchi et d'autres, la cause de la fièvre est de nature insaisissable, née du conflit d'agents cosmiques, chaleur, électricité, sorte d'agent physique innomable, il serait de toute évidence que nos moyens de préservation seraient bien limités en face d'un agent inconnu dont les pérégrinations seraient à expliquer du reste autant que son influence sur l'organisme.

Que l'on accepte au contraire la doctrine de plus en plus répandue d'un empoisonnement véritable produit par un agent matériel, spécifique, qui peut se développer dans certains milieux et se diffuser dans des conditions déterminées, on conçoit alors qu'on puisse se défendre contre un ennemi palpable et dont il ne reste plus qu'à connaître toute l'histoire biologique.

Les progrès scientifiques ne sont pas encore satisfaisants pour avoir sur le poison tellurique tous les enseignements désirables; mais, de ce que le dernier mot n'en est pas dit, il ne s'ensuit pas qu'il faille ou accepter une prophylaxie banale, applicable à tout, ou se réduire à une inerte expectative.

La doctrine parasitaire, l'origine tellurique, nous paraissent déjà avoir réuni des preuves suffisantes pour justifier une prophylaxie rationnelle et nous n'hésitons pas à nous ranger sur ce point sous la bannière de Colin, d'Arnould, Laveran et de bien d'autres.

L'intoxication tellurique, et si un terme unique devait être accepté, pour nous ce serait celui-là, se présente en définitive sous deux aspects différents, l'intoxication aiguë, l'intoxication chronique.

Les pathologistes ont décrit l'une et l'autre. La même cause préside à ces intoxications, l'introduction dans l'organisme d'un agent spécifique, dont Laveran a, nous l'avons dit, retrouvé une forme dans le sang.

Par où pénètre ce miasme ou cet agent, dont nous ignorons encore absolument la forme primitive? Il est généralement admis que c'est par la voie pulmonaire et aussi la voie digestive (1). Colin cherche avec soin les preuves qui peuvent justifier l'accès par les voies digestives et surtout par l'eau en boisson, et il ne se trouve pas convaincu; il est de fait qu'il est difficile dans les contrées marécageuses, dans les pays à marais, d'isoler à ce point les causes d'infection que l'eau en boisson paraisse plus coupable que l'air respiré; il faudrait pouvoir se baser sur les observations prouvant que l'une des deux causes seule agit. Le fait du navire l'*Argo*, très connu dans l'histoire de la fièvre et que rappelle M. Pouchet (*Encyclopédie*, tome II, p. 445) était bien de ceux-là; mais il est trop fortement contesté par Colin et Maillot pour pouvoir être lui-même une preuve absolument convaincante. Colin ne conteste pas toutefois que l'eau marécageuse en tant qu'eau chargée de matières organiques soit capable de provoquer des désordres gastriques et intestinaux : vomissements, diarrhée, dysenterie; le fait n'est en effet pas douteux. Nous savons, en outre, qu'elle est susceptible de transporter des germes de parasites, qui vivent à merveille dans ce milieu. Il est vraisemblable aussi de supposer, bien que les expériences de Mingi sur la condensation de la rosée aient paru négatives, que le germe tellurique planant dans le brouillard au-dessus des eaux, s'attachant aux branches,

(1) Fièvres intermittentes, *Dictionnaire encyclopédique*.

aux herbes, trouve là mille portes de sortie, et le fait de ne pas l'avoir saisi ne pourrait peut-être pas suffire à faire la preuve de sa non-existence. Peut-être n'y a-t-il là qu'une inconnue à dégager ? Du reste, Colin ne préconise pas, comme conclusion de ses idées à ce sujet, l'usage des eaux marécageuses, en boisson, loin de là; il leur attribue tout au moins des propriétés débilitantes favorables au développement de l'intoxication. Cette raison est suffisante pour s'en abstenir comme boisson; mais il y a plus. Les faits, avons-nous dit, très discutés par Colin, ne sont pas en effet rigoureux; d'un autre côté, nous ne connaissons pas le microbe primitif dont l'hématozoaire de Laveran peut et doit n'être qu'une forme dérivée; et si on écarte comme peu démonstratives les recherches de Klebs et de Tommasi Crudeli, il n'y a pas de faits positifs qui puissent prouver que l'agent infectieux est exclusivement dans l'air et non dans l'eau et, par conséquent, que la voie d'accès ne réside que dans les poumons.

Nous pensons, sauf les réserves que l'avenir et les progrès nécessaires de la science doivent nous imposer, qu'il est dans l'ordre des choses admissibles que l'eau et l'air soient considérés comme des milieux favorables à ce transport des germes et qu'il leur faut faire sur ce point à chacun une part.

La peau elle-même peut être aussi une voie d'absorption ou un moyen de transport.

Nous savons que l'intoxication tellurique est commune et cependant il n'est pas facile de préciser ce qui appartient en propre à la population rurale. La dîme mortuaire élevée, due à la fièvre, n'est guère connue que dans ses groupements généraux, par départements ou par régions paludéennes, et bien souvent on ne peut même juger de l'influence tellurique que par l'élévation du taux mortuaire, pris en bloc et confondant les décès par intoxication palustre avec tous les autres.

Néanmoins ces résultats ne laissent aucun doute dans l'esprit. Ainsi, dans le département de la Charente-Inférieure, qui peut passer à juste titre pour le plus marécageux de tous, en France, la mortalité, à une époque où les dessèchements n'avaient encore, ainsi que la culture mieux dirigée, pu porter leurs fruits, était considérable dans certains cantons, ceux de Marennes et de Saint-Agnant, où on pouvait compter 1 décès sur 19, 18, 17 et même 16 habitants, la mortalité moyenne de 15 communes les composant était de 1 décès par 21 habitants (statistique de la Charente-Inférieure). Dans ce même département, cette mortalité formait un contraste frappant avec celle des cantons de la Tremblade et Royan qui les touchent au midi, où la mortalité moyenne n'est que de 1 sur 45 habitants et aussi avec celle des marais dits mouillés de la Vendée, qui est de 1 sur 42 habitants. Ce rapprochement ne peut laisser aucun doute sur la léthalité considérable due à l'intoxication palustre, les deux cantons dont il est ici question renfermant plus de 7000 hectares de marais salants et bien plus encore de marais mal desséchés et en mauvais état. Enfin Brouage, qui fut une ville avant d'avoir des marais salants, et qui plus tard devenue déjà insalubre ne conserva les apparences d'une cité que par la volonté du cardinal de Richelieu, n'avait plus que 105 habitants en 1815. Elle a bénéficié de l'adjonction d'une autre commune et devenue Hiers-Brouage elle compte 733 habitants.

La mortalité dans les pays de marais du nord de la France ne paraît pas excessive et Arnould s'en étonne, tout en le constatant. L'intoxication paludique sévit en effet fortement sur les marais du littoral voisin du nord et, en Zélande, elle est particulièrement intense et revêt même parfois la forme épidémique; elle atteint jusqu'à 7, 8 et 10 millièmes des décès (Feris).

Dans le midi de la France il n'en est pas de même que dans le nord. Le littoral méditerranéen en particulier possède certaines communes à l'ouest des Bouches-du-Rhône, où la mortalité est considérable dans le voisinage des nombreux étangs qui occupent cette partie plate de la côte.

A défaut de chiffres précis pouvant donner la mesure exacte de la léthalité paludéenne, on peut se baser sur les rapprochements de la mortalité par saison; dans tous les pays palustres, c'est la saison chaude, automnale, qui donne les plus gros chiffres; Maher l'a constaté pour Rochefort, 30, 27 p. 100; Duboué pour les marais des Basses-Pyrénées, 29, 39 p. 100; ailleurs on la mesure par la diminution successive de la densité de la population, abaissement du chiffre de la durée de vie moyenne qui descend de 35 à 19, 15 et même 12 ans (Villeneuve-les-Maguelonnes), l'insuffisance du recrutement pour infirmités et faiblesse de constitution; les médecins militaires ont apporté sur ce point particulier de nombreux et intéressants documents (Recueil des mémoires de médecine militaire).

Ce qui donnerait une plus juste notion de l'intensité de l'impaludisme dans notre population rurale serait une morbidité bien établie, et elle n'existe pas. Mais elle se révèle aisément aux yeux même les moins prévenus, par l'aspect général des populations vouées aux émanations palustres. L'anémie, la bouffissure du visage, des extrémités, le teint pâle, quelquefois livide, les gros viscères, rate, foie, la faiblesse générale, la perte de l'appétit et de l'énergie vitale, ces symptômes en un mot de l'intoxication chronique se retrouvent à des degrés variés dans toute la population, depuis les jeunes enfants jusqu'aux adultes. C'est surtout l'enfance, le sexe féminin, qui en portent les plus profondes marques. L'intoxication n'épargne aucun âge et les fièvres d'accès dans nos pays à marais sont en effet très fréquentes chez tous les jeunes enfants.

Il y a sans aucun doute quelques immunités personnelles; on en trouve des cas assez nombreux; il est difficile de dire à quelles causes elles se rattachent; tantôt c'est affaire de logement, de précautions meilleures, d'autres fois de prédispositions spéciales tenant aux origines des personnes. Enfin, il y a un certain acclimatement possible, mais bien limité. Le paysan même n'y croit pas, accepte que c'est un mal nécessaire et que dans les pays à fièvre tout le monde doit y passer à son tour. Cette espèce de fatalisme le conduit souvent à ne pas ajouter foi dans le bénéfice des précautions hygiéniques. D'autre part, cependant, il sait qu'il faut hâter certains travaux de l'automne ou de la saison chaude dans les environs des marais, parce qu'alors, avec les fruits de la terre, on récolte aussi des semences de maladie. C'est toujours là, chez le paysan, ce singulier mélange de croyances erronées et inconciliables, qu'on rencontre à chaque instant dans tous les faits de sa vie sociale.

L'intoxication tellurique se révèle donc à la campagne, dans les régions palustres, d'une manière générale; mais elle a des variétés nombreuses dans ses manifestations. Dans nos climats, l'intoxication aiguë, c'est-à-dire les fièvres intermittentes ont tous les types; les fièvres pernicieuses sont rares. Elle est généralement endémique et permanente, reprenant seulement une intensité plus grande avec l'évolution saisonnière et la chaleur. Mais, en outre, elle a quelquefois des allures épidémiques et se rattache soit à des conditions météorologiques exceptionnelles, soit à des travaux particuliers et importants, défrichements, terrassements, etc. La relation récente de l'endémo-épidémie de Ménerville (Algérie) de M. Pepper en est un exemple intéressant. Nous n'avons pas ici à insister plus longuement sur l'intoxication tellurique et nous ne pouvons entrer dans l'étude des pyrexies et de leurs complications. Nous devions nous borner à ce qui nous intéressait plus particulièrement comme conséquence prophylactique et par conséquent, au point de vue étiologique, base indispensable de toute hygiène sérieuse.

En résumé, l'intoxication tellurique d'une intensité grande encore en certains points s'est affaiblie; c'est plus par ce qu'elle a été que par ses manifestations actuelles que nous la jugeons, du moins en ce qui concerne bien des régions maremmatiques. Mais en même temps nous sommes mieux fixés sur la nature et l'origine de cette intoxication. Le fait seul d'avoir sérieusement combattu le mal en assainissant le sol est déjà une preuve de son origine tellurique; qu'il s'agisse de marais éteints et desséchés ou de défrichements de terres humides et malsaines, le rapport est saisissant et l'amélioration de la salubrité du pays a été, en définitive, l'heureux résultat de cette conception étiologique. L'hygiène pourrait déjà se contenter de ce fait immense dans ses conséquences et ne rien demander de plus; ce n'est pas à elle de mettre d'accord les travailleurs à la recherche du dernier mot de la genèse de l'impaludisme, à elle aussi de dire en quoi le *microbacillus alluvionis* (Treille) peut se rapprocher des hématozoaires de Laveran ou comment dans la pyrexie les corpuscules sont cause ou effet et comment on pourrait accorder sur ce point MM. Hayem et Laveran.

Nous n'avons qu'à attendre sur ces questions délicates le résultat de recherches qui se feront inévitablement, mais les points indiscutés nous suffisent et nous permettent de rattacher au sol, réceptacle des organismes vivants ou toxiques l'origine de l'infection; l'air en est le véhicule certain et le plus ordinaire. Ces deux affirmations scientifiques assurent une prophylaxie efficace.

Le paysan sait que le marais est perfide; les odeurs désagréables qui en émanent lui ont comme instinctivement donné la notion du danger; il acceptera volontiers les conseils qui auront le marais pour objet; il sera plus sceptique pour la terre inculte et non marécageuse, qu'il croit moins funeste, parce que souvent elle ne se trahit pas au dehors comme le marais. C'est pour cela que la doctrine de l'origine tellurique est éminemment salutaire et qu'il importe de ne pas la détruire pour n'échaufauder à sa place que de simples hypothèses. La science achèvera encore son œuvre et édifiera complètement ses doctrines microbiennes avant que la confiance du paysan en l'innocuité de la terre soit absolument éteinte et qu'il accepte sans discussion les conseils de l'hygiène.

§ 5. — Prophylaxie de l'intoxication tellurique.

Nous n'avons pas à revenir ici sur ce que nous avons dit de l'assainissement du sol, de son desséchement; c'est évidemment la première de toutes les mesures prophylactiques. Mais elle ne dépend pas toujours du cultivateur lui-même; elle est surtout hors de la portée de l'ouvrier agricole qui ne peut que la désirer, mais non l'obtenir. Elle est entre les mains de l'ingénieur, du propriétaire, et elle exige des capitaux quelquefois importants. Elle peut subir des retards, des empêchements; cependant le cultivateur habite ou travaille près de terrains insalubres, il en subit l'influence et doit songer à sa préservation personnelle.

I. **Habitat.** — Il faut fuir le voisinage des marais et par conséquent les habitations construites sur les sols marécageux eux-mêmes. Si la nécessité oblige cependant de s'en rapprocher, il faut tenir compte des conditions météorologiques régnantes dont l'influence viendra alors peser d'un grand poids, pour fixer la limite où il conviendra de s'arrêter. Là où règnent des vents calmes dans nos climats, là où le terrain est quelque peu abrité, une faible distance du marais donne des garanties sérieuses; 200 à 300 mètres suffisent (Arnould). Dans les pays chauds, dans l'Inde, en Chine, on n'est pas toujours à l'abri avec des distances de 1000 mètres et plus. Là, il faudrait tenir compte aussi de l'intensité de foyers marécageux qui est variable selon les climats ou les régions, mais qui ne peut être souvent connue que par l'expérience. Brouage était un foyer infectieux intense dont l'influence s'exerçait au loin. La zone dangereuse que les vents régnants constituent ainsi autour des marais est donc elle-même absolument variable et indécise.

Les brises légères, comme sont précisément dans la saison chaude, sur notre littoral, les vents alternatifs de terre et de mer, augmentent presque en tous sens la diffusion des effluves marécageux ; c'est là ce qui fait le danger des marais salants délaissés ou marais gâts et dont il faut s'éloigner le plus possible. Les vents régnants et réguliers ont une action bien plus puissante que ces brises et étendent d'une manière très sensible dans le sens de leur direction la zone dangereuse. Dans le département de la Charente-Inférieure l'observation en a été particulièrement faite en ce qui concerne les foyers marécageux de Brouage, de Saint-Agnant, dont les effets se faisaient sentir dans la direction des vents d'ouest ; au sud, vers Royan, le pays était sain et sans fièvre. Cependant les vents violents agissent tout différemment ; ils sont salutaires et balayent les zones marécageuses et transportent au loin, en les diffusant à l'infini les germes dangereux. Les tempêtes et les ouragans des côtes de l'ouest jouissent, à juste titre, dans les pays fiévreux du littoral, de la réputation d'être salubres. Il en est de même du mistral, du siroco, mais rien ne dit qu'ils ne portent pas cependant quelque part, pour y semer la maladie, des miasmes et des germes.

Les habitations agglomérées résistent mieux que les autres et forment un obstacle utile ; c'est de préférence de ce côté qu'il faut aller se fixer. Les habitations isolées, dans le voisinage des marais, sont en général bon marché, mais toujours envahies par les brouillards, l'humidité, absolument malsaines et meurtrières. Dans les vallées, l'agglomération, protégée par des rideaux d'arbres, par un relief du terrain, en dehors de la zone d'action des vents régnants, est donc, près des marais, la condition préférable de l'habitation.

Si on sort des régions plates, s'il s'agit de marais voisins de collines, c'est sur la hauteur qu'il faut se réfugier, comme on le pratique dans la campagne romaine. Mais cette altitude préservatrice va encore varier selon les localités et les pays. Autour de Rome, selon Colin, il n'y a guère moins de danger à habiter sur le plateau de Veïes (*Isola farnese*) à 200 mètres d'altitude que dans les autres localités rurales à 25 et 30 mètres. En Italie, il faudrait, dit Arnould, une altitude de 400 à 500 mètres, comme le demandait Montfalcon ; dans les Indes, 600 à 800 mètres. D'après Parkes, 400 suffiraient pour affranchir l'homme si le sol malarial n'est pas au fond d'une gorge étroite.

Ce que nous avons dit des brouillards est certainement suffisant pour prouver que cette atmosphère nuageuse (marais aérien) planant au-dessus du marais est surtout à éviter et l'habitation n'est possible que si elle est située au-dessus ou hors de sa limite extrême.

II. **Travail.** — Le travail oblige souvent le cultivateur ou l'ouvrier agricole à affronter le marais. Le danger croît avec la nuit, ou pour mieux dire avec le coucher du soleil. C'est à ce moment que les brouillards se lèvent, d'abord insensibles, puis prenant une odeur particulière, qui augmente souvent à mesure que la buée devient plus épaisse. Il faut quitter le travail, dans les pays de marais, avant ce moment. Burdel affirme qu'il n'y a pas de danger à séjourner le soir dans les marais de la Sologne et que les accidents sont plus à craindre dans le milieu du jour si on reste exposé aux rayons du soleil. Les observations de Colin, à Rome, celles de Pecholier et de Saint-Pierre, celles faites par les praticiens habitant près des marais du littoral semblent, au contraire, justifier le danger commun du marais au moment du coucher du soleil. La nuit est de même funeste, et il est triste de voir de pauvres bergers exposés, par la nécessité de garder leurs troupeaux, à l'action très active de l'humidité de la nuit dans certains pâturages marécageux. L'influence du lever du soleil a de l'analogie avec celle du coucher, mais par une action inverse; tandis que le soir l'air refroidissant appelait la condensation de la vapeur d'eau et l'entraînement vers le sol des germes flottant dans l'atmosphère, le matin, c'est le sol qui s'échauffe; la vapeur s'élève avec son cortège d'effluves ou de miasmes. Le cultivateur, qui suit en général pour son travail les heures du soleil, doit éviter ces deux limites extrêmes du lever et du coucher.

Pour les ouvriers agricoles, qui se déplacent au temps des grands travaux et que les hasards de la vie peuvent amener pour les premières fois dans des localités à fièvres, la saison chaude, juillet, août, septembre, offre souvent des dangers, plus encore au début qu'à la fin. Ils devront veiller avec soin aux influences nycthémérales auxquelles ils seront plus sensibles que les habitants déjà acclimatés par un long séjour.

III. **Hygiène privée.** — Tous les travailleurs, acclimatés ou non, ont besoin d'une alimentation plus substantielle, de vêtements de laine, d'éviter les excès débilitants ou énervants, en un mot de remédier le mieux possible, à l'aide d'une hygiène bien entendue, aux conditions mauvaises ou défectueuses de leur situation matérielle au moment surtout où les travaux exigent une grande dépense de forces et d'énergie. La classe aisée, la mieux nourrie, vêtue, logée, la plus sobre également, est la moins exposée. « L'infection palustre, dit Duboué, est rare dans la classe aisée. Les huit dixièmes des cas d'impaludisme que j'ai observés, je les ai vus dans la classe peu aisée ou misérable et les quelques exemples que j'ai notés, parmi les gens riches s'expliquent presque toujours par des imprudences hygiéniques. » Mais il faut ajouter qu'ici les conditions individuelles sont à considérer et que la résistance organique dans la classe des travailleurs est souvent assez grande pour que, à défaut de richesse, quelques précautions salutaires, dans les habitudes journalières, surtout l'absence d'excès, soient encore une protection véritable.

Parmi ces précautions, celle de ne pas venir au travail à jeun est essentielle, ainsi que d'emporter avec soi quelque boisson stimulante et tonique, café, eau-de-vie. Les repas en plein air ne sont pas bons et si l'éloignement ne permet pas le retour au logement, il est de toute nécessité de trouver un abri pour le moment du repas.

L'eau comme boisson alimentaire doit être l'objet d'une grande surveillance. Bien que Colin ne reconnaisse pas, nous l'avons vu, à l'eau marécageuse une puissance fébrigène considérable, il n'hésite pas cependant à considérer l'eau de mauvaise qualité comme débilitante et augmentant ainsi les chances d'intoxication. Nous avons dit aussi plus haut quelles réserves nous croyons devoir faire à ce sujet. L'immunité des animaux pour la fièvre intermittente, bien qu'ils fassent constamment usage de ces eaux comme boisson est de nature à entraîner le cultivateur à regarder ces eaux comme innocentes; mais dans ces cas elle n'existerait pas seulement pour l'eau, mais aussi pour l'air, car ils vivent également bien dans l'air infect des marais (1). La preuve n'est donc pas faite pour l'eau comme boisson. Mais il nous paraît important que l'eau des marais, des mares, des fossés soit considérée comme toujours suspecte et comme un véhicule naturel et facile des microbes pathogènes ou des agents toxiques, par conséquent de celui encore indéterminé de l'infection tellurique et dont nous ignorons la forme primitive en dehors de l'organisme humain.

Il faut se mettre en garde contre les impuretés de l'eau marécageuse et se servir de boissons soit filtrées, soit bouillies. La recommandation de Colin de faire usage dans les pays à fièvre comme boisson alimentaire d'infusion de thé serait donc à tous égards excellente et d'une pratique assez facile.

A ces précautions, ajoutons qu'il faut avoir soin, pendant la saison chaude, malgré la gêne apparente qu'on en peut ressentir, de fermer hermétiquement les portes et les fenêtres durant la nuit; cela s'explique aisément par ce que nous avons dit du brouillard et de sa densité la nuit. Il faut aussi que les outils, les vêtements de travail, les sabots, soient laissés hors du logis et qu'on apporte plus de soin que de coutume aux lotions de propreté du corps et des mains.

Cette hygiène générale du travail dans les pays marécageux est, nous l'avons dit, d'un effet certain pour atténuer l'influence du miasme palustre, quel qu'il soit; elle oppose à l'intoxication une barrière, et surtout elle rend le cultivateur, l'ouvrier agricole, plus résistant. Déjà, le petit cultivateur lui-même apprécie l'utilité de ces mesures et en sait

(1) On a trouvé dans le sang de certains animaux des hématozoaires analogues au parasite du paludisme. Cette constatation, ainsi que certains faits observés en Algérie, pourrait faire penser que les animaux ne sont pas insensibles à l'action des marais. Mais sur ce point la lumière n'est pas faite. M. Laveran au Congrès d'Hygiène de Londres de 1891, a exposé les analogies qui existent entre l'hématozoaire des oiseaux observés par Grassi, Celli, Danilewski et aussi les différences qu'il présente. Enfin toutes les tentatives d'inoculation de l'hématozoaire du paludisme aux oiseaux sont restées infructueuses.

expérimentalement pour quelques-unes l'avantage. C'est en les généralisant, en les appliquant avec rigueur, et en les associant aux travaux même d'assainissement du sol que le marais deviendra inoffensif, que le travail de certaines terres, dans le voisinage de cloaques infects de mares croupissantes, marais temporaires, mais offensifs, sera également sans dangers.

CHAPITRE III

HABITATIONS

ARTICLE Ier. — HABITATIONS RURALES

§ 1er. — L'Habitation rurale en général.

L'habitation rurale offre un intérêt considérable et doit être étudiée avec le plus grand soin. Elle a été, de tous temps, mal comprise par le paysan et, si à notre époque des progrès s'accomplissent, ils sont loin d'être suffisants et ne sont pas encore assez généralisés.

Si on remonte dans l'histoire des temps passés, l'habitation rurale n'est primitivement qu'un simple abri contre les influences extérieures; réduite à des proportions minimes, c'est un peu comme la hutte du sauvage, un simple refuge pour l'hivernage et pour le temps de repos de la nuit. En fait, elle est à tous les moments, comme un reflet, un signe de la vie et de l'état social du paysan. Quand les peuplades se ruent les unes contre les autres à la conquête du sol, la vie à la fois nomade et guerrière ne permet aucune habitation, c'est le campement en plein air, dans les cavernes. Lorsque la propriété devient féodale, le serf est logé par le seigneur et le plus souvent à peu près comme les bêtes de somme. Les vilains (*servi casati*), quand il avaient le privilège d'un toit de chaume pour y abriter seulement leur famille, étaient les heureux et les privilégiés. Dans toute l'histoire navrante de l'homme lié à la terre, depuis l'esclavage et la servitude jusqu'à l'heure actuelle, au point de vue de la vie matérielle, le progrès a été lent et n'est devenu sensible que lorsque le paysan eut conquis sa liberté d'abord, puis le droit de posséder. Avec l'indépendance et l'égalité civique, il a plus largement et plus rapidement bénéficié des progrès de la civilisation.

La vie misérable des classes rurales un peu avant la Révolution française était telle que l'habitation était réduite à un minimum; dans les logements collectifs des fermes et des métairies, dans les granges, les écuries, les étables, la paille suffisait pour les ouvriers agricoles. Les paysans qui possédaient la terre n'étaient point assez riches, les prestations payées, pour améliorer leur logis. C'était le plus souvent, attenant à la ferme, une pièce unique où la vie était commune; le village n'était qu'une agglomération de chaumes, isolés les uns des autres. Les rares fermiers, un peu enrichis à force de travail et de parcimonie, se constituaient d'abord une propriété terrienne sur laquelle leur premier soin était de créer les installations nécessaires à l'exploitation de leur bien, le logis venait ensuite.

Après la Révolution, la vente des biens nationaux fit passer aux mains des paysans, en même temps que la terre, des habitations spacieuses, dont quelques-unes furent même trop coûteuses d'entretien et qu'on laissait tomber en ruines; dans bien des endroits, on en rencontre des restes non douteux; beaucoup de portes monumentales trahissent leur antique origine.

Mais, à partir de cette époque, les progrès de l'agriculture s'accentuant, la propriété se morcelant de plus en plus, le paysan songea davantage à sa demeure, il se mit peu à peu à construire sur les propriétés acquises, non loin des terres à cultiver. Son ambition fut de posséder un toit à *lui* sur la terre *lui* appartenant.

Les villages, dès ce moment, ont commencé à grandir; quelques maisons isolées formèrent bientôt des hameaux, les hameaux de petits villages. La répartition administrative communale et départementale donna quelque importance à certains d'entre eux. La vie rurale prit plus d'activité.

Il y a évidemment dans l'évolution de l'habitation rurale, partout, dans le vieux et le nouveau monde, une relation étroite entre le *home* et le degré de civilisation. Cette relation, dont il est inutile de développer la progression croissante, n'est pas et ne peut pas être la même dans les différents pays, dans les diverses régions d'un même pays. L'inégalité des communications, la ténacité des coutumes, la diversité des sols et des productions, ont fait varier la richesse locale, les besoins et les appétits.

A l'heure actuelle, un peu partout, on doit s'attendre à trouver l'habitation rurale très différente; il n'y a plus, autant qu'autrefois, de *types* véritables, par régions; le même village, parfois le même hameau, dans les cantons les moins peuplés, les moins riches, présentent, depuis la sordide masure de l'ouvrier rural indigent jusqu'à la maison à étages du fermier ou du propriétaire enrichi, une sorte de gradation très appréciable.

Il faut donc, si l'on veut avoir une idée à peu près exacte de l'habitation rurale de nos jours, chercher en dehors des extrêmes et n'envisager que la demeure moyenne, usagère; celle-ci est encore assez répandue et assez mauvaise pour nécessiter des réformes au point de vue hygiénique. Plus loin nous en donnons quelques exemples.

Même dans les conditions moyennes que je vise en ce moment, il convient d'établir une utile distinction entre les habitations.

Les unes sont destinées aux ouvriers agricoles, simples journaliers, ne possédant rien ou à peu près, plus ou moins répandus dans les villages, suivant l'état prospère du sol, les uns célibataires, les autres ayant famille. Ce groupe nombreux est le moins fortuné; son maigre salaire ne lui permet que des locations et il est rare, quoique cela se présente quelquefois, qu'il soit propriétaire de son logis. Cette habitation de l'ouvrier agricole fait le pendant de celle des ouvriers urbains, c'est la plus défectueuse au point de vue de l'hygiène.

Les autres abritent les cultivateurs ayant un petit bien et l'exploitant; généralement mariés, en famille, ils sont propriétaires de leur maison; ici, les nuances sont assez variables, certains d'entre eux sont voisins par la gêne de l'ouvrier agricole. Les récoltes suffisent à peine à l'entretien de la famille et souvent ils abandonnent le logis pour prendre une métairie et louent, à des ouvriers agricoles, le peu qu'ils ont, terre et maison, jusqu'à ce qu'ils aient pu faire quelques économies. Chez eux, la demeure est misérable, mal entretenue et pèche contre toutes les lois de l'hygiène. Le souci du travail agricole est dominant; c'est l'intérêt primordial, le reste semble n'être que l'accessoire.

Quelques autres, au contraire, mieux partagés, ayant de bonnes terres, plus d'argent, se rapprochent, par les conditions matérielles, des cultivateurs aisés et aspirent soit à augmenter leur propre bien, soit à devenir seulement de gros fermiers. Pour eux, l'habitation est plus confortable et dans cette catégorie de petits cultivateurs de notables améliorations, touchant à la vie matérielle autant qu'à l'habitation, s'introduisent d'une manière plus sensible de jour en jour dans le logement.

Viennent ensuite les habitations importantes dans les grands domaines, où propriétaires ou fermiers ont un logis généralement assez confortable. Ici, comme dans les villages, l'aisance a fait disparaître beaucoup des conditions mauvaises des logements ruraux et quelques-uns des progrès que nous constatons dans les habitations urbaines s'y sont glissés.

D'une manière générale, il y a, en réalité, dans l'habitation rurale une progression continue depuis la masure sordide jusqu'à la maison bourgeoise, urbaine, dont le logis du riche cultivateur tend à se rapprocher sensiblement.

Nous ne nous occuperons ici que de l'habitation habituellement réservée à l'ouvrier agricole et au petit cultivateur, pensant que pour les riches fermiers ou les grands propriétaires ce que nous avons à dire leur est inutile et que sur ce point ils auront mieux à faire en s'inspirant des conseils que pourrait leur donner *l'Hygiène urbaine*.

§ 2. — La maison rurale en France.

I. **Maison de l'ouvrier rural.** — D'après ce que nous venons d'exposer pour l'habitation en général, il nous faudrait, pour donner une idée nette de la maison rurale en France, prendre, sinon dans chaque département, du moins dans un grand nombre de régions où les coutumes et les mœurs ont un fonds commun, des types de l'habitation moyenne. usagère.

La tâche serait bien difficile; une pareille exposition serait en même temps bien longue et quelque peu monotone. Il nous faut nous restreindre à quelques exemples seulement et suivre en ce point le professeur Layet, qui a donné dans son ouvrage des descriptions fort exactes d'un certain nombre d'habitations rurales et auquel nous ferons de nombreux emprunts.

M. Baudrillart, dans son étude si remarquable et si consciencieuse des *Populations agricoles*, a aussi étudié le logement rural autant parfois en hygiéniste qu'en économiste; des médecins, exerçant dans la campagne, nous ont fourni de précieux renseignements; à l'aide de ces documents et de ce qu'il nous a été donné de constater personnellement, nous pouvons dire ce qu'est actuellement l'habitation rurale dans notre pays, si variable, mais au fond généralement bien défectueuse au point de vue de l'hygiène.

Voyons d'abord ce qui concerne notre pays.

FRANCE

« Dans les Vosges, dit Layet, les habitations sont construites dans l'endroit le plus bas du terrain, appuyées contre ce terrain même, que l'on creuse souvent comme pour s'y enterrer. Des arbres de toute espèce entourent la maison du paysan, sous prétexte de l'abriter des vents. Les murailles sont à peine enduites de mortier ou seulement maçonnées. Elle reçoit le jour par la porte ou par une seule fenêtre, rarement par plusieurs. Généralement il n'y a qu'une seule pièce, presque jamais pavée ou planchéiée; quand le plancher existe, il est toujours au-dessous du sol environnant, n'opposant aucun obstacle aux exhalaisons qui en proviennent. Le plafond est bas; les coins sont encombrés par des provisions de ménage de toutes sortes : des fromages en fermentation, des produits de la récolte, etc.

« C'est dans ces habitations délabrées que toute une famille vit, mange, s'agite, dort, presque pêle-mêle, sans distinction d'âge ni de sexe, entre des murs maculés par la fumée, imprégnés d'émanations animales. Le mobilier, en harmonie avec tout ce qui précède, se compose, pour une nombreuse famille, d'un ou deux grabats relégués dans des coins obscurs ou sous des escaliers où l'air ne peut pénétrer ; d'un buffet ou d'une armoire; de quelques chaises ou plutôt de quelques bancs de bois. Le reste du logis est occupé par un poêle en fonte, chauffé au rouge, destiné à la cuisson des aliments. Enfin, les sales guenilles de ménage, étalées sur des cordes, envahissent le reste de l'espace qui existe entre les têtes et le plafond.

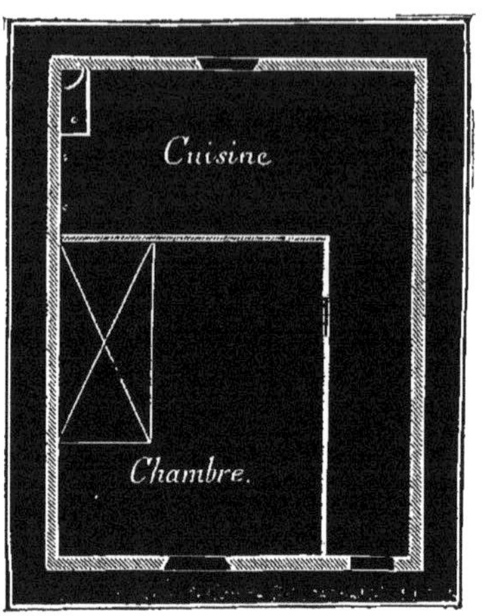

Fig. 33.

« Dans quelques maisons, une cloison incomplète, un simple barrage en planches, sépare la demeure de la famille de la loge d'une vache, d'une chèvre ou d'un cochon. Dans d'autres, le bétail occupe le rez-de-chaussée; tandis que la famille habite le premier étage, recevant ainsi les émanations qui s'exhalent du fumier et des animaux.»

C'est là la peinture fidèle de la demeure du villageois de la partie montagneuse des Vosges, qui représente environ le tiers de la surface du département.

Dans la plaine, où on ne rencontre que des agriculteurs et dans des conditions un peu meilleures, l'habitation change de caractère et est moins sordide. Pour l'ouvrier rural, deux

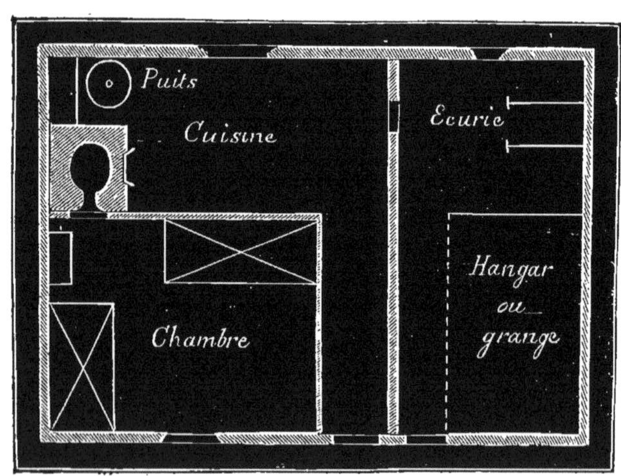

Fig. 34.

pièces en général suffisent; la cuisine, au fond d'un corridor servant d'accès, et une chambre. Les ouvertures, rares, se résument le plus souvent en une fenêtre pour chaque pièce (fig. 33).

Le petit agriculteur habite un logement un peu plus vaste, mais disposé de même; dans la cuisine, on trouve souvent un puits (Lardier) qui sert exclusivement aux usages de la maison et de la cuisine. Le four, qu'on retrouve dans beaucoup d'habitations, ouvre dans la cuisine parfois aussi dans la chambre. Généralement, la cuisine communique directement avec l'écurie, qui forme avec la grange qui lui est annexée le complément de l'habitation (fig. 34). Suivant l'importance de l'avoir du paysan, l'écurie est plus ou moins vaste et occupe soit une partie, soit la totalité de l'espace longeant l'habitation. La porte d'accès en est souvent voisine de celle de l'habitation et les fumiers sont portés hors de l'écurie, presque à la porte et sous les fenêtres du logis; ils y font parfois un amoncellement gênant. Ainsi placés extérieurement, ils sont très près des puits communs à plusieurs propriétaires et souillent le sol aux environs des habitations. L'inconvénient de cette coutume très répandue est d'autant plus grand que les maisons sont généralement peu élevées au-dessus du sol et que les allées et venues des habitants apportent jusque dans l'intérieur de l'habitation la terre boueuse et chargée de débris animaux.

Dans la Haute-Marne, la maison, soigneusement enfouie, se compose de deux pièces basses avec une cheminée dans la première; le sol de cette salle est de terre battue ou de roche naturelle. L'éclairage se fait par une fenêtre ayant quatre petites vitres crasseuses qu'on n'ouvre jamais et que ne peuvent percer les rayons du soleil; cette fenêtre dont souvent le châssis est cloué, est placée au-dessus d'un évier chargé de seaux, de vaisselle grasse et de légumes, car c'est l'étal de la maison; en avant et sur le sol détrempé sont les vases contenant le petit lait, les eaux ménagères les plus épaisses, de débris des légumes et la pâtée pour les animaux domestiques. C'est surtout du sol et des fentes du rocher que s'exhale une odeur aigre et nauséabonde.

Une porte intérieure mal jointe [fait directement communiquer cette salle avec l'écurie ou avec la grange. Les murs sont encombrés de meubles en chêne, bistrés comme le reste de la pièce et flanqués de deux alcôves ou armoires en bois garnies de rideaux séculaires qui les ferment hermétiquement. On y couche deux à deux sur de mauvais lits de plume humide et grasse reposant sur de la paille de froment renouvelée une fois l'an.

Ces lits sont élevés à ce point que le praticien le plus favorisé sous le rapport de la taille est obligé de se hisser sur une chaise s'il veut ausculter un malade occupant cette espèce d'armoire.

Au fond de l'alcôve est une planchette pour le vase en terre cuite qui contient le sédiment de plusieurs générations; au-dessous sont les pommes de terre et au-dessus les chaussures de la famille.

Une table grasse supporte le pain recouvert d'une toile plus ou moins propre. Au plafond sont appendus le chanvre, les quartiers de lard, les fromages, les viandes non salées.

Joignez à cela un poêle en fonte toujours rouge pendant l'hiver, avec sa marmite, le berceau, les chiens, chats et poules, et sur la cendre chaude de la cheminée des vases qui contiennent le lait destiné à faire le beurre; souvent, vis-à-vis, un grand pot de terre plein d'urine putréfiée pour la teinture de la laine et des étoffes. Tel est le tableau de la pièce d'honneur.

La chambre de derrière, appelée poêle, d'un mètre plus basse que le sol qui l'entoure, est échauffée par la plaque de la cheminée de la première pièce: cette salle n'a pas toujours l'avantage d'être éclairée par un carreau de papier huilé ; les murs suintent à chaque variation de l'atmosphère.

Là se trouvent pêle-mêle des grabats, des tas de légumes (pommes de terre, choux, navets, haricots secs, etc...), le saloir, un tonneau de piquette de fruits sauvages et des perches qui supportent la lessive, le linge sale et les linges d'enfant. Là sont relégués pendant la nuit les grands enfants et les vieux parents.

Au premier étage, quand il y en a, se trouve un grenier à foin et deux pièces destinées à contenir le grain battu, les fruits secs, le chanvre qu'on doit teiller pendant les longues soirées d'hiver.

Enfin la maison est recouverte de larges pierres plates qui laissent souvent passer la bise et la pluie.

L'habitation de la famille est flanquée d'une grange, d'un poulailler, d'une loge à lapins, d'un toit à porcs, et d'une étable plus ou moins basse, cent fois plus sale que la maison.

Dans la Picardie, les habitations des paysans sont basses, présentant sur une de leurs faces seulement des ouvertures souvent trop petites pour permettre à l'air de s'y renouveler facilement et construites pour le plus grand nombre en terre, ce qui fait qu'elles sont trop humides en hiver et trop sèches en été, car ces maisons étant dépourvues de gouttières et disposées de manière à présenter un écoulement difficile, sinon impossible, aux eaux pluviales, se détrempent très facilement et perdent une partie de leur solidité...

A l'intérieur on y voit un pavé à surface bosselée; à ces bosselures succèdent de petits enfoncements qui retiennent les déjections du ménage, entretiennent une humidité continuelle et dégagent une odeur suffocante provenant de la décomposition des matières végétales et animales qui s'y putréfient.

Derrière l'âtre fumeux sont suspendus les oripeaux de la misère, d'une odeur non moins infecte, qu'un beau soleil et un air pur sécheraient beaucoup plus vite et rendraient plus sains.

De misérables lucarnes, qui, pour la plupart du temps, ne peuvent même pas s'ouvrir à volonté, remplacent les fenêtres. Si, par un hasard heureux, cette ouverture est fermée par un carreau de verre, il est rare de le trouver entier, car souvent le papier brouillard contribue pour plus de moitié à sa clôture.

« C'est dans toutes les contrées qui forment l'ancienne *Picardie* que le logement rural, dit M. Baudrillart, me paraît devoir être amélioré, sans même excepter toujours l'Oise, cette région plus avancée à cet égard ; certaines parties du *Beauvoisis* laissent voir de grandes imperfections quant au logement. S'il paraît plus satisfaisant pourtant d'ordinaire dans l'arrondissement même de Beauvais, quelles lacunes encore dans la partie nord de l'arrondissement de Clermont, où le logement du paysan et son mobilier sont des plus imparfaits, où l'aération laisse beaucoup à désirer ! En deçà de Clermont, la situation devient meilleure. On y trouve la pierre, et les habitations, mieux bâties, sont aussi plus saines; mais la propreté dans une région comme dans l'autre est l'exception ; je ne sais si on la rencontre dans une habitation sur cinq. Ces petites maisons d'ouvriers ruraux se louent dans l'Oise entre 50 et 100 fr. ; je parle, bien entendu, des plus petites; mais les trois quarts des ouvriers sédentaires en sont propriétaires. Ces prix de location sont à peu près les mêmes dans les autres départements de Picardie, pour les habitations des ouvriers ruraux. Mais là aussi les ouvriers sédentaires sont le plus souvent propriétaires de leurs maisons. »

Dans la *Dordogne,* les habitations se composent exclusivement d'un rez-de-chaussée mal pavé ou point, situé en contre-bas du sol et très sujet à l'humidité. Les portes et les fenêtres, toujours dans un très mauvais état, sont trop mal disposées et trop mal closes pour empêcher les courants d'air... Ajoutez à cela qu'il n'existe jamais de plafond : le logement n'est séparé du grenier que par des planches mal jointes, ce qui favorise encore les courants d'air et occasionne une pluie de poussière chaque fois que quelqu'un monte au grenier...

Ce n'est pas tout : la maison n'a ordinairement qu'une seule pièce et un nombre insuffisant de lits ; on est obligé de coucher deux, trois quelquefois même davantage dans le même lit; de sorte que, si un des membres de la famille est atteint d'une maladie susceptible de se transmettre, toute la famille aura de grandes chances d'être atteinte à son tour.

Dans le bas Poitou, l'habitation ne se compose généralement que d'un rez-de-chaussée au-dessus duquel se trouvent les greniers. Cette chambre mal close est basse d'étage, mal éclairée par une petite fenêtre, quand il y en a; elle a le plus souvent pour parquet de la terre, à laquelle vient sourdre l'humidité de la cour située plus haut que le sol de la chambre.

Une cheminée immense, où peut s'abriter toute la famille, donne autant de froid que de chaleur; étant peu élevée et fort large en haut, elle laisse engouffrer les vents qui rabattent la fumée; ce qui ajoute à l'insalubrité de la pièce unique de la famille. Quelquefois cependant, il y en a deux; mais la seconde sert à divers usages: c'est ce qu'on appelle le fournil.

La maison est communément couverte de tuiles; mais beaucoup encore ont une toiture en paille, refuge d'une innombrable quantité de rats; les murs sont tantôt à la chaux, tantôt à la terre seulement, ce qui n'est point indifférent pour l'humidité de la maison...

L'ameublement de la pièce est fort complexe : on y trouve deux grands lits, quelquefois trois, une immense armoire, deux ou trois bahuts, une échelle au plafond pour supporter le pain, une grande table au milieu de la chambre flanquée de deux bancs de bois, deux ou trois escabeaux, quelquefois des chaises...

Dans la Vendée, les ouvriers ruraux sont particulièrement mal logés. Les uns louent sur les routes quelque triste masure, souvent réduite à une pièce, qu'ils payent 50 à 60 francs; les autres, et c'est le plus grand

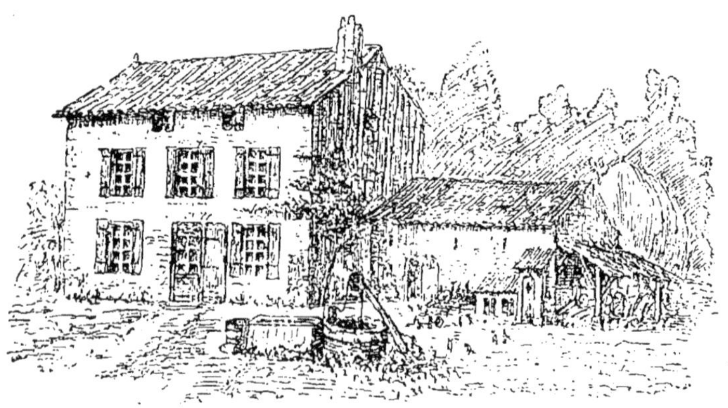

Fig. 35. — Habitation rurale des environs de la Rochelle.

nombre, louent une chambre dans un village ou un hameau. C'est particulièrement le *Marais* des Sables-d'Olonne qui offre les plus tristes spécimens des petites maisons de paysans ou plutôt des plus misérables huttes... Ces infimes chaumières se nomment des *bourines*. On y trouve tous les inconvénients de l'entassement dans les plus chétives demeures où manquent presque toutes les conditions de la commodité la plus élémentaire et de la salubrité. Ces bourines, composées à l'intérieur d'une ou deux chambres, ont pour plancher la terre et pour ouverture la porte avec quelques étroites lucarnes. Les murs sont en terre et les toits en *rouches*, roseaux d'une espèce particulière et propre aux marais. Les constructions nouvelles valent mieux. Les anciennes, moins défectueuses dans la *Plaine* et le *Bocage*, y sont pourtant loin d'être à l'abri de tout reproche, pour cette partie inférieure de la population surtout. On y garde aussi plus d'une fois la très fâcheuse habitude de placer dans une même chambre trois ou quatre lits qu'aucune clôture ne sépare les uns des autres. A côté de ces masures, on trouve des maisons modestes, pauvres même, mais non misérables.

Dans l'Aunis et la Saintonge, les logements se rapprochent des meilleurs de la Vendée, et ils tendent de plus en plus à devenir satisfaisants. Les couvertures en tuiles, les murs en moellons, blanchis en dedans et en dehors à la chaux, l'intérieur propre, avec cet ameublement que les romanciers ont choisi pour ainsi dire comme un type, le grand lit à bateau, haut et gonflé de paillasses épaisses et de couettes, le buffet avec son dressoir garni de faïences à fleurs voyantes, le coucou avec sa longue gaine de bois brillamment ornementée, l'évier et ses *buies,* la grande cheminée, ornée de gourdes et de verres gigantesques ; un fusil accroché; quelques images, sujets patriotiques ou quelquefois politiques (fig. 35).

Les progrès se sont accentués surtout pendant la période heureuse de la production de la vigne et remontent déjà à plusieurs années. Dans la petite île de Ré, le logement est vraiment remarquable de propreté et de confortable.

Dans le Berry, nous retrouvons encore l'habitation contiguë aux écuries; des rez-de-chaussée humides, avec des chambres petites, basses sombres, peu aérées; le sol formé de terre battue, enfoncé, très rarement carrelé; des toitures de chaume, etc., etc.

Dans le Perche: habitations étroites, mal éclairées et mal aérées; toitures en chaume nombreuses; les murs sont le plus souvent en argile gâchée avec de la paille retenue par un lattis en bois; le plancher en contrebas du sol n'est ni carrelé ni parqueté.

Dans le Limousin, il n'est pas rare de voir des maisons construites sur un sol humide et imperméable qui retient à sa surface les eaux de pluie et les eaux ménagères, de sorte que ces eaux croupissent indéfiniment et finissent par exhaler une odeur révoltante.

A cette cause d'insalubrité vient s'en ajouter une autre non moins funeste; on voit assez fréquemment des maisons adossées à des rochers ou creusées dans des talus; les murailles, quand il y en a, prennent une coloration verdâtre et laissent suinter l'humidité...

L'intérieur de la maison ne le cède en rien à son extérieur, sous le rapport de l'insalubrité. Il n'est composé généralement que d'une seule pièce dont l'aire rarement pavée ou planchéiée et souvent située au-dessous du sol constitue une véritable mare.

Le plancher supérieur, qui sert de plafond à la pièce, est généralement bas; de plus, il est abaissé par les mille objets qui y sont suspendus tels que quartiers de lard, claies sur lesquelles sont disposés des fromages qui sèchent ou qui pourrissent.

La porte et une fenêtre sont les deux ouvertures qui donnent accès à l'air et à la lumière; encore la fenêtre est étroite, presque toujours fermée et le plus souvent clouée.

Dans le Tarn, dans l'Aveyron, c'est toujours le même tableau. Quelquefois il y a un étage où l'on se rend par un escalier extérieur; la maison est adossée au terrain qui monte jusqu'au toit ou contre le rocher humide; une seule pièce, rarement plusieurs; dans un coin la pierre d'évier, dans l'autre les lits ; alcôve étroite, épais rideaux; vêtements et viandes suspendus au plafond... étables voisines; mares et bourbiers tout autour.

Dans la basse Bretagne, on rencontrait il n'y a pas longtemps, peut-être y en a-t-il encore, des maisons où les vaches, les chevaux, les hommes et les cochons habitaient pour ainsi dire ensemble, dans un local commun divisé seulement par quelques cloisons qui ne s'élevaient pas jusqu'au plancher supérieur, et qui ne séparaient pas le lieu destiné à la famille de l'agriculteur de celui destiné aux animaux.

Voici la description que donne des maisons de Plouhinec, commune du département du Finistère, le Dr Emile Hébert : « L'entrée des maisons communique de chaque côté avec un petit couloir où s'ouvre une pièce; le rez-de-chaussée ne comporte ni plancher, ni dallage, d'où l'impossibilité d'étancher le sol et de faire disparaître l'humidité constante de ce dernier. L'intérieur de ces chaumières est habituellement d'une malpropreté invraisemblable. En bas, à droite, est la pièce principale qui sert de cuisine, de salle à manger et de chambre à coucher pour une partie de la famille; à gauche se trouve une autre pièce qui sert également de chambre à coucher, mais aussi d'étable quand la situation pécuniaire de la famille n'a pas permis d'en construire une indépendante de l'habitation principale. Aux murs de ces pièces sont fixés les fameux lits-bahuts, presque invariablement employés dans nos campagnes bretonnes. »

Il y a eu cependant quelques petits progrès: pour 25 et 30 francs par an, les ouvriers ruraux habitent de petites maisons en torchis, exiguës, étroites, basses, à ras le sol, à l'intérieur, boueuses. L'humidité y est la règle, en même temps que la fumée, qui s'épand au dedans plus que dans la haute cheminée sans tirage. On manque d'air, on vit entassé, pêle-mêle.

Le mobilier est réduit à peu de chose, des bancs de bois, le grand lit à armoire, à un ou deux étages, il vaudrait mieux dire à une ou deux cabines. Le progrès est plus sensible à l'extérieur qu'à l'intérieur. Les couvertures en chaume tendent à disparaître. Mais le paysan breton reste tenace en ses vieilles habitudes et semble se complaire en son triste logis sombre et fumeux.

Que de fois la demeure du pauvre journalier présente, comme il y a cent ans, des murs en terre glaise, percés d'une porte unique mal close et d'une lucarne à vitres qui laisse à peine le jour pénétrer dans le triste réduit! Encore arrive-t-il que le paysan aime tant à se calfeutrer, qu'il supprime toute ouverture et qu'il y met des planches.

C'est encore pis dans quelques parties des montagnes du Jura et des

Alpes, où l'on trouve des cabanes construites en bois, couvertes de gazon, au centre desquelles est un foyer, dont la cheminée sort par un trou pratiqué au haut de la hutte, après avoir presque aveuglé ceux qui l'habitent. Sur l'un des côtés de cette hutte sont des retraits formés en planches et remplis de feuilles sèches de maïs ou de paille; c'est là que couchent les membres de la famille. De l'autre côté sont attachés les animaux domestiques, nourris le jour aux champs et la nuit dans ces sortes d'étables.

Les habitations de village ne sont guère mieux disposées. Dans la

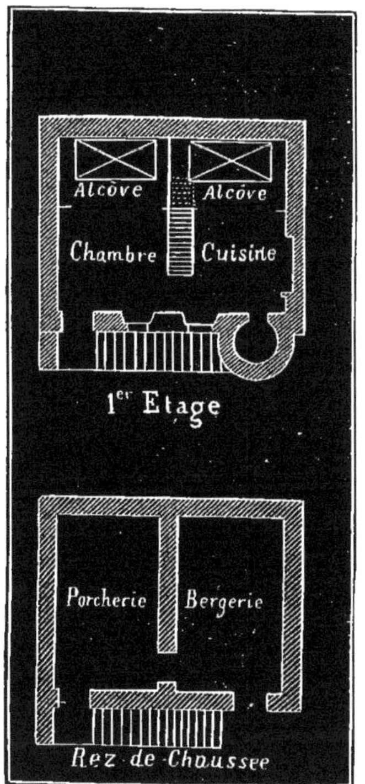

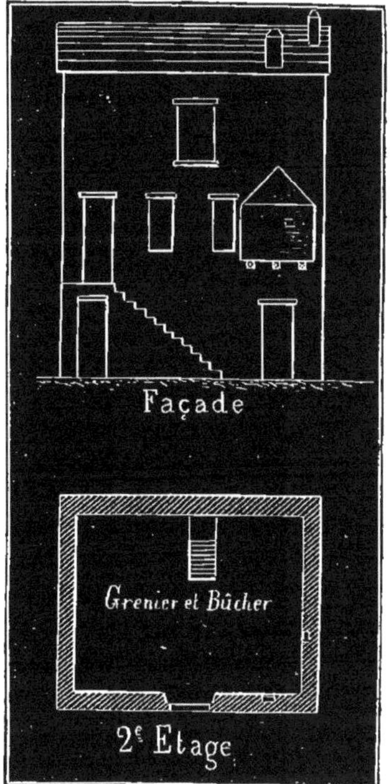

Fig. 36.

plupart de ceux des Hautes-Alpes, on les trouve généralement entassées les unes sur les autres, par petits groupes, sans aucune régularité.

Elles se composent d'une écurie ou étable ordinairement au-dessous du niveau du sol et qui, dans l'hiver, sert à la famille et au bétail. Au-dessus de l'écurie se trouve le logement d'été; ce sont deux chambres étroites avec une fenêtre extrêmement petite; l'une sert de cuisine et de salle à manger; l'autre de chambre à coucher où sont entassées les hardes et les provisions de toute sorte.

Dans les Basses-Alpes, la plupart des maisons sont bâties sur des écuries qui servent à la fois d'égouts et de fosses d'aisances. C'est là que les déjections sont jetées (Dr Bernard).

Dans les régions montagneuses du Midi, dans les Pyrénées-Orientales, en particulier (1), les habitations rurales, dans la classe médiocrement aisée, la plus nombreuse de beaucoup, sont en général saines, bien construites, bien tenues.

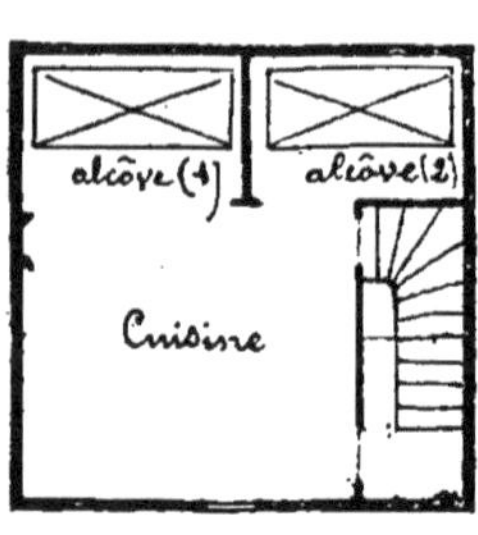

Fig. 37.

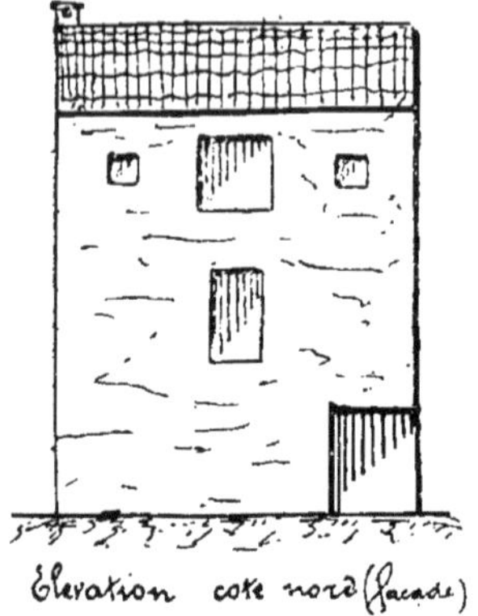

Fig. 38.

Dans le type le plus fréquent, l'habitation se compose de deux étages au-dessus du rez-de-chaussée (fig. 36).

Le rez-de-chaussée appelé *cour* est destiné aux animaux : ânes, vaches, chèvres, poules. Sauf de rares exceptions, le porc a un réduit à part appelé *courtille*. Les bêtes à laine sont dans une pièce un peu écartée appelée *cortal*. Le fumier est généralement placé auprès des maisons, même lorsque celles-ci sont groupées en villages. On arrive au premier étage par un escalier construit la plupart du temps à l'intérieur du rez-de-chaussée. On le divise assez souvent en deux pièces, une cuisine et une chambre à coucher. Dans certaines maisons, la cuisine occupe tout le premier étage, les chambres sont au second.

La cuisine est vaste, éclairée par une ou plus souvent par deux ouvertures mesurant de 60 à 80 décimètres carrés. La cheminée, construite en forte maçonnerie, est très grande et sans cloisons pour limiter le foyer. Ce genre tend à disparaître; les paysans paraissent reconnaître des avantages à la petite cheminée construite en briques. A côté de la cheminée est le four. Chaque famille a le sien qui est construit de telle sorte que la fumée peut s'échapper par le tuyau de la cheminée.

Il n'y a dans la cuisine ni fourneau, ni évier; l'eau de vaisselle est le plus souvent ou jetée devant la porte ou conservée pour le repas des

(1) Note de M. le Dr Purrey, inspecteur des Enfants assistés.

porcs. Les murs de la cuisine sont généralement recouverts de boiseries et de placards servant à serrer les provisions du ménage.

La chambre à coucher du premier étage est petite; elle est habituellement réservée aux chefs de la famille. Les autres chambres où couchent les enfants et les autres membres de la famille sont au deuxième étage. Elles sont bien aérées et vastes. Souvent même l'étage tout entier ne forme qu'une seule pièce. Lorsque les enfants sont petits, ils couchent dans un berceau ou un petit lit à côté du lit de leurs parents. Plus tard, on fait coucher les garçons ensemble, les filles aussi.

Dans la région montagneuse sud et ouest du département, c'est-à-dire dans les arrondissements de Céret et de Prades, ce type d'habitation s'amoindrit à mesure que le pays devient plus pauvre (fig. 37, 38).

Au rez-de-chaussée on loge l'âne et le fumier; l'étage sert à la fois de cuisine et de logement; il a 2 m. 50 de hauteur; chaque alcôve abrite

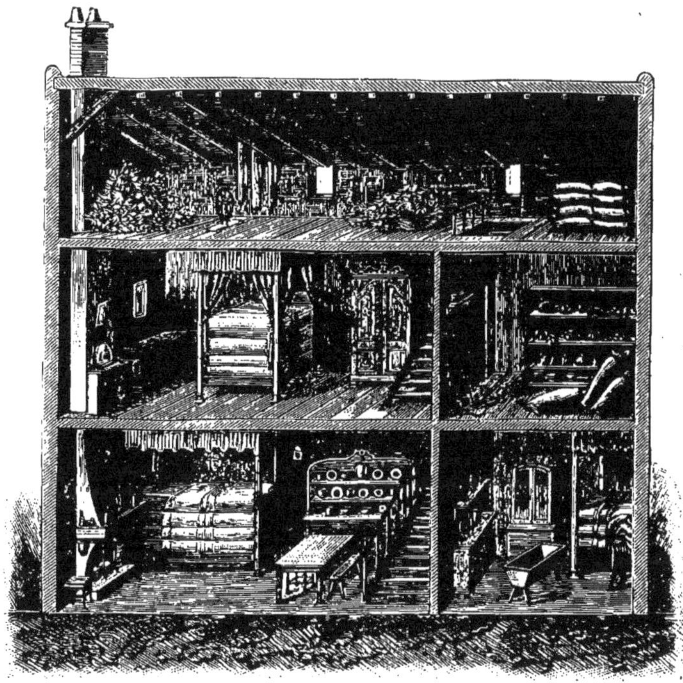

Fig. 39.

deux personnes. Le deuxième étage sert de grenier pour serrer le linge sale, le fourrage, le bois, etc.

Quelquefois, et surtout à mesure que les habitations s'élèvent et qu'on redoute le froid, on rapetisse les étages; on fait aussi coucher un ou deux garçons dans le réduit des animaux au rez-de-chaussée et alors, bien entendu, sur la paille.

L'impression qui résulte de ces quelques exemples est certainement pénible; on les pourrait taxer d'exagération si l'autorité de ceux qui les ont rapportés n'était pas une garantie de leur exactitude. Du reste, il suffit d'avoir visité de près les petits villages et les hameaux de la France

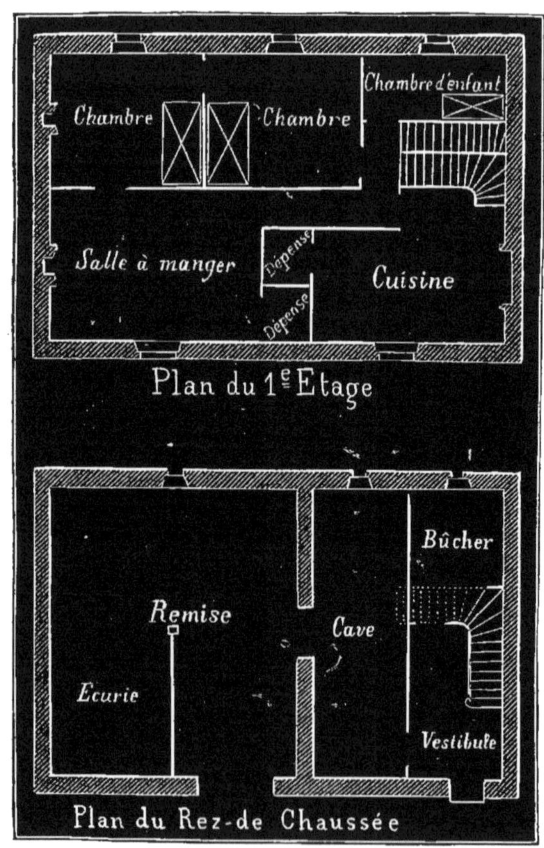

Fig. 40.

pour se rappeler ces misères. Le mieux que l'on constate çà et là n'efface pas absolument le souvenir de cette plaie vive du pays.

La misère rurale est plus navrante en vérité que celle des villes et l'hygiène a là une tâche énorme et des plus difficiles à remplir. Mais elle peut y être aidée par le paysan lui-même et nous allons voir que ce tableau de l'habitation de l'ouvrier agricole s'adoucit à mesure que nous parcourrons les autres classes de cultivateurs.

II. **Cultivateurs aisés.** — C'est parmi cette catégorie de cultivateurs, propriétaires ou fermiers, que les progrès de l'habitation ont été vraiment considérables depuis vingt ou trente ans. Non seulement l'intérieur devient plus propre et plus confortable, le mobilier s'améliore en se pliant aux exigences du goût moderne, mais encore la construction elle-même se modifie. L'appartement a plusieurs pièces ; les chambres à coucher pour les parents, les enfants, s'isolent des pièces à usage commun. Les murs sont faits de moellons, de pierres ou de briques. Le sol est planchéié, les parois intérieures se peignent ou se recouvrent de papiers peints. Les plafonds apparaissent, en plâtre fin et blanc. Toutes ces améliorations ne se constatent pas à la fois, dans les fermes moyennes, par exemple, ou chez les cultivateurs encore gênés par les emprunts hypothécaires ; mais elles se font les unes ou les autres et il semble bien que le paysan possesseur du sol, et ramassant quelques écus à force d'économie et de travail, ait, plus qu'autrefois, la notion du bien-être matériel et du confortable. On peut dire qu'il n'y est plus rebelle ; il y arrive tout comme le citadin (fig. 39).

Ce qui, même, le prouve abondamment, c'est que dans les pays où la culture a été à un moment très productive, comme dans les régions vinicoles, l'amélioration de l'habitation s'est rapidement produite. Dans l'ouest, dans le midi, il y a eu une période de véritable transformation, qui a fait disparaître beaucoup de petites demeures, mal construites et exiguës, et qui a amené à leur place des habitations qui, tout en conservant le type primitif du pays, étaient mieux conçues et plus salubres. Nous en donnons un exemple (fig. 40), pris parmi les habitations du midi, où, avant l'apparition du phylloxéra, la vigne était une source de richesse dont les cultivateurs moyens se ressentaient vivement.

Là encore il arrive souvent que le propriétaire un peu aisé, possédant à la fois des cultures variées, dispose son habitation de façon à assurer un logement convenable à ses diverses récoltes. La construction conserve le type en usage dans le pays, mais s'améliore en beaucoup de points. La cour est mieux close, les chambres vastes. Mais on y retrouve les contacts avec les animaux, certaines communautés fâcheuses comme dans l'exemple ci-joint (fig. 41, 42), pris en Cerdagne, à Osséja, où l'accès dans la maison se fait par l'écurie, au rez-de-chaussée.

Chez les gros fermiers et les cultivateurs riches, c'est même plus encore qu'il faut constater, le plaisir du luxe. M. Baudrillart, parlant de ce qui se passe dans les départements de Seine-et-Oise, Seine-et-Marne, ne le dissimule pas : « On croirait voir parfois une maison de campagne comme celles que recherchent les Parisiens aisés. Salle à manger bien meublée, salon élégant, rien n'y manque. Ces grands fermiers, hommes ayant reçu l'instruction des collèges et lycées, ont chevaux et voitures. Ils forment à tous égards une sorte d'aristocratie. La fermière est une dame, aujourd'hui surtout. On peut donc dire que l'existence atteint là tout le degré de confortable possible. »

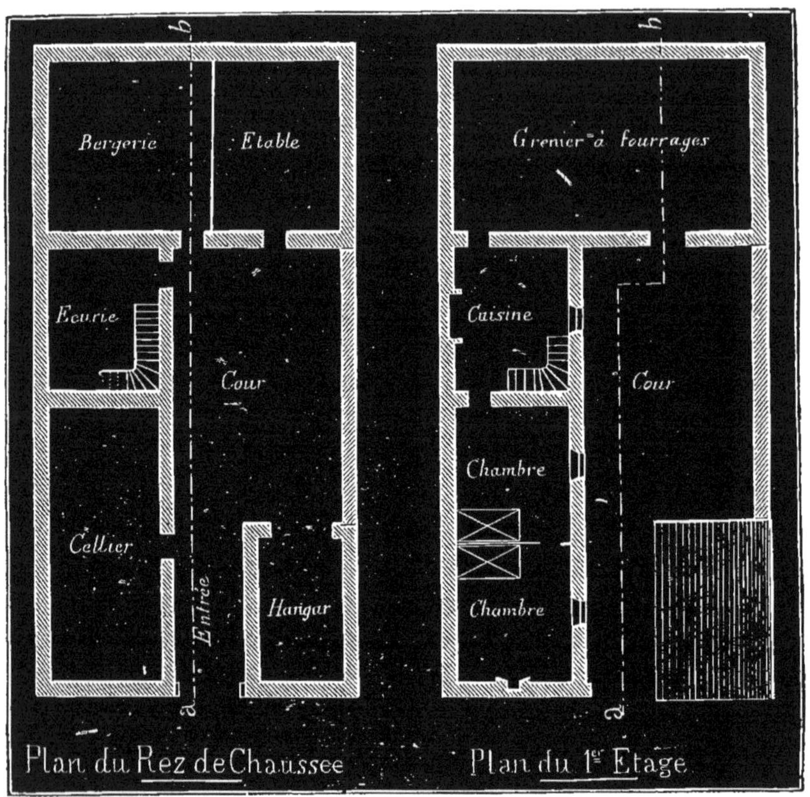

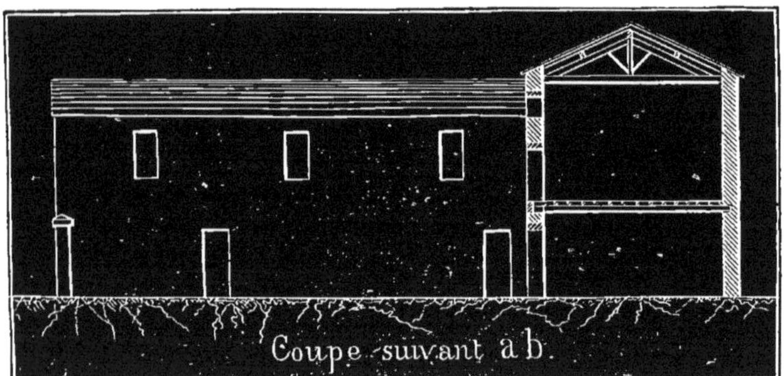

Fig. 41 et 42.

Le fait est assez général. Aussi faut-il y prendre garde, et son importance hygiénique est plus grande qu'on ne le suppose. L'exemple du confortable donné au logement par le grand fermier et le cultivateur riche se fait sentir un peu déjà chez le moyen, chez le cultivateur aisé ; il gagnera par contagion le paysan lui-même. Cette médaille aura malheureusement son revers ; nous en avons dit quelques mots au sujet de la dépopulation de nos campagnes ; nous y reviendrons quand il sera question de l'état moral des paysans.

Il n'est pas possible d'isoler les actes humains ; ils ont une complexité telle que, bien qu'on n'en ait nulle envie, il faut malgré soi, en matière d'applications et de progrès sanitaires, franchir par moments les limites du terrain propre à l'hygiène et frôler un peu les confins de l'économie politique et sociale.

III. **Fermes et métairies.** — Nous ne voulons rappeler ici sommairement que l'état actuel des fermes et métairies au point de vue général du groupement des habitations des cultivateurs ou des animaux, de leur situation près des cours et jardins, constater, en un mot, la physionomie de ces domaines culturaux qui représentent à un degré élevé la vie rurale, nous réservant de revenir sur les importantes questions d'hygiène que soulèvent les annexes des habitations rurales, autant dans les petits que dans les grands domaines.

En Normandie, dans ce pays essentiellement agricole, et où de grands progrès ont été réalisés, grâce aux associations agricoles diverses qui se sont créées, il y a encore bien des côtés défectueux à signaler en ce qui concerne la ferme, surtout dans les petits domaines, pour les moyens cultivateurs.

« Nous ne sommes pas les seuls, dit M. Baudrillart, dont les yeux aient été blessés par la malpropreté de beaucoup de ces cours et basses-cours, de ces espaces entiers encombrés d'immondices, et nous n'avons pas à craindre de donner seulement ici la preuve de sens trop délicats. Nous avons entendu la même plainte chez les hommes les plus éclairés du pays, les moins prompts à tenir compte dans les choses agricoles de ce qui peut offusquer les yeux ou importuner l'odorat. Outre qu'il faut bannir la malpropreté inutile, qui devient si facilement nuisible sous le rapport de la salubrité, c'est une affaire aussi d'économie domestique. Dans ces amas immondes, dans ces liquides infects qui ne circulent pas, les agronomes déplorent une des causes sensibles des pertes de fumier et de purin. D'autres imperfections doivent être signalées aussi. Les couvertures en chaume, dans une quantité de bâtiments de fermes, attestent une persistance trop enracinée dans les vieilles habitudes. Outre les risques d'incendie, c'est une quantité considérable de paille absorbée chaque année d'autant plus inutilement qu'à l'heure présente une couverture en ardoise ne coûte pas plus cher qu'une couverture en paille. » M. Malo, inspecteur général de l'agriculture, a constaté ceci particulièrement dans l'Orne : les cours et les abords des exploitations sont souvent mal nivelés et inabordables, les étables manquent d'air et de pente, elles deviennent insalubres par suite de l'accumulation prolongée des animaux. Les fumiers ne sont enlevés des écuries où ils séjournent fort longtemps que pour être entassés devant la porte des habitants. Les maisons sont ordinairement placées en contre-bas du sol des cours, de sorte que l'eau et le purin s'y rendent en abondance et les baignent, contrairement aux lois de l'hygiène la plus élémentaire.

En Bretagne, les conditions sont encore plus déplorables; on peut dire qu'en tout les imperfections des fermes de la Normandie sont augmentées; les meilleures exploitations bretonnes ont un aspect triste, les murs sont délabrés, rongés d'humidité, et la malpropreté est plus considérable et plus générale.

Dans l'Anjou, où les domaines présentent des différences sensibles comme importance, la tenue des fermes laisse à désirer et les constructions sont négligées; là encore il y a des habitudes déplorables, de non moins funestes traditions d'insouciance.

« On y est doublement choqué, dit M. Baudrillart, par le manque de propreté des cours et par le peu de soin à utiliser les matières fertilisantes. Il y aurait une assez triste description à en faire : on y montrerait les meules de fumier sans fosse à purin, s'égouttant de tous les côtés pour aller se perdre dans la mare où le bétail va s'abreuver, des tiges de colza, des pailles de blé noir et des chaumes pourrissant au dehors, exposés aux pluies de l'hiver et formant au printemps un affreux cloaque où les pourceaux se vautrent en liberté et d'autres détails qui ne donnent pas une idée plus satisfaisante des habitudes de la population. Une fois pourtant chaque année cette cour sordide est l'objet de soins qui correspondent au temps de la moisson; la ferme change d'aspect; la cour est balayée; le fermier prépare l'aire où il battra son grain. Par un moyen qui n'a rien lui-même de propre et de délicat, il atteint le but qu'il se propose en se servant de bouse de vache délayée dans un peu d'eau; il nivelle le terrain de manière à obtenir un plan parfait, imprègne la surface de ce singulier mélange, et, le soleil séchant le tout, le sol reste couvert d'une sorte de vernis qui dure assez longtemps pour que le battage puisse s'opérer. »

Que dire aussi des petites fermes des pays de montagnes dont le Dr Carrère nous donne un exemple pris à Prats de Mollo (fig. 43)? Deux habitations séparées seulement de 4m,50 constituent la ferme. Dans la première, l'habitation comprend au premier étage une grande cuisine à laquelle on accède par un petit escalier extérieur et une salle à manger avec un lit pour deux personnes; deux autres chambres plus ou moins encombrées de meubles et d'objets divers. Au second étage, plusieurs chambres où s'entassent les lits et les personnes, puis le grenier. Au rez-de-chaussée, sont les écuries pour les chevaux et les bœufs. Dans l'autre construction, une grande étable pour les bêtes à laine au-dessus de laquelle est un vaste grenier à fourrage; derrière est un dépôt de grains et de graines fourragères.

Des toits à cochons de 7 mètres carrés sont à 6 mètres de l'habitation. Le fumier répandu un peu partout s'accumule tout auprès des maisons.

Dans le Nord, il faut heureusement constater de grands progrès, surtout en ce qui touche les constructions des grandes fermes et, parmi les fermes moyennes, un grand nombre sont mieux établies. On remarque les bâtiments en brique et en pierre de taille; les écuries, en brique également, bien voûtées. Des étables, des bergeries vastes et aérées, ont remplacé les anciennes, qui étaient trop souvent basses et malsaines. Ces améliorations, si profitables à l'hygiène des animaux, se sont faites lentement. Le fermier y apporte en plus d'un cas la force d'inertie. Il ne comprend pas toujours du premier coup comment de tels progrès font plus que subvenir aux frais qu'ils exigent. Mais en somme les améliorations se sont peu à peu produites et s'étendent chaque jour aux fermes de différentes dimensions.

Quant à la tenue des fermes, surtout des petites, bien entendu, même en Flandre, elle n'a pas changé autant qu'il le faudrait; tandis que l'intérieur de la maison est propre, que la vaisselle reluit, les cours sont sales et mal entretenues. On s'étonne dans un pays aussi avancé de voir ces eaux fangeuses et à l'état stagnant chez des fermiers qui se mettent en frais pour acheter des engrais artificiels et qui laissent se perdre les engrais naturels les plus précieux comme fumure (Baudrillart).

Dans l'Artois, ce sont les fermes moyennes qui laissent à désirer et l'état avancé de la culture contraste péniblement avec la tournure arriérée de beaucoup d'entre elles. Les toitures cependant s'améliorent d'une manière assez générale. Mais la construction et l'aménagement de la plupart laissent à désirer; on trouve beaucoup de corps d'habitation à rez-de-chaussée, rasant le sol, paraissant s'abaisser sous leurs toits de chaume et n'ayant que des cloisons de torchis. L'air, la lumière, l'espace, font défaut aux hommes et aux animaux.

La tenue des grandes fermes s'est améliorée en Picardie dans des proportions considérables. Tout y a pris un air nouveau, depuis les porcheries jusqu'à l'habitation du maître. On n'y retrouve plus ni torchis ni chaume. Les étables bien tenues et assainies logent à l'aise un bétail bien nourri et soigné. Les fumiers, qu'ailleurs on trouve étalés partout, jusque devant les portes, sont réunis dans des fosses. Les fermes moyennes commencent un peu à suivre ce mouvement, mais les petites beaucoup moins, et dans ces dernières on est tout surpris de traverser des cours sales et souvent noires de fumier pour entrer dans un logis propre et relativement confortable.

Dans la plupart des fermes du *Soissonnais*, les habitations se ressentent de l'époque où elles ont été construites, époque où maîtres et ouvriers vivaient ensemble, participaient aux mêmes travaux et à la même nourriture. Le logement du maître et les communs ne font qu'un.

Une seule entrée donne dans une grande cuisine-réfectoire, qu'il faut traverser pour aller soit à la laverie, soit à la buanderie, soit à l'appartement du maître. Un seul escalier accédant aux chambres à coucher et aux greniers à grain. Ces fermes sont nombreuses. Dans celles récemment construites, on tient compte davantage des exigences de la vie moderne. Mais les bâtiments d'exploitation, granges, écuries, les cours à fumier, etc., ne sont pas disposés pour ménager la main-d'œuvre, donner l'air et l'eau nécessaires et éviter les déperditions d'engrais.

Dans le département de *Seine-et-Oise*, à part quelques fermes appar-

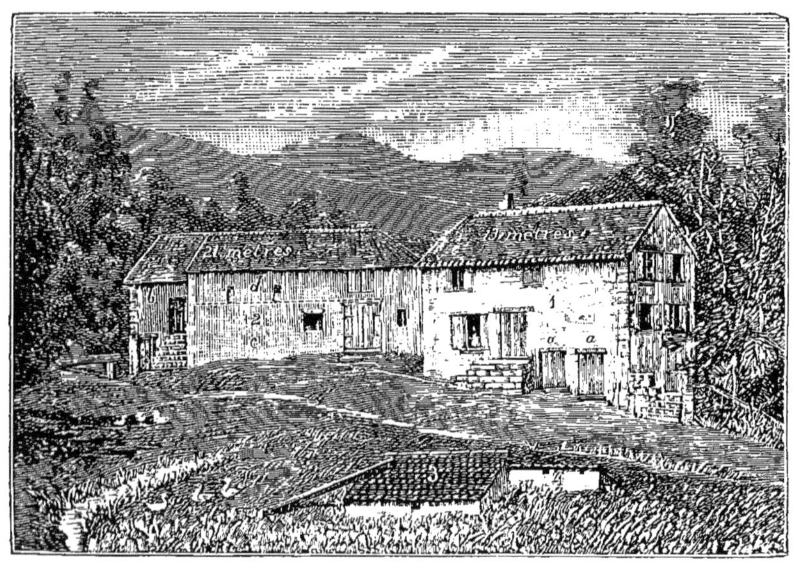

Fig. 13.

1, Maison d'habitation. — 2, Etable. — 3, 4, Toits à porcs. — *a*, *a*, Écuries. *b*, Dépôt de grains. — *c*, Bergerie. — *d*, Grenier à fourrages.

tenant à de grands propriétaires, le confortable a peu pénétré dans les bâtiments ruraux, mais la tenue des fermes est meilleure et les logements destinés à la famille ont subi de sensibles améliorations; ce n'est plus que par exception que les habitants vivent pêle-mêle avec les animaux ou séparés d'eux à peine par une mince cloison.

Dans le Limousin, dit M. Reclus (Association française, congrès de Limoges), l'extension des cultures fourragères, d'importants défrichements et le dédoublement de trop grandes exploitations ont eu pour conséquence, pendant ces trente dernières années, l'édification de nombreux domaines, en général bien bâtis; mais la propreté et l'ordre font à peu près défaut partout et, chez nos métayers, on constate la même négligence, qu'il s'agisse de leur habitation ou des cours et des bâtiments de la ferme. Le séjour prolongé dans ces affreux taudis, privés d'air et de lumière, dans lesquels ils ont si longtemps croupi et où beaucoup croupissent encore, paraît leur avoir enlevé tout désir du confortable même le plus rudimentaire, et, sans aller jusqu'à dire qu'ils se complaisent dans ces malpropres locaux, il est certain toutefois qu'ils ne font absolument rien pour les approprier. Le cultivateur est très mal logé en Limousin, la chose est incontestable; heureusement qu'une amélioration se produit; les propriétaires se décident partout à entreprendre les réparations les plus urgentes et quelques-uns savent user de leur autorité pour obliger la métayère à mieux tenir son habitation.

Avec le métayage répandu dans le centre et le midi de la France, il serait en effet plus aisé de concevoir des améliorations matérielles dans les installations et les logements. Mais, à mesure qu'on descend dans le midi, il semble que le climat moins rigoureux, l'habitude du soleil, rendent le cultivateur moins soucieux, et les habitations rurales, les fermes sont moins bien entretenues que dans les régions du nord.

§ 3. — L'habitation rurale à l'étranger.

Il serait injuste de ne rien ajouter au tableau un peu pénible pour notre amour-propre national de l'état de nos habitations rurales abritant les journaliers et les cultivateurs peu aisés. Nous n'avons pas le monopole de cette insuffisance, de cette misère, et il nous est facile d'en avoir conscience, non seulement en parcourant l'étranger, ce que l'on fait maintenant plus qu'autrefois, mais aussi par les relations qui nous en sont données.

Layet a publié dans son *Traité* des documents autorisés et qui montrent bien que les autres pays de l'Europe civilisée, en ce qui concerne les habitations rurales, ne nous sont point supérieurs, pour ne pas dire autre chose.

I. **Angleterre.** — En Angleterre, disait Combes, les habitations des paysans laissent encore plus à désirer qu'en France ; les chaumières où les journaliers anglais, hommes, femmes, enfants, vivent pêle-mêle; celles surtout où quelquefois plusieurs familles sont entassées, défient toute description. Il n'y a point de proportion approximative entre le prix du loyer, dans les deux pays, car la somme que les journaliers anglais sont obligés de donner, pour loger dans une masure en ruine, représenterait, dans beaucoup de nos provinces, la location d'une chaumière en bon état, avec son jardin en plein rapport.

On s'y est ému de cette situation et, grâce à l'intervention du comte de Bedfort, de la Société d'agriculture d'Ecosse, de la Société royale d'agriculture, des projets de constructions rurales ont été présentés et les *cottages* se sont répandus. Le cottage anglais est plus séduisant par sa tournure architecturale, sa forme extérieure, que par ses dispositions intérieures, et l'hygiène y laisse à désirer.

« Que l'on se donne la peine de pénétrer dans ce charmant cottage, dit Georges Wilson (*Sanitary work in village and country districts*), et l'on n'y trouvera que trop souvent un rez-de-chaussée à sol humide et inégal, mal éclairé, encore plus mal ventilé par les seules fentes des portes et fenêtres... Un étroit escalier ou une branlante échelle conduit à la chambre à coucher dont les parois trouées sont raccommodées avec de grossiers morceaux de bois ou du papier goudronné. Il n'y pas de plafond ; les poutres seules et le toit de chaume la protègent contre les intempéries du dehors. »

Cette situation semble assez commune. Layet estime à 30 pour 100 les maisons rurales n'ayant qu'une chambre à coucher commune à toute la famille. Lord Napier et Ettrick évaluent à 700,000 environ, c'est-à-dire à près du tiers des cottages, ceux qui devraient être entièrement reconstruits au nom des intérêts de la salubrité.

En Irlande, avec la misère noire qui pèse si lourdement sur le paysan, ce n'est plus même une habitation digne de ce nom. Leurs *cabines*, faites de terre tourbeuse, noire, abritent pêle-mêle la famille et les animaux, porcs; les meilleures sont en pierres sèches, recouvertes de chaume. Mme Marie de Bovet en fait vraiment (*Tour du monde*) un tableau édifiant en décrivant un type du comté de Kerry, un de ceux où l'on peut voir de près dans toute sa tristesse la misère rurale qui ronge l'Irlande comme un cancer dont elle agonise. Chez les pêcheurs de Claddagh, il en est de même. « Quand on a pénétré, dit-elle, dans des cabines irlandaises, on conçoit que cette population vive volontiers en plein air. Une salle basse et de médiocres dimensions, éclairée par une lucarne à laquelle tiennent lieu de rideaux plusieurs épaisses couches de poussière superposées, plus la clarté d'un feu de tourbe dont la fumée bleue s'échappe par un trou du toit et dont l'âcre senteur résineuse annihile les odeurs de marée et de crasse. Sur une petite table basse, les débris du dîner ; des arêtes de poisson et des pelures de pommes de terre bouillies au milieu desquelles un maigre chat jaune cherche sa vie. En face, un méchant buffet tout déjeté; quelques sièges grossiers, des pots égueulés et des marmites fêlées traînant sur le sol en terre battue au milieu des ordures. Aux poutres encrassées de suie pendent des filets et des grappes de harengs salés. »

Les fermes irlandaises sont moins misérables, ou du moins elles étaient plus habitables. Mais ce malheureux pays est un de ceux où l'agriculture a le plus souffert, et souffre encore. Ce n'est pas seulement l'hygiène qui y est méconnue, c'est peut-être aussi l'humanité qui y est oubliée.

II. **Belgique.** — « Dans les plaines des *Flandres*, du *bas Brabant* et de la province d'*Anvers*, la culture des plantes maraîchères ou industrielles exigeant beaucoup de main-d'œuvre, la population est rassemblée dans de gros bourgs très rapprochés les uns des autres et qui n'ont que très peu l'apparence de lieux habités par une population agricole. Les maisons sont à un ou deux étages, construites en pierres ou en briques, couvertes en ardoises, plus rarement en tuiles. Les écuries, lorsqu'il y en a, sont adossées à la maison et forment un des côtés d'une cour dont les autres côtés sont constitués par les constructions destinées à abriter les récoltes et les instruments. Les fenêtres des appartements sont larges; la cuisine, qui sert de salle à manger, est le lieu de réunion ordinaire de la famille. Cette pièce est généralement dallée ou carrelée; les autres sont plus fréquemment planchéiées. Le chauffage de la pièce commune se fait à l'aide d'un poêle en fonte ou d'une grille remplie de tourbe et quelquefois de charbon de terre.

« Dans les provinces *wallonnes* et dans la *Campine*, la population rurale est dispersée dans de petits villages très espacés les uns des autres, et dans de grandes fermes. Ces fermes, construites en pierres, sont généralement à un étage; au rez-de-chaussée se trouve la pièce commune, servant de cuisine et de salle à manger. Le toit est en ardoises.

« Derrière le corps de logis sont les bâtiments destinés aux récoltes et aux instruments; au-devant et leur faisant face est une vaste construction servant d'écurie et d'étable. Les fumiers, ici comme dans la plaine, sont conservés dans de vastes fosses maçonnées et couvertes, placées derrière l'étable. Sans être d'une propreté aussi grande que dans les Flandres, la maison du paysan wallon est cependant bien tenue. Comme mobilier, il y a des armoires renfermant le linge et les effets, un buffet, des commodes. Les lits, pour les deux régions, sont presque toujours en bois façonné, munis d'une paillasse et d'un ou même plusieurs matelas de laine. »

III. **Hollande.** — M. le professeur van Overbeck de Meyer a fait connaître l'habitation rurale en Hollande. Elle est ordinairement partagée entre la famille du paysan et son bétail. Les murs sont le plus généralement construits en briques, les toits sont en jonc ou en tuiles; les habitations plus pauvres ont leurs murs en torchis argileux maintenu par un lattis de bois; la toiture est en jonc.

Mais la lumière du soleil ne pénètre qu'avec peine à travers d'étroites fenêtres; l'aération est insuffisante, les lits sont souvent cachés dans les placards pratiqués dans les cloisons; tout cela fait que l'humidité est très grande dans ces pièces où toute la famille mange, veille et dort. La cheminée est généralement vaste et à manteau très large; mais le combustible communément employé est la tourbe, qui donne lieu à une fumée épaisse.

IV. **Danemark.** — Le docteur Cold, médecin cantonal à Frederiksvärk, a donné sur les populations des paysans et des pêcheurs des paroisses de *Thorup* et de *Vinderöd* le résultat de ses observations. Pour l'habitation, nous trouvons dans sa communication faite au congrès d'hygiène de Paris (1878) les quelques renseignements suivants :

« La paroisse de Vinderöd est de même élevée, a des petits bois, de bonne eau et un sol léger, le plus souvent sablonneux et mêlé de terreau d'argile ; la population consiste en paysans, comme à Thorup. Quant à l'intérieur des maisons, il y a le plus souvent seulement une chambre avec poêle qui est à la fois chambre de séjour, à manger et à coucher ; au delà il y a une petite chambre et une chambre derrière sans poêle et qui ne sont pas employées tous les jours. Les petites maisons ont fréquemment une seule chambre et jamais plus de deux, dont l'une est chambre de parade et sans poêle et l'autre chambre de séjour, à manger et à coucher ; les murs sont ordinairement menus et torchés d'argile ; pendant l'hiver, il y a une grande chaleur dans les chambres et les habits des habitants sont épais. En outre, il faut observer que les chambres sont basses, les fenêtres à l'ordinaire pas à ouvrir, et les malades et les sains dorment souvent dans la même petite chambre. Mais, ce qui rend ces conditions encore plus défavorables, c'est la chaleur étouffante du poêle et la fumée excessive de tourbes qui produisent une atmosphère insalubre dans la chambre. »

V. **Norvège.** — La maison du campagnard norvégien ou *gaard* est constituée le plus généralement par des poutres en bois de sapin, arrondies en dehors, aplaties en dedans et calfeutrées avec de la mousse ; elles forment double paroi. Le plus souvent il n'y a qu'un rez-de-chaussée ; quelquefois, mais rarement, il y a un étage. Dans beaucoup d'habitations rurales, la porte, n'étant pas à double paroi, s'ouvre dans un vestibule en bois abrité extérieurement. Les fenêtres sont le plus communément doubles, même les plus simples. L'étable et l'écurie ne sont pas ordinairement dans le même bâtiment que le logis du paysan. Le bois de sapin est partout si bon marché, qu'il y a toujours plusieurs constructions pour un seul *feu*. On se chauffe au bois dans d'énormes poêles en faïence. Le sol du rez-de-chaussée est toujours exhaussé, avec plancher. On y arrive par un escalier extérieur en bois, aboutissant au vestibule dans lequel donne la porte d'entrée. Le mobilier se compose d'une table, de bancs, d'un grand bahut et d'un lit en planches souvent façonné.

VI. **Suède.** — L'habitation du paysan varie beaucoup de province à province ; une grande différence se présente dès l'abord au point de vue des matériaux de construction. Dans la province la plus méridionale du pays, la Scanie, les maisons des agriculteurs sont généralement construites en argile (pisé) ou en briques, ou encore dans l'un de ces deux matériaux employés en combinaison avec le bois (galandage). Dans les autres parties du pays, principalement dans les régions septentrionales, les habitations sont presque toutes construites en bois. Le paysan suédois a une grande disposition à déployer à cet égard un certain luxe, consistant en ce qu'il aime généralement à construire un plus grand nombre d'édifices et des édifices plus vastes qu'il n'en aurait besoin à la rigueur. Il est à constater que ce luxe est surtout facile à contenter dans les régions forestières où l'on voit souvent de grandes maisons inhabitées, tandis que le propriétaire se contente d'une chaumine. Les chambres sont chauffées généralement par de vastes foyers ou âtres, quoique l'on rencontre aussi des poêles. Le combustible le plus fréquent dans la Suède méridionale est la tourbe, dans la Suède moyenne et du Nord, le bois. Nulle ventilation, les fenêtres ont même parfois une construction telle qu'elles ne peuvent être ouvertes, le foyer et la porte étant alors les seules voies par lesquelles l'air soit à même de se renouveler.

En Suède, la majorité des habitants du pays vit directement de l'agriculture et par suite la classe ouvrière est elle-même agricole. En outre, la plus grande partie du sol appartient à de petits propriétaires travaillant eux-mêmes leurs champs. Quand un propriétaire de cette classe ne peut soigner son terrain soit seul, soit à l'aide des fils restés dans la maison paternelle, en général il n'emploie pas des ouvriers à la journée, à la semaine ou au mois, mais des valets régulièrement engagés pour un certain temps. Il en est de même des petits fermiers auxquels dans quelques parties du pays les grands propriétaires remettent des terres à bail. Quant au grand propriétaire foncier, il se procure par différents moyens les forces de travail nécessaires. Il a toujours un certain nombre de valets et de filles de ferme salariés, auxquels il donne, outre des gages annuels, la table et le logement. A côté de ceux-ci, il en a d'autres auxquels il fournit une habitation, avec un certain salaire tant en argent qu'en nature (*stat-torpare* ou *stat-folk* valets payés par des prestations en nature). Ensuite il possède toujours sur ses terres un nombre plus ou moins grand de petits tenanciers, appelés à lui fournir une certaine somme de travail moyennant la jouissance de quelques arpents de terres qu'ils cultivent pour leur compte. Ce sont les *jord-torpare* ou simplement *torpare*, les tenanciers proprement dits. En dernier lieu, il a la ressource des ouvriers pris à la journée ou à la tâche. Cependant ce sont les ouvriers des deux catégories nommées en second lieu qui font la plus grande somme d'ouvrage sur ses terres. Comme on vient de le voir, les *jord-torpare* sont en réalité des espèces de fermiers; ils reçoivent du propriétaire une quantité plus ou moins grande de terrain avec les édifices et dépendances y appartenant, le tout à un certain temps de dédit et moyennant l'obligation de fournir, sans indemnisation spéciale, un nombre déterminé de journées de travail par semaine au propriétaire, ou de remplir d'autres obligations de nature variant avec les localités. Pour le travail qu'il fournit, le fermier tenancier reçoit, outre l'habitation, le fourrage nécessaire pour avoir quelques animaux et le moyen de se livrer pour son compte à l'agriculture sur une petite échelle. Cette classe d'ouvriers est très sédentaire, sans être cependant en aucune façon attachée à la glèbe. Il n'est pas rare que le fils prenne le torp ou la tenance de terre du père et l'on peut dire en général qu'il existe de très bons rapports entre les propriétaires et leurs fermiers tenanciers.

La seconde grande classe d'ouvriers agricoles est, comme on l'a vu plus haut, celle des *stat-torpare*, qui se rapprochent principalement des ouvriers à gages. Leur travail appartient exclusivement au propriétaire qui leur donne, outre l'habitation et le chauffage, un salaire en argent et certaines quantités déterminées de denrées alimentaires, telles que céréales, pommes de terre, hareng, sel, lait, etc. Dans la règle, tous les grands domaines possèdent pour cette catégorie d'ouvriers un édifice spécial, où ils s'arrangent parfois pour faire à quelques égards ménage commun.

VII. **Russie.** — Dans ce vaste empire, la population rurale, nombreuse et disséminée, présente des conditions différentes et peut être rangée en catégories : il y a les paysans fixés sur le domaine de l'Etat, ceux établis sur des propriétés privées, ceux qui vivent sur le domaine des princes et enfin les colons. Cette situation n'est pas indifférente au sort matériel du paysan russe. Il y faut ajouter aussi la région dans laquelle il vit et qui n'est pas sans influence sur la façon dont l'habitation est construite ou aménagée.

Les cabanes russes ou izbas sont en général en bois et de construction peu coûteuse tout au moins dans les régions forestières. Un énorme poêle au centre de la cabane y entretient un air chaud et infect. Tout autour le fumier et les ordures qui disparaissent sous les neiges de l'hiver et reprennent leur fétidité au printemps (1).

Dans la région sud de la Russie, dans l'Ukraine, l'habitation n'est pas meilleure, d'après le tableau qu'en fait M. le Dr Podolinsky (*Gazette médicale de Paris*, 1880). Là, les forêts sont rares, le bois est cher et, pour cette raison, les paysans n'emploient le bois que pour les piliers, la charpente du toit, les portes et les fenêtres. Les murs se font d'une cloison en roseaux ou en paille enduits d'une couche de terre glaise, à laquelle est ajoutée, pour la faire mieux tenir, de la paille hachée.

Le tout est badigeonné intérieurement et extérieurement avec de l'argile blanche, et ce badigeonnage, souvent renouvelé, surtout à l'intérieur, entretient la chaumière du paysan ukrainien dans un état de propreté supérieure non seulement à celle de l'habitation du paysan russe, mais même de la plupart des paysans de l'Europe occidentale.

Les toits sont presque partout en paille ou en roseaux. Dans quelques endroits du midi, le bois est si rare et les populations si pauvres que

(1) Dans les campagnes russes, les maisons sont en bois, et, au point de vue architectural, réduites aux dernières limites de la simplicité; des poutres ajustées les unes sur les autres et recouvertes d'un toit en chaume, un escalier d'entrée composé de quelques planches, une mince cloison s'il y a deux pièces, un immense poêle en briques

beaucoup de paysans creusent leurs habitations dans la terre, n'élevant que de 1 mètre au-dessus du sol toute la construction, le toit compris. Ces habitations, les plus mauvaises de toutes les habitations imaginables, ne sont pas très rares. Dans quelques districts du gouvernement de Kerson, ceux d'Ananies et Tiravpol, par exemple, il y a des villages dont la moitié se compose de pareilles habitations. Le nord de l'Ukraine possède un pendant, ce sont les « chaumières enfumées », comme on les nomme dans le pays. Ce sont des chaumières qui ne possèdent pas de cheminées et où la fumée doit sortir par la porte de la chambre. Outre les désagréments de les habiter et la saleté inévitable, ces « chaumières enfumées » sont la cause de différentes maladies des yeux. Ces chaumières-là se rencontrent souvent en *Galicie*, en *Volhynie*, dans le gouvernement de *Minsk*, etc.

De quelque côté que nous entrions en Ukraine, que ce soit du côté de la Russie ou du côté de l'Europe occidentale, toujours nous serons frappés par les petites dimensions des maisons. Généralement, il n'y a qu'une chambre avec l'antichambre et le garde-manger à côté. Depuis l'abolition du servage, on bâtit beaucoup plus de chaumières à deux chambres; cependant on en bâtit aussi à présent de très petites, surtout dans le midi.

La chambre qui est habitée par toute une famille est toujours très petite; son étendue varie entre 3 et 5 mètres en longueur et en largeur. Rarement la hauteur de la chambre est assez grande pour qu'un homme au-dessus de la moyenne n'ait pas besoin de se baisser en passant sous la grande poutre qui soutient le plafond. Une pareille chambre ne contient à peu près que 30 mètres cubes d'air. Il y a souvent de cinq à sept personnes qui habitent la chambre, ce qui fait 4, 5 à 6 mètres cubes d'air pour chacune. Cet air se renouvelle peu par les fenêtres, car celles-ci sont faites de façon à n'être jamais ouvertes.

En hiver, la porte est aussi toujours fermée. L'air se renouvelle donc principalement à l'aide du grand four qui occupe presque la quatrième partie de la chambre, et à l'aide de la ventilation naturelle, c'est-à-dire en passant directement par les murs de la chaumière. Les murs, faits en roseaux ou avec de petites branches de bois et enduits d'argile, laissent passer l'air en grande quantité, surtout en hiver, quand il fait très chaud dans la chambre et très froid dehors. Une maison bâtie en pierre, ayant les mêmes dimensions, serait plus malsaine que la hutte en roseaux. Il ne faut pas croire qu'il y fasse froid. Par 20° de froid dehors, on a facilement 20° de chaleur dans une chaumière ukrainienne; et encore on n'emploie comme combustible que de la paille ou du fumier desséché. Les dimensions considérables du four suppléent à tout.

grossières, une porte d'entrée, deux ou trois petites fenêtres à peine suffisantes pour laisser entrer le jour — telle est la triste demeure des paysans russes, demeure qu'ils transportent souvent avec eux, lorsqu'ils vont se fixer dans une autre commune (Wyrouboff).

En été, les choses changent de face. La température extérieure se rapprochant beaucoup de celle qui règne à l'intérieur de la chambre, la ventilation naturelle devient insignifiante et l'air de la chambre est facilement vicié. A cause de cela, en été, les Ukrainiens dorment plus volontiers dehors ou dans leurs bâtisses de ménage que dans leurs maisons. Le sommeil au dehors est cependant, même en été, une cause de maladies fréquentes.

VIII. **Provinces danubiennes.** — Dans les provinces danubiennes, il faut examiner séparément les habitations rurales de la plaine et celles de la montagne. MM. Félix (de Bukaresth) et Obédenare (*Dictionnaire encyclopédique*) nous donnent des appréciations très concordantes de ces divers genres d'habitations.

Dans les plaines, les maisons des paysans sont formées par un clayonnage en bois dont les vides sont remplis par de la terre argileuse; leur toit, couvert de chaume ou de gerbes de roseaux, s'avance au-dessus de la porte d'entrée. Dans l'intérieur, le sol est couvert d'une couche d'argile mêlée de bouse de vache. Il y a une cuisine et une ou deux chambres. Derrière l'âtre où l'on fait du feu pour cuire les aliments se trouve l'ouverture d'un poêle fait de briques et d'argile, poêle qui chauffe assez bien la chambre en hiver.

Les pauvres gens, et surtout les Tsiganes, ont de véritables huttes de troglodytes creusées dans la terre et dont le toit seulement est au-dessus du sol. Ces habitations appelées *bordei* sont remplacées peu à peu par des maisonnettes. Rien de plus malsain que ces misérables huttes. Pendant la guerre d'Orient de 1855, on avait abrité les blessés russes et turcs dans ces caves. Le typhus, la pourriture d'hôpital et les érésipèles ont enlevé la moitié des blessés.

Dans les montagnes, l'aspect des habitations rappelle l'aisance et la propreté. Les maisons y sont construites en rondins de bois bien égaux, dont les intervalles étroits sont remplis par du mortier. Assez souvent les maisons des paysans ont aux fenêtres des baudruches en place de vitres.

IX. **Bohême.** — La maison du paysan bohême est en bois; les murs sont façonnés avec des poutres juxtaposées et les insterstices bouchés avec de la terre. La toiture de chaume fait saillie en avant des façades, ce qui permet de circuler à couvert autour de la maison et de garantir de l'humidité les fondations du bâtiment. Le soubassement est en maçonnerie; le plancher du rez-de-chaussée est ordinairement en contre-haut du sol, élevé de quatre marches environ. Une partie du pourtour, sous le toit saillant, est séparée de la rue ou de la cour par une cloison en planches à hauteur d'appui et munie de bancs formant une sorte de vérandah nommée *beridka*, où la famille se tient pendant le repos du midi et du soir et où elle prend souvent ses repas sans être attablée.

L'habitation rurale a le plus généralement trois pièces, sans compter, dans beaucoup de maisons une petite cuisine, pour l'été. L'hiver on fait ordinairement la cuisine dans la pièce commune (*celednick*), qui est toujours chauffée. On n'y couche pas habituellement. La chambre à coucher s'appelle *komorq*. Les pièces sont en général peu élevées, éclairées par des fenêtres petites et peu nombreuses, à l'exception de la grande chambre, pièce située dans le haut pignon orné de la maison.

Le lit du paysan est garni d'épais rideaux et, en hiver comme en été, muni de matelas de plume. Les granges, les écuries, flanquent l'habitation de tous côtés; et autour d'elles, disposés en cercle, se trouvent les amas de fumier.

X. **Allemagne.** — « Dans la *Prusse rhénane*, l'habitation du paysan se compose, en général, d'un simple rez-de-chaussée divisé presque toujours en plusieurs pièces. Il y a cependant des maisons, parmi les plus pauvres, qui n'ont qu'une seule pièce où couche toute la famille. Les murs sont en torchis et briques; la couverture le plus communément en tuiles. Le sol du rez-de-chaussée, très rarement planchéié ou carrelé, est en terre battue. Les fenêtres sont peu nombreuses et toujours fort petites. Dans l'intérieur règne la plus grande malpropreté; les enfants surtout sont d'une saleté sordide. A l'extérieur se trouvent des amas considérables de fumiers, contigus aux murs de l'habitation. Des flaques d'eau mêlées de purin, des excréments de toutes sortes forment autour d'elle une atmosphère détestable. Toujours à côté du logis de l'homme, se trouve le logement des bestiaux, celui du porc spécialement.

« Dans les contrées allemandes voisines de l'Elbe (*Lauenbourg*, *Hambourg*, etc.), l'habitation du campagnard se compose généralement encore de masures couvertes de chaume, dont les planchers sont formés par des lattes de bois à interstices remplis de paille et d'argile. Il n'y a ni fondations ni caves. Les ouvertures sont si petites et si obscures que ces maisons ressemblent à de vieilles étables : ressemblance qui est encore rendue plus frappante par le voisinage d'amas de fumiers tout autour d'elles. La maison du paysan se compose généralement d'une seule pièce ayant 20 mètres carrés de superficie sur 2 mètres de hauteur, contenant un grand poêle d'argile et un trou ouvert pour la cheminée. Le sol est inégal, en argile battue; les murs sont si rugueux et si délabrés qu'on peut voir à travers.

« D'autres habitations plus récentes ont un aspect plus séduisant : la brique remplace le chaume de la toiture; le sol est plus aplani, les murs, en pierre, plus solides et plus épais; mais en somme elles ne sont pas très sensiblement supérieures aux anciennes. Une seule pièce réunit encore les membres de la famille et les serviteurs, et les fondations de la maison sont incapables de la mettre à l'abri des infiltrations des fosses à fumier voisines. L'humidité y est même plus grande et l'aération moins satisfaisante (à Friedlander).

« Dans la *Silésie*, la maison du campagnard consiste le plus souvent en un rez-de-chaussée ayant une ou plusieurs pièces, suivant le degré d'aisance; il y a quelquefois un étage. La toiture est en chaume; les murs en torchis chez les plus pauvres et les plus anciennes maisons; en pierre et en briques chez les autres. Le sol est presque toujours carrelé ou planchéié; les ouvertures, sans être trop peu nombreuses, sont loin d'être suffisantes. Le mobilier se compose d'une table et de banquettes en bois faisant le tour de la pièce; on couche dans des logettes superposées. Au dehors s'étalent les fumiers et des débris de toute sorte.

« Dans les parties de la *Silésie* où habitent les paysans de race polonaise: les *Mazoriens* ou *Mazures*, la maison n'est qu'une misérable cabane en bois, couverte de chaume, et dont les interstices des murailles sont bouchés avec de la mousse. Dans d'autres points, chez les *Gorales* ou montagnards de Beksides, par exemple, on rencontre de véritables huttes à demi creusées dans le flanc des coteaux, toutes chaumières enfumées (*Rauch katten*), heureusement souvent assez mal closes pour que l'air extérieur y pénètre largement.

« Dans la *Westphalie*, la maison de ferme est généralement divisée en trois compartiments: l'un, qui sert à la famille, est flanqué de couchettes en étages; l'autre sert aux animaux qui regardent les maîtres par-dessus leurs mangeoires; le troisième sert de grange pour les foins et de hangar pour les instruments de travail. Le foyer est au centre de la maison.

« Dans le *Tyrol allemand* et dans le *sud de la Bavière*, l'habitation du campagnard est en bois, fermée de tous côtés par des poutres dont les interstices sont remplis par de la mousse et de la terre. Il y a un rez-de-chaussée et un étage; c'est le chalet classique à balcon et à énorme toiture. Le plus souvent, le sol du rez-de-chaussée est recouvert d'un pierrage; d'autres fois, il y a un plancher sur lequel toute la famille et surtout femmes et enfants marchent pieds nus. Dans la chambre commune, on fait toutes les opérations de la cuisine et du ménage; presque toujours on élève de la volaille au-dessous de l'endroit où on lave la vaisselle. Les parois de l'habitation sont simples; on trouve seulement des fenêtres doubles dans les villages d'une grande altitude.

« Dans les chalets des hauts pâturages, le même abri sert pendant l'été aux troupeaux et à l'habitant. Il n'y a qu'une seule salle commune et pas d'autre lit que le foin. »

XI. **Suisse.** — D'après le professeur Dunant (de Genève), dans la plaine romande, l'habitation est généralement construite en pierres. On ne voit pas d'habitation souterraine ni de maisons en terre. Dans beaucoup de villages, les maisons se touchent et sont serrées, mais la plupart ont une situation assez salubre et sont propres, comparativement à ce qu'on voit en certains pays.

L'instruction et la confession religieuse ont une influence notable à cet égard. Les cantons protestants de Vaud et de Neufchâtel, par exemple, sont sur ce point mieux partagés que ceux du Tessin et du Valais, qui sont catholiques.

Les dimensions de l'habitation sont rarement très exiguës; mais une portion, et quelquefois la plus saine, au premier étage est réservée pour les provisions. Les dépendances sont en général réunies sous le même toit, parce que la propriété est très divisée; mais un bon mur sépare l'homme des animaux et des récoltes. Toutes les fois que cela est possible, la remise ou le fenil séparent le logis de l'étable ou de l'écurie. Les lieux d'aisances sont le plus souvent en dehors de l'habitation et placés près des fumiers, qui, dans les villages les mieux tenus, sont presque contigus aux maisons. Dans les contrées de vignobles, des caves vastes et profondes sont d'ordinaire creusées au-dessous du logement.

Le rez-de-chaussée est, dans bien des endroits, encore en contre-bas du sol. Son plancher est bien rarement en terre battue, presque toujours il est dallé, briqueté ou planchéié. La charpente est en bois de sapin; la toiture en tuiles. Un grand nombre d'anciennes maisons, là où jadis existait l'impôt sur les portes et fenêtres, ne présentent encore qu'un trop petit nombre d'ouvertures.

Dans les *montagnes romandes*, c'est-à-dire dans le Jura et les Alpes de Gruyères, les habitations ressemblent beaucoup à celles de la plaine. Dans quelques vallées, la façade la plus exposée à la pluie, à la neige et aux ouragans ne présente aucune ouverture, et est recouverte de haut en bas de tuiles ou de lamelles de bois qui la préservent.

Les maisons sont quelquefois très isolées et les plus élevées, les chalets, ne sont habitées qu'en été. La toiture descend parfois très bas; mais toujours la partie habitée a des murs en maçonnerie.

Dans la plaine *habitée par la race allemande*, ces villages sont le plus généralement gracieux. Les habitations sont presque sans exception séparées et non contiguës. L'air, la lumière, les enveloppent par les quatre faces, mais le plus souvent encore les dépendances sont placées sous le même toit que le logis.

Un mur de bonne construction occupe le bas de la maison, dont la partie supérieure est faite soit tout en bois, soit en poutres dont les intervalles sont remplis avec des briques ou des matériaux de petites dimensions. Le toit très incliné dépasse de beaucoup les façades et descend assez bas. Généralement, il recouvre une ou plusieurs galeries, quelquefois vitrées ou fermées, dont l'une conduit aux lieux d'aisances relégués à l'angle, vers l'étable.

Il y a rarement de cave; mais il est de règle que le rez-de-chaussée soit exhaussé de quelques marches au-dessus du sol environnant. L'intérieur est propre et dénote les soins de la ménagère. Toutes les pièces sont lambrissées; elles sont assez nombreuses; mais les plafonds sont bas, ce qui amène vite le confinement.

Le chauffage se fait au moyen d'un grand poêle en grès tendre, alimenté avec du bois de sapin ou de hêtre, construit au centre de la maison, pénétrant dans plusieurs pièces et offrant souvent des gradins sur lesquels tous les membres de la famille peuvent venir se chauffer dans les froides soirées de l'hiver.

Dans les *montagnes où l'on parle allemand*, l'habitation est un chalet assez semblable aux maisons de la plaine. Sous le toit très incliné, il y a place pour plusieurs pièces; mais, toujours, le plafond est bas et le nombre d'ouvertures trop petit, ce qui favorise singulièrement le confinement.

XII. **Italie.** — L'habitation rurale en Italie est misérable; la condition du paysan y est dure; ce sont les constatations officielles qui nous renseignent à ce sujet. Mais encore remarque-t-on cependant des différences entre les diverses contrées.

Sur le territoire de Pavie, le paysan et sa famille habitent généralement dans une seule pièce au rez-de-chaussée, n'ayant d'autre plancher que la terre nue et d'autre toit que les tuiles, à travers lesquelles on voit le ciel; et cela sous un climat malsain, au milieu de terrains marécageux où le plus souvent le niveau de l'eau dans les marais et dans les rizières environnantes est plus élevé que le sol de la demeure du paysan.

Dans cette misérable demeure étroite et obscure, où toutes les hardes sales sont suspendues, où toute une famille est entassée, on conserve les provisions de l'année, on fait la cuisine. En entrant dans une pareille tanière, on se croirait transporté dans un pays lointain et sauvage, tant l'odeur en est fétide, tant l'aspect des habitants est triste et repoussant. C'est pis encore quand on pénètre dans ces masures isolées dont les habitants, pellagreux ou suant la fièvre, gisent sur un sale grabat, en plein sol nu et humide, dans une chambre obscure dont la toiture à moitié détruite, les portes vermoulues, les volets pourris, ne les garantissent ni de la pluie ni de la neige.

Et quand ces malheureux fermiers réussissent à obtenir quelques améliorations de la part de leur propriétaire, c'est seulement pour ce qui regarde les greniers, les hangars, les écuries, choses particulièrement utiles à l'exploitation, et dont l'aspect parfois florissant contraste singulièrement avec le corps de logis habité par le colon.

En *Lombardie*, le plus grand nombre des cultivateurs de riz habitent dans des maisons humides, à sol non pavé, privées d'air et de lumière; misérables demeures où l'on dort en hiver sans plafond, protégées seulement par la toiture en tuiles de telle sorte que l'eau et la neige tombent sur la couche des pauvres agriculteurs qui, dans la saison froide, n'ont aucun moyen de se mettre à l'abri des intempéries, et qui, en été, sont entièrement exposés à l'influence dangereuse des rizières voisines.

Dans les Alpes piémontaises, la maison du paysan se compose généralement, comme dans les Alpes françaises, d'une écurie ou d'une étable qui souvent, dans l'hiver, sert d'habitation à la famille ou au bétail. Pendant l'été, on couche dans une pièce située au-dessus des étables, où la lumière et l'air ne pénètrent que par une étroite fenêtre, et où l'on entasse les hardes et les provisions. Dans les hautes vallées du Piémont, le plus souvent la maison est adossée à la montagne, n'ayant qu'un rez-de-chaussée enfoncé au-dessous du sol et qui n'est ni planchéié ni carrelé. Les ouvertures sont trop petites et le nombre considérable d'arbres qui les entourent immédiatement interceptent les rayons solaires et entretiennent l'humidité du sol.

C'est aussi dans des maisons privées d'air pur et de lumière, basses, humides, entourées de fumiers infects et littéralement plongées dans la fange que vivent, dit la commission d'enquête du Piémont sur le goître, les pauvres habitants de la *Maurienne* et de la *Tarentaise*.

Dans l'Italie *méridionale*, la maison du paysan se compose généralement d'un rez-de-chaussée avec deux pièces : la cuisine et la salle à manger. Le plancher est en terre battue, les fenêtres étroites; le père, la mère, les filles et les jeunes garçons couchent dans la chambre, sur de simples paillasses; les serviteurs et les grands garçons vont dormir « à la paille », comme on dit, c'est-à-dire dans la grange qui est à côté. Contre la cuisine se trouve le four rond en maçonnerie. L'étable est derrière, adossée à la chambre à coucher.

Chaque habitation a son aire surélevée, au-devant de la maison.

La porte d'entrée, qui constitue souvent la seule ouverture, est surmontée d'une toiture en forme de large auvent; dans l'intérieur, l'ameublement se compose d'une table, de bancs, d'un large caisson pour les vivres; dans la cuisine, une cheminée à large manteau, surmontée des ustensiles de ménage; à des perches qui traversent chaque pièce sont suspendus des morceaux de lard et des saucisses fumées, des herbes aromatiques, des oignons et des hardes.

Enfin, dans quelques régions de l'Italie on trouve des habitations souterraines; ainsi dans la *Basilicate*, dans les *Calabres*, en *Sicile*, les localités ne sont pas rares où les paysans demeurent dans de véritables cavernes, tanières humides et obscures taillées entièrement dans le tuf.

XIII. **Espagne.** — Dans son *Hygiène rurale*, le Dr Perujo est à peu près muet sur la situation actuelle des habitations rurales; c'est à Layet que nous empruntons les documents suivants, très complets sur ce point.

« En *Aragon*, dans les vallées de l'Èbre et de ses affluents, la population rurale est le plus généralement répartie en gros bourgs ou villages ; les maisons sont fréquemment à plusieurs étages, le rez-de-chaussée servant d'écurie, dans laquelle vient aboutir l'escalier. Sur les hauts plateaux intermédiaires aux vallées irriguées, les villages sont plus petits; les villages isolés n'existent pas; la maison n'a qu'un étage qui sert de logis au paysan; l'écurie est toujours au rez-de-chaussée, mais souvent aussi il n'y a pas d'étage; l'écurie est alors attenante au logis et communique directement avec lui par une porte ou même par une simple ouverture faite dans la cloison et constamment ouverte.

« Les maisons sont construites en briques et plâtre, couvertes en tuiles creuses, quelquefois en pierres plates formant terrasse. Sur les plateaux, beaucoup d'habitations sont construites en briques simplement séchées au soleil. Il y a le plus souvent trois pièces : la cuisine, la chambre à coucher, le grenier. Dans la cuisine se trouve une vaste cheminée conique à large manteau, au-dessous duquel on se serre en hiver autour du feu. Une table, des bancs, quelques planches pour placer les ustensiles de ménage, de grandes jarres pour la provision d'eau ; dans la chambre à coucher, quatre planches sur deux tréteaux, une paillasse, une couverture appelée « mante » qui sert de manteau dans la journée, composent la couche des gens mariés, des filles et des tout petits enfants; les garçons couchent à la paille, dans la grange, jusqu'au jour de leur mariage. Des porte-manteaux le long des murs, une armoire ou un bahut chez les gens aisés, tel est le mobilier ordinaire.

« Il n'y a presque toujours qu'une fenêtre étroite pour chaque pièce. Aux alentours de la demeure sont amoncelés les fumiers que l'on a sortis de l'écurie ou de l'étable. Ces tas de fumiers, soumis à l'action d'un soleil ardent, dans un climat très sec, forment le principal appoint des tourbillons de poussière que soulève le *cierzo* ou vent du nord-nord-ouest qui est le vent régnant. Deux ou trois mares où s'accumulent les eaux pluviales sont les réservoirs communs destinés aux besoins du ménage et à l'usage des bestiaux. Les rues des villages sont sales, constamment encombrées de détritus de toutes sortes.

« En Catalogne, on distingue les grandes plaines comme l'Ampoudan, le Panadès, l'Urgel, où la culture des céréales tient la place principale et les collines souvent très élevées que projette en tous sens la plaine du Montseny et qui sont cultivées en vignes. Dans les plaines, les fermes, souvent isolées, comprennent un corps de logis avec étage ; et sur les côtés les annexes, écuries et granges. Dans les villages, l'écurie est au rez-de-chaussée, comme dans l'Aragon. Le sol est le plus souvent carrelé, rarement planchéié, toujours en contre-bas du terrain environnant. On construit en pierres ou en briques ; la toiture, peu inclinée, forme souvent terrasse. La pièce qui sert de cuisine est vaste, circulaire ; la cheminée est au milieu, ronde, entourée de bancs ; les fenêtres sont étroites ; le mobilier est le même qu'en Aragon.

« Dans la région vinicole, la population est rassemblée en gros bourgs ; les maisons ont fréquemment deux étages à fenêtres rares ; le rez-de-chaussée qui sert aussi d'habitation, n'a qu'une large porte ouverte toute la journée, quelle que soit la saison. Il n'y a pas de bétail, le fumier est rare ; d'ailleurs, même genre de construction et même mobilier que dans la plaine.

« Dans la partie montagneuse de la province de Valence, la demeure du paysan est généralement construite en pierres, avec un étage qui sert de grenier ; le rez-de-chaussée ou entresol, suivant le degré d'adossement de la maison contre le coteau, comprend trois pièces : la cuisine, la chambre à coucher et une petite chambre qui sert de dépense, où l'on fait le pain et où l'on entasse les provisions de toutes sortes : légumes, fruits, lard, etc. Au-dessous se trouve le logement à demi souterrain des animaux ou corral. Dans la cuisine, l'immense cheminée à manteau, une table, des bancs, des cordes tendues, surchargées d'objets divers ; dans la chambre à coucher, le lit de planches avec paillasse, toujours des fenêtres étroites. On laisse le fumier s'amonceler dans le corral sous les pieds des bestiaux, puis on le transporte au dehors dans un compartiment découvert ou patio, contigu à l'habitation.

« Dans la huerta ou partie arrosée de la province, les maisons plus pauvres sont en torchis plâtré recouvert de chaume ; il n'y a qu'une pièce qui sert de cuisine et de chambre à coucher, située au rez-de-chaussée, non dallée et tenue constamment humide par les fréquentes irrigations.

« Dans l'Andalousie et l'Estramadure, on trouve le plus souvent de gros bourgs. Les matériaux de construction varient beaucoup : c'est de la brique cuite ou simplement séchée dans les plaines ; de la pierre calcaire dans la partie sud. Des schistes de différentes espèces dans l'Estramadure et la Sierra-Morena, découpés en larges dalles, servent pour la toiture ou pavent les habitations.

« La distribution varie peu : écurie au rez-de-chaussée, logis du paysan au premier. D'autres fois, l'écurie est adossée au corps de logis et très fréquemment ne communique avec la voie publique que par un large couloir qui sert en même temps de cuisine et où l'on se tient en dehors des heures de repas. Le sol de cette pièce est le plus souvent en terre battue, quelquefois carrelé. La cheminée est le long du mur avec un large auvent conique. En Estramadure, il y a beaucoup de pauvres habitations où la fumée s'échappe par un trou fait dans le toit, ou par des vides ménagés dans la toiture. Toujours des fenêtres rares et étroites. Comme mobilier, le lit en planches, une paillasse, rarement des draps ; les jeunes gens des deux sexes couchent sur des nattes placées sur des planches ou sur un rebord en maçonnerie faisant le tour de la chambre ; les effets sont appendus en grande partie aux murs ; un ou deux coffres seulement.

« Il existe en Andalousie et en Estramadure de grands espaces incultes nommés *dehesas*, qui servent de lieux de pâturage et d'élevage. Les vaqueros et les pasturos vivent là dans des huttes dépourvues de tout mobilier et dorment tout vêtus sur des nattes.

« Dans les deux Castilles, la population est encore exclusivement rassemblée dans les bourgs, éloignés les uns des autres dans les plaines de la Manche et de la Vieille-Castille, plus petits, mais plus rapprochés dans les parties montueuses. Les maisons sont en pierres, variant beaucoup depuis le granit rouge de la Manche jusqu'au calcaire coquillier friable et à la craie des environs de Burgos et de Valladolid. Les habitations ont rarement un étage, et presque toujours celui-ci sert de grenier; le mobilier se compose d'une armoire, un ou deux coffres, lit en bois surmonté d'une paillasse; l'usage des draps est général, mais celui des matelas l'est beaucoup moins.

« Dans la Galice et les Asturies, la population est disséminée dans une foule de hameaux et de villages très petits, mais très rapprochés les uns des autres. Les habitations sont généralement en pierres, quelquefois en briques, mais toujours maçonnées, le climat pluvieux en faisant une obligation. Ces habitations, toujours groupées sur une éminence ou sur le penchant d'une colline, sont basses, pourvues de fenêtres étroites presque toujours sans vitres : détail applicable, du reste, à l'Andalousie, aux deux Castilles et à l'Aragon. Les couvertures en chaume, très rares dans les autres régions, sont ici très fréquentes. Le sol est quelquefois pavé, mais le plus souvent en terre battue; les maisons à un étage sont rares; l'étable et la chambre d'habitation sont mitoyennes, communiquant ensemble par une baie qui n'a pas toujours de clôture. En hiver, du reste, la famille passe une partie de la journée à l'étable. Le mobilier est à peu près celui des Castilles; plus, un certain nombre de vases destinés aux manipulations du lait, lesquelles s'opèrent dans la pièce unique qui sert à la fois de cuisine et de chambre à coucher. »

Cette revue, à laquelle il y aurait évidemment beaucoup à ajouter s'il fallait entrer un peu avant dans l'examen des conditions économiques de la vie rurale dans chaque pays, laisse cette impression générale que partout, sauf dans les Flandres, le paysan est resté dans un état réel d'infériorité sociale au point de vue de l'habitation. Partout, cependant, le paysan est le fonds social, et il est pénible d'avoir à constater dans notre état général de civilisation une telle situation misérable de la plus grande partie de l'humanité.

L'hygiéniste constate, comme l'économiste, le mal, indique même les moyens d'y remédier. Pour les mettre à exécution, il faut des forces considérables, morales, politiques, financières; c'est une tâche énorme dans chaque pays; mais il faut avant tout avoir bien conscience de ce mal général, grave, pour avoir la foi qui fait agir et qui sauve. Layet dans son ouvrage a le premier attiré l'attention sur cet intéressant rapprochement des conditions hygiéniques des peuples dits civilisés; nous avons peu ajouté à ce qu'il a dit des habitations à l'étranger; malgré tout, il nous a paru indispensable de reproduire ces documents que l'hygiène rurale en progressant dans tous les pays doit faire passer à l'état de lettres mortes et de souvenirs.

§ 1. — Matériaux de construction.

En France et dans la plupart des pays de l'Europe, nous voyons le paysan être, dans bien des circonstances, le propre artisan de sa demeure. Réduit à ses seules ressources, il a conservé, comme par instinct, ce qui fut autrefois le privilège des peuplades anciennes, la faculté d'adapter le milieu à ses besoins. Dans les bois, près des forêts, il a abattu les arbres, et en a construit sa demeure ; dans les montagnes, dans les roches, il s'est creusé un abri ; dans les plaines, il a pris les joncs, la terre argileuse et s'est façonné une hutte. Ce fut autrefois la règle ; c'est aujourd'hui l'exception. Exception encore assez importante, cependant, chez les nations où le paysan est misérable ou dans une condition sociale inférieure.

De nos jours et pour rester surtout dans le domaine national, le paysan n'est pas toujours le seul constructeur de son habitation, mais il y aide. Il a rarement recours aux conseils d'un homme de l'art, architecte ou ingénieur, et se contente de l'expérience pratique d'un maçon, d'un charpentier. Il a peur des frais, ne vise point à l'élégance ; pourvu qu'il fasse solide et à bon marché, c'est l'essentiel. Cette confiance absolue dans les ouvriers qui l'entourent, et le désir, souvent le besoin, de bâtir économiquement, éloignent de son habitation les progrès, et surtout les améliorations que l'hygiène réclame. Tout le monde, en effet, pèche alors par ignorance ; la routine conserve ses droits. Nous convenons qu'il serait préférable de faire autrement et que c'est là une pratique absolument condamnable ; mais longtemps encore, croyons-nous, il en sera ainsi, suivant les régions, la densité de la population et son aisance générale.

Puisqu'il faut subir cette situation, il convient au moins d'éclairer le paysan sur la façon dont il doit comprendre son habitation. Il faut aussi lui faire connaître la valeur hygiénique des matériaux qu'il emploie de préférence, parce qu'ils sont sous sa main et à bon marché. Nous nous arrêterons seulement sur ceux qui sont plus spécialement employés à la campagne, ne pouvant pas revenir ici sur les développements qui ont été donnés à ce sujet à propos des habitations urbaines (*Encyclopédie*, tome III) et nous nous occuperons à la fois des matériaux et des modes d'exécution.

I. **Pisé.** — Le pisé est de la terre comprimée dans un moule ou dans un encaissement de façon à former un massif continu, et constituant une paroi résistante. Toutes les terres ne sont pas également bonnes à piser ; la terre franche, un peu graveleuse, est la meilleure ; trop grasses ou trop maigres, elles ne conviennent pas. Par l'addition de certaines substances, on arrive à corriger ce que la terre offre elle-même de mauvais.

Les avantages du pisé en expliquent l'emploi dans bien des campagnes ; il est incombustible, mauvais conducteur de la chaleur, et par conséquent du froid et économique. La main-d'œuvre en est facile et il n'est pas besoin d'être très habile pour le bien poser. Il a l'inconvénient de ne pas être très résistant, quoiqu'il puisse devenir dur; il ne peut supporter de lourdes charges. Il est facilement envahi par les insectes, par les rongeurs. Enfin, il est hygroscopique et absorbe très aisément l'humidité. Si un mur en pisé n'est pas établi sur une fondation en maçonnerie assez élevée, l'eau du sol le pénètre peu à peu. Les pluies abondantes doivent le faire exclure des régions du Nord, de même qu'il le faut éloigner du voisinage des cours d'eau susceptibles d'inondations.

Son emploi peut être avantageux pour certaines clôtures, ou des constructions rurales légères servant d'abri, soit comme bûchers, soit comme dépôts d'instruments ou de véhicules.

Pour les habitations destinées aux cultivateurs ou même aux animaux, il présente donc, en définitive, beaucoup plus d'inconvénients que d'avantages et doit être proscrit.

II. **Torchis.** — Le torchis ou bauge, plus économique encore que le pisé, est composé de terre franche gâchée avec de la paille ou du foin. Tantôt cette paille et ce foin sont hachés à 10 ou à 15 centimètres, tantôt ils sont laissés dans leur longueur.

Les parois en torchis sont peu solides, très hygrométriques, et de peu de durée. L'eau les pénètre aisément, les délite. Un mur en torchis non bâti sur une fondation maçonnée et s'élevant au-dessus du sol de 30 à 50 centimètres ne ferait pas un long usage.

Plus encore que le pisé, il est à rejeter en raison de sa facilité extrême à absorber l'humidité et à s'imprégner des germes et des insectes. Il peut, comme lui, mais avec moins d'avantages, être toléré pour les clôtures et les petites constructions annexes de l'habitation.

Il a reçu cependant un emploi assez estimé dans la campagne pour recouvrir les planchers auxquels on veut donner quelque épaisseur, comme dans les greniers à fourrages.

III. **Maçonnerie.** — La maçonnerie devient de plus en plus la règle dans nos habitations rurales et il faut s'en réjouir; mais, suivant les régions, elle diffère. La maçonnerie de pierre de taille se rencontre dans les localités où le calcaire est abondant et facile à travailler. Le plus souvent, elle ne sert pourtant dans les constructions rurales que pour les baies, les encoignures, les appuis, et la maçonnerie en moellons est généralement usitée, même là où la pierre est à bon marché. On peut l'expliquer, outre l'économie de main-d'œuvre, par la fréquence des carrières que le paysan exploite à ciel ouvert pour son compte d'abord et aussi comme rapport.

A défaut de moellons, la brique est employée et son usage tend à devenir de jour en jour plus fréquent. Elle est presque uniquement employée dans le nord. On la fabrique à peu près partout, pourvu que la terre argileuse s'y trouve en quelque abondance. La qualité des briques et leur mode de fabrication importent; car, quand elles sont mal cuites, plutôt séchées que cuites, ce qui arrive dans certaines briqueteries rurales de peu d'importance, elles ont peu de résistance à l'eau, se délitent à l'action de l'air et des agents extérieurs ; les briques recuites, au contraire, sont très peu hygrométriques et très résistantes.

Qu'il s'agisse de pierres de taille, de moellons ou de briques, l'élément essentiel de la maçonnerie, le mortier, mérite l'attention. A la campagne, il est encore fréquent de voir se servir de mortier de terre, auquel on ajoute une petite quantité de sable. Ce mortier économique se rétracte fortement en séchant; il craint l'humidité et ne fait pas un long usage. Les crépissages ainsi faits ne tiennent pas, tombent en larges plaques, et dans beaucoup de constructions rurales les détériorations fréquentes, les dénudations des murailles, trahissent l'origine et l'espèce de mortier employé.

Dans les pays voisins de la mer, un autre danger provient de l'usage pour les mortiers non de terre, mais de sable marin. Il ne coûte rien ou à peu près, mais, même lavé, il conserve si longtemps son aptitude à l'humidité que les murs où on l'emploie se salpêtrent et les enduits extérieurs n'y ont aucune résistance.

Partout, ici, c'est la mise en œuvre de matériaux économiques qui fait agir le cultivateur, et la combinaison n'est pas avantageuse. Sans compter les dégradations faciles, les réparations constantes, les murs ainsi faits ont le grand inconvénient, au point de vue de l'hygiène, d'absorber l'eau et de devenir malsains. La question est surtout importante eu égard à l'emplacement de l'habitation, suivant qu'elle est édifiée dans des terrains bas, ou adossée à des terres. Elle est encore particulièrement intéressante, à la campagne, pour la construction des logements des animaux ; ils sont toujours empreints d'humidité à l'intérieur, par suite de la vapeur d'eau exhalée par les animaux ou produite par les liquides excrémentitiels; la persistance de l'humidité est favorisée par la température toujours élevée des écuries et des étables.

Il faut donc partout, dans les constructions, mais plus encore peut-être à la campagne, se préoccuper des matériaux de construction à ce point de vue particulier et rechercher surtout, même au prix de quelques sacrifices, ceux ayant, comme dit M. Tollet, un pouvoir hydrofuge plus grand. Cet habile ingénieur, très soucieux des questions sanitaires, a expérimenté les divers matériaux employés dans les constructions. Après les grès, les ardoises, les briques, viennent les calcaires et en dernier lieu les plâtres, qui ont le plus faible pouvoir hydrofuge (1). Les

(1) *Revue d'hygiène.*

mortiers sont certainement encore plus mal partagés que les plâtres, surtout quand ils sont faits de terre.

Le plâtre n'est guère utilisé à la campagne, si ce n'est parfois pour les plafonds, et encore le remplace-t-on en certains endroits par le blanc en bourre, ou par du torchis. Là où il est employé, on peut être assuré que la construction est déjà plus soignée et par conséquent plus hygiénique; c'est qu'en effet les cloisons se multiplient, les murs se couvrent d'enduits lisses. Il exige une main-d'œuvre onéreuse et que les propriétaires un peu aisés se permettent seuls.

Le revêtement des murs est en général fait de mortier fin et blanchi à la chaux, autant à l'extérieur qu'à l'intérieur des habitations.

IV. **Bois.** — A la campagne, le bois joue un grand rôle dans la construction des habitations non seulement comme élément nécessaire de la construction elle-même (charpente, etc.), mais encore sous la forme de hangars, de petits abris dans certains domaines, petites exploitations rurales, ou même de baraques destinées, dans quelques régions, soit au logement d'animaux, soit à celui des personnes.

Les bois ne sont pas également bons à l'usage des constructions, et cependant ce sont généralement ceux que fournit la localité ou la région qui sont employés.

Les inconvénients du bois en construction sont multiples et bien connus. Il est sensible aux alternatives de chaleur et d'humidité : la première le dessèche, le fendille, la seconde le gonfle et le pourrit; les parasites l'imprègnent, c'est un terrain favorable aux moisissures, aux putréfactions.

Il constitue un abri très défectueux : froid en hiver, torride en été. Aussi n'est-il acceptable d'une manière permanente que dans certaines conditions d'exposition, et en Suisse, où les habitations rurales en bois sont assez fréquentes, cette préoccupation est constante.

La conservation des bois employés dans les constructions tient beaucoup aux soins qu'ils reçoivent depuis leur abatage jusqu'au moment de leur mise en œuvre. Ils doivent être empilés sous des hangars, à l'ombre, de façon que l'air circule tout autour des pièces, quel que soit leur volume. Il faut les protéger contre le soleil et l'eau. Les bois verts sont à éviter dans les constructions, et les hygiénistes les condamnent tout autant que les hommes techniques. Les bois verts et tendres sont les plus sensibles aux actions extérieures et aux pourritures. Les bois durs et secs sont préférables. Les bois blancs, surtout ceux de pins, sont les plus employés dans les constructions rurales; c'est dans le bois de cette sorte (*abies pectinata*, sapin argenté) que M. Crié (de Rennes) a surtout constaté la présence d'un mycélium de champignon (*polyporus vaporarius*, Fries), l'un des plus puissants destructeurs du tissu ligneux. Ses recherches tendraient à prouver que c'est après la coupe de l'arbre même que se produirait le développement du champignon. Il est donc prudent, car ici il y va de la sécurité des personnes, d'apporter le plus grand soin à l'examen des bois employés aux constructions. Le bois n'est pas seulement d'un usage fréquent dans la campagne comme élément de la construction, souvent aussi il la complète en formant tout seul la toiture, soit de planches, soit de bardeaux. Les toitures en planches ne réclament qu'une légère charpente. Négligemment faites, elles laissent souvent passer l'air, la poussière, quelquefois la pluie, se détériorent aisément et offrent une proie facile à l'incendie. Elles ont donc de grands inconvénients; il est à constater qu'elles tendent à disparaître dans les constructions rurales d'aujourd'hui.

V. **Paille ou chaume.** — La paille est encore très utilisée dans beaucoup de constructions rurales pour former la couverture des maisons et le plus souvent des étables, des hangars, etc. La paille la plus employée est celle du blé blanc; elle doit être droite, non brisée, exempte de rouille. On l'applique sur une charpente légère et on la pose par petites bottes de $0^m,25$ de diamètre environ sur un clayonnage établi sur les chevrons. Pour couvrir 1 mètre carré en chaume à $0^m,25$ d'épaisseur, il faut environ 20 kilogr. de paille. La durée d'une couverture en paille, dit Huzard, s'étend à trente et quarante années; elle peut être prolongée bien plus longtemps par de légers repiquages opérés avec soin pour boucher les trous causés par l'humidité que la mousse y entretient quand on la laisse pousser sur le chaume.

Non seulement la paille peut ainsi servir à faire des couvertures d'une confection facile, solides et durables, mais encore elle a par elle-même des avantages que le cultivateur apprécie vivement : elle protège réellement bien contre les changements de température; elle est, dit-on, chaude en hiver, froide en été et le paysan se loue de son emploi pour les étables et les magasins où sont entassées les récoltes. Ces avantages qu'on ne peut nier expliquent aisément pourquoi l'usage de la paille comme couverture a été si général dans les campagnes, en France et dans tous les pays. Les progrès accomplis dans les constructions rurales ne l'ont point encore fait disparaître dans bien des régions et beaucoup de nos villages en ont conservé l'habitude.

Ces avantages ne sauraient cependant faire oublier les inconvénients sérieux que présente la couverture de chaume; le plus considérable est le danger d'incendie, mais il est si redoutable qu'il suffit pour déconseiller l'usage de la paille. Il faudrait y ajouter aussi les dégâts causés par les vents, les orages, ceux produits par les rats et les rongeurs, qui trouvent là des repaires faciles et favorables à leur multiplication. Notons encore que la paille, en certains endroits d'une cherté relative, élève presque au prix d'une toiture ordinaire la couverture de chaume.

Toutes ces considérations réunies doivent faire rejeter le chaume; on en peut seulement réserver l'emploi pour les abris provisoires, isolés et n'offrant aucun danger pour les agglomérations ou les récoltes. La sécurité publique exige qu'on se montre rigoureux et on ne saurait s'étonner que dans certains pays l'administration ait pris des mesures pour en empêcher l'emploi. En Danemark, par exemple, on s'est montré très sévère à ce sujet ; en France, l'autorité administrative ou municipale peut prohiber l'emploi de ces matériaux dangereux, et le projet du code rural, dans son article 9, dit, relativement à ce sujet, que le préfet, sur l'avis conforme du conseil général, peut interdire, dans l'étendue du département, l'emploi de certains matériaux pour la construction des bâtiments ou celle des toitures, ou prescrire les précautions qui devront être adoptées pour cette construction.

Les enduits et revêtements qu'on a proposés à diverses reprises pour rendre les couvertures de chaume moins combustibles ne sauraient avoir d'efficacité sérieuse ; les paillassons confectionnés et trempés dans des solutions minérales (sulfate de cuivre) ne présenteraient qu'une apparente sécurité avec une dépense relativement élevée.

Ce qui est vrai de la paille l'est aussi des joncs et roseaux dont on fait usage dans les marais, surtout, pour recouvrir les habitations. Comme elles sont le plus souvent isolées, le danger d'incendie est moindre. Le jonc ne doit être posé que bien desséché, sinon le retrait des tiges, très sensible, occasionne de grands vides dans la couverture.

Nous n'insisterons pas davantage sur les matériaux employés dans les constructions rurales ; nous avons cité ceux dont le paysan fait surtout usage lui-même et dont le maniement lui est familier.

Avec les facilités actuelles des communications et des échanges, l'emploi exclusif des matériaux locaux n'est plus justifié. L'économie même n'est point une raison déterminante dans bien des cas ; il y a donc lieu de penser que le cultivateur doit dès maintenant apporter dans la construction de son habitation et celle de son exploitation plus d'habileté et de souci qu'autrefois, en s'entourant, d'une part des conseils d'hommes compétents, de l'autre en faisant usage de matériaux de bonne nature, de durée certaine. Non seulement sa demeure y gagnera en solidité, mais lui-même, sa famille, son bétail, seront mieux protégés contre les influences extérieures et les chances mauvaises de maladies.

Nous ne dirons rien non plus des procédés défectueux qu'emploie le paysan quand il se fait constructeur, de l'exiguïté des ouvertures, portes et fenêtres, du défaut d'assises pour les murs, de la mauvaise préparation du sous-sol. Nous indiquerons seulement à l'hygiène de l'habitation ce qu'il convient de faire à ce sujet.

§ 5. — **Hygiène de l'habitation.**

Il peut paraître inutile de poser les règles d'hygiène applicables à l'habitation rurale, pensant que celles prescrites aux habitations urbaines y doivent suffire. En apparence, on pourrait avoir raison, non en fait.

L'hygiène rurale ne fera pas de progrès si elle ne sait s'accommoder aux besoins de la vie des champs, si elle ne présente pas en un mot le minimum des exigences à demander. Les conditions ne sont en réalité pas les mêmes à la ville et à la campagne ; la vie collective urbaine a des besoins que n'a pas l'existence familiale et isolée du campagnard ; en outre, des nécessités particulières naissent pour ce dernier de son contact fréquent avec les animaux domestiques, avec lesquels il vit, qui partagent ses travaux quotidiens, ou dont il fait commerce. Il faut donc chasser bien loin, si l'on veut se faire entendre du cultivateur, la pensée de lui demander une habitation où le confortable se glisse à la faveur de l'hygiène ; non seulement il la refuserait, parce qu'il s'y trouverait mal à l'aise, hors de son milieu, mais encore il ne pourrait pas l'accepter, parce qu'elle dépasserait ses ressources.

Cette juste limite est possible à obtenir et a plus de chances de succès qu'aucune autre. C'est à la bien définir qu'il faut faire quelque effort.

1° *Emplacement de l'habitation.* — Le choix du terrain n'est pas toujours possible. S'il s'agit d'un domaine, c'est au centre de l'exploitation qu'il faudrait placer l'habitation. Mais, pour les commodités des transactions, ce centre peut être trop éloigné ; bien des raisons peuvent donc faire obstacle à ce choix ; pour le logis de l'ouvrier rural, quoique moins impérieuses, des convenances personnelles peuvent aussi intervenir pour déterminer l'emplacement. Dans un cas comme dans l'autre, quel que soit le lieu préféré, le terrain doit être sérieusement examiné.

Il faut éviter les lieux bas et humides, au voisinage d'eaux croupissantes ou de ruisseaux à fortes crues ; les terrains secs, perméables et élevés sont au contraire à rechercher. L'humidité du sol est surtout redoutable à la campagne, parce que l'habitation n'est pas, dans la plupart des cas, élevée sur cave.

On pourrait évidemment souhaiter qu'il en fût autrement, mais non pas l'exiger. La cave n'est pas d'une utilité indiscutable pour le petit cultivateur et l'ouvrier agricole. Il peut aisément sous un hangar renfermer son bois, sa petite provision de piquette ou de cidre, voire de vin quand il en a les moyens. Les fruits récoltés sont au grenier. Bref, il n'a jamais de grandes provisions, et la cave, dont la seule utilité serait évidemment l'assainissement de sa maison, lui paraîtrait un luxe superflu. Toute mauvaise que soit cette raison, il la faut accepter dans bien des cas.

Mais c'est alors un motif de plus à invoquer en faveur du choix rigoureux du sol sur lequel la maison doit être édifiée et de la nécessité d'y obvier à l'humidité. Dans les pays de plaines plus que dans les collines, la question a son importance.

En vue également de l'humidité à combattre, il faut aussi éviter que l'habitation soit trop voisine des bois ou même d'arbres touffus et épais. L'air doit avoir un libre accès autour de l'habitation, le soleil doit pouvoir y pénétrer. Les arbres ne seront employés comme rideaux protecteurs que dans le voisinage de marais, alors que les vents dominants pourraient apporter sur l'habitation une atmosphère suspecte; et, dans ce cas encore, il convient qu'ils soient à quelque distance de l'habitation.

L'exposition ne saurait être réglée d'une manière précise; l'habitation rurale a souvent des exigences particulières, absolument respectables : l'accès à un chemin, à la cour, aux servitudes... Pour le paysan, la façade principale de l'habitation sera toujours celle dirigée vers l'endroit où s'exercera sa surveillance, et c'est le plus souvent la cour ou le petit jardinet.

Dans les agglomérations cependant, où il faut accepter les prescriptions des alignements, où la voirie rurale a ses exigences, la façade principale pourra être du côté de la route ou de la rue. Mais pour fixer son choix, s'il est possible, on peut dire que l'orientation au midi est préférable dans notre pays. Celle de l'ouest a l'inconvénient des vents humides et pénétrants. Il est inutile d'insister sur ce point, car, à la campagne, les circonstances particulières, nées du voisinage, de l'influence des vents régnants, sont généralement connues des cultivateurs, et ils n'ignorent en aucune façon les effets fâcheux qu'elles peuvent exercer. Le paysan sait rechercher le soleil et fuit le nord, toujours froid. C'est souvent, en son genre, un météorologiste expérimenté.

Si la cave n'existe pas, on doit au moins surélever la maison au-dessus du sol; cette élévation peut varier de 30 à 50 centimètres, et cette coutume devrait se généraliser chez nous, comme cela se pratique, paraît-il, en Angleterre. Quelques marches suffisent pour pénétrer du dehors dans la maison et cette hauteur met à l'abri de l'humidité, préserve les planchers et assainit la maison. On peut se garantir encore d'une façon efficace en comblant cette élévation d'une couche de machefer, de débris secs et résistants isolant complètement la terre.

Nous avons vu combien, dans les logements ruraux, l'usage des planchers est encore peu répandu. C'est la terre battue, mal nivelée, qui en tient lieu. Il faut renoncer à cette simplicité par trop rustique et dangereuse.

« Cette perméabilité du sol dans les chaumières non carrelées est une condition de propagation de la fièvre typhoïde qui est signalée par bien des observateurs, et cette perméabilité du sol avec l'habitude de jeter les matières fécales sur les fumiers constitue la cause la plus active de propagation de la fièvre typhoïde. Cette malpropreté et cette insalubrité des maisons, comme cause prédisposante de la fièvre typhoïde, ont été bien mises en lumière, surtout par le Dr Piot, à propos d'une épidémie qui a atteint le canton d'Aiguebelle (Savoie), en 1885, où, sur quarante-quatre cas de fièvre typhoïde, il y a eu quatre décès (1). »

(1) *Rapport sur les épidémies*, Dujardin-Beaumetz, 1885.

Le sol doit donc être élevé et rendu imperméable à l'aide d'un revêtement convenable. Le plancher peut être conseillé; dans certaines régions, au bois on peut substituer avec avantage les carreaux de brique ou de faïence, ainsi que cela se pratique dans le midi, par exemple.

Il faut alors que les carreaux soient noyés dans un mortier de ciment et bien rejointoyés. A la campagne surtout, où la propreté est pénible à obtenir, tout doit concourir à rendre les lavages faciles et efficaces. On peut aussi user seulement de ciment, et en quelques endroits ce procédé de pavage n'est pas, sur place, plus coûteux qu'un autre. Il est fort acceptable; bien fait, il a de l'usage.

Le revêtement du sol pourra donc varier selon les régions, mais, d'une façon absolue, il est nécessaire qu'il y en ait un, et qu'on abandonne partout l'usage de la terre nue, humide, absorbant les liquides résiduaires, les miasmes, et infectant le sol tout autour de l'habitation.

Si l'exposition de l'habitation est reconnue avantageuse, c'est qu'on comprend que par les ouvertures l'air et la lumière auront un large accès. Il faut à tout jamais renoncer à ces minuscules ouvertures par lesquelles non pas le soleil, mais seulement un peu de lumière, se glisse péniblement; il faut laisser entrer partout, et le plus possible, le soleil avec sa chaleur et sa clarté. Nos paysans d'aujourd'hui, mieux instruits, ne peuvent plus avoir les ridicules pensées des anciens et chercher à adoucir une taxe en faisant bien petites les ouvertures de l'habitation. Cette préoccupation a pu réellement exister; elle est, à coup sûr, admissible. Mais, de nos jours, elle ne serait pas acceptable. Le cultivateur sait qu'il n'a rien de ce chef à payer pour les logements de ses animaux, pour ses granges; il n'a d'impôt que sur son habitation; c'est donc l'air et la lumière destinés à assainir sa maison, à assurer sa santé, qu'il ménagerait au détriment de sa propre conservation. Il n'en est plus à faire de pareils calculs et il aura suffi, espérons-le, des progrès de l'instruction pour opérer cette salutaire métamorphose.

I. **Distribution de l'habitation.** — Alors qu'on s'est préoccupé des logements ouvriers ou à bon marché, et qu'on a cherché à résoudre ce problème dans les environs des usines situées hors des villes, qu'on a, enfin, édifié des cités ouvrières en pleine campagne, on a du même coup avancé la question de l'habitation rurale; car on trouverait en certains endroits des types qui pourraient absolument convenir à l'ouvrier agricole. Comme l'ouvrier des villes, il a seulement besoin d'un logement pour sa famille, et ne possédant pas, ne récoltant pas, il n'est pas nécessaire que son habitation soit pourvue d'annexes importantes. Il se sépare complètement aussi du cultivateur propriétaire, aisé ou non, dont les nécessités sont plus grandes, et qui cultive pour son compte. Il y a une distinction à établir; elle est équitable.

A. Ouvrier agricole. — L'ouvrier agricole ne peut pas s'accommoder du logement réduit de l'ouvrier usinier ou industriel. Il est, en général isolé, dans des villages, dans des groupes d'habitations, quelquefois au milieu des champs. Aussi doit-il s'approvisionner un peu; dans ses contrats de louage, il a parfois une petite part en nature; pour si peu qu'il y ait autour de sa maison un lambeau de terre, il le cultive pour son compte et comme, dans ce milieu, il faut faire argent de tout, l'élevage ou l'engraissage de quelques animaux devient une ressource; c'est un porc, quelques moutons, une vache; l'herbe des fossés, les communaux, les regains de quelque coin de terre, mille petits moyens avouables ou tolérés font les frais de la nourriture de l'animal. Il n'y a donc pas beaucoup d'ouvriers agricoles qui n'aient, réduits à un minimum, quelques besoins plus étendus que l'ouvrier usinier et réclamant un logement autrement conçu ou aménagé.

Bouchard-Huzard, dans son excellent livre sur les constructions rurales, donne quelques types d'habitations destinées aux journaliers et, d'une manière générale, ils sont bons. Il n'entre pas dans notre pensée de présenter un logement modèle et d'en faire ici la description minutieuse. Nous n'en voulons poser que les conditions nécessaires au point de vue de l'hygiène.

La première de toutes à réaliser, c'est de ne pas résumer le logement en une seule pièce, servant à la fois de cuisine, de chambre, de débarras, etc. Il faut au moins deux appartements, un pour la cuisine, l'autre pour la chambre. On ne saurait admettre, comme le propose Bouchard, d'établir seulement dans la cuisine quelque séparation, formant alcôve et simulant un isolement. Cela est insuffisant et mauvais. Il faut se résoudre à une division complète. On doit éviter l'entrée directe de l'extérieur dans la cuisine ou la chambre; un corridor séparant les deux pièces ou un petit vestibule serait utile. Il faut, en effet, songer que l'ouvrier agricole, revenant des travaux, a ses chaussures souillées, imprégnées de terre ou de fumier. Il est bien dans les habitudes rurales d'avoir des sabots de travail et de les laisser au dehors; mais souvent aussi on oublie ce soin et le journalier rentre au logis en négligeant toute précaution.

Si le logement est entouré de terres, de cours ou de jardins, le corridor permettra un accès des deux côtés; s'il est adossé à un mur, à une autre habitation, on devra se contenter d'un petit palier.

La cuisine est à la campagne la pièce constamment occupée. C'est là où la grande cheminée abritait naguère la famille; c'est là où la ménagère vit sans cesse occupée à des travaux de toute sorte; là où le repas se prépare et se mange; où la vie commune est de règle. Il la faut donc assez spacieuse, mais non pas dans des proportions excessives. L'ouvrier agricole n'a à abriter que sa famille; ici les serviteurs font défaut, pas de ces grands repas comme à la ferme, pas de ces allées et venues qui font de la cuisine comme le hall commun où chacun va, vient, se repose. Il faut songer cependant que la cuisine est l'habitation de jour de la famille. C'est là où on garde les petits enfants quand la saison est mauvaise et qu'ils ne peuvent aller courir au dehors; la femme, lorsqu'elle n'est pas appelée au dehors par des travaux, ou qu'elle est retenue à la maison par les soins de la famille, y vit. Cette condition d'habitation permanente de jour doit en faire modifier les dispositions. Les opérations de lavage, les manipulations diverses odorantes, doivent en être éloignées et c'est avec raison que Bouchard-Huzard, même dans ses plus modestes constructions, propose toujours la création d'un petit évier à côté de la cuisine; il suffirait à la rigueur d'une cloison pour faire cet isolement, pourvu que la petite pièce ainsi formée ait cependant de l'air et de la lumière et un écoulement pour les eaux. Attenant à la cuisine, un hangar fermé, de dimensions modestes, servant de bûcher, de cellier suffit comme décharge pour les dépôts encombrants, et les instruments de travail.

A côté de l'évier et en l'isolant par une cloison, il serait facile encore de trouver une petite place pour les provisions alimentaires et de faire ainsi disparaître des plafonds où ils sont suspendus les jambons, les saucissons, le pain. On sait combien est répandu cet usage; il est général, mais non pas excellent. Non seulement tous ces aliments émettent des odeurs peu agréables, mais en même temps ils attirent les insectes, les mouches; on les voit se couvrir de moisissures. Leur place n'est pas là et il est infiniment préférable de leur donner un gîte spécial.

Il faut dire aussi, à propos de la cuisine, un mot des cheminées ; c'est à la campagne qu'on retrouve encore les cheminées monumentales dont le XIIIe siècle nous a dotés et qui se sont traditionnellement conservées dans quelques coins de notre pays. Dans l'Ouest et la Bretagne, par exemple, on voit encore de ces cheminées avec deux petits bancs de pierre sur lesquels on peut s'asseoir dans l'intérieur même du foyer. Aux parois sont suspendus les jambons à fumer. Ces monuments n'ont guère leur raison d'être et il faut avouer qu'ils ont plus d'inconvénients que d'avantages.

Ces grandes cheminées chauffent mal et le plus souvent les moindres coups de vent emplissent la cuisine de lourdes fumées. Elles disparaissent avec raison. Quelquefois elles étaient munies de fours pour le pain. Nous verrons, quand il sera question de l'alimentation du cultivateur, que ces dispositions de fours n'ont plus de raison d'être dans les constructions de nos villageois d'aujourd'hui et que ce n'est qu'à titre d'exception qu'on peut songer à ces installations.

La chambre ne présente d'autre règle à invoquer qu'en ce qui touche le nombre des personnes à y réunir. A la campagne, il faut l'avouer, on se préoccupe peu en général des inconvénients qu'il peut y avoir à s'installer dans une pièce unique et de la nécessité d'avoir un air respirable. On place les lits les uns à côté des autres, plusieurs enfants dans le même lit ; que la pièce soit grande ou petite, peu importe. Les exemples à citer sont nombreux, le fait est général. Un seul suffit. Voici ce que le Dr Favelier écrit à propos de certaines localités des parties montagneuses du Morvan : « Les mœurs patriarcales brillent souvent d'un bel éclat dans ce pays; les nouveaux ménages et les anciens habitent fréquemment une grande salle commune, mal aérée et autour de laquelle sont alignés six, huit et jusqu'à dix lits, où s'entasse la nuit toute la nombreuse famille : existence assurément louable au point de vue affectif, heureusement purifiée par l'air vif des montagnes, mais où l'on rencontre néanmoins une promiscuité qui semble tout le contraire de l'hygiène. »

C'est là une faute énorme. A quelle limite faut-il s'arrêter? Il n'y a pas à la campagne de commission de logements insalubres venant dicter ses conditions et fixer un minimum à ne pas enfreindre. Dans tous les cas, si elle pouvait exister, elle n'aurait certe pas, pour les villageois, des sévérités plus grandes que pour les logements urbains. Pour ceux-ci, on s'est contenté de 14 mètres cubes. Layet, dans son *Hygiène rurale*, dit que ce n'est pas à 15 ou 20 mètres cubes qu'il faudrait évaluer la quantité d'air nécessaire par individu, mais bien au double de ce chiffre, Cela est fort juste. Mais, si l'on pouvait obtenir ce premier résultat de séparer l'habitation de jour de celle de nuit, si le cultivateur consentait en outre à pourvoir son logement de fenêtres larges et permettant un facile renouvellement de l'air, on serait, avouons-le, dans des conditions déjà si supérieures à celles qui existent maintenant le plus souvent qu'on s'en pourrait tenir à ces chiffres en réalité bien faibles. Quinze mètres cubes ne sauraient donc représenter rien d'excessif; si l'on songe, en outre, aux dimensions parfois énormes de certains mobiliers en usage à la campagne, on concevra même qu'une pièce mesurant 5 m. de longueur, 3 m. de largeur, 3 m. de hauteur, soit 45 mètres cubes, et abritant trois personnes, le père, la mère et l'enfant, est bien juste hygiéniquement habitable.

Le paysan trouvera déjà très considérable le sacrifice qu'il lui faudra faire d'abandonner la pièce unique; je parle seulement de l'ouvrier agricole dont les ressources plus que modestes lui font rechercher des locations à bon marché, car il n'est pas douteux qu'il ne pourra pas toujours habiter sa propre maison. Tenons donc compte des difficultés de la vie matérielle à la campagne et cherchons surtout à faire comprendre au cultivateur que son propre intérêt lui commande de veiller à la pureté de l'air qu'il respire ; il faudrait le convaincre qu'il le corrompt bien vite, par sa respiration, par la vapeur qu'il exhale, les miasmes que lui-même répand ; il faudrait le persuader que c'est parce qu'il aspire abondamment au dehors cet air sain et vivifiant qu'il est valide, vigoureux et qu'il lui serait sain aussi de le respirer la nuit comme le jour. Voudra-t-il se laisser convaincre? Il le faut désirer, car, à la campagne, il n'y aura pas, de longtemps, une organisation sanitaire probablement assez fortement organisée pour protéger les malheureux journaliers contre leur ignorance ou la cupidité de quelques petits propriétaires, tirant parti de masures sans valeur, bonnes à jeter bas plutôt qu'à abriter de misérables familles.

Pour en finir tout de suite avec l'habitation de l'ouvrier agricole, ajoutons qu'un petit grenier, accessible soit par l'intérieur, à l'aide d'un escalier droit, soit même à l'extérieur, permettrait d'isoler la toiture des pièces habitées, et en même temps servirait de resserre et de débarras.

La toiture en tuiles ou ardoises est de toutes préférable.

Sur les côtés de la maison, on peut y adosser un hangar fermé, de bois et briques, servant de bûcher et de cellier.

B. Petit cultivateur. — Dès que nous sortons de la catégorie des journaliers agricoles, ne possédant pas de terres et vivant comme l'ouvrier des usines simplement du travail quotidien, nous nous trouvons, au point de vue de l'habitation, dans des conditions différentes. Le cultivateur *terrien* a besoin, quelle que soit la médiocrité de son avoir, de servitudes et d'annexes qui rendent son logis plus considérable.

Mais, pour lui, le logis propre est cependant peu différent de celui du journalier : les mêmes conditions s'imposent ; seulement il lui faudra plus d'espace. La famille est plus nombreuse ; quelquefois un domestique s'y ajoute ; plus souvent, une domestique. Le logement pourra utilement s'élever d'un étage ou s'étaler sur une plus grande surface et comporter deux chambres à l'étage, un grenier élevé, dans lequel on installe une chambre de domestique. Le rez-de-chaussée demande une cuisine plus vaste et des annexes plus considérables ; car déjà il y a quelques têtes de bétail ; on récolte du lait ; à défaut de laiterie spéciale, c'est à la cuisine ou tout à côté qu'on gardera ou préparera le lait. Certains animaux ont aussi besoin d'une alimentation préparée. Beaucoup de ces petits cultivateurs, au voisinage des villes, apportent directement au marché leurs produits maraîchers ; ceux-ci doivent être débarrassés des terres, des débris ; c'est encore le plus souvent à la cuisine que se font toutes ces opérations. Les annexes de la cuisine prennent donc plus d'importance et tout le rez-de-chaussée y doit être consacré, l'étage restant réservé à l'habitation de nuit.

Une grosse difficulté pour le petit cultivateur consiste à trouver pour les servitudes et annexes des dispositions à la fois économiques et hygiéniquement bien comprises. Il faudrait obtenir que quel que soit le nombre des animaux, leur logement ne fût jamais contigu à celui de la famille. Le paysan aime à avoir tout sous la main ; il peut plus aisément exercer sa surveillance et donner ses soins. Mais c'est précisément cette promiscuité qui est fâcheuse et qu'il faut éviter. Nous devons insister d'autant plus sur ce point que dans le *Journal d'agriculture* (1888) (1) l'on trouve un type d'habitation proposé par M. de

(1) Nous devons à l'obligeance de M. Sagnier, directeur du *Journal d'agriculture* de pouvoir reproduire ce type d'habitation ainsi que celui d'une petite ferme.

Sabriac qui répondrait aux habitudes des habitants des Vosges en particulier plus qu'à toutes les nécessités de l'hygiène. On ne saurait trop y prendre garde, car c'est réellement le côté déplorable de nos habitations rurales en général, et surtout de celles dont il est ici question. C'est chez le petit cultivateur, chez le journalier, que l'oubli de l'hygiène est le plus fréquent, et les types d'habitations défectueuses que nous avons décrits plus haut leur appartiennent presque en entier. Ici, l'effort à faire est considérable.

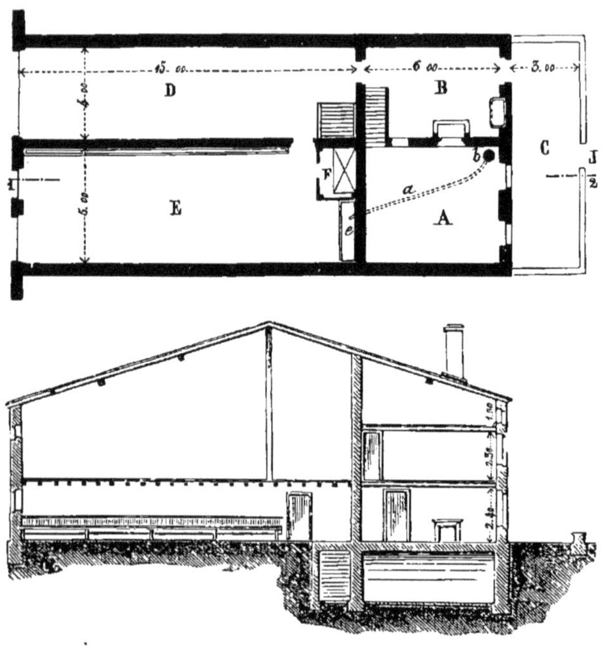

Fig. 44 et 45.

A, pièce de travail. — B, cuisine.
C, cour. — D, grange. — E, étable. — F, chambre de domestique. — J, jardin.
a, conduit d'eau. — *b*, puits. — *c*, abreuvoir.

Tout en reconnaissant que le projet présenté par M. de Sabriac et qui est ici figuré (fig. 44 et 45) réaliserait bien des progrès sur les types actuels, puisque déjà l'habitation n'est en communication directe qu'avec la grange et non avec l'étable, que les chambres situées à l'étage permettent d'avoir de bonnes pièces de nuit, nous pensons que l'économie réalisée par la continuité de l'habitation ne doit pas seule être mise en cause, qu'il vaudrait mieux éviter la communication directe entre le logement du cultivateur et celui des animaux et réserver au domestique une chambre aérée autrement que par l'atmosphère de l'étable elle-même. Sans doute la difficulté est grande pour obtenir économiquement dans l'habitation cet isolement complet de l'homme et des animaux;

c'est à y travailler que les hommes techniques peuvent heureusement s'employer; mais l'hygiène de l'habitation l'impose.

C. Cultivateur aisé. — Le cultivateur aisé, grand propriétaire, peut apporter dans son logement des améliorations utiles; les ressources ne lui font pas défaut. Il est retenu le plus souvent par la crainte des dépenses. Quelques-uns sont rebelles à tout progrès et conservent, avec la rusticité de l'existence, les habitudes et le genre de vie des cultivateurs peu fortunés; si dans leurs propriétés quelques améliorations s'opèrent, c'est souvent d'abord pour les animaux, le bétail. Il en est d'autres cependant qui ne restent pas insensibles aux jouissances matérielles du confort et songent aussi à eux-mêmes. L'habitation de ceux-ci se rapproche tellement de la maison de ville que nous n'avons pas à en donner ici la description. La construction en est réservée aux hommes techniques et les principes d'une hygiène raisonnée s'y doivent retrouver dans tous les détails.

D. Fermes. — Dans les fermes, dans les domaines importants, il n'y a plus à envisager seulement l'hygiène du logis du cultivateur et de la famille, il faut aussi songer à l'ensemble des constructions destinées les unes à l'habitation du fermier, les autres au logement des animaux, etc. Or, elles ont une influence véritable les unes sur les autres; leur éloignement, leur rapprochement, ne sont pas indifférents. C'est cette disposition générale qui nous occupe ici; nous verrons plus loin ce qui convient à chacune des annexes du domaine.

Il serait désirable, disions-nous, que l'habitation de l'ouvrier agricole fût rapprochée de la terre qu'il cultive; cela est encore plus vrai des fermes et des domaines, quelle qu'en soit l'importance. Combien il est de petits et de moyens cultivateurs qui arrivent à peine à vivre, quoique travaillant beaucoup, qui se plaignent de leur dure condition, de l'ingratitude de leur métier et dont l'état fâcheux n'a d'autres causes que la dispersion de leurs terres, leurs travaux improductifs, c'est-à-dire le temps passé par eux et leurs bestiaux en longues courses, inutiles et fatigantes. Mais les circonstances sont ici tellement variables que cette règle à la fois hygiénique et économique peut avoir d'innombrables exceptions.

Vient ensuite la question de la distribution des différentes parties du domaine.

Au point de vue de l'agriculture, il n'y a pas à ce sujet de longues hésitations. La meilleure distribution, dit M. de Perthuis, est celle qui procure au fermier la surveillance la plus directe et le service le plus commode. Cette formule concise veut dire qu'il faut grouper d'une heureuse façon les écuries, les étables, les granges, les abris pour les instruments, etc., mais ne dit pas que certaines précautions ne peuvent être prises. Il doit être possible ici encore de concilier les intérêts de l'hygiène et de l'agriculture. Ainsi, l'orientation des bâtiments va devenir chose importante pour l'homme ou les animaux; il faut éviter que l'habitation de la famille ou des gens de service soit exposée aux émanations des étables et écuries; on devra tenir compte dans chaque endroit de la direction des vents régnants, et ceux d'ouest sont souvent à redouter. Il faudra aussi en éloigner certaines parties de la ferme, comme la laiterie, où la pureté de l'air est chose essentielle. Dans l'agencement des constructions, il faut également veiller aux nécessités de chaque logement et le doter de l'exposition qui lui convient; car, ainsi que le font observer MM. Magne et Baillet (1), dans les terrains du nord, les ouvertures au sud sont surtout nuisibles pour les animaux qui craignent la chaleur, comme les porcs, les animaux à l'engrais, tandis qu'elles sont favorables aux bêtes à laine, brebis nourrices et agneaux.

Il ne suffit donc pas, dans la coordination des bâtiments, d'avoir la commodité du service, il faut aussi la salubrité des logements pour ceux à qui ils sont destinés.

Pour le cultivateur, à son tour, il n'est pas sain non plus que son habitation soit contiguë au logement des animaux, et c'est une fausse économie (Magne et Baillet) de faire servir un mur à double fin et de réunir les étables aux maisons. Les émanations franchissent les murs, les odeurs ammoniacales pénétrantes et subtiles envahissent la maison; outre le désagrément de ces effluves d'écurie qui se font partout sentir, des germes dangereux infectent les parois et se révèlent à un moment donné par des affections plus ou moins graves.

La continuité des habitations, qui présente certainement le maximum d'économie et la surveillance la plus facile, n'est donc pas la disposition la plus favorable au point de vue de la salubrité. Elle offre aussi le grand inconvénient, comme sécurité, de mettre moins à l'abri que toute autre distribution des désastres du feu. Dans les cas d'incendie, dans un domaine retiré, peu habité, avec des secours lents à se produire, la destruction peut être rapide et s'étendre à tout un domaine, apportant, malgré la garantie de l'assurance, une perte considérable.

Tout conduit à conseiller l'isolement des diverses constructions; disons mieux, c'est une règle qu'il faut sévèrement formuler, pour les grandes comme pour les petites exploitations. Trois bâtiments au moins, d'importance variable, disposés sur les côtés d'une grande cour vont constituer l'exploitation agricole bien organisée : l'un d'eux, affecté à l'habitation, à l'industrie du lait ou à quelques réserves, fruiterie, etc.; les deux autres destinés, l'un aux animaux, l'autre aux granges et aux instruments.

Les dispositions pourront n'être pas partout les mêmes, suivant l'importance de certains produits de la ferme ou l'étendue du domaine, mais le principe en est bon à observer.

(1) *Traité d'agriculture appliquée.*

Nous le retrouvons exposé par M. de Sabriac(1) pour un type de ferme moyenne.

« L'entrée du bâtiment est en M sur le chemin vicinal. En pénétrant dans la cour, on a devant soi la maison du cultivateur qui précède le jardin ; en B est la cuisine et en C se trouve un puits ; en D est l'entrée de la cave munie d'un plan incliné entre des marches en pierre. A droite de la porte de la cour, un hangar L pour les instruments aratoires précède l'étable *i* ; à gauche se trouve une buanderie O, une basse cour treillagée R et la latrine S.

« Les deux côtés de la cour sont fermés ; d'une part, par un hangar I

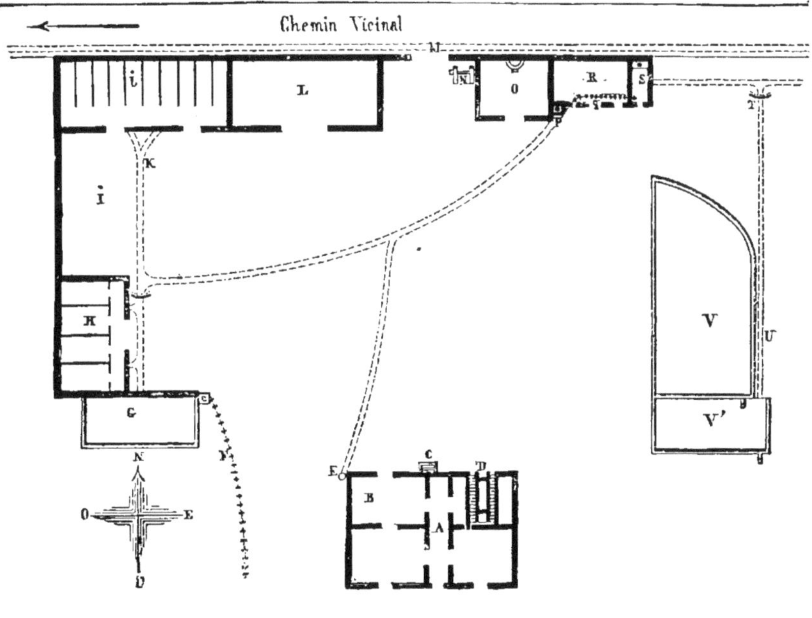

Fig. 46.

qui renferme un manège et un pressoir et par la porcherie H, à laquelle succède une purinière G ; d'autre part, par la fosse à fumier V accompagnée d'une fosse à purin V' ».

« La purinière reçoit les déjections liquides des étables, des écuries, de la porcherie ainsi que les eaux pluviales tombant du toit des bâtiments. Un conduit souterrain en briques F conduit sans frais ces purins soit dans le jardin, soit dans une autre partie de l'exploitation ; les purins sont réunis en K, d'où ils descendent par un ruisseau jusqu'à la purinière ; on peut à l'aide d'un barrage en avant de la porcherie forcer les eaux à suivre un second ruisseau qui traverse la cour et qui, après avoir reçu par un

(1) *Journal d'agriculture.*

conduit E venant de la maison d'habitation les eaux pluviales et les eaux ménagères de cette dernière, les mène dans un réservoir P, d'où elles sortent par un conduit souterrain Q passant sous la basse-cour, pour traverser les latrines et sortir par un fossé d'arrosage qui est dirigé vers les prairies, ou bien être conduites par un barrage T et un ruisseau à la fosse à purin pour arroser les fumiers. »

Quelques-unes des dispositions générales d'une ferme méritent une attention particulière.

La cour doit être vaste et close. Quand les bâtiments seront construits régulièrement sur les côtés de la cour, la clôture peut être faite de murs reliant les habitations, et à la rigueur on peut utiliser ces murs pour servir d'appui à l'établissement de hangars ou de remises. C'est là une utilisation économique assez répandue. La continuité de l'habitation existe, mais non pas d'une façon fâcheuse au point de vue de la santé; elle n'a d'inconvénient qu'en cas d'incendie, et encore faut-il observer que le remède est possible en détruisant rapidement ces communications légères entre les différents logements et en faisant ainsi ce que l'on appelle la part du feu. Sur les côtés non pourvus de constructions, les clôtures sont nécessaires, lors même qu'ils ont accès sur les terres du domaine et loin des routes. Mais là, les clôtures basses de $1^{m},50$ peuvent suffire; elles arrêteront au moins les animaux et aussi les maraudeurs et les vagabonds si la crête du mur est suffisamment pourvue de pointes ou de saillies, comme de débris de verre.

La cour, centre d'activité et de tout le mouvement de la ferme, doit conserver une propreté irréprochable. C'est là un principe que l'hygiène proclame nécessaire, impérieux, et contre lequel on se heurte en pratique à chaque instant.

Elle ne devrait être considérée que comme une voie d'accès, une place où évoluent les animaux, les charrettes, les transports, mais non pas comme une partie du sol à utiliser pour l'exploitation afin de n'en pas perdre une parcelle. Car c'est bien toujours le même esprit qui anime le cultivateur dans sa façon d'ordonner son terrain et dans les dispositions intérieures de sa ferme et de son domaine.

L'idée de la cour — simple voirie — lui est pénible et en présence de cet espace vide il se sent pris du besoin d'y ajouter chaque jour quelque appendice nouveau, d'en utiliser quelque petit recoin. La cour se trouve ainsi diminuée dans son étendue, remplie d'animaux de toutes sortes, de déchets, d'immondices; elle est mal entretenue; il s'y fait des amas divers, d'eaux sales, de liquides excrémentitiels; au lieu d'être un endroit sain, d'un accès facile, la cour devient véritablement insalubre et quelquefois dangereuse. C'est là une des plus grandes fautes que puisse commettre le cultivateur au point de vue de sa propre santé; c'est là aussi un des éléments les plus sérieux de l'insalubrité de la campagne. Les cours des domaines agricoles, des fermes, n'ont pas un sol impénétrable, loin de là; on n'y fait point de revêtement, qui serait souvent onéreux; on n'y assure pas par des pentes et des caniveaux l'écoulement des eaux pluviales ou ménagères. Le plus souvent on se contente de la niveler à peu près, de l'empierrer et les trous qui s'y produisent sont comblés de débris et de pierrailles.

Il faudrait avant tout faciliter d'une façon méthodique l'écoulement des eaux, de préférence à l'aide de caniveaux recouverts plutôt que par de simples ruisseaux, amener les eaux pluviales utilisables dans des réservoirs spéciaux, conduire au dehors celles qui inondent le sol.

La partie longeant les bâtiments doit être empierrée ou cimentée dans une étendue suffisante de façon à empêcher l'humidité du sol et des murs. Il est bon que les trajets habituels aux animaux et surtout aux chariots de transports soient empierrés souvent, pour devenir résistants et d'un usage facile.

Si les dimensions de la cour permettent d'y établir les fumiers ou si les terrains avoisinant les logements ne se prêtent à aucune disposition de ce genre et ne peuvent recevoir aucune servitude, chacune des installations spéciales dont il est ici question, fumiers, fosse à purin, etc., doit être faite avec le plus grand soin, de manière à n'infecter ni le sol, ni les eaux et nous expliquerons plus loin quelles dispositions il leur faut appliquer.

Les jardins, d'étendue variable, entourent les habitations et c'est là une heureuse façon d'utiliser le terrain et aussi de l'assainir. Pourvu qu'on n'y crée aucun dépôt insalubre, aucune incommodité véritable, ils sont donc par eux-mêmes d'utiles auxiliaires de la salubrité de l'habitation. Malheureusement on en profite souvent pour y concentrer les déchets de la maison, ou des animaux, les latrines; ces dépôts ne sont pas sans dangers. Les latrines surtout nous occuperont et nous en ferons plus loin l'objet d'un examen spécial.

C'est encore dans la cour que nous trouvons les réservoirs d'eau et les puits.

Les citernes ne sont pas d'un usage assez général; elles ont l'inconvénient d'être dispendieuses et de réclamer une construction soignée; elles rendent dans les domaines de grands services pour l'alimentation du bétail, souvent difficile en temps de sécheresse. Elles ne sont destinées qu'à recueillir les eaux pluviales et à assurer la provision d'eau d'alimentation; il faut les garantir de toutes les souillures et on doit éloigner de la pompe qui la dessert, les immondices et les fumiers.

Il en est de même des puits, qui doivent plus encore que les citernes être éloignés des dépôts de fumier et des latrines. Le puits n'est pas un réservoir étanche protégé dans une certaine mesure contre les souillures de la profondeur du sol; il est en communication avec la nappe souterraine. Ses parois supérieures sont seules maçonnées, les profondes sont perméables. L'eau qui est amassée dans le puits forme un petit réservoir temporaire qui peut s'infecter à la fois par les matières solides ou liquides directement jetées dans le puits et par les produits liquides ou solubles filtrant à travers le sol autour du puits et arrivant jusqu'à la couche d'eau qui l'alimente. On conçoit aisément combien les contaminations sont faciles dans les cours mal tenues où les fumiers laissent écouler le purin et où la pente naturelle du sol le conduit souvent au puits ou dans le voisinage. Les eaux d'alimentation souillées par ces produits animaux sont dangereuses et provoquent des maladies intestinales de diverse nature; les cas nombreux de fièvre typhoïde ayant cette origine ne laissent aucun doute à ce sujet. Le puits doit donc être protégé et il faut veiller avec un soin extrême à la place qu'il doit occuper par rapport aux logements et aux servitudes. Quand les logements des animaux sont contigus à l'habitation rurale et que le puits est ainsi non loin souvent de la maison et de l'écurie, il faut bien se garder d'accumuler les fumiers devant l'écurie, ainsi qu'on le pratique souvent (fig. 35), et la pente du sol de l'écurie elle-même doit être relevée de manière à emporter les liquides dans une direction opposée au puits.

En fait, c'est plus encore par la façon dont on placera les fumiers qu'on protégera les eaux, car le fumier peut se déplacer, non le puits. Ce qu'il importe de bien savoir, c'est le danger considérable de la souillure des eaux par toutes les matières et les déjections animales, et il faut l'éviter avec le plus grand soin.

Enfin, nous trouvons aussi parfois dans les cours, souvent dans les jardins, des *puisards*, ou *boit-tout*, dans lesquels on jette les eaux ménagères et sales. Ces puits absorbants n'ont que des inconvénients et ils sont hygiéniquement condamnés. Ils ont encore moins leur raison d'être à la campagne qu'ailleurs. Dans les exploitations agricoles, les eaux ménagères peuvent être sans difficulté conduites ou jetées dans la fosse à purin, sur les fumiers; là où il n'y a pas de fumiers, il y a toujours un petit jardinet, une surface sur laquelle cette eau peut être, de préférence, étendue. Imprégnant la couche superficielle d'un sol cultivé, cette eau impure, grasse, chargée de matières animales est sans danger pour les couches profondes et se débarrasse promptement de ses éléments organiques; jetée au contraire dans un puisard, elle peut gagner la nappe souterraine et la souiller; lors même qu'avant de l'atteindre elle aurait à traverser une couche absorbante, de sable, de calcaire, on ne peut prévoir dans quelle mesure ce filtrage la débarrasse des matières animales. Enfin, les puisards à la campagne sont grossièrement faits, de petites dimensions; ils s'encrassent vite, deviennent imperméables et se transforment ainsi en cloaques infects, exhalant de fort mauvaises odeurs, à la fois dangereuses et incommodes. De pareilles constructions sont à éviter.

ARTICLE II. — DES ANNEXES DES HABITATIONS RURALES

Il ne faut pas se faire illusion, les annexes des habitations rurales sont pour le cultivateur aussi nécessaires que l'habitation elle-même. C'est là qu'il loge les animaux destinés à la culture, à l'engraissement, au commerce, c'est là encore qu'il serre ses grains, ses produits récoltés, ses instruments de travail; plus de la moitié de son temps s'y consume. Pour lui, ce n'est pas un accessoire, c'est le principal. Nous suivrons le paysan sur ce terrain, non pas que nous pensions, comme il le fait trop souvent, qu'il vaut mieux bien loger le bétail que les garçons de ferme, mais parce que tout se tient dans la vie rurale et que l'hygiène ne sera comprise et acceptée par le campagnard comme nécessaire que s'il voit ses effets s'étendre aux choses qui le touchent de plus près : ses animaux, son travail. Sans doute, nous nous trouvons ici sur un terrain que peuvent revendiquer également l'art vétérinaire, l'agriculture, je ne le nie pas. Cette communauté n'a rien qui doive surprendre; c'est là un fait que j'ai déjà signalé. Il ne faut pas oublier, et le paysan devrait surtout s'en convaincre, que les agriculteurs, les vétérinaires, les hygiénistes pour des considérations d'ordre général, sont unanimes à demander les mêmes soins, les mêmes précautions; veiller à la santé des animaux, c'est faire les affaires du paysan; lui enseigner les moyens de préserver ses récoltes des dépréciations dues à l'humidité, ou les abriter contre les ravages des animaux ou des insectes, c'est servir la cause de la santé publique et la bourse du cultivateur. Que ces mêmes enseignements lui viennent de partout à la fois, peu importe s'il finit par se laisser convaincre; et dans la pratique il n'est pas rare en effet qu'il en recueille à ce sujet, le cas échéant, de différents côtés.

Pour nous, des notions d'hygiène rurale seraient incomplètes si elles ne renfermaient tout ce qui est utile à connaître pour faire les annexes de l'habitation ou de la ferme les plus saines et les meilleures. Nous avons vu, en parlant des habitations, combien laissaient à désirer dans les fermes les dispositions générales des constructions, quel peu de soin le cultivateur apportait, en général, aux emplacements à donner à chacune des habitations de l'homme ou des animaux, aux cours, aux fumiers, aux puits, etc. Nous n'y reviendrons pas et nous allons examiner ce qu'il convient de faire pour chacune des annexes de la ferme, mettant à la fois à profit les enseignements des agronomes, ceux des vétérinaires et des hygiénistes.

§ 1er. — Annexes concernant les animaux.

I. **Écuries.** — On donne le nom d'écuries aux constructions réservées de préférence aux chevaux, bien que le terme s'applique souvent, à la campagne, en même temps aux étables et vice versa; elles sont, suivant l'importance de l'exploitation, uniques ou multiples. Il est mauvais de faire des écuries trop considérables et il est de beaucoup préférable de les diviser. Dans les domaines où se pratique l'élevage, cette division est souvent faite et on sépare les animaux de travail et ceux d'élevage. Les écuries destinées aux premiers sont communes, les autres sont avec stalles ou boxes séparées.

Le nombre des animaux à placer dans l'écurie doit dépendre des dimensions qui ont été données à la construction.

Il s'en faut malheureusement de beaucoup que l'on se préoccupe de cela dans nos campagnes où on entasse volontiers les animaux. Les écuries à stalles fixes et à un nombre limité d'animaux sont rarement trop grandes, eu égard au nombre des stalles, mais elles sont faites souvent pour contenir une trop grande quantité d'animaux. De semblables écuries sont sujettes à de grandes variations de température. Quand quelques-uns des chevaux sont dehors, ceux qui restent à l'écurie éprouvent un froid intolérable et quand l'écurie est pleine tous les chevaux sont agités par l'excès de chaleur qui leur donne une sorte de fièvre (Steward).

Il faudrait aux demeures collectives des animaux appliquer des règles aussi sévères qu'aux logements de l'homme.

L'animal subit les mêmes influences d'un air trop rare; il exhale de l'acide carbonique trois fois plus que l'homme, de la vapeur d'eau, des produits toxiques, et cela dans des proportions considérables. D'après l'expérience faite, on accepte qu'il faut 30 mètres cubes d'air environ pour chaque animal et en surface 7 mètres carrés, la hauteur minimum des écuries devant avoir 4 mètres. La rigueur à apporter à l'espace superficiel est ici absolument nécessaire, il faut que l'animal puisse à l'aise se coucher sur sa litière, étaler ses membres, sans risquer soit de se blesser, soit de frapper ses voisins. Il ne faudrait donc pas le diminuer dans les écuries dont la hauteur dépasserait 4 mètres.

Le sol des écuries doit être résistant et en même temps imperméable. Mais il ne suffit pas qu'il soit battu et recouvert d'argile; les coups de pied, le piétinement, l'ont bien vite défoncé et sous la litière il devient bosselé; les matières liquides s'y amassent et la terre elle même s'imbibe et devient mauvaise. Il serait toujours préférable même de préparer le sous-sol dans une certaine épaisseur et d'y mettre une bonne couche de substances dures, comme le mâchefer et par-dessus un bon pavage.

On emploie souvent à la campagne des pavés inégaux, les gros cailloux roulés, la terre seulement leur servant de support. Ce procédé est hygiéniquement insuffisant et ne prévient pas les infiltrations du purin et la permanence du liquide dans les interstices; il occasionne aussi aux chevaux, de même que les pavés carrés non suffisamment rapprochés, des positions vicieuses chez l'animal et en particulier le poinçage.

Les pavés de grès ou les briques de champ noyés dans un mortier de ciment sont préférables. Les planchers à claire-voie, employés quelquefois, et qu'on fait reposer sur un sol en ciment, sont mauvais et retiennent des matières animales qui, à la longue, donnent de fâcheuses odeurs.

La pente à donner au sol est aujourd'hui une question litigieuse en matière de construction d'écurie. Pour beaucoup de spécialistes, Stewart, Bouchard-Huzard, etc., le sol de l'écurie doit être incliné légèrement d'avant en arrière avec une pente de 2 à 3 centimètres par mètre. Cette pente serait nécessaire pour assurer le libre écoulement des liquides dont s'imprègne la litière. Pour Stewart, qui redoute l'humidité du sol et y voit la cause de nombreuses maladies, cette inclinaison est sans incon-

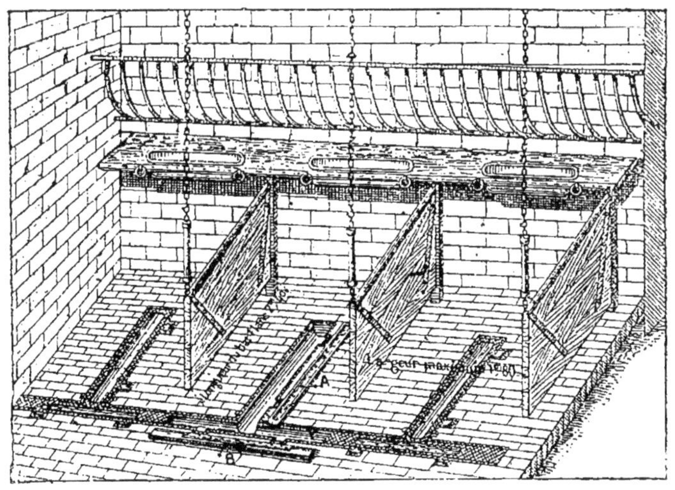

Fig. 47. — Écurie horizontale du colonel Basserie.

vénients pour les animaux. M. le lieutenant-colonel Hennebert (1) a récemment vivement combattu cette thèse. C'est, pour lui, à la mauvaise disposition du sol des écuries qu'il faut attribuer les vices de conformation, les défectuosités des membres, les tares des articulations, la ruine précoce des extrémités, l'abâtardissement des races. Il insiste sur les inconvénients que présente le sol incliné dans la position *debout*, qui est pour le cheval une position de repos d'ordre naturel.

Il se déclare partisan résolu des écuries horizontales dont on fait disparaître l'humidité résultant des déjections par les dispositions recommandées par le colonel Basserie. Elles consistent en un drainage constitué par un caniveau en fonte encastré dans une aire de ciment rebelle à

(1) G. Masson, *De l'écurie horizontale*, 1887.

toute infiltration. Ce caniveau est protégé par un couvre-drain en fonte également et comportant une ligne de trous tronconiques qui ne peuvent pas se boucher. Les drains de chaque stalle ou de chaque boxe se branchent ensuite sur un collecteur ménagé à la croupe des chevaux; cette rigole couverte sert à l'écoulement direct dans une citerne à purin. Cette disposition a été appliquée avec avantage dans certaines écuries militaires, entre autres dans les écuries du nouveau quartier général du 4e corps d'armée, au Mans.

Dans le *Journal d'agriculture*, M. Savre, sans contester les avantages que peut avoir ce système, fait voir que dans la pratique l'inclinaison d'avant en arrière se trouve déplacée par les animaux eux-mêmes. Les animaux étant dans leurs logements, le fumier, formé de déjections et de litières, s'accumule dessous et derrière le train postérieur, tandis que le train antérieur se trouve toujours au même niveau et ne repose que sur une mince couche de litière. Si donc on laisse le fumier s'accumuler assez longtemps, le train postérieur s'élève de plus en plus par rapport au train antérieur. Cet inconvénient disparaîtrait, dit-il, si l'on enlevait le fumier tous les jours, ou si on l'étendait uniformément sous les animaux, mais dans les campagnes on nettoie les écuries quelquefois une ou deux fois par mois et, quant à étendre uniformément le fumier sous les animaux, il n'y faut pas penser, les cultivateurs ne le font même pas au dehors, où il serait encore plus nécessaire et plus facile de le faire qu'à l'intérieur. »

Cette objection pratique a une certaine valeur; en même temps elle explique comment, du fait même des animaux, l'inclinaison du sol est atténuée par le déplacement de la litière sous le train postérieur. Mais le sol demeurant, sous cette couche de fumier, le réceptacle des liquides a grand avantage à être drainé, ainsi que le fait le colonel Basserie dans l'écurie horizontale; avec l'inclinaison du sol, les purins peuvent être amenés dans une rigole située derrière les animaux. C'est généralement derrière la litière qu'on la pratique; on lui donne une pente d'au moins 2 centimètres par mètre.

Les murs, solides et en bons moellons, doivent être à l'intérieur crépis et blanchis à la chaux; les crevasses, les anfractuosités, sont à éviter, ce sont des nids à poussière, à insectes. Le paysan, d'une manière générale, attache peu d'importance à ces dégradations, insignifiantes en apparence, de même qu'à la propreté intérieure des écuries; les toiles d'araignée y pendent épaisses, formant souvent des feutrages énormes. Cela est surtout fréquent dans les écuries sans plafond. Il y a là un défaut de soins que rien ne justifie et vraiment facile à corriger.

Des fenêtres de dimensions convenables doivent assurer l'air et la lumière. C'est là un des vices les plus ordinaires des écuries à la campagne; il semble que l'animal n'ait pas besoin de lumière, pour le temps qu'il passe à l'écurie à satisfaire aux nécessités de la vie matérielle. C'est une erreur. Cette obscurité presque absolue des écuries fatigue l'œil; surtout le passage répété de l'obscurité à la lumière est dangereux.

« Bien des personnes, dit Stewart, semblent croire que la lumière est peu nécessaire dans une écurie; et en vérité, lorsque tous les chevaux sont devenus aveugles pour en avoir été privés, les fenêtres ne sont plus guère nécessaires. Lorsqu'un cheval sort d'une écurie sombre et qu'il vient au grand air, il voit confusément, il jette autour de lui des yeux effarés, il porte haut la tête et relève le pas. Il semble avoir beaucoup d'énergie et d'entrain. C'est pourquoi les écuries sombres conviennent aux marchands, mais certainement elles ne conviennent pas aux chevaux. »

Une écurie sombre est encore une mauvaise écurie parce qu'elle est forcément malpropre.

Les fenêtres doivent donc être en nombre et en dimensions suffisantes pour éclairer convenablement l'écurie. Mais elles ne doivent pas être placées près de l'animal ou au-dessus des râteliers, car l'accès de l'air par ces ouvertures pourrait amener des refroidissements et des maladies. Elles servent, en effet, de moyens d'aération et à cause de cela leur place est nécessairement au mur opposé à celui où sont fixés les râteliers et les mangeoires.

La ventilation des écuries a une véritable importance, dont, cependant, le cultivateur n'est pas assez pénétré. On en peut juger aisément par la façon dont il la surveille. Quelquefois, en effet, on pratique dans le mur quelques ouvertures grossières, sortes de trous, mais qui finissent par s'obstruer de toutes sortes de détritus; ou bien encore on établit d'étroites barbacanes dont l'usage n'est pas avantageux et qui donnent souvent trop de froid. Les fenêtres ne sont point disposées pour être ouvertes; les carreaux brisés ne sont point remplacés. Ces sortes d'accidents se réparent avec des bouchons de paille, des morceaux de bois; de telle sorte que le paysan est porté à supprimer, pour éviter le froid et l'accès direct de l'air dont il craint l'effet sur les animaux, la ventilation que le constructeur lui conseille et cherche à rendre praticable.

Pour remédier à toutes ces pratiques mauvaises, il serait facile de faire les fenêtres à châssis mobiles, avec renversement intérieur et laissant arriver l'air par la partie supérieure (fig. 48). On pourrait encore, comme le conseille Huzard, se servir de ventouses spéciales ou ventilateurs. Elles sont appliquées dans un assez grand nombre de domaines et il est bon de dire en quoi elles consistent. Ce sont des conduits en bois ou en tôle, partant du plafond de l'écurie et aboutissant au dehors. Pour bien comprendre, dit Mansuy, les résultats qu'on peut obtenir de ventilateurs regardés comme tuyaux de conduite de l'humidité sous une de ses formes, il faut savoir que la vapeur d'eau est plus légère que l'air; que l'air humide est conséquemment moins lourd que l'air pur et qu'en fin de compte c'est toujours dans la partie supérieure des locaux habités que va se loger l'air chargé des matières gazeuses étrangères à sa constitution. Ce principe admis, il est aisé et logique de conclure que des ventilateurs partant par exemple de l'épaisseur du mur intérieur et à une plus ou moins grande hauteur du sol sont défectueux et que ceux dont l'extrémité inférieure fait saillie à travers le plafond et descend plus ou moins bas ne le sont pas moins. Une des conditions pour que les ventilateurs remplissent bien leur office est donc que leur point de départ ait lieu au niveau de la paroi supérieure du local. De ce point, ils s'élèveront jusqu'à la hauteur de la toiture qu'ils dépasseront de 40 à 50 centimètres et seront recouverts d'un chapeau de forme variable, dont les bords, d'un plus grand diamètre que celui du tuyau, descendent

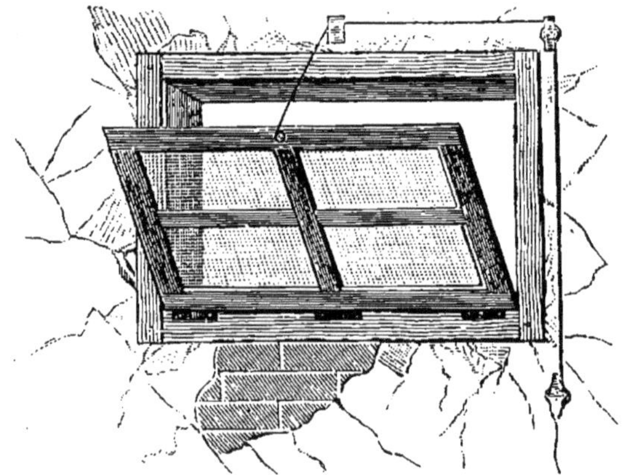

Fig. 48.

un peu au-dessous de l'orifice du canal, afin de paralyser les effets de la pluie et des vents.

Fabriqués en bois comme il est d'usage de le faire dans nos montagnes, les ventilateurs devront avoir la forme la plus simple ; ils seront à pans coniques ou droits et les planches qui serviront à leur construction seront sèches, épaisses de 3 centimètres au moins, bien jointes, bien pointées et recouvertes à l'extérieur et à l'intérieur d'une couche de goudron pour le préserver des influences alternatives de la sécheresse et de l'humidité.

La ventilation se ferait très mal, il faut bien le dire, tout au moins serait-elle peu efficace, si les tuyaux auxquels elle doit son action n'étaient pas en nombre suffisant, si surtout ils n'étaient pas placés d'une manière convenable. Pour obtenir de bons effets, il faut tendre à faciliter autant que possible le mélange de l'air extérieur et de l'air intérieur du local, et l'on y arrive en éloignant l'embouchure du ventilateur des points par lesquels l'air nouveau peut pénétrer, sans la placer pourtant à un point trop écarté du centre d'air extérieur.

Aussi, dans nos contrées, on a l'habitude de placer les cheminées d'appel aux extrémités des écuries ou des étables, tout près des portes et des fenêtres : eh bien, c'est là une pratique vicieuse qui ne tend à rien moins qu'à empêcher le mélange dont nous venons de parler. Quant au nombre des cheminées, il n'est pas mieux calculé que leur emplacement; aucune donnée scientifique ne sert de règle de conduite à cet égard; c'est l'idée du moment qui tient lieu d'architecte et trop souvent alors, emporté par l'envie de bien faire, le constructeur fait mal.

Aux inconvénients que signale M. Mansuy et qu'on pourrait corriger, du reste, en partie, en observant le conseil qu'il donne de proportionner les ventilateurs suivant un espace double de la hauteur, il faut ajouter que ces appareils, s'ils sont simplifiés, munis de soupapes, fonctionnent parfois d'une manière imparfaite; on les bouche avec de la paille; les soupapes s'oxydent et ne jouent plus et l'agriculteur regrette des dépenses inutiles ou qui s'augmentent de réparations fréquentes.

On a appliqué à certaines écuries, surtout à celles destinées à l'élevage des animaux, ou à celles renfermant des animaux de prix, des moyens conseillés par les hygiénistes, tels que les vitres perforées, préconisées par Emile Trélat ou les aérateurs à trous obliques de Dive. Ce dernier appareil a donné d'excellents résultats, m'a-t-on affirmé, à Ham, dans des écuries auxquelles d'autres procédés n'avaient enlevé ni l'humidité ni l'odeur.

L'importance de cette aération constante, de ce renouvellement d'air incessant, est capitale, et les hygiénistes et les vétérinaires insistent à bon droit sur ce point auprès des cultivateurs. La question est surtout grave pour les éleveurs. Les jeunes animaux séjournant plus que ceux de labour et de travail dans les logements, il faut les entourer de soins attentifs, car leur sensibilité est plus grande, ainsi que leur aptitude à certaines affections.

Stewart rappelle avec beaucoup de raison que l'obstacle à l'aération des écuries provient dans les campagnes d'une erreur répandue et qui fait confondre invariablement l'écurie chaude avec l'écurie insalubre. Ces deux mots *chaud* et *insalubre* sont rarement séparés. On parle de l'écurie comme si elle ne pouvait être chaude sans être insalubre et les maux qui proviennent du mauvais air seulement sont mis à la charge de la chaleur. L'air de l'écurie est non seulement vicié par la respiration de l'animal, les émanations de la surface du corps, mais encore par celle du fumier et de l'urine. Lorsqu'on laisse le fumier et l'urine s'accumuler de jour en jour jusqu'à ce que le cheval couche sur une litière putride, l'air devient encore plus sérieusement délétère par la fermentation de ces matières. Aussi est-ce dans les écuries sales au delà de toute expression que l'air devient si irritant et suffocant. La pratique sert ici bien vite à juger de la différence du chaud et de l'insalubre. Si, en ouvrant le matin l'écurie, on s'aperçoit que les murs sont humides et que les lambris en bois ressuent, on peut être assuré que l'écurie est trop close; si l'air intérieur pique les yeux et les narines, c'est qu'elle est malpropre et trop peu aérée; si elle est trop peu fermée, on y éprouve un sentiment de froid, au lieu d'une confortable chaleur.

Les fenêtres peuvent être munies à l'extérieur de volets pleins qui permettent en été de maintenir une certaine fraîcheur dans l'écurie, d'éloigner les mouches et aussi d'amoindrir la lumière quand on fait profiter l'animal du repos de jour.

L'éclairage peut aussi être fait par le haut et ce système est employé dans certaines écuries de course ou d'élevage en le combinant en même temps avec une ventilation convenable. Stewart approuve cette disposition; mais le soin qu'il fait apporter à son installation ne peut pas le faire appliquer à la plus grande partie des écuries; ce système est en outre dispendieux.

Les écuries doivent être plafonnées; il est de la plus haute importance que les émanations ne puissent pénétrer dans les greniers à fourrages, qui presque toujours sont situés au-dessus, et de plus il faut éviter que les poussières et les débris de toutes sortes accumulés dans les greniers viennent tomber sur les animaux. Ces plafonds peuvent être constitués de diverses manières, depuis les voûtes en briques jusqu'au moyen plus simple des perches placées en travers des poutrelles et recouvertes de gazon. Ce procédé, disons-le, employé par les cultivateurs pauvres, ne peut être qu'une ressource de circonstance, mais ne remédiant pas à tous les inconvénients signalés. Pour les fermiers peu aisés, Joigneaux conseille l'usage aussi économique et préférable de rondins de bois de corde roulés dans un mortier de terre glaise et de foin, et serrés les uns contre les autres. C'est le mortier de bauge, usité dans quelques endroits, et qui peut, en effet, être assez résistant pour supporter le fourrage et assez compact pour ne laisser passer ni grains, ni poussière. On peut même le blanchir en dessous comme un plafond à l'aide de la chaux. Les meilleurs sont sans contredit ceux faits en briques ou même en plâtre sec et fin.

C'est le plafond qui règle la hauteur de l'écurie; pour augmenter le grenier, on diminue l'écurie. C'est une faute qu'il faut, dans l'intérêt des animaux, soigneusement éviter. La hauteur sous plafond, nous l'avons dit, doit être en moyenne pour les grandes écuries de 4 mètres; Stewart estime qu'elle peut osciller entre 3^{m},65 et 4^{m},25. Pour lui, les plus petites ne doivent pas avoir moins de 2^{m},45. Les plafonds trop élevés font l'écurie froide; trop bas, l'aération faisant défaut, il faut y remédier par des ventilateurs énergiques et sûrs.

Dans bien des écuries de fermes et d'habitations rurales médiocres, il n'y a pas de grenier au-dessus de l'écurie, par conséquent, pas de plafond; elles sont closes à la partie supérieure par le toit de chaume ou de tuiles, crépis ou non. Généralement les écuries de ce genre sont froides; les animaux des campagnes, dit Stewart, mal soignés, ne souffrant nullement de porter un long poil, n'en sont pas trop incommodés, mais il n'en serait pas de même des animaux soignés ou faisant un service actif et pénible.

Il convient de faire aussi remarquer que l'aération, plus facile par cette toiture perméable, laisse dégager une partie des buées provenant de la chaleur humide et les émanations nées des litières accumulées et généralement peu renouvelées.

L'installation intérieure de l'écurie n'est pas, non plus, sans influence sur la santé des animaux; elle peut aussi prévenir bien des accidents.

Le râtelier appliqué au mur doit être facilement accessible à l'animal; les barres mobiles et arrondies formant la partie antérieure du râtelier doivent être le moins inclinées possible et presque verticales, sinon l'animal s'épuise en vains efforts pour arracher les dernières rations. Dans beaucoup d'écuries, les auges et les râteliers sont communs. Cette installation facile et quelque peu primitive présente de grands inconvénients. Tous les animaux ne mangent pas avec la même rapidité et les plus prompts empiètent sur les droits de leurs voisins. Pour les fourrages, le dommage serait moins grand que pour la nourriture versée dans l'auge. De plus, celle-ci peut être parfois spéciale à certains animaux et, faute d'auge séparée, il faut alors une surveillance constante. Les installations défectueuses ont leurs conséquences économiques.

Les auges doivent être légèrement en saillie et le dessous en doit être creux pour éviter que les animaux ne se heurtent.

Les auges et les râteliers sont le plus souvent en bois dur, en chêne. Ils doivent être solidement établis. Le bois résiste et est d'un bon usage. Mais il présente des conditions de lavage parfois difficile; il s'imprègne de résidus, et, dans les cas où les animaux deviennent malades par affections transmissibles, leur désinfection est presque impossible. Aussi fait-on des auges en pierre dure et maçonnerie; on se sert aussi pour les râteliers de fer, de fonte, d'un entretien et d'une désinfection faciles. Ils sont plus coûteux.

Les animaux sont en commun ou séparés. Dans bien des petites fermes où tout est matière à économie, les séparations n'existent qu'à l'état exceptionnel, pour certains animaux vicieux ou méchants ; il vaudrait mieux que la séparation fût la règle et non l'exception. Cependant on s'accorde à considérer que pour les animaux de travail, en général, attelés ensemble, et ayant en réalité, une vie commune, la séparation n'est pas utile et on dit qu'ils apprennent ainsi à se connaître et que leur communauté n'a que des avantages. Cela est en effet très acceptable. Si, cependant, ces habitudes de travail commun n'existent pas, il vaut mieux les séparer et éviter ainsi bien des accidents et des coups; les luttes dans les écuries ne sont ni rares ni sans dangers.

Les séparations sont mobiles ou fixes. Les premières peuvent être constituées par des barres mobiles retenues à l'auge et soutenues par une corde reliée au plafond. Cette barre n'est pas une protection efficace et cause parfois des accidents quand l'animal passe un membre par-dessus; il peut se faire de diverses manières un mal réel. On emploie aussi des panneaux mobiles, reliés de la même façon et dont les diverses parties peuvent être également mobiles entre elles ou fixes. Ces panneaux sont préférables aux simples barres. On les fait souvent de bois d'aune, dont les qualités se prêtent bien à cet usage, ce bois étant assez résistant pour ne pas se briser et assez mou cependant pour ne pas s'éclater sous les pieds des chevaux.

Les séparations fixes sont, sans contredit, préférables; elles doivent être plus hautes du côté du râtelier et de la longueur de l'animal. Elles sont nécessaires pour les animaux de prix et destinés à la reproduction. Dans les fermes où l'élevage est devenu une ressource, ces installations, plus soignées, assurent une hygiène meilleure aux animaux et sont généralement bien acceptées par le cultivateur.

Signalons encore la sellerie, c'est-à-dire les dispositions prises pour recevoir les harnais; ceux-ci devraient être placés ailleurs que dans l'écurie et un local séparé leur convient à merveille. Le plus ordinairement, le cultivateur se contente de placer des chevrons dans le mur opposé aux râteliers; il trouve commode d'avoir à sa disposition les harnais des animaux au moment du travail; de même il les en débarrasse plus aisément. L'odeur qu'ils répandent n'est pas toujours agréable; en outre, ils peuvent s'imprégner eux-mêmes d'émanations. L'humidité des écuries se déposant sur les parois où ils sont suspendus leur est défavorable; elle y est souvent cause de moisissures et d'altérations. Il serait donc prudent de recouvrir en ces endroits les murs de planches, à défaut d'un endroit spécial affecté aux harnachements, aux coffres à grains et aux divers ustensiles nécessaires à l'écurie et aux animaux.

Enfin, une dernière disposition est à examiner, celle concernant le gardien d'écurie. Il est peu d'écuries dans une ferme importante ou même d'étable qui ne logent un ou deux valets. Cet usage, fort répandu, a pour excellente raison la surveillance nécessaire à exercer. Il a conduit à faire commune à l'homme l'habitation des animaux, sans grand souci des inconvénients que cela pouvait offrir au point de vue de la santé. Souvent on s'est contenté de bottes de paille et d'une couverture, presque autant pour l'homme que pour l'animal; d'autres fois, on a établi simplement un lit dans un angle de l'écurie, avec ou sans séparation, faite de planches mal jointes et de peu de hauteur. On a accepté à la campagne avec trop de facilité cet usage; l'habitude de la dure existence, pour beaucoup, a fait de l'écurie, sombre, infecte, à l'atmosphère chaude et lourde, remplie de vapeurs d'eau, d'acide carbonique, de gaz ammoniacaux, un abri relativement supportable; des cultivateurs, passant par cet apprentissage de la vie, y ont vécu quelques années et comprennent peu ou mal que d'autres ne puissent faire comme eux.

Enfin, on répète à la campagne, et on le croit, que rien n'est malsain dans le séjour de nuit à l'écurie et la croyance populaire qui a fait des écuries et des étables une habitation à vertu curative dans certaines maladies donne à cette assertion quelque chose de vraisemblable. Tout cela est erroné, ne se discute pas. Il est possible que les maladies ne sévissent pas d'une manière particulière sur les valets d'écurie, en général jeunes et vigoureux, mais cela ne saurait être une excuse acceptable. L'été, les écuries peu closes, ouvertes quelquefois même la nuit, sont largement ventilées et moins humides ; elles sont donc alors dans des conditions meilleures, relativement bonnes, si l'on veut; mais, l'hiver, il n'en est plus de même, c'est à peine si, crainte du froid pour les animaux, on renouvelle un peu l'air; les nuits sont longues et le séjour de l'homme presque constant; c'est donc une habitation en tous points détestable.

Outre les conditions sanitaires mauvaises d'une semblable habitation pour l'homme, il faut encore songer aux conséquences redoutables de la transmission de certaines maladies. Ces exemples ne sont pas rares. En 1887, à la suite du décès d'un palefrenier mort de farcin, le conseil d'hygiène et de salubrité de la Seine a émis le vœu que les loueurs ne fassent pas coucher les palefreniers dans les écuries et qu'il leur soit interdit de faire usage de couvertures, harnais, etc., ayant servi à des animaux malades, à moins que ces objets n'aient été désinfectés avec soin.

Pour concilier les nécessités de la surveillance avec le besoin d'un logement plus sain, on comprend qu'une chambrette soit faite dans l'écurie, pourvu qu'elle soit entièrement close du côté de l'intérieur et aérée directement à l'extérieur. Ces conditions peuvent se réaliser non dans les vieilles installations où les ouvertures nécessaires à l'aération pour les animaux eux-mêmes font complètement défaut et pèchent par leur insuffisance, mais seulement dans les constructions faites avec plus de soins et telles qu'on en trouve un assez grand nombre aujourd'hui dans les domaines intelligemment exploités. L'hygiène sur ce point ne saurait faire aucune autre concession et il ne faut pas pour résister à cette prescription absolument sage se faire une arme de ce qui existe dans certaines régions et en particulier dans les montagnes, où le froid intense fait rechercher le séjour de l'écurie ou de l'étable presque comme habitation permanente. Le fait existe et j'ai constaté moi-même que l'asile du mont Genèvre, ouvert aux passagers indigents traversant la frontière du côté de l'Italie, voit ses chambres délaissées au profit de l'étable, heureusement assez vaste, voûtée et relativement propre. Mais que dire de la condition misérable des montagnards n'ayant d'autres ressources pour lutter contre la rigueur de l'hiver que l'étable presque enfouie dans le sol, chaude de la vapeur humide qu'elle renferme, ou la descente dans la plaine, si ce n'est que la misère s'ajoute là aux dures conditions du climat? Ce sont là des situations difficiles, mais elles ne peuvent pas fournir des arguments sérieux; la vie de la montagne avec ses rigueurs ne se compare pas à celle des plaines.

Les écuries sont simples ou doubles. Les écuries simples sont les plus fréquentes à la campagne, bien qu'il faille faire exception pour certains domaines considérables et où l'élevage joue un grand rôle.

Dans ces grandes constructions, en général soignées, les règles d'hygiène sont plus observées qu'ailleurs. Beaucoup se rapprochent des types adoptés dans les grandes écuries militaires. C'est pour elles plus que pour les petites écuries de campagne qu'on pourrait accepter

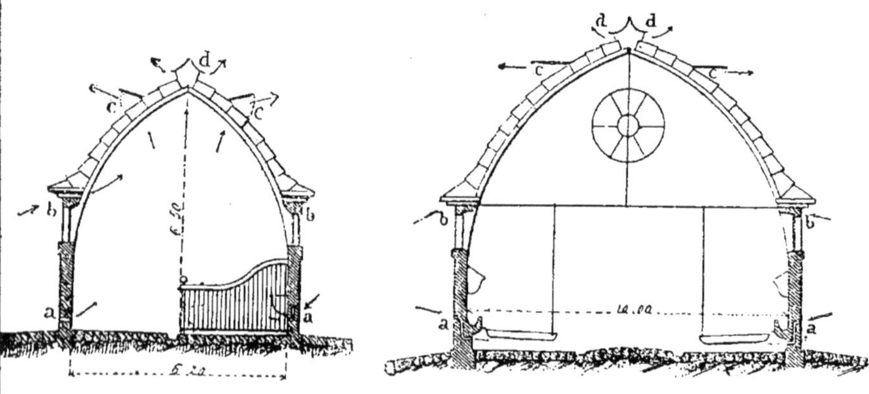

Fig. 49. Fig. 50.

le type Tollet, très satisfaisant au point de vue de l'hygiène, et dont nous donnons les modèles pour écurie simple et double (fig. 49 et 50).

La grande élévation (6^m,50) qui peut avoir l'inconvénient de rendre l'écurie froide en hiver, a des avantages au point de vue de la ventilation. La présence de nombreux animaux élève la température. Ces dispositions, cependant, ne sont guère applicables aux petites écuries.

Aux conditions générales de construction et d'aménagement que nous venons d'examiner, il conviendrait d'ajouter, si l'on voulait faire complète l'exposition de l'hygiène du cheval à l'écurie, tout ce qui concerne les soins que réclame l'animal. Ce serait sortir de notre domaine.

Cependant la litière n'est pas absolument dans ce cas-là et elle joue par elle-même un rôle prépondérant dans la salubrité même de l'écurie et par là influe à son tour sur l'animal.

La litière a pour but de fournir aux animaux un couchage sec, mou, propre et qui les tient chaudement; pour les agriculteurs, elle a encore un autre avantage, celui de conserver les déjections des animaux pour en former des fumiers.

En général, les litières sont le plus souvent composées avec les pailles de froment, de seigle et d'avoine. Les pailles des autres céréales ou de certaines légumineuses sont plus rarement employées. La litière doit être aussi unie qu'un matelas et se prolonger suffisamment en arrière avec une inclinaison des côtés et de la tête vers le centre. Depuis l'introduction des machines à battre, la paille se trouve dans les mêmes conditions que lorsqu'on la coupe et c'est une erreur de penser qu'elle est moins propre à faire une litière.

Dans les écuries bien tenues, les crottins et les parties souillées de la litière sont enlevés chaque matin, à l'ouverture de l'écurie et après le départ des chevaux pour le travail. La litière sèche est poussée vers la crèche, la partie souillée est portée au fumier ou étalée à l'air pour sécher. On balaye alors les stalles et l'allée et quelquefois on y jette un ou deux seaux d'eau pour rendre la propreté plus complète, Dès que le pavé est séché, une portion de la litière est étalée bien également et placée derrière.

Ce sont là les soins qu'il faut donner à la litière qu'on change chaque jour, mais souvent, soit par économie, soit pour d'autres raisons, on ne fait cette opération que tous les huit ou quinze jours ou même tous les mois. C'est ce qu'on appelle la litière permanente. Il faut dans tous les cas la débarrasser des crottins qui en séjournant pourriraient la paille. L'avantage de la litière permanente bien entretenue est de former un bon couchage aux animaux sans dépenser beaucoup de paille. L'économie est de 20 pour 100.

On peut la remplacer par des fougères, des copeaux de bois, des feuilles, des herbes marines, des bruyères, du sable, de la sciure de bois et aussi de la tourbe.

La tourbe peut former un excellent couchage pour les chevaux. Il faut en mettre une épaisseur de 3 à 4 cent. La tourbe pour litière doit être spongieuse, noirâtre, légère et poreuse et non la tourbe noire homogène utilisée comme combustible.

II. **Etables.** — Les étables servent au logement des animaux de l'espèce bovine; on les appelle aussi bouveries, vacheries, toits à veaux. On les utilise soit pour l'élevage, soit pour l'engraissement, soit seulement pour abriter les animaux de travail.

L'exposition au levant semble la meilleure (Huzard, *Instruction sur les vaches laitières*); d'autres auteurs conseillent l'exposition au midi avec ouvertures opposées au nord. Les circonstances locales faisant modifier ces choix, il faut au moins songer qu'il est nécessaire, quelle que soit l'exposition de l'étable, de la pourvoir d'ouvertures larges du côté où le soleil y peut pénétrer.

Relativement à ces ouvertures, à leur disposition, et surtout à leur nécessité, nous ne répéterons pas ce qui a été dit pour les écuries, car cela s'y applique absolument. C'est un point capital pour l'hygiène des animaux. Aussi Magne et Baillet conseillent-ils pour mieux assurer à la fois la ventilation et l'assainissement de l'étable, quelle que soit son exposition, de la doter, si elle est grande et destinée à recevoir un grand nombre d'animaux, d'ouvertures sur les quatre faces. Suivant les cas, on se servira des unes ou des autres pour aérer ou ensoleiller le logement.

Les fenêtres, plus petites que celles des écuries, seront plus larges que hautes et placées près du plafond; elles doivent être, de même que les autres, munies d'un châssis vitré et ouvrant de haut en bas.

D'après Guyot, les portes doivent mesurer 1^{m},20 au moins et elles peuvent avantageusement être constituées de deux parties : la partie inférieure pleine, la portion supérieure, indépendante, a un ou deux vantaux. On remplace quelquefois cette dernière par un châssis en osier ou en treillage qui empêche l'entrée des volailles et des animaux de basse-cour.

Les dimensions des étables par rapport au nombre d'animaux à loger sont peu différentes de celles des écuries. Elles peuvent cependant, tout en variant avec la grandeur des animaux, être un peu plus petites. D'après Huzard, il faut demander 1^{m},25 de largeur, d'après Gasparin, 1^{m},50. L'essentiel est que l'animal ait une certaine liberté de mouvements et qu'il lui soit facile de se coucher pour ruminer à l'aise. Cette dimension en largeur est la seule qui soit moindre que pour l'écurie, la longueur est la même.

Le sol tout autant que dans les écuries doit être sec et élevé. Beaucoup de maladies du bétail (Magne et Baillet) dépendent de l'assiette des étables qui sont tantôt sur un mauvais sol, d'autres fois dans un lieu trop bas, et ailleurs exposées aux influences d'une masse d'eau impure. Cette condition du sol est trop souvent négligée par les cultivateurs qui se contentent de battre un peu l'aire de l'étable, de l'égaliser. Sans aucune doute, le revêtement du sol peut ici être moins résistant que dans l'écurie; on peut se dispenser d'un pavage régulier tel que nous le décrivions plus haut, mais non pas le supprimer tout à fait. La raison en est surtout que le sol s'imbibe de la même façon qu'à l'écurie des matières liquides et à la longue devient infect. On objecte aussi que le fumier peut rester plus longtemps en permanence sous les animaux à l'étable, et même il est certaines régions où c'est d'une façon systématique que l'on agit ainsi. Les vastes fermes campinoises, où les charrettes viennent jusque dans l'étable chercher le fumier, sont dans ce cas. La large ventilation de ces logements compense les inconvénients de cette accumulation de fumiers et la race bovine de ce plateau renommé de la province d'Anvers n'en paraît pas souffrir. Mais, là où de semblables dispositions ne sont pas prises, l'accumulation du fumier sous l'animal ne peut en aucune manière dispenser de donner au sol un revêtement protecteur.

Un cailloutage bien fait peut suffire, une aire cimentée est encore préférable; elle n'a pas à subir les mêmes violences que dans les écuries, et elle permet un nettoyage facile.

On donne généralement une inclinaison légère au sol des étables afin d'assurer l'écoulement des liquides, et des rigoles, le plus souvent sans recouvrement, sont disposées derrière l'animal pour conduire au dehors le purin ou les eaux de lavage. Le colonel Hennebert applique aux étables les mêmes règles qu'aux écuries et les veut horizontales; en revanche, il demande que le système de drainage du sol y soit appliqué.

On remplace le revêtement du sol par un plancher quelquefois plein, d'autres fois à claire-voie : ce dernier système est particulièrement employé en Angleterre, où il a subi même divers perfectionnements. Cette sorte de plancher est établi au-dessus d'une petite fosse cimentée de 40 à 50 centimètres de hauteur et de dimensions à peu près égales à la surface nécessaire à l'animal; elle est quelquefois plus étendue et commune à plusieurs animaux. Les fumiers s'accumulent sur le plancher, mais les portions liquides s'écoulent dans le petit bassin; le fumier s'égoutte et reste longtemps en place. Ce procédé n'a pas paru donner des résultats favorables à la santé des animaux et on y a renoncé dans beaucoup de fermes.

On garnit quelquefois le sol des étables de platras de démolitions; à mesure qu'ils s'imbibent d'urine, il s'y forme des nitrates dont on enlève le nitre par lixiviation. Cet usage, qui est assez limité, est hygiéniquement subordonné au temps que nécessite cette opération de transformation chimique souvent longue. Elle a l'inconvénient de laisser accumuler des quantités assez grandes de fumiers, tout en ayant l'avantage incontestable de créer une sorte de couche absorbante qui assèche le fumier et le rend moins offensif.

Les constructions d'étables présentent des variations assez grandes; on les doit faire, comme les écuries, en murs solides, résistants, bien maçonnés et crépis intérieurement. C'est là le désirable; mais il ne faut pas exiger que cette règle soit seule acceptable. Dans bien des exploitations d'importance diverse, les étables peuvent être construites légèrement en colombage avec remplissage en terre battue, en pisé; il faut seulement donner une épaisseur convenable aux parois, installer de bonnes ouvertures, ménager une aération suffisante et faire une toiture solide, en ardoises ou en tuiles, en facilitant l'écoulement des eaux de manière à ne pas apporter d'éléments humides là où déjà ils sont si grands. Une telle construction ne peut supporter aucune charge, aucun grenier à fourrages; ceux-ci ne sont pas aussi nécessaires à l'étable qu'à l'écurie et peuvent alors trouver place ailleurs.

On peut encore, dans les contrées froides et pauvres, au lieu de murs maçonnés, impossibles à réaliser, fabriquer des cloisons, suffisamment protectrices, de bois, et dans leur intervalle y tasser de la terre fine, de la sciure de bois. Avec une toiture rendue imperméable à l'aide de carton bitumé ou de toile goudronnée, en ménageant d'autre part l'aération et en prévenant l'humidité du sol, une étable ainsi construite peut à la rigueur rendre des services. Les dangers les plus redoutables sont ceux du feu; ils sont, en effet, sérieux.

L'aménagement intérieur des étables ne comporte pas de râtelier le plus souvent, mais seulement des auges. Elles sont élevées en moyenne de 40 à 60 centimètres au-dessus du pavage et profondes de 20 à 30 centimètres, de façon à éviter les déperditions de nourriture que font souvent les ruminants; on a même imaginé dans beaucoup de contrées des dispositions qui maintiennent la tête des animaux au-dessus de l'auge. Elles sont variables dans les détails, mais non comme principe, c'est un espace libre à travers une cloison quelquefois pleine, le plus souvent à claire-voie (appelée cornalis), faite de bois assez fort qui permet à peu près juste le passage de la tête. En Bretagne, le cornalis est fixe; on le ferme aussi avec une cloison ou volet. Ces dispositions sont peu favorables aux animaux et il vaudrait mieux les faire disparaître; elles ont l'inconvénient de gêner la liberté des mouvements de l'animal, et dans les étables mieux entendues on les supprime. Il est à craindre que là où elles existent, et étant donnée la raison économique qui les a fait naître, elles ne subsistent encore longtemps. Mais, dans certaines étables de Bretagne où nous les avons vues, elles semblaient un étroit carcan où l'animal avait peine à passer la tête pour aller chercher sa maigre pitance.

Dans beaucoup d'étables, l'auge ou mangeoire est mobile, c'est-à-dire peut être successivement exhaussée. C'est le cas où l'accumulation de fumier élève peu à peu l'animal et diminue la distance de l'auge au sol. D'autres fois, elle est fixe et le fumier est rapidement élevé et séjourne peu sous les bêtes, comme dans les étables flamandes.

Ces deux systèmes sont également en usage, d'une façon méthodique, et pour chacun le sol revêtu d'un ciment présente des dispositions variables; avec l'accumulation des fumiers, il est creusé légèrement au milieu et deux rigoles, antérieure et postérieure, assurent l'écoulement des liquides; l'auge est mobile. Avec le renouvellement fréquent de la litière, l'inclinaison est unique d'avant en arrière et il n'existe qu'une seule rigole postérieure; l'auge est fixe.

D'après M. Ladureau (*Journal d'agriculture*, 1886), M. Masclef, à Loison (Pas-de-Calais), a poussé le premier système plus loin en combinant l'accumulation des litières, de manière à supprimer absolument les fosses à fumier. Les étables sont à 1 mètre de profondeur sous le sol; il renouvelle la litière fréquemment comme partout ailleurs en superposant de la paille à celle qui s'y trouve déjà; cette paille s'imbibe des urines et autres matières excrémentitielles des animaux qui ne tardent pas à entrer en fermentation, comme cela aurait lieu sur la fosse à fumier. Pour éviter la volatilisation de l'azote ammoniacal produit durant cette fermentation, M. Masclef, suivant en cela les conseils de Corenwinder, saupoudre chaque semaine ce fumier en voie de fermentation avec un superphosphate très acide qu'il prépare lui-même, en mélangeant intimement 100 kilogrammes de vieux noirs animaux, résidus des fabriques de sucre, avec un poids égal d'acide sulfurique à 52° Baumé. Il met 100 grammes de ce superphosphate par tête de gros bétail, puis ajoute de la paille par-dessus pour constituer une nouvelle litière et empêcher le contact de la peau des animaux avec ce produit très acide.

L'ammoniaque est complètement transformée en phosphate à mesure de sa formation. Il paraît même très probable qu'elle se combine avec la magnésie qui existe dans les pailles pour former du phosphate ammoniaco-magnésien, de sorte que l'on ne sent, lorsqu'on pénètre dans les étables de M. Masclef, aucune odeur ammoniacale, contrairement à ce que l'on observe habituellement.

Ce mode rendrait les étables plus salubres. M. Masclef a reconnu que dans un de ces locaux, où il n'avait pas encore adopté ce système, plusieurs de ses animaux ayant été atteints de la péripneumonie, aucune des étables traitées par le superphosphate n'a été attaquée par la contagion. La fosse à fumier de l'étable s'élève ainsi peu à peu à 1 mètre au-dessus du sol, ce qui se produit au bout de trois mois. On la vide alors et on porte son contenu dans les champs. Les auges et mangeoires sont mobiles horizontalement et verticalement, de sorte que chaque jour on les recule soit dans un sens, soit dans l'autre et qu'on les élève en même temps pour qu'elles soient toujours à la hauteur voulue.

Il serait peut-être difficile de préciser la différence exacte des deux systèmes, au point de vue de l'hygiène des animaux, parce qu'en même temps les autres facteurs d'assainissement, dépendant des constructions, peuvent être très variables et avoir de ce fait une influence plus ou moins grande. Les vétérinaires condamnent le procédé de l'accumulation des litières sous les animaux : ce fumier développe une chaleur humide défavorable aux bêtes, les rendant susceptibles de refroidissement; pour les animaux d'entretien, de travail, exposés aux changements de milieu, ils sont donc mauvais ; pour ceux destinés à l'engraissage, ils sont moins fâcheux, sans être cependant préférables au procédé plus sain de l'éloignement rapide, de l'aération large et des lavages fréquents.

Les plafonds sont aussi nécessaires dans les étables que dans les écuries toutes les fois que les greniers à fourrages sont placés au-dessus et les mêmes procédés de préservation contre les graines et les poussières doivent être employés.

Quand les greniers n'existent pas, les plafonds sont utiles contre le froid, même quand les étables ont une hauteur médiocre; les interstices des tuiles, tout en favorisant le renouvellement de l'air, ne mettent pas suffisamment à l'abri des intempéries de l'hiver et des vents violents. Comme les écuries, les étables peuvent être établies longitudinalement, les animaux attachés au mur; le plus souvent elles sont transversales, et cette disposition est éminemment favorable au service de l'alimentation. Beaucoup de fermes se servent d'aliments préparés diversement, solides ou mi-solides et dont la distribution est facilitée par la disposition transversale des auges; quand elle est longitudinale, il faut alors ménager un passage pour le service. Les étables transversales sont, de

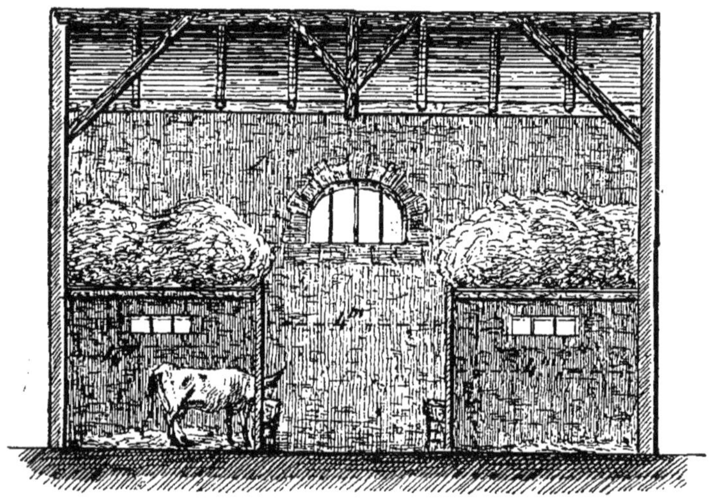

Fig. 51.

beaucoup, les plus favorables à tous les points de vue, et aussi les plus usitées.

Cette disposition se prête très aisément aux aménagements intérieurs des vieux bâtiments et beaucoup de fermes sont dans ce cas. Huzard parle d'installations semblables à Lagny, dans des constructions anciennes à voûtes élevées sur piliers. Dans beaucoup de nos fermes moyennes, pour un grand nombre de petits cultivateurs, cette disposition permet de réunir aisément sous le même abri, sans inconvénients pour les animaux, les chevaux et les vaches, c'est-à-dire l'étable et l'écurie.

Dans les fermes et métairies limousines, l'étable offre une disposition spéciale. Les logements d'animaux sont protégés par un plafond à 3 mètres de hauteur; l'espace entre les deux rangées d'animaux est assez grand (4 mètres environ) et libre dans toute la hauteur. La ventilation s'y opère aisément, par les fenêtres et les interstices des toitures; le dessus des logements d'animaux sert à recevoir les fourrages.

D'après ces dispositions générales dans les constructions et l'aménagement des étables, on comprend sans peine que les soins intérieurs varient beaucoup. Là où on accumule le fumier systématiquement, les lavages, la propreté, ne peuvent pas être compris de la même façon que lorsque les litières sont renouvelées fréquemment et l'étable soigneusement lavée.

Il sera difficile d'obtenir dans les fermes des villages, dans les étables variables d'importance, une obéissance absolue à des réglementations de la nature de celles qu'on peut imposer aux vacheries urbaines et qui, dans les villes au-dessus de 5000 habitants, appartiennent aux établissements classés. M. Goubaux a, dans un remarquable rapport présenté au Conseil d'hygiène de la Seine (1888), fixé ces règles pour les vacheries urbaines et en particulier parisiennes. Il est difficile encore de réclamer aux vacheries agricoles les installations coquettes et spéciales des vacheries et laiteries modèles, où le public est admis à consommer sur place le lait de la vache. On obtiendrait avec peine que chaque vache ait, par exemple, la queue attachée au plafond.

Mais toutes ces recommandations, toutes ces minuties, ont, cependant, leur raison d'être, et si toutefois le paysan ne peut pas les mettre en pratique, il ne serait pas mauvais qu'il pût se convaincre de leur utilité et de l'importance des raisons qui les ont fait conseiller.

La meilleure de toutes est que le lait est un véhicule qui sert de transport à des maladies, à des germes, et que ces germes peuvent passer par l'intermédiaire de l'homme dans le trayage du lait.

Nous verrons en examinant la laiterie comme industrie agricole les inconvénients et les conséquences de la contamination du lait. Nous ne voulons donc pas nous en occuper ici. Il suffit, quant à présent, de rappeler le fait de la transmission morbide par les infiniment petits pour insister sur la propreté nécessaire non seulement de l'étable, mais aussi des animaux.

Les litières doivent donc être fréquemment renouvelées, le sol lavé largement et l'écoulement des liquides bien assuré. Les animaux eux-mêmes seront soignés, propres. L'incurie extrême des campagnards, leurs préjugés et leurs erreurs en cette matière doivent disparaître et leurs installations sommaires et sales doivent faire place à des dispositions nouvelles, plus scientifiques, et surtout plus profitables à tous les intérêts.

Les installations économiques de certaines fermes, où les animaux, entassés, mal tenus, sont destinés à mourir fatalement de maladies, sont à rejeter, et il vaudrait mieux renoncer à ces stabulations funestes et laisser vivre les animaux en plein air, au milieu des pâturages.

La disposition particulière des étables dans les domaines importants, où soit le commerce du lait, soit l'engraissement pour la boucherie ont pris un grand développement, mérite l'attention au point de vue de l'hygiène. Généralement, les conditions de salubrité y sont observées et les

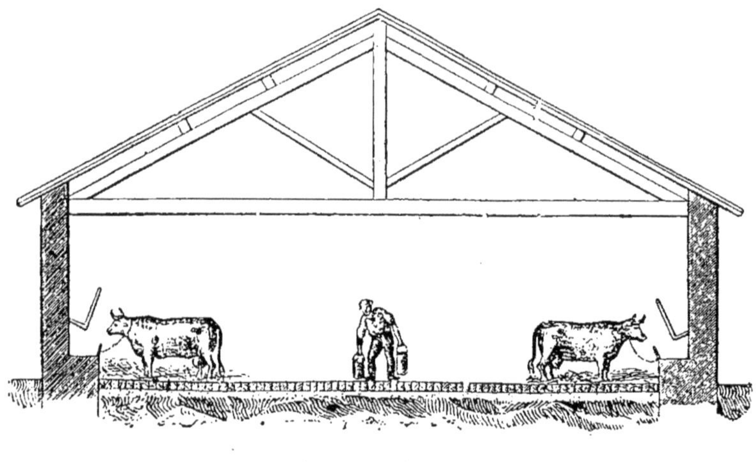

Fig. 52.

exemples pourraient être nombreux et faciles à choisir. M. Nicolas a publié, à l'occasion de l'exposition universelle de 1889, une brochure sur le domaine d'Arcy, où nous trouvons des modèles recommandables

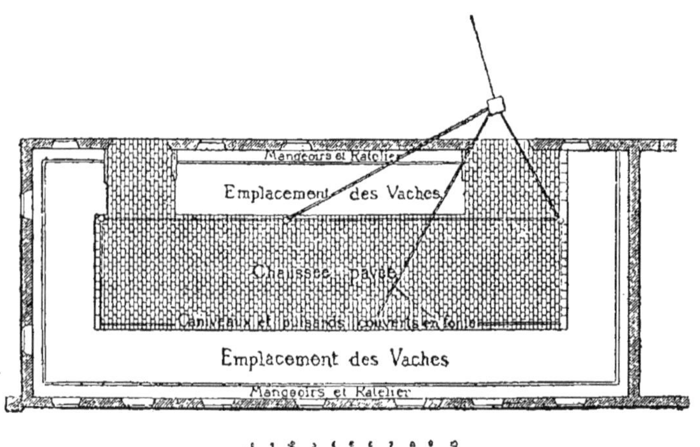

Fig. 53.

d'étables de grandes dimensions (fig. 52, 53). L'étable pour l'engraissement est non plus une demeure passagère, mais bien permanente; l'alimentation est spéciale, composée de fourrages, de racines, de bouillies diverses, et pour ces diverses raisons les animaux, dits à l'engrais, sont isolés soit dans des étables spéciales, soit dans des boxes séparées. Les éleveurs ont peut-être sur ce point des idées un peu différentes qu'il ne nous appartient pas de concilier. Mais il n'est pas possible de ne pas accorder à la condition hygiénique du logement une action favorable sur une fonction nutritive exagérée. Entre ceux qui veulent l'isolement, l'obscurité, le silence, l'alimentation excessive et ceux qui prétendent qu'une habitation propre, avec une litière sèche, abondante, souvent renouvelée, un peu d'exercice stimulant l'appétit et activant les fonctions digestives, nous ne trancherons pas le débat, mais l'hygiène des seconds nous semble préférable à l'incurie des premiers.

Pour les vaches laitières, il en est de même et dans bien des cas on leur fait une place particulière dans l'étable ; en Ecosse, le système des boxes communes avec couloir et parcours paraît rationnel; il demande de l'espace et peut être coûteux, mais il est plus hygiénique.

Les veaux sont laissés avec leurs mères pendant les premiers mois; on se contente d'agrandir la place qui leur est destinée en se basant sur ce qu'un jeune veau demande la moitié de l'espace réservé à la mère. Plus grands, on leur fait une place spéciale à l'étable, ou bien même on dispose pour eux, dans la grande exploitation, un local particulier. Il doit être sec, chaud, bien ventilé, avec des ouvertures évitant les courants directs sur les animaux; le sol en peut être planchéié. Il est bon aussi de recouvrir les murs de planches, afin que les veaux ne puissent lécher les murs. Il faut, on le voit, pour eux, multiplier les précautions hygiéniques; dans les petites exploitations, chez les cultivateurs, il n'en est guère ainsi; l'étable commune reçoit vaches et veaux, et on ne prend aucun soin particulier, sauf l'espace qui est généralement consenti. Cet élevage primitif n'est souvent pas sans inconvénients sur la santé des jeunes animaux.

III. **Bergeries.** — Il n'existe à proprement parler de bergeries que dans les grandes exploitations. Dans un grand nombre de petites fermes, les pâturages font défaut et s'opposent à la réunion de nombreuses têtes de petit bétail.

Quand il existe un logement spécial, c'est-à-dire une bergerie, il est nécessaire qu'il soit, comme les écuries et les étables, hygiéniquement installé. D'après Tessier, il faut pour chaque tête de race ovine 1 mètre carré et par agneau $0^{m},75$. Cet espace est loin d'être excessif et il faudrait se conformer à cette règle. Le plus souvent on l'oublie ou on la méconnaît et les moutons sont entassés dans des lieux étroits, mal aérés, et dans lesquels ils souffrent autant de la chaleur que du manque d'air. Les mauvaises installations des bergeries primitives ont conduit les agriculteurs et les Anglais en particulier à parquer les moutons en plein air et à supprimer la vie à l'étable. Dans les montagnes, la stabulation n'a lieu que pendant la rigoureuse saison hivernale; les troupeaux descendent dans la plaine, emplissant les étables jusqu'au retour du beau temps.

Dans nos pays de plaines, les bergeries doivent être, par rapport au sol, à l'exposition, autant soignées que les autres logements d'animaux. Le sol doit être élevé, sec et imperméable. L'humidité est funeste aux moutons aussi bien à l'étable que dans les prairies couvertes d'eaux ou dans le voisinage des marais. On peut l'empêcher dans l'étable à l'aide d'un sol bien drainé et recouvert d'une couche de béton, de bitume, d'argile corroyée à la chaux. C'est dans la construction d'une bergerie le point le plus important à considérer, ainsi que l'accès facile de l'air extérieur. « Les bergeries les plus remarquables, dit M. Magne, sont des espèces de hangars que l'on peut fermer à volonté. On place le toit sur des poteaux ou sur des pilastres et on garnit l'espace qui les sépare d'une muraille à hauteur d'appui, sur laquelle on dispose ou des galandages, ou des paillassons, ou des cloisons en planches, selon le climat ou les ressources de la ferme. » La pente doit être de $0^{m},015$ à $0^{m},02$ par mètre ; presque partout on a renoncé aux planchers à claire-voie posés sur des tasseaux.

Pendant longtemps on ne prenait aucun souci de l'installation des bergeries ; maintenant on a reconnu que les soins apportés à l'habitation des moutons étaient récompensés par une diminution des maladies épidémiques.

Dans beaucoup de pays, dit Guyot, on a encore des préventions contre les bergeries et on préfère tenir les moutons dans les parcs ; cela n'est possible que quand la race est rustique et que le climat du pays est tempéré et égal. Les moutons ont besoin de soleil pendant l'hiver et d'ombre pendant l'été ; la bergerie aura donc une face tournée vers le nord et l'autre vers le midi : on peut même la placer entre deux parcs dont l'un sert pour l'été, l'autre pour l'hiver.

Les portes se font en panneaux coupés, la partie supérieure étant à claire-voie ; elles doivent ouvrir en dehors ; car les moutons s'entassent pour sortir et empêcheraient d'ouvrir la porte. Il faut y adapter des rouleaux hauts de $0^{m},50$ à $0^{m},60$ et posés au-dessus du sol.

Les fenêtres, plus grandes que celles des écuries et vacheries, n'ont pas besoin d'être garnies de carreaux, mais il est bon de les munir de persiennes mobiles.

Les bergeries seront éclairées pendant la nuit, surtout à l'époque de l'agnelage ; le meilleur système consiste à pratiquer dans la muraille une niche fermée par un carreau fixé au côté intérieur et ouvrant au dehors ; on y place la lanterne ou la lampe.

Les crèches se composent en général d'un râtelier et d'un petit auget assemblés, elles doivent être placées assez bas pour que l'animal puisse manger facilement, mais sans qu'il monte dedans. Les barreaux des râteliers doivent être écartés de $0^{m},12$; les crèches sont fixes ou mobiles, simples ou doubles.

La crèche fixe s'adosse au mur ; l'auget a $0^m,30$ de largeur sur $0^m,15$ de profondeur, et il est placé à $0^m,40$ au-dessus du sol ; le râtelier se pose au-dessus de l'auget, de manière qu'il y ait $0^m,20$ d'intervalle entre le devant de l'auge et le bas des barreaux ; l'auget est en pierres, briques ou bois.

Les râteliers doubles, fixes ou mobiles, s'établissent au milieu des bergeries et divisent celles-ci en compartiments, en sections, constituant autant de petites bergeries contiguës.

Les râteliers circulaires sont montés sur un plateau qui sert d'auget ; cette disposition permet aux moutons de manger sans se gêner ; elle est surtout commode pour les agneaux.

On construit aussi des râteliers mobiles suspendus à des cordes et dont on modifie la hauteur. Enfin, on se sert de râteliers placés sur des roues qu'on peut brouetter dans les champs.

Les bergeries peuvent être ouvertes ou fermées. Les premières ne sont que de véritables hangars quelquefois protégés par des paillassons (Louis Bouchard) : les autres sont entourées de cloisons et murailles ; les bergeries mixtes sont formées par un hangar, maçonné d'un côté.

On ne doit pas oublier, quand on construit une bergerie, de prévoir un large emplacement vide dans lequel on peut caser les moutons soit pour la distribution de la nourriture, soit pour l'enlèvement des fumiers.

IV. **Porcheries.** — Les porcheries n'ont pas eu, comme les autres logements destinés à abriter et à élever les animaux, le privilège d'être considérées seulement comme des annexes de l'habitation rurale ; on les a envisagées comme des établissements insalubres et comptées dans la 1re classe (décret de 1866). Cette prescription très rigoureuse ne s'appliquait que d'une manière fort irrégulière ; le mutisme de la nomenclature sur certains points tels que : le nombre minimum des porcs composant une porcherie, l'éloignement nécessaire des habitations, les conditions d'autorisation applicables à la ville et à la campagne, a fait souvent varier l'interprétation des conseils d'hygiène et a expliqué la tolérance administrative. En fait, les porcheries à la campagne se sont établies sans qu'on se préoccupât beaucoup du décret de classement. Depuis, on a cherché à modifier ce qu'avait de fâcheux une semblable situation et le décret du 3 mai 1886 a inscrit à la 2e classe les porcheries comprenant plus de *six animaux adultes* à cause du bruit et de l'odeur : 1° lorsqu'elles ne sont pas l'accessoire d'un établissement agricole ; 2° lorsque dépendant d'un établissement agricole, elles sont situées dans les agglomérations urbaines de 5000 âmes et au-dessus.

Le décret du 5 mars 1890 a modifié cette disposition de la manière suivante :

Porcheries comprenant plus de six animaux *ayant cessé d'être allaités :*

1° Lorsqu'elles ne sont pas l'accessoire d'un établissement agricole........................... Odeur, bruit..... 2e classe.

2° Lorsque, dépendant d'un établissement agricole, elles sont situées dans les agglomérations urbaines de 5000 âmes et au-dessus............ Odeur, bruit..... 2° classe.

Cette disposition dernière, comme celle du 3 mai 1886, a adouci la condition des porcheries rurales ; elle a enlevé à la classification toutes les porcheries comprenant moins de six animaux ayant cessé d'être allaités, et ce nombre est considérable, il faut l'avouer. Mais elle a laissé subsister la règle administrative et le principe du classement pour les porcheries comprenant plus de six animaux. Celles-ci sont également nombreuses et bien qu'adouci le traitement auquel elles sont soumises paraît encore rigoureux. Le comité des arts et manufactures ne s'est pas arrêté aux différences considérables qui existent sur ce point entre les agglomérations urbaines et les villages ou les fermes. Dans les villes, l'installation nécessaire pour six porcs ayant cessé d'être allaités prend quelque importance : c'est en général un toit immonde dans lequel les animaux sont enfermés, et les plaintes du voisinage sont presque toujours justifiées, car les animaux ainsi renfermés sont véritablement incommodes ; cette limite pour la ville a sa raison d'être, quoiqu'elle se puisse encore discuter, tant il nous paraît difficile de dire par avance que six animaux seront moins désagréables que sept, les conditions de leur installation pouvant différer beaucoup.

Mais à la campagne cette limitation est peut-être bien moins justifiée. Pourquoi classer à la 2e catégorie les porcheries ne dépendant pas d'un établissement agricole s'il y a sept animaux et non cinq et qu'entend-on par établissement agricole ? Ne s'agit-il que des domaines, des fermes et des métairies de quelque importance? Veut-on dire par là toute habitation rurale ? Il peut y avoir quelque embarras dans l'interprétation, et nous pensons que c'est d'une manière large qu'il faut appliquer ce décret en ce qui concerne les porcheries.

Les porcheries rurales ou mieux agricoles doivent échapper à la nomenclature toutes les fois qu'il s'agit d'exploitations rurales; on ne comprendrait pas une ferme sans porcherie ; celle-ci y a sa place aussi nettement marquée que l'étable ou la basse-cour. Le décret ne laisse aucun doute sur ce point; ces porcheries ne sont plus classées : ce sont des porcheries agricoles. Il faut aussi envisager comme porcheries agricoles les toits à porcs associés non à l'exploitation, mais seulement à l'habitation rurale et dans lesquels on fait l'élevage en petit du porc. Il y a là des animaux en nombre variable, ce n'est pas à proprement parler une industrie ; dans bien des endroits, les animaux vivent dehors ; c'est plus au hameau qu'au village qu'on les rencontre. Ces sortes de porcheries doivent être aussi considérées comme agricoles.

Relativement aux porcheries industrielles, elles sont souvent annexées à des laiteries ou d'autres industries agricoles et il est vraisemblable que le décret de 1890 entend appliquer aux industries ayant pour but la transformation sur place des matières récoltées sur le sol l'expression de « établissements agricoles », et par conséquent les porcheries, de ce chef, dans la plupart de nos communes rurales, même avec leur caractère industriel, échappent à tout classement.

Seule, l'importance de l'agglomération le rend nécessaire, mais, à vrai dire, la limite de 5000 âmes qui a été fixée dans le décret tend à faire une différence entre les porcheries rurales et urbaines et on pourrait se borner à dire que les porcheries urbaines doivent être classées et soumises à des conditions d'autorisation et de surveillance administratives, tandis que les porcheries rurales doivent en être exemptes. Cette seule distinction suffirait.

Ces considérations préalables étaient nécessaires pour faire comprendre pourquoi nous n'avons pas voulu envisager la porcherie comme un établissement classé, ni comme une industrie agricole, et pourquoi nous en faisons avant tout une annexe de l'exploitation rurale; c'est ainsi qu'elle se présente dans les conditions les plus ordinaires. L'hygiène industrielle dira ce qu'il convient de faire pour la porcherie industrielle et urbaine.

L'élevage du porc est en général mal compris à la campagne et le mépris qu'on y a pour cet animal est peu justifié. Il est vorace, cela est incontestable, et, sa voracité le rendant peu délicat sur le choix des aliments, il absorbe avec avidité les matières les plus dégoûtantes; de ce qu'il mangeait des choses sales et salement aussi, on en a fait un animal immonde, malpropre, se plaisant dans les bourbiers, et presque partout son logement cadre avec sa nourriture. Petites loges, obscures, sans air, dans quelque recoin humide et malpropre; là on jette toutes les eaux sales, tous les déchets; on transforme la porcherie en un dépôt d'immondices; le porc s'y vautre pour y chercher une nourriture quelconque et de cette saleté s'exhale une odeur nauséabonde, écœurante et malsaine. Le sol s'imbibe peu à peu d'une eau chargée de matières organiques et ce n'est pas seulement l'air, mais aussi la terre, qui sont souillés par suite de cette incurie et de cet élevage grossier.

Il faut convenir cependant que depuis quelque temps des progrès ont été accomplis et l'élevage mieux entendu du porc a amené de notables améliorations dans la porcherie elle-même. On s'est aperçu que le porc était rendu par l'homme plus sale qu'il ne l'était naturellement. « Ainsi ce porc, si sale, dit Gobin (*Elevage du porc*), est le seul des animaux domestiques qui dépose exclusivement dans un coin, toujours le même, de sa boxe les excréments dont les autres souillent toute leur litière, faisant ainsi preuve de plus de propreté que le lapin, le chien et le cheval. »

En vérité, le porc est plus propre qu'on ne le croit; il aime l'eau. Il se souille dans la boue parce qu'on ne lui donne pas d'eau pure pour se laver, de même que l'âne se roule dans la poussière parce qu'on ne veut pas prendre la peine de l'étriller; s'il se vautre enfin, c'est qu'il a besoin de fraîcheur; pas un animal n'aime autant que lui les bains dans l'eau bien claire.

Il serait donc assez exact de dire, bien que ce soit en apparence paradoxal, que c'est l'homme qui a rendu le porc sale, puisque d'instinct celui-ci ne l'est pas. Il n'est pas difficile de revenir de cette erreur et il n'y a qu'à gagner à un pareil changement.

Quoique bien tenue, une porcherie exhale souvent une odeur désagréable, les résidus qu'on apporte dans les auges en sont cause; aussi même dans les exploitations agricoles la porcherie doit-elle être éloignée des bâtiments habités. Le mieux est qu'un petit enclos spécial soit réservé à côté de la cour de la ferme et en dehors, de façon que la communication de l'une à l'autre soit facile, tout en permettant un isolement complet des porcs et des autres animaux. Les toits à porcs annexés aux habitations rurales devraient n'être jamais accolés à l'habitation, mais séparés autant que le permet la surface du terrain. Ce voisinage, surtout dans les conditions horriblement mauvaises de ces installations grossières, faites de planches, quelquefois à peine recouvertes, sentant mauvais, infectant le sol, est vraiment dangereux pour la santé des habitants de la maison.

Qu'il s'agisse donc de fermes, d'exploitations agricoles importantes, de porcheries industrielles, ou même qu'il soit seulement question d'habitations rurales groupées ou isolées, les porcheries, les toits à porcs, doivent toujours être assez éloignés de l'habitation. Cet éloignement ne comporte pas une rigueur absolue et une limite mathématique toujours la même, ainsi qu'on pourrait l'exiger d'une porcherie urbaine, mais il faut qu'il soit suffisant pour ne pas incommoder le voisinage, et les animaux comme les hommes subissent les influences fâcheuses d'un air désagréable et nauséeux.

Cette condition de situation n'est pas la seule indispensable; le logement lui-même doit être convenablement installé et là il y va surtout de la santé des animaux.

Il est évident que ce que nous avons déjà dit suffit pour montrer que nous combattons énergiquement les installations précaires, sordides, infectes, trop répandues dans nos campagnes et qui ont de grands inconvénients. Les maires, dans bien des circonstances, seront en droit de les empêcher; c'est une question d'insalubrité d'habitation ressortissant à la police sanitaire et à la loi des logements insalubres de 1850, jusqu'à ce qu'une loi sanitaire modifie l'état actuel de la législation. La porcherie rurale non classée, échappant aux établissements insalubres, n'a pas le droit de s'installer dans des conditions funestes pour les habitants, dangereuses pour le voisinage, empestant l'air, le sol, les eaux, et c'est à la municipalité, armée des lois existantes, à empêcher que de pareils faits se produisent.

Il ne faudrait donc pas que la tolérance administrative, en faisant disparaître les rigueurs du classement, fût la cause d'une négligence plus grande dans la façon dont l'élevage des porcs pourrait être l'objet à la campagne. La porcherie est toujours suspecte parce qu'elle est ordinairement mal conçue et transformée maladroitement en un dépôt d'ordures au milieu desquelles on laisse se vautrer les animaux. Il convient de la surveiller et l'autorité municipale a le droit d'intervenir si la voie publique est souillée d'une façon quelconque ou s'il s'agit d'habitations, en vertu des droits que lui donnent les lois de 1850 et de 1884.

Il y a une forme généralement adoptée dans les porcheries pour le logement des animaux; le type commun est constitué par une ou deux loges entourées de quatre murs et surmontées d'un petit toit; l'auge est

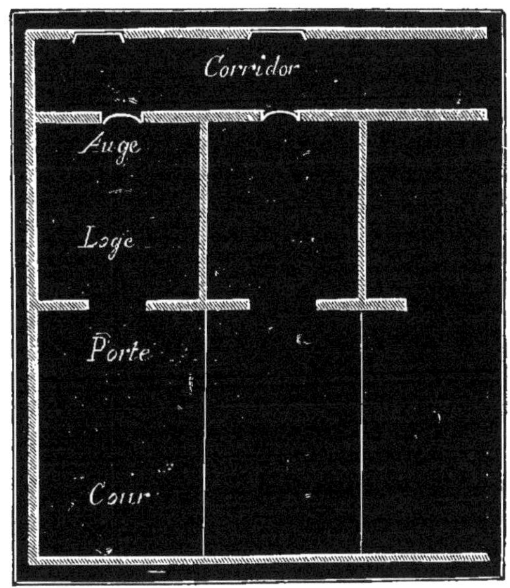

Fig. 54.

placée dans l'épaisseur du mur de façade et se ferme par un volet à charnière; la porte est à l'opposé. La porte, dans cette installation simple, est composée de deux parties dont la supérieure est construite en forme de persienne et peut à volonté se transformer en vantail plein. C'est par là que l'on croit donner suffisamment d'air à la loge, ce qui est insuffisant dans ce réduit trop sommaire.

Ce type commun a été heureusement modifié dans bien des porcheries agricoles de la façon suivante. Plusieurs loges sont placées les unes à côté des autres; les murs des loges s'élèvent seulement à la hauteur de $1^{m},40$; les auges s'ouvrent à l'extérieur dans un corridor éclairé, et les loges communiquent avec des cours où les animaux ont un espace suffisant pour se promener (fig. 54).

Selon l'importance des fermes, les loges sont plus ou moins nombreuses; si l'engraissement n'est pratiqué que pour les besoins de l'exploitation, deux ou trois loges peuvent suffire; si on pratique l'élevage et si on nourrit une truie portière, il en faut au minimum trois, une pour la mère, une seconde pour les jeunes femelles, une troisième pour les mâles après le sevrage. L'élevage combiné avec l'engraissement dans les exploitations nécessite donc des installations plus complètes et un plus grand nombre de loges.

Cette disposition commune des loges présente de nombreux inconvé-

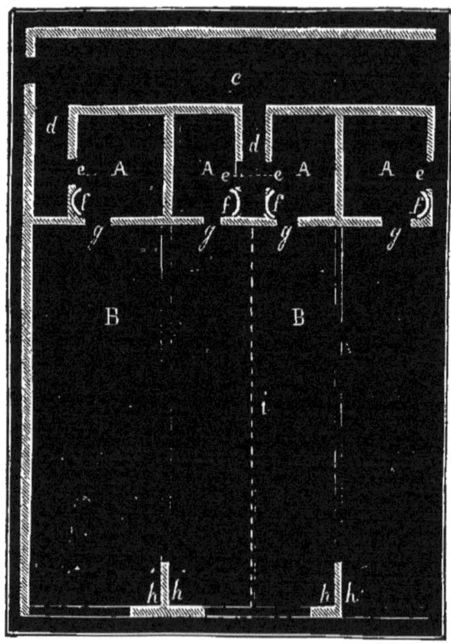

Fig. 55.

nients au point de vue de la propreté, de l'entretien, et on a souvent cherché à modifier ces installations; il y a bien des modèles différents sur la valeur desquels il ne nous est pas possible d'entrer dans de longs développements. Un cultivateur de la Drôme a fait connaître dans le *Journal d'agriculture* un type qui présente, au point de vue de l'hygiène, de sérieux avantages. Les loges A et A′ (fig. 55) sont accouplées de telle façon qu'elles peuvent permettre, à l'aide de petites portes de communication *e*, *e*, de séparer aisément les animaux. En même temps, les auges sont placées près de la porte de sortie des animaux; comme c'est toujours près de la porte que l'animal dépose ses excréments ou projette en mangeant des eaux de l'auge, cette portion de la loge est plus souillée et les deux tiers du logement restent donc ainsi secs et propres. La nourriture est apportée par les petits corridors *d,d*, dans les auges. Les cours B, B sont séparées ou mises en communication par des portes; enfin, la cloison *i* peut être mobile et permettre d'agrandir à volonté l'espace laissé aux animaux et de les laisser se promener en commun dans cet espace. Cette disposition est favorable à la propreté et mérite d'être connue.

Non seulement le sol des porcheries doit être, comme celui destiné à tous les logements d'animaux, sec et un peu élevé, mais encore les loges, les cours, doivent être soigneusement pavées et rendues imperméables.

Avec le sol seulement battu et nivelé, les porcs creuseraient aisément des bauges et soulèveraient les clôtures peu résistantes.

La question du dallage est d'une extrême importance, surtout quand les porcheries sont constamment occupées. Il y a quelques années, le troupeau de porcs de M. Howard, qui avait toujours été remarquable par sa parfaite santé, commença à manifester des symptômes de maladie. On eut recours à un changement de nourriture et de traitement sans obtenir aucun effet. M. Howard en conclut que cet état morbide était dû à l'influence d'une atmosphère viciée et c'est pourquoi il résolut de désinfecter toute la porcherie. Pour accomplir cet objet, le dallage en briques fut enlevé et le sol sur lequel il reposait fut extrait jusqu'à une certaine profondeur. L'excavation ainsi produite fut comblée avec des graviers et le dallage fut replacé au moyen de briques très dures et parfaitement imperméables. L'effet salutaire de cette opération sur la santé des animaux ne tarda pas à se manifester. « Un éleveur éminent m'a assuré, dit M. Howard, qu'il changeait périodiquement le dallage de sa porcherie à des intervalles de deux ans. Avec des briques dures, un dallage à pente suffisante, cela pourrait être inutile. » (James Howard; *Journal d'agriculture*, 1887.)

Que le pavage soit fait en briques ou en pavés noyés dans le ciment, que l'aire soit en ciment sur béton, une petite pente est nécessaire pour amener les liquides dans une rigole et de là à un ruisseau ou caniveau extérieur.

Dans les cours, on ne doit jamais rejeter de litière, et il faut enlever souvent les excréments qui y sont déposés. Il serait désirable de faire courir un peu d'eau claire à travers la cour et d'y pratiquer une baignoire qui serait alimentée par ce petit courant. Les baignoires sont constituées par de légères excavations du sol mesurant $0^{m},33$ au milieu et ayant $0^{m},60$ de largeur et 1 mètre de longueur; elles sont de forme ellipsoïde et permettent à l'animal de se laver. Pour les baignoires, les pavés, les briques sur champ noyés dans le ciment sont préférables pour empêcher les glissements et les chutes des animaux.

Les portes des loges ne doivent s'ouvrir que dans un sens de l'intérieur à l'extérieur, elles doivent être bien jointives pour interdire l'accès du froid en hiver et pour que les porcs ne les puissent soulever en introduisant leur groin en dessous.

Les fenêtres seront plus longues que larges, montées sur un axe horizontal qui permette soit de les fermer entièrement, ou soit de les entr'ouvrir plus ou moins. Elles seront garnies, à l'intérieur, d'un paillasson qui, roulé ou développé, permettra de faire la lumière ou l'obscurité durant les chaudes journées de l'été et d'obtenir ainsi l'éloignement des mouches et la fraîcheur.

Le plafond ne sera ni trop haut ni trop bas (2^m,25 à 2^m,40). Il devra être ourdi en terre grasse ou mieux en plâtre sur lattes, ou voûté en briques sur fer.

Les auges doivent être l'objet de soins particuliers. D'après Gobin,

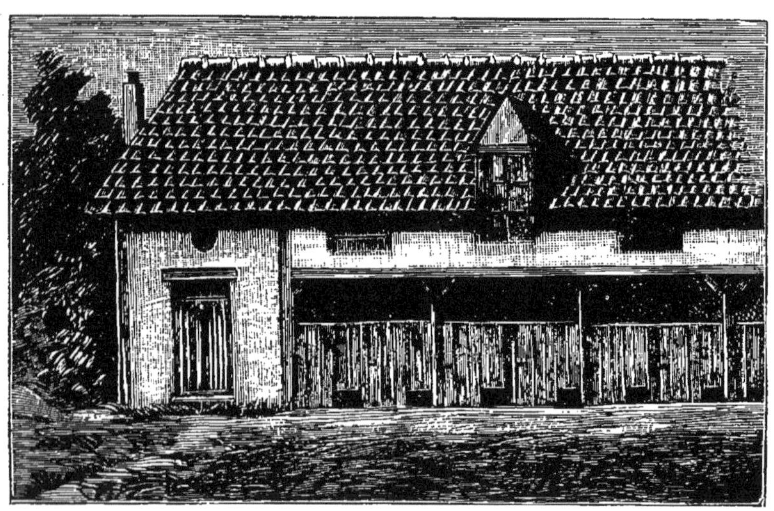

Fig. 56.

elles doivent être fixées pour que les gorets, turbulents de leur naturel, ne puissent les renverser et gaspiller leurs aliments, inattaquables aux dents, disposées de manière que l'animal puisse manger sans entrer dedans et y souiller la pâtée, enfin isolées pour que chacun puisse prendre sa part de nourriture.

Il est indispensable qu'on puisse les remplir et les nettoyer sans entrer dans la loge; elles seront pratiquées dans le mur, en briques, ciment, pierre ou fonte. Un volet mobile se ferme de dehors en dedans. Les auges doivent avoir une contenance de 20 litres, leur profondeur ne doit pas dépasser 0^m,20, la largeur de 0^m,30 à 0^m,40, leur longueur 0^m,50. La hauteur du bord supérieur de l'auge est placée à une distance de 0^m,20 à 0^m,40 au-dessus du sol de la loge.

Les conditions d'espace à donner aux animaux doivent être variables avec les races, le régime de stabulation ou de pâturage, l'âge, le sexe, etc. Les races de grandes tailles à l'engrais dans des loges sans cours demandent au moins une superficie pour le logement de 4m,25 de surface; avec une cour, elle peut être réduite à 3 mètres. Les cours sont indispensables avec la stabulation; elles peuvent être inutiles avec le régime du pâturage ou à peu près.

Dans les pays chauds, on peut supprimer les porcheries closes et couvertes et y substituer des logements sous hangar (fig. 56). La partie supérieure du hangar peut être transformée en grenier et au-dessous on peut installer des compartiments en briques élevés de 1m,60 au-dessus de terre. L'air circule largement au-dessus des loges. Pendant les froids trop vifs, à l'aide de solives et de paillassons, on peut recouvrir les loges et protéger les animaux.

Les porcheries sont généralement simples, c'est-à-dire à une seule rangée de loges; elles peuvent être doubles ou autrement disposées, en carrés ou de forme circulaire. Ces dispositions varient suivant l'importance de l'élevage et les nécessités du terrain.

Dans toute porcherie un peu importante, un emplacement doit être réservé à la cuisine spéciale des porcs; elle ne devrait jamais se faire ailleurs.

V. **Basses-cours.** — Les agriculteurs se plaignent dans leurs écrits que notre pays, si admirablement disposé pour l'élevage de la volaille, néglige cette branche du commerce agricole et n'en produise même pas la quantité nécessaire aux besoins de la consommation. Il devrait en exporter et il en importe. La plainte est justifiée et la preuve de ce dédain du cultivateur pour l'élevage de la volaille se retrouve, du reste, dans le peu de soins qu'il apporte aux basses-cours. Dans les habitations rurales dotées d'une petite culture environnante, dans beaucoup de fermes ou de métairies, il y a des volailles sans doute, mais non pas des basses-cours. Elles errent de place en place, sur les fumiers, dans les écuries, ont un logis quelconque, obscur, sale, souvent mal disposé pour leurs besoins. Elles vivent de la vie commune, à titre d'animaux domestiques.

Les volailles méritent mieux comme profit à en tirer; l'élevage, quoi qu'on en puisse dire, peut être lucratif, puisque les volailles étrangères viennent sur nos marchés; puis, au point de vue de l'hygiène, elles doivent être aussi l'objet de soins, elles sont dans certains cas des occasions de transmission de maladie à l'homme, comme nous le verrons plus tard. Ces maladies ont pour origines l'alimentation mauvaise qui est donnée, l'insuffisance de soins, de surveillance.

C'est à la ferme que l'élevage de la volaille peut être fructueux et économique, et il convient que la basse-cour soit, comme annexe de l'habitation rurale, sérieusement et hygiéniquement installée.

Les conseils que donne M. Mauger sur ce point sont excellents.

Les constructions destinées à contenir des volailles doivent être placées au levant sur un terrain sec et soigneusement garanties contre les vents du nord. Les poulaillers, pigeonniers, volières, faisanderies, doivent avoir une partie close et une partie découverte. L'une et l'autre seront aussi vastes que possible.

La partie close et couverte sera solidement faite en pierres ou de moellons du côté du nord et de l'ouest; on laissera peu ou pas d'ouverture et elles devront, en tout cas, pouvoir se fermer hermétiquement pendant l'hiver. Dans les parties sud et est, au contraire, tout en maintenant la possibilité de clore convenablement en hiver, on devra faire des ouvertures larges et nombreuses afin de donner de l'air et de la lumière à volonté dans l'intérieur. La hauteur peut varier entre 2m,50 et 3 mètres au moins.

La toiture devra autant que possible être en paille, surtout pour les constructions auxquelles on ne fera pas de plancher; les autres genres de couvertures sont dangereux par les grands froids, dans tous les cas, un ventilateur devra être placé au milieu de la toiture, afin d'enlever les émanations et de renouveler l'air.

L'intérieur devra toujours être recouvert d'une bonne couche d'enduit qu'on passera à la chaux au moins deux fois chaque année. Les crevasses et même les simples fissures seront bouchées avec le plus grand soin, car, il ne faut pas l'oublier, là sont les nids à vermine qui déciment nos bêtes.

Le sol peut être fait avec du sable fin, de la poussière, des cendres, des menues pailles, en bitume ou en pavage quelconque. Tous ces systèmes sont bons, à la condition cependant que ceux en bitume ou pavé soient organisés en pente et lavés à pleine eau tous les huit jours, après avoir préalablement enlevé toutes les déjections, et que tous les autres soient ratissés le plus souvent possible et une fois par semaine au moins. Il n'est pas prudent de mettre les déjections près des poulaillers ou dans des endroits accessibles aux volailles.

Les perchoirs sont placés à l'intérieur du poulailler, ils devront être plats à angles rabattus; il ne faut pas craindre de les faire larges; plus les pattes des volailles porteront dessus, mieux elles seront, moins elles se fatigueront — et mieux elles se porteront. — Ils seront placés à égale hauteur sur des pieux fixés en terre avec des encoches, toujours mobiles, assez écartés des murs pour qu'on puisse circuler autour librement et que les déjections ne tombent pas dans les pondoirs.

Les pondoirs sont le long des murs; ils doivent être tenus proprement et il faut en renouveler la paille assez souvent pour que la vermine ne puisse y élire domicile et s'y multiplier. Les pondoirs mobiles sont donc à cause de cela préférables aux fixes.

La partie close et découverte peut et doit même présenter néanmoins de petits abris pour protéger les volailles pendant les pluies. Ces enclos devront être fermés à l'aide de grillages plus ou moins fins si l'on a à craindre l'invasion des animaux destructeurs, martres, fouines, putois, rats, etc. Ils doivent être herbés ou tout au moins garnis de verdure abondante. Un petit ruisseau d'eau courante est de la plus grande utilité, ou à défaut il faut employer des abreuvoirs artificiels bien conditionnés.

Nous n'avons pas à entrer dans plus de détails en ce qui concerne les basses-cours et nous ne saurions ici spécifier ce qui convient plus spécialement aux diverses espèces.

Cependant le canard mériterait l'attention; car, par suite d'ignorance de la part du cultivateur, il en est de lui comme du porc, et l'on croit que la saleté lui convient. Sous le prétexte qu'il lui faut de l'eau, on laisse l'animal barboter dans des eaux fangeuses, dans des purinières, dans des cloaques dont il est le prétexte et qui sont aussi inutiles à l'élevage du volatile que funestes aux habitants de la ferme.

Cette erreur devrait disparaître; l'élevage du canard peut être très bien conduit sans qu'il soit nécessaire d'avoir une mare sale; sans doute il faut de l'eau, mais pas tant qu'on se le figure, et, comme le dit M. Mauger, avec un baquet d'eau qu'on a soin de renouveler, le canard de Rouen, comme la plupart des autres canards du reste, vit très bien et il n'est nul besoin de la rivière, ni de l'étang. Les canards seraient moins sales aussi, dit-il, si l'enclos dans lequel ils sont parqués avait son sol couvert de gros sable, de cailloux ou de gros galets qu'on pourrait ratisser ou laver. Il faut aussi leur réserver un abri, dans un coin couvert afin de les préserver, pendant les grandes chaleurs, du soleil qui les tue souvent et mettre une bonne couche de paille sur laquelle ils pourront reposer et où ils déposeront le plus généralement leurs déjections. Cette paille renouvelée peut faire un excellent engrais.

Ces installations ne sont pas onéreuses; elles auraient l'avantage d'assurer l'élevage des animaux de basse-cour et de les préserver des maladies épidémiques qui les détruisent si souvent et si vite. C'est la saleté qui engendre la plupart de ces maladies, qui donne naissance à une foule d'insectes, acares, poux, tiques, etc., qui dévorent les animaux.

La propreté de la basse-cour sauvegarde donc les intérêts du fermier ou du cultivateur, mais en même temps elle est d'une grande nécessité au point de vue de l'hygiène publique. Ces basses-cours sales, remplies de détritus, de déjections, infectent le sol à la longue et répandent des odeurs désagréables.

Les eaux pluviales charrient au loin tous ces détritus, qui ne sont pas toujours sans danger.

§ 2. — Annexes concernant les récoltes.

Les annexes destinées aux récoltes nous intéressent au double point de vue de l'hygiène et de la sécurité; dans le premier cas, il s'agit d'abord de l'homme qui fait souvent de la grange une habitation; puis des animaux qui ont besoin d'aliments sains, ce qui oblige à placer les fourrages dans de bonnes conditions de conservation; dans le second cas, il faut se prémunir contre les dangers d'incendie, soit spontanés, soit provoqués, qui causent souvent dans les campagnes des désastres considérables.

I. Magasins à fourrages. Fenils. Paillers. — Le paysan confond sous la dénomination de granges, les abris dont il dispose pour les fourrages verts ou secs, les grains en gerbes, etc.; mais dans les exploitations agricoles, il n'en est plus ainsi et on fait davantage la distinction entre les uns et les autres; les locaux sont disposés d'une manière spéciale suivant les cas. Nous suivrons cette règle qui nous permettra de mieux indiquer ce qui convient à chaque abri; le cultivateur qui ne peut disposer de tous, et les résume souvent en un seul, trouvera là néanmoins les indications dont il pourra profiter pour utiliser le plus avantageusement possible les locaux qu'il possède.

Les fourrages sont ou entassés en meules et laissés au dehors, ou serrés dans des hangars abrités. De ces deux conditions, la seconde est évidemment préférable, car l'humidité, si à craindre pour la conservation du fourrage, est plus facilement évitée dans ce cas que dans l'autre. On la combat avec plus ou moins de succès suivant les localités et aussi selon l'importance de l'exploitation; souvent on se contente de les faires reposer sur un sol résistant, sec; quelquefois c'est sur un sous-trait de fagots, remplacé parfois par de la maçonnerie ou même des supports faits soit de bois, soit de fer. Les meules sont recouvertes de façon à ce que la pluie glissant sur les parties superficielles ne puisse pénétrer dans l'intérieur; elles doivent être bien exposées aux rayons du soleil et offrir le moins de surface possible aux vents humides, et habituellement régnant dans la contrée.

Les paillers ou meules sont le plus ordinairement placés à l'abri de la malveillance publique et protégés soit par des haies, soit par des murs; souvent aussi ils sont dans l'intérieur même des cours ou enclos attenant à l'habitation. L'exiguïté de ces cours fait qu'ils sont souvent presque contigus aux logements soit de la famille, soit des animaux. C'est là une habitude fâcheuse et dont on comprend tous les inconvénients au point de vue du danger d'incendie. L'article 91 de la loi municipale arme absolument les maires par rapport aux mesures à prendre pour l'établissement de ces meules dans le voisinage des habitations; dans le projet de code rural actuellement à l'étude, il est dit que les maires peuvent prescrire que les meules de grains, de paille, de fourrages, etc., seront placées à une distance déterminée des habitations et de la voie publique. La liberté laissée à ce sujet dans le code rural s'explique par la diversité des cas qui peuvent se présenter à la campagne. Autant il est équitable de se montrer rigoureux dès qu'il y a une collectivité, une agglomération rurale, autant il serait superflu de gêner sur ce point les habitations isolées, les fermes, les grandes exploitations et dont la sécurité seule serait mise en danger et non celle d'autrui. Il convient de faire pour les meules la distinction qui a été faite pour les matériaux de construction faciles à enflammer et dont nous avons parlé.

Les fourrages sont également entassés sous des hangars ou dans des greniers. En principe, à la campagne, on utilise tous les locaux sous les combles, qu'ils soient au-dessus des logements d'animaux ou d'autres servitudes. Nous avons dit, à propos des écuries et étables, les conditions que devaient remplir dans ces cas les greniers, pour préserver les animaux des poussières qui s'y accumulent; c'est à l'aide des planchers qu'on peut y arriver. Avec cette précaution essentielle et des dispositions convenables apportées à l'installation de l'écurie, on peut considérer que le grenier à fourrage au-dessus des logements d'animaux n'est point fâcheux. Mais si ces conditions viennent à manquer, en même temps que les émanations pénètrent les fourrages, l'humidité chaude y entretient une fermentation dangereuse; les foins se perdent et deviennent mauvais pour l'alimentation. Une énorme ventilation comme celle des *étables-greniers* limousines ne suffirait toujours pas pour remédier à l'abondance des odeurs. L'établissement des trappes destinées à la distribution des fourrages paraît à beaucoup d'agriculteurs un inconvénient, en donnant un libre accès dans le grenier à l'air de l'écurie.

C'est donc un isolement absolu du grenier à fourrage et de l'étable ou écurie placée au-dessous qu'il faut chercher à obtenir. Cette condition malheureusement si peu observée fait à la fois le grenier mauvais pour le fourrage et l'écurie fâcheuse pour les animaux. Ajoutons que le plus souvent dans ces installations précaires, le grenier à fourrages sert de logement au garçon d'écurie ou au vacher. Dans un coin du grenier, la paille ou le foin, une mauvaise couverture, constituent la couchette. Cette pratique est redoutable au point de vue de la sécurité; l'hiver on sait avec quelle insouciance les paysans promènent dans les écuries, les greniers, de mauvaises lanternes à demi défoncées; l'été, si les longs jours permettent de supprimer cette cause de dangers, il en naît d'autres selon l'époque ou sont entassés les foins, leur degré de sécheresse.

Les hangars isolés et abrités sont de beaucoup préférables. Ils peuvent être faits en constructions légères, mais de manière à protéger les fourrages contre les pluies; vastes, ils permettent de faire à l'abri et dans de meilleures conditions d'hygiène pour les cultivateurs le bottelage nécessaire pour la vente ou la distribution du fourrage. Les foins secs fournissent une poussière considérable dont les effets sont redoutables; elle cause certaines affections dont nous aurons à nous occuper dans la pathologique propre aux cultivateurs.

II. **Granges.** — On réserve dans les grandes exploitations le nom de granges aux abris spécialement destinés à serrer et à conserver les grains en gerbes.

Les progrès apportés à l'agriculture par l'introduction des machines rendent plus nécessaire qu'autrefois l'établissement des granges dans la plupart des exploitations. On mettait en meules les blés en gerbe; près de la meule on établissait l'aire et on battait. Les bras suffisaient et l'opération se menait rapidement pour n'avoir à serrer que le grain (1). De la paille, on faisait des *paillers*. Aujourd'hui que les bras manquent et que les machines à battre sont répandues, le battage est une opération d'hiver, ou tout au moins on y procède quand d'autres travaux ne sont point urgents. La nécessité d'engranger les grains en gerbe est donc absolue.

Les granges doivent être à l'abri de l'humidité, élevées au-dessus du sol, faites de bons matériaux, et les toitures doivent être soigneusement établies. Tous les cultivateurs savent les inconvénients de l'humidité sur le grain, et dans leurs greniers, ils l'éloignent des murs, et généralement, dès qu'il est battu, s'ils ne le mettent pas en sacs immédiatement, ils le laissent en tas au milieu même du grenier. A ces conditions de sécheresse, il faut ajouter celle de la solidité, dont on ne se préoccupe pas suffisamment et qui peut donner lieu à de graves accidents, soit par la poussée latérale exercée sur les parois, soit par la pression directe de haut en bas et qui est telle souvent que des poutres volumineuses fléchissent et demandent à être étayées.

Il faut encore enduire les murs de substances imperméables, lisses pour s'opposer aux ravages des rongeurs et des insectes. Nous n'avons pas à apprécier ici les diverses dispositions qu'on donne aux granges et qui dans certains domaines sont excessivement intéressantes, relativement à l'accès facile des charrettes, aux manipulations diverses à faire subir à la gerbe. Disons seulement que, pour le battage en grange sur aire, ce qui est rare, par machine, ce qui est plus fréquent, il faut, selon les cas, prendre des dispositions particulières. Les machines mues par chevaux et manèges, ne demandent que de l'espace; les machines à vapeur, généralement locomobiles, exigent des précautions contre les dangers d'incendie; autant que possible, il est préférable de placer la locomobile en dehors de la grange elle-même. En outre, il convient de veiller aux flammèches; ici les craintes sont si justifiées que dans le code rural en préparation, on a réservé un article spécial concernant les machines à vapeur.

« Les machines à vapeur locomobiles employées dans les fermes, exploitations rurales et moulins attenant à des fermes doivent, en outre de toutes autres prescriptions réglementaires concernant les manomètres, les soupapes de sûreté, etc., avoir le foyer garni d'un cendrier et la cheminée munie d'un chapeau en toile métallique.

« Les conditions dans lesquelles devront être établis ce foyer et cette

(1) C'est encore ce qui se fait dans le Finistère, le Morbihan et les Côtes-du-Nord.

cheminée, ainsi que le fonctionnement des machines à battre sur la voie publique, sont déterminées par des arrêtés préfectoraux. »

L'esprit de cette disposition ne laisse aucun doute sur les préoccupations qu'on doit avoir quand il s'agit de machines à feu placées près des granges et des matières inflammables qu'elles renferment.

Comme pour les foins, les grains en gerbes accumulés dans les granges provoquent des accidents sur les personnes quand elles habitent dans ces granges ; de même aussi les incendies spontanés peuvent quelquefois se produire dans des conditions déterminées d'entassement et de fermentation.

Par rapport aux autres parties de l'habitation ou du domaine agricole,

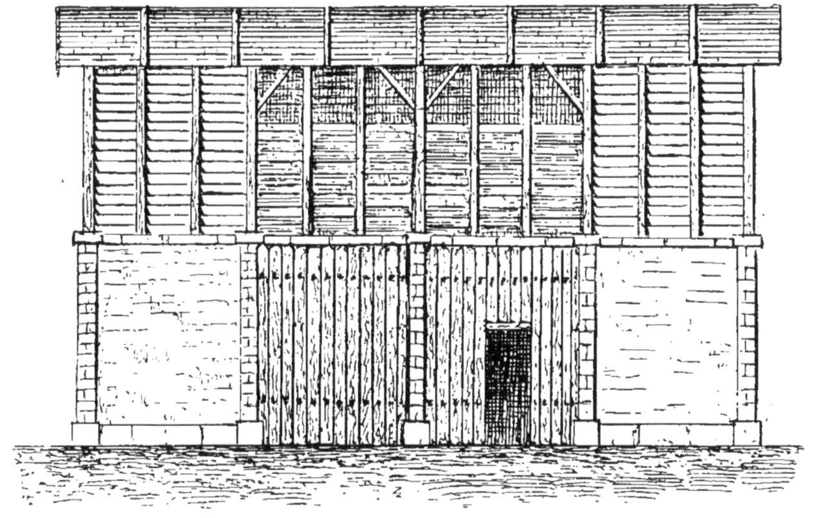

Fig. 57.

les granges ne sauraient avoir de situation absolue ; la sécurité exige qu'elles soient généralement isolées ; c'est pourquoi les exploitations d'un seul tenant sont les moins acceptables ; quand il est question de domaines de quelque importance, les granges doivent être opposées aux écuries, de façon à subir aussi peu que possible les dommages produits par les émanations des fumiers. Mais ici les règles n'ont rien de précis et les dispositions peuvent changer avec l'assiette propre à chaque domaine.

Nous ne pouvons insister beaucoup sur les constructions les plus favorables à la conservation ou à la manipulation des grains. Nous dirons seulement que les dispositions varient selon l'importance de l'exploitation. Dans un domaine moyen, un hangar léger élevé sur un mur de

3 mètres, comme le montrent les figures 57 et 58, est suffisant et avantageux.

III. **Fruiterie.** — On appelle fruiterie le lieu où l'on serre et conserve les fruits réservés à la consommation et au commerce.

« La meilleure fruiterie, dit Bouchard, est celle dont la température offre le plus de fixité et ne s'élève pas au-dessus de + 10° centigrades sans descendre au-dessous de + 4. Toute cave suffisamment aérée par des

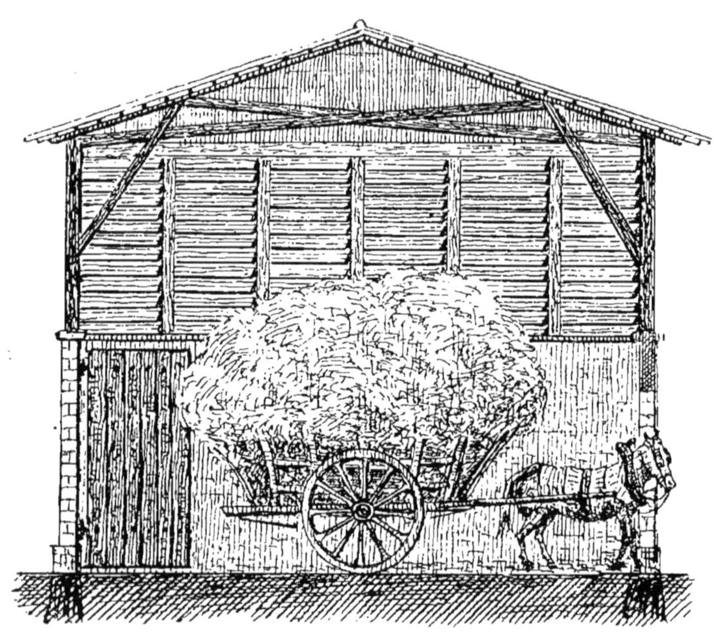

Fig. 58.

soupiraux garnis de volets, afin qu'on y puisse renouveler l'air avant d'y déposer les fruits et les fermer ensuite; tout local un peu obscur dont le sol est environ à 1 mètre au-dessous du niveau extérieur et dont les ouvertures tournées à l'est et à l'ouest peuvent être hermétiquement fermées, sont propres à remplir l'emploi de fruiterie, mais avec la condition indispensable de l'absence d'humidité. Des murs épais et une voûte à la partie supérieure sont une garantie contre les impressions de la température extérieure. »

Ces conditions générales indiquent que l'installation d'une fruiterie peut être variable selon la disposition des locaux; souterraine, à demi souterraine, au rez-de-chaussée, à l'étage. Il suffit que les conditions de température, de lumière et de ventilation s'y trouvent réunies.

Dans le local choisi on installe des tablettes le long des murs ou sur des châssis verticaux. Il importe que le sol, les murs soient préparés de façon à s'opposer au séjour des rongeurs. Dans cet ordre d'idées, on établit, ainsi que l'a fait M. Millet, un clayonnage avec des lattes sur un cadre de 80 cent. de large sur 2 mètres de long et suspendu au plafond à l'aide de chaînettes (fig. 59).

Cet ingénieux système a l'avantage de pouvoir être utilisé dans un local quelconque, réunissant les conditions d'une bonne fruiterie et préserve d'une manière absolue des atteintes des rongeurs.

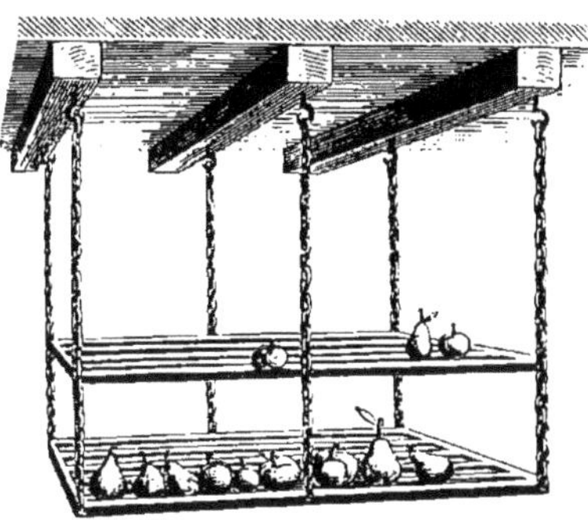

Fig. 59.

On donne à ces clayonnages les dimensions nécessaires ; on peut les multiplier de façon à abriter une récolte abondante.

IV. **Hangars.** Les hangars sont indispensables aux exploitations rurales; ils servent surtout à abriter les instruments, les chariots, les matériaux hors d'usage, etc. Ils n'ont pas à proprement parler d'inconvénients au point de vue de la santé du cultivateur, car ils sont largement aérés, et ne servent que d'abris temporaires aux travailleurs. Le sol doit en être résistant et nivelé de manière qu'il ne s'y produise aucune accumulation de liquides. On n'y doit faire aucun dépôt de matières animales susceptibles d'exhaler des émanations désagréables. Si on y place des approvisionnements de bois morts, de matériaux de chauffage, il convient de prendre des précautions contre les chances d'incendie. Ce sont les plus nécessaires.

§ 3. — Annexes concernant les déjections animales.

I. **Fumiers.** — Le fumier joue un rôle important dans la vie agricole ; le paysan sait que la terre lui doit sa fertilité, de là vient qu'il a le fumier en honneur; il ne le redoute pas, il n'a pas appris à le connaître comme une source possible d'infections et de maladies. Il a vécu de bonne heure au milieu de ses exhalaisons et il a même entendu dire que rien n'est sain comme cette atmosphère chaude et humide; c'est un dicton villageois qu'on répète souvent; aussi sa répugnance est grande à accepter que les fumiers aient des dangers et des inconvénients pour la santé publique; il faudra de longs efforts pour arriver à modifier sur ce point les idées courantes.

Les fumiers se distinguent à la campagne suivant l'importance des exploitations agricoles.

Dans celles qui sont considérables, les fumiers sont prisés pour leur valeur agricole et à ce titre sont entourés de soins; les idées scientifiques que les temps modernes ont apportées dans l'agriculture ont fait connaître la valeur du fumier, la façon de lui faire donner son maximum d'effet, la raison d'être des liquides, la nécessité de construire des *fumières* convenablement installées, et des fosses à purin étanches. Dans les grandes exploitations agricoles, dans les domaines administrés, les fumiers, malgré leur grande accumulation, ne sont pas un danger véritable et on ne peut leur reprocher que les exhalaisons qu'ils émanent et dont il convient de s'abriter en les éloignant autant que possible des habitations et en dehors de l'action des vents régnants. Là, en effet, on établit des aires à fumier, des fosses à purin, et en prenant toutes les précautions nécessaires pour conserver à l'engrais sa valeur, on préserve du même coup le sol des infiltrations si redoutables, le plus grand danger, en effet, que présentent les fumiers.

On peut donc dire que dans les grandes entreprises agricoles, dans les fermes importantes, l'intérêt hygiénique et l'avantage agricole commandent les mêmes mesures, et il faut avouer que c'est grâce à l'un qu'on obtient l'autre.

L'intérêt agricole comporte même certaines exigences qui sont en même temps favorables à l'hygiène des animaux. En général, les dépôts de fumiers sont placés au milieu des cours, dans la partie la plus rapprochée des étables; il serait préférable, et ce sont les agriculteurs qui le conseillent (*Traité des constructions rurales*, Louis Bouchard), d'établir une cour spéciale pour les fumiers derrière les bâtiments qui servent aux animaux; une communication serait établie par des portes qu'on n'ouvrirait qu'au moment du curage des étables, de cette manière le transport immédiat des résidus quotidiens n'exigerait pas beaucoup de temps et les émanations des fumiers ne pénétreraient pas dans les étables par les portes des façades qu'on laisse si souvent ouvertes. L'hygiène trouverait là son compte.

Il est du reste bon à répéter, à propos de cette question si intéressante des fumiers, que l'hygiène a d'autant plus le droit de se montrer exigeante, que ses conclusions se trouvent absolument d'accord avec celles que les agriculteurs déduisent de leurs observations, et ce sera servir l'agriculture que d'appliquer avec quelque rigueur les mesures que réclame la salubrité du sol et des cours d'eau sans cesse menacés par les fumiers.

« Malheur à la ferme, dit Schwerz, où, faute d'espace, le fumier est déposé le long de la rue ou dans quelque coin où le liquide qui en suinte se perd à l'extérieur ! Malheur à la ferme dont toutes les toitures déversent les eaux de pluie sur le fumier et dans laquelle il faut dévier cette eau ou en laisser noyer la cour ! C'est ce qu'il y a de plus précieux pour la végétation qu'il faut alors répandre au dehors pour se défaire de l'eau qui y est mêlée. Malheur à la ferme où il n'y a pas, où il ne peut être fait de disposition bien entendue pour rendre de temps en temps au fumier l'eau grasse qui en découle, y entretenir l'humidité nécessaire et empêcher le moisi de s'y établir ! »

A ces prescriptions d'un agriculteur expérimenté, on pourrait ajouter celles des hygiénistes. Malheur, en effet, aux habitants insouciants de leur santé, qui jettent sur les fumiers toutes les déjections de la maison, laissant suinter dans les cours, près des puits, les purins infectés ! la maladie fera irruption dans leur demeure et étendra ses ravages au dedans comme au dehors.

Cette question de l'insalubrité des fumiers est une des plus graves de toutes celles qui touchent à l'hygiène rurale et, vis-à-vis de l'insouciance des paysans et en raison des affections qui en proviennent, il importe de s'y arrêter.

On a, en effet, sinon contesté, du moins adouci les inconvénients des fumiers ; quelques hygiénistes les considèrent comme moins dangereux que les dépôts de gadoue (Vallin, *Revue d'Hygiène*, 1886); d'autres, au contraire, les regardent comme également suspects et demandent pour eux les rigueurs administratives.

Les fumiers de ferme comportent deux éléments, l'un solide, l'autre liquide ; le premier constitue le fumier proprement dit, l'autre le purin. C'est le purin qui, par ses infiltrations dans le sol, et en souillant les eaux de puits et souterraines, a paru le plus coupable. Il est de fait que c'est par cet élément liquide que des puits contaminés ont donné naissance à des épidémies de fièvre typhoïde; les exemples en sont assez nombreux pour qu'il n'y ait aucun doute à cet égard. Dans ces cas, les fumiers ont reçu des déjections humaines et les eaux ont entraîné les bacilles avec les autres liquides provenant du fumier. Cette source d'infection ne serait donc pas en vérité propre au fumier de ferme ; elle lui serait ajoutée par l'agriculteur lui-même. Sans doute, cette circonstance peut enlever au fumier une partie de ses dangers et dans certaines exploitations agricoles, les fumiers ne reçoivent pas les déjections humaines, qui sont traitées à part pour former des composts. Mais ce n'est là qu'une exception. Dans beaucoup d'autres domaines, au contraire, les latrines font partie de la fumière et sont disposées *ad hoc;* chez les petits cultivateurs, les précautions font encore plus défaut; les écuries servent souvent de latrines; les litières, plus rarement relevées, sont déposées en tas sans soin préalable, et sur ce tas toutes les ordures sont jetées, celles de la maison comme les déjections humaines. Cet amas de tous les débris et déchets de la demeure est le fumier composite dont l'agriculteur se servira à son heure et à son moment. Or, comment ce fumier serait-il plus innocent que le dépôt de gadoues et quels éléments dangereux lui font défaut ? Il n'en est guère; les eaux pluviales en emporteront les parties solubles ou infiniment ténues et en suspension, et gâteront tout sur leur passage si le filtrage à travers le sol n'est pas de suffisante durée pour les transformer.

Quant au fumier solide, il conserve ses propriétés redoutables, par cette raison bien simple qu'il n'abandonne pas à son *jus*, au purin, toutes ses parties organiques; couvert ou non, il en recèle dans les parties profondes; car, fait de couches successives, il amasse au dedans des déchets humains ou animaux que rien n'emporte au dehors. Le purin et le fumier, souillés, d'une manière habituelle à la campagne par les déjections humaines, présentent donc les dangers que l'on reconnaît aux fosses quand elles sont mal construites.

Mais, en outre, les fumiers n'ont-ils pas, du fait même des animaux, des causes propres d'infection par rapport à certaines maladies infectieuses? La question, dans ces derniers temps, a reçu une nouvelle impulsion.

Parmi les maladies infectieuses qui peuvent être transmises par les fumiers, il faut citer le tétanos. Nous avons vu que le bacille de Nicolaïer se retrouvait dans les poussières provenant du grattage de la terre, des parois des écuries, dans les fumiers, la litière des animaux; nous savons aussi qu'il existe dans le sol. L'origine tellurique du tétanos ne diminue pas la confiance de M. le professeur Verneuil dans l'origine équine de cette affection et la terre, d'après lui, ne devrait son infection qu'à la présence des fumiers qui sont répandus sur le sol et remués par la culture. Il s'appuie sur ce que le bacille n'est retrouvé dans les profondeurs de la terre que là où il y a eu contamination par l'intermédiaire d'un animal tétanique (Verhoogen). La présence du bacille dans les fumiers n'est pas douteuse. Non seulement le fumier, la litière, l'écurie, les harnachements, les objets de toute nature servant à soigner les animaux, à nettoyer l'écurie peuvent être contaminés et devenir des agents de transmission quand un animal est malade, mais il paraît certain que même un animal sain peut servir d'hôte passager au microbe et en souiller, sans être malade lui-même, les fumiers et le reste. Les expériences de Sormani (de Pavie) tendent à prouver: que le virus tétanique introduit par la voie gastrique, même en quantité notable et chez les animaux les plus susceptibles de contracter le tétanos, n'exerce pas d'influence pathogène, que ce virus n'est détruit ni par le suc gastrique ni par les autres sucs versés dans l'intestin, car les fèces des animaux qui ont ingéré le virus tétanique restent tétanogènes, que l'animal qui ingère de fortes doses de virus tétanique n'en ressent pas d'effet nuisible, mais n'acquiert pas l'immunité; que la chair des animaux tétaniques peut être impunément consommée; que les animaux ayant ingéré des aliments contenant des matières tétanogènes et imprégnées de la terre des rues, des champs cultivés et des écuries, peuvent avoir des fèces tétanogènes. MM. Sanchez, Toledo et Veillon ont vérifié les assertions de Sormani, de Nicolaïer, et ont également trouvé expérimentalement que les matières fécales d'animaux sains nullement atteints de tétanos peuvent contenir le microbe tétanique revêtu de toute sa virulence.

Ces constatations intéressantes montrent quel rôle les fumiers jouent vis-à-vis du bacille de Nicolaïer et on pourrait dire aussi du vibrion septique qui résiste également à l'action des sucs digestifs. Ils reçoivent avec les déjections des animaux ces bacilles; ils se répandent sur le sol, en peuvent souiller les végétaux, foin, paille, herbes dont se nourissent les animaux, les bœufs, les chevaux, et ainsi ils seraient comme un moyen de diffusion naturelle de ces deux microbes.

Il n'en est à coup sûr pas de même de tous les bacilles et les expériences de MM. Strauss et Wurtz, de Colin (d'Alfort), montrent qu'au contraire les bacilles de la tuberculose, de la fièvre typhoïde, du charbon ne traversent pas les voies digestives sans y perdre, selon le temps, soit la virulence, soit la vie. Il ne faut donc pas conclure de ce qui est constaté pour le bacille du tétanos et celui de la septicémie que c'est là une menace permanente et que les animaux emportant avec l'alimentation les microbes vivant à la surface du sol les peuvent reporter intégralement par les fèces dans les fumiers. Cette exagération serait illogique. Mais entre les deux opinions, l'inocuité relative des fumiers ou l'extrême danger d'infection, il y a place pour une affirmation motivée et moyenne qui consiste à dire que les fumiers des animaux même sains peuvent renfermer, en dehors de toute provenance humaine, des germes infectieux à des degrés variables de virulence et qui, au point de vue de la transmission, peuvent devenir un danger.

A côté des microbes pathogènes à redouter dans les fumiers, soit par leur apport direct par toutes les déjections humaines, soit par celles des animaux, il y a aussi la matière organique d'origine animale ou végétale qui, tout aussi bien que le germe spécifique, peut amener dans les eaux des produits toxiques.

Il n'est donc pas douteux que le fumier, soit sec, soit liquide, est dangereux, et il importe de se mettre en garde contre les souillures du sol et surtout des eaux.

Ce sont ces craintes qui ont fait ranger les dépôts de fumiers dans les établissements classés ; il constituent, au même titre que les boues et immondices, des dépôts d'engrais qui, selon leur quantité ou leur installation, appartiennent à diverses catégories.

Bien que dans les décrets concernant les établissements le terme *fumiers* n'ait point été inscrit, il n'a jamais paru que les fumiers de ferme, ou des écuries, puissent être séparés des engrais faits de toutes pièces à l'aide de débris d'animaux, solides ou liquides et mélangés à d'autres substances. Les déjections compactes de certains animaux, des oiseaux (colombine, guano) sont en tout point comparables aux engrais préparés et desséchés et appartenant à une catégorie classée (2e et 3e). Les ordonnances de police concernant les dépôts (Préfet de la Seine) s'appliquent à la fois aux dépôts d'engrais et de fumiers. L'assimilation est donc absolue et elle est rationnelle. Mais elle a pour l'agriculture le grave inconvénient d'être inapplicable. Les fumières ne peuvent être réglementées, comme l'entend le décret, par cette raison qu'il serait impraticable d'aller placer, en tant que dépôt de 1re classe, à une grande distance des habitations, un dépôt de fumier ; aucun cultivateur ne pourrait accepter ces conditions ; il le laisserait plutôt pourrir sous le bétail ou dans un coin de l'écurie et jamais sur ce point il ne pourrait se soumettre à aucune obligation.

Cependant l'engrais de ferme et les autres engrais (tourteaux, guano, etc.) ne sont pas très différents au point de vue de la composition chimique et des dangers qu'ils peuvent faire courir ; on pourrait même dire avec raison que les premiers sont plus redoutables que certains autres, en invoquant les souillures par déjections humaines que la plupart des seconds ne possèdent pas. En matière de salubrité publique on ne s'illusionne pas sur ce point, car on redoute le purin sur la voie publique, venant corrompre le sol et les eaux ; on doit en défendre le cours, enfin, dans le projet de code rural, l'article 22, quoique muet sur les dépôts de fumier, dit qu'en cas d'insalubrité constatée par le Conseil d'hygiène et de salubrité de l'arrondissement, le maire ordonne la suppression des fosses à purin non étanches.

Ainsi, il est notoire que les dépôts de fumiers sont dangereux, assimilables et assimilés aux dépôts d'engrais, et cependant la jurisprudence des établissement classés les laisse de côté et ne les atteint pas. Elle ne peut même pas les atteindre. L'agriculture jouit évidemment d'un bénéfice qui n'est pas contestable. Personne ne peut songer à imposer aux agriculteurs des autorisations pour leurs fumières ; ce serait porter à la campagne un préjudice considérable et faire naître des conflits perpétuels, inutiles et sans sanction.

Il serait rationnel évidemment que la législation sanitaire concernant les engrais fût plus explicite, plus précise, et que l'on fît pour les engrais commerciaux et agricoles une distinction complète entre ceux destinés à l'utilisation immédiate et ceux déposés en certains lieux en quantités plus ou moins considérables, et destinés à la vente à des époques indéterminées et par quantités variables.

Cette distinction nécessaire serait de nature à sauvegarder à la fois les intérêts de l'agriculture et les nécessités de la santé publique.

Il y a, en effet, à tenir compte de tous et il n'est pas juste de sacrifier l'un au détriment de l'autre. La campagne est en maints endroits insalubre, en raison même de ses fumiers, épars sur la voie publique, sur le sol des cours ; les cultivateurs les plus proches en sont d'abord victimes, puis aussi ceux plus éloignés. Il faut se défendre contre ce danger. Mais comment et par quels moyens contraindre le cultivateur à enlever ce fumier dangereux, ou à le rendre inoffensif? Peut-être y réussirait-on en faisant appel d'abord à son intérêt, puis à une réglementation plus acceptable que celle actuelle et par conséquent plus pratique.

Sur ce dernier point, on peut penser qu'une fumière agricole pourrait être autorisée comme appartenant à la troisième classe, sur simple avis du maire; il ne s'agirait alors que de fumiers d'animaux; il s'y ferait sans aucun doute des adjonctions de déjections humaines, mais en quantité relativement modeste. Pour les engrais provenant directement des vidanges, comme l'engrais flamand, il faudrait, en raison de sa nature et de ses dangers plus grands, s'entourer de précautions plus considérables, et là, on pourrait donner satisfaction au vœu du conseil central du Nord (*Dépôt d'engrais*, tome XLVIII) et les ranger dans la deuxième classe.

Ces classifications n'auraient pour conséquence que d'obliger l'agriculteur à ne pas souiller le sol et à se montrer en même temps plus soucieux de ses propres intérêts. En présence de la latitude si grande laissée aux cultivateurs en matière de fumiers, cette réglementation peut paraître dure, elle est cependant nécessaire. Il n'est pas possible d'assainir nos campagnes, d'assurer aux eaux une pureté complète si on n'agit pas d'une main un peu ferme sur la contamination par les fumiers et les engrais. La plus grande partie de l'insalubrité rurale n'a que cette origine; souvent les villes elles-mêmes en subissent le contre-coup. Ce n'est donc pas une réglementation superflue. Mais ce qui enlève tout scrupule à ceux-là mêmes qui veulent en même temps se montrer les défenseurs de l'agriculture, c'est que la rigueur dont il est ici question est de nature à protéger le cultivateur lui-même et à sauvegarder ses propres intérêts. L'hygiène lui demande de ne pas perdre une parcelle de son fumier, une goutte de son purin, de n'en pas laisser courir sur la voie publique, dans le sol, dans les eaux, afin qu'il ne lèse la santé de personne et qu'il profite de tout cet engrais au lieu de le laisser se répandre sans profit.

C'est sa bourse en somme qu'on ménage, qu'on défend; le paysan peut-il désirer mieux? N'est-ce pas ce que lui prêchent tous les agronomes qui l'instruisent sur le meilleur emploi des engrais, sur leur valeur et leur utilisation pour faire les récoltes productives. Il nous a paru utile d'insister sur ces délicates questions avant d'indiquer comment doivent êtres installées les annexes de l'habitation destinées aux fumiers. Dans notre pensée, ce ne sont point seulement les cultivateurs qui peuvent avoir intérêt à connaître à fond ces prescriptions, mais aussi les autorités administratives et hygiéniques et, à notre avis, les fumières et la façon de les ordonner appartiennent à l'hygiène autant qu'à l'agriculture. Il fallait en faire la démonstration avant de décrire en quoi elles consistent.

II. **Fumières.** — La construction des fumières est, au point de vue de l'hygiène, assez simple, et les conditions qu'elles doivent remplir se résument à quelques prescriptions; celles qu'impose l'agriculture sont, en réalité, plus compliquées. Tandis, en effet, que l'hygiène n'exige des précautions que contre l'imprégnation du sol et des eaux, l'agriculture s'occupe de la décomposition des matières, de la manipulation des fumiers, de la conservation des liquides.

Mais ses prescriptions renferment celles que la salubrité réclame, et, en réalité, nous ne pouvons faire rien de plus profitable que d'accepter ce que l'expérience agricole a reconnu préférable pour la bonne installation des fumières.

Il y a deux façons de procéder : ou bien la fumière est établie sur le sol, préparé à cette intention, et les liquides s'écoulent dans une petite fosse; ou bien on creuse une fosse assez vaste du fond de laquelle le purin se rend dans une cavité étanche. Dans le premier cas les fumiers s'amoncellent en hauteur et on en protège la base par un mur en maçonnerie qui sert en même temps à faciliter les chargements; dans le second, il s'élève au contraire peu et les manipulations en sont parfois difficiles.

Quelle que soit la disposition adoptée, la condition la plus difficile à réaliser est certainement l'emplacement que doit occuper la fumière.

Le fumier doit être à la fois près du lieu de production, afin qu'on ne ne soit pas obligé à de longs transports lorsqu'on nettoie les écuries ou les étables, et éloigné des logements des animaux, afin que ceux-ci n'aient pas à souffrir des émanations.

Il faut aussi qu'il soit loin, même le plus loin possible, de l'habitation, car il importe, autant sinon plus, qu'il n'importune pas, pour toutes sortes de raisons, les habitants de la ferme ou de l'exploitation.

Enfin, condition essentielle, ils doivent être éloignés des puits, des citernes, etc., pour éviter toute souillure des eaux, par suite des accidents qui peuvent se produire par des fissures ou des vices de construction.

De ces diverses nécessités, la plus observée par le cultivateur est généralement celle qui concerne la manipulation des fumiers et c'est dans la cour, près de l'étable ou de l'écurie, qu'il fait sa fumière. Dans beaucoup de petites propriétés, il n'y a pas possibilité de faire autrement, la disposition des bâtiments, la petite quantité de fumier amassé justifient le choix de la cour comme dépôt.

Dans les grandes exploitations, il n'en est pas de même; l'importance des dépôts demande d'autres dispositions et les agriculteurs eux-mêmes réclament, dans ce cas, une cour spéciale pour les fumiers, ou tout au moins un emplacement derrière les bâtiments qui servent au logement des animaux. Une communication particulière permettrait le transport immédiat des résidus quotidiens, faciliterait le travail en économisant le temps, et les émanations n'y pourraient pénétrer, car ce sont généralement les ouvertures — portes ou fenêtres — sur la cour qu'on laisse ouvertes et accessibles.

Cette disposition très heureuse à tous les points de vue, réalisée dans les grands domaines, devrait, autant que cela est possible, être prise pour règle dans toutes les habitations rurales où le fumier est récolté en quantité appréciable et de nature à former un dépôt pour ainsi dire permanent.

Quelle que soit la disposition adoptée pour la fumière, le sol doit en être absolument imperméable. Les procédés pour y arriver peuvent varier. Les plus simples consistent à étendre une couche de terre argileuse de 50 centimètres d'épaisseur, bien battue, et à faire sur ce lit un revêtement soit de dalles, soit de pavés, soit de cailloutage noyés dans du ciment.

Les parois verticales devront être maçonnées et imperméables.

Les liquides doivent être recueillis dans des cavités closes et étanches

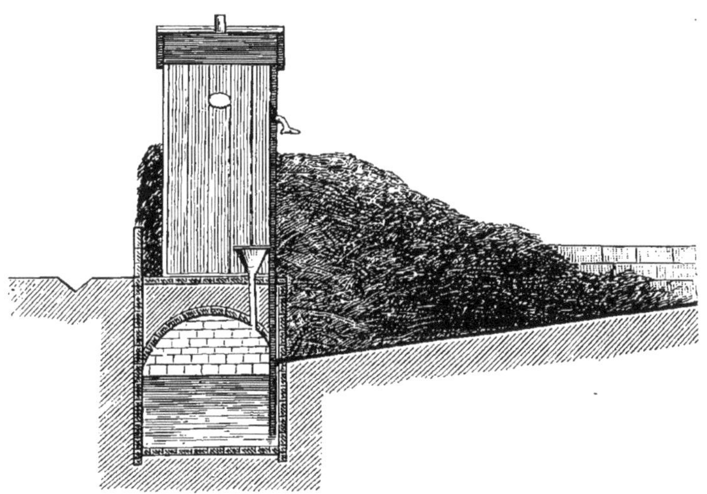

Fig. 60.

qu'on nomme selon leurs dimensons, fosses, citernes à purin, ou plus simplement purinières.

Entre les étables, les écuries et les purinières, il doit y avoir des rigoles permettant l'écoulement des liquides. Il en faut établir aussi auprès du fumier. Suivant l'importance des exploitations ces purinières seront donc plus ou moins multipliées; le choix de l'emplacement du dépôt de fumier près des étables, dans une cour spéciale, permet d'économiser ces dispositions en faisant des citernes uniques.

Dans les petites exploitations, alors que la fumière est dans la cour et quelquefois un peu éloignée de l'étable, la conduite d'amenée du purin à la fosse peut être faite en partie à ciel ouvert dans un ruisseau bien préparé, et en partie recouverte. On peut se servir de tuyaux en poterie, mais ils peuvent facilement s'obstruer, et de petits caniveaux de briques avec ciment sont de beaucoup préférables et mettent mieux à l'abri des accidents et des pertes.

Les purinières sont quelquefois placées directement au-dessous des

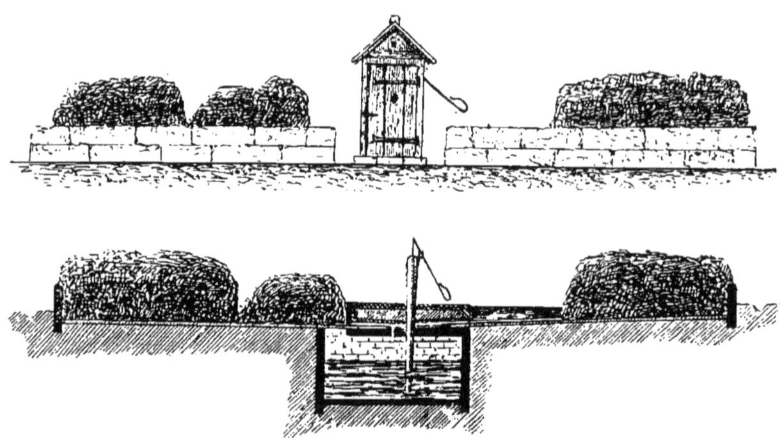

Fig. 61 et 62.

dépôts de fumier; l'avantage de cette disposition est de permettre l'arrosage du fumier à l'aide du purin. Ce procédé est hygiéniquement préférable à celui qui consiste à utiliser les purins pour l'arrosage direct des

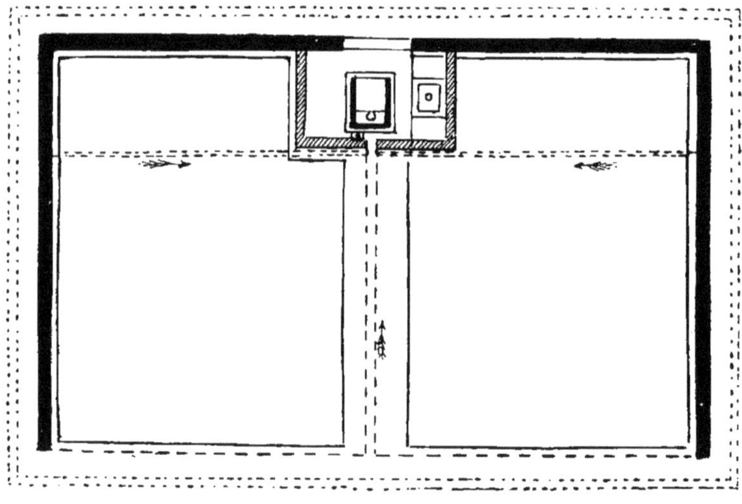

Fig. 63.

terres et à user de l'eau d'un puits ou d'une citerne ordinaire pour la répandre sur le fumier. Il faut déconseiller toutes les mesures qui rapprochent les amas de matières organiques des puits et des réserves d'eau ; c'est, en effet, courir au devant du danger.

On utilise parfois d'une manière avantageuse les fosses à purin pour en faire des fosses d'aisances; cela est assez fréquent dans les exploitations importantes et la disposition générale en est acceptable. L'inconvénient des exhalaisons peut cependant être assez grand dans la saison sèche, alors que les fumiers ont besoin d'arrosages répétés et que la quantité de purin est faible. En tous les cas, cette addition à la fumière n'est possible que si la purinière constitue une fosse fixe parfaitement étanche et bien conditionnée (fig. 60).

On place aussi les fumiers directement au-dessus des fosses à purin en remplaçant la voûte ou paroi supérieure par des madriers espacés de quelques centimètres et laissant écouler les liquides au-dessous; d'autres fois, les fosses éloignées des fumiers sont découvertes et à l'air libre. Cette disposition n'est ni avantageuse ni salubre; l'évaporation a des inconvénients, et les émanations sont plus abondantes; dans ces cas, qui ne sont pas à encourager, il faut en outre veiller aux accidents et établir une balustrade tout autour de la fosse.

Une des choses dont on se préoccupe le moins, c'est la dimension à donner à la fumière; on se fixe en général plus sur les conditions générales de l'emplacement que sur le nombre des animaux appartenant à l'exploitation. On diminue la construction par économie et c'est alors que, l'espace faisant défaut, on voit en dehors de la fumière s'élever des dépôts supplémentaires, temporaires sans doute, mais dont l'influence sur le sol et le voisinage est fâcheux. C'est donc là une question très intéressante pour l'hygiène des exploitations rurales et sur laquelle il est utile d'insister. Le fumier n'est pas enlevé en tout temps; le cultivateur attend d'abord qu'il soit fait, puis que la fumure soit nécessaire à la culture. Mais on sait que la décomposition trop avancée des fumiers leur enlève une notable partie de leurs propriétés fertilisantes; l'azote surtout disparaît. C'est donc une combinaison malheureuse que de trop attendre pour porter le fumier sur les terres. Au point de vue agricole comme au point de vue économique, il faut se débarrasser des fumiers aussitôt qu'ils sont arrivés à un état suffisant de décomposition, et pour n'être pas exposé à des transports de matières à des états variables de transformation, il ne faut pas n'enlever que les couches superficielles de fumier et vider incomplètement la fosse; on doit, au contraire, avoir assez d'espace pour faire des tas relativement peu élevés de 2 mètres à 1m,50 et d'époques différentes. Le tas arrivé à sa hauteur déterminée, est transporté en entier pendant qu'un ou plusieurs autres s'élèvent à côté. Dans certaines exploitations le transport se fait une fois l'an; ailleurs, deux fois; d'autres fois, quatre fois par an. Suivant les cas il faudra donc des emplacements de grandeur différente (fig. 61, 62, 63).

Au point de vue pratique, comme terme moyen, on peut estimer les surfaces nécessaires par rapport au fumier fabriqué pendant six mois. Lefour (*Manuel d'agriculture*), donne une formule qui peut n'être pas d'une rigueur absolue, mais est facile à retenir, et propose 1 mètre carré à $1^{m},50$ par 100 kilogrammes du poids vif des bestiaux de la ferme.

Le volume de la fosse à purin est également utile à préciser. On l'a évalué pour l'année à 1 mètre cube par cheval, 3 mètres cubes par bœuf ou vache, un demi-mètre cube par porc, un demi-mètre cube par lot de cinq moutons. Ici, il faut encore tenir compte d'un autre élément important, c'est-à-dire des eaux ménagères, des eaux de lavage de l'écurie, quelquefois aussi des eaux pluviales plus ou moins abondantes, selon que la fumière est abritée ou non. L'inconvénient des fosses trop petites est d'amener de véritables inondations de liquides organiques qui se répandent partout et souillent tout sur leur passage.

Les pluies sont de toute manière à éviter en raison et de l'insuffisance ordinaire des purinières et de la dilution par trop grande qu'elles causent au purin.

En raison de cette circonstance et peut-être plus encore à cause de l'influence du soleil, ainsi que le dit Arthur Young, il convient d'abriter les fumières. Aussi les couvre-t-on généralement lorsqu'elles sont arrivées à une hauteur déterminée, soit avec de la terre, de la tourbe, de la paille, des bruyères, etc. Quelquefois aussi on protège la fumière par quelques arbres dont le feuillage épais peut les abriter du soleil. Enfin, on dispose parfois des hangars élevés, couverts à la partie supérieure, mais largement ouverts sur les côtés. Ils sont dispendieux et ne peuvent être appliqués que dans les domaines importants où la culture est soutenue par des capitaux suffisants.

Il est une pratique assez répandue dans certaines régions montagneuses et que j'ai constatée dans quelques petits villages des Alpes ; les fumières sont accumulées dans des caves, en même temps qu'on y déverse toutes les déjections. Ces foyers d'infection sont absolument condamnables ; ils entretiennent une humidité constante dans des murs toujours mal enduits à l'intérieur ; le sol qui n'est pas au préalable rendu imperméable s'imbibe de toutes sortes de produits organiques ; à certaines débâcles torrentielles, l'eau pénètre et entraîne avec elle des germes plus ou moins suspects.

Quant aux citernes à engrais, en usage dans le Nord, nous aurons à nous en occuper plus tard.

III. **Latrines.** — Nous n'avons point parlé des latrines à propos de l'habitation rurale parce qu'en réalité, et dans la presque totalité des cas, elles ne font point partie de l'habitation ; quand elles existent, c'est au fond d'un jardin, d'une cour et appartiennent plutôt aux annexes de la maison qu'à l'habitation elle-même. Les paysans agissent en ce cas par convenances personnelles, de même que les Américains par préméditation et pour assainir leur logement. D'un autre côté, il faut avouer qu'à la campagne on regarde généralement les latrines, que nous ne pouvons plus ici décorer du nom synonymique de cabinets d'aisances ou de water-closets, comme une installation superflue. Dans sa vie au grand air, isolé au milieu des champs, le cultivateur se crée aisément des habitudes que n'ont pas et ne peuvent avoir les citadins; il ne connaît point de gêne à cet égard; il n'y a pas d'édit municipal qui lui interdise de vaquer, comme il lui plaît, à ses besoins. Il en use et en abuse. Les coins retirés, les sentiers couverts, les écuries, les étables, tout lui est à peu près bon, et s'il ne possède pas dans son habitation des latrines, il s'en console et s'en passe aisément. C'est là ce qui explique comment le paysan ne peut pas attacher aux *cabinets d'aisances* la même signification et la même importance que le citadin.

Ces habitudes sont mauvaises, et que l'habitation soit isolée ou qu'elle appartienne à une agglomération, il faut qu'elle soit pourvue de latrines.

Mais on ne doit pas songer à appliquer à la campagne les mêmes règles et les mêmes prescriptions qu'à la ville.

Bouchard distingue les latrines en *domestiques*, celles qui font partie de l'habitation, et en *rustiques*, celles placées en dehors. Les premières sont l'exception, les secondes, la règle. Les latrines domestiques doivent, de même que les latrines urbaines, être l'objet de soins particuliers et construites de manière à empêcher les mauvaises odeurs de se répandre dans l'habitation, en même temps que le sol doit être protégé contre les infiltrations dangereuses. Il faut donc leur appliquer toutes les règles que l'hygiène réclame pour les cabinets des habitations urbaines et nous n'avons rien à en retrancher.

Pour les latrines rustiques, on peut procéder autrement. Leur éloignement des habitations, leur aération facile, l'absence d'eau, le désir d'utiliser directement les déjections comme engrais, ces raisons diverses changent absolument les conditions à imposer au cultivateur dans l'établissement des latrines.

Cette obligation ne doit pas cependant conduire à tolérer les installations rudimentaires trop souvent en usage, et qui consistent à abriter plus ou moins entre quatre planches un trou creusé dans la terre, sans siège, à l'extrémité du jardin ou de la cour, qu'on vide à la pelle, quand il est à peu près plein, en mélangeant les matières à de la terre pour en faire un compost immédiatement utilisable. Quelquefois c'est l'abri lui-même, *guérite*, qui est portatif et qu'on transporte au-dessus d'un autre trou quand le premier est plein.

Ces procédés sont condamnables, même à la campagne, parce qu'ils ont le grave inconvénient de souiller les couches profondes du sol. Les pluies pénètrent ces matières, même mélangées à de la terre, en dissolvent certains produits, entraînent les germes et les microbes et, suivant la porosité des terrains, l'abondance des eaux tombées, elles peuvent contaminer les nappes voisines. Il n'est pas permis d'agir avec autant de sans façon, puisque cette négligence peut occasionner de réels préjudices à la santé publique.

La prescription rigoureuse qu'il convient de demander, c'est de ne pas infecter le sol. Le cultivateur qui ne peut pas avoir le bénéfice des égouts et pour qui le tout à l'égout restera longtemps, sinon toujours, irréalisable, n'a le choix pour respecter le sol qu'entre la fosse fixe ou la fosse mobile. L'une et l'autre demandent des installations et une certaine dépense.

La fosse fixe est depuis longtemps pratiquée en certains endroits, de manière à rendre faciles l'opération de la vidange et l'utilisation des matières. Quelquefois c'est un trou de dimensions suffisantes, revêtu à l'intérieur de maçonnerie et entouré d'une couche d'argile battue; la fosse est recouverte de madriers et d'une guérite mobile et le cultivateur opère la vidange en déplaçant tout ce qui recouvre la fosse. Il ajoute de la terre et enlève les matières ainsi épaissies comme s'il s'agissait de fumier de basse-cour.

D'autres fois, la fosse à purin sert de fosse fixe et, selon les cas ou les dispositions du terrain, on la vide des matières solides qui séjournent au fond, soit par en haut soit par le côté (fig. 60).

Dans certains pays, la fosse est à l'air libre; c'est une cavité creusée dans la terre et qui, sur un de ses côtés, présente un plan incliné; le tout est maçonné, quelquefois revêtu de planches ou d'une simple couche d'argile. Des montants en bois, des traverses et une guérite forment un siège abrité, placé au-dessus du plan incliné. Les matières solides et liquides tombent dans la fosse; on y jette des débris de paille, de la terre pour recouvrir les excréments. La fosse pleine, on la vide et on a ainsi un engrais excellent et immédiatement utilisable. Cette installation est fréquente dans le Midi, dans les pays de montagnes. On y néglige trop souvent la fosse dont les parois et le fond n'offrent aucune étanchéité. Cette fosse bien installée, isolée, n'aurait pas trop d'inconvénients. Mais le revêtement étanche est indispensable et d'autre part il faut s'éloigner des lieux habités et éviter soigneusement de transformer des caves en fosses de ce genre.

La fosse fixe peut donc, en adoptant les dispositions dont nous venons de parler, en les complétant par des constructions assurant autant que possible l'étanchéité des parois, être acceptée à la campagne.

La fosse mobile pourrait l'être de même; mais il faudrait se mettre en garde contre l'emploi de tonneaux plus ou moins mauvais ou défoncés, laissant couler les matières liquides, d'un maniement difficile et finissant à la longue par constituer dans les trous où on les laisse séjourner d'affreux cloaques infects.

La fosse mobile ne serait utilisable que dans certaines fermes où le personnel serait suffisant pour assurer un service régulier d'enlèvement. Dans les petites habitations, son usage présenterait des difficultés.

Un des inconvénients sérieux de la fosse mobile est l'obligation de créer un dépotoir où sont vidées les tinettes, et où se préparent les matières pour servir d'engrais. Les dépotoirs de cette nature sont suspects et on les installe généralement assez mal. J'ai eu occasion de le constater dans des exploitations agricoles annexées à des établissements hospitaliers. Il faut les traiter avec le même soin que des dépotoirs industriels et alors ils deviennent assez coûteux.

Le *Harth-closet* aurait de grands avantages dans beaucoup de localités où la terre sèche et meuble, le sable sont communs, cet appareil simple à installer rendrait des services.

Il y a seulement à craindre que par négligence ou autrement le mélange régulier des matières et de la terre ne se fasse pas bien, ce qui enlève au procédé toute sa valeur hygiénique.

CHAPITRE IV

HAMEAUX ET VILLAGES

L'agglomération rurale a pris des noms différents, *hameau*, *village*, *bourg*, selon l'importance de la population. Suivant les circonstances locales, les dispositions du terrain, le voisinage des routes ou des cours d'eaux, le village se resserre ou s'étale. Il n'est là aucune règle précise et cependant c'est le plus communément le long d'une voie de quelque importance que se groupent les habitations, et la route constitue alors l'artère principale et souvent unique du village.

Dans l'agglomération rurale, on retrouve les habitations dont nous avons fait l'étude précédemment, avec toutes les variétés possibles, depuis la plus misérable jusqu'à la demeure confortable du citadin. C'est au village que s'opèrent principalement les modifications et les progrès qu'on constate actuellement un peu partout. Les aliénations, en changeant les propriétaires, entraînent des réfections qui sont en général plus conformes aux prescriptions d'une hygiène rationnelle. Certains villages se rapprochent par quelques-unes de leurs habitations des groupes urbains, à ce point qu'on y rencontre des demeures bourgeoises confortables et même élégantes.

Ce qui nous intéresse actuellement dans le groupement des habitations rurales, ce sont les nécessités de l'hygiène publique et de la salubrité. Il y a là certainement un terrain que l'on peut considérer comme commun à la ville et à la campagne, car les mêmes besoins s'imposent, en effet, à toute agglomération humaine. On ne saurait admettre que la salubrité publique ne soit pas rigoureuse dès qu'il y a une communauté de vie, et une solidarité de tous les instants.

Cependant, il faut reconnaître aussi que les inconvénients de cette communauté croissent avec l'étendue, l'importance de l'agglomération;

par suite, la rigueur des applications peut être variable. Cette conception, juste en soi, a provoqué une tolérance excessive en matière de salubrité et a trop fait oublier à la campagne les besoins de l'hygiène publique. La population villageoise s'étale, relativement à l'aise, sur une superficie assez étendue, dans un bourg ; les maisons sont peu hautes, le plus souvent à un seul étage, entourées de jardins ou de cours avec dépendances de toute nature. L'air circule donc en général librement autour des habitations, la lumière pénètre partout, les conditions d'insalubrité des groupes urbains en semblent éloignées. C'est là l'excuse. Enfin, disons-le, dans la plupart des cas, aucune autorité administrative ne semblait prendre souci des offenses faites à la salubrité publique et il y eut plus que de la tolérance dans bien des cas, mais un véritable oubli des prescriptions de l'hygiène publique. Il en est résulté qu'elle est demeurée inappliquée et, pour beaucoup, inapplicable ou inutile. Il faut réparer cette faute et, sans tomber dans un excès fâcheux, imposer à l'agglomération rurale des règles suffisantes et d'application facile.

Elles pourraient se résumer en disant que toutes ou à peu près s'adressent à la salubrité de la voie publique et dépendent de l'autorité administrative municipale.

Mais la voie publique rurale ne ressemble guère, au village, à la rue de nos cités ; elle se confond presque toujours avec la voirie, c'est-à-dire avec les chemins ; elle change de régime avec la nature des voies d'accès.

Les rues proprement dites n'appartenant pas au réseau vicinal sont assez rares ; on en trouve dans quelques villages ; la plupart ne sont que de petites ruelles, donnant accès d'un côté à la rue principale, de l'autre à des chemins vicinaux ou ruraux.

Les communes rurales présentent parfois des agglomérations multiples, *hameaux*, assez rapprochées les unes des autres, et dont la principale, portant le nom de bourg, est le plus généralement pourvue de l'église, de la mairie, de l'école ; d'autres fois il n'y a qu'un groupe important d'habitations qu'on appelle village et dont se détachent seulement quelques habitations isolées, ou des fermes ou métairies.

Bourg ou village, l'agglomération rurale ne varie guère d'aspect : l'église au centre du village, entourée de son cimetière ; devant l'église, une petite place ; au croisement des chemins, l'espace s'élargissant le plus souvent en façon de placette ; la route principale bordée de maisons des deux côtés, ainsi que quelques chemins d'accès. Des jardins plantés d'arbres, quelques maisons bourgeoises modifient la physionomie généralement monotone de cette disposition. Les conditions topographiques, dans les pays de montagnes ou dans les vallées y ajoutent un aspect pittoresque et particulier, souvent un charme véritable. D'autres fois, sur les côtes, le village s'étale ou s'abrite selon la douceur du climat ou la rudesse des vents. Il se perche sur une falaise ou se blottit derrière des rochers.

Partout, la voie publique est cependant dans les mêmes conditions; partout la vie commune se réduit à peu de chose.

ARTICLE Ier. — LA VOIE PUBLIQUE

L'hygiène de la voie publique est, à la campagne, de la plus haute importance; elle y résume l'hygiène publique et il est urgent d'en faire apprécier toute la valeur.

Nous nous occuperons d'abord de la voie publique en examinant ce qui n'est pas lié à la vicinalité, c'est-à-dire aux chemins, puis nous étudierons la voirie proprement dite.

Tont en cherchant à rester dans ce cadre précis, il nous sera souvent difficile de ne pas être entraîné à quelque empiètement, tant pour certaines questions, les affaires de voirie, de police sanitaire, c'est-à-dire d'hygiène et d'administration, se confondent.

La voie publique, en elle-même, n'a pas à être étudiée à la campagne; la voie, c'est le chemin, et il est construit selon les règles imposées par les lois; il n'y a pas de revêtement, pas de canalisation souterraine et il est inutile de songer à introduire au village ces améliorations de la voie publique. Le revêtement imperméable de quelque nature que ce soit, les égouts ou les canaux souterrains nécessitent des dépenses que les budgets ruraux ne peuvent guère supporter.

Nous verrons pour la voirie ce qu'il faut demander aux chemins et aux voies d'accès pour demeurer salubres, et c'est tout ce qu'on peut exiger.

I. **Eaux pluviales.** — Les eaux pluviales sont, dans la plupart de nos villages, conduites à l'aide de dalles et de cheneaux et elles sont le plus souvent recueillies dans les cours ou jardins des habitations à l'aide de tonneaux et utilisées, soit pour les besoins de la maison, soit pour alimenter des citernes ou des réservoirs. Mais parfois aussi elles s'écoulent librement au dehors et viennent se répandre sur la voie publique. C'est là qu'on observe aisément l'influence heureuse ou malheureuse résultant de la situation administrative de la voie et de la catégorie à laquelle elle appartient. Sur les routes nationales et départementales, dont les dimensions sont grandes, l'écoulement est généralement assuré par des rigoles ou ruisseaux bordant la route dans la traverse du village et aboutissant ensuite à des fossés avec des pentes suffisantes. S'il s'agit de chemins vicinaux, l'écoulement est parfois moins bien garanti; la route plus étroite laisse peu de place à des espaces en bordure de la chaussée; moins bien entretenue, la voie se nivelle, les rigoles d'écoulement s'effacent et deviennent inefficaces; à plus forte raison, ces mêmes effets se produisent-ils dans les rues étroites des villages, où la circulation de lourdes charrettes abîme le sol, crée des enfoncements dans lesquels l'eau s'amasse. C'est souvent au bord des maisons mêmes que l'eau stagne et entretient une humidité constante et malsaine.

Enfin, il arrive aussi que dans les hameaux, des habitations n'ont aucun moyen pour récolter les eaux pluviales; celles-ci s'écoulent librement des toits et viennent tomber au pied des murs, imprégnant le sol et les parois des habitations. En ce point, l'intérêt privé s'exonère souvent des charges d'une solidarité nécessaire et nos villageois ne voient pas toujours les inconvénients résultant de leur insouciance personnelle, non pas seulement pour eux, mais pour leurs voisins.

Il n'est pas discutable que l'humidité du sol entretenue ainsi par la chute des eaux pluviales des habitations doit être évitée et c'est en s'appuyant sur les droits de la municipalité en matière de police municipale que l'on doit y arriver. Le maire peut, dans l'intérêt de la commodité et de la salubrité publique, prescrire l'établissement de cheneaux et de tuyaux de descente pour que les eaux ne se déversent pas directement des toits sur la voie publique (Cassation, 8 janvier 1885, Chaloin — A.-J. Martin).

Les maires de nos villages sont donc assurés de la plénitude de leurs droits sur ce point et il leur appartient de faire cesser partout cette cause d'insalubrité.

Mais il ne suffit pas, dans l'intérêt de la salubrité, dans celui même des propriétaires, d'exiger que les eaux pluviales ne tombent pas au pied des maisons, il faut aussi, si elles sont amenées à l'extérieur, directement par des tuyaux de descente, indirectement par des décharges ou trop-pleins venant de l'intérieur des habitations, qu'elles puissent s'écouler sur la voie publique.

Cet écoulement se fait d'une façon bien irrationnelle dans nos campagnes et aussi bien inégale. Il faut envisager d'abord l'espèce de chemin auquel appartient la voie où sont groupées les habitations. Si elle est du domaine de la vicinalité, c'est-à-dire des chemins classés, le maire peut réclamer de l'autorité compétente que l'écoulement des eaux pluviales soit assuré; c'est son droit, son devoir. Mais s'il n'est question que de chemins ruraux ou même de rues ou ruelles n'appartenant à aucun classement et ne relevant que de l'autorité communale, c'est au maire, chargé de la police municipale, de réclamer de son conseil les moyens d'agir, c'est-à-dire les ressources nécessaires pour assurer le libre écoulement des eaux. Si celui-ci les lui refuse, ou si le budget de certaines petites communes est tellement réduit qu'il n'y a rien, le maire, quelle que soit sa bonne volonté, ne peut que laisser les eaux pluviales suivre la voie publique, au gré de la pesanteur et des particularités du terrain. Il faut donc que la lumière se fasse dans nos communes rurales sur tous ces points. Ce sont les cultivateurs eux-mêmes qui peuvent être, à leur gré, les artisans de leurs propres misères. Si volontairement, ils refusent d'assurer dans leurs rues, par la construction de ruisseaux à bonne pente, faits de bons pavés, l'écoulement des eaux, le sol des rues, des ruelles, et par voisinage celui de leurs habitations s'imprégnera plus ou moins, selon les conditions mêmes du terrain, d'humidité. Or, l'humidité du sol, des maisons est, chacun le sait, une génératrice incontestée de beaucoup de maladies. En outre, les eaux pluviales abondantes, coulant directement sur la voie publique, se frayant un chemin, enlèvent les parties meubles, ravinent le sol, et causent une gêne très grande à la circulation et à la voirie. Quand la situation budgétaire le permet, c'est aux habitants eux-mêmes à provoquer les travaux utiles, si l'administration municipale oubliait par hasard d'en apprécier l'urgence.

Nous verrons en examinant les conditions les plus importantes de la vicinalité qu'il n'y a pas à se préoccuper des conséquences de l'écoulement des eaux pluviales. L'écoulement des eaux est une servitude des chemins de toute catégorie, dont les prescriptions sont nettes et la nécessité prévue.

II. **Eaux ménagères.** — Les eaux ménagères jouent à la campagne un rôle différent selon l'importance de l'habitation, la présence ou l'absence d'animaux domestiques. Quand il s'agit d'habitations isolées et dans lesquelles il est fréquent de rencontrer des toits à porcs, les eaux grasses et les débris sont réservés pour constituer une partie de l'alimentation des animaux ; les eaux de lavage ou celles ne renfermant rien d'alimentaire sont simplement versées sur le sol voisin de l'habitation.

Dans les villages, il en est quelquefois de même ; mais, souvent, l'élevage des animaux faisant défaut, les eaux ménagères sont ou conduites dans un puisard creusé dans le jardin voisin, ou déversées à l'extérieur. L'insouciance des paysans est sur ce point assez générale, et on ne se gêne guère pour vider publiquement sur la voie publique les eaux résiduaires de toutes sortes. Dans certains villages du Midi, on y joint même les déjections humaines.

Ce sont là des pratiques absolument condamnables et dangereuses pour la santé publique. Ces liquides renfermant des matières putrescibles, jetées presque invariablement au même endroit, *le devant de la porte*, finissent par imprégner fortement le sol ; les eaux pluviales entraînent ces matières dans un terrain mal préparé par la nature des couches superficielles à l'accès de l'air et aux destructions organiques ; on retrouve donc là les inconvénients des exhalaisons superficielles et des infections profondes. La sécheresse peut quelquefois détruire les germes morbides, le vent atténuer les odeurs nauséabondes, mais, à la suite de pluies abondantes ou d'une humidité permanente, les souillures profondes peuvent se produire et l'étendue des dangers qui en peuvent être la conséquence ne saurait se prévoir.

L'autorité municipale doit donc, dans les villages, dans l'intérêt de la salubrité publique, empêcher le jet des eaux ménagères. Les prescriptions légales sont formelles sur ce point.

Cette obligation résulte de la loi municipale de 1884 (art. 97) : « § 1... *Ne rien jeter qui puisse endommager les passants ou causer des exhalaisons nuisibles.* » Les eaux ménagères sont bien de celles-là et personne ne conteste l'utilité d'une pareille surveillance et du droit attribué au maire. La loi doit s'appliquer aussi bien aux villages qu'aux villes.

L'article 23 du projet de code rural indique bien que tel est l'esprit de la loi : « *Il est interdit de laisser écouler, de répandre ou de jeter, soit sur les places et voies publiques, soit dans les fontaines, dans les mares et abreuvoirs, soit sur les lieux de marchés ou de rassemblements d'hommes ou d'animaux, des substances susceptibles de nuire à la salubrité publique.* » Il ne saurait y avoir aucun doute; la prescription est absolue, générale.

Le maire doit prendre des arrêtés à ce sujet et en assurer l'exécution en relevant les contraventions. Mais ici plus encore que pour les eaux pluviales, l'embarras est grand à la campagne. Le paysan ne recueille pas les eaux ménagères, les eaux de lavage; on ne peut l'obliger à les conserver ou à les jeter dans des puisards ou *boit-tout.* Il faut au contraire empêcher cette pratique qui infecte si sûrement et si profondément le sol et les eaux.

Il ne doit pas, d'autre part, être plus déshérité que le citadin qui, pourvu qu'il ne mette pas en saillie des éviers, des plombs ou des conduits extérieurs, peut, à défaut de communication directe avec un égout, amener ses eaux ménagères dans les ruisseaux bordant la chaussée et les trottoirs. Le campagnard doit avoir le même droit et, de ce fait, les eaux sales arrivent, sans qu'on le puisse empêcher, sur la voie publique. L'absence de ruisseaux fait que, la plupart du temps, on pratique à la campagne impunément le *tout à la rue* ou à peu près.

C'est, faute de mieux, à régulariser cette insuffisante évacuation qu'on doit tendre et ici encore, avant de pouvoir verbaliser contre les habitants du village, il faut assurer la circulation des eaux sales, à l'intérieur du village d'abord, puis jusque dans les fossés des chemins.

Alors la voie publique sera respectée et on pourra exiger que les paysans ne jettent plus sans façon sur le devant de leurs portes les eaux résiduaires de toutes sortes qui les gênent. Chaque propriétaire devra, à sa charge, comme dans la ville, assurer l'écoulement jusqu'au ruisseau et tenir propres les conduits extérieurs.

Si des circonstances topographiques favorisaient le déversement des eaux sales soit sur un terrain propice, soit dans un cours d'eau torrentueux, il serait bon qu'une canalisation spéciale pût le permettre, et dans certains cas cela ne constituerait pas une grande dépense.

III. **Nettoyage de la voie publique. Immondices.** — A la campagne, il y a des prescriptions qu'il est illusoire d'édicter en ce qui touche la voie publique.

Le balayage est de celles-là. Il est cependant commun de retrouver ce conseil dans bien des livres destinés à la campagne. Certes, il convient de réclamer avec instance que la voie rurale soit propre, exempte de liquides infects et nauséeux, de matériaux putrescibles et dangereux; mais le procédé le meilleur pour qu'il en soit ainsi, c'est que le cultivateur ait lui-même le respect du sol, en évite les souillures. La raison qui doit conduire à ne pas aller au delà, c'est que la voie rurale, non pavée, sans revêtement, est, en été, couverte de poussière, en hiver de boue et que, sans ruisseaux, sans eau abondante, les moyens de nettoyage sont limités.

Le vent est le grand balayeur des poussières des routes et à côté de son action, on devine aisément quelle serait l'impuissance du balai d'un cantonnier ou, à l'instar des villes, de ceux des habitants riverains de la route.

Le balayage n'est qu'un procédé applicable aux chaussées douées d'un revêtement, aux trottoirs unis et cimentés et non à la terre inégale et raboteuse.

Mais, puisqu'on ne peut pratiquer ce nettoiement, sans aucun doute désirable, de la voie publique, il faut à plus forte raison en éloigner les impuretés et les offenses.

C'est ainsi qu'il faut comprendre à la campagne la *propreté* publique; cela devrait se formuler de cette manière : apprendre aux villageois ou les obliger à ne pas être malpropres.

Mais quelle que soit la bonne volonté sur ce point, on ne peut empêcher certaines souillures. Les ordures ménagères, quand les habitations n'ont pas, ce qui est rare, il est vrai, de jardins, ne peuvent être conservées dans la maison; les animaux domestiques souillent le sol. Il y a là des causes presque permanentes et obligées de malpropreté de la voie publique auxquelles il faut remédier.

C'est à la police municipale que cela incombe. Il n'y a pas à imaginer des services de voirie compliqués; les budgets ruraux n'y suffiraient pas, les agents de la salubrité manqueraient. Mais peut-être pourrait-on mettre utilement en pratique un conseil que donnait autrefois A. Chevalier, s'étonnant à bon droit que les cultivateurs du département de la Seine vinssent acquérir de leurs deniers les immondices urbaines et faire si bon marché des leurs. Il pensait qu'on pourrait trouver dans une commune quelques individus parmi les pauvres valides, et cependant à la charge des habitants, et qu'en leur donnant une petite charrette et un âne, une pelle et un balai, ils pourraient parcourir la commune et ramasser les immondices.

On établissait alors un dépôt communal. Son système financier se réduisait à rendre cette dépense extra-budgétaire et à l'établir par souscription entre les cultivateurs de la commune ayant besoin d'engrais. La cotisation minime servait à faire les frais de l'enlèvement et les souscripteurs se partageaient par charretées égales, l'engrais recueilli et consommé.

Cette combinaison, dans sa simplicité, serait très acceptable pour certaines communes assez pauvres pour n'avoir pas les ressources nécessaires pour pourvoir à cette charge municipale. En somme, on la voit parfois mise en pratique, bénévolement, par des cultivateurs peu aisés, qui profitent de cet engrais perdu et tombé dans le domaine public et s'en rendent propriétaires en prenant seulement la peine de le récolter ou de le faire ramasser par la femme, les vieux parents, ou aussi les enfants.

Actuellement, bien des communes rurales de quelque importance pourraient réaliser l'idée de Chevalier et se charger de ce nettoiement de la voie publique. Mais qu'elle soit mise en pratique par les habitants, ou que la municipalité conserve seule la responsabilité du nettoiement, il convient que la propreté soit respectée et que l'on ne jette pas sans façon, n'importe où, à tout moment, tout ce qui gêne dans l'intérieur de la maison. Pas plus pour les déchets solides que pour les liquides, on ne doit pratiquer le *tout à la rue*. Un maire de village ne peut pas édicter une ordonnance de voirie réglant ces dépôts sur la voie publique, en prescrivant l'enlèvement régulier, à heures déterminées, lors même qu'il pourrait financièrement y pourvoir, parce que la vie rurale se prête peu à cette régularité.

La maison est vide dans la belle saison; à l'heure des travaux, tout le monde est aux champs, hommes et femmes.

Puis, les contraventions ne seraient pas relevées; le garde champêtre n'y suffirait pas. Tous ces excès sont inutiles. Mais il est possible de limiter les points où les habitants pourraient déposer leurs détritus. Quelques-uns sont même déterminés par les habitants eux-mêmes; c'est un recoin, un angle de maison, etc. L'enlèvement de ces petits dépôts *tolérés* serait fait par les soins de la municipalité, soit comme l'indiquait Chevalier, à l'aide de quelques indigents valides assistés, soit, à leur défaut, par les cultivateurs eux-mêmes, devenant possesseurs de ces résidus en échange de leur peine. Il faut que le *village* prenne l'habitude de la solidarité entre habitants pour les besoins de la communauté; ils ne peuvent, comme à la ville, à l'aide de taxes, pourvoir au payement d'agents de la salubrité; ils y doivent suppléer par une commune entente et par leur propre travail. Hors de là, il n'y aura point de salut et nous ne sortirons pas de cette malpropreté dangereuse. La force n'y pourra rien.

IV. **Mares.** — Les mares, dont le nom rappelle le marais, sont formées par des amas d'eau stagnante. On les rencontre près des habitations isolées, dans le voisinage des fermes, autour des villages, quelquefois aussi dans leur intérieur. Pour les créer, on a profité parfois d'une excavation naturelle du sol, d'une déclivité du terrain ; le talus d'un fossé, le bord d'une route, le mur d'une maison forment souvent un des côtés de la mare ; quelquefois aussi elle a pour origine une petite source peu abondante, se tarissant aux grandes chaleurs. Ces diverses conditions originelles indiquent quelles variétés de dimension, de siège ont ces mares.

Elles jouent à la campagne un rôle important et qu'il est facile d'expliquer, si l'on veut bien penser que l'eau potable fait souvent défaut dans les villages, dans les fermes, tout autant que près des habitations isolées. On les crée, ou on les conserve, pour les besoins du bétail d'abord, puis pour certains usages domestiques. Elles sont faites aussi pour l'élevage des animaux de basse-cour, et dans certains villages où ce genre de commerce est productif, elles ont pris une importance véritable.

Il y a donc réellement deux sortes de mares : celles que la nature semble avoir disposées elle-même et dans lesquelles les eaux pluviales ou les petites sources s'amassent ; celles artificiellement créées pour les besoins d'une exploitation ou d'une agglomération rurale.

Toutes, les premières peut-être plus que les secondes, présentent les mêmes inconvénients, les mêmes dangers.

Elles n'offrent jamais qu'une eau croupissante, chaude et boueuse en été, et additionnée de produits organiques de toutes sortes. Naturelles, c'est-à-dire dans une déclivité de terrain, elles sont alimentées par les eaux pluviales traversant le village en totalité ou en partie ; celles-ci entraînent avec elles les terres, les débris organiques, les immondices de la voie publique, les purins issus des écuries, des étables. C'est en quelque sorte le réservoir des eaux d'égout du village.

Quand elles sont faites par le cultivateur pour ses besoins, en même temps qu'on y facilite l'arrivée des eaux pluviales des toitures environnantes, ou du sol lui-même, par des tuyaux ou des rigoles, on en limite l'étendue par des constructions sommaires.

Les premières présentent le maximum des incommodités de ces amas d'eaux impures. Leurs bords, souvent à pente assez douce, et sur lesquels les animaux viennent piétiner ou s'ébattre, sont alternativement humides ou desséchés. C'est une terre vaseuse très comparable à celle des marais, qui exhale des odeurs désagréables et peut très bien aux périodes sèches causer des accidents d'intoxication tellurique.

Les secondes ont souvent des bords droits, un seul côté est à pente douce ; la chaleur, en diminuant la couche d'eau, laisse peu de surface découverte et dangereuse.

Entre les deux sortes de mares, il y a donc une différence à établir au point de vue de l'hygiène.

L'empirisme et la pratique des champs avaient fait déjà cette distinction ; les agriculteurs de tous les temps avaient fait la guerre aux mares naturelles se desséchant, n'offrant en été qu'une eau sale et puante; Olivier de Serres avait des premiers conseillé certaines améliorations pour l'usage des bestiaux et plusieurs de ses avis sont absolument acceptables.

La santé des animaux, tout autant que celle de l'homme, était fâcheusement influencée par ces eaux croupissantes et on formula quelques règles afin d'y remédier. Pour Rozier (*Cours d'agriculture*) les mares devraient avoir moins d'étendue et plus de profondeur; ainsi, dit-il, le mal serait moindre, parce que la putréfaction de l'eau commence par les bords et gagne de proche en proche la totalité; au lieu que, si la mare, coupée carrément ou circulairement, était dans toutes ses parties entourée de murs en bonne maçonnerie, l'eau serait contenue sur une plus grande hauteur et lorsqu'elle diminuerait, ce serait perpendiculairement. Il suffirait de ménager, sur celui des côtés le plus commode, pour le service de la métairie, une pente douce qui se prolongerait jusqu'au fond de la mare. Il conseille encore une disposition plus compliquée et avantageuse dans les grandes exploitations agricoles. En un terrain un peu incliné on construit deux mares : l'une supérieure, plus grande, destinée aux usages de la ferme; la seconde, inférieure, peut n'être qu'un fossé conduisant à quelque bas-fond. Une simple vanne en bois sera construite dans la rigole qui conduit de la mare supérieure à l'inférieure. Survient-il un orage, une forte pluie; la vanne est ouverte, l'eau court d'une mare à l'autre. Elle est ainsi rafraîchie, renouvelée. Au printemps, à la saison des pluies, la mare supérieure est mise à sec et curée; la mare inférieure abreuve alors le bétail jusqu'au moment où la première pourra de nouveau lui fournir des eaux vives, fraîches, abondantes.

Ici encore les agriculteurs se trouvent d'accord, comme cela arrive bien souvent du reste, avec les hygiénistes pour demander la suppression des mares naturelles, cloaques infects et dangereux, et pour y substituer, dans les cas indispensables, des sortes de citernes à ciel ouvert et dont un côté serait accessible, mais ne présentant aucun des inconvénients des mares à bord étendus, larges et sans profondeur.

Gaultier de Claubry, à propos des épidémies, donne dans un rapport des conseils excellents à suivre pour empêcher leur influence funeste sur l'homme. Il demande que l'administration municipale réduise, autant que possible, le nombre des mares dans les villages; qu'elle soigne mieux les abords de ces dernières, pour que des arbres trop nombreux n'y laissent pas tomber incessamment des débris de branches et de feuilles qui s'y putréfient et altèrent la pureté de l'eau; qu'autant que possible les animaux qu'on y conduit pour s'y désaltérer n'y entrent pas, ce qui ne peut se faire sans que la vase du fond ne soit remuée, sans que des gaz delétères ne se mêlent à l'eau, sans que celle-ci n'en soit troublée et rendue insalubre; que le curage des mares, des étangs, des fossés pleins d'eau, n'ait lieu que dans des conditions de temps non défavorable; qu'on ne choisisse pas, pour ces opérations, le moment même des plus grandes chaleurs; qu'on se garde par-dessus tout de répandre et d'étaler sur les berges mêmes la vase infecte qu'on en retire, surtout s'il existe près de là des habitations.

A ces avis, il conviendrait d'ajouter que tout lavage de linge devrait absolument y être interdit. Il faudrait également avoir le soin de ne jamais s'en servir pour y verser des matières fécales ou y nettoyer des vases souillés. Les cas de transmissions de fièvres graves n'ont souvent pas d'autre origine, dans certains villages ou fermes (1).

L'eau de la mare, en certains endroits, absolument nécessaire au bétail doit être aussi pure que possible et il ne faut pas oublier que les éléments minéraux, les matières organiques, les micro-organismes, les parasites des eaux des mares servant de boisson aux bestiaux, sont des causes de maladies, dont quelques-unes sont graves. Rappelons surtout que ces eaux sont le milieu favorable au développpement de certains parasites, ainsi que l'a démontré M. R. Blanchard (*Zoologie médicale, Revue d'hygiène*). Pour l'homme, pour les animaux, les mares constituent donc un véritable danger. Puisqu'elles sont nécessaires, là où l'eau fait défaut, il faut au moins les respecter et ne pas les rendre mauvaises. Le législateur l'a ainsi compris, et dans le projet de code rural voté par le sénat (1890), il existe de sages dispositions que nous pouvons déjà faire connaître aujourd'hui, car elles deviendront vraisemblablement la règle de demain.

A l'article 23 que nous avons déjà cité (page 584) il faut ajouter les suivants :

Art. 24. — Les maires surveillent au point de vue de la salubrité l'état des ruisseaux, rivières, étangs, mares ou amas d'eau. Les questions relatives à la police des eaux, restent réglées par la disposition des titres II et V du livre II du code rural sur le régime des eaux.

Art. 25. — Le maire doit ordonner les mesures nécessaires pour assurer l'assainissement et, s'il y a lieu, après avis du conseil municipal, la suppression des mares communales placées dans l'intérieur des villages ou dans le voisinage des habitations, toutes les fois que ces mares compromettent la salubrité publique.

A défaut de maire, le préfet peut, sur l'avis du conseil d'hygiène et après enquête *de commodo et incommodo*, décider la suppression immédiate de ces mares ou prescrire, aux frais de la commune, les travaux reconnus utiles.

(1) Le *Poitou médical* a donné (1889) la relation intéressante d'une petite épidémie de fièvre typhoïde à Lusignan, dans laquelle la maladie a eu pour origine l'infection d'une mare située à 3 mètres des fenêtres d'une ferme dans laquelle on avait lavé les vases d'une vieille femme atteinte de fièvre typhoïde. L'eau de boisson ne pouvait être incriminée, car elle sortait d'un roc élevé et voisin, alimentant tout un hameau où personne ne fut malade.

La dépense est comprise parmi les dépenses obligatoires prévues à l'article 136 de la loi du 5 avril 1884.

Art. 26. — Le maire prescrit aux propriétaires de mares ou fossés à eaux stagnantes établies dans le voisinage des habitations d'avoir, soit à les supprimer, soit à exécuter les travaux ou à prendre les mesures nécessaires pour faire cesser toute cause d'insalubrité.

En cas de refus ou de négligence, le maire dénonce à l'administration préfectorale l'état d'insalubrité constaté. Le préfet, après avis du conseil d'hygiène et du service hydraulique, peut ordonner la suppression de la mare dangereuse ou prescrire que les travaux reconnus nécessaires seront exécutés d'office aux frais du propriétaire après mise en demeure préalable.

Le montant de la dépense est recouvré, comme en matière de contributions directes, sur un rôle rendu exécutoire par le préfet.

Art. 27. — Le préfet peut interdire la vidange des étangs et autres amas d'eau non courante, dans les cas et dans les lieux où cette opération serait de nature à compromettre la salubrité publique.

Ces dispositions législatives ont une importance considérable au point de vue de l'assainissement de nos campagnes.

Elles empêchent les mares au voisinage des habitations, si elles doivent être constituées par les eaux pluviales et ménagères, c'est-à-dire si les premières sont souillées par les secondes. Les mares ne seraient donc possibles qu'au pied de versants indemnes de toutes souillures.

En outre, une disposition inspirée par la loi de 1884 transporte au préfet, après avis de conseils compétents, le pouvoir d'agir soit vis-à-vis de la commune, soit des particuliers.

C'est assurer l'hygiène du sol et des eaux, malgré la négligence municipale ou l'incurie du cultivateur, c'est exciter leur utile action. Il serait désirable que ces sages prescriptions fussent promptement exécutées et qu'un effort du parlement en avançât la promulgation.

Il est à remarquer que le code rural en projet ne se préoccupe pas ici seulement de la salubrité publique, l'intérêt de l'agriculture n'est point méconnu et peut trouver un appui près de l'administration préfectorale.

Celle-ci a, en effet, le pouvoir de tempérer ce que l'autocratie communale, en certains villages redoutable, pourrait avoir de dangereux et d'abusif.

Aussi, la suppression appartient au Préfet seulement et les avis dont il doit s'entourer permettent de ne porter atteinte à aucun des intérêts agricoles en jeu. Le rapporteur du projet de loi, M. le sénateur Paudecerf, fait avec juste raison remarquer que dans certaines contrées absolument privées d'eau pendant la saison d'été, la présence d'une mare, fût-elle boueuse et malpropre, présente une utilité réelle, soit pour les arrosages de jardins, soit pour la fabrication des matières nécessaires aux constructions ou aux réparations, soit pour permettre au besoin d'éteindre un incendie; la suppression d'une mare ne pouvait donc être ordonnée sur une simple plainte; il fallait l'entourer de garanties sérieuses.

Quant à la vidange des mares et étangs, opérations nécessaires parfois, mais qu'il ne faut pas pratiquer indifféremment en tout temps, si le préfet peut l'interdire, il est cependant bon de faire remarquer que les mois dangereux sont seulement ceux des grandes chaleurs, en général août et septembre. Débarrasser les mares des vases, des plantes aquatiques, des débris animaux ou végétaux qui peuvent en former le fond et encombrer les bords, puis rejeter toutes ces matières sur les côtés, comme cela se pratique, est en somme une opération dont le danger est limité à cette saison et dont l'interdiction en d'autres temps n'aurait point de raison d'être.

C'est certainement ainsi que dans la pratique on envisagera plus tard l'interdiction dont parle le Code rural et qui ne peut être absolue.

V. **Fontaines publiques.** — Les fontaines publiques dans les villages se rencontrent le plus ordinairement dans les pays de montagnes, où les sources coulent librement; elles sont un ornement, bien que pour la plupart elles n'aient aucun aspect monumental. Une colonne montante, d'où s'échappent à la partie supérieure des tuyaux qui laissent couler l'eau, une crypte ou bassin recevant ce courant plus ou moins fort selon l'importance du débit. A cette fontaine, on vient s'alimenter, les animaux boivent, souvent aussi on lave le linge; l'eau est courante, le bassin constamment renouvelé et chacun semble apprécier vivement le bénéfice de cette fontaine commune.

Ce que l'on constate ainsi dans les communes des pays de montagnes, n'existe pas dans les plaines. L'eau publique fait défaut et l'on a recours aux puits, aux citernes, aux mares. La nécessité des fontaines publiques est bien évidente; elle est réclamée par tous les hygiénistes et il serait désirable que toutes les communes en fussent dotées. Cette question a attiré plus d'une fois l'attention et au Congrès d'hygiène de 1889, M. Vidal demandait que toutes les communes de notre pays, alimentées par des eaux de puits ou de citernes, fussent *obligées* de rechercher les eaux de source et de les amener au centre des populations agglomérées. Cette obligation en apparence difficilement imposable a été à peu près obtenue en Belgique, à l'aide d'invitations pressantes de l'administration supérieure et de subventions proportionnelles de l'État. D'après M. Wilmotte, le résultat serait excellent et presque toutes les communes rurales seraient pourvues d'une bonne distribution d'eau.

En France, après les inquiétudes causées par le choléra et, avouons-le, après qu'il eût été constaté que presque partout nos villages étaient menacés par leurs puits à tous moments souillés par toutes sortes de déjections; quand on eut démontré que dans mainte bourgade, la fièvre typhoïde n'avait pas d'autre origine que l'eau des puits contaminée par les matières organiques, le Comité consultatif d'hygiène publique appela l'attention sur la nécessité de conserver intacte l'eau potable et le bénéfice des canalisations d'eau publique; des instructions rédigées par M. Pouchet furent adressées à tous les conseils d'hygiène sur la façon méthodique de faire les analyses; on pressa enfin les communes pour qu'elles fissent un effort sérieux d'assainissement en commençant par l'eau. On ne peut pas dire qu'on soit resté absolument insensible à cet appel; car dès 1886, c'est-à-dire deux ans après la circulaire du ministre du commerce, différents conseils d'hygiène étaient appelés à donner leur avis sur 68 projets d'amenée d'eau potable, parmi lesquels 42 étaient destinés à des communes rurales.

Au mois d'avril 1891, M. Monod, directeur de l'Assistance et de l'Hygiène publiques, soumettait au Comité consultatif d'hygiène un rapport (*Journal officiel*, 13 avril 1891) résumant tout ce qui avait été fait jusqu'à cette date. Dans cet important document nous trouvons que sur 333 projets présentés à l'examen du Comité, il y en a 203 appartenant en propre à des communes rurales, c'est-à-dire près des deux tiers. Sur ces 203 projets, 149 sont terminés et les communes intéressées bénéficient actuellement de l'eau potable canalisée et amenée dans des fontaines publiques; 49 sont en voie d'exécution et 14 à l'état de projet. Je laisse de côté ceux en petit nombre dont l'instruction n'est pas terminée, ceux qui ont été repoussés, ou qui sont abandonnés. Il est surtout intéressant de constater ceux qui sont faits ou seront sûrement exécutés. Les 149 projets terminés représentent une dépense de 2145324 francs, soit en moyenne 14400 fr. Les 40 en cours d'exécution sont évalués à 830420 fr., soit en moyenne 20760. Ces chiffres ont leur importance et doivent attirer l'attention. Jusqu'ici dans les travaux exécutés, la dépense a oscillé entre quelques centaines de francs et 60,000 fr., chiffre qui n'a pas été dépassé. Il faut dans des situations particulières certainement tenir compte de cette appréciation en ce qui concerne les petites dépenses; il s'agissait plutôt d'amélioration à un ordre de choses déjà existant que de création de toutes pièces d'un système d'alimentation publique. Notons encore que le fort contingent de ces communes rurales se trouve fourni par quelques départements comme la Drôme, le Gard, la Haute-Saône, la Côte-d'Or, les Vosges, la Haute-Marne, l'Isère, où les conditions topographiques sont particulièremant favorables. Pays de montagnes et de collines où les sources vives peuvent être aisément captées et conduites sans trop de frais.

Là où les terrains seront moins propices, où il faudra faire des emprunts aux eaux souterraines et des puisages difficiles, l'étude même des projets sera plus lente à se produire.

Mais quoi qu'il en soit, le document que nous fait connaître M. Monod est du plus haut intérêt. Il nous prouve qu'il n'y a pas que les villes à se préoccuper de la question des eaux, mais aussi les bourgs et villages

Projets d'amenées d'eau dans les communes rurales (1890).

DÉPARTEMENTS.	COMMUNES.	POPULATION	TRAVAUX			DÉPENSES	
			TERMINÉS.	EN COURS.	EN PROJET.	PRÉVUES.	EFFECTUÉES.
Ain	Germagnat	328	1889	»	»	»	14.887
	Hauteville	779	1888	»	»	»	1.512
	Souclin	456	1889	»	»	»	4.967
	Bellignat	287	1887	»	»	»	6.503
	Marchamp	431	1889	»	»	»	6.211
Hautes-Alpes.	Tallard	965	1889	»	»	»	21.715
	Saint-Crépin	1.079	1889	»	»	»	16.453
	Val-des-Prés	502	1890	»	»	»	23.500
Ariège	Luzenac	413	»	»	En projet.	4.200	»
Aube	Colombe-le-Sec	349	»	En cours.	»	28.680	»
	Beauvoir	199	»	»	»	»	11.534
	Convoguon	567	»	En cours.	»	40.278	»
	Sommeval	326	»	En cours.	»	40.200	»
	Saint-Usage	270	»	»	»	»	»
Aveyron	Sauclières	651	1889	»	»	»	13.163
	Montpaon	939	1887	»	»	»	2.195
	Saint-Beaulize	452	1889	»	»	»	10.000
	Saint-Chély-d'Aubrac	1.867	»	En cours.	»	7.000	»
Territoire de Belfort	Bauvillars	164	»	En cours.	»	14.125	»
Côte-d'Or	Agey	366	1885	»	»	»	10.774
	Gevrolles	415	1886	»	»	»	19.990
	Voulaines	641	1887	»	»	»	19.231
	Montoillot	166	1886	»	»	»	14.931
	Pralon	200	1886	»	»	»	6.920
	Aubigny-la-Ronce	416	1887	»	»	»	19.821
	Châteauneuf	289	1886	»	»	»	24.138
	Bure-les-Templiers	392	1888	»	»	»	8.985
	Bourberain	630	1888	»	»	»	50.000
	Verrey-sous-Salmaize	478	1888	»	»	»	15.601
	Remilly-en-Montagne	306	1889	»	»	»	8.997
	Aloxe-Corton	267	1888	»	»	47.534	50.000
	Chevannay	162	1889	»	»	»	5.271
	Hauteroche	406	1888	»	»	»	10.045
	Nogent-lès-Montbard	238	1889	»	»	»	3.002
	Quincy-le-Vicomte	350	1890	»	»	13.800	15.000
	Echannay	204	1889	»	»	»	2.788
	Trouhaut	229	1890	»	»	8.737	10.000
	Quincerot	105	1890	»	»	2.100	2.500
	Rochefort (haut du Puiset)	210	»	En cours.	»	5.957	»
	Darcey	514	»	En cours.	»	18.113	»
Doubs	Montcey	208	»	En cours.	»		
	Thurey	135	»	En cours.	»	52.863	»
	Valleroy	81	»	En cours.	»		
	Vernier-Fontaine	486	»	»	En projet.	31.500	»
	Cussey-sur-l'Ognon	230	»	En cours.	»	62.723	»
Drôme	Lusans	103	»	»	En projet.	7.500	»
	La Charce	162	1887	»	»	»	5.094
	Rochebrune	217	1887	»	»	»	1.715

Projets d'amenées d'eau dans les communes rurales (1890) (suite).

DÉPARTEMENTS.	COMMUNES.	POPULATION	TRAVAUX TERMINÉS.	TRAVAUX EN COURS.	TRAVAUX EN PROJET.	DÉPENSES PRÉVUES.	DÉPENSES EFFECTUÉES.
Drôme	Beausemblant	903	1885	»	»	»	3.105
	Puy-Saint-Martin	781	1888	»	»	»	503
	Roynac	601	1887	»	»	»	9.992
	Treschenu	»	1887	»	»	»	6.518
	(Hameau d'Archane)	564	1889	»	»	»	5.432
	Poët-Laval	902	1888	»	»	»	466
	Reilhauette	371	1888	»	»	»	2.589
	Saint-Sauveur	397	1888	»	»	»	1.258
	Vercheny	315	1890	»	»	»	»
	Roussas	356	1887	»	»	»	1.600
	Vallourie	520	1889	»	»	»	10.270
	Montaulieu	184	1888	»	»	»	2.106
	Marches	538	1889	»	»	»	1.674
	Parnans	644	1890	»	»	»	575
	Saint-Martin-en-Vercors	901	1888	»	»	»	2.000
	Solerieux	322	1889	»	»	»	1.995
	Lus-la-Croix-Haute (hameau Lucettes)	1.484	1890	»	»	»	4.670
	Roche-sur-le-Buis	520	1889	»	»	»	200
	La Baume-de-Transit	681	»	En cours.	»	7.500	»
	Pont-de-Sarret	708	»	En cours.	»	11.500	»
	Rochechinard	310	»	En cours.	»	172	»
Gard	Saint-Maurice-de-Cazevieille (Alais)	515	1887	»	»	»	10.000
	Seynes (Alais)	247	1886	»	»	»	7.500
	Dious (Uzès)	573	1886	»	»	»	20.419
	Le Pin (Uzès)	317	1888	»	»	»	9.682
	Sainte-Anastasie (Uzès)	876	»	»	»	21.000	16.462
	Collias (Uzès)	645	1888	»	»	»	59.600
	Verfeuil (Uzès)	628	1889	»	»	»	32.556
	Aulas (Vigan)	865	1889	»	»	»	10.004
	Canaules (Vigan)	399	1889	»	»	»	18.000
	Lanuéjols (Vigan)	1.104	»	»	En projet.	»	»
	Montpezat	436	1890	»	»	22.000	22.000
	Vaurargues (hameau de) (Alais)	247	1890	»	»	»	1.800
	La Calmette (Uzès)	900	»	En cours.	»	49.600	»
	Remoulins (Uzès)	1.350	»	»	En projet.	52.000	»
	Corconne (Vigan)	504	»	En cours.	»	53.000	»
	Saint-Sauveur-des Pourcils (Vigan)	467	»	En cours.	»	»	12.555
	Aveze (Vigan)	1.153	»	»	En projet.	5.560	»
	Brouzet-les-Alais (Alais)	543	»	»	En projet.	»	»
	Mancioux	437	1886	»	»	»	6.041
Haute-Garonne.	Blagnac	1.897	1888	»	»	»	29.500
	Mauran	306	1887	»	»	»	1.544
Hérault	Le Poujol	1.050	»	En cours.	»	26.000	»
	Felnies-Hautpoul	754	»	En cours.	»	30.000	»
Indre	Saint-Benoît-du-Sault	1.112	1890	»	»	»	47.541

Projets d'amenées d'eau dans les communes rurales (1890) (suite).

DÉPARTEMENTS.	COMMUNES.	POPULATION	TRAVAUX			DÉPENSES	
			TERMINÉS.	EN COURS.	EN PROJET.	PRÉVUES.	EFFECTUÉES.
Isère	Livet et Gavet	1.252	1890	»	»	»	21.000
	Sardieux	737	1887	»	»	»	24.949
	Thodure	988	1890	»	»	»	7.223
	Cessieu	1.532	1886	»	»	»	4.226
	Chatomay	1.938	1886	»	»	»	3.053
	Mépieu	517	1885	»	»	»	1.100
	Prébois	306	1885	»	»	»	3.000
	Saint-Pierre-de-Cherennes	378	1887	»	»	»	8.328
	Artas	1.052	1887	»	»	»	11.462
	Commelle	632	1887	»	»	»	11.462
	Réaumont	786	1889	»	»	»	1.000
	Revel-Tourdan	788	»	En cours.	»	12.000	»
	Mizoën	473	1889	»	»	»	2.560
	Varacieux	1.131	1888	»	»	»	20.674
Jura	Beaufort	1.298	»	En cours.	»	39.252	»
	Le Bouchaud	270	»	»	En projet.	»	»
Loire	Fraisses	1.538	»	»	En projet.	»	»
	Saint-Victor-sur-Loire	1.121	»	En cours.	»	11.500	»
	Sorbier	1.974	1887	»	»	»	10.000
	Cervières	375	1887	»	»	»	5.250
	Saint-Nizier-de-Fornas	1.080	1887	»	»	»	210
	L'Etrat	1.800	»	En cours.	»	19.530	»
	Saint-Julien-Molin-Molette	1.834	»	»	En projet.	»	»
Maine-et-Loire.	Montrevault	847	1891	»	»	»	13.400
Manche	La Haye-Pesnel	1.009	1887	»	»	»	40.700
Haute-Marne.	Bize	203	1886	»	»	»	5.702
	Montrangeon	214	1888	»	»	»	7.033
	Poinsenot	133	1886	»	»	»	7.789
	Ambouville	413	1887	»	»	»	24.741
	Hacourt	116	1886	»	»	»	6.051
	Oudincourt	334	»	»	En projet.	10.000	»
	Noidant-Chatenay	241	1887	»	»	»	1.180
	Le Pailly	308	1887	»	»	»	12.194
	Auberive	723	1889	»	»	»	27.060
	Charmes-les-Langres	243	1889	»	»	»	11.269
	Rolampont	1.249	1888	»	»	»	33.354
	Voisines	225	1888	»	»	»	4.584
	La Ferté-sur-Aube.	994	1890	»	»	»	54.180
	Vesvres-sur-Chalancey	144	1890	»	»	»	3.213
	Gillaumé	71	»	»	En projet.	4.426	»
	Torcenay	426	»	En cours.	»	12.450	»
	Bologne	1.036	»	En cours.	»	31.000	»
Meurthe-et-Moselle.	Arnaville	797	1885	»	»	»	25.000
	Thaucourt	1.474	1886	»	»	»	71.459
	Ancervilles	625	1886	»	»	»	17.142
	Circy	2.334	1886	»	»	»	9.059
	Neuvilles-les-Badouvilles	240	1886	»	»	»	14.000
	Laitre-sous-Amance	336	1888	»	»	»	5.286

Projets d'amenées d'eau dans les communes rurales (1890) (suite).

DÉPARTEMENTS.	COMMUNES.	POPULATION	TRAVAUX TERMINÉS.	TRAVAUX EN COURS.	TRAVAUX EN PROJET	DÉPENSES PRÉVUES.	DÉPENSES EFFECTUÉES.
Meurthe-et-Moselle...	Liverdun.........	1.410	1888	»	»	»	21.947
	Réméréville......	499	1889	»	»	»	8.547
	Bulligny.........	688	1889	»	»	»	11.500
	Vannes-le-Châtel.	719	1890	»	»	»	20.087
Meuse.......	Maloncourt......	1.017	»	En cours.	»	26.537	»
Nièvre.......	Saint-Révérien...	854	»	En cours.	»	30.045	»
Oise..........	Pierrefonds......	1.735	1887	»	»	»	15.000
Puy-de-Dôme.	Mont-Dore.......	1.795	1889	»	»	»	30.200
Htes-Pyrénées.	Ourde...........	232	»	»	En projet.	»	»
Pyrénées-Orientales....	Arboussols.......	191	1886	»	»	»	6.683
	Corbère..........	737	1890	»	»	»	13.458
Haute-Saône.	Colombier.......	709	1888	»	»	»	9.177
	Fontenoy-les-Montbozon..........	432	1887	»	»	»	9.261
	Lavigney.........	321	1888	»	»	»	52.752
	Senoncourt......	505	»	En cours.	»	12.872	»
	Chaumercenne....	308	1887	»	»	»	10.542
	Echenaus........	210	1886	»	»	»	6.054
	Frahier..........	1.312	1888	»	»	»	39.662
	Aulx-les-Cromary.	116	»	En cours.	»	11.060	»
	Charcenne.......	536	1890	»	»	»	51.358
	Chatenois........	271	1888	»	»	»	3.054
	Augicourt........	414	1889	»	»	»	16.580
	Colombotte.......	142	1889	»	»	»	2.962
	Morey...........	685	1890	»	»	»	6.505
	Colombe-lès-Bithaine.........	122	»	En cours.	»	3.500	»
	Crevons..........	280	»	En cours.	»	11.561	»
	Port-sur-Saône...	1.760	»	En cours.	»	39.740	»
	Mollans..........	613	»	En cours.	»	4.549	»
	Beaujeux.........	892	»	En cours.	»	17.151	»
	Gevigney-Mercey..	785	»	En cours.	»	9.808	»
	Comberjon.......	171	»	En cours.	»	9.357	»
Savoie.......	Grézy-sur-Isère..	1.405	1889	»	»	»	2.650
	Saint-Jeoire......	593	1890	»	»	»	14.550
	Drumettaz-Clarafond...........	1.893	»	En cours.	»	14.300	»
	Mercury-Gémilly..	754	1887	»	»	»	1.500
	Cevins...........	579	»	En cours.	»	2.240	»
	Sainte-Hélène-des Millières.......	1.271	1889	»	»	»	8.350
	Les Molettes.....	508	»	En cours.	»	9.065	»
Seine-et-Marne.	Villeparisis......	853	»	En cours.	»	45.000	»
Seine-et-Oise.	Franconville......	1.525	1890	»	»	»	26.100
Seine-Infér...	Buchy...........	797	1890	»	»	»	84.500
Vaucluse.....	Goult...........	1.247	1886	»	»	»	1.300
	Lauris...........	1 519	1885	»	»	»	1.995
	Murs...........	528	1888	»	»	»	952
	Grillon..........	1.180	1889	»	»	»	1.036
	Vedènes.........	1.747	»	»	En projet.	»	»
Vosges.......	Charmois l'Orgueilleux.......	1.225	1887	»	»	»	6.451
	Chatenois........	1.285	1888	»	»	»	12.600
	Frain...........	578	1885		»	»	5.572
	Saint-Ouen-lès-Parey.........	281	1886	»	»	»	25.000

Projets d'amenées d'eau dans les communes rurales (1890) (suite)

DÉPARTEMENTS.	COMMUNES.	POPULATION	TRAVAUX			DÉPENSES	
			TERMINÉS.	EN COURS.	EN PROJET.	PRÉVUES.	EFFECTUÉES.
Vosges	Montmolier	140	1887	»	»	»	32.769
	Saint-Pierremont	298	1886	»	»	»	19.309
	Grignoncourt	218	1886	»	»	»	21.043
	Jubainville	239	1887	»	»	»	6.790
	Lamarche	1.664	1888	»	»	»	10.580
	Médouville	300	1887	»	»	»	18.338
	Vaudoncourt	211	1887	»	»	»	21.000
	Les Forges	1.453	1887	»	»	»	19.537
	Estrennes	272	1887	»	»	»	3.402
	Durney	1.604	1889	»	»	»	57.804
	Gorhey	150	1889	»	»	»	7.300
	Sauville	625	1888	»	»	»	25.000
	Senaide	844	1888	»	»	»	7.952
	Golbey	1.520	1890	»	»	»	18.675
	Saint-Menge	270	»	»	En projet.	2.742	»

et que la campagne entreprise en faveur de l'assainissement de l'eau et de la création d'un bon système d'alimentation publique par le ministre du commerce et le Comité consultatif d'hygiène en 1884 a amené quelques résultats.

Ce mouvement a, sans aucun doute, une véritable valeur et prouve que les campagnes comprennent mieux qu'autrefois l'importance de cette création. Les projets déjà faits ou encore en exécution ne représentent par rapport à nos 34 885 communes rurales, qu'un nombre bien restreint. La difficulté redoutable devant laquelle les meilleures volontés viendront probablement échouer sera assurément la misère des budgets ruraux. Les petites communes se sont fortement imposées pour leurs chemins, pour leurs écoles, pour des constructions; n'ayant que la ressource des centimes additionnels, et de peu de valeur, elles ne peuvent encore supporter des frais qui n'ont pas dans le monde rural un véritable caractère d'urgence et surtout n'ont rien d'obligatoire. Comment pourrait-on obvier à ce grave inconvénient? Il ne nous appartient pas de le dire; mais la Belgique nous a donné un exemple évidemment bon à suivre. Des subventions proportionnelles pour les amenées d'eau dans les communes auraient un résultat probablement comparable à celui obtenu pour la création des écoles publiques; elles en faciliteraient singulièrement l'extension; il n'est pas douteux que ce serait un grand bénéfice pour la santé publique. Pourra-t-on aussi aller jusqu'à la distribution d'eau dans les habitations et pourvoir à tous les besoins? Il est encore vraisemblable que dans la plus grande partie de nos communes rurales, cette distribution ne pourra être qu'exceptionnellement accordée. La consommation nécessaire aux animaux, celle qui serait faite pour les cultures maraîchères et les jardins, nécessiteraient une abondance que toutes les sources ou les nappes souterraines ne pourraient donner.

C'est sans doute l'idéal où il est désirable d'arriver; c'est peut-être même le moyen de réussir, car le paysan appréciera plus encore pour les animaux que pour lui-même le profit d'un abreuvoir alimenté par un simple robinet, sans qu'on ait la peine de puiser l'eau ou qu'on soit obligé de mener loin les bestiaux.

Mais, à la campagne, il faut savoir borner ses désirs; ce serait déjà une amélioration considérable que l'on pût faire disparaître les puits communs ou privés dans toutes les agglomérations et les remplacer par un certain nombre de fontaines publiques. Elles doivent au village être installées de façon à répondre aux divers besoins des cultivateurs. Ce qui se passe dans les pays de montagnes, avec les fontaines à eau courante nous en donne une idée exacte; en même temps l'on conçoit ce qui est à éviter.

La borne-fontaine de nos villes ne présenterait aucune des commodités demandées; tout au moins, elle devrait être élevée de manière à pouvoir servir à alimenter des petits abreuvoirs à l'usage des bestiaux. Les abords en doivent être soigneusement pavés ou dallés, et l'écoulement assuré de manière à ce qu'il n'y ait tout autour aucun cloaque, aucun dépôt. Les lavages de linge doivent être défendus absolument, quelle qu'en soit la quantité. La raison en est que, malgré les soins qu'on pourra apporter à l'entretien des abords de la fontaine, des eaux résiduaires peuvent séjourner dans une petite anfructuosité, dans les inégalités du pavage, y laisser quelques germes que d'autres personnes trouveront moyen de véhiculer avec leurs seaux ou autrement. Que le danger soit moindre qu'avec les puits largement ouverts à toutes les eaux sales qui séjournent autour, s'infiltrent dans le sol et souillent l'eau, il peut encore être à craindre et justifie l'éloignement de la fontaine de manipulations qui, répétées, seraient certainement préjudiciables.

L'abreuvoir peut être condamné par les vétérinaires qui penseront qu'au point de vue de l'hygiène des animaux, il serait préférable qu'il n'y eût là aucune communauté. En principe, cela est absolument exact et nous ne prétendons pas soutenir une opinion contraire. Mais, sera-t-il possible d'empêcher les propriétaires voisins de la fontaine de profiter de cette promiscuité pour s'épargner le transport de l'eau, et d'autre part combien ce transport serait pénible pour les cultivateurs éloignés de la fontaine. L'ennui d'aller chercher l'eau, le temps ou les bras nécessaires à ce transport faisant défaut, on trouvera plus simple de conserver l'usage du puits de la maison, et si cette eau sert aux besoins des animaux il y a chance aussi qu'elle soit utilisée pour ceux de la maison; c'est donc dans bien des cas, malgré l'établissement d'une fontaine publique, le retour à l'ancien état de choses et avec lui les craintes possibles de souillures dangereuses.

La création d'abreuvoirs isolés des fontaines est évidemment meilleure et, en économisant le temps du cultivateur, elle favorisera l'abandon des puits. Ces abreuvoirs peuvent être de petites dimensions et disposés de façon à ne gêner en aucune manière la circulation. Ils présentent aussi cet avantage que, dans les déplacements de quelque importance, le paysan sera heureux de trouver sur sa route une fontaine où il pourra abreuver son cheval; il emporte bien dans ces cas la nourriture de l'animal, mais non la boisson. A l'heure actuelle, avec les moyens de locomotion plus faciles, les transports fréquents de toute nature sont choses graves pour le cultivateur.

Les considérations qui précèdent semblent s'adresser plus à l'avenir qu'au présent, en ce sens que les eaux publiques et les fontaines sont encore l'exception et que ce progrès considérable dans l'hygiène rurale commence à peine.

Mais ce que nous demandons pour les fontaines publiques à créer, doit être exigé également de celles existant actuellement, et ces exigences doivent être variables selon leurs dispositions particulières, le débit de l'eau, la position de la fontaine au haut ou au bas du village, suivant aussi la possibilité de la souillure des eaux.

Là où les eaux courantes sont abondantes, les terrains fortement inclinés, comme dans les pays de montagnes, la tolérance peut être plus grande; on se heurterait aussi, disons-le, à des habitudes depuis longtemps acquises. Si le débit de la source est faible, parfois intermittent, la rigueur est nécessaire; là les lavages seront proscrits, et si des lavoirs existent, ils doivent être éloignés; les abords de la fontaine seront plus particulièrement soignés et le bassin ou petit réservoir sera l'objet d'une attentive surveillance; il ne doit servir qu'aux animaux et non à toutes sortes d'usages.

La police des fontaines publiques appartient au maire (1).

La conséquence nécessaire de l'établissement de fontaines publiques, que le débit soit constant, ou que la fontaine ne donne son eau qu'au moment des besoins, est de produire sur la voie publique un écoulement d'eau plus ou moins important, provenant du fait seul des prises successivement faites par les habitants.

(1) Les maires peuvent défendre par des arrêtés de laver du linge, du fil, des herbages et autres objets dans les bassins des *fontaines publiques*, de rincer des tonneaux et autres vases, d'y mener boire des chevaux et bestiaux.

Ils peuvent également défendre de conduire aux *abreuvoirs publics* ruraux plus de deux ou trois chevaux à la fois, sauf aux cochers et aux palefreniers de la poste qui peuvent en mener quatre; d'y mener des chevaux ou autres bestiaux pendant la nuit, d'y laver du linge, d'y jeter des ordures et immondices, d'y conduire des animaux atteints de maladies contagieuses, exiger qu'aucune femme n'y conduise des chevaux ou bestiaux et que les hommes chargés de ce soin aient au moins 18 ans. — Code rural, Croos (*Petite Encyclopédie juridique*).

Il faut veiller à ce que cette eau s'écoule librement sans former des amas incommodes, où peuvent venir barboter les animaux de basse-cour ou errants. Des caniveaux, de bons ruisseaux doivent partir de la fontaine et rejoindre ceux qui dans la traversée du village emportent les eaux pluviales.

VI. Champs de foire. — C'est encore comme dépendance de la voie publique qu'il faut envisager les lieux affectés à la campagne à la tenue des foires et marchés et qu'on appelle champs de foire. Dans les villages peu importants, surtout si la foire ou le marché n'a pas grande renommée, c'est souvent la place du village qui en est le siège; d'autres fois, c'est un terrain communal à l'extrémité du bourg, quelquefois une propriété privée obligeamment cédée pour cet usage. Quel que soit le lieu occupé, il peut être fâcheusement influencé par la présence accidentelle des animaux ainsi que des baladins. C'est là une question d'importance variable suivant la localité. Mais il est certaines foires aux chevaux, aux bestiaux très fréquentées, même dans des bourgs peu populeux et dont il faut avoir souci. Le Code rural en projet contient à ce sujet quelques dispositions qui complètent avantageusement la loi de police sanitaire de 1881, et précisent les devoirs des maires en matière de surveillance.

Art. 65. — Les communes dans lesquelles il existe des foires et marchés aux chevaux et aux bestiaux, des abattoirs et des clos d'équarrissage seront tenues de préposer à leurs frais, et sauf à le rembourser par l'établissement d'une taxe sur les animaux amenés, un ou plusieurs vétérinaires pour l'inspection des animaux qui y sont conduits.

Cette dépense est obligatoire pour la commune.

Art. 70. — Les maires veillent à ce qu'aussitôt après chaque tenue de foire ou de marché, le sol des halles, des marchés, des champs de foire, celui des hangars et étables, des parcs de comptage, la plate-forme des ponts à bascule et tous autres emplacements où les bestiaux ont stationné, ainsi que les lisses, les boucles d'attachement et toutes parties en élévation qu'ils ont pu souiller soient nettoyés et désinfectés.

Ces dispositions indiquent que la surveillance des maires doit s'exercer d'une part sur les animaux, de l'autre sur les lieux mêmes où ils séjournent; à un vétérinaire spécialement destiné à cet effet le soin particulier des animaux, au maire seul celui des lieux et aussi des *parties en élévation*, barrières, etc., qui y sont affectés d'une manière permanente.

La justification de ces mesures que le législateur prévoit si nécessaires pour la campagne n'est pas à faire.

Le danger de la contagion de certaines maladies est trop certain et trop connu même des agriculteurs pour qu'il faille insister sur ce point. Un marché bien tenu, un champ de foire soigné peuvent avoir une heureuse influence sur la prospérité de ces assemblées, auxquelles le paysan tient beaucoup. Nous les examinerons plus tard au point de vue de l'action qu'elles exercent sur l'état moral de nos campagnes, et à ce moment nous signalerons les inconvénients qui naissent non pas seulement des animaux, mais aussi de l'homme lui-même.

ARTICLE II. — LA VOIRIE.

Nous avons dit plus haut pourquoi, en nous occupant de la voie publique, nous ne voulions d'abord parler que des souillures qui lui pouvaient être faites, réservant pour en faire l'objet d'un examen spécial, la voie elle-même, c'est-à-dire le chemin.

C'est sous le terme générique de *voirie* que nous réunissons par conséquent ce qui touche à ce sujet.

La vicinalité semble échapper à l'hygiène, et en fait il en est peu question dans tous nos traités spéciaux; en effet, on peut envisager les chemins comme ne servant que temporairement à l'homme et incapables dans cet usage passager de troubler sa santé. D'une manière générale, cette assertion est vraie; mais quand il s'agit de la campagne, de nos groupes ruraux, il n'en est plus de même.

Les rues de nos villages sont des chemins; chemins aussi les voies qui relient les hameaux entre eux, celles qui mettent en rapport les fermes, les domaines, les maisons d'habitation isolées. Ces chemins ont une importance capitale au point de vue des échanges, du transport des matières, du travail rural, des bestiaux, etc.; c'est la prospérité du pays.

La vie y est active; ils attirent près d'eux l'habitation rurale pour faciliter le travail; les souillures y sont multiples et l'hygiène doit se préoccuper vivement de leurs conditions d'installation, d'entretien, et des conséquences de leur mauvais état.

Le souci qu'à la ville on prend de la rue, on doit l'avoir à la campagne pour le chemin, en y apportant toutefois un certain tempérament et sans tomber dans des exagérations ridicules.

Le paysan a sur ce point toute une éducation à faire; il n'a point été habitué à considérer le chemin autrement que comme un accessoire de son travail; il n'a pas songé qu'il pouvait être souvent, par sa propre faute, une occasion de maladie, soit en y laissant croupir des eaux, soit en l'obstruant de matières putrescibles. L'hygiène ne doit pas se désintéresser d'une telle question, et si elle peut apprendre au cultivateur le respect de la voirie, elle lui aura rendu le plus grand service.

De tout temps, les paysans ont souffert du mauvais état des routes, de l'insuffisance des moyens de communication; s'ils se plaignaient, on ne les écoutait guère.

Après la Révolution, les décrets de l'Assemblée constituante, le Code rural de 1791, créèrent la grande et la petite voirie. Et avec l'arrêté du 4 thermidor an X naquit la prestation en nature. Mais, fait à noter, car il démontre que l'esprit du paysan ne s'est pas tout à fait modifié sur certains points, et qu'on le retrouve encore aujourd'hui tel qu'il était autrefois, en 1818, un incident survint à propos des prestations. On discuta la question de savoir si elles devaient être prescrites par ordonnances royales ou par de simples arrêtés préfectoraux. Pendant ces discussions, elles ne se firent point, les routes arrivèrent à un tel état de dégradation que les exploitations agricoles n'étaient plus possibles. La loi de 1824 parut et, tout en posant le principe des prestations en nature, elle eut le tort de s'en remettre à la sagesse des conseils municipaux dont le vote devenait facultatif pour l'imposition. Les conseils municipaux, mus par un sentiment étroit, plus préoccupés des charges auxquelles les chemins les assujettissaient que des avantages à retirer du bon état de la viabilité, s'abstinrent de voter les prestations et la loi de 1824 fut inefficace. La loi de 1836 sur les chemins vicinaux vint réparer le mal et transformer la faculté en obligation. Le règlement de 1836, celui de 1854 ont expliqué la loi dont les principales dispositions subsistent encore, et enfin la loi de 1881 est venue régler la situation des chemins ruraux.

Ce sont là les principales dispositions législatives concernant la vicinalité, et tout le monde en connaît les principes.

On sait aussi la distinction qu'on fait actuellement entre la grande et la petite voirie.

La *grande voirie* comprend les routes nationales et départementales stratégiques, les chemins de fer, les fleuves et rivières navigables ou flottables, les ports et rades de commerce, les places et rues des villes, bourgs ou villages formant le prolongement des routes; dans la *petite voirie* sont rangés les chemins vicinaux, les cours d'eau non navigables, les chemins ruraux, autrement dit toutes les voies de communication n'appartenant pas à la première catégorie.

On fait aussi une distinction entre la *voirie urbaine* qui comprend toutes les voies situées dans l'intérieur des villes, bourgs ou villages, les rues, places, avenues, promenades, etc., et la *voirie rurale* réservée aux voies hors l'agglomération, c'est-à-dire les chemins vicinaux et ruraux.

Mais, à part Paris, dont toutes les rues font partie de la grande voirie, la voirie urbaine de nos villes et même de nos villages comprend, avec cette distinction, des voies appartenant les unes à la grande voirie, les autres à la petite.

La distinction administrative entre grande et petite voirie est la plus usitée et elle a son importance, surtout pour la surveillance, ce qui intéresse particulièrement l'hygiène.

I. **Grande voirie.** — Nous n'insisterons pas sur la grande voirie; la confection et l'entretien des routes nationales et départementales sont confiés à un corps spécial d'ingénieurs ayant sous leurs ordres un nombreux personnel, et les routes sont partout l'objet d'une surveillance attentive. Contre les empiètements qui y peuvent être faits, contre les dangers que l'industrie pourrait apporter par son voisinage, contre les menaces dont les eaux souillées seraient susceptibles par rapport aux cours d'eau ou à leur écoulement naturel, l'État se défend lui-même et les agents qui le représentent savent à fond les lois et règlements qui leur donnent le droit et les moyens de protéger les routes.

Dans le cas où l'État, c'est-à-dire l'administration préfectorale, oublierait ses devoirs et négligerait ses routes, les conseils généraux, dans leurs sessions bisannuelles, ne manqueraient pas de se faire les interprètes des électeurs intéressés à la bonne tenue et à la conservation des routes. Nous n'avons nulle crainte à avoir de ce côté.

II. **Petite voirie.** — La petite voirie, c'est-à-dire les chemins vicinaux et ruraux, peut être plus sujette à infraction et doit nous occuper davantage.

A. Chemins vicinaux. — Les chemins vicinaux se divisent ainsi : 1° chemins de *grande communication;* 2° chemins de moyenne communication ou d'*intérêt commun;* 3° chemins vicinaux ordinaires, dans lesquels on a créé un réseau *subventionné.*

Ces distinctions ont été établies pour mettre de l'ordre dans l'exécution des travaux et la répartition des dépenses; cette grosse question de classement et de déclassement des chemins a bien souvent agité les hommes politiques de nos campagnes; somme toute, c'est peut-être grâce à ce système de sélection et de classement que l'on est arrivé à faire peu à peu les divers réseaux et à doter nos départements d'un ensemble de voies et de communications qui est vraiment très remarquable. Il peut braver les critiques qui lui ont été adressées et qu'on lui jette parfois dans les assemblées départementales, où les chemins jouent un grand rôle, non seulement au point de vue financier, mais aussi politique, ou même électoral (De Crisenoy).

La police de la voirie vicinale a, surtout pour nous, un intérêt considérable; elle a pour but, non seulement d'assurer la conservation des chemins vicinaux, la liberté et la sécurité de l'usage auquel ils sont destinés, mais encore de rechercher, constater et poursuivre la répression des contraventions aux lois et règlements qui les régissent.

Les mesures qu'elle comprend sont :

1° Le plan d'alignement;

2° Les alignements individuels;

3° Les travaux à exécuter aux murs ou autres constructions contiguës à la voie publique;

4° Les plantations;

5° Les fossés appartenant aux particuliers;

6° Divers ouvrages joignant ou traversant les chemins vicinaux;

7° L'écoulement naturel des eaux;

8° Certaines prohibitions de faits qui auraient pour résultat, soit d'usurper les chemins ou leurs dépendances, soit de les détériorer.

Nous nous arrêterons à quelques-unes d'entre elles, intéressant plus particulièrement l'hygiène publique : les fossés et l'écoulement des eaux.

Les propriétaires riverains ne peuvent ouvrir des fossés, sur leurs fonds, le long d'un chemin vicinal, sans y être préalablement autorisés. Cette autorisation est accordée dans les mêmes formes, avec les mêmes voies de recours que l'alignement individuel et par le fonctionnaire auquel il appartient de délivrer ledit alignement pour les constructions à élever en bordure des chemins dont il s'agit. Le règlement du service vicinal de chaque département fixe la distance à observer entre les fossés et les limites du chemin. Les fossés doivent toujours avoir un talus d'un mètre de base, au moins pour un mètre de hauteur. Tout propriétaire qui a fait ouvrir des fossés sur son terrain, le long d'un chemin vicinal, est tenu de l'entretenir de manière à empêcher que les eaux ne nuisent à la viabilité du chemin.

On doit recevoir les eaux qui découlent des chemins, et les propriétaires ne peuvent faire aucune œuvre qui tende à empêcher le libre écoulement des eaux qu'ils sont tenus de recevoir et à les faire séjourner ou refluer sur le sol des chemins.

La police de la voirie vicinale s'étend encore à tout ce qui concerne la liberté et la sécurité de la circulation. Il y a des mesures qui sont relatives aux voitures et aux attelages et qui ont pour but de prévenir les accidents de personnes ou d'animaux.

Leur utilité ne se discute pas; mais à la campagne l'observation est peu rigoureuse et les infractions nombreuses; les contraventions constatées n'en représentent qu'une petite partie. Le paysan est coutumier du fait, tout autant que les voituriers ou charretiers de profession. Il peut quelquefois pécher par ignorance, il est vrai, et c'est pour cela qu'il serait utile de lui faire connaître la loi et les règlements sur ce point.

D'autres mesures concernent les stationnements de troupeaux, de voitures, les encombrements produits par le dépôt provisoire ou quasi-permanent de machines ou d'instruments agricoles, de matériaux de toutes sortes provenant des fonds voisins; quelques-unes ont pour but d'empêcher tout dommage aux chemins par les travaux de voisinage, comme construction ou excavation, en prescrivant les conditions de ces travaux et la distance réglementaire à laquelle ils peuvent être entrepris. Nous ne faisons que les rappeler ici et nous donnerons à la *police sanitaire rurale* des explications plus complètes sur ce sujet.

B. Chemins ruraux. — Les chemins ruraux nous intéressent surtout; ils ont eu quelque peine à prendre une existence légale et à se faire une part dans la voirie classée ainsi que l'explique nettement M. de Crisenoy en faisant leur histoire (1).

« Les ressources spéciales crées par la loi de 1836, dit-il, étaient en effet exclusivement réservées aux chemins vicinaux ; il fut même décidé plus tard, conformément à deux avis du conseil d'État, que les communes ne pouvaient recourir pour les travaux des chemins ruraux, ni à l'expropriation, ni à des emprunts, ni à des impositions extraordinaires, et n'étaient autorisés à y affecter que les ressources provenant de souscriptions volontaires ou d'excédents des ressources ordinaires sur les dépenses obligatoires.

« C'était en quelque sorte mettre les chemins ruraux hors la loi, déclarer qu'en aucun cas, ils ne pourraient être considérés comme représentant un intérêt communal, doctrine dont on ne s'explique guère la rigueur, si ce n'est par cette tendance à réglementer, à prohiber, à entraver la liberté d'action la plus inoffensive, qui est un des défauts du caractère français.

« Cependant, à mesure que le réseau vicinal s'achevait, l'importance des chemins ruraux qui le complètent sur bien des points apparaissait davantage ; il en est toujours ainsi : à quoi bon faire des sacrifices pour mettre en état des chemins qui n'aboutissent à rien ? Mais à mesure que les débouchés se rapprochent, tout ce qui y conduit prend de l'intérêt. Une ligne de chemin de fer, une station nouvelle apportent la vie aux chemins vicinaux qui l'avoisinent, et chacun de ces chemins, mis en état de viabilité, donne à son tour de l'importance aux chemins ruraux qui y accèdent. Or, en l'absence de toute disposition législative, les communes se trouvaient dans l'impossibilité absolue de rien faire pour ces chemins, même de les protéger contre les empiètements, et des riverains ne pouvaient s'associer régulièrement pour entretenir à leurs frais tel chemin qui leur était indispensable.

« Les inconvénients de cet état de choses furent signalés avec assez de persistance lors de l'enquête agricole pour que le gouvernement crût devoir y porter son attention et comprendre la question dans le projet de Code rural qu'il déposa en 1870 sur le bureau de la Chambre.

« Les événements ne permirent pas d'y donner suite alors, mais une autre loi, qui fut votée cette même année et promulguée le 27 juillet, permit aux communes de porter sur leurs chemins ruraux, avec l'autorisation du Conseil général, l'excédent de leurs prestations disponibles, dans la limite du tiers de leur total. Il y avait là une indication, un jalon pour l'avenir, plutôt qu'une ressource bien efficace dans le présent, et les communes n'en restaient pas moins très dépourvues de moyens de protéger le sol de leurs chemins ruraux ; car les états de reconnaissance de

1. De Crisenoy, *les Résultats de l'application de la loi du 20 août 1881 sur les chemins ruraux*, 1886, Paris.

1839, dressés en vertu d'une simple circulaire ministérielle (circulaire Duchatel) ne constituaient pas un titre de nature à mettre à l'abri de toute contestation leurs droits de propriété ou de possession. »

Après la guerre, l'Assemblée nationale reprit l'étude du Code rural et demanda que les dispositions concernant les chemins ruraux fussent détachées de l'ensemble, revisées par le gouvernement et présentées à sa délibération. Le projet déposé par le ministre de l'agriculture en 1876 fut voté par le Sénat en 1878 et par la Chambre des députés en 1881 ; il est devenu la loi du 20 août 1881.

Nous ne retracerons ici que les grandes lignes de la loi.

La loi énumère les privilèges accordés aux chemins ruraux reconnus et règle les formalités à remplir pour s'en assurer le bénéfice.

Les privilèges sont : 1° Prise de possession et imprescriptibilité des chemins;

2° Faculté pour les communes de créer en leur faveur des ressources spéciales, une journée de prestation ou trois centimes et de réclamer des subventions industrielles pour dégradations;

3° Faculté pour les intéressés de se réunir en syndicats dans le but de pourvoir à la construction et à l'entretien des chemins que la commune ne croirait pas devoir prendre à sa charge.

Les formalités sont assez compliquées afin de sauvegarder tous les intérêts. L'initiative de la demande appartient aux conseils municipaux. Des règlements généraux, établis par les préfets d'après un règlement modèle émané du ministre de l'intérieur en 1883, expliquent les conditions des plans d'ensemble et des demandes de reconnaissance.

Une chose importante à signaler, relativement aux frais de confection de ces plans qui sont lourds pour les communes, c'est qu'il est permis de les dresser d'une façon sommaire, en se bornant par exemple à reviser et à compléter les plans d'assemblage au dix-millième du cadastre et en inscrivant sur chaque parcelle un numéro correspondant à l'état nominatif des propriétaires riverains. La loi de 1881 est une loi facultative et non obligatoire.

Au point de vue de l'application, cette loi n'a pas encore donné tous les résultats qu'on en attendait; de grandes différences existent entre les départements. « Ici l'œuvre de la loi, dit M. de Crisenoy, est presque achevée (Vosges), tant on l'a prise à cœur dès le début; là on a tardé, tâtonné, discuté, mais on a fini par s'y mettre; autre part on n'a rien fait et l'on s'est figuré qu'il n'y avait rien à faire ; dans quelques départements on ne paraît même pas avoir lu attentivement la loi; en tout cas, on ne l'a pas comprise et nous sommes convaincu que, dans la plupart des communes de France, on en est encore à ignorer jusqu'à l'existence de la loi de 1881, à plus forte raison ignore-t-on les avantages que l'on pourrait en tirer, puisque des administrations départementales et des conseils généraux eux-mêmes n'y ont pas pris garde. »

Les deux principaux motifs allégués comme explication du peu d'empressement à appliquer la loi, sont le défaut de ressources des communes pour construire les chemins ruraux après que la reconnaissance en aurait été opérée et les frais relativement élevés de la préparation des dossiers.

Or, le premier objet de la loi, celui qui domine tous les autres, qui aurait suffi pour la justifier, c'est la reconnaissance des chemins, opération qui a pour effet de les protéger contre les usurpations des riverains par l'imprescriptibilité et les servitudes d'alignement, de constructions et de plantations. La propriété communale se trouve mise ainsi à l'abri pour l'avenir, et le jour où l'on voudra construire, que ce soit dans cinquante ans, on n'aura pas à engager d'interminables et coûteux procès pour rentrer dans ses droits; voilà ce qu'on a perdu de vue dans nombre de départements.

Quant à la dépense d'établissement des dossiers, elle n'est pas si élevée qu'on se l'est figuré dans beaucoup d'endroits; elle n'est pas hors de proportion avec les ressources des communes, à la condition qu'on l'organise convenablement et que l'on n'exige pas plus qu'il ne faut.

Il n'y a d'indispensable que le plan parcellaire, lequel peut être établi sur le plan cadastral au dix-millième, et l'état descriptif; le plan d'ensemble portant toutes les voies de communication de la commune est inutile, par la raison qu'on l'a déjà dans les préfectures; il en est de même des renseignements de détails réclamés dans certains départements.

Il est à remarquer, en outre, que si le ministre de l'intérieur a atténué dans les règlements généraux les plus récemment soumis à son approbation, la prescription rigoureuse de la circulaire du 3 janvier 1883, cette mesure n'a pas été portée à la connaissance des autres départements qui ignorent l'atténuation concédée et continuent à exiger des plans à grande échelle.

Sans doute les ressources sont minimes, mais il y a d'autres ressources que la prestation et les centimes, et auxquelles on a peu songé jusqu'ici, ce sont les ressources fournies par les particuliers réunis en syndicat.

Dans les campagnes on ignore absolument cette disposition de la législation, et à plus forte raison la manière de s'en servir « et, dit M. de Crisenoy, je vois d'ici, dans les communes rurales, nombre de hameaux n'ayant d'autres communications avec le reste du monde qu'un chemin rural complètement impraticable l'hiver et dont les habitants seraient trop heureux de faire quelques heures de travail, si ce travail était organisé et devait donner un résultat utile; seulement, il faudrait se donner la peine d'expliquer ces choses clairement, les exécuter simplement en supprimant toutes ces formalités qui effrayent les ruraux et rendent impossibles les petites opérations, qui sont pourtant les plus nombreuses en administration ».

Les résultats constatés par M. de Crisenoy, et que les plus récentes années n'ont pas sensiblement modifiés, ne sont pas faits pour nous donner une grande confiance. Nous sommes un peu maintenant vis-à-vis de la loi de 1881 ce que nous étions en 1824 en face des prestations. La loi a adopté la faculté au lieu de l'obligation, et on voit la résistance ou l'incurie de nos communes rurales entraver l'effet de la loi. La chose principale, le point de départ de toute amélioration dans la voirie rurale, la reconnaissance des chemins, ne se fait pas et on trouve des difficultés financières et administratives là où il n'y en a pas.

Sans doute le caractère facultatif de la loi avait quelque chose d'excellent, et il était même d'une bonne et prudente politique. « Un classement général obligatoire, dit M. Faulquier (1) aurait soulevé dans la France entière des contestations sans nombre ; une quantité d'intérêts se prétendant froissés auraient entraîné les communes dans des difficultés judiciaires longues et coûteuses. »

Des questions de toute nature se seraient jointes à celles des chemins et la campagne serait devenue singulièrement agitée ; l'opinion de M. Faulquier est juste. Mais cette faculté n'a pas été, d'autre part, bien comprise par les conseils municipaux, et dans bien des cas l'intérêt particulier paraît l'emporter sur l'intérêt général. Il faudra revenir à d'autres idées et le bien faire comprendre aux paysans.

Au point de vue de la propriété, la reconnaisance est d'une urgence indiscutable, mais elle s'impose encore au point de vue de la salubrité publique. Les chemins reconnus appartenant à la commune, l'action des maires y sera plus active ; si dans un chemin rural reconnu, en effet, le mauvais état de la voie arrête les eaux ; si un riverain y envoie des purins ou y dépose ses fumiers ; si les habitations riveraines en souffrent et que les maladies y soient plus fréquentes ; si ces causes diverses appellent l'attention de l'autorité municipale ou du préfet, la commune sera invitée à modifier un pareil état de choses et les mauvais chemins, au point de vue de la viabilité ou de la salubrité seront, de préférence, améliorés ; la commune cherchera quelques ressources pour y arriver ; au besoin, sollicitera des subventions spéciales si les moyens financiers lui font défaut. Mais au moment d'intervenir, elle ne sera pas arrêtée par ces interminables questions de propriété, d'alignement et de bornage qui agitent les communes et les propriétaires de fonds toutes les fois qu'il est question de chemins vicinaux et surtout ruraux. Elles auront été jugées en dernier ressort au moment de la reconnaissance ; cela avancera donc l'assainissement lui-même.

L'exécution de la loi sur ce point capital de la reconnaissance devrait donc être générale, et puisqu'on ne lui a pas donné le caractère obligatoire et que nous n'avons ici nulle qualité pour discuter cette question, disons seulement que les conseils municipaux, mieux avisés, devraient poursuivre dans le plus bref délai cette importante affaire, qu'il y va de

(1) *Etude théorique sur la législation des chemins ruraux*, 1888, Paris, E. Thorin.

la santé publique comme de leurs intérêts particuliers et qu'ils s'en doivent faire une obligation morale.

Si l'on songe à la multiplicité de ces petits chemins ruraux, à la négligence qu'on apporte à leur entretien, si l'on veut prendre la peine de constater, ce qui est facile, combien servent à des dépôts de toute nature et deviennent pour ainsi dire des annexes de la ferme ou de l'exploitation rurale, on comprendra quelles raisons nous font ici insister sur la nécessité de modifier cette voirie rurale si mauvaise pour les échanges, si défectueuse pour la salubrité publique. Sentiers, voies à peines tracées, où les ornières profondes et ravinées sont la règle dans la mauvaise saison, où les eaux pluviales entraînent les détritus et les purins, cloaques impraticables et infects. La salubrité de nos campagnes aura fait un grand pas le jour où cette voirie sera transformée. Il est donc du plus grand intérêt d'appeler sur elle l'attention et d'indiquer ce qu'il convient de faire. Pour les chemins non reconnus, il faut hâter le moment de la reconnaissance légale; pour ceux reconnus et classés, il appartient aux municipalités de les faire respecter et de les entretenir. La loi leur en fait une obligation.

Bien entretenue, la voirie vicinale ou rurale donnerait à nos campagnes non seulement la facilité du travail, des échanges, mais encore le bénéfice d'une salubrité meilleure. Le résultat à obtenir mérite qu'on y consacre de sérieux efforts.

III. **Cours d'eau.** — C'est à la campagne qu'il convient d'examiner les conditions qui régissent les cours d'eau et d'expliquer de quels soins ils doivent être entourés. Les eaux courantes y sont, en effet, nombreuses; qu'il s'agisse des eaux torrentielles, nées des montagnes, et qui se déroulent ensuite en descendant dans les vallées pour devenir des confluents de rivières, ou bien qu'il soit seulement question de sources. se faisant une issue à la surface du sol et s'écoulant paisiblement à travers les champs; quelles que soient, du reste, leurs qualités, les cours d'eau jouent dans la vie rurale un rôle au moins aussi important que dans celle des villes.

Les groupes habités s'établissent volontiers dans leur voisinage et ils en tirent profit pour des industries, ou pour l'agriculture elle-même. Un grand nombre de villages sont, en effet, traversés par un cours d'eau plus ou moins volumineux, ou à proximité. Et ici, nous n'entendons pas parler des eaux navigables ou flottables, dont l'importance est considérable et près desquelles on rencontre également des centres ruraux, ainsi que des villes.

Les cours d'eau navigables appartiennent au domaine public et relèvent de l'hygiène administrative. On ne l'ignore point à la campagne; mais les autres semblent appartenir davantage à la propriété privée, et on sait moins les règlements qui s'y rapportent. Bien des progrès sont à accomplir de ce côté et nos populations rurales ont besoin de se faire à ce sujet une complète éducation. Si elles avaient, en effet, souci de la pureté du sol et de l'eau, si cette préoccupation existait chez elles à l'état constant, non seulement la salubrité de nos villages s'améliorerait d'une façon sensible, mais on peut assurément avancer que l'hygiène publique aurait fait un pas énorme en supprimant dès l'origine une grande partie des causes d'insalubrité dont se plaignent les villes.

L'hygiène rurale joue ici un rôle très considérable comme cause première et c'est à ce titre encore qu'il faut insister sur le régime hygiénique à appliquer aux eaux.

A. Sources. — Les eaux courantes sont à la campagne de diverses sortes. Les premières sont les sources, eaux vives, sortant naturellement, soit du flanc d'une colline, soit d'un champ, sans qu'aucun travail d'art ait préparé leur jaillissement. Ces eaux ont une importance variable comme débit. Celui-ci est souvent continu, parfois intermittent. Tantôt ce petit cours d'eau ne se décèle que par une légère humidité du sol, comme dans les périodes d'extrême sécheresse, tantôt il s'accuse vivement et prend assez d'intensité pour entraîner avec lui les terres superficielles et se creuser ainsi un chemin à travers les champs et les routes.

Cette eau n'est pas toujours et de toutes manières une propriété personnelle. Quand l'eau naît sur un fonds, le propriétaire du fonds est en même temps propriétaire de la source (art. 641-643 du Code). Cela n'est ignoré de personne à la campagne. Mais si ce propriétaire a le droit d'user de son eau, de la capter, de la consommer, de l'exploiter, de jouir, en un mot, de cette propriété d'une façon complète, il ne peut empêcher que cette propriété ait un caractère spécial et qui n'est pas sans quelque conséquence. Cette eau peut avoir un débit important, et, née sur la propriété, utilisée comme il convient, elle finit par en sortir et il n'est pas de mur de clôture, de barrière qui puisse s'y opposer. Arrivant à l'état de cours d'eau sur une propriété voisine, soit qu'elle la traverse, soit qu'elle en longe les bords, elle est dans des conditions nouvelles que le Code a prévues, par l'article 644 : « Celui dont la propriété borde une eau courante, autre que celle qui est déclarée dépendance du domaine public, peut s'en servir à son passage pour l'irrigation de ses propriétés. Celui dont cette eau traverse l'héritage peut même en user dans l'intervalle qu'elle y parcourt, mais à la charge de la rendre à la sortie de ses fonds à son cours ordinaire. »

Ainsi le Code admet un droit de se servir ou d'user de l'eau qui traverse, à l'état d'eau courante, une propriété ou la borde, mais il ne donne nullement le droit de propriété soit à celui dont l'héritage est traversé, soit aux riverains. Ce n'est ni une propriété privée, ni une propriété de l'État. Ni les riverains, ni l'État ne sont propriétaires. Les premiers sont usagers, le second est administrateur, en tant que gardien de tous les objets qui dépandent du domaine public. C'est à ce titre qu'il intervient et doit intervenir pour que ce petit cours d'eau qui, d'abord peu important, grossit peu à peu, en rencontrant des eaux, sur son chemin, dans les déclivités naturelles du sol où la pesanteur les amène nécessairement, reste toujours utilisable pour les besoins de l'industrie, de l'agriculture ou même de l'intérêt public. L'État joue ici un rôle étendu de tuteur dont il faut bien comprendre toute l'importance.

« L'État, gardien de l'intérêt général, dit M. Laferrière (*Cours de droit administratif*), réglera par son droit de police la hauteur des eaux, le nombre, les dimensions des déversoirs et dirigera autant que possible vers un but d'utilité générale, les eaux de chaque partie du territoire français; mais de plus, surveillant des intérêts collectifs de l'agriculture et de l'industrie qui se rattachent à la jouissance des cours d'eau non navigables, il exercera la tutelle administrative sur les usagers communistes de ces rivières et sur les rivières elles-mêmes, en concédant le droit d'établir des usines, de faire des prises d'eau et des barrages pour l'irrigation des terres, de construire des aqueducs dans l'intérêt local et général. Il exercera la tutelle administrative en faisant des règlements d'eau pour déterminer avec précision les droits respectifs des riverains et assurer l'accomplissement des obligations que leur impose la qualité d'*usagers communistes*. Par l'exercice de cette tutelle, l'État garantit les intérêts collectifs de l'agriculture et de l'industrie, sans méconnaître les droits particuliers des riverains. L'éminent juriconsulte eût pu y ajouter aussi les intérêts de l'hygiène publique qui se trouve ainsi placée sous la sauvegarde de la tutelle administrative. C'est qu'en effet le droit de police des eaux est indiscutable et il se fonde autant sur des raisons de salubrité que sur celles de sûreté et d'utilité générales. Les préfets ont donc le droit et le devoir de veiller à cette police et des règlements spécifient les points les plus importants. Il serait juste de dire que les préoccupations ont été plus souvent l'intérêt agricole ou industriel que celui de la santé publique; en tous les cas, elles se font inégalement sentir sur le territoire. Le Code rural, toujours en projet, hélas, et qui viendrait si heureusement cependant faire l'éducation de nos campagnes, comprendra un livre (livre II) spécialement réservé au régime des eaux. Il contiendra certainement des dispositions qui assureront autant que possible l'intégrité des eaux et protégeront sur ce point la santé publique. Il serait bien à désirer que la promulgation de ce code ne fût pas remise à une date indéfiniment éloignée et que le parlement achevât ce travail considérable (1). »

Des dispositions légales existantes, de celles en projet, nous pouvons déduire les avantages ou inconvénients qu'en doit éprouver l'hygiène publique.

Un propriétaire (art. 642) a le droit d'user des eaux pluviales qui tombent sur son fonds, de la source qui en jaillit, de l'eau courante qui

(1) Le livre II concernant le régime des eaux a fait l'objet d'un projet de loi présenté au Sénat en 1880 par M. Varroy. Après avoir subi l'examen du Sénat il a été soumis à la Chambre des députés. M. Maunoury, député, a déposé le 24 mars 1888 un projet dont nous

le traverse, mais si cette eau n'est pas absorbée par son fonds, si elle quitte sa propriété, elle en doit sortir dans le même état de salubrité. S'il s'agit de sources servant à l'alimentation d'un village, les prescriptions deviennent plus étroites. C'est là un point capital sur lequel le projet de Code rural insiste avec raison en complétant les articles du Code civil.

Ce droit d'usage de l'eau sur la propriété qui n'est limité en aucune façon, et peut s'exercer à des objets divers, arrosage de jardins, lavage du linge, nettoiement d'immondices, de résidus industriels, etc., doit avoir, cela est évident, un corollaire obligé; ce droit doit s'exercer de façon

donnons ici les dispositions concernant seulement les sources et eaux fluviales, les cours d'eau navigables et la police des eaux.

Projet de loi présenté à la Chambre des députés.

M. Maunoury, rapporteur, 24 mars 1888.

TITRE I

SOURCES ET EAUX PLUVIALES

ART. 1er. — Les articles 640, 641, 642 et 643 du Code civil sont modifiés ainsi qu'il suit.

Art. 640. — Les fonds inférieurs sont assujettis envers ceux qui sont plus élevés à recevoir les eaux pluviales ou autres qui en proviennent ou en découlent naturellement.

Le propriétaire ne peut faire aucun travail qui empêche cet écoulement. Il n'a droit à une indemnité que si l'usage de ces eaux et la direction qui leur est donnée aggrave la servitude résultant de leur écoulement naturel, ou si la source née dans le fonds supérieur a été créée ou augmentée par des travaux faits sur ce fonds.

Les maisons d'habitation et les cours, jardins, parcs et enclos en dépendant ne peuvent être assujettis à aucune aggravation de servitude dans les cas prévus par le paragraphe précédent.

Art. 641. — Les contestations auxquelles peuvent donner lieu l'établissement et l'exercice des servitudes prévues par l'article précédent et le règlement, s'il y a lieu, des indemnités dues aux propriétaires des fonds inférieurs sont portées en premier ressort devant le juge de paix du canton.

Art. 642. — Tout propriétaire a le droit d'user et de disposer des eaux pluviales qui tombent ou arrivent sur son fonds.

Il peut également user et disposer des eaux souterraines qu'il a captées ou amenées au jour sur ce fonds.

Celui sur le fonds duquel une source jaillit naturellement peut en user à sa volonté pour l'utilité ou l'agrément de son héritage d'un seul tenant ou pour les besoins de son industrie. Il peut même en arrêter l'écoulement, mais il ne peut en disposer au profit d'un tiers.

Les droits conférés par les deux derniers alinéas sur les eaux de source ou les eaux souterraines ne peuvent être exercés au préjudice des propriétaires des fonds inférieurs qui depuis plus de trente ans ont fait ou terminé sur le fonds où jaillit la source, ou au-dessous duquel coulent les eaux souterraines, des ouvrages apparents et permanents destinés à utiliser les eaux ou à en faciliter le passage dans leur propriété.

Art. 643. — Le propriétaire du fonds où naît une source ne peut en changer le cours de manière à enlever aux habitants d'une commune, d'un village ou hameau, l'eau qui leur est nécessaire. Mais si les habitants n'en ont pas acquis ou prescrit l'usage, le propriétaire peut réclamer une indemnité, laquelle est réglée par un ou plusieurs experts qui, à défaut d'accord entre les parties, seront désignés par le juge de paix.

S'il y a contestation sur les conclusions de l'expert, le juge de paix statuera en premier ressort.

Si dès la sortie du fonds d'où elles surgissent, les eaux de la source forment un cours

cependant à ne pas incommoder les propriétaires sur les fonds desquels l'eau va passer en sortant des propriétés supérieures. L'eau doit sortir de la propriété aussi salubre qu'elle y est entrée. Cela n'est évidemment pas toujours absolument possible, et en se fixant sur la lettre seule de la loi, on serait exposé à bien des contestations et des procès entre propriétaires. Un petit cours d'eau est retenu sur un fonds, on en use pour l'arrosage, les besoins domestiques, le lavage du linge, etc., ces eaux résiduaires rejetées dans le petit cours d'eau descendent sur le fonds inférieur. Ce ne sont pas à proprement parler des eaux ménagères, mais déjà le cours d'eau n'a plus sa pureté première. Si l'eau devait en réalité

d'eau offrant le caractère d'eaux publiques et courantes, le propriétaire ne peut les détourner de leur cours naturel au préjudice des usages inférieurs.

TITRE II

COURS D'EAU NON NAVIGABLES ET NON FLOTTABLES

CHAPITRE I

DES DROITS DES RIVERAINS

ART. 2. — Les articles 644 et 645 du Code civil sont modifiés ainsi qu'il suit :

Art. 644. — Celui dont une eau courante non navigable et non flottable traverse la propriété peut en user dans l'intervalle qu'elle y parcourt, à la charge de la rendre dans le même état de salubrité et sans avoir modifié le point de sortie ou le niveau du radier en cet endroit.

Celui dont l'eau courante borde l'héritage peut, sous les mêmes conditions, s'en servir à son passage pour ses usages domestiques ou industriels ou pour l'irrigation de ses propriétés d'un seul tenant.

Art. 645. — Dans toutes les contestations qui concernent les droits des parties sur des sources ou des eaux pluviales ou courantes et les indemnités qui peuvent être dues à l'occasion de l'exercice de ces droits, les tribunaux doivent, en statuant, concilier l'intérêt de l'agriculture et de l'industrie avec le respect dû à la propriété et tenir compte des règlements particuliers locaux sur le cours et l'usage des eaux.

Dans tous les cas, s'il y a lieu à expertise, il peut n'être nommé qu'un seul expert.

ART. 3. — Celui dont l'héritage est traversé par un cours d'eau non navigable et non flottable est propriétaire de la chute d'eau déterminée par le niveau moyen d'entrée sur le fonds et le niveau moyen de sortie.

Si le cours d'eau sépare deux héritages n'appartenant pas au même propriétaire, la chute appartient à chacun d'eux par indivis sur tout le parcours commun, le tout sauf titre ou possession contraire.

ART. 4. — Si les parties ne peuvent tomber d'accord sur l'usage ou le partage d'une chute commune, la licitation peut être provoquée par l'une d'elles et elle a lieu dans les termes des articles 966 et suivants du Code de procédure civile.

Les intéressés sont seuls admis aux enchères, à moins que l'un d'eux ne fournisse le terrain nécessaire pour l'exploitation de la chute, auquel cas les enchères sont publiques.

ART. 5. — Dans ce cas, s'il y a contestation, le tribunal fixe l'étendue du terrain nécessaire et la valeur pour laquelle ce terrain entrera dans le prix.

Dans tous les cas, le tribunal, si les parties ne sont pas d'accord, détermine les travaux que devra effectuer l'adjudicataire pour prévenir tous dommages aux propriétés des parties en cause, et fixe les droits des riverains au partage du prix d'adjudication, de tout quoi il est fait mention au cahier d'enchères.

Ces derniers droits sont déterminés proportionnellement à la hauteur de la chute au regard de chaque propriété.

La fixation par le tribunal des travaux à effectuer ne préjudicie pas au droit de

avoir toujours le même état, l'usage en serait difficile dans bien des cas ou la déclivité du sol amène absolument les eaux superficielles dans le cours d'eau lui-même et en peut changer ainsi la nature et la pureté.

La loi ne voudra pas prétendre imposer à nos campagnes, aux propriétés traversées par des eaux courantes ou des sources des conditions inacceptables. Mais l'agriculture proteste contre les eaux nuisibles à la végétation qui seraient déversées d'un fonds supérieur sur une propriété inférieure; l'hygiène proteste aussi contre l'insalubrité des eaux destinées à l'alimentation publique, quand cette insalubrité est causée par un propriétaire peu soucieux de la santé publique, et la loi voudra protéger ces intérêts non moins respectables que celui de la propriété.

L'article 644 du Code civil, l'article 2 du projet de loi (Maunoury) sont

l'administration à ordonner des travaux dans un intérêt général et public, ainsi qu'il est expliqué au chapitre 2.

Art. 6. — Les travaux prévus par le 2e paragraphe de l'article 5 ne peuvent être prescrits par le tribunal s'ils doivent être effectués dans des enclos, parcs, cours et jardins attenant à des habitations, à moins que les propriétaires n'y consentent.

A défaut de ce consentement, la chute commune ne peut être licitée que pour les portions dont l'exploitation ne rend pas nécessaire des travaux dans des enclos, parcs, cours ou jardins.

Dans tous les cas, le tribunal, en cas de contestation, fixe le chiffre des indemnités auxquelles ces travaux peuvent donner droit.

Art. 7. — Le lit des cours d'eau non navigables et non flottables appartient aux propriétaires des deux rives.

Si les deux rives appartiennent à deux propriétaires différents, chacun d'eux a la propriété de la moitié du lit suivant une ligne que l'on suppose tracée au milieu du cours d'eau, sauf titre ou prescription contraire.

Chaque riverain a le droit de prendre dans la partie du lit qui lui appartient tous les produits naturels et d'en extraire de la vase, du sable et des pierres à la condition de ne pas modifier le régime des eaux et de se conformer pour le curage aux règles établies par le chapitre 3 du présent titre.

Sont et demeurent réservés les droits acquis par les riverains et autres parties intéressées sur les parties du cours d'eau qui servent de voie d'exploitation pour la desserte de leurs fonds.

Art. 8. — Lorsque le lit d'un cours d'eau est abandonné soit naturellement, soit par suite de travaux légalement exécutés, chaque riverain en reprend la libre disposition suivant les limites déterminées par l'article précédent.

Art. 9. — L'article 563 du Code civil est modifié ainsi qu'il suit et ainsi qu'il sera dit à l'article 39 ci-dessous.

Art. 563. — Lorsqu'un cours d'eau non navigable et non flottable abandonne son lit naturellement, les propriétaires des fonds sur lesquels le lit nouveau s'établit sont tenus de souffrir le passage des eaux sans indemnité; mais ils peuvent dans l'année qui suit le changement du lit prendre les mesures nécessaires pour rétablir l'ancien cours des eaux.

Les propriétaires riverains du lit abandonné jouissent de la même faculté et peuvent, dans l'année, poursuivre l'exécution des travaux nécessaires au rétablissement du cours primitif.

Chacun des intéressés ci-dessus peut user de ce droit sans le consentement des autres à la charge de supporter l'exécution des travaux nécessaires au rétablissement du cours d'eau dans son ancien lit.

Les contestations dans les cas prévus par le présent article, sont jugées par le juge de paix.

Art. 10. — Lorsque par suite de travaux légalement ordonnés, il y a lieu d'élargir ou de modifier le lit d'un cours d'eau non navigable et non flottable ou d'en ouvrir un

également explicites sur le fait capital d'user de l'eau courante, et l'obligation de la rendre à sa sortie salubre et non nuisible.

Ces deux articles devraient être absolument respectés et il faudra arriver à bien préciser les limites des souillures que l'usage peut amener. La loi gagnerait à être sur ce point plus nette. Mais en même temps il conviendrait que les propriétaires eux-mêmes, les agriculteurs fussent plus prévoyants et plus soucieux de la santé publique. Ils devraient toujours songer que cette petite source qui jaillit de leurs champs et qui s'en va semant sur son chemin la vie, que cette eau courante dont on va abreuver une terre sèche et dont une végétation s'empare avec avidité, cette eau réparatrice et bienfaisante doit servir à tous;

nouveau, les propriétaires des terrains occupés ont droit à une indemnité à titre de servitude de passage des eaux.

Cette demande ne peut être imposée aux bâtiments, cours et jardins attenant à des habitations.

ART. 11. — Pour la fixation de l'indemnité de servitude du passage des eaux, il est tenu compte de la situation respective de chacun des riverains par rapport à la ligne médiane du nouveau lit, la limite des héritages demeurant fixée conformément aux dispositions du § 2 de l'art. 7 ci-dessus, à moins de stipulations contraires.

Les contraventions dans le cas prévu par le présent article et la fixation de l'indemnité sont jugées en premier ressort par le juge de paix du canton.

Dans ce cas, comme dans tous ceux prévus par le présent chapitre, s'il y a lieu à expertise, il peut n'être nommé qu'un seul expert.

CHAPITRE II

POLICE ET CONSERVATION DES EAUX

ART. 12. — L'autorité administrative est chargée de la conservation et de la police des cours d'eau non navigables et non flottables, sans toutefois qu'elle puisse porter atteinte à la propriété et aux droits antérieurement établis.

ART. 13. — Des décrets rendus après enquête dans la forme des règlements d'administration publique fixent, s'il y a lieu, le régime général des cours d'eau.

ART. 14. — Le propriétaire riverain d'un cours d'eau non navigable et non flottable ne peut exécuter des travaux au-dessus de ce cours d'eau ni le joignant, ni établir aucun barrage ou ouvrage destiné à l'établissement d'une pièce d'eau, d'un moulin ou d'une usine, qu'un mois après en avoir fait la déclaration au préfet, qui pourra ordonner les travaux nécessaires pour assurer l'écoulement des eaux et pour empêcher tout danger d'inondation ou de dommage public et particulier.

ART. 15. — La forme de l'instruction qui doit précéder l'arrêté des préfets est déterminée par un règlement d'administration publique.

ART. 16. — Le préfet peut d'office et à toute époque, soit dans l'intérêt de la salubrité publique, soit pour prévenir ou faire cesser les inondations, soit en cas de réglementation générale prévue par l'article 13, modifier ou rapporter son arrêté, sans qu'il y ait lieu à indemnité.

ART. 17. — S'il y a réclamation des parties intéressées contre l'arrêté du préfet, il est statué par un décret rendu sur l'avis du Conseil d'État, sans préjudice de recours contentieux en cas d'excès de pouvoir.

ART. 18. — Les maires, en cas d'urgence ou par délégation du préfet, peuvent prendre toutes les mesures nécessaires pour la police des cours d'eau non navigables et non flottables, moyennant indemnité.

ART. 19. — Les propriétaires ou fermiers de moulins ou usines, sont, même s'ils se sont conformés aux prescriptions de l'arrêté préfectoral ou de jugement prévu par l'article 5, garants des dommages causés aux chemins et aux propriétés.

ART. 20. — Dans tous les cas, les droits des tiers sont et demeurent réservés.

pour les uns comme pour les autres, elle doit apporter les mêmes principes vivifiants; la souiller est une mauvaise action.

Si elle est passagèrement employée à des usages qui la peuvent troubler, il faut la répandre sur la terre, la laisser se filtrer et se débarrasser de ses impuretés avant qu'elle retourne à son cours. Ce souci, il faut l'avoir à l'origine des sources, sur leur trajet, en un mot partout et toujours.

C'est malheureusement trop souvent le contraire qui se produit.

Dès qu'un cours d'eau est devenu assez important pour avoir un écoulement à peu près régulier, il se transforme en un égout presque public. Le hameau, le village qu'il traverse lui envoient toutes leurs eaux pluviales, lesquelles ramassent sur leur route toutes les déjections, toutes les souillures que le cultivateur jette sur le sol. Le tout à la rue dans le village devient ainsi le tout à l'égout dans le cours d'eau. Conçoit-on ce que va charrier de produits infects une eau courante traversant ainsi de nombreux groupes habités et comprend-on dans quel état fâcheux elle se présentera à différentes étapes de sa course. Son impureté croissant avec son parcours deviendra funeste, si cette eau arrive dans une ville comptant sur cette ressource pour alimenter sa population; celle-ci, au lieu d'une eau qui eût pu être potable, privée par le repos des parcelles minérales terreuses tenues en suspension, n'aura plus qu'une eau souillée, et qui, bien que limpide, renfermera des produits organiques dangereux et morbides.

Pour tous ces petits cours d'eau, ayant pour origines les sources et les eaux pluviales, et qui ne sont ni navigables ni flottables, il importe que le cultivateur soit convaincu de la nécessité de les protéger de toutes souillures, du danger qu'il fait naître pour tous ceux qui vont se trouver sur le parcours des eaux qu'il pollue par ses déjections. L'histoire des épidémies apprend mieux que tout autre que ce ne sont pas là des craintes exagérées et sans fondement. Le Dr Pilat (Nord) signale une épidémie de fièvre typhoïde dans la commune de Lourches où la propagation de la maladie a été due à l'eau d'un petit cours d'eau dans lequel les enfants déposaient les matières fécales. A Coligny-de-Wilson-Charmaux, bourg de 1680 habitants, du département de l'Ain, les habitants vont s'alimenter d'eau à une source située au bas du village et infectée par les déjections venant de partout et le Dr Dupin y constate une épidémie qu'un seul cas engendre. En Savoie, dans le canton d'Ugine, c'est un hameau situé sur le flanc d'une montagne, celui de Bauge, qui reste sain tandis que plus haut le hameau de Hauteville est ravagé d'une façon endémique par la fièvre typhoïde. En 1882, le ruisseau qui va de Hauteville à Bauge est contaminé par les déjections venant du village. et ce petit hameau est à son tour endémiquement atteint par la maladie qui régnait encore il y a quelques années (Dr Blaud). Les faits ne sont pas à discuter, le danger est certain.

Cours d'eau navigables. — Les cours d'eau navigables, rivières ou fleuves nous arrêteront moins longtemps. Leur importance, leur usage comme transport met hors de cause les questions si nombreuses de propriété ou de jouissance que soulèvent les petits cours d'eau. Ces « chemins qui roulent » appartiennent à la grande voirie, sont du domaine public et l'État en a la complète juridiction. Les propriétaires riverains ne peuvent plus comme pour les petits cours d'eau profiter du voisinage des eaux pour l'agriculture; ils n'ont pas le droit de pratiquer des saignées d'irrigation; l'intérêt public de la navigation fluviale l'emporte sur l'intérêt collectif de l'industrie et de l'agriculture.

La tutelle administrative est donc ici plus effective et le droit d'autorisation doit s'appliquer non seulement à l'usage de l'eau comme moteur industriel et à tous les ouvrages qui en sont la conséquence, mais encore à ce qui est déversé dans la rivière.

La loi du 29 floréal an X, en spécifiant les contraventions que l'administration doit réprimer, l'explique nettement. Elle dit dans son article I : « Les contraventions en matière de grande voirie, telles qu'anticipations, dépôts de fumiers ou d'autres objets et toutes espèces de détériorations commises sur les grandes routes, sur les arbres qui les bordent, sur les fossés, ouvrages d'art et matériaux destinés à leur entretien, sur les canaux, fleuves et rivières navigables, leurs chemins de halage, francs-bords, fossés et ouvrages d'art seront constatées, réprimées et poursuivies par voie administrative. »

Cette nomenclature comprend donc les détériorations commises par les riverains pour le déversement d'eaux d'égout ou industrielles.

Ce sont les règlements spéciaux de police des eaux qui pour des contraventions de ce genre seront encore ici applicables. En dehors des dommages qui peuvent être causés sur les bords des cours d'eau navigables par des travaux quelconques, il y a à tenir compte des dommages autrement considérables que causent les eaux d'égout et toutes les eaux résiduaires et industrielles.

Cette question ne nous appartient pas en propre; elle sera traitée à l'*hygiène industrielle*, à l'*hygiène administrative* et elle intéresse à la fois les campagnes et les villes. Elle est d'une importance capitale pour la salubrité générale du pays.

Inondations. — Nous devons, en terminant ce qui a trait aux cours d'eau navigables, rappeler que les débordements des rivières, en inondant les campagnes, peuvent être des causes graves d'insalubrité. Ce n'est pas seulement un désastre public, une ruine véritable pour ceux qui sont surpris par ce sinistre, c'est aussi pour beaucoup, après le retrait des eaux, une source de maladies pour les hommes et pour les animaux.

La prophylaxie véritable des inondations appartient aux ingénieurs et leurs efforts pour reboiser, gazonner les montagnes sont très grands;

c'est à eux qu'il est également réservé de prévoir les constructions utiles pour endiguer les cours d'eau torrentueux et susceptibles de crues. L'hygiène n'a rien à faire en ces matières. Elle ne peut intervenir que lorsque l'action de l'eau n'a pu être empêchée et que l'inondation étant produite, il faut songer à préserver ceux qui ont été atteints et qui se trouvent cependant obligés de demeurer sur un sol humide et dangereux.

Le Comité consultatif d'hygiène publique a adopté (28 janvier 1889) des instructions à ce sujet, auxquelles il n'y a rien à ajouter et qu'il faut absolument connaître.

L'application dans chaque localité en appartient à la municipalité.

Instructions adoptées par le Comité consultatif de l'hygiène publique de France, sur les mesures à prendre pour l'assainissement des localités inondées :

1° Il faut, pour obtenir le desséchement du sol et des habitations, favoriser le prompt écoulement des eaux par les moyens indiqués ci-dessous.

2° On établira autour des maisons dont l'intérieur est en contre-bas du sol une rigole, dont la profondeur devra dépasser le contre-bas de la maison.

Ces parties en contre-bas et les caves dans lesquelles l'eau aura été mêlée à des matières organiques seront arrosées par un liquide désinfectant (sulfate de cuivre 5 p. 100).

3° Les habitants ne doivent pas rentrer dans les maisons qui ont été inondées avant qu'elles aient été assainies.

4° Les habitations seront d'abord nettoyées et débarrassées de toutes les immondices que l'eau aurait déposées.

5° Les parois des murs endommagés et où se seront accumulés les dépôts vaseux seront grattées à vif et badigeonnees à la chaux.

Les objets de literie seront détruits ; on ne doit, en tout cas, les utiliser qu'après les avoir passés à l'étuve, si cela est possible, ou du moins séchés soigneusement.

6° L'aération et la ventilation sont les meilleurs agents d'assainissement des habitations.

On devra successivement allumer un grand feu, puis, le feu éteint, ouvrir largement les portes et les fenêtres et recommencer plusieurs fois de suite les opérations.

Un grand feu sera allumé et entretenu dans le foyer, toutes les issues de l'habitation restant ouvertes.

7° Lorsque la maison inondée aura plusieurs étages, on devra attendre, pour habiter les étages inférieurs et le rez-de-chaussée, qu'ils soient absolument assainis, conformément aux prescriptions ci-dessus.

Dans le cas où on serait obligé de dresser temporairement des tentes, on choisira, à l'abri des miasmes et de l'humidité, l'emplacement le plus élevé.

8° L'eau des puits et des sources devra être considérée comme nuisible chaque fois que dans le voisinage de ces puits ou de ces sources se trouveraient accumulés soit des dépôts de matières en décomposition, soit des amas de vase, soit des débris organiques, soit des matières provenant des fosses d'aisances défoncées.

S'il y a le moindre doute sur l'infection de l'eau, elle doit être bouillie, avant de servir aux usages alimentaires.

9° Les cadavres d'animaux rejetés sur les rivages des rivières devront être immédiatement enfouis profondément et recouverts d'une couche de chaux.

10° Pour éviter tout accident sur le bétail, les fourrages submergés devront être traités différemment, suivant leur degré de détérioration, et divisés à cet effet en trois catégories :

Ceux qui sont très altérés, imprégnés de vase, décomposés ou en voie de décomposition, seront immédiatement enfouis ou brûlés;

Ceux dont l'altération est moins avancée ne devront être employés qu'à faire des fumiers;

Les fourrages qui auront été simplement mouillés et qui ne donneraient lieu à aucune émanation nuisible, pourront, après avoir été parfaitement séchés, être utilisés en litière.

Dans aucun cas, les fourrages qui auront subi quelque altération ne devront servir à l'alimentation du bétail.

11° Pour éviter les épidémies charbonneuses qui peuvent succéder aux inondations des rivières et des étangs, il est important de ne pas faire paître les troupeaux dans les endroits récemment inondés, ni de les nourrir avec des fourrages récoltés sur ces terrains.

12° Les travaux de tous genres entrepris pour l'assainissement des localités inondées ne devront commencer qu'à l'heure où la brume du matin sera entièrement dissipée, et ne se prolongeront pas au delà du coucher du soleil. Les miasmes paludéens, cause des fièvres intermittentes, sont, en effet, plus à redouter au commencement et à la fin de la journée.

13° Les ouvriers employés à ces travaux seront, autant que possible, munis de vêtements de laine et de chaussures les préservant du froid et de l'humidité.

14° Ils ne doivent pas se mettre au travail à jeun ; le café noir devra, autant que faire se pourra, entrer dans leur alimentation.

Le travail sera interrompu à intervalles réguliers et, s'il est possible, réparti alternativement entre plusieurs brigades d'ouvriers. Le temps du repos sera passé à une certaine distance des lieux submergés, hors de la direction ou de la portée des vents qui les traversent.

ARTICLE III. — POLICE SANITAIRE RURALE.

Le rôle capital que doit jouer la police sanitaire dans les campagnes nous est déjà signalé par ce que nous avons vu de l'étude de la voie publique rurale.

Nous allons voir comment elle peut s'exercer dans des conditions différentes et pour des objets divers qui tous ont une importance considérable au point de vue de l'hygiène publique.

La police sanitaire rurale appartient au maire; ce droit est consacré par l'article 97 de la loi municipale de 1884. Cet article explicite prévoit la majorité des cas dans lesquels l'intervention municipale est nécessaire.

Le Code rural étudié par le Sénat a, dans son livre III de la *Police rurale* repris les diverses applications qui en peuvent être plus généralement faites à la campagne et les a développées en précisant l'intervention des autorités et les procédures à suivre. C'est, en vérité, une formule administrative des mesures de prophylaxie nécessaires dans bien des cas et à laquelle il nous restera peu à ajouter.

§ 1er. — De la sécurité publique.

La sécurité des personnes peut être menacée à la campagne de plusieurs façons : par les habitations, par les animaux, etc., et l'on conçoit qu'il faille prendre à ce sujet des précautions.

1. **Habitations.** — Le paragraphe premier de l'article 97 de la loi municipale, en confiant aux maires tout ce qui intéresse la sûreté du passage dans les rues, sur les quais, places et voies publiques, ajoute : « les maires veillent à la réparation et à la démolition des édifices menaçant ruine. » Cette prescription a tout autant, sinon plus, son application à la campagne qu'à la ville; il est, en effet, un grand nombre d'habitations rurales, d'anciens murs de fermes, longeant les chemins ou adossés à des ruelles, assez mal entretenus pour menacer la sûreté des gens passant auprès. L'incurie du propriétaire laisserait l'accident se produire, sans aucun souci, le mur incriminé n'ayant pour lui ni valeur ni importance. Aussi n'est-il pas étonnant que le projet de loi concernant le Code rural ait prévu ces cas et la façon dont l'intervention administrative devra se faire.

Art. 3. — Le maire peut prescrire la réparation ou la démolition des murs, bâtiments ou édifices quelconques longeant la voie ou une place publique, lorsqu'ils menacent ruine et qu'ils pourraient par leur effondrement compromettre la sécurité. Il n'est dérogé en rien aux droits des préfets à l'égard des constructions riveraines des routes nationales ou départementales, des chemins vicinaux de grande communication ou d'intérêt commun.

Art. 4. — L'arrêté prescrivant la réparation ou la démolition du bâtiment menaçant ruine est notifié au propriétaire avec sommation d'avoir à effectuer les travaux dans un délai déterminé et s'il conteste le péril, de faire connaître un expert chargé de procéder contradictoirement et au jour fixé par l'arrêté, à la constatation de l'état dudit bâtiment et de dresser rapport.

Si au jour indiqué, le propriétaire n'a pas fait cesser le péril, et s'il n'a pas cru devoir désigner un expert, il sera passé outre à la visite par l'expert seul nommé par le maire.

L'arrêté et les rapports d'experts sont transmis immédiatement au conseil de préfecture. Dans les huit jours qui suivent le dépôt au greffe, le conseil, en cas de désaccord entre les experts, ou en cas d'une constatation unique, désigne un homme de l'art pour procéder à la même opération.

Dans le cas d'une constatation unique, le conseil de préfecture peut ordonner telles vérifications qu'il croit nécessaires. Le conseil de préfecture, après avoir entendu les parties dûment convoquées conformément à la loi, statue sur le litige et fixe, s'il y a lieu, le délai pour l'execution des travaux ou pour la démolition, il peut autoriser le maire à y faire procéder d'office et aux frais du propriétaire si cette exécution n'a point eu lieu à l'époque prescrite.

Notification de l'arrêté est faite au propriétaire par la voie administrative. Recours contre la décision peut être porté devant le conseil d'État.

Art. 5. — En cas de péril imminent, le maire, après avertissement au propriétaire, provoque la nomination, par le juge de paix, d'un homme de l'art qui est chargé d'examiner l'état des bâtiments dans les vingt-quatre heures qui suivent sa nomination.

Si le rapport de cet expert constate l'urgence ou le péril grave et imminent, le maire ordonne les mesures provisoires nécessaires pour garantir la sécurité publique.

Dans le cas où ces mesures n'auraient point été exécutées dans le délai imparti par la sommation, le maire a le droit de faire exécuter d'office et aux frais du propriétaire, les mesures indispensables.

Il est ensuite procédé conformément aux dispositions édictées dans l'article précédent.

Art. 6. — Lorsqu'à défaut du propriétaire, le maire a dû prescrire l'exécution des travaux, ainsi qu'il a été prévu aux articles 4 et 5, le montant des frais est avancé par la commune; il est recouvré comme en matière de contributions directes.

Ces dispositions rappellent et précisent ce que la loi municipale a prévu dans les articles 97 et 98 et qu'on doit invoquer toutes les fois qu'il est question de police municipale en matière de voirie.

Seulement ici il ne s'agit plus seulement de voirie, mais aussi des personnes, voire des animaux; cela est si vrai que la commission du Sénat avait, dans sa rédaction, étendu le pouvoir du maire relativement à ces bâtiments menaçant ruine même à ceux en dehors des agglomérations et ne longeant pas la voie publique. Le Sénat n'a pas accepté cette extension des pouvoirs municipaux qui jusqu'ici ne s'étaient appliqués à ce sujet qu'aux questions de voirie.

Le sujet était intéressant en matière rurale où l'incurie est grande dans les domaines isolés et où cependant, à l'époque des travaux, dans certaines circonstances, le personnel ouvrier est assez important, et les allées et venues fréquentes.

Mais il eût été dur d'imposer à la campagne de telles conditions et de donner aux maires de tels pouvoirs.

La législation sanitaire présente déjà bien des exigences et il ne faut pas pousser la rigueur plus loin à la campagne qu'à la ville. La loi de 1850 protège-t-elle les citadins? Non, puisqu'elle n'est pas appliquée. La loi rurale doit se garder d'excès inutiles et profiter de l'expérience que nous donne le passé en fait de lois mal équilibrées ou trop rigoureuses.

Sans doute, il y a des murs dangereux, des toitures qui semblent ne pas tenir et menacent à chaque instant d'écraser bêtes et gens ; cela, on le sait bien ; de même chacun connaît ces masures abandonnées, ces vieux moulins découronnés qui servent de refuge à des animaux errants ou à des vagabonds. Mais alors que la vie agricole est difficile, que des charges multiples s'imposent au travailleur des champs, il faut songer à ne pas les augmenter sans une utilité sérieuse. Sur la voie publique on ne doit point être exposé à courir de dangers, et le maire doit les prévenir ; en dehors de la voie publique, il reste le droit commun et ici le paysan a, comme chacun, le sentiment qu'il doit veiller à sa propre conservation, à celle des siens, de ceux qu'il emploie, et que personne ne doit remplir ce devoir à sa place. L'État, l'administration ne peuvent le remplacer et il faut qu'il ait pleinement conscience de ce devoir, des conséquences qu'il lui impose et des responsabilités qu'il fait naître.

Il faut que de leur côté, les maires de nos campagnes aient grandement souci de l'autorité dont ils sont investis et qui est entière. On a cherché à contester ce droit pour les questions de sécurité, alors qu'il s'agissait de la grande voirie, sur laquelle l'autorité du préfet est incontestable. La discussion du Sénat ne permet plus d'avoir de doute au sujet de l'interprétation des textes de lois existants.

Les droits des maires sont absolus en matière de grande voirie. Il est constaté d'après la loi du 24 août 1790, celle du 29 floréal an X que les grandes routes ne sont pas du tout de la grande voirie dans la portion qui traverse les villes, bourgs et villages en tant qu'il s'agit de la commodité des habitants, de la sécurité et de la salubrité publiques; et d'autre part les maires et adjoints sont chargés, concurremment avec les agents des ponts et chaussées et de la navigation, de constater toutes contraventions en matière de grande voirie.

Le droit du maire est incontestable; le maire agit concurremment avec le préfet. Il n'en est pas de même pour les immeubles qui menaceraient ruine le long d'un chemin de petite vicinalité ou rural. Là, c'est le maire seul qui doit agir et le préfet ne doit le faire qu'au cas où le maire n'aurait pas pris les mesures nécessaires et fait injonction au propriétaire. Alors il use de son droit de haute police, après avoir mis le maire en demeure de pourvoir à cette nécessité; mais il est certain que le maire a parfaitement le droit de dresser procès-verbal contre le propriétaire dont le bâtiment menace ruine, même sur la voie nationale, dans l'étendue de l'agglomération, dans l'étendue de la commune.

II. **Incendies.** — Les incendies sont fréquents à la campagne et quelquefois tellement graves que la loi municipale donnant aux maires le droit de prendre les mesures nécessaires pour les prévenir doit être scrupuleusement observée. Le projet de Code rural, reprenant les différentes lois existant à ce sujet, consacre plusieurs articles à ces moyens préventifs.

Art. 8. — Le maire prescrit que le ramonage des fours, fourneaux et cheminées des maisons, des usines, etc., doit être effectué au moins une fois chaque année.

Il ordonne, s'il y a lieu, la réparation, ou en cas de nécessité, la démolition des fours, fourneaux et cheminées dont l'état de délabrement ferait craindre un incendie ou d'autres accidents.

Les règles prescrites par les articles 4, 5, 6, sont applicables en cas de réparation ou de démolition.

Art. 9. — Le préfet, sur l'avis conforme du Conseil général, peut interdire, dans l'étendue du département, l'emploi de certains matériaux pour la construction des bâtiments ou celle des toitures, ou prescrire les précautions qui devront être adoptées pour cette construction.

Art. 10. — Le préfet, sur l'avis du Conseil général et des chambres consultatives d'agriculture, prescrit les précautions nécessaires pour écarter les dangers d'incendie et notamment l'interdiction d'allumer des feux dans les champs à moins d'une distance déterminée des bâtiments, vignes, vergers, haies, bois, bruyères, meules de grains, de paille, des dépôts régulièrement autorisés de bois et autres matières inflammables appartenant à autrui.

Il peut sur l'avis du maire, lever temporairement l'interdiction afin de permettre ou de faciliter certains travaux.

Art. 11. — Les maires peuvent prescrire que les meules de grains, de paille, de fourrages, etc., seront placées à une distance déterminée des habitations et de la voie publique.

Art. 12. — Le préfet, après avis du conseil général et des chambres consultatives d'agriculture détermine les mesures à prendre dans toute exploitation agricole où il est fait usage constant ou momentané d'appareils mécaniques, afin d'éviter les dangers spéciaux pouvant résulter de ces appareils : dangers d'incendie ou dangers concernant les personnes.

Plusieurs de ces dispositions rappellent des prescriptions en vigueur, et il est bien superflu d'en montrer l'utilité. Le ramonage des cheminées, par exemple, assez habituellement pratiqué à la ville, est beaucoup plus négligé à la campagne; ces vieilles cheminées, larges et enfumées et dont le foyer n'est, dans la mauvaise saison, presque jamais éteint, conservent à l'intérieur de leurs tuyaux maçonnés d'épaisses couches de suie que la flamme peut un jour atteindre. Là, les feux de cheminée présentent bien plus de dangers qu'à la ville; presque toujours, autour de la maison du cultivateur sont des matières inflammables, broussailles, bois, pailles, qui peuvent aisément devenir des causes nouvelles de dangers et des foyers d'incendie.

Rappelons encore que la prohibition de certains matériaux de construction dont nous avons parlé plus haut (*habitations rurales*), surtout les toitures de chaume ou de bois léger, se justifie par les dangers d'incendie qu'ils font naître.

Layet rappelle que ces incendies sont fréquents dans les pays du nord de l'Europe, en Scandinavie, en Russie, et qu'en Danemarck particulièrement ils l'ont été à ce point que l'intervention gouvernementale est devenue nécessaire et qu'il a été créé là une organisation générale de secours contre l'incendie dans les campagnes, dont les bienfaits ont été sensibles, non seulement en diminuant les sinistres, mais en amenant subsidiairement une amélioration véritablement salutaire de l'habitation.

Il pourrait en être de même en France, si les prescriptions du Code rural deviennent promptement exécutoires. Il est, en effet, désastreux que l'emploi de certains matériaux de construction que l'hygiène combat et qui ont pour raison d'être la modicité des prix, soit cause de sinistres quelquefois considérables, destruction en quelques heures de hameaux entiers. Bien des départements ont exprimé à ce sujet les vœux les plus pressants, et l'administration préfectorale a dû, pour y répondre, se substituer à l'autorité municipale trop négligente sur ce point. Ces arrêtés contestables ont besoin d'être sanctionnés par une loi et celle-ci sera acceptée sans réserve.

Il est à remarquer que l'hygiène publique y gagnera autant que la sécurité elle-même; déjà, des progrès très sensibles se sont produits dans ce sens, et les toitures en chaume ont une tendance manifeste à disparaître. On semblerait admettre une tolérance pour certaines habitations isolées et en dehors des agglomérations. La sécurité publique est en ce cas moins menacée, mais c'est alors l'hygiène qui peut réclamer ses droits et intervenir pour montrer l'inutilité de cette réserve.

Dans les villages, la vétusté de certaines maisons, la mauvaise disposition de vieux fours dont l'emploi autrefois général tend aussi à disparaître, justifient bien les préoccupations du législateur. Quelques-uns de ces fours ont été seulement transformés, n'ayant plus d'usage, et dans les murs, des crevasses, des vices de construction s'ajoutant à l'incurie des habitants peuvent facilement devenir l'occasion de sinistres déplorables.

III. **Accidents.** — La police sanitaire doit encore prévenir autant que possible les accidents d'autre nature intéressant les personnes et ils sont fréquents à la campagne. Il en est qui résultent de l'incurie du villageois lui-même et de son sans-gêne pour la voie publique. Les débris de poterie, les verres brisés, les objets hors d'usage, dont on débarrasse avec soin les petits dépôts d'immondices ou de fumier à l'intérieur des habitations, sont jetés au dehors. Dans bien des localités, les adultes, les enfants, par habitude plus que par économie, vont pieds nus, dans le Midi, dans les îles de Ré et d'Oleron, par exemple, et les blessures de ce fait ne sont pas rares. Les animaux aussi peuvent avoir à en souffrir.

Il convient aussi d'entourer les puits, les mares, les excavations de toute nature de clôtures suffisantes, et les précautions à prendre en ces cas appartiennent de droit à l'autorité municipale.

Les encombrements de toutes sortes sur les routes, sur les places, les dépôts de chariots, de matériaux divers près des maisons, sur les chemins, rentrent dans les habitudes du paysan et il ne se gêne guère pour empiéter plus que de raison sur la voie publique. Le défaut d'éclairage rend à la campagne tous ces dépôts fort dangereux le soir, la nuit, pour tous ceux qui sont appelés, comme les médecins par exemple, à circuler par tous les temps et dans tous les chemins.

IV. **Animaux errants.** — A la campagne, le contact constant avec les différents animaux domestiques a amené une tolérance infiniment trop grande et regrettable. Les animaux sont souvent errants; les uns sont inoffensifs et ne causent que des dommages matériels en venant paître sur des terrains prohibés; mais beaucoup d'autres sont l'occasion d'accidents. Les vaches, les porcs, sont parfois sans gardien ou échappent à la surveillance des jeunes enfants auxquels ils sont confiés. Les chiens surtout, errent partout, sans collier, sans marque distinctive et cette divagation doit être réprimée. Le Code rural prévoit d'une manière générale que tous les animaux réputés dangereux doivent être tenus enfermés, attachés ou enchaînés, mais il spécifie aussi que les maires doivent prendre toutes les mesures propres pour empêcher la divagation des chiens. Ces dispositions ne font que donner une force nouvelle aux prescriptions très formelles de l'article 97 de la loi municipale. Elles sont connues des maires, mais peu observées. La difficulté de l'application à la campagne est notoire. Saisir un chien errant n'est pas toujours aisé et les gardes champêtres qui constituent les agents de la police rurale n'y sauraient suffire. Dans le projet du Code rural (1), la faculté de la saisie pour les propriétaires, fermiers ou métayers sur leur propre terrain, viendrait en aide à la police rurale, et permettrait de ramasser un grand nombre de chiens errants. On sait que le plus souvent ce sont ces animaux qui, mordus par des animaux enragés, courent la campagne, faisant de nouvelles victimes et viennent dans les villes où ils finissent par se faire prendre ou tuer. La menace de cette terrible affection fait que toutes les mesures énergiques sont ici de rigueur. La campagne nous fournit le plus gros contingent de ces animaux dangereux et il serait juste de se débarrasser de ce véritable fléau.

(1) Art. 16. — Les maires prennent toutes les mesures propres à empêcher la divagation des chiens; ils peuvent *ordonner* que les chiens seront tenus en laisse ou muselés. Ils *prescrivent* que les chiens errants et tous ceux qui seraient trouvés sur la voie publique ou dans les champs non munis d'un collier portant le nom et le domicile de leur maître, seront conduits à la fourrière et abattus après un délai de quarante-huit heures s'ils n'ont pas été réclamés et si le propriétaire reste inconnu. Le délai est porté à six jours pour les chiens avec collier ou portant la marque de leur maître. Les propriétaires, fermiers ou métayers ont le droit de saisir ou de faire saisir par le garde champêtre ou tout autre agent de la force publique les chiens que leurs maîtres laissent divaguer dans les bois, les vignes ou les récoltes.

Les chiens saisis sont conduits au lieu de dépôt désigné par l'autorité communale et si dans les délais ci-dessus fixés ces chiens n'ont point été réclamés et si le dommage et les autres frais ne sont point payés, ils peuvent être abattus sur l'ordre du maire.

§ 2. — Salubrité publique.

La police sanitaire municipale n'a pas seulement à exercer son action pour prévenir les accidents et veiller sur la sécurité; elle doit avec une vigilance plus grande s'occuper de la salubrité publique. Nous avons vu à propos de la voirie rurale quels étaient ses devoirs et combien de prescriptions salutaires devaient être faites pour obvier aux infections du sol, des eaux, des mares, etc.

Elle s'adresse encore à bien d'autres causes de souillure que nous allons étudier et parmi lesquelles il faut signaler surtout les dépôts d'engrais divers dont le cultivateur a besoin, qu'il amasse et qu'il dispose à sa convenance sans se soucier beaucoup des inconvénients que cela peut présenter pour la santé publique.

Parmi ces dépôts, il faut citer ceux de gadoues ou d'immondices urbaines, que les cultivateurs apportent journellement sur le territoire rural, les dépôts de fumiers provenant des écuries, des étables, et n'appartenant pas à de grandes exploitations agricoles, les dépôts d'engrais humains, les voiries d'animaux morts.

I. Dépôts d'immondices. — A la campagne, on rencontre les dépôts d'immondices, généralement dans les villages avoisinant les villes, dans un rayon de 4 à 10 kilomètres. Quelquefois on en voit de grandes dimensions, mais souvent, ils ne sont pas considérables et mesurent seulement de 15 à 30 mètres cubes. Ils sont situés le plus ordinairement sur le bord d'une route, d'un chemin rural ou d'exploitation, sur un terrain vague ou non utilisé, plus ou moins rapproché du bourg ou du village. Ces dépôts ne sont, de la part de leurs propriétaires, l'objet d'aucun soin préliminaire. Les tombereaux chargés des détritus urbains sont successivement vidés à la place choisie par le cultivateur, les gadoues s'accumulent jusqu'à une certaine hauteur, $1^{m},50$ ou 2 mètres suivant l'élévation du tombereau et la facilité du déchargement; puis le dépôt augmente en longueur, de plusieurs mètres, autant que le permet le terrain et que le demande le nombre des tombereaux à apporter.

Les matières sont légèrement tassées; on fait un triage des objets très encombrants et qui ont échappé au premier triage fait au moment de l'enlèvement; on les jette à côté, sans souci; le plus souvent on ne prend guère soin de relever les déchets tombés de côté pendant l'opération du transbordement. C'est tout. On laisse les détritus se *consommer* sur place, et au bout de six semaines, deux mois et plus, les propriétaires les emportent sur les terres. Mais cette opération n'a jamais lieu que suivant les moments favorables et aussi pour une certaine portion du dépôt seulement, de telle sorte qu'on trouve presque toujours sur ces dépôts, à la fois des matières consommées, d'autres en voie de destruction, d'autres fraîches. Les manipulations faites sur les matières consommées n'exhalent pas beaucoup d'odeur; car le terreau noirâtre et friable qui est le résultat final de la décomposition de ces détritus de toute sorte n'a le plus souvent aucune odeur particulière et désagréable; il faut en excepter cependant ceux qui contiennent en grande quantité des débris animaux et surtout de poissons (Conseil d'hygiène de la Charente-Inférieure, rapport 1872).

La multiplicité de ces dépôts dans les villages avoisinant les villes s'explique aisément.

Les villes adjugent séparément l'enlèvement des détritus d'un quartier ou d'une section; pour chacune, il n'y a qu'un adjudicataire, un répondant nominal. Mais celui-ci, dans le village même, a plusieurs sous-traitants qui s'engagent mutuellement à se conformer aux exigences du cahier des charges et à assurer le service. De fait ils sont de part égale dans l'entreprise et font le service à tour de rôle; quelquefois le matériel roulant (tombereau) est commun. Si chacun paye ainsi de sa personne, de son temps, et accepte une portion de la redevance à solder, chacun devient en même temps propriétaire de ce qu'il récolte et crée ainsi son propre dépôt. Le cultivateur, sous-traitant, le place, sans grand souci de la voirie et de l'hygiène publique, à l'endroit qu'il trouve à sa convenance, c'est-à-dire aisément accessible pour le déchargement d'une part, et de l'autre assez rapproché des différentes parcelles de son terrain. Ce sont presque toujours des cultivateurs, petits propriétaires ou fermiers, qui se font les sous-traitants des adjudicataires, et non des entrepreneurs, spéculateurs d'engrais.

Les dépôts ruraux deviennent ainsi, en délivrant les villes de leurs immondices et en les assainissant, une cause sérieuse d'incommodités et même de dangers dans beaucoup de villages.

Ces incommodités sont de deux sortes, les unes tiennent aux matières liquides, les autres aux produits gazeux.

Les matières liquides ont surtout pour inconvénient et même grand danger de s'infiltrer dans le sol plus ou moins aisément suivant la nature du terrain. Ces infiltrations ont lieu à l'endroit même du dépôt et aussi dans le voisinage; elles sont facilitées par les eaux pluviales qui inondent les dépôts toujours sans abri d'aucune sorte. Les eaux entraînent aussi les matières solubles des parties superficielles : elles pénètrent plus ou moins les parties profondes selon le tassement des matières; dans bien des endroits, ces eaux pluviales contaminées forment, autour des dépôts, des boues liquides ou des cloaques infects plus ou moins étendus; quelquefois même, ce sont de véritables petites mares, sales et jaunâtres, où viennent néanmoins barbotter avec une évidente satisfaction les animaux de basse-cour et aussi les porcs vivant en liberté comme dans certaines contrées, la Bretagne, par exemple. Ces mares accidentelles nées des dépôts, sont aussi facilitées, quand les accumulations de matières sont faites sur le bord des chemins, par l'encombrement des fossés ou rigoles, produit par les déchets solides et inutiles jetés sans façon dans les fossés; dans le voisinage des dépôts, il n'est pas rare, sur le bord des chemins ruraux d'exploitation que l'écoulement des eaux soit entravé par le fait même du dépôt. Cette souillure du voisinage peut donc s'étendre assez loin ; non seulement aucune précaution n'est prise pour empêcher l'imprégnation du sol, mais au contraire tout semble, dans les habitudes actuelles, concourir à l'infection tellurique et à la pollution des eaux.

Les eaux pluviales agissent autour du dépôt. Mais au lieu même, d'autres liquides imprègnent le sol : ce sont les eaux provenant des fermentations et actions chimiques qui s'opèrent à l'intérieur de la masse. Ces liquides ne sont pas très considérables quand le dépôt est de petite dimension, 5 à 10 mètres cubes; mais dans les dépôts d'importance plus grande et dans les dépôts industriels, il en est autrement et le sol est imprégné fortement.

La chaleur développée dans la fermentation est assez considérable, mais bien moindre que dans les dépôts de fumiers. La partie extérieure et superficielle se dessèche promptement et les portions inférieures restent humides. Il se fait donc, sous le dépôt et tout autour un petit marais putride, dont l'importance ou le danger est plus ou moins grand suivant la nature du sol, l'élévation du terrain et sa déclivité, son voisinage de ruisseaux, son rapprochement des puits, de la nappe souterraine, suivant encore les conditions météorologiques du lieu, la durée des chaleurs ou des pluies.

Les incommodités résultant des gaz se traduisent par des odeurs plus ou moins vives. Les gaz sont dus surtout aux carbures d'hydrogène, à l'acide sulfhydrique, à l'ammoniaque et résultent des réductions qui se font dans l'intérieur des dépôts et des fermentations qui s'y produisent.

Aux produits de cette nature, il faut ajouter aussi les exhalaisons fort désagréables qui proviennent des matières animales qu'on jette sur le dépôt ou même qu'on y enfouit parfois. Tous ces gaz sont-ils également fâcheux; assurément non; Bouley (Société de médecine publique) pour défendre les dépôts comme engrais, a cherché à les innocenter un peu avec cette formule imagée : « Tout ce qui pue ne tue pas. » Il est certain que si l'incurie et la négligence des cultivateurs ne transformaient pas souvent ces dépôts d'immondices en une voirie commune où, sous prétexte de faire de l'engrais, on apporte sans souci toutes sortes de débris et de déchets d'animaux, les exhalaisons des dépôts seraient, dans la plupart des cas, au milieu des campagnes, et même au voisinage des habitations, sans influence vraiment fâcheuse et il serait peut-être difficile de préciser les cas d'intoxication véritable produits par eux. L'incommodité varie donc, suivant la quantité de matières organiques, déchets animaux, poissons, selon le volume et l'importance du dépôt, mais l'inconvénient est moindre pour les gaz que pour les matières liquides.

Au point de vue microbiologique, on peut affirmer le danger de ces amas résiduaires, danger qu'augmente grandement l'influence des eaux pluviales par l'entraînement dans le sol et dans la nappe souterraine des microbes et des infiniment petits.

La consistance des dépôts extérieurement est assez grande pour que l'action des vents ne puisse s'exercer d'une façon fâcheuse ; cependant les grandes sécheresses amènent encore un effritement possible et un transport au loin ; plus souvent, sur le bord des routes, les animaux errants, ou ceux du voisinage, grattent les dépôts, en détachent des parcelles qui peuvent être transportées plus ou moins loin par l'homme ou les animaux.

Enfin, par leur situation même, chemin, route, carrefour, ils peuvent être et sont parfois un obstacle matériel à la libre circulation.

Les inconvénients et les dangers de ces dépôts sont donc assez sérieux pour que l'on songe à en préserver la population. Rien n'est plus justifié. Il faut reconnaître qu'ils n'ont pas échappé aux préoccupations générales et ils figurent dans les établissements classés. Seulement, nous pensons qu'il convient de faire une différence entre les dépôts *agricoles* tels que nous les rencontrons le plus ordinairement à la campagne, relativement peu étendus, destinés à l'utilisation immédiate par le propriétaire du dépôt sur son propre terrain, et les dépôts *commerciaux* de grande étendue, appartenant à des spéculateurs qui les vendent aux cultivateurs au même titre que d'autres engrais.

Cette distinction a été faite depuis longtemps, par la force même des choses, et a singulièrement affaibli la portée du décret de 1825 qui faisait des dépôts d'immondices des établissements appartenant à la première catégorie. Dans le département de la Seine, des ordonnances de police avaient consacré cette différence et la plus récente, actuellement en vigueur, précise d'une façon très nette les conditions nécessaires pour être autorisé à créer ces sortes de dépôts agricoles (1).

(1) *Ordonnance concernant les dépôts d'engrais et immondices dans les communes rurales.*

Nous, préfet de police.

Considérant qu'il est habituellement formé dans les campagnes aux environs de Paris, un nombre considérable de dépôts d'engrais, composés de boues, d'immondices ou de débris de matières animales qui, sans constituer précisément des voiries, répandent cependant des exhalaisons infectes ;

Considérant qu'il importe de préserver les habitations et les routes de l'influence malsaine que peuvent produire de telles exhalaisons et de permettre en même temps aux cultivateurs l'emploi de ces engrais ;

Considérant qu'il y a lieu d'apporter quelques modifications aux dispositions de l'ordonnance de police du 8 novembre 1839 sur la matière.

Ordonnons ce qui suit :

Art. 1er. — Aucun dépôt de boues et immondices ne pourra être établi désormais dans l'intérieur des cours, jardins et autres enclos contigus aux habitations dans le ressort de notre préfecture.

Art. 2. — Les dépôts de cette nature pourront être formés *dans les champs* par les

En province, il n'existe rien de semblable ; les dépôts d'immondices restent pour le plus grand nombre des conseils d'hygiène des établissements insalubres appartenant à la première catégorie ; par tolérance, on ferme les yeux le plus souvent et il faut les circonstances particulières d'épidémies, soit locales, soit générales, pour appeler l'attention des autorités administratives ; suivant les cas des suppressions de dépôts irrégulièrement formés sont exigées.

Les cultivateurs souffrent de cette situation incertaine. J'ai exposé dans un rapport présenté sur ce sujet à la Société de médecine publique les inconvénients de cette irrégularité administrative, dont les villes elles-mêmes pourront se plaindre, puisque les agriculteurs ne peuvent rechercher les gadoues comme engrais que dans des conditions particulières d'économie et de bon marché. Mais il faut en outre leur assurer la possibilité de créer ces dépôts agricoles sans les entourer de difficultés administratives trop grandes.

D'après le projet de Code rural, sur l'avis du Conseil d'hygiène, le maire peut interdire les dépôts de vidanges ou de gadoues qui seraient de nature à compromettre la santé publique.

Cette disposition qui ne permet pas au maire seul d'ordonner la suppression et qui la subordonne à l'avis d'un conseil compétent est, sans aucun doute, excellente et propre à sauvegarder les intérêts de l'hygiène et de l'agriculture, mais elle ne prévoit pas les conditions nécessaires à la création du dépôt et laisse subsister l'incertitude qui pèse à l'origine.

Nous pensons qu'en équité il conviendrait de faire administrativement une distinction absolue et complète entre les dépôts commerciaux et les dépôts agricoles, et de faire rentrer ces deux sortes de dépôts dans des catégories différentes d'établissements insalubres : les dépôts commerciaux dans la première, les dépôts agricoles dans la troisième.

cultivateurs après déclaration à la préfecture de police et avis favorable de l'autorité municipale, pourvu que leur emplacement soit à une distance d'au moins 200 mètres de toute habitation et de 100 mètres des routes et chemins.

Cette distance pourra être réduite dans le cas où les chemins ne serviraient qu'à l'agriculture.

La *déclaration* devra être écrite et remise au maire qui la transmettra avec son avis à la préfecture.

ART. 3. — Lors de l'emploi des boues et immondices à l'engrais des terres, ces matières seront enfouies à bref délai.

ART. 4. — Sont exceptés des dispositions de la présente ordonnance, les dépôts de boues et immondices assez considérables pour former des voiries, lesquels sont soumis aux formalités prescrites pour les établissements dangereux ou insalubres de première classe.

ART. 5. — Les contraventions seront constatées et poursuivies devant les tribunaux compétents.

ART. 6. — L'ordonnance du 8 novembre 1839 est abrogée.

ART. 7. — La présente ordonnance sera publiée et affichée.

Les maires des communes rurales du ressort de la préfecture de police, le commandant de la gendarmerie de la Seine, et les commissaires de police sont chargés, chacun en ce qui le concerne, d'en assurer l'exécution.

Le préfet de police,
CAMESCASSE.

Les mesures d'hygiène applicables aux dépôts agricoles doivent s'adresser surtout à la souillure du sol, des eaux, à la dissémination des poussières et des germes par les vents, à l'incommodité des gaz et odeurs.

Le sol devrait être rendu, autant que possible, imperméable sur la surface destinée à recevoir les dépôts. Le pavage, le revêtement en ciment, excellents sans aucun doute, sont trop coûteux pour pouvoir être prescrits aux dépôts agricoles, les dépôts commerciaux en seraient plutôt justiciables.

Mais le terrain battu, nivelé, recouvert d'argile peut suffire dans la plupart des cas; le paysan le fait volontiers pour son fumier, pour l'aire où il bat son grain; ce procédé ne l'étonnerait pas, il lui est familier et il est peu coûteux, ce qu'il ne faut pas perdre de vue. Ce sol nivelé et battu peut avoir sa pente vers une rigole ou un ruisseau voisin, de façon à éviter les infiltrations du sol autour du dépôt; ce ruisseau peut être aisément entretenu dans le voisinage d'un dépôt et les matériaux boueux relevés pourraient être déversés sur le dépôt lui-même; l'écoulement facile des eaux résiduaires, accidentellement grossies par les pluies, serait, de cette façon, assuré de la même manière que les eaux pluviales déversées des routes et des champs. Il n'y aurait là aucune innovation difficile à assurer ou coûteuse.

Pour atténuer les dangers de ces eaux pluviales et le transport des germes morbides infectant, peut-être au loin, soit le sol, soit les eaux souterraines, il serait sage d'avoir des abris protecteurs, ainsi qu'on le fait dans bien des cas pour les fumiers. Mais l'abri fixe pour les dépôts agricoles qui sont essentiellement temporaires, n'est pas réalisable; on pourrait y suppléer en recouvrant de terres le dépôt dans les parties achevées, c'est-à-dire arrivées à leur hauteur définitive et arroser de solutions de sulfate de fer les parties du dépôt en formation. Le sulfate de fer en s'opposant à la production de l'acide sulfhydrique, le plus dangereux des gaz issus de la fermentation et en même temps agissant comme antiseptique, est préférable au sulfate de chaux, jadis recommandé en pareil cas.

Quelques planches recouvrant les terres à la partie supérieure, d'autres au bas, s'opposant à l'effritement et au grattage, pourront mettre facilement à l'abri des transports des parcelles et des souillures directes.

La production des gaz impossible à empêcher, sera atténuée par les mesures conseillées plus haut, la terre et les arrosages de sulfate de fer; on ne peut aller au delà.

II. **Dépôts de fumiers.** — Les dépôts de fumiers doivent être examinés à deux points de vue bien différents. Dans l'exploitation agricole, dans la ferme, dans la petite exploitation, ils sont en dehors de la voie publique, enfermés dans des propriétés closes et nous avons vu quelles dispositions ils devaient présenter pour n'être en aucune manière offensants pour la santé publique, et comment on pouvait leur donner leur maximum de valeur et éviter la souillure du sol et des eaux. Nous n'y reviendrons donc pas; mais dans les villages, dans les habitations isolées, là où quelques animaux seulement, chevaux ou vaches, sont la propriété de petits cultivateurs propriétaires ou même d'ouvriers agricoles, le fumier est amassé dans quelque recoin de cour, souvent ouverte à tout venant, quelquefois sur un terrain communal non utilisé; on en voit parfois devant la maison, sur un chemin. Tous ces dépôts sont condamnables et dangereux et on doit les comprendre parmi ceux qui peuvent offenser la salubrité publique et sont soumis à la surveillance administrative. Ils n'appartiennent en rien à la catégorie des dépôts d'engrais de provenance animale et classés. Ce sont des immondices en tas plus ou moins considérables et dont la présence doit être interdite sur la voie publique. Dans beaucoup de villages où l'on constate ces étalages publics d'engrais et de déchets animaux, il serait possible de faire autrement, on se heurte surtout à l'ignorance absolue des paysans au sujet des inconvénients et des dangers de ces dépôts. Ils ne comprennent pas que les eaux pluviales charrient les matières, avec elles des germes morbides. Il leur faut des exemples de puits infects, une épidémie qui se développe et l'intervention de l'autorité pour qu'ils aient quelque soupçon d'un danger. Dans les pays agricoles où l'hygiène avait quelque prestige, comme dans le nord par exemple, on n'a pas cessé un seul instant de combattre cette insouciance des cultivateurs; les commissions cantonales ont souvent signalé ces mauvais dépôts; parfois on a obtenu quelques résultats; souvent on a échoué, si bien que quelques commissions ne voyaient d'autre chance de salut que l'intervention de comices agricoles ou de sociétés d'agriculture afin d'éclairer les cultivateurs sur la valeur de ces engrais perdus. On comptait plus sur les raisons d'intérêt que sur celles de la santé pour décider le paysan.

Il est possible que ce soit là un excellent moyen de réussir; mais nous pensons que l'autorité municipale ne doit pas rester inactive. La loi de 1884 lui donne toute qualité à ce sujet. Le projet de Code rural (art. 19) est encore plus explicite « En cas d'insalubrité constatée par le Conseil d'hygiène et de salubrité de l'arrondissement, le maire ordonne la suppression des fosses à purin non étanches et des puisards d'absorption.

« Sur l'avis du même conseil, le maire peut interdire les dépôts de vidange ou de gadoue qui seraient de nature à compromettre la salubrité publique.

« Il détermine les mesures à prendre pour empêcher l'écoulement sur la voie publique des liquides provenant des dépôts de fumiers et des étables.

« Les décisions des maires peuvent toujours être l'objet d'un recours au préfet. »

Ces dispositions indiquent bien nettement que dans la pensée du législateur l'action du maire peut s'étendre aussi bien aux dépôts de fumiers placés sur la voie publique qu'à ceux existant dans l'intérieur des cours et des fermes. Pour pouvoir déterminer, en effet, les mesures à prendre pour empêcher les purins des fumiers et des étables de couler sur la voie publique, il faut évidemment que le maire ait droit d'accès pour constater l'urgence et la possibilité de certaines prescriptions. Ce droit n'a rien d'excessif; si la loi de 1850 sur les logements insalubres avait pu être appliquée d'une façon générale, même à la campagne, la commission spéciale qu'elle a prévue eût rempli légalement cet office. A son défaut, le maire doit agir, mais le projet du Code rural a sagement fait d'abriter l'autorité municipale derrière un conseil compétent. A la campagne, cette précaution est indispensable pour une infinité de raisons.

Il faut se rendre compte que l'hygiène ne commande pas de léser les intérêts de l'agriculture et que le fumier est un agent nécessaire à la culture. Il ne s'agit donc pas d'édicter des suppressions impraticables; il faut substituer seulement à des habitudes déplorables pour la santé publique, funestes pour l'intérêt du cultivateur, des procédés autres ayant l'avantage de les protéger tous deux.

En ce qui concerne les dépôts de fumiers extérieurs, placés sur le devant des maisons, dans des terrains non clos, même sur la voie publique, il ne peut y avoir de doute, tous ceux-là doivent être placés ailleurs. Ils peuvent être immédiatement transportés dans un champ où un coin leur sera réservé; au lieu d'être portés de l'étable sur le sol voisin, on peut aussi bien les placer de suite sur une brouette, un chariot quelconque et en effectuer le transport quand la charge est complète. Cela n'est pas impraticable et n'a rien de vexatoire ni d'excessif. S'il s'agit de dépôts de fumiers dans les cours et les exploitations rurales closes, empêcher les purins de se perdre, c'est arriver à prescrire l'établissement de purinières bien installées, étanches, et s'opposer ainsi à une perte très sensible des éléments les plus fertilisants du fumier; c'est contraindre le paysan à faire une bonne opération en l'empêchant de porter atteinte à la santé de ses voisins. Il n'y a donc point de scrupules à avoir de ce côté; les partisans les plus absolus de la liberté et du respect de la propriété ne peuvent guère avoir de bonnes raisons à donner au paysan, s'ils veulent lui mettre en tête de résister à l'autorité administrative; ils ont peu de chance de se faire écouter quand il se sera bien rendu compte qu'il y va plus encore de son intérêt que de la salubrité publique.

Cette persuasion a été, nous le disions plus haut, le procédé employé dans certains pays agricoles et la transformation de villages, de hameaux mal tenus s'est peu à peu opérée; on doit persévérer dans cette voie en alliant, s'il le faut, une prudente fermeté à de bons conseils.

Il est d'autres dépôts d'engrais, provenant de déchets ou de résidus industriels; nous ne nous en occuperons pas; ils ont généralement leur place dans les locaux affectés aux industries agricoles dont ils proviennent et sont enlevés par parcelles au moment des achats faits par les agriculteurs selon leurs besoins.

Il en est de même des engrais chimiques ou autres; mais le cultivateur a souci de ce qu'il achète et il n'est pas besoin de lui conseiller de ne pas le laisser se perdre sur la voie publique. Nous n'avons pas à insister.

Dans le Nord, les déjections humaines forment des dépôts d'engrais très répandus et dont il faut s'occuper un instant : il s'agit de l'engrais flamand et des citernes à engrais dont il est question chaque année dans le *Recueil des travaux du Conseil d'hygiène du Nord*. Dans ces derniers temps, cette question a pris un intérêt tout particulier.

Un usage fort ancien dans le Nord et les Flandres a fait utiliser l'engrais humain pour la fumure des terres. Le cultivateur a créé pour recevoir cet engrais des citernes étanches qu'il dispose dans ses champs, loin des habitations. Les conseils d'hygiène étaient appelés à donner leur avis sur ces installations comprises par le décret de 1810 dans la première classe des établissements insalubres et depuis longtemps protestaient contre la rigueur des formalités exigées pour ces petits dépôts utiles à l'agriculture et inoffensifs par leurs dispositions. Ces protestations vinrent devant le Comité des arts et manufactures en 1890, qui refusa net de donner satisfaction à la demande d'abaissement de classe faite par le Conseil central d'hygiène du Nord.

Cette réponse a provoqué de la part du Conseil d'hygiène de nouvelles explications qui sont d'autant plus intéressantes à connaître qu'on y trouvera la description exacte de ces citernes à engrais :

« Il a semblé tout d'abord à votre commission (1) que l'emploi que l'agriculture du Nord fait des vidanges était peu connu à Paris, car il y a une sorte de point suspensif dans le rapport de l'honorable M. Paul Girard lorsqu'il dit : « Les engrais liquides doivent, *paraît-il*, servir uniquement à l'exploitation de la terre. » On pourrait, en effet, utiliser les matières provenant des déjections animales ou humaines à la fabrication des sels ammoniacaux; et c'est ainsi que les grands entrepositaires, qui font commerce des vidanges, en opèrent la transformation avec le surplus qu'ils ne parviennent pas à débiter en nature, pour les besoins agricoles. Mais les cultivateurs qui possèdent des citernes à engrais non préparés utilisent uniquement le purin à la fertilisation de leurs champs.

« D'autre part, le comité ne paraît pas apercevoir la différence qui existe entre un dépôt établi dans un but commercial et la fosse servant à un usage personnel; cependant, cette différence est notable.

(1) La commission était composée de MM. Pollet et Charles Faucher.

« Le dépôt des vidanges, comme il s'en trouve à proximité de quelques centres populeux, consiste en une vaste citerne pouvant contenir de 3000 à 4000 mètres cubes de liquides, tandis que la fosse à purin des cultivateurs est d'une contenance ordinaire de 20 mètres cubes, sans jamais être supérieure à 40 mètres cubes. Autour du premier, c'est un va-et-vient continu de tous les jours de l'année, depuis quatre heures du matin jusqu'au soir. Il n'y a point de chômage. Quand les cultivateurs ne vont pas s'y approvisionner, les voitures de l'établissement ne cessent jamais d'emmagasiner.

« Les fosses des particuliers ne sont ouvertes que quand, les citernes des écuries et des étables étant pleines, il est urgent de les vider; c'est là qu'on transporte les liquides. On les ouvre aussi à des époques déterminées pour épandre l'engrais sur les champs; et encore quelquefois, entre les semailles et la récolte, pendant la végétation, lorsqu'on n'a rien à faire aux champs, on fait provision des engrais fécondants qu'on va chercher au grand dépôt, où cela se vend. Si l'on calculait les journées de manipulations à ces fosses, on n'en compterait pas plus de 30 dans l'année.

« Il n'y a donc pas de similitude à établir, bien que les opérations soient les mêmes, entre une citerne à usage de commerce et un réservoir à usage personnel, au point de vue des inconvénients possibles pour le voisinage. La différence est même si considérable qu'il est à peine nécessaire d'y insister davantage.

« Toute entrave à la création de ces petites fosses à purin résultant de l'accroissement des formalités dès l'autorisation porte tort, non seulement à l'agriculture, mais encore à l'hygiène. En effet, les fermes qui ne possèdent pas de telles fosses sont exposées à voir les citernes de leurs étables déborder à certains moments de l'année, où le liquide n'a pas son emploi sur les terres, se déverser dans les fossés, corrompre les cours d'eau et répandre dans l'atmosphère des miasmes pathogènes. A l'aide de ces réservoirs, aucune déperdition n'a lieu; et le liquide engrais est conservé au profit de la culture et à l'avantage de la salubrité générale.

« Rien de plus modeste d'ailleurs, comme condition d'installation, que ces petits réservoirs. A la pointe d'un champ, on a creusé la terre à 2 mètres de profondeur, sur 5 mètres de longueur et 2 mètres de largeur, pour donner la forme d'un carré long recouvert d'une voûte en dos d'âne surplombant le ras du sol de 1 mètre. Le fond comme les parois et la voûte sont construits en briques rejointoyées au ciment. Vers le milieu de la longueur est ménagée dans la partie voûtée une ouverture de 75 centimètres carrés, pour permettre facilement le déversement des matières fécales et leur extraction. Une porte en bois de chêne, fermant cette ouverture, joue sur des charnières et est cadenassée. En dehors des temps de manipulation, on ne ressent aucune odeur dans le voisinage le plus rapproché de ces dépôts de vidanges.

« Ce sont donc des dépôts couverts, aux dimensions les plus modestes, d'une incontestable utilité et qui n'exposent à aucun danger. Nous ne sachons pas qu'il soit jamais arrivé d'accident occasionné par ces fosses. Cependant les prescriptions imposées d'ordinaire par l'administration restent assez sévères et minutieuses et toujours ces fosses sont installées loin des habitations. Mais que ces sortes d'établissements soient rangés dans la première ou dans la deuxième classe, cela n'importe nullement au point de vue des conditions imposées. Il n'y a que les formalités d'enquête qui diffèrent.

« Les établissements de la première classe demandent une enquête s'étendant à toutes les communes comprises dans le rayon de 5 kilomètres. Or, cette enquête longue et minutieuse est fort inutile dans le cas présent. Jamais il ne se produit d'opposition des communes voisines, qui restent fort indifférentes à la chose, pourvu que ces dépôts ne soient pas établis le long d'une promenade publique et fréquentée. Dans ce cas, comme dans tous ceux où l'établissement projeté comporte des inconvénients graves, il n'est pas besoin qu'ils soient de la première classe pour que le conseil central oppose son veto par un avis défavorable. Rangées dans la deuxième classe, les fosses à purin ne seront autorisées qu'après avoir été l'objet d'une enquête locale très sérieuse et bien suffisante. Les mesures édictées seront aussi complètes que pour les établissements de première classe et donneront toute sécurité à l'hygiène publique.

« Nous le répétons, il n'y a de différence entre les deux classes, concernant les fosses à purin, que dans les formalités de l'enquête, qui est plus étendue et plus onéreuse pour la première que pour la deuxième classe. Et c'est précisément à cause de ces motifs que nous persistons à demander que ces modestes dépôts d'engrais non préparés et couverts soient placés dans la deuxième classe des établissements dangereux, insalubres et incommodes.

« Dans la conviction que cet abaissement de classe a une importance considérable pour les intérêts agricoles et hygiéniques dans notre département, où l'usage des engrais humains est si répandu, nous croyons devoir en appeler de nouveau au Comité consultatif des arts et manufactures, pour réclamer qu'il soit donné satisfaction à notre précédente demande.

« POLLET. »

Le Comité consultatif des arts et manufactures, de nouveau consulté, donnera-t-il un avis favorable ? Nous l'ignorons, mais ici comme pour les dépôts d'immondices, de fumier, d'engrais, nous ne cesserons de répéter que l'hygiène n'aura pas à souffrir d'appliquer à l'agriculteur un régime différent de celui imposé à l'industriel, au commerçant. Nous partageons sur ce point les idées du Conseil du Nord et c'est en nous préoccupant des applications possibles de l'hygiène rurale que nous demandons cette séparation.

Le paysan n'utilisera plus tous les produits excrémentitiels des villes, il délaissera l'engrais humain comme les autres si les rigueurs administratives, si les dépenses qu'on lui impose lui rendent cet engrais onéreux ou désagréable. On semble oublier que, tout en servant ses intérêts, il rend un signalé service aux villes et aux hommes; et c'est là un tort. Certaines villes du Midi dont les agriculteurs refusent d'enlever les déjections en sont fort embarrassées; tant que les villes n'auront pas un système d'égouts complet et que les fosses fixes seront en honneur, il faudra bien consentir à l'utilisation de ces matières. Les dépotoirs industriels sont dans le Nord remplacés par des petites citernes qui sont bien étanches et, comme dépôt d'engrais, fort inoffensives. Il n'y a pas lieu d'appliquer la même rigueur aux grands dépotoirs pernicieux et désagréables et aux citernes flamandes. C'est de toute évidence (1).

Il restera à examiner la question de l'engrais lui-même, sous cette forme liquide et les conséquences hygiéniques qu'il peut avoir. Le classement n'a rien à faire à ce sujet et nous y reviendrons à propos des engrais.

III. **Animaux morts.** — Il n'est pas rare de trouver à la campagne sur le bord des routes, sur la voie publique des animaux morts, dont personne ne prend souci; ou bien encore les paysans se débarrassent d'animaux domestiques malades et inutiles en les tuant, en les abandonnant dans les champs ou en les jetant dans un fossé, dans un endroit écarté, quelquefois sur un dépôt de fumier ou de gadoue. D'autres fois, comme le dit M. Peaudecerf, des nomades, des saltimbanques, même des propriétaires étrangers à la localité, abandonnent, notamment les jours de foire, de marché, de fêtes locales, sur le territoire de la commune des cadavres d'animaux... Personne, en pareil cas, ne consent à se charger de l'enfouissement; les municipalités elles-mêmes, quand elles sont peu soucieuses de leurs devoirs, négligent de faire transporter et enfouir le cadavre, qui devient la proie des chiens errants, des oiseaux carnivores, des mouches et par cela même une cause d'infection et de graves dangers.

Dans le projet de Code rural, il est défendu de jeter des bêtes mortes dans les bois, dans les rivières, dans les mares ou à la voirie et de les enterrer dans les étables ou dans les cours attenant à une habitation ou à proximité des puits, des fontaines, des abreuvoirs publics. Le maire, de son côté, doit faire livrer à un atelier d'équarrissage régulièrement autorisé, ou enfouir, ou détruire par un procédé chimique ou par combustion,

(1) Il est regrettable que le Comité consultatif d'hygiène de France ne puisse être appelé à donner son avis sur de semblables questions. L'hygiène publique gagnerait à ne pas enlever des attributions du Comité consultatif d'hygiène, l'examen des affaires intéressant les établissements classés, ainsi que cela existait autrefois.

le corps de tout animal trouvé mort sur le territoire de la commune et dont le propriétaire, après un délai de douze heures, reste inconnu.

Ces prescriptions sont d'autant plus sages que les animaux ainsi trouvés sur la voie publique ou dans les lieux retirés peuvent avoir succombé à des affections graves et contagieuses, que rien ne peut révéler, et dans ce doute la destruction ou l'enfouissement avec des précautions spéciales, chaux vive, donnent les meilleures garanties.

Il suffit d'indiquer l'utilité de ces mesures trop aisément oubliées à la campagne; nous ne pouvons pas nous y arrêter longuement.

IV. Police sanitaire des animaux. — Nous rappellerons seulement que la police sanitaire réglée par la loi de 1881 est d'une importance capitale pour la salubrité de nos campagnes et l'hygiène rurale. Les dispositions principales en ont été données dans cette Encyclopédie par M. Nocard au chapitre concernant les *épizooties*. Nous ne voulons pas les reproduire ici où elles auraient pu également trouver leur place. Ajoutons que le législateur en cherchant à unifier toutes les dispositions législatives concernant la vie rurale a transporté la loi de 1881 tout entière dans le projet de Code rural et a demandé la modification de certains articles que les investigations scientifiques récentes semblaient rendre nécessaires.

En résumé, nous voyons qu'à la campagne, la sécurité et la salubrité publiques exigent, non pas si l'on veut avec moins de rigueur, mais plus exactement, d'une autre façon, l'application de mesures sanitaires ou préventives. Il serait sage que les municipalités rurales ne se dérobassent point au devoir que la loi leur impose en leur donnant la mission de veiller à la préservation de la santé publique. Un arrêté constituant un règlement général applicable à chaque commune devrait être préparé par elles, approuvé par le conseil d'hygiène de l'arrondissement ou du département, sanctionné par le préfet et l'exécution en serait assurée par les soins des gardes champêtres, gendarmes, etc. Quelques procès-verbaux faits à point, quelques exemples justes seraient d'un salutaire effet; en même temps la sollicitude des personnes éclairées de chaque commune viendrait ajouter à ces actes de répression, en en faisant comprendre la nécessité et en montrant le bien que chacun retirerait d'une hygiène mieux entendue.

ARTICLE IV. — ÉGLISES, CIMETIÈRES, LAVOIRS ET BAINS

I. Églises. — L'église est à peu près le seul monument existant dans le village; c'est là seulement où la vie collective a quelque intensité.

L'église a joué dans la vie du paysan autrefois un rôle autrement important que de nos jours et son histoire n'est pas sans intérêt, elle n'est pas même inutile à l'hygiène publique, et vaut bien qu'on s'y arrête un instant.

A l'époque romaine, dit M. A. Rambaud(1), la petite société chrétienne de chaque cité gauloise se tenait enfermée dans l'enceinte de la cité. Il n'y avait, pour toute une province, d'autre temple chrétien que l'église épiscopale. C'est précisément à l'époque franque et à l'époque féodale que, la noblesse ayant quitté la ville pour la campagne, la doctrine chrétienne commença à se répandre dans le village. La fondation de nombreux couvents, loin des grandes villes, favorisa la propagande rurale. Alors les seigneurs travaillèrent à multiplier les centres religieux. Sans doute ils agissaient ainsi par dévotion, mais ils y trouvaient aussi leur intérêt par l'accroissement de la population dans les villages pourvus d'une église.

Voici comment se constituait un édifice rural. Le fondateur concédait le terrain et faisait bâtir l'édifice par des paysans; puis il y installait quelque pauvre clerc, à titre de curé, et lui attribuait une part de la dîme jusqu'alors payée à l'évêque ou au monastère. Les églises rurales étaient d'humbles toits où le curé n'avait pas le droit de dire la messe les jours de grande fête, car ces jours-là on était tenu d'assister à la messe épiscopale, et où les paysans emmagasinaient volontiers leurs foins et leurs blés malgré les prohibitions des conciles. Une paroisse comprenait tous les habitants soumis à l'autorité spirituelle du curé, c'est-à-dire un ou plusieurs villages. La plupart des paroisses de France ont été constituées du ve au xe siècle.

Avec l'extension des idées religieuses et avec la féodalité, époque de la toute-puissance des seigneurs et de l'église, les humbles toits disparurent et firent place à des monuments grandioses. Ceux-ci s'édifièrent lentement; ils étaient à peine élevés qu'ils servaient au culte. Mais en même temps ils étaient le centre autour duquel se réunissait la population. La cloche appelait les fidèles à l'office et les habitants aux assemblées qui se tenaient devant l'église et où se discutaient les questions municipales de ce temps, c'est-à-dire celles où l'intérêt commun pouvait être en cause.

On est frappé, en parcourant les campagnes, du contraste saisissant qu'offrent l'architecture, l'aspect monumental de certaines églises à côté des habitations modestes, souvent mesquines, qui les entourent. Bon nombre d'entre elles semblent témoigner encore de la grandeur de cette époque disparue, où le catholicisme tout-puissant, allié ou adversaire des seigneurs, créait à grands frais des églises, des abbayes, des monastères. Le *Tableau des institutions et des mœurs de l'Église au moyen âge*, de Hurter, donne une idée de cette richesse et de la puissance des papes. La munificence et le prosélytisme religieux firent élever ces monuments dont beaucoup ornent nos villes et aussi nos villages. Près d'un monastère, d'un château, se créait l'église; autour d'elle on réservait

(1) *Histoire de la civilisation française.*

un terrain destiné à des sépultures particulières, puis des vassaux obtenaient l'autorisation de bâtir des abris, des fermes, et le village, s'il n'existait déjà, naissait, appartenant à la fois à l'église et au seigneur. Quelques-unes de ces églises ont même été destinées à servir de véritables forteresses ; leurs tours crénelées trahissent chez quelques-unes leur origine et l'usage auquel elles devaient servir. Beaucoup ont subi des mutilations, ont été en partie détruites ou réédifiées, beaucoup aussi ont disparu et ont fait place à des édifices plus modestes.

Cette origine explique aisément ce contraste qui saisit en plus d'un endroit le voyageur, le touriste et dont le paysan n'a guère souci. Mais nous n'avons pas parlé ici des églises de villages pour faire revivre un instant des souvenirs du temps passé; plus d'une de ces églises rurales pèche contre les règles de l'hygiène.

Layet signale avec juste raison les dangers que beaucoup d'entre elles présentent à cause de leurs murs froids et humides. Les campagnards viennent souvent d'assez loin et, tout échauffés par une longue course, cherchent, soit sous le porche ouvert à tous les vents, soit dans l'intérieur glacial de l'église, un repos parfois funeste.

Cela doit s'appliquer aussi aux enfants qui viennent recevoir l'instruction religieuse à l'église.

L'entretien de ces vieux monuments est quelquefois difficile, les ressources des communes n'y peuvent suffire ; aussi pensons-nous que là où un intérêt historique ou architectural sérieux ne le commande pas, au lieu de s'épuiser à des dépenses inutiles pour assainir ces églises, il vaudrait mieux en édifier de nouvelles, plus simples, moins grandioses et surtout hygiéniquement mieux conçues. C'est, du reste, ce qui a été fait dans bien des communes, au grand bénéfice de tous les intérêts.

II. **Cimetières.** — Les cimetières présentent dans les campagnes un intérêt particulier. Nous rappelions que tout autour de l'église on avait jadis réservé un terrain pour certaines sépultures. Ce qui d'abord ne devait servir qu'à des tombes de distinction, évêques, prieurs, châtelains, finit par devenir le champ commun, et cela fut bientôt au village la règle.

L'église et le cimetière formèrent un tout consacré au culte, et en des temps loin de nous, dans les cimetières mêmes des villages, se firent bien des prédications.

Les inconvénients de cette proximité étaient-ils autrefois aussi grands que maintenant? Peut-être est-il difficile de se prononcer à ce sujet, car en fait, à l'origine, il n'est pas bien certain que les habitations fussent très denses et très rapprochées tout autour des cimetières. Tout au contraire, dans certains villages, la position du cimetière et de l'église un peu éloignés de la principale voie, quelquefois à l'extrémité et non au centre du bourg, semble indiquer que nos aïeux éloignaient les morts des lieux habités bien plutôt qu'ils ne les plaçaient au centre même des agglomérations. Enfin, les groupes habités avaient certainement autrefois des dispositions différentes de celles actuelles; plus disséminés, formant plutôt des hameaux que des villages denses, ils devaient ressentir avec moins de peine les influences fâcheuses du voisinage de l'église et des cimetières.

Ce fut à l'imitation des grands que les cimetières placés autour des églises devinrent des sépultures communes. Tantôt, en effet, l'église elle-même était désignée d'avance pour devenir la demeure dernière d'un seigneur, d'un évêque, d'un saint; tantôt c'était à côté de l'église, et un tombeau plus ou moins monumental devait recevoir ces dépouilles seigneuriales ou sacrées. Des ordonnances testimoniales, des contrats stipulaient les conditions de ces sépultures, des donations spéciales venaient s'y joindre.

En réalité, dans bien des endroits, les choses durent se passer ainsi et l'exiguïté même du terrain enveloppant l'église et affecté au cimetière pourrait éloigner l'idée d'une sépulture primitivement destinée à être commune à tout un village. Puis ces grands seigneurs féodaux avaient-ils souci de la dépouille de leurs serfs? Mais l'idée religieuse et l'influence du clergé amenèrent surtout le peuple à inhumer ses morts de préférence près de l'église. En certains villages, chaque exercice du culte était en même temps un hommage pieux rendu aux mânes des parents décédés. Presque autant que l'église, c'était un lieu de rendez-vous pour les parents éloignés les uns des autres, pour les amis, et encore maintenant, en Bretagne par exemple, les murs bas à larges pierres, qui entourent les cimetières des villages, autour des églises, sont, non seulement les jours de pardon, mais même les dimanches et fêtes ordinaires, pittoresquement garnis d'hommes et de femmes qui, là, mangent et se reposent, causent gaiement après avoir entendu le service religieux et fait une scrupuleuse visite à quelque tombe aimée.

Les curés permirent donc ces inhumations et elles devinrent générales. Ils trouvaient à exalter le culte des morts une force nouvelle, une influence considérable, sans compter les petits profits qu'ils en pouvaient retirer; l'inhumation appartenait à l'église, et on était loin de songer à cette époque à faire du cimetière une propriété communale.

Les cimetières étaient tellement dépendants de l'exercice de la religion que chaque culte avait ses temples et ses cimetières. Toutes ces idées, plus tenaces chez le paysan que chez le citadin, se sont conservées avec une grande intensité, et c'est ainsi qu'après avoir traversé les époques révolutionnaires, après avoir subi le contact d'une civilisation égalitaire et éclairée, nos campagnes, ou du moins certaines, veulent encore les morts à côté de l'église; toucher à l'un, c'est toucher à l'autre, et les cimetières communaux sont à l'heure actuelle l'occasion de vives discussions.

Il faut faire la lumière sur ce point important dans la vie rurale; ici, disons-le tout de suite, l'hygiène, la loi, la raison, mènent absolument aux mêmes conclusions.

Nous n'avons pas à revenir sur la législation concernant les cimetières; elle a été exposée tout entière par le Dr Rochard dans l'*Encyclopédie* (art. CIMETIÈRES, tome IV). Nous rappellerons seulement le décret du 23 prairial an XII (1804) qui pose les règles qui président à l'établissement des cimetières et des fosses, le décret du 7 mars 1808 déterminant la distance (100 mètres) que doivent avoir les constructions dans le voisinage des cimetières hors des communes, prescription qui s'applique également aux puits, l'ordonnance royale des 6 décembre 1843 et 1er janvier 1844 réglant les questions de translation de cimetière, de concessions de terrain, de police.

C'est là la législation actuellement en vigueur, et les dernières dispositions législatives concernant la liberté des funérailles, la loi municipale de 1884, n'y ont rien changé.

La première condition imposée par la loi est qu'aucune inhumation ne doit être faite dans les établissements consacrés au culte et dans l'enceinte des villages.

La loi rend donc nécessaire la séparation de l'église et du cimetière.

La raison indique aussi que cette union est illogique. Les conditions qu'on va rechercher dans le terrain nécessaire à une construction solide et résistante, faite pour braver les atteintes du temps, ne peuvent pas être les mêmes que celles utiles à la destruction des corps. Quand les seigneurs ou évêques chrétiens bâtissaient leurs églises, ils asseyaient ces monuments sur des rochers et non sur des terres meubles et perméables. L'église et non le cimetière était leur but.

Il n'est donc pas possible de trouver à la fois réuni sur un espace limité un sol propre à l'édification d'une église, calcaire résistant, roche imperméable et à la destruction des corps, terre meuble et perméable, accessible à l'air et à l'eau. Ce qui sera bon pour l'église sera mauvais pour le cimetière. Vouloir réunir ces deux choses est donc contraire à la raison même. Mais c'est surtout inadmissible scientifiquement et en se basant sur les données de l'hygiène.

Je ne reviendrai pas ici sur les discussions scientifiques que soulève la question de l'insalubrité des cimetières, qui, ayant plus sa place à l'*hygiène urbaine* qu'à l'*hygiène rurale*, devait y recevoir tous les développements nécessaires, cependant il est utile qu'en raison de la situation de nos cimetières de villages, nous insistions un peu sur quelques-unes des particularités qu'ils présentent au point de vue de la santé publique.

Il y eut à Paris une *question* des cimetières. Quoique essentiellement urbaine, elle peut être rappelée ici, car elle pourrait même encore, par ricochet, avoir une certaine influence sur nos cimetières de campagnes. Cette commission, dont M. le Dr du Mesnil fut le rapporteur, fut très optimiste.

M. le Dr Rochard dit (*Encyclopédie*, t. IV, p. 29) à ce sujet : « Ces conclusions sont très rassurantes; elles sont même un peu trop optimistes;

en tout cas, elles ne visent que les cimetières de Paris, où MM. Schutzenberger, Miquel, Carnot et O. du Mesnil ont fait leurs recherches et il serait imprudent d'en faire l'application à tous les autres. »

Cet optimisme, qui ne nous préoccuperait pas en ce moment au point de vue rural, puisqu'il n'intéresse que la capitale, s'est maintenu, et le Comité consultatif, répondant à une demande du ministre en 1888 non plus sur la question spéciale des cimetières parisiens, mais sur les conditions à appliquer d'une manière générale à tous les cimetières, a déclaré que, dans les conditions administrativement prévues pour les fosses, il ne se produisait plus de dégagement d'odeurs méphitiques dans les cimetières, et que si, dans certaines opérations telles qu'exhumations, des émanations désagréables sont perçues sur le point limité où elles se produisent, elles ne peuvent avoir aucune action sur la santé publique. Par conséquent, le danger des émanations est chimérique, et il n'est plus besoin de se préoccuper de la direction que doit avoir le cimetière par rapport aux vents régnants et à l'agglomération habitée, pas plus qu'il n'est utile de prescrire des clôtures de 2 mètres de hauteur. Le Comité maintient le danger de la souillure des eaux profondes par les matières organiques qui se détruisent dans le sol. Pour empêcher cette pollution de l'eau, le Comité estime qu'il faut, avant d'installer un cimetière sur un point donné, bien connaître la nature du sol et son aménagement. Le terrain devra être meuble et de préférence sablonneux ; dans le cas où le roc empêcherait de creuser toutes les fosses à la profondeur réglementaire le terrain du cimetière devra être préparé et déroché jusqu'à 2 mètres de profondeur.

Si le terrain est compact et aquifère, le sous-sol du cimetière devra être drainé et les eaux épurées.

Dans tous les cas, l'emplacement du cimetière sera aussi éloigné que possible de la nappe souterraine qui alimente les populations voisines et sans communication possible avec elle. Il devra être distant de 100 mètres au moins des habitations.

Les caveaux dans lesquels les familles sont autorisées à inhumer leurs morts, en des cases superposées et formées par des dalles, emprisonnent des odeurs fétides et des gaz toxiques; quand on ouvre les cases renfermant les bières, on y trouve des liquides sanieux répandant des émanations putrides. Pour prévenir cette cause d'infection, le Comité est d'avis qu'il y a lieu de mettre dans ces cases sous la bière et au pourtour une matière pulvérulente, charbon ou sciure de bois mélangés à un désinfectant chimique, et d'assurer la ventilation permanente du caveau.

Le Comité consultatif d'hygiène de France a donc adopté en partie la doctrine de la commission parisienne. Il admet que la viciation de l'air n'est pas à craindre et que c'est là une légende, comme disait le Dr du Mesnil, mais il déclare formellement que la souillure de l'eau est à redouter et qu'il faut prendre garde.

Pour nos cimetières de campagnes, cet optimisme n'est pas sans dangers et il pourrait avoir pour premier effet de fortifier les administrations municipales désireuses de conserver leurs cimetières près de l'église et au milieu du village. Au décret de prairial, on pourrait opposer la déclaration du Comité consultatif et à condition de ne pas faire de puits trop près du cimetière, ou d'avoir une fontaine, on résisterait à toute demande de création nouvelle ou de transfert. Ce serait si souvent commettre une faute au point de vue de la santé publique que nous devons insister sur ce point.

Faut-il dire que la question des cimetières soit tranchée par l'étude faite en 1880 et la déclaration du Comité consultatif de 1888? Non, elle est trop considérable. Vallin reconnaît (*Revue d'hygiène*, 1881) que ces travaux ont montré que nos opinions instinctives ou préconçues sur la nocuité des champs de sépulture ne reposent pas sur des preuves scientifiques, rigoureuses, matériellement démontrables, et il pense qu'ils provoqueront de nouvelles recherches sur cette question, qui n'en reste pas moins l'une des plus importantes de l'*hygiène publique*. C'est bien ne pas la reconnaître comme absolument et définitivement jugée. C'est aussi notre sentiment.

La destruction des corps inhumés demande, comme toute réduction organique, le concours de l'air, de l'humidité et des ferments. Il faut qu'à une profondeur déterminée cette action commune s'exerce sinon d'une manière égale, du moins de telle façon que chacun des agents essentiels à cette destruction puisse produire tout son effet utile. Cette condition n'est pas si aisée à remplir et on le comprendra sans peine en pensant à la variété des terrains, des couches superficielles et profondes, à la différence de hauteur des nappes souterraines que présentent les sous-sols de nos cimetières, variété d'autant plus grande que les cimetières les plus nombreux sont précisément les cimetières de villages. Les expérimentations faites dans des conditions déterminées ne prouvent que pour le point et le terrain où elles sont faites, elles ne sauraient rien démontrer pour un sol dont les conditions et la nature sont absolument différentes. Les expériences de Lossier (de Genève) sont sur ce point très affirmatives quand, faisant des recherches pour l'établissement d'un cimetière, il trouvait que sur le même plateau de Saint-Georges une portion était excellente et l'autre médiocre. A plus forte raison pourrait-on dire que les différences peuvent exister entre les cimetières de deux communes voisines avec les apparences extérieures ou même géologiques semblables. Un peu plus ou un peu moins de perméabilité à l'eau ou à l'air, une différence de composition du sol, plus ou moins d'argile ou de calcaire, vont changer la durée de la destruction et avec cette durée les conditions secondaires d'infection de l'air et des eaux.

L'élément capital dans la question est le sol, et il faudrait pouvoir en déterminer exactement les qualités au point de vue des combustions organiques et scientifiquement le problème n'est pas résolu. Dès lors, c'est la pratique et l'expérience qui viennent dire dans quelle mesure tel sol fournit à sa tâche, et par conséquent dans quelle mesure aussi un cimetière est bon ou mauvais. Nous n'avons donc rien à conclure pour ce qui concerne nos villages de ce qui a été fait et jugé pour les cimetières urbains.

Les dangers pourront être plus ou moins grands, selon que le sol remplira mieux cet office de milieu favorable à la destruction; mais cette fonction même le rend suspect, et bien qu'on paraisse, dans la question des cimetières, se préoccuper surtout de l'air, c'est-à-dire des émanations gazeuses, et de l'eau, c'est-à-dire des nappes souterraines, il n'en est pas moins important de songer à l'état d'impureté dans lequel le sol se trouve et des conséquences que cela peut avoir pour la santé publique. Remuer la terre des cimetières n'est pas sans inconvénient. On a dit que le choléra d'Espagne de 1889 avait eu pour origine des exhumations dans le cimetière de Rega del Puebla; quoique cette version ait été contestée, il n'en est pas moins vrai que le Comité consultatif d'hygiène de France avait à cette occasion fait défense d'exhumer ou de faire des remuements de terre dans les cimetières de certaines régions. Pourquoi cette défense, si le sol est innocent?

Les appréhensions sont justifiées parce que les germes morbides que le dépôt des cadavres par les inhumations amène dans le sol, ont une vitalité dont nous ne savons pas encore bien toutes les conditions; ont-ils tous disparu dans le temps que le décret de prairial assigne à la combustion des corps et n'en reste-t-il pas à l'état de spores ou autrement encore attachés aux parties solides, débris persistants dans la terre et que les fouilles et les terrassements dans les cimetières transportent à différents points de la profondeur à la surface.

Il est certain, quelque opinion qu'on puisse avoir sur ces questions, que bien des petites épidémies localisées, des fièvres typhoïdes par exemple, sont nées dans nos villages dans ces conditions.

La relation de M. le Dr Regnault (de Rennes) de l'épidémie de Saint-Malon, notoirement engendrée par des travaux faits dans le cimetière, au centre de la commune, autour de l'église, est absolument typique.

Le terrain d'un cimetière ne peut pas être considéré comme innocent, qu'on le remue plus ou moins, peu importe, on ne fait que proportionner le danger au nombre des opérations, et il augmente, pour le voisinage, du fait du rapprochement des habitations.

L'innocuité des cimetières au point de vue des émanations est impossible à étendre à tous; les demandes de transfert basées sur les odeurs infectes de certains cimetières, sont assez nombreuses dans les annales des conseils d'hygiène des départements(1), pour permettre

(1) Conseil d'hygiène de la Vienne, 13 juin 1890.
« M. le secrétaire communique une pétition d'un certain nombre d'habitants de

d'affirmer que cette raison d'émanations infectes est fondée et exacte. Il ne serait pas juste de dire encore que ces émanations n'existent que parce que les prescriptions du décret de prairial an XII, par rapport à la profondeur et à l'éloignement des fosses, ne sont pas remplies. Sans doute, à la campagne, le fossoyeur est à la fois ou sacristain ou chantre, ou bien encore il exerce quelque autre profession au village; seul, ou à peu près, il connaît son cimetière et il n'est guère surveillé. Les concessions sont rares dans les habitudes villageoises et le plus souvent une croix de bois et une couronne rappellent seules l'endroit précis où fut inhumé un corps. Le fossoyeur dit à chaque nouvelle inhumation quelle place est libre et il est généralement assez maître de son domaine pour imposer ses volontés ou transiger à l'aide de généreux pourboires. Mais qui oserait répondre, dans de telles conditions, de l'exécution ponctuelle du décret? Si la roche est près, s'il y a eu un cadavre tout à côté, telles raisons qu'on présentera ou qui paraîtront excellentes au fossoyeur lui feront donner dans l'endroit qu'il aura choisi une profondeur à son gré et contre laquelle personne ne songera à protester?

Le Comité consultatif admet que les émanations ne se produisent pas si les conditions administratives du décret sont remplies, mais il ne maintient certainement pas son opinion si elles ne sont pas exécutées; c'est ce qui arrive le plus souvent à la campagne. Layet l'a constaté également, « dans certaines localités, les fosses sont loin d'avoir une profondeur convenable », soit à cause du peu d'épaisseur de la couche de terre végétale recouvrant un sol trop résistant, soit par suite de la négligence que les fossoyeurs mettent à les creuser.

La réalité de cette première cause rendant facile l'infection de l'air n'est donc pas contestable à la campagne. Une seconde raison non moins importante vient du sol, qui pris autour de l'église sans avoir les qualités d'un bon terrain est fort souvent insuffisant.

La première période de décomposition étant accompagnée de la formation de produits infects et délétères, le sol devra posséder la faculté d'absorber ces produits, de les retenir aussi longtemps qu'ils seront à

Cissé, qui se plaignent de ce que, la haie et les grands arbres de l'ancien cimetière ayant été abattus par ordre du conseil municipal, les *exhalaisons émanées des cadavres deviennent de plus en plus insupportables.*

« Le secrétaire donne également connaissance du dossier de cette affaire, qui, *depuis trois ans*, est venue deux fois devant le conseil central.

« Le conseil, après en avoir délibéré, considérant que l'établissement d'un cimetière au milieu d'une agglomération quelconque est une cause d'insalubrité pour le voisinage; considérant, en outre, que le conseil municipal, en abattant la haie et les arbres de l'ancien cimetière, a enlevé tout prétexte à la tolérance qui avait fait maintenir le cimetière de Cissé dans son ancien emplacement, demande à M. le préfet de vouloir bien obliger l'administration municipale à chercher *en dehors* du village un terrain destiné à recevoir les sépultures des habitants de la commune.

« Ce vœu est adopté à l'unanimité. » (*Extrait des délibérations.*)

l'état putride, jusqu'à ce que par une oxydation ultérieure ils passent à leur dernière forme, où ils deviennent inoffensifs.

Dans les sols possédant à un degré plus ou moins élevé, dépendant de leur composition chimique et physique, cette faculté de retenir les miasmes putrides, cette propriété tient à la composition chimique ainsi qu'à la disposition mécanique de la terre.

Bien que très variable, cette propriété a une limite maximum assez basse et si la production des gaz méphitiques dans le sol venait à dépasser la limite d'absorption de ce dernier, ces gaz arriveraient à l'air extérieur et l'empesteraient (Lossier).

Ainsi donc, s'il est permis de croire aux affirmations des Drs du Mesnil et Brouardel en ce qui concerne les émanations, lorsque d'une part le terrain a été bien choisi et étudié d'avance, lorsque les prescriptions administratives sont, d'autre part, scrupuleusement suivies, on ne saurait y ajouter la même confiance pour les cimetières placés autour des églises et au milieu des villages, où le terrain est imposé et non choisi, et où la surveillance administrative est illusoire.

Nous n'aurons pas à justifier les raisons qui militent en faveur de la protection des nappes souterraines, c'est-à-dire à montrer les dangers de la souillure des eaux par les cimetières; il y a moins de désaccord sur ce point. Cependant par les expériences de la commission parisienne de 1880 et les analyses de M. A. Carnot on n'a trouvé dans les eaux des puits examinés que de simples *indices* de matières organiques, sans proportion appréciable d'ammoniaque ou de sels ammoniacaux et avec des azotates en quantité très notable.

La Commission anglaise des eaux (*Rivers pollution commission*) a reconnu que l'eau de drainage d'un cimetière rempli et fermé depuis peu de temps était très peu chargée de matières organiques et pouvait sans aucun danger se jeter dans les cours d'eau. De son côté, Fleck ayant analysé (*Jahresbericht* III) vingt et un échantillons d'eaux prises dans les différents cimetières a dit : « Les résultats de ces analyses nous prouvent que la décomposition des cadavres se fait si lentement qu'une fosse d'aisances ou même simplement un canal mal construit fournissent dans l'espace d'une année plus de matière organique à l'eau du sous-sol que le cimetière le plus saturé. »

Ces résultats n'ont pas lieu de modifier les craintes qu'il faut avoir. Toutes les analyses faites ont en général montré que les eaux des cimetières, des puits y existant ou placés tout auprès étaient passablement chargées de nitrates, de chlorures, sulfates, etc., qui sont, en définitive, les produits du dernier degré d'oxydation des matières animales n'ayant plus une influence pernicieuse et pouvant, en certains cas, ne pas modifier trop la qualité potable de l'eau.

Mais la nature même de cette composition ne prouve-t-elle pas que, pour être chargée des produits ultimes de la destruction organique, l'eau en subit les influences. Si donc le terrain ne réunit pas toutes les conditions désirables, si l'eau profonde ne trouve pas, à l'heure où elle charrie les produits organiques solubles, alcaloïdes, toxiques, sels ammoniacaux, etc., des couches suffisamment étendues pour y subir une filtration persistante, si au lieu de terre fine et un peu compacte elle ne rencontre que des graviers ou du sable, l'eau des cimetières pourra dès lors devenir fétide et infecte. C'est ainsi que certains puits au voisinage des cimetières le sont absolument et ne peuvent être utilisés dans quelques localités ni pour l'alimentation ni pour les bestiaux.

Enfin, pour les villages, en particulier pour les cimetières fâcheux autour des églises, il est encore une considération à invôquer, la *saturation*. Beaucoup de nos vieux et petits cimetières de villages sont dans ce cas; la raison en est simple. Exigus dès leur origine, puisqu'ils n'étaient destinés qu'à des sépultures privées ou peu nombreuses, d'une qualité souvent médiocre comme terrain, ils ont reçu cependant bien des générations successives, et beaucoup n'ont plus dans leur substance propre les matériaux capables de se combiner aux produits de la putréfaction, et les corps, au lieu de s'y détruire, s'y conservent. De là les erreurs et les étonnantes interprétations que beaucoup de nos villageois donnent à l'occasion de certaines exhumations et en présence de corps que de nombreuses années ont ou à peu près respectés ou saponifiés. Dans d'autres cas, l'exiguïté du cimetière est seule en cause et la place fait réellement défaut, et à l'occasion de certaines épidémies locales des inhumations multipliées et insolites viennent donner l'horrible démonstration de cette insuffisance. Saturation ou insuffisance, telles sont les deux limites vers lesquelles tendent en réalité nos cimetières villageois et beaucoup les ont atteintes depuis longtemps.

On ne saurait trop s'élever contre cette déplorable coutume et il faut encourager, comme sain et profitable, le mouvement qui s'est produit dans quelques départements, ceux de l'ouest, par exemple, pour transférer en dehors des habitations les cimetières communaux et supprimer les sépultures entourant l'église. Non seulement la loi en fait une obligation, mais encore l'hygiène en prouve les dangers, et j'ai cherché à montrer que pas une seule circonstance atténuante n'était scientifiquement admissible. Il faut donc combattre avec énergie, là où elles existent, des résistances que rien ne justifie et n'explique.

Cette opiniâtreté est énorme dans certains pays et il est malheureux que l'idée religieuse qui fait le fond de cette routine ne soit pas mieux dirigée pour ce qui touche à la santé publique (1).

(1) M. le Dr Ollivier rappelle dans son rapport sur les épidémies de 1887 ce qu'écrivait Aubry :

« Il se manifesta au printemps de 1785, dans la commune de Surker, distante de Vannes de trois lieues, une épidémie très sérieuse ; elle emporta plusieurs de ses habitants.

La résistance a de nos jours pour bases la croyance religieuse, le culte des morts lié à celui de l'église; ces sentiments, moins affirmés qu'autrefois, se dissimulent, sans disparaître tout à fait, derrière l'inertie de certains conseils municipaux, les prétextes d'argent ou de terrain. Au fond, il suffirait peut-être que les administrations rurales fussent plus éclairées sur ces importantes questions pour que d'heureuses solutions fussent prises dans les villages et les bourgs encore nombreux où les cimetières doivent être déplacés.

Quant aux conditions que les cimetières à créer en dehors des groupes habités doivent présenter dans nos villages, nous n'aurons pas à insister beaucoup, toutes celles prescrites pour les cimetières en général leur sont applicables. En tenant compte des recherches scientifiques et des prescriptions déjà faites, on peut même les classer.

1° *Choix du terrain.* Sur ce point, la formule donnée par Lossier et que rappelle le Dr Rochard (*Encyclopédie*, tome IV, page 30) est très recommandable : « Le terrain le plus propice à l'établissement d'un cimetière sera un terrain calcaire et ferrugineux, moyennement perméable à l'air et à l'eau et dont le sous-sol permettra un écoulement lent et régulier des eaux de pluie. »

Dans tous les cas, il faut qu'une expertise compétente en fasse connaître la nature et les éléments, au besoin qu'il soit expérimentalement éprouvé.

Les terrains, très perméables, dont les couches profondes s'assèchent vite, où par conséquent les sables sont en excès, ont parfois autant d'inconvénients que les terres trop grasses et compactes. Quand les fonds sont perméables à l'eau et que les eaux souterraines montent vite dans les fosses, la putréfaction peut également se faire mal; les mesures de drainage que les hygiénistes et les ingénieurs conseillent avec beaucoup de raison dans ces cas seraient une augmentation de dépense pour les petits budgets ruraux, et à la campagne le choix du terrain peut être, en général, assez facile pour qu'on cherche à éviter cette nouvelle dépense de mise en œuvre du sous-sol.

J'y fus envoyé par le gouverneur; à mon arrivée, le cimetière était rempli d'inhumations récemment faites. Pour placer les nouveaux morts, le fossoyeur se trouvait obligé de creuser dans les endroits où l'on avait inhumé il n'y avait pas plus de quatre mois. Je criai contre ce pernicieux abus; j'exposai aux habitants, aux prêtres de l'endroit, à l'évêque Amelot les dangers terribles auxquels leurs principes exposaient le pays. Paroles perdues! Rien ne put leur faire entendre raison. Je m'adressai au parlement pour qu'il usât de son autorité. Il fallut toute la force d'un arrêt rendu le 11 mai de la même année pour éteindre le foyer pestilentiel et le fléau cessa aussitôt.

« Les habitants ne me pardonnèrent pas cette insulte faite, disaient-ils, à la religion; je fus menacé et j'aurais été sûrement assassiné alors si mes affaires m'avaient obligé de parcourir la nuit leur territoire. Qu'ont fait depuis ces malheureux fanatiques? Profitant des troubles de la révolution et comptant sur l'impunité, ils ont abandonné depuis environ trois ans le cimetière que leur avoit donné la loi pour revenir à celui dont l'infection les empoisonnait en 1765. »

La couche, sinon de terre végétale, du moins de terre susceptible d'être remuée à la pioche, doit être de 1^{m}, 50 à 2 mètres; les fossoyeurs de nos campagnes, s'ils rencontrent avant cette profondeur la roche dure et compacte, ne suivront pas le précepte du Comité consultatif de dérocher jusqu'à 2 mètres, et laisseront le travail inachevé; il faut donc à la campagne s'abstenir des terrains qui ne seraient pas suffisamment meubles jusqu'à 2 mètres.

Les terrains en plaine ou sur des plateaux sont préférables aux terrains en pente fortement inclinée. Dans ce cas, c'est l'action des eaux qui est à redouter. Les eaux pluviales, arrivant au bas des collines, quelquefois avec violence, entraînant avec elles les terres, ont pu quelquefois, dit Layet, laisser les cadavres presque à découvert. Il faut éviter que, par la configuration du terrain et sa situation, de tels accidents puissent se produire.

1° *Étendue.* — Elle se fixe d'après la mortalité moyenne de la population et la période d'immobilisation du terrain ou de *rotation.* La loi fixe pour cette durée un minimum de cinq ans.

La surface nécessaire serait donc égale à cinq fois la superficie réclamée par une mortalité annuelle moyenne. Il y faut ajouter cependant une part pour les années exceptionnelles et les épidémies qui peuvent accidentellement hausser le chiffre de cette mortalité. Mais, pour une commune rurale de 2000 habitants, une superficie de 6 à 7 ares suffirait; les prescriptions du décret de prairial peuvent être suivies à la lettre sans préjudice pour l'hygiène et le Dr Rochard, qui demande davantage pour les villes, le reconnaît volontiers (*Hygiène sociale*). Il y aurait cependant, suivant certaines contrées, intérêt à faire plus, non pas à cause des concessions perpétuelles ou temporaires, qui sont rares à la campagne, mais par rapport aux habitudes religieuses et au culte réservé aux morts en quelques endroits. L'abandon d'une fosse au bout de cinq ans pour en faire disposer un autre possesseur, c'est-à-dire une autre famille, peut sembler pénible aux paysans plus qu'aux citadins, enclins à exagérer les pratiques et les manifestations religieuses dues aux morts; les concessions peuvent être autorisées dans la commune, mais elles sont un privilège donné à la richesse, tout au moins à l'aisance, et elles sont rarement accessibles aux cultivateurs. Si leur usage ne s'est pas étendu, cela tient beaucoup à la question d'argent. Mais en doublant la durée de la rotation, et par conséquent la surface du terrain nécessaire au cimetière, on ne créerait pas dans les communes rurales une charge budgétaire trop lourde; on donnerait satisfaction aux sentiments particuliers de la population et en même temps on ferait de la bonne hygiène.

2° *Orientation.* — Toujours la situation au nord a été recommandée; on avait pour raison que le vent du Nord, sec, froid, est par sa nature, sa moindre fréquence, moins susceptible de transporter des émanations délétères ou des miasmes. Le procès des émanations a été fait; pour les cimetières ruraux, hors du centre habité et auxquels on appliquerait rigoureusement les prescriptions légales, il n'y aurait pas trop lieu d'insister; les vents dominants sont à considérer surtout et il faut éviter qu'ils traversent, malgré tout, le cimetière avant d'arriver au village. C'est là la condition essentielle à observer sur ce point.

3° *Clôture.* — La clôture des cimetières ruraux est indispensable; pour quelques-uns actuellement, une haie paraît suffire; très souvent il n'y a qu'un petit mur, facile à enjamber, même par les enfants; quelquefois même, le cimetière est inégalement clos, sert de passage, voire de promenade; mais sa situation au milieu du village lui assure, en compensation, une certaine surveillance; elle l'abrite également contre les animaux errants et dans certaines communes riveraines de bois il en est de malfaisants. Les cimetières transférés hors des centres habités ne seront plus, à la campagne, dans ces conditions de surveillance et d'abri et la clôture sera nécessaire. On songera, en l'édifiant, surtout à l'économie, cela est certain, mais il est bon que l'air circule aisément et les grilles suffisamment fortes et élevées sur de petits murs de soutènement seraient hygiéniquement préférables aux murs de 2 mètres prescrits par les règlements.

Il faut éviter les chemins en bordure des cimetières, surtout à cause de l'écoulement des eaux; en contre-bas, les chemins reçoivent les eaux venant du cimetière; inversement par les abats, les orages, ce sont les cimetières qui sont inondés. Dans tous les cas, quand ils ne peuvent être évités, des fossés de dimensions convenables et en bon état doivent favoriser l'écoulement des eaux pluviales; il faut en temps ordinaire s'assurer également, lorsque les chemins sont bas et les fossés profonds, si les eaux ne renferment pas des matières organiques, des odeurs suspectes indiquant leur origine. Ces eaux polluées devraient servir à l'irrigation des champs, plutôt que d'être abandonnées au cours des fossés et entraînées quelquefois dans des ruisseaux utilisés pour l'alimentation publique.

Les plantations sont rares dans les cimetières ruraux; quelques-uns des enclos actuels autour des églises possèdent, il est vrai, de beaux arbres; mais les cimetières, hors village, nouveaux, en sont dépourvus et les plantations n'ont d'utilité que comme protection contre certains vents. Leur emploi est donc conditionnel et variable avec la situation du cimetière. On ne saurait cependant le trouver superflu. La végétation n'est pas inutile à l'activité de la vie souterraine, l'excès de l'humidité du sol est effacé par l'absorption des racines; puis, à l'abri des arbres, le sol se couvre plus aisément de gazon, d'herbages qui empêchent la surface d'être balayée par le vent et qui suppriment ainsi le transport des poussières et à la rigueur des germes qu'elles pourraient retenir.

Enfin, la surveillance doit être sérieuse; la police bien observée, même pour un petit cimetière de commune rurale, un plan soigneusement tenu, à la mairie, indiquant les places occupées, celles vides : c'est le seul moyen de ne pas abandonner la direction des cimetières au fossoyeur et de corriger les abus dont l'histoire n'est que trop connue.

III. **Lavoirs et bains publics.** — Indiquons ici une chose désirable, l'institution dans nos communes rurales de lavoirs et de bains publics, mais sans nous persuader que cette réalisation se généralisera vite. L'argent et les conditions locales seront pour beaucoup dans les obstacles à vaincre, en admettant la volonté de le faire.

Ce serait incontestablement un grand progrès.

Dans les grandes exploitations agricoles, dans les maisons de quelque importance, il existe des buanderies; grands cuviers à lessives, dont quelques-uns sont vraiment monumentaux.

Mais l'ouvrier agricole, le journalier, le petit cultivateur moins heureux ne peut recourir qu'à la petite lessiveuse ; le plus souvent on se contente du lavage à l'eau froide au petit cours d'eau ou à la mare voisine. Cela est bien insuffisant.

Nous avons vu qu'il était nécessaire de veiller à la pureté de l'eau, si rare dans les campagnes et si utile à l'alimentation de l'homme et des bestiaux ; les souillures provenant du lavage du linge doivent être évitées, et nous avons rappelé que même l'autorité administrative est autorisée à intervenir pour les empêcher. Il est donc essentiel de pourvoir d'une autre manière à cet impérieux besoin de propreté et au lavage des linges et effets. Les installations nécessaires à un petit lavoir public ne sont pas très onéreuses et nous aimerions les voir ajouter aux dépenses prévues dans les projets d'amenées d'eau à la campagne. On s'occuperait ainsi de conduire au dehors les eaux de lavage et l'idée d'une sorte d'égout collecteur naîtrait en même temps que celle de la canalisation nécessaire à l'eau potable. Ce serait une grande amélioration, car, lors même qu'on peut profiter d'eau courante, ce qui arrive en bien des communes, l'eau courante ne devrait servir qu'au rinçage et l'eau des lavages ne devrait pas être rejetée directement dans le cours d'eau.

A ces petits lavoirs, des bains publics pourraient être annexés ; une ou deux baignoires suffiraient aisément pour une petite population et la dépense d'installation et d'entretien serait insignifiante. Nous verrons à propos de l'hygiène privée du paysan combien ces innovations seraient nécessaires.

ARTICLE V. — ÉTABLISSEMENTS INSALUBRES

Les établissements insalubres et classés sont très nombreux à la campagne et ils ont sur la salubrité générale une influence très grande et préoccupent à juste titre l'attention des hygiénistes. Après s'être concentrée dans les villes, l'industrie semble disposée à en sortir et à chercher dans les villages des conditions plus faciles d'espace et d'installation. Le mouvement n'est pas encore général, mais il est sensible. Il est à désirer à bien des points de vue qu'il se généralise. La ville a assez de son encombrement, de sa vie active d'échanges journaliers ; elle trouve là suffisamment d'occasions d'offenser l'hygiène publique, elle n'a pas besoin d'y ajouter les gros inconvénients de l'industrie elle-même ; elle a intérêt à s'en débarrasser. La campagne peut supporter plus aisément cette charge et elle y trouvera un avantage en conservant sa population, trop disposée à l'abandonner.

Ce déplacement industriel sera en réalité le retour raisonnable aux premiers âges de notre civilisation et nous ramènera aux jours de la *familia rustica* de l'époque gallo-romaine, où la *villa* n'était en somme qu'un village formé des chaumières groupées autour de la *curtis* du maître et où les esclaves étaient employés à de nombreuses industries : tissanderies, teintureries, ateliers de toutes sortes travaillant pour le maître et seigneur. Seulement ces villages industriels auront une autre physionomie que la *villa* et le maître sera le paysan-ouvrier lui-même.

Mais il se passera encore longtemps avant que cette révolution industrielle se soit faite et, en attendant, l'industrie fait son apparition de temps à autre à la campagne et y crée ses moyens d'action. Il faut s'en inquiéter, parce que l'industrie doit s'ingénier à ne pas porter préjudice à la salubrité publique ; l'hygiène fait tous ses efforts pour arriver à les atténuer. C'est à l'*hygiène industrielle* qu'il faudra se reporter pour tout ce qui regarde les établissements classés, leurs inconvénients au point de vue de la santé publique, quelle que soit leur situation. Nous n'avons pas à nous en occuper ici ; cependant il est une industrie que nous ne pourrons mettre de côté, c'est l'*industrie agricole*, celle née de toutes pièces sur le sol, pour laquelle le cultivateur fait des cultures spéciales dont il transforme ensuite les produits sur son propre domaine. Cette industrie est trop spécialement liée à la vie rurale pour que nous la négligions. Elle aura plus loin sa place marquée dans cette étude de la vie rurale.

Il est aussi un petit nombre d'établissements classés dont le siège est exclusivement la campagne, qui n'ont guère que là leur raison d'être et dont nous devons dire quelques mots relativement à leurs conditions les plus générales d'installation, laissant à l'hygiène industrielle le soin de présenter à leur sujet tous les développements nécessaires.

Il y a encore une remarque importante à faire au sujet des établissements classés ; notre législation sanitaire actuelle est précise en ce qui concerne la création des établissements insalubres (décrets de 1810-1815) ; elle est moins parfaite en ce qui concerne leur surveillance, et à la campagne, à défaut d'agents sanitaires spéciaux créés grâce à l'initiative de quelques départements, ce sont les maires qui sont chargés :

1° d'assurer l'exécution des arrêtés préfectoraux autorisant les établissements; 2° de leur surveillance. Les magistrats municipaux sont même priés, pour tous les établissements de la troisième catégorie, de donner leur avis, et cet avis peut, au besoin, suffire à l'autorité administrative pour statuer. Il faut donc que les maires aient de l'industrie, au point de vue de l'hygiène publique, une idée juste. L'*hygiène industrielle* leur dira les inconvénients de l'industrie classée, les moyens d'y remédier et la procédure qu'elle comporte. Nous nous bornons à quelques industries plus spécialement rurales, dont il faut montrer l'état déplorable, les conséquences fâcheuses, et dont la salubrité publique de nos campagnes a particulièrement à souffrir.

I. **Tueries.** — Les tueries nous occuperont tout d'abord. Elles présentent ceci de particulier que les villes plus que les campagnes se plaignent de leur existence. C'est le commerce de la boucherie qui a attiré sur elles l'attention publique. Pour citer la plus récente protestation, au congrès international de médecine vétérinaire (1889), la proposition suivante fut émise et adoptée : « Il y a lieu de poursuivre la suppression des abattoirs privés et leur remplacement par des abattoirs publics qui pourraient, au besoin, servir à plusieurs communes. » Elle est venue après un substantiel rapport de M. Baillet (Bordeaux) et a été votée presque sans opposition. L'opinion des vétérinaires, excellents juges en la matière, est faite et ils savent quelle viande chétive et malsaine sort de ces tueries de villages pour être débitée ouvertement dans les communes et dans les villes sans aucune inspection efficace. Le grief est sérieux et l'accusation bien fondée. Les tueries rurales sont des officines où le mauvais bétail est tué. Au point de vue de l'hygiène alimentaire, la question est grave et mérite, en effet, une sérieuse attention.

Mais relativement à l'hygiène publique, les abattoirs privés sont aussi dans de détestables conditions et laissent vivement à désirer. Ils sont, le plus souvent, installés d'une façon rudimentaire. Une pièce de dimensions moyennes, quelquefois attenante à l'habitation du boucher, mal pavée, ou pas du tout, sert à l'abatage du bétail et à la préparation. Les lavages sont sommaires, car l'eau fait défaut ; quelquefois ils entraînent du sang, des débris qui séjournent dans la cour ou même au dehors, sur la voie publique; d'autres fois, si l'installation est plus complète, les eaux sont conduites dans un puisard rarement étanche; il arrive encore que les liquides, les débris, sont tout de suite mélangés à de la terre et de ce magma on prépare un engrais plus ou moins recherché.

Les tueries d'animaux installées dans les villages appartiennent depuis le décret de 1866 à la 2e classe des établissements insalubres. Antérieurement, elles étaient de la 3e classe, c'est dire qu'on ne les regardait pas dans le principe comme bien offensantes pour la santé publique. On est revenu de cette idée. Les rapports des conseils d'hygiène contiennent chaque année de nombreuses demandes d'autorisation pour des tueries rurales, mais aussi beaucoup de réclamations soulevées contre celles existant, par les habitants et surtout les voisins. Le Comité consultatif s'est fait chaque année aussi l'écho de ces plaintes. En 1881, une circulaire ministérielle appela l'attention des préfets sur les tueries; dans beaucoup de départements, sinon dans tous, une enquête fut faite; on devait fermer toutes celles non autorisées, surveiller les autres, en restreindre la création et favoriser autant que possible celle d'abattoirs publics.

Cette création est en effet le meilleur remède, puisque, par l'art. 2 de l'ordonnance royale du 15 avril 1838, la mise en activité de tout abattoir public et commun légalement établi entraîne de plein droit la suppression des tueries particulières situées dans la localité.

Cette enquête fut utile et dans bien des départements révéla des faits ignorés. Beaucoup de ces tueries particulières n'avaient point d'autorisation régulière et existaient cependant depuis de longues années; il y en avait d'absolument inconnues des autorités administratives locales. Celles qui avaient été régulièrement autorisées manquaient presque toutes plus ou moins gravement aux prescriptions de l'hygiène; mais beaucoup n'avaient reçu, en tant qu'établissements de 3e classe qu'une simple autorisation non accompagnée d'obligations imposées aux concessionnaires en vue de la salubrité et ceux-ci arguaient de leur innocence. Peu furent supprimées; beaucoup continuèrent à vivre; on fut un peu plus sévère pour celles qui fonctionnaient dans l'intérieur même du village; on réclama quelques mesures d'hygiène, qui furent tout au moins promises; celles situées à l'extrémité des bourgs, un peu isolées, par conséquent, furent moins inquiétées, paraissant moins désagréables comme voisinage, mais d'une manière générale la situation resta la même; les tueries rurales sont nombreuses et tendent même à augmenter dans certaines régions.

On lit ceci dans le dernier volume publié par le Conseil central d'hygiène de Rouen (1890) à la suite d'un rapport de M. Veyssière concluant à l'adoption d'une tuerie d'animaux à Saint-Aubin-Jouxte Boulleng, commune de 3,268 habitants, mais composée de plusieurs agglomérations:

« Si, avec les réserves qui précèdent, nous concluons en faveur de l'autorisation demandée, nous tenons à faire observer combien, dans le cas spécial qui nous occupe, il est regrettable qu'il ne puisse en être autrement.

« Voilà en effet deux bouchers d'Elbeuf, il y en a, paraît-il, bien d'autres dans les mêmes conditions, qui ont déserté l'abattoir de la ville pour aller tuer leurs animaux à Saint-Aubin ou ailleurs. Et ce mouvement, si on ne cherche pas à l'enrayer, ne serait peut-être pas près de s'arrêter, car M. le maire de Saint-Aubin (il doit en savoir quelque chose étant lui-même boucher) paraît s'en inquiéter. Dans son avis joint au dossier, il s'exprime ainsi : « ... sous la réserve expresse qu'ils prendront toutes les précautions réclamées par l'hygiène, qu'ils ne laisseront traîner aucun détritus, *qu'ils ne prêteront pas leur tuerie à d'autres bouchers et la réserveront seulement pour leur usage personnel...* ».

Cette note explique la vogue des tueries rurales et la raison du *consensus* des bouchers à s'en servir de préférence à tout autre, puisqu'au besoin ils se prêtent leurs tueries. L'abattoir public les gêne ; mais c'est moins l'abattoir que le contrôle facile, régulier et autorisé qui y est fait sur les animaux.

Il se pourrait que beaucoup de ces tueries rurales fussent en quelque sorte des tueries *clandestines* où les animaux de toute provenance et de toute qualité seraient abattus et ensuite livrés à la consommation. M. Trasbot pense que ces viandes malsaines ne sont pas destinées à l'alimentation de la campagne et il en donne la raison suivante : « La population peu nombreuse des petites localités se compose en majorité de quelques familles sédentaires qui vivent là depuis plusieurs générations ; l'élément mobile et passager y représente une proportion très minime ; tous les gens se connaissent, se causent et se racontent le moindre incident du jour ; aussi rien de ce qui peut avoir un intérêt général ne reste ignoré. Si un boucher introduisait chez lui une bête malade, ou mieux, le cadavre d'un animal qu'on aurait dû saigner sur place, le fait serait aussitôt connu, sa maison serait signalée et sa clientèle le quitterait. De sorte que, sinon par délicatesse pure, au moins par intérêt bien entendu, la plupart se gardent bien de donner prise à un pareil soupçon. Il s'en trouve, il est vrai, de moins réservés, et qui, en vue de réaliser un large bénéfice, n'hésitent pas à débiter des marchandises dont ils n'avoueraient pas la provenance, mais ce sont des exceptions. En général, ce qui est suspect n'est pas consommé dans la campagne, où le monde s'inquiète vite et se montre soupçonneux à l'excès. » Il y a dans ce tableau un grand fond de vérité sans aucun doute ; mais qui dit que le cultivateur ne ferme pas les yeux volontairement sur les agissements du boucher? « Il m'a été certifié, dit M. Pollet, inspecteur du service sanitaire (1), que les bouchers de certaines communes étaient fort accommodants avec les fermiers. Ils acceptent toutes les bêtes qu'on leur conduit. Ils les payent au prix du jour. Seulement, si l'une d'elles porte des luterneaux, c'est-à-dire la tuberculose, ils appellent le propriétaire qui leur a livré la vache, lui font constater la maladie et réclament 50 francs de dépréciation. Pour le boucher, c'est un supplément de gain ; car la maladie ne l'empêche pas de débiter la viande aux clients comme saine et au tarif ordinaire, sans diminution d'un centime. Quant au cultivateur, on comprend qu'il s'en retourne encore bien content de ne perdre que 50 francs au lieu d'être complètement dépouillé, ainsi qu'il lui serait arrivé si la bête avait été abattue dans un abattoir in-

(1) *Rapport général sur les épizooties dans le département du Nord*, 1889.

specté. Il paraît qu'on ne se cache pas le moins du monde dans l'exercice de ce petit commerce si préjudiciable à l'hygiène publique. »

La rapacité du paysan au gain est un fait assez général pour admettre comme très répandue la pratique en usage dans le Nord, et cela prouverait que le paysan, par intérêt financier, est tout d'abord assez satisfait de l'établissement des tueries particulières.

Les vieux animaux, maigres et de défaite difficile, sont vendus bon marché, et de préférence aux bouchers ayant des tueries rurales; le paysan, malin, n'ira peut-être pas toujours chercher à cet étal le morceau de viande dont il pourra avoir besoin, car il n'est pas rare qu'il rapporte du marché de la ville le morceau de bonne qualité qui lui est nécessaire, mais il sera aimable et de bonne composition avec lui, ne lui fera guère de tort par son commérage; au fond, il ne se sent pas toujours la conscience bien nette de toute complicité; sans son aide, il n'écoulerait pas ses mauvais animaux, ses bêtes malades, que les inspecteurs des abattoirs lui refuseraient impitoyablement.

Quant à la viande débitée à l'étal, le paysan l'achète encore en temps ordinaire, parce qu'elle est meilleur marché qu'ailleurs, se réservant la viande de la ville pour les cas exceptionnels de maladie; une grande quantité part de la tuerie pour la vente au dehors, soit dans les villages voisins dépourvus de tueries, éloignés des marchés et que le boucher roulant dessert à certains jours, ou bien encore elle va au marché urbain, se glisse au milieu de la viande la plus irréprochable et toutes les précautions prises pour empêcher cette introduction frauduleuse de viandes malsaines ou chétives sont inutiles. L'habillage se fait si adroitement qu'il n'est pas possible aux plus malins experts de distinguer les mauvais d'avec les bons morceaux.

La surveillance la plus rigoureuse devrait s'exercer sur ces tueries et malheureusement elle fait absolument défaut. Elle est du ressort de la police municipale et dans les attributions du maire, qui doit avoir un contrôle sur les installations de la tuerie, et un peu, depuis la loi sanitaire de 1881, sur les animaux.

Dans les communes rurales, cette intervention municipale est bien difficile; elle est plus aisée à inscrire en un règlement qu'à mettre en pratique. La municipalité est souvent impuissante à remédier à certaines incommodités dont elle est responsable. Des eaux de lavage entraînent du sang, quelques débris au dehors; l'absence de tout ruisseau empêche leur écoulement facile; si le maire est trop exigeant, on criera après lui. Il sera sévère ici, indulgent là. C'est la guerre en permanence et les inimitiés en éveil. Tant que l'administration supérieure ne dit rien, il ferme les yeux. C'est ce qui prouve l'utilité des inspecteurs de la salubrité et l'importance de leur mission, car cette difficulté d'action des maires, en fait de surveillance et de police sanitaire, peut avec juste raison s'appliquer à toute l'industrie classée et l'expérience a montré que l'indulgence en cette matière amène bien vite les écarts les plus fâcheux.

Les tueries rurales sont donc en réalité une industrie misérable, mal outillée, et dangereuse dans la plupart de nos villages. On en demande la suppression au point de vue de l'hygiène et de la salubrité et le moyen de l'obtenir est de créer des abattoirs publics.

Les abattoirs cantonaux ou communaux, servant à plusieurs bouchers de résidences différentes, devraient leur être substitués. On a démontré par des exemples empruntés à l'étranger, en Belgique, que la chose était parfaitement réalisable. Un abattoir communal, municipal, ne réclame pas une construction bien dispendieuse; il serait facile d'y pourvoir à l'aide de hangars en bois ou en briques; les accessoires de la tuerie pourraient être réduits à peu de chose. Seulement on aurait à assurer avec soin l'écoulement des eaux résiduaires et de lavage à l'aide d'égouts ou à leur défaut d'un bon puisard parfaitement étanche. Plusieurs communes pourraient contribuer à l'installation. Les taxes d'abatage même minimes permettraient de subvenir aux frais de l'entretien et de la surveillance.

Ce système ne nuirait en aucune façon au commerce de la boucherie dans les campagnes; il ne supprime pas l'étal ouvert à la vente et il ne porterait préjudice qu'à l'abatage clandestin et au commerce des viandes malsaines d'animaux malades.

Dans ces derniers temps, des difficultés d'interprétation du texte de 1838 ont paru surgir devant le Comité consultatif des arts et manufactures à l'occasion de fermetures de tueries prononcées par arrêté municipal après l'établissement d'abattoirs publics. M. le Dr Rochard le rappelle également (*Encyclopédie*, t. III, p. 771).

Le Comité des épizooties a été appelé à se prononcer sur cette interprétation et pour ce cas particulier concernant Clichy. Son opinion est importante à connaître. M. Du Mesnil en a donné le texte dans un rapport à la Société de médecine publique. On y lit ceci : « Aux termes de l'ordon- « nance du 15 avril-12 mai 1838, la mise en activité de tout abattoir « public légalement établi entraîne de plein droit la suppression des « tueries particulières situées dans la localité. » Il résulte de cet article que toutes les tueries de Clichy doivent être supprimées.

« L'ordonnance en effet ne stipule pas qu'un abattoir doit être *communal*, mais commun; il ne parle pas de la suppression des tueries établies sur le territoire de la commune, mais de la suppression des tueries établies dans la *localité*. Or, l'abattoir de Levallois est *commun* aux deux localités de Clichy et de Levallois.

« Il en est des abattoirs comme des cimetières, qui peuvent être *communs* et non *communaux*. »

Cette déclaration a été sanctionnée par le conseil d'État et la question est nettement résolue. Deux ou plusieurs communes peuvent s'entendre pour établir un abattoir commun et du même coup toutes les tueries particulières devront être supprimées; il n'y aura plus possibilité de discuter le droit du maire; le conseil d'État a fait connaître son opinion et fixé la jurisprudence.

II. **Atelier d'équarrissage.** — L'atelier d'équarrissage est une industrie le plus souvent reléguée à la campagne; elle y a sa raison d'être à bien des titres. Comme elle appartient également à l'hygiène industrielle, je rappellerai seulement qu'il est du devoir des municipalités rurales dans le ressort desquelles les clos d'équarrissage sont situés de veiller d'abord à ce qu'aucun ne s'établisse irrégulièrement, ensuite à ce que les prescriptions des Conseils sanitaires et des arrêtés d'autorisation soient observées. Il est, en effet, fréquent de rencontrer de ces ateliers qui ne sont, en réalité, que des voiries infectes d'où s'échappent des émanations nauséabondes; leur installation sommaire ne donne aucune garantie; ce sont quelquefois de simples fosses où pourrissent les animaux dépouillés des parties commercialement utilisables; parfois on y trouve une cuve où s'opère une coction qui désagrège les parties molles; les eaux de lavage se mêlent dans la terre aux eaux résiduaires dans un trou qui devient un cloaque infect. On comprend sans peine les dangers que font courir à la santé publique de pareilles installations; les animaux errants se glissent à travers des clôtures insuffisantes et arrachent à la fosse des débris de toutes sortes; les eaux pluviales emportent ces matières organiques en décomposition dans les ruisseaux, dans le sol. C'est au loin que les germes toxiques peuvent produire leurs effets. Il est encore un inconvénient qu'on trouve relaté dans les délibérations des conseils d'hygiène et qu'il importe de signaler au point de vue rural. Quoique isolés des habitations et même dans un rayon souvent considérable, ces mauvais ateliers deviennent une gêne pour les champs voisins. Dans certaines enquêtes (Charente-Inférieure, 1880), des agriculteurs se sont plaints que les animaux de travail, bœufs et chevaux, ne pouvaient résister à leurs émanations nauséabondes et devenaient impossibles à maintenir. Les ateliers d'équarrissage suburbains, plus rigoureusement surveillés, sont dans des conditions généralement bonnes et ne sont nullement comparables à ceux perdus dans la campagne, que personne ne visite ou surveille et que les paysans n'approchent pas.

Enfin, il est bon de rappeler quelles sont à l'égard des bêtes mortes les habitudes de la campagne, tout au moins dans certaines contrées.

Les animaux de boucherie, malades, sont, autant que le peut faire le paysan, livrés à la consommation avant que le mal ait rendu la vente impossible; c'est à l'abattoir privé, à la tuerie voisine, et non à l'abattoir communal, que la bête est livrée à un boucher peu scrupuleux. Si la mort de l'animal rend toute transaction impossible, s'il le faut sacrifier, il va à l'équarrisseur. Le paysan tire encore un tout petit profit de la bête morte et il préfère et préférera toujours cela à la latitude que lui laisse par exemple le Code rural projeté, « de la détruire dans le délai de vingt-quatre heures par un procédé chimique ou par combustion ou de la faire enfouir dans une fosse située autant que possible à 100 mètres des habitations et de telle sorte que le cadavre soit recouvert d'une couche de terre ayant au moins un mètre d'épaisseur.

La commission du Sénat se montrait d'abord peu favorable à la proposition de M. Foucher de Careil de laisser le mode de destruction à la liberté du paysan et en particulier par les procédés chimiques. Il lui paraissait qu'ils seraient peu goûtés du cultivateur ignorant des manipulations chimiques, dangereuses parfois, et l'enfouissement avec la chaux lui semblait le moyen le plus utilisable et le plus pratique, d'autant plus qu'au bout de quelque temps on pouvait trouver là un engrais profitable. Puis elle a adopté, et l'article 30 du projet de Code rural est ainsi conçu :

« La chair des animaux morts d'une maladie quelle qu'elle soit ne peut être vendue et livrée à la consommation.

« Tout propriétaire d'un animal mort d'une maladie non contagieuse est tenu, soit de le faire transporter dans les vingt-quatre heures à un atelier d'équarrissage régulièrement autorisé, soit, dans le même délai, de le détruire par un procédé chimique ou par combustion, soit de le faire enfouir dans une fosse située autant que possible à 100 mètres des habitations; et de telle sorte que le cadavre soit recouvert d'une couche de terre ayant au moins un mètre d'épaisseur.

« Il est défendu de jeter des bêtes mortes dans les bois, dans les rivières, dans les mares ou à la voirie et de les enterrer dans les étables ou dans les cours attenant à une habitation ou à proximité des puits, fontaines et abreuvoirs publics. »

L'hygiène aurait à perdre en suivant la commission sur ce terrain; le paysan enfouissant ses bêtes mortes pour en tirer profit comme engrais et faisant son équarrissage lui-même dans son clos, pas trop loin de l'habitation, serait bien enclin à offenser la salubrité. Les conditions rigoureuses que le Code pourrait imposer pour rendre cet enfouissement innocent seraient probablement mal observées; puis quelle garantie pourrait-on avoir contre les inconvénients d'une infection du sol et des eaux par des germes dangereux dans le cas d'une affection contagieuse non déclarée et dont par conséquent l'autorité n'aurait nul avis ?

Là est le danger; livré à l'équarrisseur, l'animal est, au moment de l'enlèvement, l'objet d'une petite enquête, faite au moins par les voisins, provoquée par la curiosité habituelle aux paysans pour tout ce qui les entoure; on causera forcément de la nature de la maladie et de la cause de la mort. Il est rare que pour certains animaux, ceux de boucherie, par exemple, un cultivateur ne prévienne pas le moment de la mort naturelle par une vente quelconque. L'industriel, de son côté, pour débattre avantageusement l'affaire, ou pour éviter les risques que la loi sanitaire sur les épizooties peut lui faire courir, veut aussi être renseigné.

Il y a quelques chances de plus pour qu'un enfouissement dangereux ne soit pas fait.

Il serait donc plus prudent de n'autoriser en aucun cas les cultivateurs à enfouir ou détruire eux-mêmes les animaux morts et par là il faut surtout entendre évidemment les gros animaux de travail ou de boucherie et en dehors de toute épizootie. Il faudrait que l'idée vînt de transformer les clos d'équarrissage en des établissements similaires aux cimetières, c'est-à-dire exclusivement réservés à la destruction des animaux. Il serait nécessaire que le paysan fût le premier à accepter cette idée et à comprendre que son intérêt l'oblige à rompre avec toutes ces habitudes de fausse économie, de tromperie même. L'enfouissement d'une bête morte de maladie non déclarée peut être l'occasion, nous le savions bien pour le charbon, au moins, de l'infection de la terre et cette infection peut reparaître et frapper des troupeaux. La science n'a pas approfondi tous les mystères de la vie profonde des infiniment petits. Nous ne connaissons encore que le mal fait et la nécessité de se débarrasser de ces ennemis dangereux. La destruction par le feu, par les procédés chimiques, fait tout perdre de l'animal; on ne sauve ni laine, ni poils, ni peau; cela est vrai, mais on est bien sûr au moins d'avoir détruit du coup toute une myriade de germes nocifs. C'est une compensation sérieuse.

Les ateliers d'équarrissage, avec ce privilège, auraient un peu plus de ressources et pourraient avoir des installations plus satisfaisantes. Les communes pourraient prendre quelque intérêt à ces créations, s'entendre entre elles. Enfin, à la rigueur, on pourrait établir comme pour les cimetières, pour les abattoirs, des ateliers d'équarrissage *communs*, et faire disparaître ces affreux charniers qui empestent certains coins de nos campagnes et servent non à faire la fortune de leurs propriétaires, mais à semer dans le sol, dans l'air, dans les eaux des miasmes délétères et des germes pathogènes. Ces recoins dégoûtants ne sont, en effet, jamais surveillés et il serait imprudent de penser que toutes les mesures qu'on peut prévoir pour la destruction rapide des animaux, la séparation absolue des bêtes saines et des malades ou infectieuses, sont prises. Les prescriptions que renferment les traités spéciaux (Vernois, Bunel, Napias) sont aussi complètes et aussi satisfaisantes que possible.

Il en est de même de celles imposées par quelques conseils d'hygiène surtout pour les ateliers d'équarrissage avoisinant les grandes villes et en quelque sorte alimentés par la ville bien plus que par la campagne. La rigueur de toutes ces mesures n'a rien d'excessif et on conçoit aisément que l'administration tienne la main à ce qu'elles soient observées. L'atelier d'équarrissage est un établissement insalubre de 1re classe et pour lequel on prend au voisinage des villes des précautions.

Dans les campagnes, la question est un peu différente. D'abord un certain nombre de ces industries existent sans aveu; de père en fils, à tel endroit, on est équarrisseur, c'est-à-dire qu'on achète les bêtes mortes, mais sans avoir d'atelier proprement dit; on dépèce l'animal, on enfouit. Les demandes d'autorisation, encore assez nombreuses, suivent le cours régulier de la procédure administrative; aux enquêtes, il y a quelquefois des oppositions intéressées, plus ou moins motivées; d'autres fois, pas; les demandeurs n'ont aucune notion de l'industrie en question et fournissent seulement l'indication du terrain choisi ou un plan rudimentaire. Les conseils d'hygiène prescrivent des mesures qu'ils supposent devoir être remplies et s'inspirent des ordonnances publiées, des conseils donnés par les hygiénistes les plus autorisés, mais, en fait, elles ne sont pas et ne peuvent pas être exécutées.

La raison en est que dans nos villages les équarrisseurs de profession ne sont pas fortunés et qu'il leur est matériellement impossible de faire ce qu'on leur demande parfois en prenant pour modèles les clos d'équarrissage suburbains. Cependant, à cause des réclamations des maires, l'administration arrive à composition; car le clos d'équarrissage est une nécessité de la vie des champs et le transport, à des distances considérables, des animaux morts est une grosse perte de temps et d'argent. L'autorité administrative consent à fermer les yeux et s'en remet à la vigilance de la municipalité rurale; ou bien le Conseil d'hygiène consulté est obligé de rabattre de ses exigences. Au lieu de murs solides et hauts, on clôt de planches en demandant qu'elles arrêtent au moins les animaux errants. Il ne peut être question d'égouts; il ne reste que la ressource d'assurer l'intégrité du sol et des eaux en faisant cimenter la pièce souvent unique où se font les opérations et les conduits d'eau jusqu'à un puisard qu'on prescrira étanche. Les eaux de lavage et de cuisson sont fournies par un puits, quelquefois par une citerne. Sont-elles toujours suffisantes? Les soins à donner au matériel, les précautions à prendre pour les cas de maladies infectieuses, peuvent à coup sûr être prévus, mais sans garantie d'exécution.

Avec des différences, cela est évident, telle est, en général, l'industrie de l'équarrissage dans nos campagnes, et on peut sans exagération la considérer comme misérable et inquiétante au point de vue de l'hygiène publique.

Nécessaire au cultivateur, elle devrait, au contraire, être dans des conditions particulièrement rassurantes et c'est l'intérêt de tous qui l'exige.

Les clos d'équarrissage à la campagne doivent donc se modifier; ou bien ils demeureront établissements appartenant à l'industrie privée, susceptibles de concurrence et pouvant se multiplier, ou bien ils seront communaux ou communs à plusieurs localités et au contraire limités. Dans le premier cas, la surveillance doit être rigoureuse et elle incombe aux maires qui en demeureront chargés tant qu'il n'existera pas dans chaque département des agents sanitaires spéciaux ayant pour mission de surveiller les établissements classés; en même temps les autorisations doivent être données à bon escient, après examen sévère des plans, des procédés employés par l'industriel, l'avis motivé des conseils d'hygiène, et les prescriptions, pour être réduites autant que possible, devront encore assurer la préservation du sol et des eaux contre l'infection par les germes morbides et pathogènes.

L'hygiène industrielle dira par quels moyens on y peut parvenir et ce n'est pas ici le lieu d'insister sur ce point.

III. **Fours à chaux.** — Il n'est pas d'industrie peut-être aussi répandue dans la campagne que celle des fours à chaux. La raison en est simple; on n'a pas besoin d'être industriel pour utiliser les matériaux pour ainsi dire à fleur de sol, et tel terrain d'un rapport douteux comme culture va devenir au contraire très productif en creusant une carrière et en transformant la pierre en chaux. Beaucoup de paysans sont donc à leur heure chaufourniers; mais leur industrie est bien souvent de peu d'importance; il ne s'agit que de fours temporaires chauffant quelques mois, on y prend peu garde. Dans quelques départements, peut-être un peu moins maintenant qu'autrefois, les fours à chaux temporaires n'étaient même pas toujours l'objet d'autorisations régulières. Un four s'élevait, marchait quelque temps, puis s'arrêtait; pourquoi poursuivre une industrie en apparence abandonnée? On ne s'en inquiétait pas et ce n'était guère que par les plaintes du voisinage que le Conseil d'hygiène et l'autorité administrative étaient saisis d'une pareille affaire. On s'est aperçu cependant que les fours à chaux n'étaient inoffensifs ni pour les habitants ni pour les récoltes. Les premiers départements où la question a été agitée ont été les départements vinicoles. Le Conseil d'hygiène du Tarn, entre autres, a, des premiers, formulé les inconvénients qui résultent pour les vignes du voisinage des fours, et le Dr Caussé a fait à cette occasion d'intéressantes communications. Chevalier avait déjà appelé l'attention sur ce sujet dans plusieurs travaux importants. Les inconvénients signalés par Chevalier tenaient aux proportions considérables de vapeurs chargées de produits pyrogénés et carbonés, à des quantités plus ou moins considérables d'acide sulfureux, résultat de la décomposition du soufre des sulfures qui existent dans la houille, à la buée qui entraîne encore des produits pyrogénés résultant de la décomposition des matières organiques qui se trouvent dans la pierre à chaux, au dégagement d'une très grande quantité d'acide carbonique, aux poussières provenant du maniement des pierres et de la chaux, du chargement et du défournement de celle-ci.

D'une manière générale, ces inconvénients ne sont, en effet, pas contestables; ils sont d'autant plus accusés que dans la campagne les chaufourniers agriculteurs font des fours peu élevés et primitivement agencés. On creuse dans le sol une cuvette sur laquelle on établit un parement généralement de briques; une ouverture y est ménagée sur le côté pour allumer le feu; puis la pierre à chaux sert à bâtir la paroi du four, sorte de cône tronqué, peu élevé et dont l'intérieur est rempli de couches alternantes de houille ou de bois et de pierres calcaires ; la partie supérieure est recouverte de terre. Les inconvénients des fumées et des gaz appartiennent à la période de la cuisson, ceux des poussières au moment du retrait et du maniement de la chaux. Ce sont surtout les premiers qui ont appelé, comme nous le disions, l'attention des hygiénistes. M. Delcominète (Nancy), dans un mémoire important (*Revue d'hygiène*, 1879), a constaté par l'analyse de vins récoltés dans le voisinage de fours à chaux que la fumée dépose sur le raisin des matières empyreumatiques provenant de la combustion lente de la houille et susceptibles de se dissoudre dans le vin, d'autant mieux que l'alcool, résultat de la fermentation, augmente son pouvoir dissolvant. Husson (de Toul), dans d'intéressantes expériences (*Journal d'hygiène*, 1880), sans contester la conclusion de Delcominète, y ajoute que la pierre calcaire produit une matière empyreumatique qui donne à la fumée des fours son odeur spéciale et qui se dépose sous la forme d'un liquide jaunâtre. Ce produit est abondant lorsqu'on opère avec le calcaire argileux du sous-groupe oxfordien qui sert de préparation à la chaux hydraulique. On le retrouve encore, mais en moins grande quantité dans la pierre dite roche rouge de l'oolite supérieure et ne donne plus que des traces dans la pierre blanche, dite Balin de la grande oolite. D'après Husson, cette matière, s'unissant aux substances goudronneuses de la houille, forme une sorte d'empois qui se fixe sur les grains de raisin au moment de la maturité, si les vents viennent abattre la fumée sur la vigne.

La question, en définitive, non débattue est que le vin récolté dans le voisinage des fours à chaux présente des traces non équivoques de phénol. Les plaintes que bon nombre de cultivateurs produisent et dont nous avons les preuves dans les rapports des conseils d'hygiène relativement aux vignes, aux arbres, aux récoltes sont absolument fondées et ont dans bien des cas justifié la destruction des fours. C'est donc bien là une industrie qui doit éveiller l'attention de l'autorité locale toutes les fois qu'il est question d'établir un four à chaux ou même quand il existe déjà.

Les fours à chaux permanents (2e classe) nécessitent une petite enquête et sont soumis à une procédure régulière; en outre, ils appartiennent toujours à des industriels et on peut exiger pour l'emplacement du four et sa construction des précautions particulières afin d'assurer la protection du voisinage. Pour ceux de 3e classe, temporaires, le maire est seul appelé à donner son avis et doit se préoccuper de cette influence plus ou moins nocive, suivant les cas, mais souvent à craindre avec les habitudes de négligence et de parcimonie que les paysans apportent à certaines entreprises. Quant aux inconvénients qui peuvent résulter de la production des gaz, de l'acide carbonique surtout, pouvant pénétrer dans les habitations, si elles sont trop rapprochées, et aux moyens d'y remédier, nous n'insisterons pas ici sur ces intéressantes questions qui trouveront leur place dans l'hygiène industrielle. Disons seulement qu'il en est deux qui sont négligées dans la plupart des fours de campagne et qui sont nécessaires : 1° la clôture de l'établissement en planches au moins pour empêcher l'accès des ouvriers et des voyageurs indigents. Poincaré signale avec raison qu'ils servent souvent d'asile à des vagabonds et qu'on en a trouvé asphyxiés par l'acide carbonique ; 2° l'éloignement des chemins. Il n'y a pas de règle précise à ce sujet et chaque conseil d'hygiène s'est fait une jurisprudence à laquelle même il n'est pas toujours fidèle. Les règles sur ce point souffrent tant d'exceptions qu'il est plus exact de dire qu'il n'y en a pas. Les circonstances nécessitent évidemment des tolérances, à la campagne surtout, mais elles doivent encore avoir une limite, car les cultivateurs eux-mêmes sont les premiers à se plaindre quand les fours trop rapprochés des chemins effrayent leurs chevaux ou les incommodent par la fumée ou les poussières.

IV. **Briqueteries.** — Les briqueteries sont dans bien des endroits une véritable industrie rurale. Dans le nord surtout, où elles sont excessivement répandues, partout où le sol renferme une couche argileuse un peu étendue, une briqueterie s'élève et vit le temps nécessaire pour transformer la terre en matériaux de construction. Ailleurs, elles se créent à peu près dans les mêmes conditions. Parfois c'est le cultivateur lui-même qui fait l'opération, quelquefois un entrepreneur ou un industriel. Suivant les cas, l'opération est plus ou moins bien conduite et d'importance variable. Néanmoins, il est toujours nécessaire d'être autorisé par l'administration, car les briqueteries sont classées. Les briqueteries sont des industries s'exerçant en plein air ; tantôt ce sont des fours dont l'enveloppe est en maçonnerie et qui servent indéfiniment aux opérations de la cuisson ; ils ne sont pas toujours munis de voûtes et de cheminées, et brûlent soit du bois, soit des houilles. Ces fours permanents, en plein air, non fumivores, sont de 3° classe (nomenclature de 1886). D'autres fours en plein air n'ont aucune enveloppe, c'est le parement extérieur du massif des briques soumises à la cuisson qui forme la clôture ; les vapeurs et les gaz s'échappent par la partie supérieure du massif. Ce sont les briqueteries flamandes. Elles appartiennent à la 2° classe (nomenclature de 1886). Le Conseil d'hygiène du Nord aurait désiré qu'elles fussent déclassées. « Ces briqueteries, disait-il (rapport de 1884) ont même un avantage, c'est qu'on n'y emploie pas de charbons gras, mais qu'on y brûle des houilles maigres, lesquelles ne donnent pas ou presque pas de fumée ; elles peuvent véritablement être considérées comme fumivores, ce qui est un avantage très grand qui serait susceptible de les faire déclasser si on ne considérait que l'absence des inconvénients produits par les fumées des houilles grasses ; mais ces houilles maigres contenant une grande quantité de pirytes dégagent pendant leur combustion en abondance des gaz sulfureux qui sont préjudiciables aux céréales au moment de leur floraison, c'est-à-dire pendant le mois de juin. » Le Conseil du Nord pensait que la 3e classe pouvait leur être appliquée d'une manière générale, laissant à celles qui se renouvellent à différentes places d'une même parcelle de terre pendant une série d'années le caractère de briqueteries permanentes et de 2e classe. Le décret de 1886 ne semble pas avoir tenu compte de ce vœu.

L'inconvénient des fumées sur les produits du sol, pâturage, cultures, arbres fruitiers, n'est pas discutable et les toiles de 3 et 4 mètres que le Conseil d'hygiène recommande pour entourer les fours ne sauraient toujours suffire; aussi il a même jugé utile pour certains cas, et là où les conditions du sol et de la culture le recommandaient, d'éloigner à 80 mètres les fours de toute plantation.

Ces indications suffisent pour montrer que ces installations à la campagne doivent être l'objet d'une surveillance scrupuleuse, et que des briquetiers ruraux négligents peuvent porter à leurs voisins de réels dommages. A l'hygiène industrielle il appartient de spécifier les conditions d'autorisation et de surveillance que nous ne faisons que rappeler.

CHAPITRE V

HYGIÈNE DU PAYSAN

ARTICLE Ier. — LES SOINS DU CORPS

§ 1. — La toilette.

La négligence du paysan pour les soins du corps est bien connue, et tous ceux qui ont vécu à la campagne ont fait à ce sujet des constatations touchantes d'unanimité. Il convient cependant de revenir un peu aujourd'hui sur certaines de ces accusations qui datent déjà de plusieurs années et auxquelles le temps a fait perdre de la valeur. Munaret, s'il était de ce monde, ne dirait certainement plus que le paysan ne se lave que lorsqu'il tombe dans l'eau; cette formule générale et épigrammatique n'est plus exacte, et la coquetterie a quelque peu envahi le village.

Ce qu'il faut dire, pour être plus dans la vérité, c'est que le paysan n'attache pas aux soins de propreté toute l'attention désirable, et qu'il est loin sous ce rapport de l'habitant des villes.

Il pèche par négligence sans aucun doute, mais aussi par ignorance et ne se rend pas compte, comme il le faudrait, que cette propreté désirable est une condition du bon fonctionnement de nos organes et par conséquent de la santé. La peau du corps renferme dans sa partie profonde, le *derme*, un grand nombre de petites glandes, d'espèces variées. Ce sont d'abord les glandes sudoripares; il y en a plus de deux millions, dit Krause, et leur volume approche de 40 000 pouces cubes; puis, les glandes sébacées dépendant des follicules pileux, existant quelquefois aussi dans des régions complètement glabres dont l'orifice peut s'altérer, ce qui donne naissance à un petit glomérule saillant dont on fait sortir par la pression une matière blanchâtre. Elle prend, en passant par l'orifice étroit de la glande, une forme allongée qui la fait ressembler à un ver. Il est même difficile de faire croire à bien des gens que ce n'en est pas un. Tout cet appareil glandulaire a de l'importance.

Nous n'avons pas ici à entrer dans de grands détails à ce sujet. Mais il n'est pas indifférent, pensons-nous, pour bien se guider dans sa vie privée d'avoir la notion de la raison d'être de certaines prescriptions de l'hygiène.

La peau n'est pas seulement une enveloppe protectrice, perméable par ses pores, douée d'une exquise sensibilité et pourvue d'un système nerveux très étendu et complexe ; c'est aussi le réceptacle d'organes glandulaires, ténus, sécrétant la sueur, des matières grasses dont l'action est nécessaire à l'entretien même de cette enveloppe. Tout ce qui peut troubler la fonction de la peau amène une perturbation dans l'économie entière et c'est à prévenir ces troubles que l'hygiène travaille en exigeant la propreté corporelle. La sueur que sécrètent ces millions de petites glandes a ses avantages et ses inconvénients. Le Dr François Franck (*Dictionnaire encyclopédique*, art. SUEUR) divise en trois degrés la fonction sudorale ; dans le premier, la peau est souple, fraîche, sans exhalation liquide appréciable à la main, c'est ce qu'on appelait autrefois la perspiration cutanée insensible à laquelle on attribuait une autre origine que la transpiration ; dans le second, l'état de moiteur, la peau est humide, sans liquide visible, souple, onctueuse ; dans le troisième, sueur accusée, la peau est réellement mouillée plus ou moins selon les circonstances.

Dans ces deux derniers degrés, la sueur dépose sur la peau un résidu, peu abondant dans la moiteur, mais plus considérable dans la sueur proprement dite. Ce résidu est déliquescent et alcalin, composé de lactates, sudorates, chlorure de sodium ; il retient, dit Aubert, l'humidité et prévient un dessèchement trop complet, entretient un état savonneux et souple de la surface épidermique. Ce serait donc là un avantage, puisque ce résidu concourt ainsi à la conservation de la fonction tactile de la peau. Mais il ne faut pas oublier qu'il se combine aussi avec les produits graisseux venant des glandes sébacées et des glandes sudoripares elles-mêmes. Ces corps gras retiennent les poussières de l'atmosphère, les débris des cellules épidermiques ; tout cela constitue un enduit qu'on appelle vulgairement la *crasse*, et qu'on retrouve en plus ou moins grande quantité sur les différentes parties du corps.

La *crasse* est donc le corollaire nécessaire de la sueur ; à la campagne on se glorifie souvent d'avoir conquis la terre au prix de ses sueurs, cela pourrait s'entendre aussi du résidu collé à la peau et que Munaret appelait la *patine* de la malpropreté.

Non seulement il n'est pas utile de garder ainsi sur le corps les preuves matérielles de son labeur quotidien, c'est même dangereux. Ce résidu composé de matières diverses, organiques, minérales, est le siège d'actions chimiques, de décompositions qui irritent la peau, amènent des démangeaisons, des excoriations, causant des affections plus ou moins étendues ou graves. C'est encore dans ce résidu qu'on retrouve des micro-organismes, venant de l'extérieur et se fixant sur l'épiderme, sur les poils, pénétrant les lamelles de l'enveloppe épidermique, y pullulant et résistant avec ténacité aux lavages. Ces bactéries expliqueraient les sueurs colorées, fétides, particulières à certaines régions du corps ou à certaines personnes.

Enfin il n'est pas démontré que la sueur ne puisse être dans bien des cas un moyen d'élimination des germes infectieux.

Si à ces effets physiologiques on ajoute l'influence du travail au milieu des champs, des poussières, les contacts avec les animaux, leurs déjections, on comprendra sans peine combien le paysan a, plus que tout autre, besoin de soins corporels constants et multipliés.

Il ne faut pas arguer que l'habitude de la vie au grand air, l'exposition au soleil, tanne en quelque sorte la peau et la rend moins sensible à ces actions; le hâle de la peau n'en empêche ni la sensibilité ni le fonctionnement; il n'y a que l'épaississement exceptionnel qu'elle prend en certains endroits, pieds, main, qui modifie vraiment ces conditions. Il n'y a donc pas à chercher à la campagne plus qu'ailleurs d'excuses à la malpropreté.

Les soins de propreté consistent d'une manière générale en lavages, qu'on appelle des noms divers de lotions, ablutions, bains; les linges de corps : chemise, caleçon, bas, sont également d'excellents moyens de débarrasser la peau de ce qui la salit.

A la campagne ces deux procédés de nettoiement sont bien inégalement pratiqués. Il n'est pas vrai que tout le monde dans le milieu rural ait l'habitude des lavages journaliers; en vain, dans les couchettes des ouvriers agricoles, des garçons de ferme, chercherait-on souvent les objets et les linges nécessaires à des pratiques de ce genre; il n'y a rien. C'est plus exact pour le campagnard aisé.

La vie militaire a beaucoup apporté au village l'habitude de la toilette matinale de la caserne; c'est à la pompe, au puits qu'on va se laver au moins le visage.

Mais en thèse générale, c'est le dimanche que les soins de la toilette semblent nécessaires et qu'on y procède.

Un nettoiement hebdomadaire n'est pas suffisant; il est bon, tout au moins pour certaines parties du corps, d'avoir d'autres habitudes et des soins plus fréquents.

I. Cheveux. — A la tête, sur le cuir chevelu, les accumulations résiduaires de la transpiration, l'action énergique des glandes sébacées des follicules pileux, les poussières, les parasites retenus à la surface par les matières graisseuses et par les cheveux eux-mêmes, tout concourt à rendre plus nécessaire la propreté du cuir chevelu.

Les cheveux autrefois se portaient longs à la campagne; était-ce une tradition qu'il faudrait faire remonter jusqu'aux premiers Gaulois; cette coutume a presque entièrement disparu; on la retrouve encore en Bretagne, chez quelques vieux paysans de la Vendée et de la Saintonge; il est plus fréquent de rencontrer maintenant chez les villageois les cheveux modérément coupés. Cette condition rend plus faciles les soins de la toilette du cuir chevelu. On a disserté sur les avantages ou les inconvénients de la coupe des cheveux; il est de mode actuellement que les cheveux soient très courts, taillés en brosse; la jeune génération croit sans doute se préserver ainsi d'une calvitie précoce dont les échantillons urbains sont fréquents. Je ne discuterai pas cette délicate question; la calvitie étant beaucoup plus rare à la campagne qu'à la ville, tout au moins la calvitie spontanée; peut-être n'en est-il pas tout à fait de même de la calvitie pathologique résultant de quelques affections du cuir chevelu dont nous parlerons tout à l'heure.

Dans l'état ordinaire des choses, les cheveux courts rendent la propreté facile; le démêloir, la brosse suffisent, mais c'est tous les jours que ces soins sont nécessaires; il n'est pas de si misérable installation qui ne le permette. Les grandes lotions, à l'eau ordinaire, froide, de toute la tête, familières à quelques jeunes gens revenant du régiment ne sont point sans inconvénient pour la vitalité des cheveux. Bazin les déconseille comme pouvant être la cause d'alopécie ou même de calvitie définitive.

De même doit-on se montrer un peu réservé dans l'emploi des pommades qui sont souvent de qualité médiocre, finissent par rancir et n'ont plus que des propriétés irritantes sur le cuir chevelu.

Les femmes conservent à la campagne comme à la ville l'habitude des cheveux longs; peut-être sont-elles sur ce point un peu plus soigneuses que les hommes mais pas encore assez. L'usage des coiffures dont quelques-unes, dans certaines localités, sont compliquées, nécessite un soin particulier; la paysanne n'aime pas à faire montre de sa chevelure et n'en laisse le plus souvent apparaître que deux bandeaux antérieurs. Aussi beaucoup de femmes négligentes réservent à ces deux bandeaux toute leur attention et laissent l'autre partie de leur chevelure inculte et désordonnée. Comme conséquence de cette paresse, les cheveux se mêlent, cassent sous le peigne et beaucoup de belles chevelures campagnardes se perdent ainsi. Néanmoins, il faut dire, à l'avantage des paysannes, qu'elles conservent généralement mieux leurs cheveux que les citadines; elles font moins abus des ingrédients de toute sorte dont on se sert à la ville, pommade, teinture, frisure, etc.; elles n'ont point non plus l'habitude des faux cheveux et ce sont elles qui fournissent de quoi recouvrir de bandeaux et de nattes les fronts dégarnis de nos élégantes. Elles évitent de ce fait bon nombre de causes d'alopécie, mais il faut aussi tenir compte des influences morales ou générales, qui débilitent, usent l'organisme et sont plus accusées à la ville qu'à la campagne. Qu'il s'agisse des hommes ou des femmes, il est un conseil à donner et des plus utiles, c'est que les objets de toilette, destinés à la chevelure, ne doivent pas servir à plusieurs personnes. C'est généralement le contraire qui se pratique à la campagne, où, pour ne pas multiplier les dépenses, il n'y a guère qu'un démêloir pour la famille et pas toujours de brosse. Les objets de toilette sont le plus souvent le moyen de transmission de certaines affections du cuir chevelu, d'autant que le défaut d'entretien les rend bien vite eux-mêmes d'une malpropreté insigne.

II. **Barbe.** — La barbe se porte à la campagne comme à la ville un peu de toutes les façons et, pour un observateur très attentif, cela pourrait passer pour un signe non équivoque de progrès. En effet, le paysan, était-ce encore un reste des vieilles coutumes, ne portait point la barbe, et même dans les pays où la chevelure était longue, le menton était rasé. La vie militaire et aussi les contacts fréquents avec les citadins ont un peu modifié tout cela, mais non pas au point que le barbier du village soit devenu inutile. Il existe encore et remplit son office tous les dimanches. Le paysan n'aime pas à se servir du rasoir et ne connaît pas les instruments mécaniques usités de nos jours, dont peuvent user les plus maladroits. Il a donc recours au barbier. Dans bien des villages la boutique, sans être élégante, a quelque propreté; au lieu du plat emblématique suspendu à la porte, est une enseigne où l'on a peint le mot *coiffeur*, comme en ville; mais dans beaucoup d'autres, le barbier est resté tel qu'on l'a dépeint maintes fois, partageant sa besogne avec sa femme ou sa fille dans une petite boutique fort modeste servant aux besoins du ménage. Les dangers de cette pratique sont connus, et bien des dartres ont passé, grâce à l'intermédiaire des doigts ou du rasoir du barbier, d'un menton villageois à un autre. La contagion de certaines maladies ne fait pas de doute, pas plus que l'existence du parasite végétal (tricophyton) qui en est la cause. La tricophytie est fréquente à la campagne et en outre elle sévit sur les animaux. « C'est, dit Baillet (*Annales de dermatologie*, 1886), sur l'espèce bovine que le tricophyton se montre, aussi est-il ordinaire de voir les bouviers, les filles de ferme, fournir le principal contingent des inoculés. » Le cheval en est également atteint et sa transmission à l'homme a été prouvée par des faits assez nombreux.

Dans la barbe, le tricophyton se localise surtout dans la région du maxillaire inférieur. Ce sont souvent des plaques rouges avec une petite desquamation blanchâtre avec ou sans démangeaison. On n'y prend point garde; mais l'affection est tenace et surtout contagieuse, le rasoir du barbier la promène aisément; elle peut devenir parfois, grâce à lui, épidémique, et grave en ce qu'elle entraîne avec elle la perte des poils.

La syphilis peut aussi s'inoculer dans des conditions semblables. Pour être peu fréquente à la campagne, cette contagion n'en est pas moins à redouter.

Il faudrait modifier sur ce point les coutumes de la campagne. Demander à de pauvres barbiers de village de pratiquer une antisepsie et une asepsie rigoureuses serait inutile; empêcher les villageois de recourir à leurs soins n'est guère possible; mais au moins chacun peut posséder son rasoir. Mieux vaudrait encore se raser soi-même. En tout cas, il est bon de savoir à quoi on s'expose en se livrant ainsi aux mains du barbier et en négligeant toute précaution.

III. **Dents.** — Il est peut-être assez difficile de dire avec quelque certitude que la denture des campagnards est meilleure ou pire que celle des habitants des villes. On rencontre à la campagne de belles et de mauvaises dentures ; les belles sont encore assez rares, surtout dans certaines régions. MM. Magitot, Lagneau ont relevé les exemptions du service militaire pour cause de mauvaise denture, et la carte qu'ils ont figurée est intéressante. Le plus grand nombre des mauvaises dentures se rencontrent dans la Flandre française, la Picardie, la Normandie, la Champagne, puis l'Anjou, le Poitou, la Vendée, la Guyenne et la Gascogne, le Béarn. Par contre, la Bretagne et le centre de la France, depuis l'Auvergne jusqu'aux Alpes et à la Méditerranée, se font remarquer par un moins grand nombre d'exempts. MM. Magitot et Lagneau y trouvent une preuve de l'influence ethnique, cela est en effet très vraisemblable ; mais il faut y ajouter beaucoup d'autres causes, parmi lesquelles l'alimentation, les boissons acides, le manque de soins de la bouche jouent le principal rôle. Or, c'est à la campagne qu'on rencontre le plus ces conditions réunies, il n'est donc pas surprenant qu'elle fournisse aussi un fort contingent de caries dentaires et de mauvaises dentures. En outre, il est bien certain que dans nos villages, dans nos fermes, on ne prend pas grand souci de la bouche et on pense faire bien en ne faisant rien, comme les animaux.

L'ignorance sur ce point est complète et nos paysans n'ont pas idée du bénéfice qu'on est sûr de retirer en s'occupant des dents ; ils ne se doutent pas que la bouche recèle une foule d'infiniment petits, de microbes étudiés par MM. Gallipe et Vignal, que ces agents de destruction n'attendent qu'une érosion de l'émail, de la gencive pour se faire un chemin et devenir les agents de fermentation destructeurs des dents, Les résidus alimentaires, les débris épithéliaux fournissent des éléments à ces fermentations et les résultats acides (acide butyrique, lactique, acétique, etc.) ou alcalins, qui, par précipitation des phosphates et carbonates, forment le tartre, provoquent l'inflammation, la carie et les maladies diverses dont la bouche et les dents sont le siège.

Prendre soin de bonne heure de ses dents, c'est donc s'opposer à l'action de ces microbes, leur fermer la porte en conservant intact, l'émail protecteur des dents, saine, la muqueuse des gencives. Plus tard, lorsque les dents sont devenues malades, que leur direction est mauvaise, que le tartre se dépose au collet de la dent, refoulant déjà la gencive, les soins n'en sont que plus nécessaires.

Tout cela ne réclame en somme qu'un peu d'eau, une brosse et il n'est pas nécessaire de recourir, autant qu'on le croit, aux eaux et aux poudres dentifrices. Il faut, pour être efficaces, que ces divers produits conviennent à l'état particulier de la bouche ; ils ne sauraient donc avoir la même vertu pour tous ; puis il faut se défier de ceux que l'industrie lance à grand renfort d'annonces. Les uns, dit le Dr Magitot, sont inoffensifs mais nuls ; les autres, les plus nombreux, sont dangereux, nuisibles, et doivent être rigoureusement proscrits.

La pratique journalière et répétée du lavage des dents à la brosse doit s'étendre à tous les habitants des campagnes. C'est une habitude à prendre, facile et profitable. Cela peut se faire le soir aussi bien, même mieux que le matin. Il faut y accoutumer de bonne heure l'enfant.

IV. **Oreilles.** — Les paysans ignorent encore combien il est nécessaire de débarrasser le conduit auditif des matières épaisses (cerumen) qui s'y produisent normalement, s'y accumulent, durcissent et forment à la longue de véritables corps étrangers dont le premier inconvénient est d'affaiblir considérablement l'ouïe. Combien de sourds les médecins de campagne ont guéri en pratiquant eux-mêmes ce nettoyage à grands coups de curette.

V. **Mains.** — La propreté des mains laisse beaucoup à désirer, et pourtant à la campagne plus qu'ailleurs elle serait nécessaire. L'agriculteur a des idées à lui sur ce qu'on appelle d'une manière générale les choses propres ou sales. La terre, par exemple, ne lui inspire aucune horreur et il ne comprend pas qu'elle puisse avoir un danger. Il la touche, la palpe ; ses instruments en sont couverts ; il la croit inoffensive. Il n'en est rien et l'examen que nous avons fait du sol est destiné à lui prouver que la terre renferme à sa surface même des éléments infectieux et des germes morbides dont l'absorption est dangereuse.

Les animaux, d'autre part, qu'il soigne, qu'il mène au travail, qu'il élève, avec lesquels il est à chaque instant en contact, sont aussi pour lui des occasions fréquemment renouvelées de contaminations. Puis, il manie aussi des substances irritantes, les engrais de toute nature. Bref, sa profession expose à chaque moment du jour ses mains à des souillures suspectes. Sans doute, sa peau calleuse et durcie semble peu vulnérable ; mais elle ne l'est pas tant qu'il l'imagine. La preuve en est dans les excoriations fréquentes qu'elle présente, les éruptions dont elle est le siège. Sans parler des affections parasitaires comme la gale, par exemple, le furoncle, l'eczéma, l'impétigo sont très fréquents à la campagne. Recommander, ce qui serait l'idéal, que le paysan se lave les mains chaque fois qu'il revient des champs, qu'il sort de l'étable ou de l'écurie, serait probablement prendre une peine inutile ; combien resteraient sourds à une pareille prescription, bien qu'elle soit cependant d'exécution facile ; mais au moins sans compter les lavages du matin, il serait bien utile que le paysan n'oubliât pas avant ses repas de prendre cette sage précaution. Elle a d'autant plus d'importance à la campagne, que le paysan, l'ouvrier agricole surtout, se contente d'une installation modeste pour ses repas ; les doigts font souvent l'office de fourchette, le pain, d'assiette et le couteau est le seul instrument à l'aide duquel le repas s'achève. C'est à la ménagère du logis qu'il faudrait faire comprendre la nécessité de son intervention ; si elle voulait, elle servirait utilement ceux qui l'entourent si elle leur rappelait d'un mot, d'un geste, le lavage à pratiquer avant chaque repas, et si elle tenait à la disposition de tous un vase sur l'évier, un morceau de savon et un torchon propre. C'est tout ce qu'il en faut. Nous verrons en poursuivant cette étude combien cette propreté des mains est utile pour se préserver soi-même des affections parasitaires, pour éviter les souillures des liquides récoltés, comme le lait, et la transmission au dehors de certaines maladies.

VI. **Pieds.** — Avec la négligence des paysans pour les soins corporels, on imagine aisément ce que doit être habituellement l'état des pieds. Et sur ce point les femmes mêmes ne le cèdent souvent en rien aux hommes. Ils ne se lavent point les pieds ; parfois ils en donnent la raison ; ce serait à recommencer tous les jours. Il est certain qu'en été, dans les terres meubles, les chemins poussiéreux, en hiver dans les routes boueuses, piétinant sans cesse au milieu des purins et des fumiers, le paysan est exposé à de fréquentes souillures. C'est donc une raison de plus pour veiller à la propreté. Et s'il est vrai que le paysan a des chaussures solides qui le protègent contre l'humidité, elles ne le mettent pas à l'abri des poussières. Quant à la sueur, fréquente aux pieds, souvent abondante, elle a une action destructive des cellules épidermiques superficielles ; la peau ramollie s'excorie et s'ulcère. Les bains de pied (pédiluves), les lavages en débarassant l'épiderme des particules solides, des proliférations épidermiques dures, des résidus irritants de la transpiration, entretiennent la peau dans un état plus satisfaisant que celui qu'on croit obtenir en se frottant de graisse ainsi que cela se pratique souvent.

VII. **Parties génitales.** — En ce qui concerne les parties génitales, à la négligence, à l'ignorance, vient s'ajouter à la campagne une idée de honte ou d'impudeur ; les ablutions, les lotions si nécessaires dans ces parties recouvertes de poils, où la peau est fine, riche en glandes, facilement irritable, font absolument défaut.

C'est là une grande faute ; il faut combattre énergiquement ces idées niaises et les médecins ne s'en font pas faute. Mais la résistance est grande, chez les femmes surtout.

Cependant le peu de précautions que les campagnardes prennent à l'époque de la menstruation, les travaux qu'elles font et qui les exposent comme les hommes à la poussière, à des transpirations excessives, rendent plus nécessaires pour elles que pour les citadines l'habitude de ces ablutions. Je ne parle même pas ici des lotions vaginales qui leur apparaissent comme un terrible remède quand la thérapeutique l'ordonne par la voix du médecin et pour des cas spéciaux. C'est là une grosse affaire d'éducation ; le Dr Gallipe, avec raison, appelait l'attention sur l'incurie apportée à ces soins locaux chez les filles dans les pensionnats, surtout dans ceux où l'éducation a une direction religieuse. La réforme doit commencer par là ; car beaucoup de filles de fermiers, de campagnards aisés vont dans des établissements de ce genre ; si on leur apprenait qu'il n'y a rien d'inconvenant à être propre dans toute sa personne, elles le feraient ensuite aisément comprendre aux femmes de leur entourage à la ferme ou au village. Quant aux vieilles gens, imbues d'idées fausses, elles se révoltent à entendre un pareil langage et se glorifient, avec une sottise incomparable, d'être, après de nombreux lustres, vierges de toute ablution en ces endroits. Combien faudra-t-il de temps pour faire disparaître de telles inepties de nos villages !!!

§ 2. — Bains.

Si beaucoup des soins de propreté peuvent être faits dans les conditions les plus ordinaires de la vie à la campagne, et surtout pour ce qui concerne les parties spéciales du corps dont nous avons parlé, le meilleur procédé de lavage du corps entier est encore le bain tiède, et celui-là est d'une difficulté énorme. Dans l'habitation rurale il n'y a ni baignoire ni salle de bains. Les médecins savent quels obstacles il faut vaincre lorsqu'il s'agit, dans les cas de maladie, de faire prendre un bain. Il faut recourir à la complaisance d'un habitant heureusement pourvu d'une baignoire, ou bien à son défaut se servir d'une *baille* à lessive dans laquelle on fait asseoir tant bien que mal le patient. La scène se passe dans la cuisine, près de la cheminée où l'on chauffe l'eau dans le plus gros chaudron de la maison. Quand il y a une buanderie, on peut encore user de cette ressource. Tout cela est évidemment compliqué, donne beaucoup de peine et prend un temps énorme. Il n'est donc pas facile de répandre dans de telles conditions, à la campagne, l'usage des bains simples de propreté et de demander que chacun en prenne un environ tous les mois. Si, à la ville, le défaut d'installation privée est compensé par l'existence de bains publics, il n'en est pas de même dans nos villages et il n'est pas d'industriel qui puisse avoir l'idée d'une création de ce genre sûrement destinée à de minimes profits, pour ne pas dire plus.

C'est en vérité une situation malheureuse et à laquelle il faudrait tâcher de remédier.

J'ai dit à propos des lavoirs publics quels avantages on pourrait tirer de cette création dans les villages en y adjoignant aussi deux petites chambres de bains. Ce moyen n'est pas le seul qu'on puisse mettre en usage. Les bains douches, à la fois économiques et pratiques, pourraient être installés dans bien des cas. Vallin a fait connaître (*Revue d'hygiène*, 1879) le moyen simple usité à l'asile de nuit de la rue Saint-Jacques et qui pourrait être très heureusement appliqué dans certaines fermes. Là encore on pourrait utiliser les fumiers pour échauffer l'eau sans frais. Il n'y aurait qu'à se pourvoir de quelques seaux en zinc percés à la partie inférieure, semblables à ceux en usage. En dehors des fermes, et pour les besoins de la population ouvrière agricole, ces moyens seraient sans effet ; l'idée d'Arnould, d'annexer aux écoles des bains-douches à l'usage des enfants, permettrait, en donnant quelque extension à ces installations, de mettre à la disposition de tous des bains de propreté économiques.

Mais ici l'intervention municipale est nécessaire ; sera-t-il facile de faire comprendre qu'il s'agit d'un besoin public d'une grande urgence ? On doit l'espérer ; mais il faudrait surtout que quelque initiative heureuse créât un exemple, un type servant de modèle.

La chose serait vraiment facile dans certains villages où s'est implantée quelque grande industrie, avec force motrice.

Des bains-douches faits pour les ouvriers de l'usine, ouverts généreusement à la population agricole, permettraient d'utiliser fructueusement l'eau chaude de condensation, souvent perdue. En dehors de ces cas, la difficulté serait plus grande, mais elle n'est pas à coup sûr insurmontable. M. Leroy-Beaulieu nous apprend comment les paysans russes pratiquent le bain (1). « Ils prennent un bain de vapeur, dit-il, chaque semaine, le samedi, avant la fête dominicale, comme une sorte de purification ; malheureusement le paysan est obligé de remettre ses vêtements remplis de vermine. En hiver, il ne se déshabille guère que ce jour-là, le seul aussi où il change de linge quand il en porte ; souvent, n'en ayant pas d'autre, il lave lui-même sa chemise après le bain, avant de l'endosser de nouveau. Chaque village a ses étuves, de misérables cabanes de bois où l'on obtient de la vapeur en versant de l'eau sur un grossier fourneau de pierres ; quelques planches inclinées servant de couches aux baigneurs, des poignées d'écorces de tilleul tiennent lieu d'éponges et de gants de crin. »

Au bain russe sommaire des paysans slaves, on pourrait suppléer par le bain-douche. La petite *cabane misérable* serait appropriée en faisant des logettes séparées, et, à l'aide d'une locomobile, par exemple (leur usage commence à être fréquent), il serait aisé de fournir économiquement, à certains jours de la semaine, de quoi laver tout le village.

Il ne faut ici rêver rien de grandiose, ne rechercher aucune des confortables installations de nos villes, mais s'ingénier de mille façons en donnant à bon marché des bains à tous et partout et en économisant l'eau parfois rare.

(1) *L'Empire des tsars et les Russes*, par Leroy-Beaulieu, t. Ier, 1881.

ARTICLE II. — HABILLEMENT

Les vêtements du cultivateur devraient être, au point de vue de l'hygiène, examinés selon qu'ils sont destinés au travail ou bien à l'habillement seul. Cette différence a son importance ; en fait elle existe, car le paysan a, en effet, les uns et les autres. Mais elle n'est souvent déterminée que par la vétusté des uns et la fraîcheur des autres ; le cultivateur, économe toujours, achève aux champs la veste ou la blouse qui lui servit d'abord dans son éclat premier à s'habiller le dimanche. Au demeurant, peu importe qu'il en soit ainsi, pourvu que le vêtement de travail soit suffisamment protecteur. On pourrait demander qu'il fût changé plus souvent. Car, le plus ordinairement, quoique couvert de boue, de terre, sale encore des sueurs de chaque jour, tant qu'il n'est pas déchiré par l'usure ou quelque accident, le paysan le conserve volontiers, le quittant seulement le jour du repos hebdomadaire. Il n'a pas la moindre coquetterie au travail et ceci est vrai pour l'homme comme pour la femme ; une bonne ménagère rougirait d'aller aux champs avec un vêtement déchiré, mais non avec un corsage ou un jupon bariolé de pièces multicolores. Mais là s'arrête son souci, et peu importe qu'il soit propre.

Il serait puéril de demander trop ; cependant il faut songer qu'il n'en est pas du travail agricole comme de celui de l'industrie. Le cultivateur ne quitte pas, comme l'ouvrier, son costume de travail à l'atelier ; il rentre au logis, va, vient, s'assied au foyer ou à la table sans se soucier s'il transporte avec lui des poussières ou des germes pouvant avoir quelque danger pour lui ou les siens ; il n'y prend pas garde. Tout le monde, à la ferme, à la maison, est habitué à voir ces vêtements souillés de terre. Personne ne songe que sous cette couche de parcelles terreuses, s'abritent aussi des micro-organismes dangereux, pris à la terre ou aux animaux. Les vêtements de travail doivent donc être changés souvent, lavés soigneusement. Ils pourraient même être modifiés de façon à constituer une sorte d'enveloppe protectrice de tissu léger, facile à enlever et à nettoyer. Il y a des contrées où cela se pratique ; les hommes quelquefois, les femmes, surtout pour certains travaux, se revêtent de longues blouses de grosse toile, ou seulement de jupons. Les hommes au travail, pour peu que la température s'y prête, ne gardent que la chemise, laissant à terre la veste ou la blouse qu'ils reprendront, la tâche achevée. Cette pratique n'est pas mauvaise ; elle est de nature à protéger plus efficacement le corps chaud ou en sueur contre les refroidissements. Mais cette habitude n'empêche pas que les vêtements de travail subissent des souillures nombreuses, venant de la terre ou de l'homme.

Le cultivateur devrait donc avoir des vêtements de travail de rechange et mettre quelque soin à les renouveler souvent. Nous verrons plus loin quels sont les tissus préférables au point de vue de la protection contre les agents extérieurs. Les mêmes règles sont applicables évidemment aux vêtements de travail et à ceux destinés à un autre usage.

Le costume habillé du paysan est en général suffisant ; nous en décrirons les pièces principales.

§ 1. — Vêtements.

Le paysan a en général adopté, comme étoffe usagère, la laine. La veste commune, le pantalon sont de drap foncé, épais, suffisamment amples pour laisser une libre circulation à l'air ; cet habillement est hygiéniquement satisfaisant. La forme en varie suivant les localités, mais garde une coupe que l'élégance plus affirmée des jeunes générations fait paraître un peu primitive. Avec les progrès de la civilisation, les étoffes autant que la forme des vêtements tendent à se modifier. Le *droguet* vulgaire, qui était autrefois préféré du paysan, cède peu à peu la place aux draps plus fins ; la redingote noire est le vêtement des cérémonies, des grands jours de fête ; les étoffes de laine et coton, les petits draps même dits de fantaisie deviennent plus communs de jour en jour et leur bon marché est une des raisons qui les font se répandre. Faut-il regretter cette tendance et hygiéniquement le paysan y gagne-t-il beaucoup ? Sans doute rien n'oblige l'habitant des campagnes à avoir un costume spécial, différent de celui des citadins et on ne voit pas quelle raison on pourrait invoquer pour motiver cette inégalité, la question d'argent est ici la principale ; une bonne étoffe de laine, grossière d'aspect, et cependant souple, perméable à l'air, constituait pour le même prix un excellent vêtement, bien supérieur comme protection et comme usage à beaucoup des étoffes qu'on écoule à la campagne, en trompant sans scrupule le campagnard sur la qualité de la marchandise.

La satisfaction qu'éprouve le villageois à se rapprocher du citadin lui fait oublier sa défiance instinctive des bons marchés. Il peut y perdre, mais les conseils n'y feront probablement rien. La tendance est générale ; Baudrillart le constate bien souvent dans ses minutieuses études. Il faut au moins rappeler au campagnard que le vêtement ne doit pas seulement avoir quelque élégance, il faut aussi qu'il soit protecteur et le drap de laine est le meilleur qu'on puisse choisir pour vêtement commun et propre à tous les usages. On pourrait presque dire qu'il convient aussi à toutes les saisons.

La veste, par exemple, que nos paysans du Midi portent négligemment jetée sur l'épaule dans la journée, qu'ils enlèvent pour les jeux de boule ou de paume, est d'une grande utilité quand le corps est ainsi échauffé ou lorsque le vent du soir apporte la fraîcheur. La toile, le coutil, les cotonnades sous la forme de blouses, de vêtements légers sont quelquefois préférés, mais ne peuvent rendre les mêmes services; à moins que la blouse ne soit, ce qui arrive souvent, qu'un vêtement protégeant ceux de dessous et que le corps soit ainsi suffisamment à l'abri des refroidissements.

Sous la veste, le paysan aime à porter un gilet, généralement ample, protégeant bien la poitrine, quelquefois à manches et constituant un vêtement complet qu'à volonté il recouvre d'une blouse ou de la veste.

Le pantalon de drap en hiver, de toile en été, n'a rien de particulier, si l'on met de côté les exceptions que présentent encore quelques costumes locaux, comme en Bretagne. Il est généralement supporté par des bretelles; Naudet les déconseille aux cultivateurs et s'appuie sur ce fait que le laboureur au travail, dès qu'il veut faucher, semer, labourer, a comme, par un mouvement instinctif, le soin de les laisser tomber. Il les considère comme une gêne et leur préférerait une ceinture peu large et pouvant glisser à volonté dans trois ou quatre anneaux de cuir ou de drap, fixés près du bord supérieur du vêtement. C'était un peu ainsi que les braies gauloises étaient attachées. Mais, nous pensons qu'il faut se défier de la ceinture, très répandue du reste; elle finit par être fortement serrée autour du corps afin de retenir le pantalon et exerce une constriction fâcheuse et éminemment favorable à la production des hernies. Laisser tomber les bretelles pendant le travail n'a peut-être pas grand inconvénient, les mouvements du thorax reprennent toute liberté. La ceinture de laine, large, faisant plusieurs fois le tour du corps, peut servir à la fois à retenir le pantalon et à protéger l'abdomen, sensible aux refroidissements. On lui accorde même une action efficace pour les exercices un peu violents, parce qu'elle fournit un point d'appui aux contractions musculaires et augmente la résistance de la paroi abdominale. Cette ceinture idéale se métamorphose bien vite, en réalité, en une sorte de cravate, voire de cordon, dont toutes les vertus disparaissent pour ne laisser place qu'à des inconvénients sérieux. Elle serait cependant très efficace en certains moments si elle était bien comprise. Nous n'insisterons pas sur les inconvénients que les vêtements peuvent produire par leur contact avec la peau; on a cité surtout l'irritation exercée par les frottements répétés de la grosse laine des pantalons. Il faut, pensons-nous, faire à ce sujet remarquer que le moyen d'y remédier est de faire usage de linge de corps et nous allons en montrer tout à l'heure l'avantage. En outre, le cultivateur porte au travail des vêtements usés, et ayant singulièrement perdu de leurs qualités; l'été, il se sert de pantalons de toile.

Le cou du paysan est souvent libre de toute enveloppe; la cravate est rare; on la prend aux grand jours; il serait peut-être difficile de trouver mauvaise cette coutume, tant la cravate est devenue un ornement plutôt qu'une partie du vêtement. Cependant l'hiver, on porte volontiers à la campagne la grosse cravate de laine, qui est à coup sûr protectrice contre le froid, mais dont les avantages sont singulièrement compensés par de nombreux inconvénients.

Tel est, dans son ensemble, le costume actuel et général du paysan français. Il est bon, et ne saurait donner lieu à de grands commentaires au point de vue de l'hygiène.

Pour les habits du dimanche ou de gala, rien à en dire, si ce n'est qu'ils se rapprochent de plus en plus des formes adoptées dans les villes ; seulement le paysan économe et soigneux les porte rarement et leur long usage les démode vite ; précieusement serrés, ils gardent longtemps leur lustre et passent souvent d'une génération à une autre avant d'être usés. On rit quelquefois de ces exhibitions inattendues, lors d'une fête, d'une noce ; mais ne serait-il pas en vérité plus étrange de demander au villageois de se modeler sur les goûts fantasques des citadins. Il n'a pas à se préoccuper des caprices de la mode, pourvu qu'il proportionne les vêtements d'apparat à ses ressources et qu'il prenne souci de la propreté, c'est l'essentiel. Au point de vue de l'habillement, le paysan français est bien supérieur à celui des autres pays, et les érudits prétendent que cette supériorité date de loin. Nous verrons, à propos des costumes locaux, ce qu'il faut penser cependant des tendances modernes du villageois à se rapprocher par l'habillement de l'habitant des villes, du bénéfice qu'il en peut retirer ou des conséquences que ce nivellement général peut avoir.

I. Vêtements des femmes. — Il y a peu à dire sur les vêtements des femmes de la campagne, j'entends des vêtements journaliers, communs. La robe de laine ou de cotonnade, généralement composée de deux pièces, le corsage et le jupon, s'appelle un *déshabillé*. C'est le vêtement ordinaire.

Sous la robe, des jupons plus ou moins nombreux suivant l'étoffe ou la saison ; c'est là une mauvaise coutume à la campagne et qui a pour origine l'absence de pantalons de linge ou de futaine. La villageoise croit suppléer à l'insuffisante protection des jambes et des cuisses en accumulant plusieurs jupons qu'elle retient à l'aide d'un gros bourrelet qui lui fait le tour de la taille. Elle pourrait corriger cette erreur en faisant usage de pantalons et réussirait ainsi plus facilement à s'abriter du froid ; elle simplifierait sa toilette, ce qui n'est pas tout à fait inutile.

Le corset des campagnardes n'est pas l'étau meurtrier des villes ; il se porte moins serré de la taille, il est moins résistant et pourrait être absous à ce titre, car il rend seulement le service de support indispensable pour les multiples galons qui retiennent chaque jupon ; mais il est souvent mal fait, trop haut, comprime les seins au lieu de les soutenir. Dans le travail, la femme courbée exerce naturellement une pression du corps sur le corset plus ou moins résistant ; cette action n'est pas sans inconvénients ; elle déforme la poitrine, peut arrêter le développement normal des seins, ou provoquer des accidents pendant la période de la lactation. Il convient, surtout à la campagnarde laborieuse et adonnée aux travaux de la campagne, de ne porter que des corsets relativement mous et flexibles n'exerçant aucune compression.

Plus que l'homme, la femme se revêt de vêtements spéciaux pour le travail des champs. C'est une excellente habitude et dont il faut la louer; car dans cet accoutrement, elle abdique toute coquetterie. Elle se fabrique des corsages, des jupons, quelquefois de grandes blouses de toile grossière, ou bien encore use au travail de vieux vêtements savamment racommodés et ornés de pièces disparates (fig. 64).

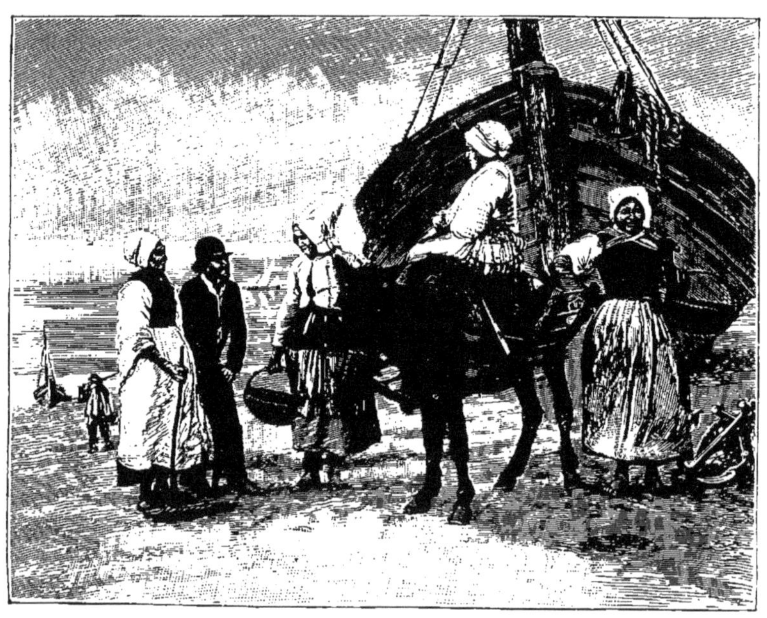

Fig. 64.

Ne rions pas de ces braves et courageuses ménagères quand nous les rencontrons se rendant aux champs, la bêche ou le rateau sur l'épaule, dans ces costumes étranges, dont je puis donner ici un type de l'île de Ré, population vaillante au travail; elles méritent tous nos éloges; elles font à la fois de l'économie et de l'hygiène; car elles quittent ces vêtements au logis et reprennent le costume d'intérieur.

Demandons-leur seulement de changer souvent ces vêtements de travail, de les laver soigneusement, ils ont leur danger; ce que nous avons dit de ceux de l'homme s'applique aussi bien aux leurs.

II. **Linge de corps.** — On appelle ainsi la partie du vêtement directement en contact avec le corps et faite le plus ordinairement de tissu de lin, de chanvre ou de coton. — Le *linge* (de *lineum*, lin) est, suivant son origine, variable à la campagne. Autrefois, on filait dans les soirées d'hiver, en gardant les bestiaux, et ce fil grossier servait à tisser la toile nécessaire au ménage. Aussi le linge était rude, sans élégance; son usage était de longue durée et il se léguait, bravant l'usure, à de nombreuses générations. Le temps a un peu modifié cette coutume, sans l'avoir cependant fait absolument disparaître partout. On file encore un peu aujourd'hui, on tisse beaucoup moins et on achète davantage aux marchands forains ou aux rouleurs ce qui est utile. On trouve donc d'une façon moins générale le linge de corps fait de grosse toile de chanvre et de lin; les tissus de coton bon marché se sont répandus; mais dans plus d'une armoire il y a pour les jours de fête du linge fin, même brodé.

Pour tout le monde, le linge de corps peut être considéré comme servant principalement de moyen d'absorption des produits excrétés par la peau; à ce titre, il est un instrument de propreté; dans la vie rurale il n'a pas que cet usage. Le linge de corps doit être aussi à la campagne un moyen de protection qu'il offre au travailleur, et à ce titre il mérite l'attention.

En été, pendant les travaux pénibles des moissons, le corps doit être garanti non contre la chaleur extérieure directe que le paysan brave aisément, mais surtout contre les conséquences de la chaleur intérieure provoquée par le travail autant que par l'atmosphère, et qui se traduit en sueurs et en abondantes transpirations.

La toile très perméable absorbe vite la sueur; mais elle la laisse s'évaporer de même rapidement, et cette évaporation de l'eau contenue dans le tissu en contact avec le corps provoque un abaissement considérable de la chaleur de la peau. La toile est donc mauvaise au travailleur, lorsque, débarrassé de tout autre vêtement, il s'occupe en plein air à des labeurs fatigants; le coton absorbe moins vite la transpiration et la perd plus lentement; la laine plus encore que le coton. Aussi cette propriété conduirait à conseiller comme préférable à ce point de vue la chemise de flanelle, ou de coton. Mais le conseil est presque superflu en ce sens que l'usage se répand de plus en plus dans nos campagnes des gilets de flanelle directement en contact avec la peau et des chemises de coton; cette façon de se vêtir pour le travail vaut mieux que celle d'autrefois où la flanelle était méconnue et la grosse toile préférée.

Il faut encore considérer comme linges de corps, les caleçons de toile ou de coton, les bas ou les chaussettes de coton ou de laine. Les caleçons ne sont pas d'un usage répandu à la campagne; leur emploi est très avantageux au point de vue de la propreté corporelle et aussi de la conservation de la chaleur en hiver; les caleçons de futaine, de grosse laine ont l'inconvénient sérieux d'irriter la peau; dans les régions exposées aux brouillards, aux vents humides, ils sont cependant d'un usage assez fréquent. Dans la saison chaude on les quitte. Les chaussettes ou les bas sont surtout de laine et le derme un peu épais du campagnard s'accommode mieux du contact de la laine que la peau plus délicate du citadin. La laine est cependant mauvaise en été en favorisant les transpirations des pieds; l'habitude des chaussettes ou chaussons de laine contribue même à la campagne à rendre ces sueurs excessives et incommodes. L'emploi de chaussettes de coton est préférable.

Le linge de corps, envisagé dans son ensemble, est surtout un moyen de propreté dont il faudrait apprécier toute l'importance. Nos villageois ne se rendent pas suffisamment compte que changer souvent de linge de corps équivaut presque à un bain et aide à en supporter la privation. Ce linge, ces étoffes absorbant toutes les impuretés excrétées par la peau, deviennent elles-mêmes à la longue irritantes, non seulement par la nature des tissus quelquefois durs et grossiers, mais aussi par les produits qui fermentent lentement dans leur trame. La peau, à leur contact, en certaines parties susceptibles, comme les aines, les cuisses, les aisselles, devient le siège de rougeurs, puis d'érythèmes, intertrigo, prurigo, eczéma qui donnent lieu à des suintements, à des engorgements glandulaires, quelquefois douloureux. Il est donc nécessaire, pour éviter ces ennuis, de laisser le linge de corps aussitôt qu'il est sale. La fonction de la peau n'en est que mieux entretenue.

III. **Coiffure.** — La coiffure la plus répandue à la campagne est le chapeau petit de forme, à bords plats, de feutre ou de paille selon la saison. C'est la meilleure à conseiller. On trouve encore dans quelques régions des coiffures locales, telles que le béret basque, le bonnet saintongeois; mais elles ont une tendance à disparaître. Cependant le béret est une coiffure commode et très protectrice, avantageuse même dans les pays de montagnes, exposés à des variations de température et aux rafales du vent. Le bonnet de laine ou de coton, au contraire, peut disparaître sans inconvénient; bon en hiver, il est détestable en été; le paysan le quitte alors volontiers pour le chapeau de paille, on l'a vu parfois porter l'un et l'autre, luxe fort inutile.

La casquette n'est pas devenue une coiffure campagnarde et n'est guère adoptée que pour les enfants; elle protège moins que le chapeau et il n'est pas probable qu'elle ait désormais un plus grand succès; il n'est même pas désirable. Cependant certaines casquettes à oreilles sont en usage et rendent des services. Constamment hors du logis ou attaché à des soins qui l'obligent à aller de ci, de là, le paysan reste toujours coiffé. C'est peut-être cette habitude plus encore que l'espèce de coiffure qui détermine chez lui la perte des cheveux. Elle favorise en effet la malpropreté de la tête, empêche l'air de pénétrer suffisamment la chevelure; cette privation habituelle d'air et de lumière jointe à la rétention des produits sécrétés peut produire les mêmes effets dans l'état de santé que dans les longues maladies qui amènent souvent à leur suite l'alopécie. Condamner d'un mot cette habitude ne suffit pas; car le paysan travaille à l'air et a besoin de protection. Mais dans son logis, il est dans la loi commune et cependant, plus que l'ouvrier des villes, il conserve à l'intérieur sa coiffure de travail ; on sait par le crayon satirique des dessinateurs, par la mimique expressive de quelques excellents artistes combien est grand l'embarras du paysan obligé de quitter sa coiffure. Laissons de côté l'exagération ; le vrai est que, du matin au soir, quelque soit le travail, quel que soit le lieu, le campagnard est couvert et qu'il est mal à l'aise autrement. Il ne serait pas impossible de corriger ce que cette coutume a d'excessif ; c'est une question d'éducation et aussi d'installation. Qu'il y ait quelque part, dans l'habitation, de préférence dans le corridor du logis, de quoi accrocher le chapeau de travail et l'homme conservera l'habitude qu'il aura pu prendre, enfant, de laisser sa coiffure avant d'entrer dans la chambre ou la cuisine. Ce sont là des choses méconnues à la campagne ; l'idée de les mettre en pratique ne vient pas parce qu'on ne voit pas nettement le bénéfice qu'on en peut retirer. Mais c'est un tort. L'histoire des maladies du cuir chevelu le démontre suffisamment. L'enquête que fit le Dr Bergeron (1) prouve que la teigne faveuse est très répandue dans les campagnes, tandis qu'elle est plus rare dans les villes. Les Drs Gailleton (de Lyon), Garat (de Bordeaux) avaient conclu de même ; et pour tous ces observateurs, l'ignorance, la misère, l'incurie étaient les principales causes de cette fréquence.

M. le Dr Feulard (2) montre que la proportion des exemptés pour teigne diminue ; cette cause d'exemption devrait à coup sûr disparaître.

Dans quelle proportion cette maladie frappe-t-elle les femmes, il est difficile de le savoir ; elles n'y échappent pas ; la malpropreté des enfants, la chevelure des filles emprisonnée dans des bonnets serrés, prédisposent aux maladies du cuir chevelu et au développement des affections parasitaires. L'école est une excellente occasion de mettre fin à ces mauvaises habitudes et un moyen de surveiller toutes ces jeunes têtes.

La coiffure chez les femmes est constituée par un bonnet de forme diverse, quelquefois un chapeau ; une habitude commune, dans l'Ouest, la Bretagne, etc., est le *serre-tête*, pièce de toile emprisonnant les cheveux et se fixant fortement à l'aide de galons. Le serre-tête n'est pas sans inconvénient. D'abord, la femme négligente ne l'enlève que le dimanche pour faire sa toilette et se dispense, grâce à lui, de tout soin journalier de sa chevelure ; puis il occasionne par sa compression quelquefois des douleurs de tête, souvent les oreilles se déforment. Cette action ainsi que celle exercée directement sur l'oreille par les brides serrées des foulards ou des bonnets a pu produire de la surdité : M. le Dr Moure l'avait constatée en 1883. Le Dr Lerat, à Nantes, l'avait observée de même chez des femmes de l'île d'Yeu où, en guise de coiffure, on porte des foulards

(1) *Étude sur la géographie et la prophylaxie des teignes* (*Annales d'hygiène publique*, 2e série, t. XXIII).

(2) *Teignes et Teigneux*, Paris, 1886.

serrant les tempes et dont les extrémités sont attachées au-dessous du menton.

Plus récemment le Dr Grand (1) faisait semblable observation; les religieuses sont sujettes aux mêmes incommodités.

IV. **Chaussure.** — La chaussure du paysan varie avec sa condition et avec son travail. Pour se préserver de l'humidité plus encore que du froid, il se sert de *sabots*. Le pied est rarement nu dans le sabot, le plus souvent il est revêtu de chaussons; à défaut de chaussons, on garnit le sabot de paille ou de foin. L'expression connue, avoir du foin dans ses sabots, qui donne l'idée de l'aisance, voire de la richesse, ne peut pas cependant passer pour un conseil hygiénique d'une grande valeur. Le pied doit en effet être protégé contre la dureté du bois du sabot et à défaut de chaussons épais de laine, le foin est utile, la paille est déjà plus dure; mais en vérité cette façon de se chausser n'appartient plus guère qu'à l'ouvrier agricole, au garçon de ferme. Pour aller aux terres, et dès qu'il s'agit de marches un peu longues, le paysan se sert plus volontiers de souliers, à moins qu'il n'aille pieds nus, et ne préfère porter ses sabots à la main, comme il n'est pas rare de le voir dans certains pays, île de Ré, d'Oleron. Le port habituel du sabot, surtout avec une protection insuffisante du pied, amène des excoriations, des *grosseurs*, bourses séreuses, surtout à la partie supérieure du pied. Non seulement la marche est pénible, mais les chutes sont faciles; le pied mal tenu se tourne aisément; les accidents produits par cette chaussure, *entorses*, *fractures*, sont fréquents. Il faut aussi lui attribuer les mauvaises conformations des pieds, les enfants portant de bonne heure des sabots. Le Dr Fouquet, de Vannes, dit qu'ils causent l'aplatissement du pied si commun en Bretagne, où les paysans se servent de lourds et énormes sabots. Les avantages économiques qu'ils peuvent avoir sont compensés par beaucoup d'inconvévients. Dans l'intérieur de la ferme, c'est cependant une chaussure dont il est difficile de se passer et que rien ne remplace. Il en faudrait restreindre l'emploi aux travaux des écuries, des étables, des transports de litières, aux lavages et en faire exlusivement une chaussure de travail dont il serait facile de se débarrasser avant d'entrer au logis, car il est inutile d'y apporter les débris de fumiers, de purin et autres immondices. Cela se pratique parfois, mais non toujours. C'est à généraliser cette habitude qu'il faudrait tendre.

Les souliers, toujours de cuir fort et résistant, aux semelles garnies de clous, sont en usage pour les travaux du dehors; ils garantissent le pied, on y ajoute parfois des jambières de cuir ou de toile. Dans les endroits humides, marécageux, les bottes sont préférables. Le reproche qu'on peut adresser en général aux chaussures en cuir du campagnard est d'être mal faites, l'empeigne dure, épaisse, devient presque aussi

(1) *Loire médicale*, 1887.

rigide que du bois, sans compter que la chaussure de travail ne reçoit guère d'entretien. Il faut avant tout qu'elle soit solide et fasse de l'usage; peu importe qu'elle cause des durillons, des cors ou qu'elle amène des malformations du pied. Ainsi raisonne le paysan, mais à son détriment. Une chaussure bien entretenue, plus souple, plus douce au pied, lui éviterait toutes ces incommodités et durerait aussi longtemps.

§ 2. — Les costumes.

Nous ne voulons dire qu'un mot des costumes; ils n'ont pas, semble-t-il, un intérêt immédiat avec le sujet qui nous occupe. Cependant, avant qu'ils disparaissent tout à fait, peut-être aurait-il été intéressant de voir ce qu'ils avaient de bon ou de mauvais au point de vue de l'hygiène du vêtement.

En réalité, les costumes des différents pays donnent une idée assez juste des besoins de la population, ceux de la campagne surtout, dans leur simplicité et dégagés de tout ce qui est luxe ou ornement. L'Arabe drapé dans son burnous de laine, le Russe enveloppé de peaux de bêtes, n'ont pas là un costume seulement national, mais en même temps approprié au climat qu'ils supportent. Sous notre ciel clément et tempéré, le costume national fut changeant, se prêtant plus que tout autre aux caprices et aux fantaisies de la mode.

Les Gaulois, nos aïeux, portaient la *saie*, sorte de pardessus à longues manches, fendu par devant et fait non seulement de laine, mais encore de peaux de mouton, de loup ou de blaireau, cousues avec du crin, le poil en dehors; bon nombre de bergers ont encore un vêtement qui s'en rapproche. Leurs *braies* étaient un pantalon attaché sur les hanches avec une ceinture et serré sur les chevilles avec un cordon.

Par-dessus la *saie*, ils portaient le manteau gaulois grossièrement tissé de laines teintes de différentes couleurs et mélangées de manière à produire des raies croisées; le type en survit encore chez les montagnards écossais.

Lors même que les modes transalpines eurent envahi la Gaule et que la toge, le colobium furent acceptés par la population, les paysans résistèrent et n'acceptèrent que la *penule*, sorte de sac de laine à longs poils et même de cuir avec un trou central ou l'on passait la tête et des ouvertures latérales pour les bras. Ce fut, d'après Jacquemin, le costume des paysans.

Les Romains envahisseurs prirent quelque chose du costume des vaincus. Ce fut d'abord une fantaisie. Cecoria importe le premier à Rome les *braies*, les sacs à longues manches dont on usa d'abord, de même que du bardocuculle, casaque à capuchon, qui était surtout répandu en Saintonge. L'empereur Auguste porta des braies dissimulées, arrêtées un peu au-dessus du genou; on les appelait feminalia; c'était en somme la culotte de nos jours.

La mode, en transformant peu à peu ces premiers vêtements, de la toge fit un manteau, de la tunique un pourpoint. Les braies devinrent des hauts-de-chausses; l'Église, ajoutant ses prescriptions, fit disparaître les nudités et des pieds à la tête l'homme fut couvert.

Mais ces vêtements d'une si lointaine origine dont on a retrouvé des vestiges dans les tourbières du Jutland, n'ont pas absolument disparu du costume de la campagne; le manteau à capuchon existe encore et les populations maritimes, celles du Finistère surtout, semblent lui être fidèles; les braies se retrouvent dans les culottes bretonnes, bouffantes des paludiers et des paysans des environs de Quimper; les montagnards ont presque la saie. Le bliaud a fait la blouse encore en honneur. Ainsi, tandis que le costume religieux, militaire, d'apparat présente dans notre histoire une série de transformations que les érudits ont étudiées avec soin et qui n'avaient pour raison d'être que le caprice des chefs ou des grands, le peuple conservait, lui, quelque chose du vêtement primitif. Ne pourrait-on pas dire que ce vêtement du pauvre, du campagnard était le vrai costume national approprié au milieu extérieur, au climat, celui que l'hygiène instinctive commandait; de fait, il était infiniment supérieur au costume parfois plus brillant qu'utile que les modes extravagantes du moyen âge, de la renaissance, imposèrent aux riches.

Cependant il n'y eut pas, même dans la campagne, dans les premiers temps de notre histoire, à proprement parler de costume national; les provinces, en se partageant le territoire, en se faisant une autonomie complète, cherchaient non seulement avec leurs usages, mais encore avec leurs costumes, à se différencier les unes des autres. Les seigneurs encourageaient ces tendances; le costume de leurs paysans était un signe de ralliement et de reconnaissance pour leurs vassaux; c'était avec le patois ou langage populaire un moyen d'unifier leurs domaines.

Le fond du costume cependant reste le même, mais présente des variétés de coupe, ou d'ornement; la coiffure chez les hommes, plus encore chez les femmes, fut surtout modifiée.

L'histoire de ces costumes n'a presque plus qu'un intérêt rétrospectif. La coiffure cauchoise disparaît, le costume vendéen devient rare. Dans le Berry, dans le Bourbonnais, les coiffures originales se rencontrent à peine. Les femmes plus que les hommes restent fidèles à la tradition, et presque partout le costume s'unifie. La Bretagne est encore le coin où il se conserve et cependant il n'y a plus guère qu'à certains pardons où on le voit avec éclat. « C'est une remarque universelle, dit M. Baudrillart que la disparition du costume breton dans les circonstances ordinaires de la vie. L'éclatant et riche habillement de la mariée, variable selon les pays, les vestes brodées et à paillettes des hommes qui relèvent singulièrement leur dignité et donnent une idée parfois imposante de leur importance ne s'étalent plus guère qu'aux cérémonies publiques et aux jours de gala. » Y a-t-il à regretter une disparition que rien n'a commandée et qui se fait d'elle-même? N'est-elle pas un signe évident d'une unité plus complète de la nation, une preuve manifeste des idées de démocratie qui ont pénétré peu à peu dans tout le pays?

Seulement il n'y faut pas chercher un indice d'abaissement du luxe et du goût de la toilette dont les anciens costumes trahissaient l'existence dans les populations rurales. Il n'en est rien; la paysanne, en quittant volontiers son costume local, cherche à suivre autant que possible les modes de la ville. Quelques riches fermières ne se distinguent des plus élégantes dames que par la coiffure, et en Vendée, en Saintonge le fait n'est pas rare. Dans le Nord, où la population est dense, il n'y a plus aucune différence. C'est le luxe avec tous ses raffinements qui se glisse à la campagne et le goût de la toilette se répand de plus en plus. Là où il n'est pas éclairé par une éducation suffisante, il se manifeste par des accouplements étranges de couleurs voyantes et criardes, des bijoux de clinquant; s'il se bornait là, le mal ne serait pas plus grand qu'autrefois; mais l'instruction a aidé à connaître le vrai du faux; l'imitation a corrigé les défauts du goût et c'est la morale qui souffre de l'excès des désirs et de l'impuissance à les satisfaire. N'eût-il pas mieux valu, dans l'intérêt de nos campagnes, conserver un peu de la simplicité des temps passés et borner le luxe à orner de son mieux le costume provincial? L'avenir dira si l'esprit de progrès n'a porté que de bons fruits en faisant si vite table rase des vieilles idées séparatistes et des vieux costumes locaux.

§ 3. — Couchage.

Le lit du paysan présente d'assez grandes variétés, depuis la couchette sommaire du valet d'écurie jusqu'à celle très confortable du riche fermier.

Dans la grande majorité des cas, le couchage pèche par quelques points. Le paysan ne comprend pas bien la recherche que mettent les citadins dans leur couchage, les soins qu'ils prennent de quitter leurs vêtements de jour et de changer fréquemment les draps du lit. Il ne sait pas que le lit doit avoir à la fois les qualités d'un vêtement et d'un appareil de repos. Comme vêtement nocturne, le drap s'imprègne des sueurs, des saletés du corps, il est donc utile comme tout ce qui concourt à la propreté et rien n'est plus mauvais que de se jeter tout habillé sur de la paille, enveloppé d'une couverture de laine; cette coutume perpétue la saleté et il ne devrait plus y avoir à notre époque une seule ferme réservant aux garcons de ferme, aux bergers, un semblable couchage.

Dans les logis les plus misérables on trouve quelquefois une couchette faite de planches, plus souvent un lit véritable. Bien des paysans n'attachent pas grande importance au lit, ne considérant comme utile que la paillasse ou le matelas. Le lit à terre ne leur paraît pas condamnable. C'est un tort. Il faut que l'air circule autour des pièces composant le lit; il faut que la vapeur d'eau exhalée du corps et qu'absorbe la literie ne vienne pas se condenser dans les différentes parties du couchage. C'est pourquoi à terre, même sur le plancher d'une chambre, la literie en contact direct avec le sol ne vaut rien comme couchage.

Quant aux éléments composant le lit, le paysan se sert des matériaux qu'il a sous la main, par économie autant que par habitude. Avec la paille des céréales, avec celle du maïs, il fait la paillasse, base de son couchage; par-dessus il met la couette bourrée des duvets des animaux de basse-cour, soigneusement recueillis pour cet usage; quelquefois il y ajoute un matelas de laine. La place du matelas varie; quelquefois on le trouve entre la paillasse et la couette. Ce que le paysan semble surtout rechercher en effet, c'est la couche non pas moelleuse, mais chaude, et en général, en même temps qu'il s'enfonce avec plaisir dans son lit de plumes, il se protège à l'aide de couvertures de laine ou des vêtements. Cette façon de concevoir le lit est mauvaise, parce que non seulement cette chaleur excessive provoque des transpirations fatigantes et inutiles, mais encore elle favorise avec le décubitus la congestion de la tête; le sommeil est lourd, pénible.

Enfin, quelle que soit la façon dont le paysan compose sa literie, il faut qu'il sache combien ces matières, absorbant l'humidité, les impuretés de l'air et du corps, recélant des particules organiques en grande quantité, des germes de toute nature, s'altèrent vite. Il faut renouveler souvent la paille, la plume; il ne suffit pas de l'étaler au soleil et de la faire sécher; ce procédé de purification est tout au moins insuffisant. Dans les cas de maladies graves ou contagieuses, il ne faut pas hésiter à détruire par le feu toutes ces matières sans grande valeur et faciles à remplacer.

La laine ne peut pas non plus, quoique d'un usage plus long, servir sans être l'objet de soins. Imprégnée d'une matière huileuse, *le suint*, elle absorbe aisément les gaz, l'humidité, les matières organiques; au bout de quelques années elle s'altère et forme des amas durs qui font le coucher pénible. On peut rebattre la laine, la laver et mieux encore la désinfecter. Les procédés actuels sont excellents et il est à souhaiter que nos paysans apprennent à les connaître et à en profiter pour préserver leur literie des germes morbides et des impuretés qu'elle est par sa nature si apte à conserver.

Bien des choses prouvent encore que le paysan comprend généralement mal le lit. Sans parler des installations condamnables dans les écuries, les étables, où l'homme partage presque le sort des animaux, des couchettes médiocres jetées à terre, si nous ne nous occupons que des lits appartenant à la population rurale aisée, nous voyons : le grand lit dit à bateau (fig. 39), avec sa montagne de couettes et de paillasses, ses rideaux de serge ou de cotonnade à grands ramages; *le lit armoire* de Bretagne, appelé lit clos, fermé en partie par des volets de bois (fig. 65). Ce n'est point, dans ces cas, le défaut d'argent qui fait la couchette mauvaise; ces mauvais lits coûtent aussi cher que des bons, c'est la tradition, la coutume locale. L'éducation doit ici modifier ce que la routine a de fâcheux. Il faut que l'air circule autour du lit en dessus et en dessous;

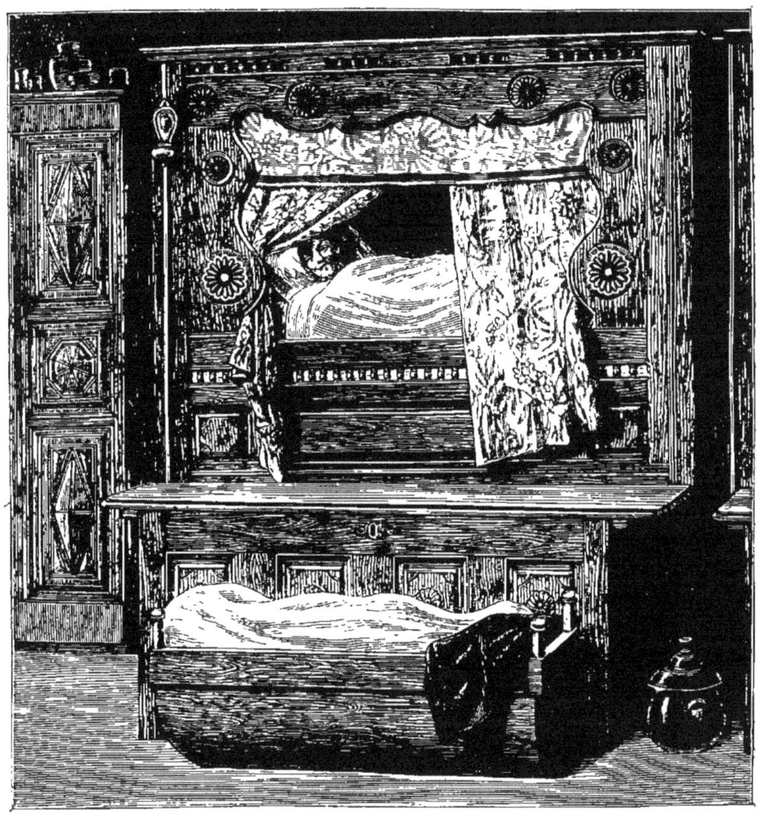

Fig. 65.

l'armoire bretonne, les gros rideaux, tout cela ne vaut rien à la santé. Les épais feutrages de plumes où se concentrent la chaleur du corps, la transpiration, que l'air ne peut pas traverser, deviennent de dangereuses couches sur lesquelles il n'est pas sain de s'étendre et dont les odeurs sont mauvaises.

Une notion meilleure de ce qu'il faut demander au couchage corrigera, espérons-le, tous ces excès.

Les dispositions de l'habitation doivent tendre à éviter l'accumulation de lits dans la même pièce et surtout la promiscuité de parents d'âges et de sexes différents. Cette coutume a fait l'excuse des grands rideaux; c'était, semble-t-il, une séparation suffisante. Il faut tâcher que le lit reste sain par lui-même et ne pas lui demander autre chose que ce qu'il doit donner; c'est un vêtement nocturne, un instrument de repos. Il doit être personnel et ne pas perdre une seule de ses qualités pour des raisons de convenances illusoires entre gens de même sexe, inutiles entre conjoints et qu'on ne saurait invoquer pour d'autres cas. Si la misère oblige les campagnards à cette communauté d'existence, un simple rideau mobile, fixé soit au plafond, soit au mur, peut rendre les mêmes services sans avoir autant d'inconvénient.

Enfin, la nature des pièces de literie à la campagne favorise plus que tout autre la multiplication des insectes; les puces, les punaises, sont fréquentes dans les logis de la campagne et c'est à la literie mal soignée, aux vieux bois qu'il les faut attribuer. Il est inutile d'insister longuement sur les inconvénients de ces parasites. La peau quelquefois dure du paysan résiste à leurs morsures, mais il n'en est pas toujours de même des femmes et des enfants. Combien de ces petits êtres ont la peau piquetée, la chemise tachée en maint endroit, combient crient la nuit, ont le sommeil troublé et cela à cause des insectes logés dans leur lit. On compte à la campagne pour les détruire sur des remèdes plus ou moins certains; la *passerage* des décombres aurait la propriété de les attirer; on met la plante sous le lit et on la brûle quand les insectes s'y sont déposés. Les poudres insecticides sont aussi employées. La propreté absolue, l'usage de lits en fer, la destruction des vieilles paillasses, couettes, traversins, etc., sont les meilleurs remèdes; les enveloppes peuvent se laver et resservir.

§ 4. — Chauffage.

Parmi les moyens de chauffage usités à la campagne, le plus répandu est le chauffage au bois; la cheminée sans élégance, souvent vaste, sert à la fois à préparer les aliments et à réchauffer la pièce où l'on s'assemble pendant la saison froide. A défaut de bois dur, on se sert de broussailles, de racines, de vieilles souches; tout est bon pour le paysan et en cela on ne pourrait le blâmer. La vieille cheminée gigantesque, à hotte saillante, que l'on revoit encore dans bien des villages de la Bretagne, de l'Ouest, du Midi, disparaît à mesure que l'habitation se transforme et, au point de vue du chauffage, ce n'est pas un mal. Quand nos aïeux y brûlaient des troncs d'arbre entiers, cette grande chaleur causait un tirage énorme sans fumée intérieure et rayonnait assez loin pour échauffer vraiment l'atmosphère; chez nos villageois d'à présent, y laissant consumer quelques tisons, la fumée, les gaz de la combustion se répandent au dehors tout autant qu'au dedans de la cheminée et il n'y a à se réjouir d'aucune manière de cette vieille mode architecturale. Les chasseurs surpris par l'orage ou transis de froid en vantent encore les vertus quand, en face d'un feu clair et à haute flamme, ils s'y sèchent ou s'y réchauffent à l'aise ; mais ce n'est là que l'exception ; le petit feu est la règle, ainsi que la fumée. Autrefois aussi les jambons y séchaient en s'imprégnant des vapeurs empyreumatiques ; on y ménageait également le four. Mais les usages en se modifiant ont rendu presque inutiles ces dispositions, et font apprécier moins favorablement la vieille cheminée. Déjà dans beaucoup d'habitations le petit poêle de fonte a pris place dans le foyer ; dans le nord, où la houille est abondante, c'est l'unique moyen de chauffage. Nous n'avons pas à dire ici les inconvénients du chauffage par les poêles ; ils sont exactement les mêmes à la campagne qu'à la ville et ont été exposés à l'*hygiène urbaine*(1). Disons seulement que les dangers qu'ils présentent sont peut-être plus redoutables encore à la campagne, où la cuisine est souvent une habitation de jour et de nuit ; en même temps les accidents, chez les enfants surtout, sont plus faciles, la surveillance à l'intérieur du logis étant négligée ou empêchée par les travaux du dehors.

L'essentiel, quel que soit le mode de chauffage qu'on adopte, est d'en connaître les inconvénients ou les dangers. Avec les cheminées, ils sont moindres quand on brûle du bois ; avec les poêles, ils peuvent être évités aisément en apprenant à conduire son poêle et en donnant aux gaz de la combustion un écoulement facile au dehors. Il ne faudrait pas conseiller aux habitants des campagnes les poêles dits mobiles, qui seraient chez eux une source d'accidents.

Les femmes usent beaucoup des braseros, dits *chaufferettes ;* elles y mettent des braises, du poussier de charbon de bois ; elles abusent même de ce mode de chauffage et beaucoup, ne portant sur la peau des cuisses aucun vêtement, ont des irritations dont la chaufferette est la cause directe.

§ 5. — Éclairage.

L'éclairage est encore peu en progrès. Dans l'habitation rurale moyenne, chez l'ouvrier agricole, la chandelle constitue l'éclairage usuel. Les campagnes sont en effet le débouché presque unique des fabriques de chandelles. Cependant le pétrole commence à gagner quelque terrain. Dans les contrées où la nature des cultures fait l'huile commune, on se sert aussi d'huile. Mais alors ce sont les intruments qui sont défectueux, lampes primitives faites d'un godet bombé dans lequel trempe une mèche qu'on remonte à volonté. Une lumière vacillante, fumeuse, peu intense est la résultante de ces éclairages défectueux.

(1) *Encyclopédie*, tome II. Les Habitations.

Il ne serait pas mauvais que plus de soins fussent pris. La vie intérieure n'est pas si minime qu'il faille la tenir pour quantité négligeable; ce serait une erreur et un danger, car on observe assez généralement que les veillées ont plus d'importance qu'autrefois.

La lecture, les travaux de couture occupent une place dont la valeur est sérieuse. Or, l'éclairage, pour ne pas fatiguer les yeux, doit être suffisant, la flamme fixe et non tremblotante; il faut avoir de bons appareils et, à défaut d'huile, le pétrole peut économiquement réaliser toutes les conditions désirables.

La crainte de l'incendie ne saurait être une raison pour conserver des moyens d'éclairage absolument primitifs et mauvais. On peut user de précautions; pour les besoins des écuries, des étables, des lampes bien agencées, d'un entretien facile, doivent être préférées aux vieilles lanternes où l'on brûle un bout de chandelle et dont les verres défoncés ou absents ne mettent jamais à l'abri des incendies.

Le progrès ici peut s'accepter sans hésitation; l'économie s'associe avec l'hygiène de la vue pour conseiller un éclairage convenable. Il n'y a que la routine à renverser.

ARTICLE III. — ALIMENTS ET BOISSONS

§ 1er. — L'alimentation.

Les développements donnés dans le deuxième volume de l'*Encyclopédie* par M. G. Pouchet nous permettront d'abréger beaucoup ce qui concerne l'alimentation du paysan. Après l'étude qui a été déjà faite de la théorie de l'alimentation, de la composition chimique des aliments, etc., nous n'avons qu'à rappeler quelques faits particuliers à la population rurale, à son régime habituel. Nous serons donc très bref sur ce point.

Il est vraiment difficile de dire d'un mot ce qu'est le régime alimentaire du paysan, tant il diffère selon les régions et les ressources du ménage ou le salaire de l'ouvrier. D'une façon générale, il s'est amélioré à peu près partout, mais il reste encore en bien des endroits insuffisant et médiocre. De tout temps on s'est ému de cette condition particulière de la vie rurale, plus souvent pour la déplorer que pour la rendre meilleure. Les historiens nous ont laissé quelques tableaux navrants de ce que furent à certaines époques de notre vie nationale la misère et l'épouvantable famine chez les paysans. Sans remonter trop loin, au moment de la Révolution, le tableau que nous a donné Taine (1) est assez navrant. « D'après les rapports des intendants, dit-il, le fond de la nourriture est l'avoine; dans l'élection de Troyes, le sarrasin;

(1) *Origines de la France contemporaine.*

dans la Marche et le Limousin, le sarrasin avec des châtaignes et des raves ; en Auvergne, le sarrasin, les châtaignes, le lait caillé et un peu de chèvre salée ; en Beauce, un mélange d'orge et de seigle ; en Berry, un mélange d'orge et d'avoine. Point de pain de froment ; le paysan ne consomme que les farines inférieures, parce qu'il ne peut payer son pain que 2 sous la livre. Point de viande de boucherie ; tout au plus il tue un porc par an. »

Un demi-siècle plus tard, Bouchardat (1) étudiait l'alimentation des campagnards, la comparait à la ration du cavalier français et constatait le grand progrès qui s'était opéré dans la majeure partie du pays. A cette même époque, dans les travaux du conseil central du Nord on trouve aussi semblable constatation faite pour la région du nord et ce tableau est intéressant à rapprocher de celui fait par Taine. « Le pain de froment pur, les graines légumineuses, haricots, pois, pommes de terre, forment la base de la nutrition des habitants de la campagne. L'usage des légumes de bonne qualité y est commun... Le lard et la graisse de porc entrent au moins cinq fois par semaine dans la préparation des aliments... L'usage de la viande de vache et de mouton s'est introduit dans beaucoup de villages où des bouchers se sont installés... »

Dans cette dernière période cinquantenaire, les progrès ont été sensibles et il est absolument certain que d'une manière générale l'alimentation du paysan n'est plus aussi grossière et misérable qu'autrefois ; si elle offre de grandes variétés, si elle est parfois insuffisante ou de qualité mauvaise, la raison en est à la campagne comme à la ville que les salaires modérés imposent des privations ; ce n'est plus, comme jadis, l'aliment même qui fait défaut mais bien l'argent nécessaire pour se le procurer. Il est cependant une autre raison qui rend à la campagne la nourriture défectueuse, c'est l'âpreté du paysan au gain, qui le pousse à économiser sur ses propres besoins. Manger ce qu'il peut vendre lui paraît inadmissible, contraire à son intérêt. A cela il faut joindre évidemment la notion bien imparfaite que le campagnard possède sur la valeur des aliments, sur la relation qui existe entre la nourriture et le travail. Misère, intérêt, ignorance, sont au moins les trois éléments qui font l'alimentation différente à notre époque et en France, et dont l'influence fâcheuse inégalement combattue amène des résultats variables avec les régions.

Il n'est pas sans intérêt d'étudier l'alimentation en examinant, en dehors des faits scientifiques exposés par M. Pouchet (*Encyclopédie*, tome II), la part qui revient à chacun de ces éléments.

A. Influence de la misère. — La première de ces causes, la misère, autrement dit l'insuffisance du salaire, est facile à mettre en lumière.

(1) *Annales de l'Agriculture française*, 1848.

Si, comme pour le logement, nous distinguons le paysan suivant qu'il est ouvrier rural ou propriétaire cultivateur, nous verrons la nourriture changer beaucoup, et dans des conditions souvent inattendues. L'ouvrier rural, en effet, demande à être nourri, et sur ce point ses exigences sont de plus en plus appréciables. M. Baudrillart nous fait connaître à ce sujet ce que M. Londet, professeur d'agriculture, a constaté pour la Normandie : « La nourriture, distribuée aux ouvriers en trois repas pendant l'hiver et en quatre repas pendant l'été, est toujours très abondante. Elle se compose de pain, de viande de porc, de légumes : pommes de terre, choux, carottes, navets, haricots ; de beurre, de fromage, d'œufs, de fruits, etc. On sert de la viande deux fois par jour. Aux époques des grands travaux, la viande de porc est remplacée par de la viande de boucherie. Le cidre est donné à discrétion. La population est active, mais elle est exigeante sous le rapport de la nourriture. Les cultivateurs qui nourrissent mal leurs ouvriers trouvent difficilement à se faire servir. »

La situation est moins bonne dans les fermes de la partie montagneuse, dans l'Orne, dans la Manche et dans les environs de Cherbourg ; la nourriture tout en restant suffisante, est moins variée et quelquefois moins substantielle. La viande fait plus souvent défaut et on y fait un grand usage de la *soupe à la graisse*, fort en honneur dans toute cette région. Il en est de même en Bretagne. Les fermes sur le territoire de Guingamp, dit M. Baudrillart, ont acquis assez d'aisance pour que les travailleurs s'en ressentent par un régime plus abondant que celui qu'ils avaient naguère. Après avoir, pendant des mois, mieux vécu à la ferme, ils retournent à leur ordinaire, qui trop souvent tombe au-dessous du nécessaire. Là, du reste, une communauté plus grande qu'ailleurs fait partager à l'ouvrier rural la situation du fermier. Quand celui-ci est aisé, l'ouvrier nourri à la ferme en profite et jouit de ce qu'on pourrait appeler une alimentation normale. Quand le fermier est peu aisé, celui-ci et le journalier qu'il emploie ont une nourriture assez misérable, mais, quelle qu'elle soit, elle est encore supérieure à celle qu'il retrouverait chez lui. Dans les fermes moyennes, le fond de la nourriture est la soupe au lard et la pomme de terre : le matin la soupe maigre ou à la graisse, au milieu du jour la bouillie de gruau d'avoine avec du pain et du beurre, la soupe et le lard au repas du soir. Le laitage vient s'y ajouter.

Dans l'Anjou, il en est aussi de même ; l'ouvrier agricole, les domestiques mangent à la table du fermier, partagent son ordinaire, simple, mais substantiel, et qui a pour base essentielle le pain de froment, la viande de porc et, selon l'aisance des fermiers ou propriétaires, la viande de boucherie, les produits de la basse-cour, le lait et le beurre.

M. Baudrillart constate que dans le Poitou la nourriture de l'ouvrier rural paraît offrir une moyenne supérieure à celle d'autres départements de l'Ouest et du Nord-Ouest, et elle est cotée à 1 franc. « On trouve la preuve de cette supériorité, dit-il, dans ce qui constitue l'ordinaire des repas d'une bonne ferme, où, conformément à l'ancien usage, on voit serviteurs et maîtres s'asseoir souvent encore à une même table. Le potage gras deux ou trois fois par semaine; de la viande, le plus souvent à deux repas par jour, viande de boucherie ou de porc ou de volailles élevées à la ferme, tel est cet ordinaire. C'est là sans doute le niveau le plus élevé, mais, s'il n'est pas atteint dans toutes les fermes, presque toutes s'en rapprochent. Ni le domestique de ferme, ni l'ouvrier qui y travaille temporairement ne sont rationnés pour la boisson; le vin même, dans les bonnes années, est presque à discrétion et la consommation en atteint au moins un litre pour chacun, qu'ils boivent le matin; le reste du jour, ils ont pour boisson le demi-vin, moitié vin, moitié eau. »

Pour les populations agricoles de l'Artois, M. Baudrillart fait encore cette même observation, qu'il faut distinguer les cas où l'ouvrier a sa nourriture à la charge des fermiers. A la ferme, l'alimentation est toujours supérieure et préférable à celle du petit cultivateur.

Dans le midi de la France, il en est de même; mais, à mesure que l'on quitte les régions agricoles du Nord, de l'Ouest, du Centre, pour les cultures plus spéciales du Midi, dès que la propriété plus morcelée change les conditions du travail, la différence est moins sensible entre l'alimentation de l'ouvrier rural et celle du cultivateur propriétaire. Chez le métayer, généralement moins aisé que le fermier, l'ouvrier agricole partage le repas commun et trouve une nourriture à peu près substantielle, faite de soupe deux fois par jour, de lard, de confits et de légumes, et supérieure à celle qu'il aurait chez lui.

Cette observation générale a un grand intérêt. Elle se dégage de l'observation attentive de la vie rurale; elle prouve que l'alimentation insuffisante et grossière du cultivateur est due à l'infériorité sociale de sa condition. Nous allons voir en effet le petit cultivateur, travaillant pour lui-même, employant à son exploitation sa famille, rarement quelques ouvriers, vivant dans ce logement que nous avons décrit plus haut et trouvé défectueux, nous allons le voir, dis-je, moins bien partagé sous le rapport de l'alimentation que l'ouvrier agricole des grandes exploitations, faisant de la bonne nourriture une des conditions de son travail chez autrui.

Dans la Normandie, on n'en est certainement plus au pain d'avoine, comme avant la Révolution, mais le méteil, le seigle, servent à faire le pain des ménages et dans les plus pauvres c'est l'orge et le sarrasin; la soupe à la graisse, quelquefois du lard, plus rarement de la viande, quelques légumes font la base de la nourriture fort peu variée de la famille.

La Bretagne offre encore un plus triste tableau; dans bon nombre de cantons, la nourriture consiste en une bouillie de millet avec du lait caillé; on mange du pain de seigle, peu ou pas de viande, on boit de l'eau ou du cidre très faible. Le blé noir est apprêté sous forme de crêpe, de galette. Dans le bilan annuel d'une famille composée de cinq personnes, on trouve le sarrasin pour 400 kilogr., le porc salé pour 100 kilogr., la viande de boucherie pour 10 kilogr.; les œufs 25 douzaines, 200 litres de cidre et autant d'une piquette de raisins secs, 300 litres de lait caillé, les pommes de terre figurent pour 500 kilogr., et la farine de froment, qui, dans les ménages aisés, joue un rôle assez important, ne dépasse pas la quantité de sarrasin consommé. Cinq personnes se partageant ces maigres provisions ne peuvent pas avoir une nourriture bien substantielle.

M. Baudrillart signale surtout la condition mauvaise des paludiers. Le paludier ne mange presque jamais de viande; le matin et le soir une soupe maigre et à midi des pommes de terre mal assaisonnées, la sardine et quelques coquillages vulgaires qui ne se vendraient pas dans les villes. Quand il n'a que sa profession pour vivre, il est fatalement condamné au dénûment, et malheureusement beaucoup n'en ont pas d'autres.

En Vendée, la nourriture est souvent moins défectueuse que dans certaines parties de la Bretagne, dans bien des cantons elle n'est pas toujours suffisante; on n'y mange pas les galettes mal cuites et indigestes de sarrasin, mais du pain de froment souvent mêlé de seigle; il est assez généralement bon; les légumes : choux, pommes de terre, navets, haricots (mojettes), sont la base de l'alimentation; on y ajoute du lard. Dans le *Marais*, le paysan est plus mal partagé que dans le *Bocage*, où les produits de la terre sont plus abondants et plus variés. L'eau est la boisson ordinaire; elle est rare, souvent peu salubre. « Dans des parties entières du Marais du nord, constate M. Baudrillart, les gens de campagne dispersés le long des routes ou dans les terres ne boivent souvent que l'eau boueuse des fossés. Quelquefois les habitants sont obligés d'aller la chercher à trois et même six kilomètres et la rapportent dans des futailles. »

Sur le littoral, les paysans ont la ressource des produits de la mer; dans l'Aunis, dans les îles, les coquillages, surtout ceux peu estimés sur les marchés des villes, servent à l'alimentation, le poisson moins souvent; dans les terres, les légumes, les escargots ramassés aux vignes, le lard frais ou salé, un peu de viande de boucherie.

Dans le Nord, le pain est bon; il fait avec le beurre le fond de l'alimentation; le lait pur ou mélangé au café additionné de chicorée est habituel. Dans la Flandre, comme dans l'Artois et la Picardie, la nourriture est généralement bonne; la viande y joue un plus grand rôle et le pain est de bonne qualité; l'agglomération habitée a fait multiplier les étals; la fabrication du pain est abandonnée aux boulangers. La vie matérielle à la campagne se ressent jusque dans le logis du petit cultivateur de la facilité des transactions et de la multiplicité des communications. Il en est de même dans l'ancienne Ile de France. Dans la Gironde, dit Layet, le déjeuner se compose de pain et d'une gousse d'ail ou d'un morceau d'oignon cru auquel, en été et en automne, on ajoute quelques fruits de la saison; à midi, c'est la soupe à la graisse avec des haricots, fèves, pois, lentilles, secs ou frais, selon la saison; des escargots, puis un morceau de lard; quelquefois une omelette, du poisson sec et plus rarement, une fois par semaine, de la viande de boucherie. La collation, comme le déjeuner, se compose d'un simple morceau de pain. Au repas du soir, c'est encore de la soupe, mais il est fort rare qu'on y joigne de la viande et des œufs; parfois un morceau de fromage dit de Hollande. Dans les Landes, le pays, divisé en deux régions fort distinctes, la lande et la chalosse, fait aussi des conditions diverses pour les cultivateurs; dans la première, la vie est misérable et les colons ou les métayers sont souvent à la charge de leurs maîtres; on y vit de bouillie de maïs et de millet; le pain y est mauvais, fait de farine de maïs et de seigle; la soupe aux légumes et au lard; dans la seconde, l'alimentation est un peu meilleure, composée surtout de légumes secs ou frais.

Dans le Périgord, le Limousin, les châtaignes, les pommes de terre sont très usitées et font avec du pain de froment ou de seigle la nourriture ordinaire; il y faut ajouter les crêpes de sarrasin, la soupe au lard, du beurre et du fromage. Les repas sont au nombre de trois ou quatre.

Dans l'Aisne et les Vosges, la nourriture se compose de pain, de fromage, de légumes, surtout des pommes de terre, des choux, des haricots, de la salade, de la soupe à l'eau et au lard, de la viande quelquefois, aux jours de fêtes; comme boisson, rarement du vin, plus souvent du cidre ou de la petite bière, et généralement de l'eau.

En Bourgogne, en Champagne, les repas sont nombreux: quatre, dont deux comportent habituellement la soupe avec du pain et des légumes, ou bien du lard.

Dans les Alpes, la nourriture devient plus difficile et plus mauvaise. La base de l'alimentation consiste en un peu de laitage et bouillie de farine de seigle non blutée et en un pain noir dur comme la pierre, cuit pour six mois ou un an. Dans certaines localités, les infortunés habitants sont même forcés, pour joindre les deux bouts de l'année, d'épargner cette maigre nourriture et de se rationner, heureux si, avant d'atteindre la récolte suivante, ils ne se trouvent pas à un moment donné sans ressources, dénués de tout et réduits à la triste alternative d'émigrer ou de mourir de faim. « On m'a affirmé, dit M. Allier, professeur départemental d'agriculture, que dans les mauvaises années quelques-uns de ces pauvres gens mêlent de la terre à leur farine pour la faire durer plus longtemps. »

Dans les Alpes-Maritimes (1), la nourriture se compose, en plaine, de

(1) Note de M. le Dr Purrey.

pain de froment, de légumes frais en été, de haricots verts en hiver, de pommes de terre en toute saison, de viande de porc salé, de boucherie et de volaille.

Dans la partie maritime, on use beaucoup de poisson frais, peu de coquillages. L'usage du vin est général; à son défaut, on boit de l'eau. Comme dans la montagne, on mange aussi l'aillade.

Dans la montagne, les légumes frais sont peu usités, à l'exception des choux. Le pain de seigle est le plus commun; on y substitue peu à peu le pain de méteil. La seule viande usitée est celle du porc salé. Elle se mange de deux façons, en *rata* les dimanches et jours de fêtes (parfois dans ces circonstances elle est remplacée par de la viande fraîche), en aillade tous les jours.

L'aillade, mets national du Roussillon, consiste en haricots, pommes de terre, choux parfois, mis en grande quantité dans une marmite et cuits longtemps avec un gros morceau de lard, ou à défaut assaisonnés avec du *sagi*, saindoux. Il en résulte un bouillon blanc et épais avec lequel on trempe la soupe, un plat de viande et un plat de légumes qu'on sert à part. L'aillade paraît tous les jours et presque à tous les repas.

Le matin on fait beaucoup usage de pain trempé dans du café à la chicorée.

On use beaucoup de poivre; l'ail est employé à profusion, un peu partout et de toutes façons. On mange aussi du pain frotté d'ail avec du sel. L'ail et l'oignon dans le pays sont généralement très doux.

Dans les Pyrénées, on fait en général trois repas; à deux au moins on mange de la soupe au pain, à la graisse, aux choux, au porc salé; au dîner, des légumes, des pommes de terre souvent, des crêpes de sarrasin ou de maïs ou de la bouillie de maïs. Le soir on achève le plus ordinairement les légumes ou la bouillie refroidie, avec du lard ou du jambon.

On fait trois repas par jour en hiver, dans la Beauce, quatre en été. Le premier, au lever, avec de la soupe au lard et aux légumes, le second à midi, avec du pain et du fromage, le soir avec un ragoût de lard et de pommes de terre.

Dans le Morvan, les paysans ne mangent de la viande qu'une fois par an, le jour de la fête communale et se nourrissent habituellement de pain et de pommes de terre assaisonnées de lard ou de graisse.

Il n'y a là, en vérité, dans notre pays, qu'une bien apparente variété. La différence est cependant sensible entre le passé et le présent, ce qui prouve combien la misère est la grande régulatrice de l'alimentation chez nos paysans, dont la condition matérielle gagne du terrain peu à peu.

B. Influence de l'ignorance. — Le paysan n'est pas ignorant à ce point qu'il ne sache évidemment que tout être doit se nourrir pour vivre;

le fait lui est au contraire très familier et ce n'est point dans cette formule générale qu'il faut chercher la preuve de son ignorance. Il sait même combien l'alimentation est importante dans l'élevage des animaux et il y attache un grand intérêt. Mais, par une anomalie étrange, il n'applique ni à lui ni aux siens les idées instinctives ou acquises qui dirigent ses actes à l'égard de son bétail.

Boire et manger, cela lui est nécessaire sans aucun doute, mais il ne l'entend ni à la façon des savants, ni même comme tout le monde. Il sait d'une manière vague qu'on ne peut fournir un bon travail si on ne répare ses forces par l'alimentation, que le corps souffre de l'abstinence, mais il n'a jamais appris d'une façon bien nette ce que pouvait être l'importante fonction de la nutrition et à quelles lois elle obéit. Et cependant c'est l'empirisme grossier des éleveurs qui a, comme le disait Royer-Collard et ainsi que le rappelle M. Pouchet (1), guidé nos chimistes et ouvert la voie aux travailleurs modernes. Singulière antithèse et qui frappe vivement l'esprit.

Nous n'avons pas à refaire ici sous une autre forme la théorie de l'alimentation si complètement présentée par M. Pouchet, mais nous voulons seulement rappeler au cultivateur que la ration alimentaire comprend une proportion déterminée de substances azotées, de matières amylacées, féculentes ou sucrées, de substances graisseuses et aromatiques et enfin de l'eau et des sels minéraux.

Et en réduisant aux deux éléments essentiels des échanges organiques, les aliments doivent fournir au moins 310 grammes de carbone et 20 d'azote pour réparer les pertes dues à la respiration et aux excrétions solides (G. Pouchet). C'est là la ration d'entretien. Celle de travail doit être modifiée, cela va sans dire.

Le paysan n'obéit pas à cette règle scientifique et il n'écoute guère en ce qui le concerne que les plaintes de son estomac. Il croit satisfaire à la loi physiologique de la nutrition en trompant sa faim, et c'est en plus d'une circonstance ce qui lui fait régler son régime.

Ainsi les repas pour lui sont multiples. On peut en trouver la raison dans la longueur de la journée de travail qui commence avec le jour et finit au coucher du soleil. Sans doute ce long espace dans les grands jours commande plusieurs repas, mais une autre raison doit être invoquée : le paysan ne mange guère, comme on dit, à sa faim, et, dans son langage souvent expressif, il mange un morceau et boit un coup. Le morceau, de même que le coup, est variable, mais il est souvent pris en l'air, dans un moment de répit, entre des travaux de genre différent. C'est loin d'être toujours, comme dans nos mœurs urbaines, un bon et copieux repas, bien préparé, et tranquillement absorbé à la table de famille.

(1) *Encyclopédie d'Hygiène*, tome II, THÉORIE DE L'ALIMENTATION.

Dans les grandes exploitations agricoles, comme en Normandie, les repas se font dans des conditions satisfaisantes. De vastes réfectoires reçoivent les ouvriers à certaines heures en présence du chef de culture qui exerce une sorte de surveillance pour prévenir les disputes (Baudrillart). Cette excellente disposition, cette régularité aussi dans le régime, deviennent moins précises à mesure que diminue l'importance du domaine ; chez le petit cultivateur, il n'y a presque plus de règle. On mange quand on a faim ; le repas important est celui où la soupe est préparée, soit à midi, soit le soir ; il y en a quelquefois deux. L'habitude est de manger souvent ; il faut dire aussi, la sensation de la faim se renouvelle fréquemment.

Le genre de nourriture même du paysan l'explique.

Ce sont les substances amylacées, le pain, les féculents, légumes secs ou frais qui constituent la base de son alimentation et ces aliments ne renferment pas dans un rapport convenable les éléments essentiels d'un aliment réparateur. M. Pouchet a donné les tableaux complets de la valeur nutritive des différents aliments. C'est à eux qu'il faut se reporter pour avoir une idée juste de l'insuffisance de tel ou tel régime, suivant qu'un genre d'aliments prédomine. Je n'ai donc pas à faire ressortir ici l'extrême importance de ces documents fournis par l'analyse chimique des aliments et à en faire une nouvelle exposition. Je puis seulement montrer combien l'ignorance du paysan en toutes ces matières est fâcheuse et quel intérêt il aurait à être instruit des mauvaises pratiques que la routine perpétue dans sa vie quotidienne. Je prendrai seulement comme exemples les principaux aliments constituant son régime.

1° *Pain.* — D'après ce que nous avons dit du régime du paysan en France, on se rend aisément compte que le pain est fait, selon les coutumes ou les ressources agricoles de différentes régions, de façons diverses. On pourrait s'étonner avec quelque raison que dans des contrées où les céréales, surtout le froment, sont abondantes, le cultivateur ne profite pas autant qu'il le faudrait pour lui-même de la production. Mais il en a été de l'alimentation comme du costume, et certaines pratiques alimentaires des temps passés, pratiques détestables que la misère justifiait, se sont transmises de génération en génération, s'aidant en même temps de l'habitude du goût et de l'estomac.

Cela est très sensible pour le pain. Le pain ne fut pas pour le paysan dans l'origine de notre civilisation une nourriture facile. Il n'avait pas la liberté de cuire son pain à sa fantaisie et il n'existait pas de commerce de la boulangerie. La féodalité avait invoqué un droit de *banalité*, qui obligeait le vassal à user du moulin et du four du seigneur. Les seigneurs vendirent ce droit à des communes qui le cédèrent à des corporations. Les boulangers furent une des premières organisées. Dans la campagne, soit la commune, soit des particuliers conservèrent ce privilège que la Révolution fit disparaître. Le paysan devait donc payer pour faire cuire son pain; il chercha à échapper à cet impôt en confectionnant un pain d'un gros volume et en se servant d'aliments pouvant en tenir lieu. Il composa son pain en associant les farines des diverses céréales dont il disposait, et comme il était au demeurant un médiocre boulanger et que la panification était pour lui une manutention empirique appartenant le plus souvent aux femmes ou aux valets, le pain qu'il mangeait était noir, grossier, mal cuit, peu levé, indigeste et lourd à l'estomac.

Mais, si mauvais qu'il fût, ce pain avait cependant une qualité. Il rassasiait. Quand la faim se faisait sentir, on la calmait avec une tranche de ce pain, une rave ou un oignon, un verre de boisson. Faire taire le besoin de la faim était devenu pour le paysan l'équivalent de se nourrir. Le cultivateur de nos jours pense encore souvent de même et ces idées lui sont transmises par la tradition et le font dans quelques régions demeurer fidèle à certains aliments.

Le commerce de la boulangerie, la suppression du four banal, ont bien modifié les coutumes de la campagne en ce qui concerne le pain; les fours isolés, ceux des fermes ont une tendance croissante à disparaître, les boulangeries rurales sont de plus en plus nombreuses, mais néanmoins le pain reste encore de condition inférieure, et dans bien des endroits le paysan demeure convaincu que son pain de méteil, *de ménage*, est meilleur, plus nourrissant que le pain, léger, blanc, de pur froment que le boulanger prépare, soit en ville, soit même dans la campagne.

C'est là une erreur. Les céréales valent comme aliment selon la proportion de gluten et d'amidon qu'elles renferment; plus la quantité de gluten est grande, plus le pain s'approche de cette qualité essentielle de l'aliment complet ou parfait servant à la fois aux fonctions respiratoires et plastiques. De toutes les céréales, le froment est le mieux partagé, et, selon les pays et les engrais utilisés, il peut fournir de 8 à 35 p. 100 de gluten et de 30 à 40 p. 100 d'amidon. Les proportions de l'un et de l'autre varient beaucoup. M. Pouchet donne à ce sujet de très intéressants documents. En raison de cette composition, non seulement le pain de froment est un bon aliment, mais encore la quantité de gluten qu'il contient est favorable à la fabrication du pain, le gluten servant à emprisonner les gaz de la fermentation panaire et aidant ainsi à faire le pain léger et de digestion facile.

Le seigle et l'orge que le paysan associent au froment ou que quelquefois il utilise seuls ne contiennent plus que 2 à 4 p. 100 de gluten. Le pain de méteil, celui de mouture, sont donc certainement moins nourrissants. Mais cette association donne au pain des qualités physiques particulières que le cultivateur apprécie. Le pain de seigle, celui de méteil, restent plus frais que celui de froment; on peut avec le mélange faire un pain de gros volume qui se conserve assez longtemps. En outre, il a une saveur aigrelette spéciale dont tous les palais ne s'accommodent pas de la même façon, et qui semble ne pas déplaire au paysan. Ainsi ce gros pain rond de huit à dix livres au moins, un peu bis, aigrelet, pas trop sec, paraît avantageux à la campagne; mais, il faut le reconnaître, ce sont seulement ses qualités physiques que le paysan peut invoquer pour en faire valoir le mérite par rapport au pain de froment. Il aurait grandement tort de persister à croire qu'une tranche de ce pain tout en mie vaut mieux comme aliment qu'une égale quantité de pain blanc, petit de forme de façon à diminuer la quantité de mie et à augmenter celle de croûte. Cette grosse mie est moins nourrissante que la croûte et d'une digestion plus difficile.

Il en faudrait dire autant du *pain bis*, où le son domine, parce qu'il est fait de farines de qualités inférieures, c'est-à-dire moins bien blutées. Les chimistes trouvant dans le son des quantités appréciables de matières azotées (12 à 13 p. 100) avaient aussi contribué à la réputation du pain bis comme aliment. Mais le son ne se digère pas et n'ajoute pas ainsi à la valeur alimentaire du pain en prenant la place de la farine elle-même. On a essayé même sans profit d'utiliser ce son en fabriquant le pain avec un décocté d'eau de son. Les études de M. Barillé, pharmacien-major, prouvent que ces tentatives ne sont pas fructueuses. Le son directement incorporé au pain avec les farines mal blutées, ou indirectement par l'eau, ne fait pas le pain plus nourrissant.

L'orge pure ou associée à d'autres farines donne encore un pain plus défectueux et c'est l'aliment de nos plus malheureuses campagnes, celles des montagnes. Le pain d'orge fut, dit l'histoire, un pain réservé aux pénitences et aux privations monastiques; grossier au point d'en être devenu proverbial, difficile à cuire, compact, lourd, indigeste, il réunit toutes les qualités mauvaises qui font le pain rassasiant, mais non nourrissant.

L'avoine n'est pas non plus une céréale vraiment panifiable; le pain qu'elle fournit est compact, lourd, foncé en couleur et d'une saveur amère. L'analyse y décèle une faible proportion de gluten, 3 à 4 pour 100. Le mélange avec d'autres farines, celles de froment et de seigle, comme en Bretagne, donne un pain qui se rapproche de celui de méteil et qui jouit de ses mêmes propriétés.

Le riz, le maïs, le sarrasin, font également des pains défectueux et le paysan utilise sous une autre forme les propriétés alimentaires de ces diverses plantes; nous le verrons plus tard.

En résumé, le pain fabriqué à la campagne avec des farines diverses, où celle de froment entre seulement pour une part, n'est pas un aliment irréprochable et de qualité parfaite. Peu riche en azote, il participe surtout de la propriété des aliments féculents. Il est nourrissant à la condition d'être pris en grande quantité, et, s'il est vrai, comme le remarque Bouchardat, que l'habitant des campagnes, exposé au grand air, au soleil, aux rudes travaux des champs, utilise mieux les féculents que l'habitant des villes, il n'en demeure pas moins exact que cette alimentation trop uniforme ou exagérée, quand le travail rend nécessaire une nourriture plus abondante, fatigue à la longue l'estomac et l'intestin. Elle trouble quelquefois, ce qui est plus grave, la nutrition générale, sur laquelle elle agit par insuffisance d'apports réparateurs.

En outre, il est généralement mal fait; le pétrissage insuffisant, le levain mauvais et altéré, la grande quantité d'eau qu'on y incorpore, sa qualité souvent médiocre, font une pâte dans laquelle la fermentation se fait à peine; la cuisson est souvent imparfaite; elle est d'autant plus difficile que le pain est volumineux et très chargé d'eau.

Ces conditions diverses de mauvaise fabrication rendent le pain de la campagne d'une conservation difficile. Généralement placé dans la pièce commune du logis, la cuisine, sur des planches ou des tablettes élevées et reliées au plafond, il est exposé à des souillures nombreuses. Il se couvre de moisissures, de taches de couleurs diverses, rouge, noire, verte, qui de la surface gagnent le centre; ces altérations sont dues à des parasites végétaux dont les principales espèces, le *penicillium glaucum*, l'*oidium aurantiacum*, l'*ascophora nigricans*, ont été décrites dans l'Hygiène alimentaire (tome II) et qui, introduites dans l'économie, sont susceptibles de produire des accidents fâcheux. M. Mégnin a montré que le pain moisi indisposait également les animaux et qu'il ne convenait nullement de le leur donner comme aliment. En ce qui concerne les accidents survenus chez l'homme, Layet pense qu'il est parfois difficile de dire s'ils sont réellement dus à une intoxication ou à une simple indigestion, car le pain profondément altéré par les végétations cryptogamiques n'est pas absolument digestible; la matière amylacée est détruite, elle se transforme peu à peu en eau et en acide carbonique, tandis que les substances normales azotées et grasses servent au développement du végétal parasite. On fournit donc à l'estomac un aliment qui agit comme corps étranger irritant en vertu de son acidité.

L'excès d'eau semble avoir une action non douteuse sur la production de ces moisissures, l'analyse l'a toujours montrée en excès dans les pains moisis. Mais d'un autre côté il est certain également que les farines de qualité inférieure, celles surtout dont le gluten est altéré, favorisent également ces fermentations. M. Marchand, à Fécamp, M. Kulmann, à Lille, ont fait il y a déjà longtemps des expériences très significatives à ce sujet. La cuisson insuffisante ne détruirait pas les germes ou sporules déjà existantes, et la moisissure se développerait sous l'influence de l'humidité. Cette explication trouve son application dans les habitudes de la campagne, où le pain est généralement mal cuit.

D'un autre côté, la rareté des accidents serait justifiée par l'usage commun de la *rôtie*; les paysans de l'Ouest, du Midi sont assez friands de ce genre de mets.

Certaines moisissures spéciales ont appelé l'attention et ont eu le don d'intriguer vivement quand elles furent constatées pour les premières fois.

C'étaient des taches rouges, presque semblables à des taches de sang; on les rencontrait sur des pains faits de farines diverses, surtout de maïs. Elles sont produites, d'après Ehrenberg, qui les a étudiées à Berlin, non pas, comme M. Sette l'avait prétendu, par un champignon microscopique, mais par un animalcule des degrés inférieurs de l'échelle zoologique, une monade, à laquelle il donne le nom de *Monas prodigiosa*, à cause de son extrême petitesse (A. Chevalier).

2° *Soupe.* — La soupe est une forme d'alimentation généralement adoptée dans la classe rurale et on pourrait dire en France. Le pain en est la base essentielle. Cobden voyageant en France et constatant cet usage commun en notre pays estimait que cette nourriture était profitable et économique. On sait que les chimistes se sont de tout temps fortement récriés contre les avantages présumés de cette sorte d'alimentation. On a opposé aussi à nos habitudes locales sur ce point les coutumes des autres pays. Morache attribue à l'usage quotidien et répété de la soupe une influence morale, « la passivité », qu'Arnould conteste un peu.

La *soupe* plaît au paysan, parce que c'est un aliment chaud et nourrissant. L'arome qu'y développent quelques légumes ou un morceau de lard excite son goût et son appétit; il ingurgite ainsi une forte quantité de pain qu'il aurait certainement peine à avaler autrement. Les soupes épaisses de certaines contrées justifient cette assertion. Mais ce ne serait pas là ce qui constituerait la valeur nutritive de cette forme d'aliment. On y retrouverait le même défaut qu'au pain lui-même. Il est bon d'y ajouter soit des éléments azotés, comme la viande, soit des aliments gras, soit encore des légumes. Sous la réserve de cette addition faite dans des proportions convenables, la soupe peut être envisagée comme un aliment convenable, méritant l'estime en laquelle on la tient à la campagne.

3° *Bouillies.* — Les bouillies, crêpes, galettes de farines diverses ont bien été inventées à l'origine pour suppléer à l'insuffisance du pain comme aliment. C'est une forme primitive d'alimentation; le *couscous* arabe en est la preuve; le mélange des farines à l'eau avec une légère cuisson, et addition de condiments ou d'autres aliments est une pratique que l'on connaissait dans notre pays dès les premiers temps de notre civilisation; elle s'est propagée jusqu'à notre époque, se perpétuant de préférence dans quelques contrées, sans que les raisons de cette persistance soient excellentes.

Les bouillies de froment sont peu usitées; elles ont eu leur heure de célébrité dans le XVIIe siècle où le grand roi ne refusait pas de laisser figurer sur sa table une *fromentée* sortant du poêlon. On l'a surtout réservée pour l'alimentation de l'enfant, et nous n'avons pas ici à faire le procès de cette nourriture prématurée et funeste.

Les farines de maïs, de sarrasin, de seigle, ont été plus employées et elles le sont encore en bien des endroits. Le maïs est très répandu dans les campagnes du sud-ouest, du midi de la France : c'est avec lui qu'on a fait le *millas* dans les Pyrénées, les *gaudes* dans la Dordogne et dans la Franche-Comté, la *toulbe* dans le Dauphiné, l'*escauton* dans les landes de Gascogne, le *hariat* dans le Béarn (Layet).

Ces noms différents ne traduisent pas en réalité toujours le même genre d'aliments ni la même préparation ; ils ont cependant entre eux une grande analogie.

La préparation de la bouillie de maïs est assez simple. On verse lentement et par petite quantité de la farine de maïs dans un chaudron contenant de l'eau chaude; on remue constamment pour éviter les grumeaux. Le feu doit être largement entretenu pour que la cuisson s'opère, la pâte étant toujours fortement remuée. Aussi Combes dit que cette opération est généralement très pénible pour les ménagères.

La bouillie cuite est versée dans des plats, sur un linge, quelquefois sur la table nue. Quand elle est refroidie, on la découpe en tranches et on la mange seule ou avec d'autres aliments.

C'est un aliment lourd, indigeste, et qui, comme le pain compact, demeure longtemps dans l'estomac, rassasie et éloigne le besoin de la faim; ce que le paysan de tous les pays considère comme le signe d'une excellente alimentation.

La bouillie de maïs est en honneur dans bien des contrées. Dans le nord de l'Italie, la *polenta* est la base de nourriture du paysan ; il en varie cependant la forme et le mode de préparation. Il y ajoute quelquefois de la farine d'orge, parfois aussi des épices ; on la coupe en gâteaux, en galettes, en boules.

Layet dit que le *memeliga* des Roumains, le *malaï* des Valaques, se préparent de la même façon que les millas français en délayant la farine de maïs dans l'eau chaude et en tournant avec une baguette.

Quelquefois on prépare la bouillie de maïs au lait ou au bouillon; on y ajoute aussi de la graisse ou du sucre. Mais ce sont là des préparations indiquant une certaine recherche dans l'alimentation et ce sont les paysans aisés qui se permettent ces fantaisies.

Les plus misérables, dans les temps passés comme maintenant, qui font usage des bouillies, croient trouver dans cette alimentation un équivalent au pain qui leur fait défaut et les considèrent comme bonnes, grâce à leurs propriétés qui les font lourdes à l'estomac.

Sous la forme de crêpes ou de galettes, la bouillie de sarrasin est encore très en honneur dans la Bretagne, le Limousin. Les *galetons* limousins ne sont que des crêpes de pâte légère de sarrasin cuites sur le poêle. Les galetons bien cuits, tendres, ont un goût aigrelet qui plaît ; ils se mangent en guise de pain avec les autres aliments. Les galetons ne se conservent pas.

En Bretagne, les galettes de sarrasin sont également très usitées; Bory (1) donne un tableau peu édifiant des préparations de sarrasin faites dans les intérieurs misérables des paysans bretons. « Il n'est personne, dit-il, ayant parcouru l'intérieur de la Bretagne qui n'ait été frappé de l'énorme consommation qui s'y fait de sarrasin. Etant presque dépourvu de gluten, c'est un aliment réparateur très insuffisant; il faut donc remplacer par la quantité ce que ne donne point la qualité nutritive de la plante. Par habitude et par tradition sans doute, le Breton tient énormément à ce mets national. Dans les chaumières, à chaque repas, la famille entoure un vaste chaudron plein de la bouillie traditionnelle et se sert d'énormes écuelles de cette pâte demi-fluide et grise, dont la fadeur est rarement relevée par un assaisonnement quelconque. Aux jours de fêtes, la galette et les crêpes apparaissent sur la table. Au risque de passer pour un trop délicat, nous ne pourrions conseiller l'usage de cette pâtisserie à ceux qui considèrent la propreté comme un des principaux mérites de la cuisine française. En effet, quand on pénètre dans un intérieur breton tel qu'ils étaient tous autrefois et comme il en reste encore tant, les enfants, les animaux, la volaille, les gens, encombrent l'unique pièce de la maison; la ménagère accroupie devant le foyer, étale sur une plaque de fer la pâte de sarrasin ; pour empêcher l'adhérence de la pâte, elle frotte la poêle avec un chiffon ignoblement graisseux, toujours le même, qui depuis plusieurs années souvent pend à l'intérieur de l'âtre et sur lequel la suie, la poussière et toutes les émanations de cet intérieur ont déposé une patine vraiment écœurante. » Laissons de côté ce que ce tableau a de navrant; il est, à vrai dire, exceptionnel, quoique encore exact par endroits; l'amour de la galette persiste toujours et on a vu des Bretons en voyage refuser les meilleurs mets, les plus nourrissants, préférer souffrir de la faim et attendre une galette de sarrasin. Ils prétendent ne se sentir rassasiés que par la galette seule. C'est là une affaire de tradition, une habitude d'estomac, contre lesquelles l'éducation seule pourra avoir quelque action en montrant les défauts de cette nourriture.

Il ne serait, en vérité, pas inutile que le paysan sût mieux apprécier la valeur nutritive des diverses céréales qui composent en définitive la base de son alimentation, sous la forme de pain, de soupe ou autrement. On a dit que la nature du sol où il était attaché était une raison de son choix pour telle ou telle céréale, qu'à défaut de terre bonne au froment il semait du maïs ou du sarrasin en vue de sa nourriture et qu'ainsi c'était la pauvreté de la terre qui faisait sa maigre alimentation. La raison, excellente autrefois, n'a peut-être pas la même valeur aujourd'hui, non pasque les procédés de culture puissent transformer à volonté tous les terrains, mais parce que les échanges plus faciles apportent partout les matières premières et les choses nécessaires.

(1) Paul Bory, *Nos Aliments*.

Les denrées alimentaires les moins nutritives doivent être également les moins chères, c'est la condition absolue, nécessaire, de notre vie sociale actuelle. Pourquoi s'obstinerait-on à faire produire au sol un aliment insuffisant quand une autre culture plus rémunératrice permettrait d'acquérir une alimentation plus substantielle, qui vient presque s'offrir d'elle-même, tant le commerce est ingénieux à se créer des débouchés jusque dans la campagne.

La solution de la question n'est sans doute pas sans quelque difficulté en maint endroit. Mais l'intérêt de la santé, celui de la conservation de l'espèce, doivent entrer en ligne de compte quand il s'agit de l'alimentation. Il faut en comprendre toute la valeur, abandonner les habitudes mauvaises, et l'instruction est un des meilleurs moyens d'arriver promptement à un bon résultat.

C. Influence de l'intérêt. — Loin de moi la pensée de vouloir ici faire un procès à l'habitant des campagnes et le montrer comme particulièrement âpre au gain et subissant l'influence de l'argent au point d'en faire pâtir son estomac et sa santé.

La nourriture, condition première de la vie, est subordonnée dans tous les milieux sociaux à la question argent et on ne saurait trouver étrange ou mauvais que, pesant sa bourse, on mesure à son poids ce qu'il faut dépenser. Être parcimonieux, économe, faire sa vie selon ses ressources n'a jamais été et ne saurait être un défaut. Mais le paysan a, en fait de nourriture, un avantage particulier, c'est un producteur. Il est à chaque instant placé entre ses besoins personnels et le désir de tirer parti de ce qu'il récolte, et, dans cette lutte, il oublie volontiers, pour un bénéfice quelquefois bien minime ou illusoire, que sa santé est en cause, et il écoute les mauvais conseils que lui suggère l'intérêt, c'est-à-dire l'amour du gain. Il pourrait, en effet, paraître rationnel que l'agriculteur semât ou plantât sur son terrain ce qui devrait être nécessaire à son alimentation, et, cette part faite, qu'il profitât seulement du superflu et en fît la vente. C'est bien le moins, semble-t-il, qu'il dût demander à la terre. L'agriculteur n'a pas ce souci. Quand il cultive en grand, c'est pour le commerce, pour la nourriture des bestiaux; s'il est petit cultivateur ou ouvrier agricole, c'est, si la terre ou le temps ne lui font pas défaut, pour lui-même.

Quand il récolte et vend, il fait un partage de sa marchandise, et met d'un côté ce qui est marchand, de bonne mine, sain, et de l'autre ce qui n'est pas vendable ou de défaite facile. C'est dans le second lot qu'il choisit ce qui peut être utile soit à ses besoins, soit à ceux de ses animaux. Ces derniers passeront même quelquefois avant lui. Ce n'est pas être bien inspiré que d'agir ainsi et, là, une petite pointe d'égoïsme ou d'hygiène bien ordonnée ne serait pas déplacée.

C'est encore l'intérêt qui fera faire au paysan des marchés mauvais; quand il se résout à acheter pour sa nourriture ce qu'il ne récolte pas ou ne produit pas, il s'inquiète moins de la qualité de la marchandise que de son prix; c'est ainsi que la campagne est infestée de tout ce que les agglomérations ne consomment pas parce qu'elles sont mieux instruites et que les falsificateurs trouvent dans le paysan un client assez facile à exploiter et qu'ils exploitent en effet.

C'est dans cet ordre d'idées qu'il faut se placer pour apprécier combien le cultivateur pèche non plus seulement, dans bien des circonstances, par misère ou ignorance, mais aussi par intérêt.

Nous allons en faire quelques applications en examinant rapidement les aliments autres que le pain que le paysan produit ou achète.

Les légumes se divisent généralement en féculents et herbacés. Aux premiers se rattachent les pois, lentilles, fèves, haricots, etc.; aux seconds, qu'on appelle aqueux ou verts, appartiennent les choux, carottes, navets, etc.

Légumes féculents. — M. Pouchet donne un intéressant tableau (*Encyclopédie*, tome II) dressé par Girardin de la composition des féculents qui montre leur richesse en fécule, en principes azotés et gras. C'est un aliment très supérieur aux céréales, dont il se rapproche cependant par la teneur en carbone et en graisse, il est plus riche en azote, Enfin on le dénomme la viande du pauvre.

Les féculents entrent dans l'alimentation des cultivateurs pour une part variable suivant les régions. Les haricots, les pois, les fèves, font dans bien des ménages le plat résistant du repas, et en Vendée, par exemple, il est rare que dans une maison, même modeste, le pot de *mojettes* (petit haricot blanc) ne cuise journellement et ne répande sa bonne senteur parfumée. La consommation des féculents est même en raison inverse de celle du pain; à ce titre, et pour diminuer l'ingestion considérable d'un pain de digestion souvent difficile, l'usage des légumes féculents serait un adoucissement à l'estomac. Seulement tous ces végétaux ont une enveloppe exclusivement composée de cellulose qui les rend durs à digérer; la mastication doit en être complète; il faut aussi que la cuisson en soit bien faite; elle est assez longue et c'est pour y remédier que les Anglais avaient imaginé dans les établissements collectifs des procédés de décortication qui permettaient ensuite la cuisson en un quart d'heure. Dans nos campagnes, celle-ci est généralement bonne et les légumes féculents sont mangés avec le bouillon dans lequel ils ont cuit. M. Dujardin-Baumetz (1) place au premier rang la lentille comme valeur nutritive. Non seulement elle contient une forte proportion de matières azotées, mais encore une grande quantité de fer. D'après les analyses de Boussingault, elle en renfermerait, sur 1000 parties $0^{gr},00830$, le double environ de celle contenue dans la chair musculaire du bœuf.

(1) *Hygiène alimentaire*.

Tous ces légumes ont une vieille origine et nous sont venus de l'Orient; ils se sont acclimatés chez nous à merveille et sont la base de l'alimentation des classes bourgeoises et peu aisées. Les délicats et les raffinés dédaignent ces plats vulgaires. Beaucoup de ces légumes sont consommés *verts* et non secs. Les pois (petits pois), les haricots verts, les fèves, sont très recherchés et le paysan ne songe pas, quand il peut les exploiter comme primeurs, à perdre le bénéfice d'une vente meilleure pour faire ses réserves. Il faut dire que les mêmes espèces ne sont pas ici toujours en jeu.

Mais ce qui fait surtout trop rare la consommation des légumes féculents à la campagne, c'est que la culture en est productive, la vente assurée, la consommation en étant généralement grande dans les villes. Pourvu que les animaux aient la provision nécessaire de fèves, et que la récolte ait eté bien vendue, le paysan est satisfait. C'est l'exagération de cette idée qu'il faut combattre, là où elle se rencontre; elle est peut-être un peu moins forte qu'autrefois, c'est déjà un progrès.

1° Pommes de terre. — Il n'est pas possible de ne rien dire des pommes de terre, que l'on considère généralement comme la providence du cultivateur, ce qui a fait donner à son introducteur Parmentier le titre de bienfaiteur de l'humanité. Le bienfait est-il si grand? demande Arnould, et la réflexion est assez juste. La pomme de terre est un pauvre aliment. Ce qui a contribué à mettre en relief son peu de valeur alimentaire, c'est le diabète. De tous les féculents, dit Dujardin-Baumetz, la pomme de terre est celui qui contient le moins d'amidon et par cela même qui produit le moins de sucre. Elle a donc comme les féculents l'inconvénient sérieux de demander à la quantité de suppléer à sa mauvaise qualité nutritive; elle est inférieure aux lentilles, pois, fèves, châtaignes, et ne peut devenir vraiment utile qu'en s'associant à d'autres aliments, la viande par exemple. Mais c'est un aliment commode pour le paysan; il demande peu d'apprêts, et il est incontestable que sa saveur est agréable et ne lasse point.

Les variétés de pommes de terre sont assez nombreuses et toutes ne sont point également riches au point de vue alimentaire. Payen (1) donne le moyen facile de reconnaître les bonnes qualités. Il fait aussi remarquer, chose importante pour les ménagères, que la partie la plus farineuse et la meilleure est sous l'épiderme et le tissu herbacé et jusqu'à une épaisseur de 4 à 8 ou 10 millimètres, tandis qu'au-dessous de cette zone ou vers le centre la substance est plus aqueuse et de qualité moins bonne. « Il faut donc se garder d'enlever par l'épluchage une épaisseur un peu forte; mieux vaudrait enlever la plus mince pellicule possible. On peut même se borner pour les pommes de terre à surface unie, comme la vitelotte de primeur, à brosser fortement les tubercules dans l'eau;

(1) *Substances alimentaires.*

on enlève ainsi seulement l'épiderme et le tissu herbacé sous-jacent; tout le reste est de bonne qualité. » Nos paysans montrent dans bien des cas qu'ils ont la notion de ce fait.

Les pommes de terre ont un autre inconvénient, leur altération facile. Exposées aux rayons du soleil, ou même à la lumière diffuse, elles verdissent et en même temps un principe âcre s'y développe. Dans les caves, ces altérations produites par la lumière disparaissent, mais l'humidité et la chaleur réunies favorisent la germination et celle-ci leur enlève leurs qualités féculentes.

Elles peuvent encore être envahies par des parasites, *peronospora infestans*, formant d'abord comme des taches généralement brunâtres qui pénètrent dans les portions corticales et altèrent la substance farineuse.

Il en résulte que souvent le paysan, dans certaines contrées ingrates en cultures, et cherchant dans la pomme de terre un aliment presque unique, peut ne disposer ainsi que d'un maigre aliment, souvent altéré et dont l'usage exclusif peut avoir de sérieux inconvénients pour sa santé.

Ajoutons aussi que la vente des pommes de terre altérées est difficile et que le paysan se résout alors à les consommer lui-même, à moins que, trop mauvaises, il consente à les abandonner aux animaux.

La consommation de la pomme de terre assez répandue à la campagne, ce dont il faudrait se réjouir plus encore par la variété qu'elle pourrait apporter à l'alimentation que par sa valeur nutritive, est donc souvent suspecte par la mauvaise qualité. Quand il agit ainsi, le paysan ne pèse pas son intérêt à une bonne balance; il se trompe. S'il ne peut conserver dans des conditions convenables ses récoltes, qu'il les convertisse en bons écus et qu'il s'en serve pour acheter d'autres provisions; cela vaudra mieux pour sa santé et même pour sa bourse.

2° Les châtaignes. — La châtaigne est la base de l'alimentation de nos campagnards dans quelques régions, comme l'Auvergne, le Limousin; elle est aussi très usitée dans le midi. Ce fruit jouit de la propriété de renfermer une grande quantité de fécule amylacée, un peu de gluten, du sucre et des sels minéraux; aussi il partage au point de vue alimentaire les propriétés des féculents et supplée à l'insuffisance des céréales. La châtaigne ne saurait avoir cependant toutes les qualités qu'on lui attribue dans les pays de grande consommation; elle rassasie, restaure, si l'on veut, mais se digère assez difficilement. Cette digestion varie du reste suivant le mode de préparation. L'habitude de les blanchir usitée dans le Limousin, c'est-à-dire de les dépouiller de leur seconde enveloppe, est excellente. Après cela on les fait soit griller sous les cendres, soit bouillir. Les marrons rôtis qui font les délices des jeunes estomacs des grandes villes ne sont pas très usités à la campagne. La cuisson dans l'eau en prépare mieux la digestion; ils rassasient plus vite ainsi que sous d'autres formes; les parties non mâchées, insuffisamment cuites, dures, ont souvent provoqué des indigestions chez les adultes et plus fréquemment encore chez les enfants. On a essayé d'en faire du pain, mais il lève mal et se gâte promptement.

La châtaigne est une ressource alimentaire dont il ne faut pas méconnaître la valeur; elle peut être séchée et se conserver très bien. La Corse en expédie d'assez grandes quantités dans tout le midi, dans les campagnes du littoral où on la consomme volontiers.

Il n'est pas absolument rare de voir la châtaigne jouer le rôle aromatisant de la truffe et grossir le ventre de quelque volaille aux grands jours de fête. Ce n'est pas cependant pour se donner l'illusion d'un festin opulent que le paysan accommode ainsi la châtaigne. Le mets est savoureux et nourrissant et on ne pourrait que souhaiter aux campagnards des fêtes moins rares.

II. **Légumes herbacés.** — Les légumes herbacés sont nombreux et d'une grande ressource dans l'alimentation. Ils se mangent soit crus comme les salades, soit cuits comme l'asperge, l'épinard, l'artichaut, le céleri, la carotte, le navet, le rave, soit comme condiments, cru ou cuit, comme l'ail, l'ognon. Leur valeur nutritive n'est pas à comparer à celle des féculents et cependant leur utilité est indiscutable. Outre leurs propriétés aromatiques, ils contiennent des quantités notables de sels à acide organique, des chlorures alcalins. La proportion assez grande qu'ils renferment de cellulose les rend difficiles de digestion, surtout à l'état cru. Aussi, sans être réparateurs, ils ont une action tellement spéciale et nécessaire que l'homme en supporte mal la privation longtemps prolongée.

On ne peut pas dire qu'à la campagne on n'use pas de cette alimentation; au contraire, le paysan abuse même sinon de tous, du moins de certains légumes, en particulier de ceux ayant des produits aromatiques tels que l'ail, l'ognon, etc. Il a su profiter des vertus stimulantes de ces condiments pour masquer la fadeur de sa nourriture misérable; en frottant son pain d'ail, plus d'un paysan du midi et de l'ouest croit faire un savoureux et substantiel repas. Il faut ajouter que le succès de ces légumes tient aussi aux propriétés curatives ou préservatives, que le public leur octroie avec une trop grande crédulité. L'ail a, dans la campagne, une puissance énorme, il est diurétique, expectorant, fébrifuge, anthelminthique, aphrodisiaque, il agit contre le mauvais air. Il guérit les plaies, les douleurs, la rage même. Il n'est pas démontré que les médecins ne sont pas pour quelque chose dans cette réputation générale, ayant accepté trop facilement des affirmations discutables. Enfin on a dit : l'ail est sain, et c'est une croyance à la campagne qu'on aura peine à entamer.

Il ne serait pas juste de vouloir déclarer le contraire, parce qu'en réalité, l'estomac a besoin de l'excitation passagère des condiments;

l'appétit veut être stimulé et nos condiments indigestes, l'ail, l'ognon, sont encore préférables aux produits exotiques similaires. Mais il ne faudrait pas que l'on exagérât la valeur de certains condiments à ce point d'en faire des remèdes et des panacées. Cette observation s'applique même d'une façon générale à tous les légumes herbacés, qui tous, plus ou moins, ont, outre leur arome particulier, quelque propriété facile à transformer en une vertu médicinale et curative. La carotte a été vantée par un médecin rochelais (1) qui lui a attribué des vertus un peu surfaites. En cherchant, on en trouverait bien d'autres exemples. Les légumes herbacés ont en somme, à la campagne, le privilège d'être un aliment frais, excitant l'appétit et apportant à la monotonie du régime une certaine variété. Chacun de ces aliments a sa petite légende; on le représente comme doublé d'un remède; suivant la région, tel d'entre eux est bon, tel autre à éviter; il faudrait faire la part de ces exagérations et conserver dans l'alimentation ces légumes avec l'importance qu'ils doivent seulement avoir. Cette étude très spéciale et qui ne saurait avoir sa place ici aurait un grand intérêt et une utilité directe pour le paysan.

III. **Les champignons.** — Ni végétaux, ni animaux, mais champignons, dit Bertillon (2), voulant indiquer par cette formule saisissante que les champignons jouent dans la vie un rôle spécial et que, par leur nature, ils s'approchent à la fois des deux ordres naturels vivants. Ils participent chimiquement de la constitution des uns et des autres et se trouvent avoir des propriétés alimentaires très grandes. Leur composition a été étudiée et explique pourquoi ils sont à la fois nourrissants, sapides et indigestes. Nourrissants par les matières azotées, grasses, albuminoïdes, salines, sapides par des matières extractives spéciales, ils sont cependant indigestes par la grande quantité de cellulose qu'ils renferment. La cuisson atténue cet effet qui varie aussi avec les espèces. Plus encore que les féculents, les champignons méritent le titre de viande ou de *bifteck du pauvre*, et ils devraient jouer dans l'alimentation en général et celle du paysan en particulier un rôle important qu'ils n'ont pas.

On ne saisit pas bien la répugnance du paysan à faire entrer le champignon dans son alimentation. C'est en effet lui plus que tout autre qui sait apprécier les espèces comestibles et les apporte sur les marchés des villes. Est-il suffisamment sûr de lui ? Préfère-t-il faire courir quelques risques, malgré la surveillance des halles urbaines, aux autres plutôt qu'à lui ? Cela est possible et cependant certaines espèces lui sont tellement familières qu'il ne se trompe pas. Peut-être n'est-il pas assez convaincu que le champignon est un aliment de premier ordre et ne

(1) Bridault, *Traité de la carotte*.
(2) *Dictionnaire encyclopédique*. CHAMPIGNONS.

voit-il en lui qu'un aliment de goût, recherché par les délicats et les gourmets. Et à ce titre, il croit devoir s'en passer. Les paysans ne mangent pas de truffes. Il faudrait, sans aucun doute, vulgariser sur ce point les connaissances scientifiques, et le service à rendre serait très grand. Bertillon, qui en avait fait personnellement l'expérience, pensait que le médecin de nos campagnes serait un excellent vulgarisateur et il a parfaitement raison. Il faudrait seulement que dans sa préparation professionnelle, on dirigeât son éducation vers certaines pratiques qui semblent déplacées dans l'enseignement élevé des facultés (1).

Les agronomes, les botanistes peuvent de même rendre de grands services en appelant l'attention, dans leurs tournées et leurs rapports avec les paysans, sur les ressources alimentaires perdues par ignorance ou par négligence.

La connaissance des espèces comestibles dans chaque région présente parfois des difficultés ; elles ne sont pas toujours les mêmes partout et M. Bernard, pharmacien militaire et mycologue distingué, citait comme exemple (2) le *pleurotus eryngii*, argouane, très estimé sur le marché de la Rochelle et ne figurant pas sur la liste des champignons vendus à Épinal. Les cultivateurs peuvent acquérir par l'habitude la notion des espèces utiles; mais ils seraient singulièrement aidés par des guides sûrs ainsi qu'il en est quelques-uns, comme le Dr Quélet dans les Vosges.

Bertillon croyait aussi à l'utilité et à la possibilité de la culture des champignons. Cela a été tenté pour quelques espèces, comme l'*ag. campestris*, *edulis*, champignons de couche, mais pour d'autres, comme le palomet, la morille, les tentatives sont demeurées incertaines ou contestables comme succès. Des procédés sérieux de culture ne pourront se baser que sur des recherches scientifiques auxquelles on n'a peut-être pas encore suffisamment travaillé. Nous verrons plus tard le danger sérieux des espèces vénéneuses quand il sera question des maladies des paysans.

IV. **Fruits.** — Les fruits sont un aliment précieux dans nos campagnes ; on peut considérer qu'il y a deux sortes de fruits, ceux qui entrent dans l'alimentation comme légumes, et se mangent cuits comme la châtaigne, la tomate, l'aubergine, la citrouille, quelquefois crus, comme le melon, la pastèque, et d'autre part tous ceux à noyaux et à pépins qui jouent un rôle sérieux dans l'alimentation des enfants en servant d'assaisonnement au pain.

La tomate (*lycopersicum esculentum*), très répandue dans nos campagnes du midi, a besoin de chaleur et de soleil pour mûrir à point, condition de sa valeur alimentaire. A cet état, ce fruit savoureux contient du sucre, du mucilage, un principe extractif et coloré ; il est d'une

(1) L'enseignement de bien des connaissances pratiques et usuelles pourrait être utilement attribué à l'hygiène.

(2) *Revue sanitaire de la province*, 1890.

digestion assez facile. Quand la maturité n'est pas complète, les acides organiques y sont en grande quantité et ne sont pas sans inconvénient. Dans le midi, les campagnards la mangent souvent crue ainsi que l'aubergine ; la cuisson développe davantage ses propriétés alimentaires.

Pour tous les fruits, et nous ne pouvons pas entrer ici dans des détails circonstanciés que comporterait seule une étude spéciale de l'alimentation, l'observation générale, au point de vue hygiénique, est que l'on regarde peu à la maturité des fruits pour les consommer à la campagne. On ramasse ceux qui tombent, ou bien quand on les cueille et qu'on les trie, on réserve toujours pour la consommation du ménage ceux qui sont les moins présentables, verts, piqués, ayant une tare quelconque. On prend peu de soin de leur conservation ; aussi leur altération est facile et fréquente. On les mange, disons-le, rarement sains et à maturité. Quand leur consommation est abondante, et cela arrive parfois à certaines saisons, il n'est pas rare d'observer des accidents gastro-intestinaux dont il faut faire remonter la cause justement à leur absorption inconsidérée. Les fruits, les légumes ne sont pas en général de digestion facile, l'acidité particulière de certains d'eux, plus grande encore quand ils sont verts, fatigue l'estomac. En outre ils sont souvent le siège de parasites, d'infiniment petits dont l'introduction dans les voies digestives n'est pas sans danger. Enfin, les fruits sont sujets à des altérations, comme le *blanc*, dues à des moisissures, en tre autres l'*eresyphe martii*, qu'il faut bien se garder de considérer comme innocentes pour l'estomac de l'homme et surtout des enfants. Il peut paraître dur de jeter au fumier des fruits avariés en quelques points, ou trop verts ; mais l'intérêt de la santé doit ici passer avant tout autre.

IV. **Viande**. — On ne connaît que d'une manière très approximative la quantité de viande consommée par la population rurale. On sait la consommation générale par les déclarations faites aux octrois des villes, mais cela ne saurait suffire pour faire la part afférente aux villes et aux campagnes. Les petits animaux, porc, chèvre, mouton, sont tués souvent hors même des tueries particulières, et celles-ci ne rendent guère compte, et pour cause, de leurs opérations. C'est donc d'une façon très incomplète qu'on est renseigné sur ce point et il faut s'en tenir à défaut de chiffres même probables, à cette appréciation fort exacte que, si on défalque, comme le dit M. Pouchet (1), de la portion de viande attribuée à la population rurale, celle qui est consommée dans les gros bourgs et villages par la population aisée et même riche, il en reste bien peu pour le paysan proprement dit.

La viande n'est pas l'aliment des campagnes ; c'est celui des villes ; par là surtout il faut entendre la viande de boucherie. M. Baudrillart fait à ce sujet une remarque bien juste. La viande de boucherie ne semble

(1) Pouchet, *Encyclopédie*, tome II, p. 221.

même pas du goût du paysan, qui ne prend plaisir qu'aux choses qui lui sont habituelles et qui se fait difficilement à la nourriture variée. La viande de boucherie fait partie de son alimentation des grands jours, des fêtes carillonnées; ce n'est, en vérité, lorsque les ressources ne font pas défaut, à proximité d'une ville ou d'une tuerie, qu'à titre exceptionnel qu'il use de bœuf ou de mouton. Le porc, plus usuel, lui est plus agréable, et on peut affirmer que s'il avait assez de porc pour en mêler une ration suffisante aux pommes de terre ou aux choux dont le lard est accompagné, il ne songerait guère, dans la plupart des cas, soit à se plaindre, soit à désirer un autre genre de viande.

Cela est fort exact, mais ne veut pas dire que si le cultivateur était, en fait, habitué à un régime plus substantiel, mieux réparti comme composition alimentaire, son goût ne s'accommoderait pas aussi bien de la viande de boucherie. La preuve en est écrite presque à chaque page de l'ouvrage de M. Baudrillart : l'exigence des ouvriers employés dans les fermes, la recherche plus grande de l'alimentation dans les petits ménages, où l'on voit le dimanche non plus la poule au pot du bon roi Henri, mais le pot au feu bourgeois et souvent un rôti de viande de bœuf, de mouton ou de porc qu'on achève durant la semaine avec des légumes.

L'accoutumance viendrait encore volontiers, et il n'est pas douteux que sur ce point le paysan se sent absolument entraîné à imiter le citadin. Il est retenu par l'argent; aussi, même pour la viande, il veut encore s'en tirer à bon compte. Les tueries particulières se sont répandues plus nombreuses dans les campagnes; au premier abord il faut s'en féliciter, et Balzac (1) était bien inspiré en disant : « Un boucher annonce dans un pays autant d'intelligence que de richesse. Qui travaille mange et qui mange, pense. »

Seulement la ville se défend avec ses abattoirs contre les dangers des mauvaises viandes, tandis que la campagne est sans protection contre les pratiques détestables des tueries villageoises. Ce mal n'est pas sans remède, nous l'avons vu, et au demeurant on peut accepter que des viandes maigres ou un peu inférieures puissent encore servir à l'alimentation, pourvu toutefois qu'elles soient saines. Mais il ne faut pas que l'étal rural serve au débit de viandes suspectes et qui ne peuvent s'écouler en ville.

Nous n'avons pas à reproduire ici ce qui a été exposé dans l'étude de l'alimentation relativement à la valeur nutritive de la viande de boucherie et aux raisons qui la font désirer comme aliment ordinaire. Nous n'aurions rien à y ajouter, car, sur ce point, il n'y a rien, en vérité, qui soit spécial à une population quelconque. C'est en soi que l'alimentation azotée, plastique est utile et bonne, et c'est pour le profit direct qu'elle

(1) *Le Médecin de campagne.*

donne qu'il la faut rechercher et non pour une satisfaction de goût ou d'estomac. Disons seulement que l'excès de cette alimentation, qui n'est pas sans inconvénient, n'est pas à redouter pour la population rurale et nous pouvons sans crainte négliger d'en parler.

Nous ne dirons qu'un mot de la viande de porc qui entre plus généralement dans l'alimentation rurale et lui est en réalité, plus spéciale que celle de boucherie.

Le porc, dont le rôle dans l'alimentation rurale est un grand bienfait, ne se développe pas autant qu'il conviendrait. Le recensement annuel des animaux de ferme donne périodiquement à peu près les mêmes résultats et on arrive à peine à compter 6000000 d'animaux de race porcine. La consommation totale en exigerait davantage et nous avons recours à l'importation étrangère. La campagne vit surtout de ce qu'elle élève et peut-être dans les évaluations censitaires ne peut-on pas tenir compte de la quantité relativement assez grande des animaux élevés et engraissés le mieux possible pour les seuls besoins du ménage.

Cet élevage est limité aux ressources du cultivateur; c'est un, deux porcs que l'on réserve pour les provisions de l'année.

Le porc à la campagne est rarement mangé à l'état frais; le plus souvent on le conserve et c'est comme lard, comme petit salé, comme jambon qu'on le consomme.

La viande de porc varie de qualité avec la nourriture qu'on impose à l'animal; cette chair blanche, serrée, ferme, est très sapide et est fort bien digérée quand elle est suffisamment mâchée et prise en petits morceaux. La salaison la rend plus difficile de digestion, mais la cuisson modifie un peu cet état et, somme toute, prise en petite quantité, comme il est d'usage à la campagne, elle ne présente aucun inconvénient sérieux et est un bon aliment, dont on ne peut que conseiller l'usage.

Nous ne dirons rien des aliments d'origine animale et qui ont été étudiés déjà (*Encyclopédie.* — Aliments), c'est-à-dire les œufs, le lait, etc.

VI. **Poissons, Crustacés, Coquillages.** — Le poisson, les coquillages, pourraient nous arrêter un instant, car sur le littoral et dans certaines conditions, ils jouent un grand rôle dans l'alimentation des populations rurales vivant de la mer et des produits du sol. Mais cependant nous ne saurions pas dire s'il est bien exact que de nos jours le poisson de rivière ou de mer soit, autant qu'on le pense, qu'on l'a même écrit parfois, une alimentation exclusive. Les conditions actuelles de transport, des demandes commerciales ont fait dans les villages maritimes la vie différente. Les temps primitifs où le pêcheur allait chercher à la mer la nourriture de sa famille ne sont plus. La pêche est une industrie ayant pris un grand essor dont, au point de vue alimentaire, la famille ne profite pas directement.

Les femmes pêchent quelques crustacés, des coquillages, et c'est plus souvent de cela qu'on se nourrit; encore faut-il mettre de côté tout ce qui a quelque valeur marchande, comme les homards, les crevettes, les huîtres, même les moules qui sont réservés aux expéditions, et à la vente au dehors.

Il est évident qu'une métamorphose complète s'est opérée et que, l'industrie de la mer ayant pris naissance avec la navigation plus facile, les débouchés accessibles, les transports rapides, les moyens de conservation des produits, la vie matérielle des populations rurales du littoral s'est modifiée.

Elles sont en général beaucoup moins ichtyophages qu'on le suppose et surtout qu'elles pouvaient l'être autrefois. Y a-t-il à le regretter? Pas absolument. Le poisson qu'on s'obstine à considérer comme un aliment maigre dans un certain milieu peu préoccupé des difficultés actuelles de la vie, ainsi que des vérités scientifiques les mieux assises, est une viande riche en principes nutritifs, pouvant remplacer presque complètement la viande de boucherie. Elle contient beaucoup d'eau, et aussi, chez certains poissons, des matières grasses, huileuses, qui la rendent de digestion difficile. Ces qualités alimentaires se trouvent surtout chez les poissons de mer et, pour les autres, chez l'animal ayant atteint un certain développement. Les petits poissons ne sont pas dans ce cas et ne fournissent qu'une faible alimentation. Or, maintenant ce n'est guère que des petits poissons ou de ceux peu recherchés des consommateurs que les populations maritimes du littoral peuvent profiter, c'est à tous les points de vue une viande *maigre* comme on le dit parfois et qui ne peut être, en faible proportion, que fort peu restaurante.

Les coquillages entrent d'une façon plus certaine dans l'alimentation des populations des côtes. J'ai vu autrefois dans certains villages des amoncellements de coquilles qui trahissaient d'une façon incontestable une abondante consommation. Ce sont surtout les espèces peu recherchées, sourdons, moules, huitrats; leur valeur alimentaire est médiocre; leur arome excite l'appétit et c'est en somme le pain dont on les accompagne qui fait la base de la nourriture.

§ 2. — Régime alimentaire du paysan.

Après ce que nous venons d'exposer, il n'est pas besoin de longs développements sur ce qu'il faut entendre par régime alimentaire à la campagne.

Il n'est à proprement parler nullement exclusif; ni animal, ni végétal, il participe des deux, et cela en subissant, comme je l'ai dit, les influences de la misère, de l'ignorance et de l'intérêt. C'est en définitive le plus souvent un régime de privations, et en fait d'alimentation rurale le mot régime pourrait s'entendre surtout dans ce vieux sens. Le paysan est au régime; il mange mal, et le plus souvent ce qu'il peut. L'hygiène ne peut guère accepter que ce soit là chose normale et bonne, et l'on ne comprend pas pourquoi elle se poursuivrait encore cette idée singulière de faire de la condition agricole du paysan une sorte d'intermédiaire entre l'animal et l'homme civilisé. Elle n'a raison d'être ni dans l'humanité ni dans la démocratie française. Il faut au travailleur une ration nécessaire de travail, à l'homme une ration normale d'entretien. L'étude scientifique en a été faite dans l'*Encyclopédie ;* elle s'applique à tous, et le paysan, comme l'ouvrier, comme le citadin, peut puiser là les règles sur lesquelles il doit baser sa conduite en fait d'alimentation. Le seul principe supérieur à ces règles scientifiques, c'est l'argent, sans lequel elles demeurent inapplicables. Mais encore la science dit comment les aliments peuvent être substitués les uns aux autres et se compenser quant au résultat.

Sous une forme qui n'est pas scientifique, mais qui est très accessible, on a dit que la répartition de la nourriture devait, pour être normale et satisfaire aux exigences de la vie, se faire ainsi : pour 100 parties alimentaires, le pain devait représenter 33, la viande 14, le lait 13, aliments divers et épices 40. C'est une façon d'exprimer que la variété est nécessaire et qu'il ne faut pas donner trop à l'un et rien à l'autre. Que le paysan accepte cette formule moins scientifique que celle qui est fournie par la statique alimentaire, peu importe; le résultat serait bien près d'être le même.

En dehors de cette question de proportionnalité dans les divers aliments, il est un fait important à signaler : c'est la préparation des aliments, la *cuisine*.

Elle joue un rôle considérable dans l'acte suprême de l'alimentation, la digestion des aliments, et ce n'est vraiment pas superflu d'en parler un peu. La cuisine, c'est-à-dire l'art d'accommoder les aliments, n'intéresse pas seulement les gourmands; elle a excité les curieux et les érudits, et on l'a étudiée dans tous les temps, voire chez tous les peuples. Le plus clair peut-être de cette histoire de la table, c'est que la satisfaction du boire, du manger, se retrouve partout ; même l'orthodoxie chrétienne, tout en faisant appel à l'austérité ou à la pénitence, ne dissimule pas, comme le dit saint Augustin, que si l'entretien de la vie est la seule raison du boire et du manger, néanmoins un dangereux plaisir marche de compagnie, esclave qui trop souvent cherche à devancer son maître, revendiquant pour lui-même ce qu'il ne faut accorder qu'à l'intérêt légitime. La sobriété, sans aucun doute, est une vertu estimable, et le paysan la connaît et la pratique; mais il n'accorde pas assez ses faveurs à la cuisine, et c'est là un tort. La faim ne suffit pas pour accommoder tous les plats, surtout quand ils sont par eux-mêmes lourds et de pénible digestion. La préparation corrige certaines imperfections alimentaires. Puis, l'aliment chaud, préparé par la ménagère, comporte la table, le repas assis; la propreté s'y ajoute. C'est, avec un repos utile, une réconfortante hygiène qui se glisse ainsi au logis rural, présidant doucement à la plus nécessaire des fonctions de la vie, à la nutrition. Cela est-il si futile, en vérité, qu'il n'y faille point prendre garde?

Puis l'habitude des préparations culinaires permettrait de profiter des récoltes abondantes, et de faire des provisions pour les mauvais jours à l'aide de conserves. Le paysan fait sa provision de lard et de salé; il pourrait de même avoir ses conserves de légumes. L'industrie n'est pas seule en possession des bonnes recettes; les cuisinières bourgeoises en ont aussi, pratiquent cet art avec succès et par économie; le villageois devrait y être poussé par la nécessité, puisque en certains endroits, il est plus dénué de ressources, et que les communications lui rendent dans l'hiver les échanges plus difficiles. Plus que tout autre, il aurait raison d'être prévoyant et il y a bien des cas où cela lui serait facile et peu coûteux.

§ 3. — L'alimentation du paysan à l'étranger.

Nous pourrions, comme nous avons cru utile de le faire pour l'habitation rurale, étudier ce qu'est l'alimentation du paysan dans les pays civilisés et prendre aussi sur ce point Layet pour guide. La lecture attentive des documents qu'il a réunis dans son livre est intéressante, mais elle donne cette impression pénible d'une alimentation mauvaise partout, faite de céréales inférieures, de légumes, insuffisante et pauvre en aliments azotés et réparateurs. Nous lui emprunterons seulement le tableau de la valeur physiologique des divers régimes alimentaires en usage dans les campagnes qui permet de comparer ce qu'est l'alimentation rurale en France par rapport à celle de quelques pays voisins (voir le tableau de la page suivante).

La France serait encore moins mal partagée que beaucoup d'autres si l'on en juge surtout par la quantité d'aliments d'origine animale qui entrent dans le régime du paysan. C'est à coup sûr une consolation, mais non pas une satisfaction pour notre amour-propre national. Il y a en effet une ombre à ce tableau, c'est l'infériorité dans notre pays même de la ration du cultivateur par rapport à celle qui est considérée scientifiquement comme normale et dont s'approchent assez exactement les rations du marin et du militaire. C'est assez dire l'insuffisance d'un pareil régime et cela montre quels progrès sont encore à accomplir.

§ 4. — Boissons.

Nous ne dirons des boissons que ce qui nous paraît avoir un intérêt plus spécial pour l'habitant des campagnes ou ce qui se lie plus directement à son genre de vie, à ses habitudes. La question scientifique a été traitée avec toute l'autorité et toute l'ampleur désirables dans l'*Encyclopédie* par MM. Gautier et Riche, et il n'y a pas sur de pareilles matières

Valeur physiologique comparée des divers régimes alimentaires en usage dans les campagnes.

	SOMME annuelle d'aliments absorbés.	SOMME d'aliments végétaux.	SOMME d'aliments tirés du règne animal.	RAPPORT des premières aux secondes.	OBSERVATIONS.
	kil.	kil.	kil.		
RATION NORMALE PHYSIOLOGIQUE	469	365	104	100 : 28	
Ration du marin français	454	345	109	100 : 31	
Ration du cavalier français	566	462	104	100 : 22	
Ration de l'agriculteur du *Nord* de la France	850,8	790	60,8	100 : 7.7	Cette ration peut être considérée comme le type de la ration du paysan.
Ration de l'agriculteur de la *Lorraine*	630	565	65	100 : 11.5	
Ration de l'agriculteur de la *Corrèze*	873,6	836	37,6	100 : 4.5	Peut être considérée comme la ration du paysan pauvre.
Ration du vigneron du *Gers*	518	419	69	100 : 15.5	Régime exceptionnel pendant le travail, malgré la faible quantité d'aliments animaux, la somme annuelle des aliments absorbés n'est pas plus considérable parce qu'il entre dans les aliments végétaux beaucoup de légumes très azotés.
Ration du campagnard de *Vaucluse*	597	578	19	100 : 2.3	
Ration de l'agriculteur suisse (*Vaud*)	850	735	115	100 : 17	La forte proportion d'aliments tirés du règne animal est due ici à la grande quantité de laitage absorbé.
Ration du journalier agriculteur de la *Basse Bretagne*	666,5	637,5	29	100 : 4.7	
Ration du contadino de *Frioul*	606	556	50	100 : 8.9	
Ration du contadino de la province de *Ferrare*	430,2	408,6	21.6	100 : 5.17	La somme totale d'aliments absorbés n'est pas plus élevée parce que les aliments tirés du règne végétal sont consommés en grande partie sous forme de pâtes riches en azote.
Ration du journalier agriculteur des plaines de la *Lombardie*	565,8	554,8	11	100 : 2	Régime alimentaire insuffisant.
Ration de l'ouvrier des campagnes d'*Irlande*	2239	2216	23	100 : 1	La somme considérable d'aliments végétaux dans cette ration tient à ce que le fond du régime est la pomme de terre, entièrement pauvre en azote.

des façons différentes d'envisager la question. Nous serons donc très bref.

I. Eau potable. — Nous avons tenu, malgré l'aridité d'une énumération un peu longue, à donner la preuve des efforts faits jusqu'à présent pour amener dans les communes rurales l'eau potable, car on ne saurait songer à créer des fontaines publiques pour y conduire une eau malsaine ou suspecte. Nous avons envisagé à ce moment la question comme appartenant à l'hygiène publique, à la police sanitaire de la commune, parce qu'en pratique la solution en appartient à la commune et non aux particuliers. Mais c'est aussi la question de l'eau potable que nous traitions à cette occasion, et les divers intérêts, public ou privé, sont là étroitement liés. Nous n'y reviendrons donc pas. Nous dirons seulement qu'elle est d'une importance capitale, parce que la privation d'eau est une des grandes souffrances du paysan. En signalant l'effort fait, en montrant l'intérêt que le Comité consultatif apportait à cette question, j'ai pensé qu'il était utile en même temps de faire voir combien les résultats étaient encore minimes. Nous comptons 33 370 communes de moins de 2 000 habitants. On pouvait seulement réunir, en avril 1891, 203 projets d'amenée d'eau potable appartenant aux communes rurales; si l'on ajoute à cela quelques communes montagneuses où la nature a fait seule ou à peu près les frais d'une distribution d'eau courante, quelques autres où un petit cours d'eau a été utilisé à l'état de plus ou moins grande pureté, on aura une idée nette de l'immense progrès à accomplir. Cette notion n'est pas indifférente, croyons-nous, à répandre; il ne faut pas se faire illusion sur la valeur réelle des résultats obtenus par rapport à ceux à réaliser encore.

Le paysan n'a que des puits ou des citernes et l'eau qu'il y puise est loin d'être toujours bonne. Le peu de précautions qu'il prend d'autre part pour conserver intacte cette eau contribue aussi à la rendre mauvaise. Les vases dont il se sert laissent à désirer. Le seau qu'on retire du puits est placé dans l'intérieur de la cuisine, sur l'évier; quelquefois, disons souvent, on puise à même avec une tasse, une *moque* ou un gobelet. La propreté de ces ustensiles n'est pas toujours irréprochable; les doigts touchent à l'eau; il y a là mille moyens de souiller une eau qui pourrait être suffisante; il faut en tenir compte, surtout quand on sait qu'il est généralement accepté que les germes morbides les plus redoutables peuvent se transmettre par l'eau de boisson.

Les caractères de l'eau potable sont vaguement connus de l'agriculteur, et il a besoin de se faire sur ce point une éducation plus complète. La cuisson des légumes a bien pour lui quelque valeur, et c'est généralement ainsi qu'il sait que l'eau de son puits est *dure*, mais il a l'habitude d'avoir une confiance trop grande dans le goût et la tolérance de ses animaux. L'expertise faite ainsi par son bétail lui suffit souvent; c'est une grande faute. M. Bonnatère répond très justement aux paysans de

Normandie défendant leurs mares : « Oui, les bestiaux boivent l'eau des mares avec avidité, parce qu'on ne leur en offre pas d'autres et qu'on n'en a pas de meilleure à leur donner. Cela prouve tout au plus qu'ils ont soif. Mais allez voir dans les villages situés sur le bord des rivières si les bestiaux s'arrêteront à une mare lorsqu'ils sentiront le voisinage de cours d'eau. L'eau de puits est trop crue, l'eau des mares est plus douce, voilà pourquoi, faute d'eau de rivière aussi douce, les bestiaux la préfèrent, et la digèrent mieux. » Cette observation fort juste devrait être de nature à éclairer le paysan sur la valeur des expertises sommaires des animaux, et il ne devrait y ajouter aucune confiance.

Les caractères de l'eau potable lui sont enseignés dans bien des livres; il doit s'en rapporter aux opinions autorisées des chimistes et tenir pour excellents les moyens pratiques qui font discerner, même rapidement, la mauvaise eau. De celle-là il doit s'abstenir, s'il en peut avoir d'autre à sa disposition; c'est là toute la difficulté. Les animaux, les hommes à la campagne, en face de la disette d'eau, se contentent, au détriment de leur santé, d'eau médiocre et même malsaine. Il faut, avant tout, calmer la soif et apaiser la faim.

Les moyens qu'on peut employer à la campagne pour corriger les inconvénients de l'eau potable dans les usages domestiques sont assez limités, surtout si l'on veut s'en tenir à ce qui est pratiquement possible.

Un des plus sérieux serait l'emploi de filtres domestiques. La difficulté se bornerait ici à la question de dépense d'une part et à celle du choix d'un bon appareil. C'est déjà quelque chose; mais ces choses-là ne sont pas absolument insurmontables, même à la campagne. Il fut un temps où, à Paris, la crainte de boire de mauvaise eau de Seine avait introduit dans les plus petits ménages des fontaines-filtres en grès; en province il en existait aussi beaucoup; les canalisations publiques ont fait beaucoup négliger ces précautions, et à Paris même, la vulgaire fontaine en grès disparait, avec l'espoir d'une eau de source partout distribuée. C'est quelque chose d'analogue qu'il conviendrait de pratiquer à la campagne, en attendant la distribution d'eau que réserve sans doute l'avenir.

Ces fontaines-filtres protégeraient l'eau dans l'intérieur du logis plus sérieusement contre les souillures externes que le seau trop usité; puis le filtrage de l'eau pourrait fournir une eau débarrassée sinon de toutes ses impuretés, du moins d'une notable partie. Je sais bien que l'hygiène ne sera pas entièrement satisfaite par ce moyen imparfait et qu'on peut faire des objections très sérieuses à cette protection insuffisante. Mais je ne m'arrêterai pas à ces controverses, parce que tout imparfait qu'il soit, je le sais, le moyen de fournir une eau à peu près pure vaut mieux que rien. Puis, qui dit que l'industrie, se préoccupant des besoins ruraux, ne trouverait pas encore mieux que ce qui a été fait jusqu'à ce jour et pourquoi une exposition d'hygiène rurale, si un jour on en imaginait une, ne donnerait-elle pas naissance à des appareils absolument pratiques, c'est-à-dire scientifiquement bien conçus et essentiellement bon marché. Cette dernière condition est indispensable; car c'est elle qui, dès à présent, pourrait éloigner ceux des filtres en usage dans les villes, tels que le filtre Chamberlant par exemple.

Un autre moyen à conseiller là où l'eau pour la boisson est encore plus suspecte, quand il s'agit de puits mauvais, de citernes anciennes, mal étanches, de mares même, comme cela arrive aussi dans quelques hameaux dépourvus de tout, c'est de faire bouillir l'eau destinée à la consommation journalière. Bouillie et filtrée, cette eau détestable et dangereuse pourrait devenir innocente. Elle ne saurait passer pour une eau potable parfaite et ne pourrait être comparée à une bonne eau de source limpide, fraîche, pure, telle qu'il le faut désirer; mais elle n'apportera pas avec elle des produits organiques, des impuretés de toute nature; ce sera déjà quelque chose.

II. **Lait.** — Le lait ne compte certainement pas à la campagne comme boisson alimentaire, à moins qu'il ne s'agisse d'enfants ou de malades. Cependant nous lui faisons une petite plaee, ici même, parce qu'il est quelquefois employé comme boisson, soit pur, non écrémé, sortant du pis de la vache, soit comme petit lait et, dans ce dernier cas, absolument comme succédané d'autre boisson.

Le petit lait comme boisson est employé dans les régions montagneuses et là surtout où la fabrication du fromage, n'étant pas une grande industrie mais se faisant dans les ménages, laisse une certaine quantité de ce produit. On y trouve une petite ressource alimentaire et une boisson aigrelette, fraîche qui peut ne pas déplaire à certains palais. On a donné au petit lait des propriétés thérapeutiques qui paraissent contestables; elles seraient même indiscutables qu'il n'en deviendrait pas pour cela une excellente boisson alimentaire. L'inconvénient qu'il présente, c'est que la fermentation en présence de l'air se continue dans le petit lait, et passe de la fermentation lactique à la fermentation butyrique, puis à la fermentation putride. Les produits qui en sont la conséquence ne sont pas inoffensifs, loin de là, et doivent être redoutés.

C'est, en résumé, une boisson alimentaire que l'extrême misère de certains campagnards leur fait supporter, mais qui n'est jamais utilisée là où l'eau potable est suffisante. Dans les contrées où l'industrie du lait a quelque extension, c'est aux animaux d'engraissement qu'on réserve le petit lait et non aux habitants eux-mêmes.

III. **Boissons fermentées.** — On trouve à la campagne toutes les boissons fermentées ; elles peuvent même donner une notion très nette de la richesse ou de l'aisance du cultivateur, suivant leur qualité et l'abondance de la consommation.

1° Vin. — Le vin, dont l'étude complète est faite (*Encyclopédie*, tome II) par M. Riche, fut pendant longtemps dans certaines contrées la boisson alimentaire du paysan. Ce temps n'est plus. C'était à coup sûr une excellente boisson, car ces petits vins qu'on allait tirer au tonneau, qu'on mouillait parfois, ne pouvaient pas passer pour une boisson alcoolique, leur titre était faible; ils avaient cependant quelque chaleur et de salutaires propriétés. Le paysan en consommait même beaucoup dans les pays de grande production. On ne comptait pas, le vin était à discrétion. L'alcoolisme ne faisait encore là aucun ravage.

Le vin n'est plus dans ces mêmes contrées que la boisson du riche propriétaire; mais les fermiers, les petits propriétaires n'usent que de piquettes ou de râpé, et les ouvriers agricoles sont réduits à des compositions moins recommandables encore. Nous en dirons un mot plus loin.

2° Cidre. — Le cidre a fait du chemin dans la campagne presque à mesure que le vin en perdait. Dans la Saintonge, les Charentes, où le cidre n'était guère connu jadis, on en trouve maintenant. Enfin ce n'est plus, autant que par le passé, la boisson exclusive de la Normandie et de la Bretagne. Mais là au moins c'est la boisson habituelle du paysan; toutefois faut-il remarquer, comme pour le vin, que les bonnes qualités et les cidres estimables ne sont point réservés au cultivateur, mais au commerce.

Comme pour le vin, nous renvoyons à l'étude consacrée spécialement au cidre (*Encyclopédie*, tome II, p. 564), à laquelle nous n'avons que peu de chose à ajouter. Cependant la fabrication du cidre est très variable; elle se fait non seulement en grand, industriellement, mais dans chaque ferme, dans chaque ménage. Il y a donc une bien grande variété de cidres, et les procédés économiques de le préparer sont très nombreux.

Parmi les travaux sur le cidre, de Boutteville, Hauchecorne, Rabot, Lunier, etc., l'étude de M. Lailler (1) donne d'intéressants détails sur les cidres de ménage et sur les procédés employés précisément par les petits propriétaires ou cultivateurs. Le coupage direct avec l'eau est un moyen assez répandu dans les villes, mais à la campagne on agit généralement autrement. On obtient une boisson de ménage en reprenant le marc d'où est sorti le jus de la pomme et en le traitant par une quantité d'eau variable. Pour cela on démonte la motte de marc, on met de côté la paille ou le tamis de crin pour un nouvel emploi, on broie le marc, on l'étend dans l'auge du pressoir, on l'arrose d'eau, on le soumet à un second pilage, on le monte de nouveau en motte et on lui fait subir une nouvelle pression. Cette opération porte le nom de *remiage*, parce que de nouveau on émie le fruit.

Suivant un autre procédé qui tend à se généraliser, le marc, après avoir été divisé, est jeté dans un cuvier; on l'arrose d'eau, on le laisse

(1) *Etude sur le cidre* (*Annales d'hygiène publique et de médecine légale*, 1877).

en macération pendant douze heures et on le soumet ensuite à la pression. Le liquide qui en sort est mêlé dans les tonneaux au jus de la pomme et le mélange prend le nom de *cidre mitoyen;* il est bon pour l'usage et d'une assez longue conservation. Enfin dans certaines années, lorsque le prix des pommes est élevé, on fait subir aux fruits un troisième pressurage, on lui donne le nom de tiersage. On opère comme pour le remiage, avec cette différence que l'on ajoute moins d'eau.

On pratique encore économiquement en mettant macérer des pommes écrasées dans la quantité d'eau nécessaire pour obtenir la quantité de boisson voulue, on soutire le produit de la macération et on met en fût.

Il est encore bien d'autres procédés connus, parmi lesquels celui du *cidre à l'alambic, fait en dessous*, que décrivent MM. de Boutteville et Hauchecorne et assez estimé des ménages ouvriers; il exige peu de place et de temps, et tout se réduit à soutirer quelques seaux de jus et à les remplacer par une égale quantité d'eau de douze en douze heures.

L'intervention de l'eau dans la fabrication du cidre joue, comme on le voit, un grand rôle dans les cidres des cultivateurs. Une pratique détestable que tout le monde condamne est de se servir pour cette fabrications des eaux de mares, souvent pourries, infectées de purins, de déjections d'animaux. Il y a nombre de paysans, même de fabricants qui les recherchent de préférence, prétendant qu'elles sont moins froides, plus favorables à la fermentation, plus économiques parce qu'il en faut moins et que la fermentation détruit les principes putrescibles qui s'y rencontrent.

On a fait justice de ce préjugé ; M. Riche (*Encyclopédie*, tome II, p. 566) le condamne. Il a un point de départ assez juste. « Les sucs et les principes aromatiques des fruits, dit M. Bonnatère, ne se dissolvent bien que dans les eaux douces, point ou peu chargées de sels minéraux. La fermentation du jus sucré se fait d'autant mieux que les sels, carbonate ou autres de chaux, de soude ou de potasse, ne viennent pas neutraliser les acides végétaux qui déterminent la fermentation alcoolique. Or, sur les plateaux de la Normandie, on n'a à sa disposition que les eaux des puits très profonds dans la craie, ce qui cause une grande peine pour en extraire une certaine masse d'eau et de plus cette eau est éminemment chargée de sels; elle marque jusqu'à 58° à l'hydrotimètre. D'où un épuisement difficile des principes sucrés et aromatiques de la pomme, une fermentation lente et souvent incomplète ; partout du cidre plat, sans saveur et peu réconfortant.

« L'eau des mares, au contraire, c'est de l'eau de pluie sans sels d'aucune sorte, dissolvant admirablement tous les principes constitutifs du cidre et favorisant une fermentation alcoolique complète.

« Mais l'eau des mares est fortement chargée de matières organiques provenant des toits, des ruisseaux, des purins, des poussières, etc., et les fermentations continuent dans le cidre à l'aide de ces ferments organiques et arrivent vite à la fermentation acide, souvent la fermentation putride succède et alors apparaissent ces boissons dont l'odeur vous arrive à cent pas de la maison et dont le nom est bien connu dans les campagnes. »

Il faut donc se garder de pareilles opérations qui conduisent à fabriquer une boisson détestable et nuisible. Si à côté d'un puits vraiment mauvais, on a une mare d'eau propre, et protégée contre les souillures extérieures autant que possible, il sera difficile d'empêcher un cultivateur de préférer l'eau de la mare qu'il sait apte à faire un cidre de peu de conservation, mais plus agréable de goût. A la rigueur même, on peut l'excuser, tant qu'on ne sera pas arrivé à lui fournir de la bonne eau potable; mais comprend-on que cela devienne un axiome général, s'étendant à tous les pays où l'on fait le cidre et qui pousse à rechercher les plus sales des eaux croupissantes, quand, même à deux pas, on a de la bonne eau. Il faut lutter de toutes ses forces contre de si funestes préjugés et on a une peine énorme à les combattre victorieusement.

Les quelques détails dans lesquels nous venons d'entrer expliquent de quelle détestable boisson le paysan use d'une façon habituelle dans les pays à cidre. Elle est sujette à toutes sortes d'altérations qui ont été étudiées, qu'on appelle des maladies et qu'on traite; mais ce qu'un industriel peut faire, ce que pratique aussi un fermier intelligent ou un consommateur instruit, le paysan ne peut le faire et il se résigne à boire un liquide mauvais qu'il vaudrait mieux souvent jeter au ruisseau.

De là des affections gastro-intestinales, plus ou moins graves, résultant soit de l'action des acides de la boisson, soit des produits toxiques issus de la fermentation, soit aussi des intoxications venant des sels produits par le cidre acide et gâté sur certains métaux avec lesquels il peut être en contact, le plomb, par exemple.

Enfin, si le bon cidre a trouvé des défenseurs convaincus, comme Denis Dumont, et si on l'a rendu innocent de tous les accidents de nutrition, tels que chute des dents, mollesse des chairs, dont sont atteints bon nombre d'habitants de la Normandie, de la Bretagne, peut-être n'en peut-on pas dire autant de la mauvaise boisson en usage dans la campagne, qui n'a le plus souvent que les inconvénients des boissons fermentées, sans en avoir le stimulant, on pourrait dire l'avantage.

3° Poiré. — On utilise encore à la campagne d'autres fruits, pour faire, de la même façon que le cidre, une boisson alimentaire fermentée. C'est d'abord le poiré, presque toujours mauvais à la campagne, parce qu'il n'est fait qu'avec des fruits tombés, piqués, verts ou trop mûrs, car il semble que tout soit bon pour mettre sous le pressoir. Le jus qui sort de ce mélange, de l'eau, pas bien propre, ne peuvent faire une très bonne boisson, cela se comprend et elle a vite acquis tous les défauts du cidre dont nous parlions plus haut.

Avec les fruits du cormier (*Sorbus domestica*), on fait également une boisson qui se rapproche par sa saveur du poiré; c'est la variété *corme pomme* à fruits arrondis qui est choisie de préférence, mais les petits ménages de cultivateurs où l'on fabrique cette boisson, y ajoutent souvent d'autres fruits, pommes, poires, ce qui n'en change guère ni le goût ni les défauts.

On fait encore, dit Layet, dans les provinces septentrionales, notamment en Allemagne et en Russie, une boisson fermentée avec la *prunelle,* fruit du prunellier.

L'usage de tirer parti des fruits charnus pour en faire une boisson est en somme assez général et c'est dans tous les pays, surtout à la campagne, qu'on en trouve la manifestation plus ou moins ingénieuse. Il semblerait en résulter que ce goût universel des boissons alcooliques répond à un besoin et que là où l'on ne peut user des boissons véritablement commerciales telles que le vin, la bière, le cidre même, on s'ingénie à y suppléer par des fabrications de ménage. Malheureusement on ne les remplace pas en fait, et — ceci peut également s'appliquer aux piquettes dont nous parlerons tout à l'heure — ces boissons, insuffisantes comme alcool, fades au goût, n'ont aucun avantage pour la nutrition, conduisent tout droit au désir des alcools et sont une funeste habitude dans l'alimentation du paysan. Comme le dit M. Baudrillart, une bonne eau potable serait de beaucoup préférable.

4° Bière. — Les populations du Nord ont pour boisson habituelle la bière; on a pu dire que c'était la boisson des races saxonnes, comme le vin était celle des races latines. En fait, la bière s'est fabriquée d'abord là où la vigne ne pouvait croître et, plus que la question de race, la nature du climat a fait la boisson usitée. Elle offre, au point de vue qui nous intéresse particulièrement, l'alimentation du cultivateur, cette particularité à signaler qu'étant une boisson véritablement industrielle elle n'est pas faite comme le vin, le cidre et bien d'autres boissons fermentées par le consommateur lui-même, quel que soit, du reste, son degré d'aisance.

Les conditions de cette fabrication ont été exposées déjà (*Encyclopédie*, t. II, p. 583) et nous n'avons pas à y revenir. Elle varie selon les pays et même suivant les localités ; il n'y a rien de si dissemblable que deux bocks de bière, dans les pays de production là où elle constitue la boisson ordinaire. Les différences sont encore plus sensibles quand il s'agit non plus de la bière de bonne qualité, forte, soignée dans sa fabrication, mais de la bière inférieure, dite petite bière, et des mélanges auxquels on donne le nom de bière *moitié, tiercée.*

Ces bières sont celles usitées dans les petits ménages et aussi à la campagne. Elles sont livrées en fûts généralement de faible contenance. Elles ne se conservent pas et ne constituent qu'une médiocre boisson alimentaire. Ce n'est pas à elles que s'adressent évidemment les éloges mérités qu'on donne d'habitude à la bière forte, ayant toutes les vertus d'une boisson alimentaire et dont l'usage est par conséquent à encourager.

Ces produits ont une grande analogie avec les cidres de ménage dont nous avons parlé et subissent promptement des altérations qui les rendent funestes. Les petites bières aigrissent vite et même se putréfient rapidement. A ce degré, tout comme les cidres, il faut les jeter.

Tant qu'elles ne sont pas acides, elles sont encore bues ; à la longue elles fatiguent l'estomac.

Cette boisson commune n'a aucun stimulant et n'est guère faite pour subvenir aux dépenses d'un travail un peu rigoureux ; aussi le paysan, tout comme l'ouvrier, en faisant un usage habituel, ajoute à son ordinaire, non pas comme le citadin, du vin généralement bon et vieux, mais de l'eau-de-vie le plus souvent de qualité inférieure.

Dans ces conditions, qui sont celles des paysans du Nord, et même des pays à bière, il n'est pas possible de considérer la bière comme une excellente boisson alimentaire, sans compter que les falsifications nombreuses que l'industrie a introduites dans la fabrication rendent encore les produits secondaires plus mauvais.

Dans le nord de l'Europe, en Suède, en Norvège, en Hollande, on fait avec les feuilles de sapin une sorte de bière (sapinette) qui est, paraît-il, assez médiocre. En Italie, en Turquie, en Roumanie, dit Layet, on fait de la bière de maïs ; le *pivo* des Polonais et le *kwass* ou *killychtchy* des paysans russes est une bière de malt et de seigle avec des herbes aromatiques.

5° Piquettes. — On donne le nom générique de piquettes aux boissons fermentées faites avec les fruits, graines, etc., à l'état frais ou à l'état sec et préparées selon certaines formules. Mais, dans notre pays, le nom de piquette semble plus habituellement réservé au produit obtenu par le traitement par l'eau du marc ou de la grappe de raisin. Quand le vin était abondant, qu'il faisait la boisson habituelle du paysan, la piquette était celle des plus malheureux et encore beaucoup trouvaient cette boisson si agréable qu'ils ne dédaignaient pas d'en fabriquer pour leur usage personnel, même sans besoin véritable.

Avec la disparition du vin, le cultivateur s'est bientôt contenté de la piquette ; même il a dû la transformer encore, et elle a perdu de ses qualités d'autrefois.

Nous serions entraîné bien loin s'il nous fallait entrer dans les détails des fabrications fantaisistes de nos paysans pour se procurer une boisson alimentaire leur rappelant un peu le vin qu'ils n'ont plus ; nous devons nous restreindre et cependant nul sujet n'est plus intéressant au point de vue de l'hygiène alimentaire de nos campagnes.

L'industrie viticole a eu des conséquences inattendues et bien curieuses à étudier. Le commerce du vin avec les conditions nouvelles de ces temps derniers : l'importation du vin étranger, la fabrication des vins de sucre, le vinage, etc., n'a pas eu d'effet seulement sur le négociant, manipulateur en grand de tous les produits, ni même sur le grand propriétaire, qui s'est aisément transformé sur ce point en négociant, mais aussi sur le petit cultivateur.

Les petits chais, autrefois des sanctuaires innocents et vierges de toute action chimique artificielle, se sont, eux aussi, laissé envahir, et quelques-uns sont devenus des laboratoires fort intéressants.

Le marc, sucré, viné, teinté, etc., a servi à faire plusieurs récoltes successives, et Dieu sait quelle médiocre piquette il pouvait produire après ces manipulations épuisantes.

Le paysan n'a plus la ressource de ces bonnes boissons aigrelettes et pétillantes d'autrefois; la bonne râpe lui fait défaut. Cependant, bien qu'épuisées, elles servent encore, mais on y ajoute du sucre, quelques baies colorantes, et on tire au tonneau une boisson acidule bien peu réconfortante.

La pratique de la fabrication de la piquette avec des raisins secs (de Corinthe) s'étend aussi, et dans bon nombre de petits ménages villageois, c'est maintenant la règle.

Les pommes, les poires sèches, sont aussi très employées non seulement dans les pays privés de vin, mais ailleurs, pour faire une boisson que recommande Thiriot (des Vosges). Il faut mettre dans une futaille contenant un demi-hectolitre 4 kilogr. de pommes sèches, 2 kilogr. de cerises sèches, un demi-kilogr. de fruits de myrtille, une poignée de baies de genièvre; on remplit d'eau et on bouche le tonneau. Au bout de quelques jours, la liqueur est potable. On fait durer la provision en versant un litre d'eau chaque fois qu'on tire un litre de piquette; si les qualités s'affaiblissent, au bout d'un certain temps, on ajoute de nouvelles quantités de pommes et de cerises, et ainsi jusqu'à ce que la futaille soit pleine de marc.

C'est à peu près ainsi qu'on fait dans certaines contrées le *râpé*, piquette également agréable, quand elle est fabriquée dans de bonnes conditions et avec des raisins de qualité.

Toutes ces manipulations sont devenues courantes dans nos campagnes, et les épiciers ont pris l'habitude de se fournir des matières premières dont la qualité laisse encore par-dessus le marché souvent à désirer, et dont la conservation et la protection sont mal assurées, ce que permettent aisément de constater les inspections annuelles des jurys des conseils d'hygiène.

6° Café. — Parmi les boissons aromatiques, il n'en est qu'une, en France, qui soit usitée à la campagne: le café. Son usage est même assez général au nord comme au midi; soit pur, soit associé au lait, le café constitue un aliment même pour les femmes, les enfants, et fait le repas du matin ou la collation de l'après-midi. Nous ne dirons pas ici les propriétés du café, ni ses espèces, ni leur composition chimique, ni comment il le faut préparer ; tout cela a été dit dans l'*Encyclopédie*. Mais dans le succès croissant du café, qui devient un breuvage universel, de toutes les classes sociales, quelque chose étonne. Quand on sait, à un kilogramme près, ce qu'il entre de *vrai* café en France, et la quantité beaucoup plus considérable qui s'en consomme on se demande comment le café n'a pas subi le moindre échec dans sa réputation et par quelle singulière providence les millions de kilogrammes de succédanés qu'on lui donne depuis la chicorée, le gland, le caroube, l'orge et jusqu'à l'amidon, la terre et autres produits inertes continuent à le doter de toutes les vertus. Cette réflexion prend surtout de l'intérêt lorsqu'il s'agit des campagnes, où le pur moka n'a jamais pénétré. C'est là en effet que l'on rencontre de préférence les cafés torréfiés et moulus, en boîtes de toute forme et de toutes dimensions, portant des étiquettes alléchantes et nouvelles. Ils ont pour recommandation d'être toujours à bon marché et à la portée de toutes les bourses. Ils se vendent et se consomment.

Sachant cela, on éprouve quelque répugnance à se faire le défenseur d'un produit complètement transformé, souvent inconnu, et dont l'action peut être ou nulle, ou aussi variable que les éléments qui le composent. Car c'est le bon café qu'il faut en effet conseiller; celui-là est sain, c'est un stimulant de l'énergie vitale; on peut compter sur lui, tandis que celui de chicorée et autres, semble tout l'inverse; bien des campagnardes avouent qu'elles y trouvent un *rafraîchissant* salutaire. Nous sortons, on le voit, des propriétés alimentaires qu'on recherche dans les boissons aromatiques et qui justifient leur emploi.

Il ne suffira probablement pas beaucoup de condamner le mauvais café, ou même de persuader au cultivateur que, pour le prix qu'il y met, il est trompé sur la qualité de la marchandise vendue. Peut-être s'en doute-t-il parfois, mais il cède. C'est à une protection générale qu'il faudrait demander un remède à cet envahissement de la campagne par les produits falsifiés et frauduleusement vendus comme bons. Il faudrait désirer de fortes pénalités contre les falsificateurs, cela est évident; quelles seraient les conséquences d'une répression de cette nature? Nous l'ignorons. Il est vraisemblable que le paysan achèterait son café de chicorée comme par le passé, mais au moins il pourrait le payer moins cher, et il ne lui demanderait pas des propriétés qu'il est impuissant à lui donner.

7° Alcools et liqueurs. — Les mêmes observations trouveraient aussi leur place quand il s'agit des boissons alcooliques, eaux-de-vie, liqueurs, que le paysan consomme assez volontiers.

De tout temps, les peuples usèrent des boissons fortes dont la stimulation à petite dose leur paraissait tellement utile que le nom d'*eau-de-vie* ne semblait pas exagéré. Le paysan fut même un des premiers à fabriquer son alcool et dans nos campagnes vinicoles il fut un temps où chacun *brûlait* une partie de la récolte pour la transformer en eau-de-vie.

Les chais étaient garnis de vieilles futailles où la liqueur reposait et acquérait avec le temps de l'arome et une saveur délicieuse. C'est bien ce qu'on pouvait appeler le bon temps. Il n'est plus.

Le paysan ne consomme plus que des alcools bon marché, c'est-à-dire des alcools inférieurs. Sous les noms de cognac, de rhum, d'eau-de-vie, on lui vend des produits néfastes. Il en consomme beaucoup, d'abord parce que sa boisson alimentaire habituelle, son alimentation insuffisante, ne peuvent suffire à soutenir ses forces et qu'il a besoin d'un stimulant, puis parce que l'habitude est prise et que son penchant à l'ivrognerie augmente.

Nous verrons plus tard ce qu'est le fléau de l'alcoolisme dans nos campagnes et nous n'avons rien à ajouter ici à l'étude des alcools faite par M. Riche (*Encyclopédie*). Nous ferons remarquer qu'au point de vue alimentaire l'alcool est malheureusement considéré comme excellent et qu'en maints endroits on a pris l'habitude de lui faire les honneurs du premier repas. Autrefois encore, le paysan, avant d'aller au travail, *tuait le ver*, expression populaire bien connue: cela consistait à boire un verre de vin blanc le plus souvent avec une croûte de pain, au lever. Il semblait qu'on allait mal en train au travail si ce petit repas faisait défaut. Le vin a manqué et cette stimulation, on l'a demandée à l'alcool et on tue le ver avec un verre de rhum ou d'eau-de-vie, de ce rhum et de cette eau-de-vie à 1 fr. et 1 fr. 50 le litre, où les alcools de grain, de pomme de terre, les trois-six de toute sorte donnent un goût détestable et des propriétés toxiques.

Cette boisson est prise à jeun ; c'est là une funeste habitude, hideuse quand elle est partagée par la femme.

Quant aux liqueurs, il y en a de faites dans le ménage et qui seraient parfois assez innocentes, telles que le pineau, le cassis, d'autres plus actives, le kirsch, la prunelle, enfin celles que le commerce s'ingénie à faire pénétrer dans les plus humbles demeures en donnant à des prix inférieurs des boissons innomables dans des flacons de toute forme, allégoriques, sur lesquels s'attachent les plus invraisemblables étiquettes. Le paysan se laisse facilement séduire par ces fantaisies.

Tout cela est attentatoire à sa bourse, à sa santé, le mène à l'alcoolisme, le pire des maux qui frappent notre société contemporaine.

§ 5. — **De l'usage des boissons.**

I. Boissons alimentaires. — Il conviendrait de distinguer à la campagne les boissons suivant qu'elles doivent répondre à divers besoins. Ainsi le paysan comme tout le monde use pour les repas de liquides destinés à favoriser la digestion facile des aliments, c'est la boisson alimentaire. Nous avons vu combien il est mal partagé à cet égard; comment, ayant rarement une eau potable de bonne qualité, il a recours à toutes sortes de liquides fermentés, plus ou moins acides, mauvais et dont il souffre souvent.

Mais en outre, comme tous les travailleurs, plus encore qu'aucun autre, par la nature de ses travaux, exposé aux ardeurs du soleil, il doit compenser les pertes qu'il subit par une transpiration souvent abondante, par l'ingestion de liquides. Le besoin de *se rafraîchir* se manifeste et il cherche à étancher sa soif à l'aide de boissons. S'il n'est pas éloigné de son logis, il interrompt son travail et, avec un léger repos, satisfait ce besoin. Autrement, il emporte avec lui une gourde, quelquefois un panier où, avec un morceau de pain, il place une bouteille remplie de boisson.

Cette boisson *de travail*, vraiment nécessaire, doit remplir certaines conditions désirables. Elle devrait être rafraîchissante, sans doute, c'est-à-dire de nature à calmer la soif, puis stimulante et réparatrice. Le premier sentiment, celui si impérieux de la soif pousse le travailleur, s'il n'est pas éloigné d'une source, d'une mare limpide, à user d'eau fraîche. Rien n'est plus mauvais et la preuve des dangers qui en peuvent être la conséquence n'est plus à faire. Il y a déjà longtemps, Guérard a publié (1) un important travail sur ce sujet et ses observations démontrent que les accidents les plus variés et les plus sérieux peuvent résulter de l'ingestion des boissons froides, *quelle qu'en soit la nature*, lorsque le corps est échauffé, particulièrement pendant la saison chaude.

La gravité de ces accidents est liée aux quatre conditions suivantes : 1° échauffement préalable du corps; 2° vacuité de l'estomac; 3° grande quantité de la boisson ingérée dans un temps donné; 4° basse tempé rature de cette boisson.

Le système nerveux, les appareils digestif et respiratoire sont les organes sur lesquels les boissons froides réagissent avec le plus de violence.

Les accidents du côté des voies digestives peuvent varier depuis le vomissement spasmodique jusqu'à la gastro-entérite et même une sorte de manifestation cholérique. Haller cite l'exemple d'un homme qui but, ayant chaud, un grand coup d'eau froide : il fut pris des symptômes d'une inflammation aiguë de l'estomac et mourut en quinze jours; à l'autopsie on trouva le grand cul-de-sac de l'estomac gangrené et ulcéré (Christison) (2).

Tissot s'étonne avec juste raison que cette détestable pratique soit si fréquente à la campagne, alors que les paysans en savent tous les dan-

(1) *Annales d'hygiène*, 1842.
(2) *Treatise on Poisons*.

gers pour leurs animaux, qu'ils se gardent bien de faire boire quand ils sont tout suants.

Ceux qui sont prudents ont un morceau de pain dont ils mâchent quelques bouchées avant de boire; d'autres encore ont leur boisson préparée. Dans le nord de la France, dit Ebrard, les faneurs et les moissonneurs ne vont jamais aux champs sans emporter une provision d'une espèce de piquette à laquelle on donne le nom de *bouillie* et qui est une décoction étendue de farine de froment avec un peu de levain et à laquelle on ajoute des pommes, des baies de genièvre ou des citrons.

Une décoction légère de café, aiguisée d'une petite quantité d'eau-de-vie ou de rhum, serait préférable pour remplir une des conditions de cette boisson de travail, d'être stimulante.

On a conseillé aussi l'eau acidulée, soit avec du vinaigre, une cuillerée pour un litre, soit avec des sucs de fruits. L'estomac peut se trouver moins bien de ces boissons acides qui ont eu de tout temps une grande réputation, même chez les Romains.

Les préparations amères ont aussi quelques partisans ; elles sont moins du goût du paysan ; elles ont un petit air médicamenteux qui ne lui va point.

Quant aux boissons dites hygiéniques et que le commerce offre parfois pour rafraîchir les gorges sèches pendant la saison chaude, le cultivateur heureusement n'est point d'humeur à y sacrifier son argent et il a raison.

Il aura suffisamment satisfait aux exigences de l'hygiène s'il a soin de se pourvoir pour le travail d'une boisson préparée à son logis, s'il l'accompagne d'un peu de pain, s'il évite soigneusement l'eau froide et s'il n'ingurgite pas de grandes quantités de boisson.

II. **Boissons toxiques.** — Enfin, il faut signaler un danger qui n'est que trop grand à la campagne, celui des intoxications produites par les boissons alimentaires. Ces empoisonnements peuvent se produire dans des conditions diverses : tantôt ce sont des moisissures, des composés organiques développés dans les liquides par suite du mauvais état des futailles, malpropres ou même pourries ; tantôt c'est la nature métallique des vases où les boissons séjournent longtemps ou avec lesquelles elles sont en contact. Par nature métallique, il ne faut pas entendre seulement les robinets de cuivre, les pots d'étain, etc., mais aussi les grès vernissés dont l'émail renferme en quantité notable du plomb.

Les boissons acides, qui sont, nous l'avons vu, la règle à la campagne, sont par leur nature les plus propres à favoriser les combinaisons solubles du plomb. Le vernis est attaqué et le liquide, sans que son apparence, son goût même, soient changés, devient dangereux. M. Pouchet signale comme un remède à ces intoxications saturnines l'usage des vases en tôle et fonte émaillées très répandus en Belgique, dans le nord de la France, et dont l'émail est constitué par un silicate alcalino-terreux inoffensif.

Ces ustensiles peuvent être employés pour les boissons ainsi que pour tous les usages culinaires ; ils ont l'inconvénient d'être plus chers que ceux en poterie, mais ils sont faciles à tenir propres, d'un long usage. et mettent à l'abri de tout danger.

En résumé, le cultivateur n'est pas beaucoup mieux favorisé pour les boissons que pour les aliments. Il est privé des boissons pures et naturelles et ne peut avoir guère recours qu'à des liquides de fabrication grossière et médiocre.

Ici, il ne pèche pas autant que pour les aliments par ignorance et par intérêt; il connaît la bonne eau, le vin généreux, la bière et le cidre rafraîchissants ; tout cela naît en somme sous sa main, par son travail. C'est sa condition modeste qui lui fait un devoir de s'abstenir des choses bonnes qu'il produit et que la consommation recherchée a rendues chères.

L'hygiène peut dans une certaine mesure lui indiquer comment il peut remédier à quelques-uns des inconvénients que lui causent ces mauvaises boissons ; elle ne peut pas cependant les faire disparaître. J'entends parler seulement ici des boissons alimentaires, aussi nécessaires que les aliments. Quant aux autres, l'hygiène ne saurait au contraire se lasser d'en prévenir les détestables effets, en instruisant le paysan, en lui enseignant les dangers qu'il court, en s'adressant aussi aux plus coupables, à ceux dont l'ingénieux commerce tend à rendre l'alcoolisme accessible et funeste, enfin en défendant l'intérêt public si gravement menacé et en plaidant partout et toujours la cause de la santé publique.

CHAPITRE VI

MORBIDITÉ RURALE

§ 1er. — Maladies saisonnières.

Nous ne voulons point sous ce titre parcourir toute la pathologie et faire l'histoire de toutes les maladies; toutes frappent le paysan, cela est certain. Dans quelle mesure est-il atteint par rapport à l'habitant des villes ? Cela peut être déjà plus difficile à préciser et on a, à cet égard, plutôt des impressions que des certitudes. Mais la pratique médicale des campagnes peut permettre de répondre au moins sur quelques points.

Les maladies les plus variées se rencontrent à la campagne et le paysan n'est pas, comme on le croit si aisément, l'homme résistant et rebelle au mal physique. Il y a des légendes et des préjugés en grand nombre; ils empestent encore nos villages, mais c'en est un fort tenace aussi dans la ville que celui qui fait de la campagne le pays de la santé. La mode de plus en plus grandissante de la villégiature temporaire contribue même à donner à cette légende une grande apparence de solidité; comment tant de gens sensés iraient-ils chercher la santé à la campagne si elle n'y était point? Et, en fait, ils en reviennent généralement mieux portants; l'air sain qu'ils ont respiré, l'exercice qu'ils ont pris, le repos qu'ils ont eu, l'absence d'excès énervants dont ils étaient coutumiers, tout cela est mis au compte de la santé habituelle à la campagne et lui assure une réputation inattaquable.

Le médecin rural n'en pense pas un mot et il sait au contraire combien il suffit de peu de chose pour provoquer chez le campagnard des affections de toutes sortes et souvent graves. Non seulement il se protège mal contre les influences extérieures et ne fait pas une part égale entre sa dépense de forces et la réparation nécessaire par la nourriture, mais, quand il est atteint par la maladie, il résiste mal ; il manque de virtualité, disait Combes. Cette prédisposition naturelle ou acquise à l'asthénie, conséquence le plus souvent d'une alimentation insuffisante et d'un travail excessif, ne peut pas être acceptée d'une façon absolue et les exceptions demeurent nombreuses à cette règle, mais il ne faut pas attribuer à l'agriculteur la vertu qu'il n'a pas, d'échapper à la maladie.

Il est par certains côtés dans des conditions meilleures que le citadin et la mortalité qui le frappe est moindre ; il en faut aussi conclure que la morbidité d'une manière générale est plus satisfaisante. L'agriculteur, le considérât-on tout à fait comme bien partagé, présente, comme dans tous les groupes sociaux, des affections qui lui sont habituelles ou qui résultent de son travail ; enfin, il est souvent le propre artisan des maladies qui le frappent. C'est à cette morbidité spéciale, qu'on peut, dans une certaine mesure, éviter ou tout au moins diminuer, pour laquelle l'hygiène a une portée considérable, que nous nous arrêterons seulement. Cela est d'autant plus utile que la prophylaxie dans ce cas n'est possible qu'en combattant l'ignorance ou les préjugés.

Le paysan est, en matière de maladie, par instinct ou par tradition, un doctrinaire ; il est, suivant les régions, les localités, partisan des humeurs, ou de l'irritation ; il croit aussi aux influences cosmiques et il n'est pas douteux pour lui qu'il y a des maladies de saison. Il ne l'entend pas évidemment de la même façon que le médecin. Mais pour lui, plus que pour tout autre, les retours périodiques des saisons amènent, en l'endroit qu'il habite, où il travaille, un ensemble de circonstances généralement les mêmes qui l'influencent et reproduisent des effets semblables. C'est ainsi que l'hiver et les froids lui présagent les bronchites, les angines, le printemps les fièvres, les poussées à la peau, l'été les diarrhées et dysenteries, l'automne pluvieux et froid les catarrhes et les rhumatismes, et en fait ces maladies, que les circonstances climatériques rendent pour tous plus faciles, éclosent aisément chez lui parce que les conditions de sa vie, le milieu qui l'entoure, l'alimentation, tout, en un mot, y contribue. En cela, on peut dire que le paysan est bon observateur, mais mauvais interprète des causes morbides.

Cependant cette influence saisonnière n'est pas douteuse pour ceux qui sont plus exposés par la nature de leurs travaux à vivre dehors ; les femmes comme les hommes, à la campagne, en subissent l'atteinte quand les habitudes locales font les travaux communs. Il suffisait de rappeler cette action des agents extérieurs, sans nous arrêter davantage ; nous nous bornerons à dire quelles sont celles de ces affections qui se rencontrent plus fréquemment dans la population rurale.

§ 2. — Maladies fréquentes.

I. Maladies des voies respiratoires. — Au premier rang des maladies qui frappent les cultivateurs il faut placer toutes les phlegmasies de la poitrine, pneumonies, pleurésies, bronchites, catarrhe, etc., dont avec Munaret on peut résumer l'étiologie en deux mots : *chaud et froid*. En effet, si, dans beaucoup de cas, c'est le froid seul qui les provoque et en ce sens elles appartiennent bien aux affections saisonnières dont nous parlions à l'instant, dans bien d'autres, elles naissent par imprudence, par refroidissement. Le paysan n'ignore pas cette étiologie banale; du chaud et froid il a fait le synonyme de refroidissement et même une affection pulmonaire s'appelle pour lui un chaud et froid. Quelquefois il est coupable de négligence; souvent il ne l'est point et il ne faut pas en vérité l'accuser outre mesure. Le travail presse ; pour préserver ses récoltes ou faire en temps utile certains labeurs, il est obligé à un redoublement d'efforts, il prolonge son travail à la fraîcheur du soir; il est surpris sans abri suffisant par une averse ou un vent froid et violent. Bien des causes viennent congestionner les poumons ou occasionner une inflammation aiguë des voies pulmonaires.

Mais, à ces influences inévitables résultant du travail, il faut ajouter celles encore fréquentes et banales aussi dans la vie agricole, du refroidissement acquis avec le repos. En été le paysan s'étend volontiers sur un sol frais et humide, à l'ombre d'un arbre, sans prendre garde à protéger son corps de ce contact fâcheux; il n'en faut pas souvent beaucoup plus pour rapporter à la maison une pleurésie. Dans ces habitudes, dont le paysan, quoi qu'on fasse, restera toujours un peu l'esclave, il est une part à faire à la négligence, à l'ignorance, et ce ne serait pas trop demander qu'elle disparaisse. Ce sera toujours assez d'avoir à supporter pendant ou après le travail les actions extrêmes et subites du froid dont il n'est pas toujours possible de se garer. Nous avons dit, cependant, comment les vêtements de laine pouvaient sérieusement protéger le corps et quelle importance avait ici l'hygiène du vêtement, nous n'y reviendrons pas. Aux actions plus constantes et prévues de la saison froide on peut apporter encore d'utiles précautions; il faudrait que la condition de l'habitation, la protection du corps, fussent suffisantes. Ce doit être un idéal à atteindre, encore faut-il les moyens matériels d'y arriver.

La phtisie est relativement rare à la campagne et nous n'en parlerions pas si une étude du professeur Verneuil au congrès de la tuberculose (juillet 1891) n'avait attiré l'attention sur le rôle qu'on attend peut-être des champs pour l'amélioration du sort des malades urbains. La thèse de M. Verneuil est que la tuberculose étant rare, peu grave, offrant des rémissions, même des survies à la campagne, il y a intérêt pour les citadins à émigrer et à quitter les villes pour venir peupler les villages, La question est assurément des plus graves. M. Verneuil ne l'a pas dissimulé, puisqu'il a posé lui-même les diverses objections qu'on y peut faire. « Les tuberculeux, dit-il, présents, passés et futurs sont si nombreux dans les grandes villes, que leur exode amènerait une diminution notable de la population. Cette décentralisation morbide aurait sans doute l'avantage de purifier relativement les milieux urbains, mais aussi l'inconvénient grave de disperser partout le germe de la tuberculose et d'infecter par suite les milieux ruraux, de sorte qu'au bout d'un certain temps l'émigration n'aurait plus ni but ni effet. Enfin, où se caseraient ces nombreux émigrés ? Seraient-ils collectés? Seraient-ils disséminés? Qui se chargerait de recevoir les individus isolés? Dans quelles localités pourrait-on les réunir ? Quand la loi tient compte des protestations que soulève l'établissement des industries insalubres, comment pourrait-on contraindre telle ou telle commune à recevoir le dangereux dépôt de quelques centaines de tuberculeux ? »

Les objections sont sérieuses et on n'y a pas en effet répondu. Mais c'est à l'hygiène générale de la campagne qu'il faut aussi songer ; elle n'est pas ce qu'on la croit ; cet air pur, aseptique, si l'on veut, qu'on envie, et à raison, et qui protège le paysan, ne le préserve pourtant pas des infections que le hasard lui apporte dans son village ou dans sa maison.

Il est aujourd'hui, peut-être plus qu'autrefois, débilité par le travail, l'alimentation insuffisante, les excès ; il serait un terrain organique tout prêt à une infection tuberculeuse en même temps que le milieu dans lequel il vit n'est pas irréprochable et qu'il ne sait pas se défendre contre les envahissements et les contagions. La tuberculose n'a pas encore, cela est vrai, atteint les campagnes ; mais qu'y produirait-elle si elle venait s'implanter partout? La question est assez difficile à résoudre pour qu'on y prenne garde.

Hâtons-nous d'ajouter que cependant la solution peut être relativement facile en suivant l'exemple de Philadelphie, où une société financière s'est formée pour fonder des villages spécialement destinés au traitement des tuberculeux de toutes les classes de la société. C'est au fond la réalisation de l'idée du professeur Verneuil sans l'apport au village actuel, si souvent insalubre, d'un microbe infectieux qui finirait peut-être par s'y trouver à merveille et y proliférer à l'aise.

II. Maladies de l'appareil digestif. — Autrefois l'appareil digestif fournissait relativement peu d'affections à la campagne ou tout au moins certaines maladies comme la diarrhée, la dysenterie seules étaient fréquentes. Un mal inconnu au paysan disait, Munaret, c'est la *pituite*. De même, les gastrites, les dyspepsies, etc. Il n'en est pas tout à fait ainsi depuis quelques années et la dyspepsie, cette maladie des personnes sédentaires, est connue à la campagne. Les causes qui la produisent sont l'alimentation et les boissons, surtout ces dernières. Si, en effet, l'alimentation est demeurée végétale, si la viande en fait toujours peu partie, si l'estomac peut souffrir de l'élaboration chimique d'une grande quantité d'aliments féculents, jadis, tout au moins, dans beaucoup de centres, le vin venait ajouter à la fonction un stimulant salutaire et l'organe restait sain et fort.

Aujourd'hui, l'alimentation médiocre est accompagnée d'une boisson fermentée, désagréable et mauvaise. M. le Dr Corneille Saint-Marc (1) a expérimenté cette boisson faite de tous les fruits avariés du verger et dont l'emploi est général; il en a été fort incommodé. « Mes digestions, dit-il, se sont tout d'abord troublées, j'ai éprouvé du pyrosis, des éructations, de la flatulence, une cardialgie excessivement pénible après tous les repas; enfin, une diarrhée persistante m'a contraint de mettre fin à mon expérience. »

A cela il faut ajouter l'influence des boissons alcooliques; si, dans le Poitou, elles n'ont pas grand effet, le paysan ne les recherchant pas avec excès, il n'en est pas de même ailleurs, et ces diverses actions expliquent comment ce qui semblait autrefois l'apanage des villes est devenu commun à la campagne. Ce nivellement général de l'estomac n'a rien de consolant; pourtant l'hygiène pourrait modifier tout cela si on écoutait ses avis.

La diarrhée, même la dysenterie, restent toujours des affections fréquentes, surtout aux moments des chaleurs de l'été et de l'automne. Munaret leur assignait trois causes : écarts de régime, variations atmosphériques, usage des fruits verts; on les retrouve encore dans l'étiologie actuelle de ces affections. Avec un peu de bon sens et de précaution, bien des cas de cette nature pourraient ne pas se produire, mais il faudrait laisser aux animaux les fruits verts, tombés, perdus pour la vente; on devrait surtout en priver les enfants et ne pas les encourager à en user par le mauvais exemple. Il faudrait encore ne pas recourir, quand la maladie n'a pu être évitée, à tous les remèdes des commères qui ne font qu'augmenter l'irritation intestinale et prolonger l'affection. Heureux cependant est celui qui se borne à ces indigestes préparations et ne va pas chercher à la quatrième page des journaux des remèdes infaillibles pour *rafraîchir* les intestins. La crédulité du paysan est un bon terrain pour toutes ces réclames et elles se frayent ingénieusement un chemin jusqu'en son logis. Il faut y opposer la notion vraie des choses et parler à son bon sens, auquel on peut aussi faire appel. Les fruits mûrs ou trop verts, les boissons médiocres, ou froides, les refroidissements brusques sont des causes certaines de troubles gastro-intestinaux, contre lesquels on peut se prémunir; il suffit de le vouloir.

III. **Affections des yeux.** — Les affections des yeux sont très fréquentes à la campagne, mais quelques-unes d'entre elles semblent avoir une prédominance marquée; ce sont, outre les traumatismes résultant du travail, les affections catarrhales du sac et des voies lacrymales et la cataracte.

Les traumatismes varient de gravité selon les cas; les plus bénins sont ceux qu'il faut rattacher à la présence de corps étrangers, soit sur

(1) *Poitou médical.*

la conjonctive, soit sur la cornée. Ces accidents sont très nombreux à la campagne : ce sont des poussières, des graines fines, des débris de paille, des coques de millet, voire aussi des insectes, des mouches. Le plus fâcheux est que le paysan n'attache pas souvent grande importance à ces menus faits, et, s'il réussit quelquefois à s'en débarrasser aisément, il méconnaît d'autres fois la présence de ces corps étrangers. Ils entretiennent une vive inflammation de la conjonctive, lui font recourir à l'emploi de collyres plus ou moins infaillibles, qui ne lui donnent aucun soulagement. Il faut dire cependant qu'il use volontiers d'une petite pratique qui n'est pas mauvaise au fond, c'est de glisser dans le cul-de-sac conjonctival un anneau qui déplace le corps étranger, ou bien encore il attire fortement la paupière supérieure en la saisissant par le bord libre ou les cils et essuie la surface interne sur les rangées de cils inférieurs qui font là l'effet d'une petite brosse.

Les coques de millet donnent lieu souvent à des méprises fâcheuses. De Wecker (1) cite des cas de ce genre et j'ai eu moi-même à en observer qui avaient résisté naturellement à de nombreux collyres, et qui par leur injection périphérique, l'apparence pustuleuse ou de petit abcès simulaient aisément une affection grave qu'un petit coup de stylet guérissait rapidement.

Les poussières peuvent par elles-mêmes provoquer des irritations conjonctivales, mais elles peuvent, suivant leur provenance, être accompagnées de produits toxiques. Ainsi Poncet (de Cluny) cite un cas de conjonctivite bacillaire chez un cultivateur occupé à écheniller des arbres et qui reçut dans les yeux des poussières qui provoquèrent immédiatement une cuisson intense et dès le lendemain de l'hypérémie conjonctivale suivie en quelques heures de sécrétion purulente.

L'examen microscopique du pus décéla la présence d'un très grand nombre de petits bacilles formant des colonies analogues à celles du coccus de Neisser et que Poncet pensait pouvoir provenir de la poussière de nids et des excréments du *Bombyx pithyocampa*.

Il serait peut-être difficile d'affirmer que les affections conjonctivales et catarrhales très communes à la campagne sont absolument liées à la présence de microbes différents, mais tout au moins le fait de leur fréquence n'est pas douteux. On peut avec quelque apparence de raison les rattacher aux influences générales de climat ou de saison qui exercent leur part d'action dans la genèse de ces maladies ; mais, d'un autre côté, il est juste de penser que l'absence des soins de propreté, les mains souvent imprégnées de poussière ou de souillures sont des occasions faciles de transport aux yeux de produits ou de germes irritants.

Parmi les kératites, il en est une qui atteint particulièrement les agriculteurs et porte le nom de kératite des moissonneurs.

(1) *Thérapeutique oculaire.*

Cette affection est souvent grave. Elle a pour cause l'introduction avec violence dans la cornée de barbes d'épis. Ces corps, d'après Galezowski, cheminent, à chaque nouveau mouvement des paupières dans la membrane de Bowman d'où il est impossible de les retirer, ils causent une inflammation vive, une nécrose de la cornée et peuvent entraîner la perte de l'œil.

Quelquefois le corps étranger ainsi fixé dans la cornée n'est enlevé qu'en partie et une portion de l'épi demeure. Pour le Dr G. Martin, la gravité qui est presque toujours la règle (car, sur 130 cas, il l'a observée 128 fois) tient surtout à la dépendance d'une blennorhée des voies lacrymales préexistant. Ce que personnellement nous avons pu constater des affections oculaires chez les habitants de la campagne nous fait incliner à adopter cette opinion. Il faut ajouter que les conditions organiques produites par le travail au moment même des moissons, c'est-à-dire où les accidents de cette nature sont fréquents, aggravent encore la situation ; le surmenage physique, la chaleur du sol, l'état congestif qui en résulte, les poussières, peut-être aussi les microbes, tout concourt à faire évoluer rapidement une inflammation qui, d'abord traumatique, peut secondairement avoir un caractère malin ou infectieux.

Abadie (1) est également très affirmatif sur ce point. Il rappelle d'une part que la kératite ulcéreuse et grave, à hypopyon, doit son intensité et sa gravité à l'action des produits septiques, ainsi que l'ont démontré les recherches expérimentales d'Eberth, de Stromeyer ; de l'autre, que la kératite des moissonneurs se produit au moment où les circonstances mettent l'organisme dans des conditions défavorables. Les conseils d'un homme de l'art sont ici indispensables et il convient seulement d'éveiller l'attention du cultivateur sur la gravité de pareilles maladies. Le traitement, pour être efficace, doit être mené rapidement et il faut se soumettre sans retard aux opérations nécessaires.

Cataracte. — La cataracte est plus fréquente à la campagne qu'à la ville ; les spécialistes sont d'accord sur ce point, et le fait, s'il n'est pas démontré par des chiffres précis, doit être néanmoins considéré comme absolument certain. Les raisons qu'on peut invoquer pour expliquer cette fréquence sont variables. Galezowski fait intervenir l'action de la lumière trop vive et il remarque que chez les paysans l'opacité débute soit par le noyau, soit par toute la périphérie, tandis que chez les gens du monde, qui lisent ou écrivent, ou chez les ouvriers qui ont une application constante des yeux sur des objets fixes ou fortement éclairés, c'est presque toujours le segment inférieur et interne qui est pris d'abord. Abadie suppose que les sueurs abondantes provoquées par les travaux des champs ont également une influence. Peut-être pourrait-on invoquer aussi l'état général débilité souvent par une alimentation insuffi-

(1) *Traité des maladies des yeux.*

sante ou de qualité mauvaise; l'ergotisme, qui, d'après L. Mayer, prédispose au développement de la cataracte, est le résultat d'une intoxication, et, par analogie, il n'est pas impossible d'admettre que des substances de même nature que l'ergot, dont l'alimentation du paysan est moins que tout autre à l'abri, pourront produire des effets analogues. Quoi qu'il en soit et en attendant que la question d'origine de la cataracte soit scientifiquement plus complètement étudiée, le paysan est souvent atteint, et le plus fâcheux est qu'il est ennemi des opérations et se résout difficilement au traitement, si rationnel et si excellent, que lui offre l'art chirurgical.

Son appréhension inqualifiable pour l'opération, sa croyance trop facile aux remèdes empiriques, aux promesses trompeuses des charlatans, lui font méconnaître au moment utile le seul remède efficace. L'âge arrive et, devenu à la charge des enfants, il n'aspire plus qu'à une retraite paisible et frappe à la porte d'un hospice. Ce n'est pas, en effet, la cataracte sénile que l'on rencontre toujours; très souvent elle se présente dans des conditions d'âge et de santé qui la font parfaitement opérable.

Il serait à désirer que le paysan fût sur ce point mieux conseillé et qu'il acquît la conviction que le vrai remède, le bon, est l'opération qui presque toujours lui rendrait la vue et lui permettrait le travail.

Cécité. — La cataracte, les affections traumatiques et certaines maladies graves font la cécité fréquente à la campagne. D'après les dépouillements relevés par Bertillon (1), pour 100 000 habitants on compterait 97 aveugles en moyenne dans les départements du Midi, 96 dans ceux du Nord et 73 dans ceux du Centre. La part exacte qui incombe ici à la population rurale n'est point faite; elle se déduit seulement de ce fait que les départements du Midi surtout sont agricoles, peu ou point industriels, et que l'élévation du nombre des aveugles est ainsi en rapport direct avec la diffusion de la population rurale. Une autre raison encore permet d'affirmer que celle-ci fournit dans tous les pays le plus gros contingent d'aveugles, c'est que, de l'aveu des spécialistes et des hommes compétents en ces matières, l'ignorance avec son cortège inséparable de préjugés et de mauvaises pratiques grossit le chiffre des aveugles. Le Dr Roth, que Fieuzal appelait l'apôtre infatigable de la prévention de la cécité, a montré à La Haye (Congrès d'hygiène) combien la statistique du Dr Magnus portant sur 2528 cas était édifiante.

Le diagramme ci-contre qui en donne le résumé nous montre que tandis que la cécité congénitale n'est que 3,83 pour 100, la cécité par maladies idiopathiques, parmi lesquelles l'ophtalmie purulente des nouveau-nés tient la première place, est de 67 pour 100, les accidents viennent ensuite pour 10,72 pour 100. La connaissance de ces

(1) *Dictionnaire encyclopédique.*

faits permet de dire, comme le faisait le Dr Roth, que l'ignorance et la négligence sont les deux grands facteurs de cette énorme infirmité sociale. Le travail du Dr Fuchs, qui obtint le prix offert par la Société pour la prévention de la cécité, confirme ces résultats. Les statistiques de nos spécialistes, en ce qui concerne d'autre part les résultats obtenus par une pratique scientifique et une intervention utile, montrent avec non moins de rigueur combien les dangers qui menacent les enfants peuvent être écartés, combien on pourrait encore en éloigner dans l'âge adulte en prévenant les accidents ou les maladies comme la variole. Il faut donc penser surtout dans nos campagnes à lutter contre les préjugés, les erreurs, l'ignorance, et, par une hygiène préventive sagement

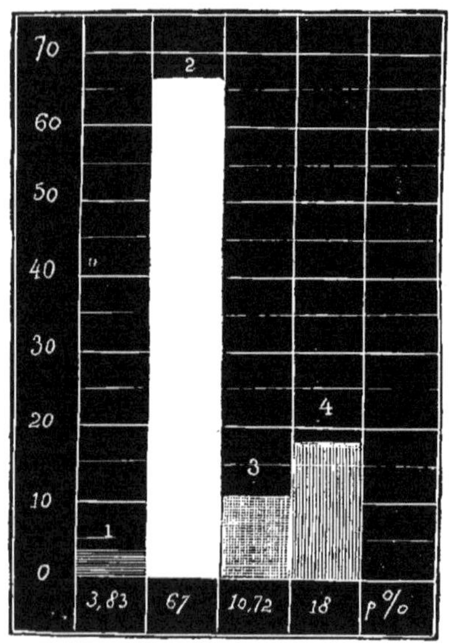

Fig. 66.

Statistique du Dr Magnus
(2528 cas).

1° Cécité congénitale...... 3,83 p. 100.

2° Cécité par maladies idiopathiques (Ophtalmie purulente des nouveau-nés).................. 67 —

3° Cécité par accidents..... 10,72 —

4° Cécité par causes diverses. 18,07 —

appliquée, arriver à diminuer de jour en jour le nombre des aveugles et par suite la lourde dépense qu'ils entraînent.

Il est très connu que les troubles fonctionnels de l'œil, tels que la myopie par exemple, sont exceptionnels à la campagne. Toutes les statistiques, et non pas celles de ce siècle seulement, témoignent de la rareté de la myopie parmi les populations rurales, pastorales, maritimes; elles constatent, au contraire, sa fréquence énorme dans les classes civilisées. « Pour n'en citer qu'un exemple, dit Giraud Teulon (1), les exemptions du service militaire par myopie n'atteignent pas plus de 2 à 3 pour 100 dans les campagnes; nous avons eu par contre connais-

(1) *Dictionnaire encyclopédique.*

sance d'une promotion à l'École polytechnique contenant 35 myopes sur 100 conscrits. »

De la répartition géographique des exemptés pour myopie étudiée par le Dr Lagneau, on ne saurait tirer aucune conclusion précise en ce qui touche la population rurale. Le résumé suivant tendrait à faire admettre surtout une question de race plutôt qu'une influence géographique.

Sur 100 000 examinés, exempts pour myopie :

Dans les départements	armoricains	bretons du Nord-Ouest....	151
—	—	celtiques du Centre....................	169
—	—	belges, Normands du Nord-Est..........	391
—	—	aquitains, Ligures du Midi...............	517

Mais, si l'on considère cette prédisposition ethnique même comme indiscutable, il ne reste pas moins vrai, d'après les statistiques de Cohn et de bien d'autres, que l'éducation joue un rôle prépondérant dans la myopie acquise, et celle-ci suit une proportion ascendante des écoles rurales aux gymnases ou écoles supérieures..

Les troubles fonctionnels, les maladies de l'accommodation sont donc incontestablement peu fréquents à la campagne; cependant ceux qui sont en quelque sorte physiologiques et la conséquence des altérations organiques produites par l'âge ne sont pas rares; le plus grand inconvénient que ces troubles offrent pour la population rurale, c'est que la correction à l'aide de lunettes en appartient au premier marchand roulant venu, et que l'idée ne vient pas au campagnard de prendre sur ce point un bon conseil. Le danger est ici moindre qu'à la ville, je le confesse, mais il est aussi important à signaler, parce que la résistance sera grande et la routine parfois invincible.

IV. **Otites.** — On pourrait faire à l'otite une place à peu près égale à celle de la kératite dans la pathologie rurale; l'introduction de corps étrangers, d'épis, au moment des moissons, est un accident fréquent à la campagne ; l'oreille est également lésée souvent par l'action directe des pailles. Mais la fréquence des cas graves est, semble-t-il, moindre que celle des yeux, et c'est en réalité plus exceptionnel. Le cas échéant, il faut tout de suite recourir à l'extraction des épis, ce qui n'est pas toujours facile.

Avouons aussi que la malpropreté habituelle du paysan préserve souvent le tympan, mais cette circonstance favorable n'est pas à invoquer puisqu'elle a, elle aussi, sa part d'influence dans la production des maladies de l'oreille ou dans les troubles de la fonction de l'ouïe.

V. **Hernies.** — La hernie pourrait être à bon droit considérée comme une affection professionnelle chez le paysan, non seulement parce qu'elle y est fréquente, mais aussi parce qu'elle résulte souvent d'efforts musculaires considérables qu'il développe dans son travail.

Le fait de la fréquence n'est pas douteux ; il a été prouvé en ce qui concerne la France par les chirurgiens Malgaigne, Gosselin, et plus complètement en Angleterre par celles de Kingdon, qui a relevé sur les registres de la Société des bandages de Londres pour les années 1859, 1860, 1861, la profession de tous les malades auxquels la Société a délivré des appareils. D'après ce relevé, les catégories les plus chargées sont par ordre décroissant les travailleurs de la campagne, les commissionnaires, les menuisiers ou charpentiers, les domestiques mâles, les jardiniers, les charretiers, les forgerons, etc. Les agriculteurs tiennent donc le premier rang pour cette infirmité.

L'influence des climats et des pays comme cause des hernies a été étudiée et ne semble pas bien nettement établie par les faits. Elles paraissent inégalement distribuées sur notre propre territoire. Boudin, Malgaigne, ont trouvé qu'elles sont rares chez les Bretons; le premier, contrairement à Malgaigne, a remarqué qu'elles sont presque aussi rares parmi les habitants du plateau central. Au contraire, il y aurait le long du littoral de l'Océan deux zones où se trouvent les maxima des conscrits hernieux, l'une qui peut être placée entre la Dordogne et la Loire, et la seconde au nord de la Loire entre ce dernier fleuve et le Seine.

Il convient de remarquer que ces renseignements ne portent que sur un contingent relativement minime de hernieux et ne peuvent avoir qu'une importance secondaire.

D'après Malgaigne, en effet, sur 300 malades examinés à différentes périodes de la vie, on en rencontre :

De 10 à 20 ans................	24
De 20 à 30 ans................	45
De 30 à 40 ans................	68
De 40 à 80 ans................	163

Les hernies suivent donc une proportion croissante avec l'âge, et c'est surtout dans les travaux de force et dans la débilité progressive des parois abdominales qu'il faut en chercher la raison. L'influence de l'alimentation est assez plausible. C'est par elle que le Dr Amen (Thèse, 1856) expliquait la fréquence de la hernie chez les classes pauvres et le campagnard. Il croit que l'usage à peu près exclusif des légumes et la privation habituelle de la viande peut produire, chez ceux qui suivent ce régime, une ampliation du tube intestinal, et principalement de l'intestin grêle, analogue à celle qui existe normalement chez les animaux herbivores. Cette hypothèse ingénieuse n'est pas vérifiée, il est vrai, mais il est exact, tout au moins, qu'une alimentation insuffisante amène une débilité plus grande des parois abdominales, leur maigreur et facilite ainsi l'engagement intestinal à la suite d'un effort relativement modéré.

Les femmes sont à la campagne presque aussi sujettes aux hernies que les hommes; elles sont adonnées aux mêmes travaux; de plus, elles y sont particulièrement prédisposées par les circonstances pathologiques ; le relâchement des parois abdominales à la suite des grossesses, les affections utérines provoquant le développement abdominal, ou entraînant par le poids des déplacements organiques, l'amaigrissement des parois, la débilité générale facilitent la hernie.

En résumé, il faudrait seulement voir dans ces différentes circonstances des prédispositions plus sensibles chez l'habitant des campagnes que chez tout autre et que le travail rendrait aussi particulièrement graves. Mais c'est à celui-ci surtout qu'il faut attribuer la part principale. L'attitude dans le travail a aussi une grande importance ; par la statistique de Kingdon, on voit que c'est le travail debout qui est le plus à redouter. L'influence de l'attitude a du reste été débattue. D'après Malgaigne, les déplacements des viscères seraient surtout facilités par les efforts faits dans une position telle que les membres inférieurs soient dans l'abduction, les cuisses étant à demi fléchies par rapport au bassin. D'après Thompson et Richet, ce serait surtout l'adduction qui relâcherait l'anneau externe, et aucune position, suivant Richet, n'aurait d'influence sur l'anneau inguinal profond. S'il en est ainsi, ajoute M. Le Dentu, l'influence des attitudes sur la production des hernies serait nulle, elles n'agiraient que sur les hernies ayant déjà dépassé cet orifice profond et déjà engagées dans le canal. Cette réflexion très juste fait qu'il ne faut pas apporter en cette question un jugement trop absolu ; d'autre part, on constate bien souvent à la campagne que les hernies chez les travailleurs se produisent dans l'attitude décrite par Malgaigne.

La hernie est certainement grave par elle-même pour le paysan, mais elle est encore plus redoutable par les conséquences de son incurie habituelle en matière de santé.

Une fois produite, en effet, il faut la traiter, c'est-à-dire la réduire, et le plus souvent le médecin n'est mandé que tard et le malade se prête mal à un taxis suffisant ; réduite, il faut encore un bandage approprié pour la contenir. Acheter un bandage, surtout un bon, est une affaire pour le paysan qui veut souvent confier ce soin à lui-même plutôt qu'à son médecin. Il veut de la marchandise à bon marché et ne se préoccupe pas de savoir si un objet de pacotille lui sera de quelque utilité. Dans son intérêt, il faudrait pouvoir faire du bandage un médicament que seul le médecin aurait le pouvoir de fournir. Combien de fois aussi cette dépense immédiatement nécessaire tombe dans un moment de gêne réelle et c'est ainsi, dit Munaret, que beaucoup de paysans meurent pour ne pouvoir acheter ou renouveler le bandage qui peut contenir la hernie qu'ils doivent à un travail forcé.

Pour les cultivateurs encore et avec leur labeur pénible, les hernies sont une véritable infirmité ; elles se contiennent difficilement avec des bandages insuffisants ou mal posés et un jour ou l'autre elles se compliquent des graves accidents de l'étranglement. Là encore, le paysan ne sait pas l'utilité d'une intervention prompte ; il a peur de l'opérateur qui pourrait au contraire si heureusement lui venir en aide dès les premiers moments. C'est surtout pour les cultivateurs que les progrès de la chirurgie moderne seraient enviables, car la cure radicale vaudrait encore mieux pour eux que tout autre procédé, et plus sûrement qu'un mauvais bandage, elle leur rendrait facile le travail des champs.

VI. **Varices.** — Les varices méritent une mention; elles sont à la campagne également fréquentes chez les hommes et chez les femmes. Pour les premiers, c'est surtout le travail debout, les grandes marches, qui favorisent leur développement; chez la femme, à ces causes il faut ajouter la grossesse et aussi les malencontreuses jarretières souvent faites d'un cordon étroit faisant plusieurs fois le tour de la jambe au haut du mollet et exerçant une constriction telle que la marque en est persistante.

Les varices ne sont guère l'objet d'une préoccupation pour le paysan que si leur développement excessif amène de la gêne dans le travail, ou bien si quelque accident se produit, tel qu'une rupture de la varice avec perte de sang. Cela n'est pas très rare, les contusions, les blessures des jambes, étant fréquentes.

Assujettir le paysan au port d'un bas varice et l'obliger à une dépense assez élevée pour avoir un bon appareil qu'il puisse supporter aisément est assez difficile.

Le plus grave inconvénient qu'entraînent les varices, et celui-là est sérieux, c'est d'être le point de départ, l'origine, d'interminables ulcérations dont quelques-unes prennent un développement dont en dehors de la profession médicale on a peine à se faire idée. A ce point, c'est l'infirmité dégoûtante, sale, empêchant le travail et rendant la vie pénible.

Le paysan avec son scepticisme habituel pour les conseils du médecin et sa croyance dans les remèdes populaires laisse grandir et se transformer en plaies inguérissables des affections qu'à leur début on mènerait facilement à bien. Il a des cataplasmes de sa façon, des pommades de toutes sortes, des onguents merveilleux qu'il fabrique ou que lui fournissent les médicastres non patentés de l'endroit. Le seul conseil que l'hygiène puisse ici donner, c'est de mettre fin à toutes ces pratiques ridicules et dangereuses et de recourir de bonne heure à des conseils autorisés.

§ 3. — Maladies professionnelles.

Nous voulons parler ici non plus seulement des maladies qui naissent à l'occasion du travail, présentent une fréquence véritable chez les agriculteurs et se retrouvent également dans d'autres professions, mais surtout des affections spéciales aux travailleurs des champs. Les unes proviennent du travail lui-même, et ont la plus grande analogie avec les maladies professionnelles; les autres se compliquent d'intoxications, d'autres enfin se lient à des influences extérieures.

Le travail agricole provoque, par la continuité des attitudes et la répétition constante des mêmes actes, divers accidents qui peuvent avoir, selon les cas, une réelle importance; quelques-uns ne causent qu'une gêne passagère, disparaîssent ou s'atténuent considérablement après la cessation des travaux; d'autres fois ils prennent un caractère durable et peuvent donner naissance à des déformations partielles ou générales.

C'est à cette action constante du travail à l'aide d'instruments toujours les mêmes qu'il faut attribuer par exemple la raideur particulière des mains et des doigts qui est très sensible chez le paysan sans lui être cependant absolument spéciale. Il est d'autres accidents qui lui sont encore plus particuliers et que nous allons examiner par genre de travail.

I. **Botteleurs.** — Le travail des botteleurs est fort pénible. Il consiste à réunir avec des liens faits de foin ou de paille tordue des bottes de dimensions généralement semblables. L'opération demande à être menée vivement et les botteleurs de profession acquièrent sur ce point une grande habileté. Les mouvements rapides et énergiques des muscles de l'avant-bras déterminent une inflammation des bourses séreuses et des gaines tendineuses qui a été décrite et étudiée sous le nom de *synovite tendineuse crépitante*, *aï*. La douleur provoquée est quelquefois assez vive pour nécessiter la cessation du travail.

En outre, il peut se produire au genou qui presse constamment sur la botte à lier, ainsi que l'a constaté Vernois, des rougeurs, quelquefois même des callosités et de la raideur articulaire. Les accidents peuvent prendre souvent plus de gravité, l'inflammation atteignant la bourse prérotulienne et causant de l'hygroma.

Layet a observé que l'attitude particulière des botteleurs et cette action du genou pressant avec une flexion continue du membre inférieur occasionnait très souvent des crampes dans le mollet et que l'extension forcée du gros orteil provoquait parfois des douleurs très vives dans l'articulation métatarso-phalangienne correspondante avec un certain degré de subluxation ainsi que de la crépitation douloureuse dans l'extenseur propre du gros orteil.

Ces divers accidents jadis étaient assez fréquents et éloignaient du métier de botteleur; aussi il était lucratif parce qu'il était peu recherché. Il exposait en outre aux divers inconvénients du travail en plein soleil, car les foins bottelés au milieu du jour étaient préférables à ceux bottelés le matin ou le soir. Les difficultés de ce travail et la possibilité de faire mieux ont poussé bien des propriétaires à rentrer le foin en vrac et à procéder au bottelage dans des conditions de travail moins pénibles.

Les procédés mécaniques y ont été également employés et permettent de remédier à une partie de ces accidents dont quelques-uns étaient vraiment sérieux.

II. **Faucheurs.** — Les faucheurs sont surtout exposés à des douleurs musculaires siégeant principalement sur les masses charnues du dos et des reins; ils sont coutumiers du lumbago. Cela tient à la position que réclame nécessairement le maniement de la faux. Chacun sait, pour l'avoir vu, ce mouvement alternatif de droite à gauche de la faux lancée avec une certaine force et entraînant une partie du corps, le tronc et les bras semblant obéir à cette impulsion, mais, en fait, la guidant au contraire. Le point d'appui est sur le sol, les jambes écartées, les reins solides. Il semble à voir l'instrument rasant le sol, entre les mains d'un faucheur habile, que cette opération ne demande qu'un médiocre effort; il n'en est rien. Elle est très pénible et la force développée est grande. Aussi le faucheur est obligé à des repos fréquents, de courte durée, il est vrai, mais qui lui permettent de remédier à la contraction permanente et douloureuse des muscles du tronc et des cuisses. Il en profite pour aiguiser sa faux. Cette opération n'est pas sans danger quand elle est faite sans attention ou trop rapidement. Il y faut prendre garde et se méfier de la confiance que donne en cela l'habitude.

L'emploi de la faucille offre moins d'inconvénients surtout en ce qui touche l'attitude, maise lle a d'autres désavantages. La faucille s'emploie pour le sciage des épis. Les tiges sont saisies par poignées et l'instrument vivement ramené en avant les sectionne. La force déployée n'est pas très grande et le travail est fait au moment des moissons par tout ce qui peut avec quelque utilité être employé, vieillards, femmes, adolescents. L'attitude courbée que nécessite la faucille est cependant pénible et provoque à la longue des douleurs musculaires et même du lumbago chez les personnes trop faibles. Le fauchon employé dans le Nord empêche cette attitude fatigante et aurait à ce titre de réels avantages.

Mais les instruments mécaniques ont beaucoup modifié les habitudes et fait disparaître, avec leur apparition dans les grands domaines, les inconvénients résultant des opérations autrefois longues et très pénibles du travail des récoltes. Dans les petites cultures, où ils ne sont pas usités, le travail limité à de minimes étendues cultivées ne peut pas être de très longue durée; il n'en demeure pas moins, dans bien des cas, fatigant et quelquefois dangereux.

III. **Laboureurs.** — Le laboureur n'est pas exposé de la même manière, suivant les instruments qu'il emploie ; le fait de labourer la terre, c'est-à-dire de la remuer, rentre dans les actes qui en se répétant produisent des lésions musculaires et articulaires, comme cela existe chez les faucheurs, les botteleurs. C'est surtout dans le travail à la bêche, à la pioche, que cela s'observe. Outre la déviation des doigts constatée par Vernois et qui fait, en effet, très reconnaissable la main de l'ouvrier agricole, Layet a constaté chez les bêcheurs un spasme fonctionnel des muscles extenseurs du pied et des fléchisseurs des orteils. Il l'attribue au mouvement répété du pied, généralement le droit, qui pèse sur le fer de la bêche pour l'enfoncer en terre.

L'emploi maintenant général des machines dans la culture rend ces cas plus rares. Pour les instruments agraires, les effets varient avec leur nature, la façon dont ils sont conduits, suivant aussi que l'homme agit directement ou non sur la partie principale, le soc, pénétrant dans la terre. La fatigue du travail peut donner naissance à des douleurs de reins, des lumbagos qui n'ont rien de spécial, souvent aussi à des contusions, à des chocs sur le tronc ou les membres.

L'art du constructeur fait de tels progrès que le travail de l'homme ici se simplifie de jour en jour ; sa tâche, pour n'être plus que dirigeante, l'effort étant réservé aux animaux de labour, n'en est pas moins souvent pénible ou fatigante.

IV. **Maraîchers.** — M. le Dr Pauthier a appelé l'attention sur certains symptômes morbides spécialement dus au travail des maraîchers de l'arrondissement de Senlis. Il s'occupe surtout de ce qui concerne la culture et la récolte du cresson et des artichauts plus particulièrement cultivés de ce côté. Il constate chez les ouvriers cressonniers de nombreuses affections rhumatismales portant également sur les membres supérieurs et les inférieurs, ce qui s'explique aisément par le contact presque constant avec l'eau. Il signale aussi la fréquence de l'hygroma des genoux, qui tient à ce que l'ouvrier reste quelquefois pendant des heures à genoux sur une planche mince en travers de la nappe d'eau où pousse le cresson. Les immersions accidentelles, l'humidité ou le froid amènent aussi des affections pulmonaires, des ophtalmies assez fréquentes.

En pratique, comme le fait justement remarquer M. le Dr Pauthier, il faut demander seulement au cressonnier de se pourvoir de bons vêtements, de chaussures imperméables, et, s'il le peut, d'ajouter pour son propre compte un peu de viande au cresson qu'il cultive.

Pour la récolte des artichauts, ce sont des accidents d'une autre nature, plaies et excoriations des pieds, piqûres fréquentes aux doigts et aux mains. L'ouvrier agricole attribue à l'artichaut lui-même des propriétés malfaisantes, c'est la croyance populaire. Il serait plus sage de n'en rien croire, de ne voir dans ces accidents que des infections locales, d'origine microbienne, et de se soigner en conséquence.

Des recherches de cette nature pour différents travaux de la campagne méritent d'être faites ; elles permettraient de constituer toute une hygiène professionnelle aussi indispensable au cultivateur qu'à toute autre profession.

Il en est ainsi par exemple des *semailles*, dont l'influence fâcheuse a été parfaitement constatée dans certaines conditions, en particulier avec les grains chaulés. Le *chaulage* consiste à tremper les semences dans une préparation de chaux vive, de sulfate de fer ou de cuivre, d'arsenic, afin de détruire les germes qui plus tard attaqueraient la plante. Nous n'avons pas à décrire les différents procédés employés à cette préparation.

Le résultat final est que la graine ayant subi le chaulage est recouverte d'une couche légère de chaux vive, ou de sulfate de fer, de cuivre, d'arsenic. Les semailles à la main mettent donc le travailleur en contact avec un agent fort actif, qui, incessamment remué, adhère à la peau des mains, des bras, et peut même être absorbé à l'état de fine poussière par les voies respiratoires.

Il y aurait donc là un véritable danger qui augmenterait, cela est évident, avec la nature des substances employées.

L'inconvénient disparaît avec l'emploi des machines, *semeuses*. Mais, comme le fait justement remarquer Combes, les dangers de cette pratique sont grands à d'autres points de vue et nous en pouvons parler ici, puisqu'en définitive ils mènent à des troubles de la santé et à des intoxications qui ont été dans certains cas très graves.

Ces accidents se produisent principalement avec l'acide arsénieux, parce qu'un reste de semence chaulée avec cette substance, mêlé à du grain et porté par mégarde au moulin, peut fournir une farine et un pain insalubre ; parce que des froments chaulés et non répandus ont été absorbés par des bestiaux ou de la volaille qui ont été empoisonnés ; parce que des sacs, après avoir contenu la céréale ainsi préparée, de nouveau remplis de blé, avant d'être soumis à un lavage préalable, imprimeront certainement au pain provenant de ce blé des propriétés délétères. Malheureusement, dit Combes, la plupart de ces éventualités ont été déjà converties en réalités déplorables. Il n'en peut être, en effet, autrement et qui peut assurer que dans le maniement à la campagne de substances toxiques et dangereuses comme l'acide arsénieux, la surveillance la mieux exercée ne peut se trouver un jour en défaut.

Il y a là une source de dangers non plus seulement pour le paysan lui-même, quoique, en bien des cas, les animaux qu'il élève ou lui-même en soient les premières victimes, mais encore pour le public.

Il serait donc assez prudent de proscrire la vente des substances dangereuses et elle est des plus faciles par l'intermédiaire des droguistes et des épiciers. L'arsenic, ainsi que bien d'autres toxiques, figure dans la nomenclature, datant de 1820, des substances que les épiciers peuvent vendre en gros et non au poids médicinal.

L'arrêté qui a prescrit la dénaturation de l'acide arsénieux pour l'usage vétérinaire n'a point atteint les épiciers. Il en résulte qu'à l'heure actuelle les dangers que Combes signalait pour la campagne sont aussi grands. Il n'y a rien été changé. J'ai signalé (1) les inconvénients de

1. Congrès de l'Association française, session de Grenoble, 1885.

cette situation, qui en définitive n'intéresse pas que la campagne.

A côté des dangers d'intoxication par le chaulage arsenical, il faut faire valoir l'opinion des agriculteurs. Mathieu de Dombasle, Girardin, Dubreuil et bien d'autres ont démontré que, si le chaulage est un moyen de détruire la *carie* ou *charbon* du blé, le *sulfate de soude* seul ou mêlé à de la chaux suffit et offre tous les avantages des autres procédés sans en avoir les inconvénients et qu'il faut préférer le sulfate de soude aux cendres de bois neuf, mêlées à la chaux vive, à la chaux, à la colombine, aux sulfates de fer ou de cuivre, à l'acide arsénieux, etc.

L'intérêt agricole n'aurait donc pas à souffrir de la proscription des toxiques puisqu'un moyen exempt de dangers peut être préféré.

Mais, bien plus, pour M. Joigneaux, les bons effets du chaulage et du sulfatage sont dus à l'eau chaude employée. Cette eau ramollit la graine, la gonfle et en facilite la germination. Les bonnes semences, venant d'épis sains, n'ont pas besoin de chaulage et il n'a à peu près sa raison d'être que lorsque le cultivateur ne peut répondre de la semence; c'est là le seul cas où le chaulage devrait être employé.

On voit que l'agriculture pourrait ici encore s'associer à l'hygiène; car pour ce travail agricole, qui présente des inconvénients multiples, depuis l'opération du chaulage jusqu'au moment même des semailles, il serait facile d'exclure tous les procédés dangereux et de ne garder que ceux sans danger.

V. **Vignerons.** — Les vignerons sont exposés à diverses maladies professionnelles. La culture de la terre à la pioche, très répandue avec le morcellement des vignes, a plus que tout autre travail contribué à la déformation du corps, à cette attitude si caractéristique de l'inclinaison en avant allant jusqu'à la cyphose. En outre, le traitement des vignes oblige à des manipulations, à des travaux spéciaux dont quelques-uns ont des inconvénients assez sérieux ; ainsi le *soufrage*, par exemple, a, d'après les observations faites dans l'Hérault par Bouisson, produit des ophtalmies qui furent assez nombreuses. On a remarqué que l'espèce de soufre employé avait une influence sur la production ou l'intensité de la maladie. Le soufre sublimé, fleur de soufre, était le plus actif. Quand, par économie, les viticulteurs y substituèrent le soufre trituré, les accidents semblèrent moins graves; enfin, quand on se sert de mélange de soufre à des cendres fraîches ou à des poussières de plâtre cuit, ils sont encore moins à craindre. L'irritation dans ces cas serait purement mécanique et augmentée par le frottement des paupières. Les moyens de protection corrigent ces inconvénients, les lotions rafraîchissantes et à grande eau sont éminemment utiles.

Enfin, les vignerons ont à subir les effets du vin en fermentation.

Les accidents les plus communs se produisent quand les ouvriers descendent dans les cuves. Ils sont connus et les exemples en sont nombreux. Ils sont dus à la présence de l'acide carbonique. Saint-Pierre (de Montpellier) a constaté également qu'en dehors de l'acide carbonique, les cuves pouvaient donner lieu à de l'asphyxie par la présence de l'azote.

L'effet sur l'homme est le même dans un cas ou dans l'autre. Il faut s'en garantir. On doit s'assurer avant de pénétrer dans une cuve ayant servi à la préparation du vin que l'atmosphère y est respirable et on se sert à cet effet d'une bougie allumée. Le procédé est connu. Dès que la mauvaise qualité de l'atmosphère est constatée, il faut aérer. Parmi les moyens rapides et faciles à employer, il faut citer celui que conseille le Dr Menudier (de Saintes), et qu'il décrit ainsi dans le *Journal d'agriculture :* « Cet accident trop fréquent est facile à éviter ; les foudres contenant ma récolte sont de 125 hectolitres chacun ; et, quelques jours après la récolte, mes ouvriers venaient de vider un foudre et on avait pris la précaution d'y introduire une lumière, laquelle fut aussitôt éteinte par l'acide carbonique, ce qui rendait impossible le nettoiement immédiat. Comme il faisait mauvais temps et que je ne pouvais utiliser mes ouvriers dehors, j'eus l'idée de faire décharger dans le foudre dont les portières étaient ouvertes un fusil à deux coups. Dix minutes après, la lumière ne s'éteignait plus et les ouvriers nettoyaient mon foudre sans la plus légère incommodité. »

VI. **Bûcherons.** — Les travaux que nécessitent les bois et l'exploitation des forêts occasionnent plutôt des accidents que des maladies. Les plus fréquents sont ceux produits par l'élagage des arbres et l'abatage ; l'élagage surtout est redoutable quand il s'agit de cimes élevées ; nous n'insisterons pas sur ce point. Les transports en forêts sur des pentes très fortes présentent aussi de graves dangers ; l'habitude rend heureusement les forestiers habiles et les accidents rares.

VII. Insolation. Coup de chaleur. — La chaleur agit sur le travailleur des champs de deux façons, ou par l'action directe du soleil, ou par la radiation et l'atmosphère ambiante. La première de ces actions peut garder la dénomination de coup de soleil, même d'insolation, et à la seconde on donne le nom de coup de chaleur. Lacassagne a particulièrement contribué à bien établir ces différences. Elles ont leur raison d'être.

Le paysan ne peut guère, en bien des occasions, éviter leurs effets. Il subit d'autant plus aisément l'action solaire directe que, pour ne pas trop souffrir de la chaleur pendant le travail, il se débarrasse de tous les vêtements gênants et ne conserve que le strict nécessaire. Aussi la peau des mains, des bras, du haut du tronc, de la face prend une teinte brune accentuée, roussâtre. Avant d'arriver à cette coloration persistante, à ce hâlage, le derme a subi souvent des irritations, des érythèmes aigus suivis ou non de desquamation ; c'est le coup de soleil vulgaire. Cet état n'a rien de grave.

L'action directe de la chaleur ne prend en réalité de la gravité que lorsqu'elle produit par suite de son action une élévation continue de la chaleur intérieure du corps et dépasse la limite de saturation que peut subir l'organisme. La chaleur ambiante, dans le coup de chaleur, produit de pareils résultats; aussi même à l'ombre, quand l'atmosphère est très chaude, les accidents sont possibles.

On peut obvier à l'échauffement direct du crâne par des coiffures, des abris divers; on pare plus difficilement à l'action radiante. L'organisme se défend par les sueurs abondantes en empruntant au corps une grande quantité de chaleur pour produire ces liquides; mais l'évaporation en est rapide, puis cette production, quand elle est excessive, a d'autres inconvénients. Elle amène la sécheresse des muqueuses, la soif, et si on ne peut y satisfaire, la souffrance est vive. C'est en ces moments qu'il faut songer non à calmer la chaleur, mais seulement la sécheresse, à l'aide de boissons, pourvu qu'elles ne soient pas froides.

En tout cas, cette action bienfaisante de la transpiration est limitée et ne peut indéfiniment conjurer le mal. Aussi la raison commande impérieusement d'abandonner le travail, sinon c'est courir à quelque grave accident, même à la mort. Le danger du sommeil sur une terre échauffée et dans de telles conditions de température ambiante est non moins grand, et c'est pour l'avoir méconnu que bien des paysans en ont été victimes.

On a pu faire de l'insolation une affection épidémique; elle figure à ce titre (*Encyclopédie d'hygiène*, tome I, page 728) et la raison qu'en donne M. L. Colin est que les épidémies et les épizooties d'insolation peuvent se produire à volonté, en soumettant une masse d'hommes et d'animaux aux conditions nécessaires et dont nous avons parlé, absolument comme le coup de chaleur sporadique frappera l'individu ou l'animal isolément exposé à ces influences. C'est ainsi que l'insolation aurait son habitat et ses lieux géographiques et qu'elle serait une épidémie des armées par exemple. En ce qui concerne les paysans, nous ne devons pas envisager le coup de chaleur à ce point de vue; pour nous, c'est bien plutôt une maladie essentiellement sporadique et professionnelle. Martin Duclaux en faisait une maladie des moissonneurs; la description qu'il donne sur les cas observés en 1859 sur la population rurale de la Haute-Garonne se rapproche évidemment de la symptomatologie du coup de chaleur. Ce n'est à proprement parler ni une maladie absolument professionnelle ni une affection épidémique; les paysans peuvent n'être pas frappés en nombre, de même que des soldats dans une revue ou en marche; ils peuvent se soustraire aux effets de la chaleur en se protégeant par des coiffures, des abris temporaires, du repos; ils ont donc des moyens de défense que d'autres n'ont pas; en réalité ce sont surtout des cas sporadiques que l'on constate maintenant, et les observations d'insolation en masse comme celles de M. Martin Duclaux ne se représentent plus et la littérature médicale concernant la pathologie rurale n'en contient pas.

Pour la campagne, nous pensons donc qu'il vaut mieux lui conserver ce caractère de maladie née du travail, c'est-à-dire professionnelle.

VIII. **Maladie des roseaux.** — La manipulation des roseaux donne lieu à une affection assez singulière qui participe à la fois des dermatoses et des intoxications. Elle a été étudiée tout d'abord sur les personnes qui travaillent les roseaux, particulièrement dans le midi de la France, et Maurin en faisait la description sous le nom de *dermatose des vanniers dits camisiers* (1).

M. le Dr Proust en rappelle les caractères principaux. C'est au début un malaise général, de la rougeur des paupières et de vives démangeaisons sur tout le corps. Puis, la peau devient rouge et sur ce fond érythémateux on voit apparaître des vésico-pustules disséminées remplies d'un liquide lactescent. La face est tuméfiée; il se forme des ulcérations recouvertes de croûtes. Du côté des muqueuses, les accidents sont surtout prononcés; on observe une conjonctivite et un coryza intenses, et comme les muqueuses buccale, pharyngienne et celle des voies aériennes peuvent être prises, il peut se produire de la dysphagie, de l'oppression, de la toux et des altérations de la voix; enfin on a noté des nausées, des vomissements, des coliques, de la diarrhée, de la dysurie et même la suppression complète des urines. Cet ensemble de symptômes montre bien qu'il ne s'agit pas là seulement d'une action irritante locale exercée par les moisissures blanches qui recouvrent les roseaux, mais aussi d'une absorption de produits toxiques infectant l'économie.

L'affection ne présente pas cependant une grande gravité et s'éteint d'elle-même au bout de huit à dix jours.

Le Dr Baltus (2) relate des cas de cette nature dans une ferme de l'Hérault. Deux cultivateurs, après avoir ramassé des roseaux fanés dans une fosse humide et dégageant une forte odeur de moisi, après les avoir chargés sur une voiture et amenés à la ferme, furent pris le soir même de démangeaisons douloureuses dans les yeux, le nez, la gorge, avec gonflement et rougeur de ces parties; le lendemain apparaissaient les pustules à différents points du corps. Quatre nouveaux cas se produisaient le lendemain sur des hommes ayant manipulé ce tas de roseaux depuis son transport à la ferme. Abandonnés dans la cour, ces roseaux communiquaient la maladie à des animaux, chiens et chats, qui avaient été jouer sur le tas; ils eurent le museau et le pourtour des narines couverts de croûtes rouges, douloureuses.

Examinant cette moisissure, le Dr Baltus y reconnaissait un *sporotrichum dermatoides*, auquel il fallait attribuer l'origine de l'affection.

M. le professeur Heckel (Marseille) a exposé au congrès de Marseille (3) ses recherches sur cette affection qu'on appelle communément dans le Midi maladie de Saint-Maxime; elles tendent à prouver que les acci-

(1) *Revue thérapeutique du Midi*, 1860.
(2) *Journal des sciences médicales de Lille*, 1882.
(3) Association française pour l'avancement des sciences, 1891.

dents observés sont dus à la fois au champignon et à un alcaloïde toxique qui s'y trouve enfermé.

Il est démontré que la sécheresse favorise la diffusion de cette moisissure et que les roseaux mouillés par la pluie n'ont plus aucun inconvénient pour ceux qui les touchent. C'est donc à l'état humide qu'il faudrait opérer les manipulations que nécessite cette industrie.

IX. **Vertige paralysant des bergers.** — Cette affection est signalée et décrite par M. le professeur Hayem (1) d'après un travail de M. le Dr Gerlier, de Ferney-Voltaire (Ain). Elle aurait une histoire assez récente. L'affection prendrait une forme épidémique et s'étendrait d'un canton à un autre. En 1885, elle avait pris naissance à Collex (canton de Genève) pendant l'été et s'était étendue de là à Ferney, Ornex, Maconnex, Magny, Coloviez, Genthod. Elle procède par accès pendant lesquels les malades sont pris d'une douleur à la nuque s'irradiant dans le dos, d'obscurcissement de la vue avec chute des paupières et d'affaiblissement plus ou moins prononcé, dans les membres inférieurs surtout. L'ensemble de ces phénomènes donne aux malades l'attitude caractéristique de l'*aveugle ivre*.

Les trois symptômes fondamentaux sont donc la résolution musculaire, la douleur cervicale, les troubles oculaires. La paralysie porte exclusivement sur les muscles volontaires, particulièrement sur les extenseurs; elle est bilatérale et non exactement symétrique. Le ptosis est le plus constant de ces phénomènes paralytiques; il offre une intensité variable et persiste jusqu'à la fin de la crise. Au début, un nuage couvre les yeux, mais d'une manière passagère, et on ne constate aucun trouble objectif dans les globes oculaires. Le vertige est rare, bien que les malades aient donné à leur affection le nom pittoresque de *tourniquet*. La douleur cervicale paraît également constante, elle simule dès le début de la crise une sorte de *faux torticolis*.

Les accès n'excèdent pas une durée de dix minutes; ils sont d'une intensité très variable et constitués par des alternatives d'accès forts et faibles. Ils surviennent à l'occasion de la répétition de certains mouvements imposés par le travail, celui de traire par exemple, et souvent aussi sous l'influence de l'impression causée par le déplacement des objets extérieurs.

La sensibilité reste intacte et dans l'intervalle des accès la santé est parfaite.

D'après M. le Dr Gerlier, la maladie aurait pour cause un miasme développé dans l'étable. Elle prend la forme d'épidémie de maison et frappe surtout les domestiques qui couchent dans l'étable ou tout au moins ceux qui la fréquentent journellement. Le miasme stabulaire serait plus actif pendant les chaleurs; toutefois s'il offre des rapports

(1) *Rapport sur les épidémies*, 1886.

avec l'encombrement de l'étable, il paraît indépendant de l'état de santé des animaux.

Le repos, l'éloignement des malades en assurent la guérison au bout d'un certain temps, ou plutôt au bout d'un mois. L'affection n'est pas grave.

Le Dr Haltenhoff, de Genève, partage les doctrines de M. le Dr Gerlier. Comment se fait-il cependant que la condition principale qui semble être l'occupation continuelle de l'étable parmi les faits observés et qui se reproduit dans d'autres pays ne donne pas lieu à des accidents semblables ailleurs ?

Cette question que le Dr Haltenhoff se pose (1) et qui est en effet bien naturelle, semble avoir sa solution dans la remarque faite, comme il le dit, par les Drs Rau et Pris à Thoune, c'est que dans la Suisse allemande par exemple, où portent leurs observations, jamais aucun vacher ni aucun ouvrier de campagne ne couche dans les étables.

Il faut retenir, même dans le doute qui peut encore entourer cette maladie, cette constatation qui s'ajoute à celles d'un autre ordre, pour ne pas faire de l'étable un logement de nuit pour l'homme.

X. **Poussières.** — D'une manière générale, les poussières résultant du maniement des fourrages, des terres, peuvent être l'occasion d'accidents divers et, bien que plus particuliers à la campagne, ils produisent des troubles variables suivant la qualité même de ces poussières. Ce sont là des accidents qui peuvent absolument se rapprocher de ceux observés dans l'industrie et qui intéressent particulièrement l'*hygiène industrielle.* Nous n'avons pas à nous en occuper ici. Nous laisserons aussi de côté les troubles assez mal définis et exceptionnels dus aux émanations des plantes. On en avait rapproché ce qu'on appelait l'asthme des foins. La fièvre des foins, avec sa forme catarrhale estivale ou automnale, a été étudiée par M. L. Colin (*Encyclopédie d'Hygiène*, tome I, p. 729) et nous n'avons rien à y ajouter.

§ 4. — Maladies produites par les animaux.

Un certain nombre d'animaux font à l'homme des piqûres ou des morsures qui sont suivies d'accidents. Cette raison les a fait appeler animaux nuisibles; ils sont doués par la nature de moyens de défense dont ils se servent non seulement contre l'homme, mais aussi contre les animaux. Il est donc sage de les bien connaître et de savoir en quoi et comment ils peuvent être dangereux ou incommodes, car tous ne sont pas également funestes à l'homme. Ils procèdent par piqûres ou par morsures. C'est ainsi que nous les considérerons.

(1) *Revue sanitaire de la Province*, 1887.

I. **Piqûres.** — *Abeilles*. Parmi les animaux dont la piqûre est redoutable, il faut tout d'abord citer l'abeille, qui est très répandue dans la campagne et qui est l'objet d'une exploitation, et d'une industrie véritable, par sa production de cire et de miel.

L'abeille femelle et ouvrière porte, comme chacun sait, à l'extrémité de l'abdomen un appareil venimeux composé de glandes qui sécrètent le venin et d'un aiguillon dentelé qui l'inocule et que l'animal fait à sa volonté saillir en divers sens hors de l'abdomen ou rentrer. Cet aiguillon est un appareil compliqué qui possède un *étui* corné dont l'extrémité est assez aiguë pour pénétrer les corps; l'étui, sorte de cylindre ouvert de toutes parts, renferme le *dard* fait de deux stylets longs et déliés adossés l'un à l'autre au moyen de leur face interne qui est plane et creusée d'un léger sillon; l'extrémité libre des dards est garnie de dents dirigées vers la base; l'autre s'articule avec les pièces de la base et communique avec le réservoir du venin, petite poche où se déversent les canaux des deux glandes venipares. Quand l'animal se sert de sa défense il fait saillir l'appareil hors de l'abdomen; l'étui pénètre et après lui les dards s'enfoncent et adhèrent fortement aux parties profondes à cause de leurs extrémités barbelées; l'adhérence est telle que quand l'animal se retire, l'appareil s'arrache de l'insecte et reste planté dans le corps de l'animal ou la peau de l'homme. Lorsque le dard est ainsi planté dans la peau, le venin coule du réservoir, sur la gouttière que forment les deux petits stylets, et provoque les accidents.

Le venin de l'abeille n'est pas très connu; on sait, dit Soubeiran, qu'à l'air il se coagule promptement, a une saveur styptique et qu'il ne rougit ni ne verdit les couleurs bleues végétales. Il posséderait cependant, d'après Carlet, une certaine acidité, et résulterait du mélange de deux liquides, l'un acide, l'autre alcalin, sécrété par des glandes distinctes.

Au moment de la piqûre, la douleur est vive dans le point lésé, puis arrive la tuméfaction. Alors surviennent quelques phénomènes généraux, frisson, fièvre, malaise général, céphalalgie. Les troubles varient d'intensité avec les personnes. Chez les enfants, ils peuvent être assez intenses; d'une façon plus exceptionnelle, ils le sont aussi chez les adultes, puisqu'on cite des cas de troubles de la vue, d'éruptions consécutives. En général, ils se dissipent au bout de vingt-quatre ou quarante-huit heures. Il peut arriver cependant que des piqûres soient mortelles, surtout quand un grand nombre de piqûres ont été faites. Des faits de ce genre ont été observés. Follin (1) rappelle celui d'un homme qu'un grand nombre d'abeilles assaillirent et piquèrent à la poitrine et à la figure; dix minutes après, il succombait avec une respiration faible et entrecoupée, un pouls à peine sensible, une peau froide.

Ces faits, heureusement rares, tiennent vraisemblablement à des

(1) *Traité de pathologie externe.*

idiosyncrasies spéciales, à des dispositions particulières des individus.

La quantité de venin peut y être aussi pour quelque chose. On a également remarqué que les piqûres étaient plus graves lorsque l'aiguillon restait dans la plaie. L'absorption continuerait ainsi à se produire, quand, ce qui arrive aussi, le réservoir vésiculaire du venin reste attaché à l'étui. D'après le Dr Philouze, l'action du venin de l'abeille devrait être comparée à celle d'un ferment; les études faites dans ces dernières années permettent d'affirmer que l'influence nocive spéciale des venins ne doit être attribuée à aucun microbe.

Le traitement est simple; il faut d'abord enlever l'aiguillon s'il demeure encore attaché à la peau, mais avec quelque précaution. Ceux qui veulent le faire à l'aide de leurs doigts et n'y réussissent pas toujours, font quelquefois plus de mal que de bien, car, en comprimant la vésicule, ils rendent plus facile l'absorption du venin. Le mieux est de l'extirper au ras de la peau avec une épingle, ou bien encore, on peut avec des ciseaux en couper l'extrémité, puis l'extraire à l'aide de petites pinces. Quelques lotions avec de l'eau ammoniacale ou des onctions avec de l'huile mélangée d'ammoniaque suffisent le plus souvent.

Guêpes, Frelons. — La piqûre des guêpes présente avec celle des abeilles la plus grande analogie, de même que l'appareil venimeux. Elle est généralement suivie d'enflure et douloureuse. Elle n'offre de gravité réelle que suivant la région piquée, comme la langue, le voile du palais, le pharynx. Dans ces endroits le gonflement peut être tel que la suffocation est dangereuse et peut devenir mortelle.

La gravité tient aussi au nombre de piqûres et on cite l'exemple de mulets qui, attachés près d'un guêpier, furent piqués jusqu'à ce que la mort s'ensuivit (Laboulbène).

Les piqûres multiples, mais non excessives, des frelons ont pu également produire chez l'homme des accidents généraux sérieux et même causer la mort.

Le *Concours médical* (9 janvier 1892) cite le décès récent d'un médecin, le Dr Condon (du Vay), qui fut piqué en septembre au cou et à la joue par des frelons qu'il voulait détruire. Il sentit trois piqûres et fut pris aussitôt de douleurs violentes avec gonflement de la tête et du cou. L'amélioration locale se produisit avec un peu de repos, mais la faiblesse persista; puis, après un mois environ d'un état général de malaise, d'anéantissement, et à la suite d'une course professionnelle en voiture découverte, le matin, les douleurs reparurent vives à la joue piquée, au cou, de nouveau avec gonflement de la tête.

Il y eut un adéno-phlegmon de la joue, de la gorge et du cou et la mort se produisit subitement dans un accès de délire. C'est là un exemple bien saisissant des accidents que peuvent amener les piqûres de frelons; dans le cas si malheureux que nous venons de relater, il faut évidemment faire remonter à une infection indéterminée, tout exceptionnelle, les conséquences de piqûres multiples, et non pas très nombreuses.

Le plus ordinairement, quand les acidents locaux de gonflement, de douleur ont disparu, les symptômes généraux ne persistent pas.

La possibilité de pareils troubles doit faire conseiller un traitement local rapide, énergique et autant que possible antiseptique.

Quant aux remèdes vulgaires, fort en honneur chez le paysan, tels que la fiente de bœuf, le chou, le pissenlit, le persil, l'oignon, il est superflu de dire que leur action est au moins inutile.

Mouches. — Les mouches, dont la variété d'espèces est très grande, ne présentent pas les mêmes dangers. Elles ne sont point pourvues d'appareils venimeux. Mais quelques-unes, les mouches piquantes, les chrysops, les hœmatopota, ont une trompe aiguë, qui pénètre dans les tissus et aspire le sang.

Les mouches offrent cet inconvénient d'être des moyens de transport de germes morbides, de matières putrides ou infectieuses. C'est ainsi que la pustule maligne est inoculée à l'homme par des mouches ayant aspiré du sang d'animaux charbonneux. Les faits de cette nature sont très nombreux. M. Howe a attribué également aux mouches un rôle considérable dans la propagation de l'ophtalmie granuleuse en Égypte et il en fournit la preuve expérimentale (1).

Elles sont aussi dangereuses à l'état, non d'animal parfait, mais de larves. Sans parler de la *lucilia hominivorax*, étudiée particulièrement dans les pays chauds par les médecins de la marine et qui, introduite dans les sinus frontaux, les fosses nasales, a déterminé des accidents redoutables, perte de substance des parties molles, des os, et aussi la mort, la lucilie dorée de nos pays dépose ses œufs sur des plaies, sur le corps des personnes malpropres et c'est aux dépens des tissus que leurs larves naissent et se développent. Il faut rapprocher de ces espèces les *calliphores* et les *sarcophages*. Là où la malpropreté est l'habitude, des accidents de cette nature ne sont pas rares. M. Megnin cite ce qui se produit dans les pays slaves, où le fait est assez répandu pour être considéré comme une véritable maladie, la *myase*. « D'après M. Portchinsky, les larves de la *sarcophage* vivent dans les oreilles, dans le nez et même dans le palais, produisant des douleurs parfois si considérables que les malades en perdent le sens. De fortes hémorragies par le nez ou par les oreilles surviennent qui affaiblissent considérablement les enfants qui les portent et qui sont par suite très pâles et amaigris, les traits du visage tirés, et ils restent même dans cet état encore pendant longtemps après la disparition des larves.

« Les désordres produits par ces larves sont quelquefois considérables. Développées dans l'oreille, elles dévorent les parties molles du conduit auditif; il n'est pas rare de les voir traverser le tympan, d'où une sur-

(1) *Semaine médicale*, 1888.

dité soit passagère, soit durable; pondues dans les yeux, elles peuvent amener la perte de la vue.

« Dans le gouvernement de Mohilew, et particulièrement dans certains districts on trouve à peine quelques villages où cette maladie soit nconnue aux paysans. »

Ces accidents sont heureusement plus rares dans nos pays; mais on les rencontre encore chez les enfants mal tenus et chez lesquels la saleté est ordinaire, chez les adultes qui couchent sur la terre, dans les palliers. J'ai personnellement observé des cas de ce genre. La rapidité du développement des larves est considérable et a quelque chose de vraiment surprenant.

Scorpionides. — La famille des scorpions est, suivant les régions, dangereuse par ses piqûres. Ils appartiennent aux pays chauds; cependant certaines espèces habitent l'Europe et surtout en France le Midi : le *buthus europœus* ou *scorpio occitanus* est rare à l'est du Rhône, plus commun à l'ouest jusqu'à la frontière d'Espagne; *l'euscorpius flavicaudis* fréquent dans toutes les régions méditerranéennes de la France aussi bien à l'est qu'à l'ouest du Rhône, comme en Corse. Ce dernier fuit le grand jour et habite les endroits non humides. « Dans les maisons, dit Laboulbène (1), il se tapit dans les encoignures, dans l'embrasure des portes et des fenêtres, entre les volets brisés, sous les lits; au dehors entre les pierres, les décombres, dans les jardins, sous les pots à fleurs. Il entre parfois dans les maisons habitées, mais dans les limites de son habitat septentrional, il se trouve exclusivement dans les maisons, sous les combles, et même sous les tuiles, comme à Bordeaux. A Romans, il se rencontre fréquemment dans les chambres, mais jamais en plein air comme dans l'extrême midi. »

La piqûre des scorpions a été de tout temps redoutée, mais son danger, quoique réel pour l'homme, est très exagéré par un grand nombre d'auteurs. La pointe de l'aiguillon, d'après Laboulbène, n'est pas très acérée, les pores vénénifères ne sont pas terminaux; il en résulte que l'arme du scorpion n'est pas des mieux disposées pour le défendre.

D'après les expériences de Maupertuis, de Jousset, Simon, Paul Bert, de Laboulbène, il résulte que le venin des scorpions tue rapidement les petits articulés, araignées, insectes, de même les petits oiseaux qui, après la piqûre et la pénétration du venin, vacillent, frissonnent, ont des convulsions et meurent. Les chiens ont pu être tués, incommodés le plus souvent. Les gros animaux, ainsi que l'homme, n'en éprouvent que peu d'effet.

La petite plaie produite par la piqûre forme une minime tache rouge qui s'agrandit et demeure plus foncée au centre. Elle persiste pendant sept à huit jours, plus exceptionnellement jusqu'à quinze. L'instillation du

(1) *Dictionnaire encyclopédique.*

venin donne une douleur vive, cuisante, du gonflement, un œdème plus ou moins fort. L'action varie d'intensité suivant les parties atteintes. C'est rarement la tête et le cou; les accidents sont aussi plus graves dans le jeune âge, chez les petits enfants.

Les remèdes utiles sont ceux de toutes les piqûres de cette nature, c'est-à-dire la succion du point piqué, l'application d'une ventouse, les lotions vinaigrées ou phéniquées.

Moustiques. Cousins. — Des mouches il faut rapprocher les moustiques et les cousins, dont les piqûres, sans être dangereuses, sont cependant incommodes et désagréables.

Les moustiques des pays chauds font des piqûres quelquefois graves, les médecins de marine en citent de nombreux exemples.

Dans nos pays, les cousins très répandus surtout près des mares, des marais humides ou frais, sont souvent excessivement incommodes. On sait que ce sont les femelles qui sont le plus acharnées après les animaux et l'homme.

L'appareil buccal, très compliqué, se termine par une trompe, c'est elle que l'animal introduit dans la peau et à son aide il suce un peu de sang. La salive du cousin est-elle par elle-même irritante? Cela est possible, quoiqu'il ne soit point à proprement parler question là d'appareil venimeux.

Les piqûres donnent une démangaison très pénible; elles s'accompagnent même chez certaines personnes de gonflement plus ou moins persistant.

Les moustiques peuvent jouer un rôle important et tout spécial dans la production de certaines maladies. C'est ainsi, d'après Manson et R. Blanchard, que la femelle du moustique sert au transport de la filaire du sang (1). Par contre, elle pourrait jouer un rôle bienfaisant, dit-on, dans une maladie des pays chauds, la fièvre jaune, où elle inoculerait la maladie sous une forme atténuée qui en ferait un préservatif.

Ces exemples n'ont rien d'applicable à ce qui se passe en nos campagnes, mais ils permettent de supposer qu'à côté de l'action directe de la piqûre, il pourrait à la rigueur s'en joindre d'autres dont l'importance serait variable suivant les cas. Les animaux qui piquent et servent de transport au sang peuvent, même petits, être suspects.

Puces. Poux. Pucerons. — Ces petits animaux qui n'ont aucun danger pour l'homme sont néanmoins incommodes et quelques-uns même comme parasites ont de véritables inconvénients.

La puce (*pulex irritans*) a une piqûre douloureuse et sa salive est probablement irritante; tout le monde connaît la petite tache ronde, ecchymotique qu'elle forme. Chez quelques personnes à peau délicate, un peu de gonflement local lui succède et une démangeaison plus ou

(1) *Revue d'Hygiène*, 1890.

moins vive. Chez les enfants, la piqûre est assez douloureuse pour provoquer des cris, de l'agitation, la perte du sommeil.

Les animaux ont plus que l'homme le privilège de ces désagréables parasites. Le chien, le chat, les oiseaux, les rats, les taupes, ont des espèces qui leur sont spéciales et sur lesquelles elles vivent et se rencontrent en plus ou moins grande quantité. A défaut de soins de propreté, les animaux se débarrassent eux-mêmes et comme ils peuvent de ces hôtes ennuyeux.

La chique (*pulex penetrans*), qui fait de grands ravages dans les pays chauds, s'attaque à l'homme et aux animaux, n'a point à nous occuper en ce qui concerne notre pays.

Poux. — Trois espèces de poux s'attaquent à l'homme et se développent sur son corps. Le pou de la tête (*pediculus capitis*) d'un gris de cendre et long de 1 à 2 millimètres, envahit le cuir chevelu ; le pou du corps (*pediculus corporis, pediculus vestimentorum*), plus volumineux, plus mobile, déposant ses œufs dans les plis des vêtements, les coutures, le linge qui recouvre la peau. Enfin, au pubis (le *pediculus pubis*, morpion), plus petit que les précédents, plus aplati, dont la morsure est plus vive.

Les poux, par leur nombre, par l'irritation qu'ils provoquent, engendrent une véritable maladie de la peau, des éruptions se produisent, quelquefois survivant à l'animal qui les a produites et pouvant se compliquer de furoncles, d'abcès. A cet ensemble de symptômes d'affections cutanées nées du pou et de son développement, on a donné le nom de phtiriase. Les plus étranges idées circulent encore à la campagne sur cette maladie ; elles ont été engendrées par l'ignorance, la tradition et les hésitations scientifiques d'autrefois. Il fut un temps où la croyance à la génération spontanée de ces parasites était acceptée par des savants, elle pouvait donc, *a fortiori*, être vraie pour les campagnards. De là aux fables les plus ridicules, il n'y avait qu'un pas. Les poux ne devaient vivre que des mauvaises humeurs du corps et il fallait les respecter. Des mères semaient volontiers la vermine sur la tête de leurs enfants pour les préserver de maladies. Les détruire, c'était troubler l'équilibre de la santé et provoquer par contre-coup des affections redoutables et mortelles.

La vérité est faite sur toutes ces stupides légendes ; le pou ne naît que si on le porte, lui ou ses œufs, sur quelque point du corps ; il s'y développe avec une rapidité très grande, devient adulte en quelques jours et se met à procréer. Leeuwenhoeck avait fait l'expérience et calculé qu'en deux mois deux femelles pouvaient donner naissance à 18 000 individus. Il ne suffit pas de le faire disparaître, lui, mais aussi ses œufs, sinon la maladie reparaît. C'est donc la contagion et la saleté qui sont les causes essentielles de cette maladie, qui n'a rien de merveilleux ni de providentiel, et dont il faut se garder comme de toutes les autres. Les soins de la tête, l'usage d'instruments de toilette propres et personnels sont les préservatifs du pou de la tête, fréquent à la campagne chez les enfants et aussi chez les femmes. Chez les misérables vivant entassés, dans une confusion et une promiscuité de tous les instants, la contagion est facile et le développement de l'affection énorme; c'est l'histoire de la plique polonaise.

Pour le pou de corps qui se réfugie dans les linges et les vêtements et ne fait ses apparitions sur la peau du corps que pour y chercher sa nourriture, la propreté de la peau et le renouvellement fréquent du linge sont les meilleurs moyens de le combattre.

Il en est de même du *pediculus pubis* qui peut être communiqué par les rapports sexuels, mais aussi par le contact des vêtements d'autrui, la station dans des endroits publics, bancs, lieux d'aisance, chambres d'auberge ou même d'hôtel.

Suivant le développement de la phtiriase, le traitement est plus ou moins long; il a pour condition première la destruction du parasite, puis il faut faire disparaître les accidents cutanés.

Tout cela est généralement facile; le plus difficile, c'est de persuader aux mères qu'elles n'entendent rien à cette maladie surtout en ce qui concerne la tête de leurs enfants. Quant aux poux du corps ou du pubis, on rencontre moins de résistance surtout de nos jours, mais la malpropreté est tellement la règle qu'on a encore bien de la peine à en débarrasser les patients.

Bien qu'il soit très différent comme espèce, on peut rapprocher des parasites que nous venons de voir, et seulement pour les démangeaisons qu'il cause, le *leptus automnal*, connu vulgairement sous le nom de puceron rouge, vendangeron, vendangeur, bête d'août, rouget, etc. Il vit dans les plantes basses et s'accroche surtout aux jambes des personnes.

Megnin fait observer (1) que la lepte automnale n'est que la larve à six pattes du *trombidium soyeux* et il cite des faits qui prouvent que ses attaques sont fort incommodes. Par sa multiplicité, la démangeaison qu'il provoque est telle que l'irritation consécutive peut être rapprochée de l'érythème. Moses a vu toute une famille envahie par les rougets et souffrir d'une inflammation vésiculeuse avec prurit insupportable.

Le rouget s'attaque aussi aux animaux. Chez les animaux qui vont au pâturage, chez les chiens, il se plante autour du museau et des yeux. Autour de certaines fermes, on a vu des nichées de poussins, après des promenades sur les gazons environnants, être tuées par l'invasion des rougets.

Ces exemples cités par Megnin sont suffisants pour prouver que le vendangeron est très incommode; on peut, il est vrai, s'en débarrasser assez

(1) Journal *la Nature*, 1891.

aisément avec des lotions ammoniacales ou mieux encore avec la teinture de pyrèthre, l'essence de térébenthine, le pétrole.

Nous en dirons autant du pou de bois ou ixode, qui appartient au genre d'arachnides acariens, connu aussi sous le nom de *tique*. C'est un hôte désagréable pour l'homme et les animaux et dont il faut pratiquer l'extraction. Les ixodes ont peu de graves inconvénients par eux-mêmes, mais ils peuvent devenir dangereux en se faisant les intermédiaires de poisons septiques et en promenant le sang d'un animal malade sur un individu sain.

Gale. — La gale propre à l'homme provient d'un acarien, le *sarcoptes scabiei*, et est malheureusement trop répandue dans la campagne. Elle se lie étroitement aux habitudes de malpropreté qu'il faut déplorer. La contagion est rendue facile aussi par les instruments qui passent de main en main, par les vêtements. La maladie est assez connue pour n'avoir pas besoin de longue description.

Il faudrait seulement pouvoir efficacement soigner les galeux à la campagne et combattre aussi leur insouciance, leur incurie et leur saleté dans quelques portions de notre pays. Le Dr Favre (de Commentry) signalait des faits donnant une idée de la contagion extrêmement facile dans les habitudes de la vie rurale (1) et montrait combien le traitement en était difficile. Le Dr Vidal a donné une formule, celle du Dr William Peters, qui lui semble efficace. On se sert d'une pommade faite : d'onguent styrax, deux parties ; huile, une partie ; une onction matin et soir pendant quatre ou cinq jours. Il ne suffit pas de détruire l'acare même avec ce procédé, il faut désinfecter les hardes.

On a dit que le four des boulangers y pouvait être employé à défaut d'étuve. Le paysan a des répugnances mal justifiées pour ne pas tirer peut-être parti des ressources de cette nature qu'il a quelquefois sous la main. Mais il vaudrait mieux encore que la désinfection fût mise à sa portée et que l'organisation de la santé publique fût telle que l'on n'ait pas recours à un four de boulanger dont la sécurité serait insuffisante.

Quant à l'incurie, elle est, d'autre part, à noter, et la Bretagne est sur ce point un terrain particulièrement fertile. Le Dr Fouquet disait que, si la gale était une cause d'exemption, les cantons de Pontivy ne pourraient fournir la moitié de leur contingent et certains paysans, dit-il, nourrissent de leur berceau à leur tombeau toutes les générations successives de ces ignobles parasites. Le Dr Mauricet, de son côté, semble croire que la gale remonte, d'après les traditions bretonnes, à une époque bien éloignée, puisque saint Même (né en l'an de salut 665) aurait fait sourdre une source qui avait la vertu de guérir un mal que les médecins appelaient psora et que le vulgaire désignait sous le nom de mal de Saint-

(1) *Revue d'hygiène*, 1881.

Même, c'était la gale. Elle a des titres de noblesse en Bretagne. L'ignorance semble ajouter beaucoup à l'incurie, puisqu'un maire du Morbihan, répondant à l'enquête faite en 1885 à propos de la gale, écrivait : « inconnu, je ne sais si cette race règne dans la commune ».

Elle ne se rencontre pas malheureusement qu'en Bretagne ; les vagabonds qui vont de paliers en paliers, couchant au hasard, n'importe où, sèment avec eux la vermine qu'ils portent.

La misère, la saleté, font à la gale des occasions multiples de propagation. Il faudra de grands efforts pour lutter contre cette maladie de médiocre importance sans doute, mais qui dénote de grands vices sociaux et des plaies morales difficiles à guérir.

II. **Morsures.** — *Vipère.* La vipère est le seul serpent venimeux que nous ayons en France. Il est assez répandu ; on en trouve en Vendée, dans le Poitou, le Limousin, l'Auvergne, près de Grenoble, Lyon, dans les forêts, surtout dans celle de Fontainebleau.

La vipère aspic (*vispera aspis*) présente trois variétés qu'on appelle communément grise, rouge, noire. Ces deux dernières passent pour les plus dangereuses.

Les autres espèces répandues en Europe sont la peliade (*vipera berus*) et l'ammodyte (*vipera ammodytes*).

Les caractères extérieurs de l'animal permettent de la différencier aisément de la couleuvre, espèce innocente et assez commune. La tête est déprimée, élargie en arrière, et présente une forme triangulaire ; elle est recouverte de petites écailles. Le corps est généralement court et trapu, cylindrique, un peu évasé à sa partie moyenne, la queue est subitement atténuée vers la pointe et courte. La robe présente des variations de teinte et le long du dos une raie brune flexueuse, sur les côtés du corps des taches foncées de forme variable. La mâchoire a une organisation toute spéciale. Elle porte de chaque côté deux crochets courbes et mobiles. Un canal parcourt le centre de ces crochets et vient s'ouvrir par une fente étroite vers leur sommet et sur leur face convexe. Une vésicule, le réservoir à venin, couvre la racine des dents à crochet et verse dans leur canal le venin qui lui arrive d'une glande ; des muscles compriment cette glande et en chassent le venin. Lorsque l'animal veut mordre un objet, il s'élance et le choc de son museau fait basculer les maxillaires inférieurs, la bouche s'ouvre, les dents à crochet se redressent, puis s'enfoncent perpendiculairement dans les parties mordues en même temps que les muscles compriment la glande dont le venin est expulsé.

Le venin à l'état frais ressemble à de l'huile d'amandes douces ou à une solution de gomme, est presque incolore ou très légèrement jaunâtre. Il n'a point d'odeur et est à peu près sans goût et sans action sur la muqueuse buccale. Il varie en quantité suivant l'animal. Une vipère de la force de celles qui habitent les halliers de la Vendée possède, quand elle n'a pas mordu depuis quelque temps environ 0 gr. 15 de venin, mais, lorsqu'elle frappe, elle n'en dépose qu'une partie dans chaque morsure (Viaud-Grand-Marais). L'analyse chimique du venin y a fait découvrir un principe albumineux spécial auquel on a donné le nom de vipérine ou d'échidnine et qui en est le principe actif.

D'après les expériences de M. Kaufmann à Lyon, le venin frais de la vipère commune est toujours acide et rougit fortement le papier bleu de tournesol, tandis que, après quelques jours de conservation en solution aqueuse, il se borne à décolorer le papier bleu. Cet expérimentateur a semé du venin, avec toutes les précautions d'usage, sur de la gélatine et de l'agar-agar peptonés; les tubes se sont toujours montrés stériles. M. Viaud-Grand-Marais a également constaté que dans une solution de poison les bactéries et les micro-organismes n'apparaissent que lorsque le liquide s'altère. Le venin de la vipère agit donc comme la ptyaline, la pepsine, à la manière des ferments.

La morsure donne lieu à des accidents variables, suivant qu'elle est accompagnée d'injection de poison ou faite par une simple déchirure et une légère inoculation.

La douleur primitive est modérée, ressemblant à une piqûre de ronce ou même d'aiguille, quelquefois elle est plus vive et laisse une sensation de brûlure qui se répand dans tous les membres. Il y a peu d'écoulement de sang, quelques gouttes, à moins qu'un vaisseau n'ait été atteint.

Puis viennent les symptômes locaux. C'est d'abord de la tuméfaction, de l'engourdissement, un abaissement de la température et des taches livides. Ces accidents locaux peuvent déterminer parfois des abcès, des phlegmons, des escarres.

Puis surviennent des phénomènes généraux dont les principaux sont des troubles intestinaux, des faiblesses, sueurs froides; en même temps que cette grande prostration, arrivent des troubles nerveux, convulsifs, dont la mort est le terme.

Si les symptômes de réaction, fièvre, chaleur, sueurs abondantes, se produisent, la situation s'améliore et les symptômes locaux s'amendent. C'est la guérison.

La gravité de la morsure de la vipère est assez grande : elle varie suivant la morsure, le venin inoculé, suivant aussi les conditions physiques du blessé. D'après Viaud-Grand-Marais, la mortalité est en Vendée de 1 pour 25 personnes mordues. Les enfants, les convalescents, les gens impressionnables, résistent moins que les adultes, les vieillards et les individus bien portants ou courageux. Les vêtements peuvent être une protection. La morsure est plus dangereuse aux membres qu'au tronc et même à la face. La vipère peut se glisser sous les vêtements pendant le sommeil pris dehors, en plein air; la sensation froide qu'on éprouve peut provoquer le réveil et un mouvement brusque qui met l'animal en état de défense; d'autres fois on est mordu en marchant, en heurtant l'animal, ou bien en voulant le saisir.

M. Viaud-Grand-Marais, dans ses études si complètes sur ce sujet, a donné toutes les indications du traitement à opposer aux morsures. Il faut d'abord former une barrière à la circulation du venin, pour le combattre sur place. Une ligature répond à la première indication ; puis il faut pratiquer la succion. « La succion immédiate suffit, dit M. Viaud-Grand-Marais, pour empêcher tout phénomène d'intoxication générale. C'est ce que j'ai constaté toutes les fois que je l'ai pratiquée. Elle est sans danger, à moins, chose rare, que l'on n'ait des ulcérations de la bouche, et je ne connais pas un cas dans lequel des accidents d'envenimation aient pu lui être justement attribués. On peut, par excès de prudence, cracher après chaque succion et se laver la bouche avec de l'eau-de-vie. » Quant aux contre-poisons à appliquer sur place, substances chimiques sérieusement actives, il n'en est guère sur lesquels on puisse compter. Aucune ne vaut la destruction locale par le feu. Le froid en applications immédiates n'est pas mauvais; les paysans de l'Ouest font des cataplasmes de lait caillé qui agissent de cette façon.

Après le traitement local, immédiat, et pour combattre les symptômes généraux de l'envenimation si elle se produit, il faut demander à la thérapeutique et aux secours de l'art les moyens d'agir. Les remèdes populaires, les plantes employées sont presque toujours des excitants, des sudorifiques. L'exercice forcé, très en usage en Vendée, peut réussir parfois en provoquant de même des sueurs abondantes. C'est là en somme le traitement réactionnel favorisant l'élimination rapide du poison. L'empirisme est ici d'accord avec la raison scientifique. Mais l'envenimation avec ses dangers doit être soignée par le médecin ; il ne faut guère conseiller au paysan que le traitement local immédiat et il est bon qu'il le connaisse.

Araignées. — Les araignées sont très répandues; les espèces nombreuses renferment des animaux de tailles et de mœurs très différentes. Les espèces nuisibles pour l'homme sont assez restreintes. On peut même contester tout danger à leurs morsures. Laboulbène est sur ce point très affirmatif : « Les araignées sont pourvues de venin, cela est incontestable; ce venin agit sur les insectes dont l'arachnide fait sa proie. Dans les régions que nous habitons, le venin ne produit aucun effet fâcheux sur nous et je vais le prouver. Walckenaer s'est fait piquer par les plus grosses araignées des environs de Paris, et, dit-il, sans qu'il en soit jamais résulté ni douleur, ni enflure, ni rougeur; ces piqûres légères ne lui ont fait éprouver que la sensation d'une épingle fine dont la pointe aurait pénétré dans le doigt. Le venin des araignées est donc, chez l'homme, bien moins actif que celui de l'abeille, de la guêpe, du cousin, de la puce, etc.

« Dans le midi de la France, Dugès a fait des expériences analogues à celles de Walckenaer et il s'est fait piquer par les araignées les plus grosses et les plus redoutées. Des épeires, des ségestries et autres n'ont fait sentir qu'un pincement peu douloureux, l'épiderme n'ayant pas été traversé. La dysdère érythrine, plus petite, mais à crochets longs et aigus, a produit une piqûre à cuisson vive, mais très passagère. La clubione nourrice, très puissamment armée, émettant une gouttelette de venin bien visible, n'a fait que des piqûres fines et superficielles; il y a eu un vif sentiment de cuisson, un peu de gonflement et de rougeur qui après une demi-heure avaient disparu. La grande araignée des caves ou ségestrie perfide, de neuf lignes de long et à mandibules robustes, d'un vert métallique, enfonça profondément ses crochets dans la peau nue de l'avant-bras. Dugès dit que deux petites plaies rouges, à peine saignantes, un peu ecchymosées au pourtour, comparables à celles que produirait une forte épingle, firent éprouver une sensation de douleur pendant cinq à six minutes ; la sensation était celle de la piqûre d'ortie. Une élévation blanchâtre entoura les piqûres et le pourtour à la distance d'un pouce de rayon, puis se colora d'une rougeur érésipélateuse. Au bout d'une heure et demie, tout avait disparu. Dugès ne croit pas à la nocuité des araignées ; il fait remarquer le petit développement des glandes vénénéfiques dans les énormes mygales d'Amérique, longues d'un à deux pouces.

« Léon Dufour m'a dit bien des fois que le danger des piqûres d'araignée était imaginaire. C'est l'opinion de M. Lucas, qui s'est fait mordre par des malmignattes réputées si venimeuses. Il est prouvé, par conséquent, que les prétendus faits de maladies causées par la piqûre des araignées du genre tarentule sont exagérés. »

Cette opinion était utile à faire connaître, et il faut en rabattre de la légende qui transforme un sentiment de répulsion et quelquefois de peur en une crainte salutaire conduisant à fuir un danger sérieux. Les espèces réputées les plus malfaisantes sont : 1° les *galéodes*, vivant dans les pays chauds, en Afrique. Dufour a rencontré les *galéodes intrépides* en Espagne. On cite quelques cas d'intoxication dus à la morsure de ces animaux; 2° les *malmignattes* dont le latrodecte est le type le plus connu. On le trouve en Corse, en Sardaigne, en Italie, en Espagne, en Algérie, et on le redoute. Pourtant Eugène Simon, qui l'a fréquemment observé en Espagne, n'a constaté aucun mauvais effet de la piqûre, mais il a vu tous les paysans très effrayés à l'aspect de cette arachnide d'un noir sombre avec des taches couleur de sang sur un gros abdomen enflé, tandis qu'une espèce voisine ne leur faisait aucune peur. Les noms populaires donnés à ces animaux dont le genre renferme une douzaine d'espèces plus ou moins effrayantes d'aspect trahissent bien le sentiment que leur vue inspire : tels sont les latrodectes belliqueux, chasseur, érèbe, lugubre, redoutable, perfide, assassin, meurtrier, etc. Et pourtant les naturalistes les plus autorisés affirment que leur venin ne peut faire périr que les insectes dont l'araignée fait sa proie; 3° les *mygales*, dont quelques espèces sont monstrueuses; la mygale maçonne est connue en France et est plus timide que guerrière ; 4° les *lycoses* dont le groupe le plus intéressant pour nous comprend plusieurs espèces de tarentules qu'on rencontre en France, en Espagne. La tarentule a sa légende et elle date de loin. Les auteurs espagnols en font foi. La morsure de la tarentule n'était pas grave, disait-on, mais ceux qui étaient mordus en avaient pour la vie; cela reparaissait tous les ans, à l'époque des chaleurs; ils se livraient à la danse, à des sauts, à des contorsions, jusqu'à ce qu'il tombassent épuisés. Puis on y ajoutait un petit air de musique pour les guérir. Devenait-on triste ou mélancolique, c'était la maladie, le tarentisme ou tarentulisme, dont l'origine était plus que contestable, car la morsure faisait absolument défaut. L'imagination a fait tous les frais de ces maladies populaires dont il ne doit rester qu'un dicton : Être piqué de la tarentule, qu'on applique journellement en bonne comme en mauvaise part.

Si cependant les morsures des araignées ne sont pas redoutables, ce sont des hôtes désagréables à un autre point de vue. Si on les respecte par peur ou par paresse, leurs toiles arrêtent les poussières, avec elles les germes de l'atmosphère. Il leur faut faire la guerre et la chasse dans les habitations, non point par crainte, mais par propreté.

Animaux domestiques. — Pour en finir avec les animaux, ajoutons que les animaux domestiques sont aussi des causes fréquentes de maladies ou d'accidents pour l'homme. Des maladies, nous n'en parlerons pas en ce moment, elles ont un caractère spécial, ont été étudiées déjà par M. Nocard (1) et nous n'y reviendrons que pour quelques cas particuliers.

Quant aux accidents n'entraînant pas avec eux des affections spéciales, ils sont fréquents; les morsures, les contusions, coups de pied, de corne, etc., sont des faits presque de tous les jours à la campagne. Leur gravité est absolument variable, depuis la simple contusion jusqu'aux fractures et aux plaies les plus étendues.

Dans certains cas, ils se compliquent de troubles nerveux; cela se voit surtout pour ceux causés par le gros bétail, bœufs, vaches ou taureaux. Un sentiment de peur légitime naît subitement et l'impression morale est vive tout autant parfois que la douleur de la lésion corporelle. J'ai eu connaissance d'un exemple bien frappant où une femme poursuivie par une vache furieuse fut renversée, déshabillée littéralement à coups de corne; débarrassée des atteintes de l'animal par l'aide de travailleurs accourus à ses cris, elle s'enfuit en courant dans son habitation, où elle garda le lit pendant plus de trois mois, atteinte d'une faiblesse générale, portant surtout sur les membres inférieurs, sans qu'elle ait eu pourtant de contusions graves sur le corps.

(1) *Encyclopédie d'hygiène*, t. II.

§ 5. — Maladies causées par l'alimentation.

Bien que l'alimentation fournisse de nombreux cas de maladie, nous serons bref et ne nous arrêterons qu'à ce qu'il y a de plus fréquent à la campagne.

Les aliments et les boissons servent de véhicules à des germes nombreux. L'eau potable, les boissons fermentées, sont, suivant leurs qualités, leur pureté, le siège de multiples colonies microbiennes; beaucoup de ces espèces ont été indiquées par MM. Riche et A. Gautier (1). Toutes ne sont pas pathogènes, cela est certain; mais leur quantité est toujours un vice sérieux, et nous ne pourrions pas dire si, dans le nombre, quelques espèces ne pourraient pas devenir funestes.

En dehors de ces infiniment petits, sur lesquels nous n'avons pas à insister ici, dont il est forcément question à chaque instant quand il s'agit d'hygiène et dont nous reparlerons pour certaines maladies, il y a un autre groupe d'êtres inférieurs dont la vie cellulaire est déjà plus complète et qui peuvent jouer un rôle important, introduits dans les voies digestives avec les boissons ou les aliments.

I. **Maladies vermineuses et parasitaires.** — M. R. Blanchard a particulièrement étudié les animaux parasites introduits par l'eau (2). Nous avons rappelé que les eaux douces, stagnantes, chargées de matières organiques étaient surtout l'habitat préféré de ces petits êtres et qu'elles avaient principalement du danger pour l'habitant des campagnes. Nous ne signalerons que les espèces plus fréquemment rencontrées. Les amibes sont souvent signalés dans les diarrhées, les dysenteries, le choléra, on pourrait dire d'une manière générale dans les affections du tube intestinal. Par là il ne faut pas entendre que l'*amœba coli*, quoique très répandu, est la cause de toutes les maladies intestinales où on le rencontre, mais, comme le dit R. Blanchard, ces affections, en modifiant profondément les conditions du milieu intestinal, préparent un terrain favorable au développement du parasite; celui-ci prospère et se développe et provoque à son tour des irritations variables. C'est un commensal désagréable quoique souvent inoffensif.

Le *lamblia intestinalis* s'observe à la fois chez l'homme et les animaux. Il pénètre à l'état d'individu enkysté soit par les boissons, soit par le pain quand celui-ci n'est pas protégé contre les déjections des rats et des souris, ainsi que l'a observé Calandruccio.

Puis viennent les *vers*, dont les espèces diverses méritent l'attention. Tous sont introduits dans l'organisme par l'intermédiaire des eaux, mais ne s'y comportent pas de la même façon. Beaucoup pénètrent dans le tube intestinal sous la forme d'œufs embryonnés. La coque ovulaire qui

(1) *Encyclopédie*, t. II

(2) *Revue d'hygiène*, 1890.

les enferme se rompt, l'embryon est mis en liberté et se rend dans les parties organiques qui lui conviennent. Il s'y arrête et passe directement à l'état sexué sans accomplir d'autres migrations : ce sont par exemple l'*ascaris lombricoides*, l'oxyure, le trichocéphale.

L'ascaride lombricoïde ou le lombric est très commun et très connu à la campagne. Bien que bon nombre de paysannes croient en savoir bien long sur le chapitre des vers, leur origine, leur développement et leur action, nous leur conseillons cependant de s'en rapporter de préférence aux dires des naturalistes et des médecins. Nous savons que le lombric pénètre toujours dans l'intestin à l'état d'embryon. On ne le voit à la campagne que sous la forme de développement accompli. C'est alors un ver cylindrique effilé aux deux extrémités, blanc ou rougeâtre, et mesurant de 15 à 25 centimètres. La femelle est plus longue que le mâle. Le nombre des œufs pondus par une seule femelle a été estimé de 50 à 60 millions. Les mâles sont par rapport aux femelles dans la proportion de 1 à 4 ; quand la ponte est terminée, l'animal périt. Le développement de l'œuf met six mois à se faire ; il est expulsé de l'intestin et son développement se continue. Les conditions de lieu le retardent ou l'accélèrent. La chaleur, le froid, le laissent intact, et arrêtent l'embryon, mais sans le tuer. La longue durée de l'évolution de l'œuf et de la vie latente de l'embryon qui va jusqu'à cinq ans est une condition de la propagation ; il faut en effet un temps assez long pour que les œufs expulsés avec les matières fécales puissent être entraînés par les pluies jusque dans les ruisseaux et cours d'eau, dans les mares, les puits dont l'eau servira à l'alimentation de l'homme.

Cette longue pérégrination et cette introduction directe de l'embryon dans le tube intestinal de l'homme expliquent la fréquence du lombric à la campagne. Tandis en effet que dans les villes les sources captées, les eaux filtrées, sont la règle, dans les villages il n'en est rien. La coïncidence des lombrics avec certaines maladies où l'eau joue un rôle n'a rien que de très naturel. Cela s'est produit pour la dysenterie. C'est ainsi que les pluies détrempant les fumiers tout autour des maisons infectent les puits d'œufs de lombrics.

La symptomatologie produite par la présence des lombrics n'a pas à être faite ici ; elle est importante à connaître chez les enfants qui supportent quelquefois mal la présence de nombreux vers et dont il importe de les débarrasser. Quant aux maux qu'ils causent, il en est de réels, mais à la campagne on leur accorde volontiers beaucoup trop d'importance. Ils peuvent néanmoins causer parfois des accidents sérieux soit par leur grande quantité, soit par leurs migrations.

Ce qui nous importe surtout au point de vue de la campagne, c'est de préciser la prophylaxie de l'affection vermineuse en rappelant que c'est par les œufs que la maladie se propage avec l'eau comme intermédiaire. Les fruits qu'on accuse, l'alimentation végétale ne sont pour rien dans cette propagation, à moins qu'une eau suspecte ne vienne s'y ajouter. C'est ce qui arrive dans les préparations culinaires de la campagne. Il faut donc veiller de ce côté.

Oxyures — Les oxyures sont de petits vers blancs, longs de 2 à 10 millimètres, très répandus, très communs à la campagne et surtout chez les enfants. Ils pénètrent dans le tube intestinal à l'état d'œuf comme les lombrics et y suivent les mêmes phases de développement; leur siège de prédilection est le rectum. L'oxyure se développe rapidement. Leuckart et plusieurs de ses élèves avalèrent des œufs et virent, quinze jours après, dans leurs selles des jeunes oxyures longs de 6 à 7 millimètres. Les embryons peuvent être introduits soit par l'eau en boisson, soit desséchés, avec les aliments. On peut encore directement, quand la démangeaison excessive porte le malade à se gratter, introduire des œufs sous les ongles et en mettant sa main aux lèvres, à la bouche, leur donner accès dans l'estomac. On les reconnaît assez aisément à l'état adulte, par l'examen des selles ou même de l'anus. Il n'est pas rare d'en rencontrer sortant de l'anus. Ils font des migrations, se répandent sur les cuisses, les parties génitales et occasionnent des démangeaisons excessives dont les conséquences sont souvent désastreuses pour les enfants. Chez les petites filles surtout, ils pénètrent dans la vulve, le vagin, déterminent un prurit violent, souvent de l'inflammation et de l'écoulement leucorrhéique, même des excoriations. Les attouchements fréquents des petits malades se changent bien vite en habitudes pernicieuses. Ils sont difficiles à détruire et le traitement est quelquefois long pour être définitif. Il faut ajouter qu'à la campagne, où la cause n'est souvent pas connue, tandis qu'on fait un traitement plus ou moins efficace à l'aide de décoction de plantes fétides telles que l'ail, l'absinthe, on continue l'usage des mêmes eaux, entretenant ainsi l'affection. C'est à la cause qu'il faut surtout s'adresser.

Trichocéphale. — Le trichocéphale, dont le nom indique que la tête a la finesse du cheveu, se développe de la même manière que l'oxyure et le lombric dans l'intestin de l'homme. Il arrive par les mêmes voies, l'eau en boisson. Il est long de 35 à 40 millimètres. L'œuf a un développement très long et que les circonstances extérieures et de milieu peuvent faire varier comme pour le lombric. Une fois dans le tube intestinal, le développement est assez rapide. Un élève de Calandruccio, dit R. Blanchard, après s'être assuré pendant six mois que ses selles ne renfermaient aucun œuf de trichocéphale, avale le 27 juin 1886 un certain nombre d'œufs embryonnés et le 24 juillet suivant observe pour la première fois dans ses selles l'œuf de l'helminthe, preuve manifeste du développement de l'animal. On le rencontre dans diverses portions de l'intestin, mais il vit surtout dans le cœcum. Il est généralement supporté sans produire des symptômes graves; cependant le nombre peut être l'occasion d'accidents sérieux.

La liste est longue des vers qui à l'état d'œufs ou de larves subissant des transformations avant d'arriver jusqu'à l'homme peuvent ainsi se développer dans les organes et y produire des accidents. Nous ne pouvons nous y arrêter. Nous avons pris les exemples les plus fréquents à la campagne. Les tænias, la trichine ont été étudiés par M. Nocard (1), nous n'avons pas à y revenir. Ce sont bien là des accidents dus à l'alimentation, car c'est par l'ingestion de la viande du porc, du bœuf que l'homme fait pénétrer dans ses organes des animaux dont la transformation s'achève dans son propre corps. L'hygiène doit attacher à toutes ces notions une importance capitale. Il ne faut pas perdre de vue les origines de ces accidents, ne pas en voir seulement le dernier terme. Pour les paysans surtout, la question est grave, non pas seulement comme consommateur, mais encore comme producteur ; la loi sanitaire défend avec juste raison que les viandes malsaines infectées de trichine, de cysticerques soient vendues et répandent ainsi des maladies. C'est donc à l'agriculteur à veiller à ce que les animaux qu'il élève ne s'infectent pas. M. Nocard, avec sa grande compétence, fait remarquer qu'en ce qui regarde la trichine nos espèces indigènes de porcs y semblent sinon réfractaires, du moins très résistantes, puisqu'on ne connaît guère qu'une seule épidémie vraiment française, celle de Crespy-en-Valois. Mais les causes de cette heureuse situation nous échappent. Que faudrait-il pour les modifier ? Nos procédés d'élevage du porc sont assez variables suivant les régions et le peu de cas qu'on fait de l'animal au point de vue des soins à lui donner peut rendre méfiant. Il ne faut donc pas se croire à tout jamais à l'abri et, au contraire, veiller avec attention à éloigner du porc les chances d'une infestation qu'on peut toujours considérer comme possible.

II. **Intoxications.** — Si l'eau et les boisons occasionnent surtout des maladies parasitaires, vermineuses, les aliments solides causeront de préférence des affections d'une autre nature et dont la fréquence est la règle à la campagne. La raison de ce triste privilège est que l'alimentation par misère ou autrement est moins bonne qu'à la ville et souvent faite d'aliments avariés.

Nous trouvons d'abord les intoxications dont l'origine remonte aux grains mal triés; des mélanges de plantes diverses, ou encore des produits particuliers viendront donner aux farines des propriétés fâcheuses.

1° *Témulentisme.* — Layet appelle ainsi la maladie ou plutôt l'ensemble des accidents que provoque chez ceux qui en mangent le pain où l'ivraie (*lolium temulentum*) entre pour une part notable. Les accidents qu'on observe sont : coliques, étourdissements, envies de vomir, troubles de la vue, somnolence, courbature et brisement des membres.

(1) *Encyclopédie*, tome II.

Le plus généralement, ces symptômes disparaissent au bout de quelques heures de sommeil. Beaucoup ont des vomissements violents. Tous éprouvent en mangeant une saveur désagréable, âcre pour les uns, aigre selon d'autres, et qui se fait sentir jusqu'au lendemain.

De nos jours ces accidents sont certainement moins fréquents, le mélange des semences étant moins facile et par conséquent aussi le développement de la plante. L'agriculteur est plus soucieux de ses récoltes et veille davantage à empêcher les poussées de plantes mauvaises. Néanmoins, il est bon qu'on sache que l'ivraie a des graines vénéneuses où les chimistes ont trouvé une huile essentielle dont l'action est convulsivante et vive; il n'est donc pas sans inconvénient de laisser se produire des mélanges de cette nature.

2° *Mélampyrisme.* — Le mélampyre des champs (*melampyrum arvense*) connu sous le nom vulgaire de blé de vache, rougeole ou rougelle, cornette, croît spontanément au milieu des champs et ses graines dures et noires se mêlent à celles des moissons. La farine et le pain qui proviennent de ce mélange présentent une teinte rougeâtre, pour les uns ne nuisant pas beaucoup à sa qualité, pour d'autres au contraire fâcheuse. Layet dit que, si elles y entrent pour un neuvième, elles donnent au pain un goût amer, une odeur repoussante, et provoquent quelquefois chez ceux qui en mangent des vertiges et des troubles nerveux plus ou moins graves. C'est à l'ensemble de ces phénomènes qu'il donne le nom de mélampyrisme. La présence de la rougelle est du reste fâcheuse dans les champs à un autre point de vue. Decaisne a montré qu'elle se développait aux dépens des radicelles des blés dont elle était un parasite, et dont il faut la débarrasser.

3° *Githagisme.* — La nielle des blés (*agrostemma githago*) est une plante commune dans les champs. Elle a des graines noires, de même diamètre que le grain de blé et le criblage les laisse souvent passer. Il est aussi difficile de se débarrasser de la plante que du grain. La graine en terre peut séjourner plusieurs années profondément et elle germe dès que les labours la ramènent à la surface.

Le mélange au pain donne à celui-ci un goût âcre, une couleur noire plus ou moins foncée. Il peut causer des accidents dont quelques-uns sont graves. Malapert (de Poitiers) a montré que les cotylédons de la nielle renferment des quantités notables de santonine. Pour lui, c'est à sa présence qu'il faut attribuer les cas fréquents d'hémorragies intestinales observés dans le Poitou. La graine de nielle donnée aux animaux de basse-cour a donné des accidents de cette nature, évidemment attribuables à la santonine. Malapert pense même que la nielle en fleurs en contient assez pour avoir de l'influence sur les vaches qui la mangent et dont elle tarit le lait.

C'est encore là au point de vue agricole et sanitaire un hôte mauvais dans les champs et dont il faut se défaire.

4° *Ergotisme.* — Parmi les accidents dont nous venons de parler, l'ergotisme mérite une mention particulière. On appelle ainsi la maladie produite par l'usage du pain fabriqué avec de la farine de seigle ergoté. Elle est connue depuis longtemps, a été observée en différents pays, sous forme accidentelle ou épidémique, et porte les noms vulgaires de feux Saint-Antoine, fièvre maligne, convulsion de Sologne; c'était aussi la raphanie de Linné. Les épidémies observées à diverses époques et dans des conditions variables avaient fait élever quelque doute sur la cause unique, l'ergot de seigle, de ces maladies. Les effets n'étaient pas constamment les mêmes et variaient d'un pays à l'autre.

Les explications de ces différences nous échappent, mais l'action, particulièrement active de l'ergotine, qui est le principe de l'ergot de seigle et dont les propriétés ont été étudiées d'une manière spéciale par bien des chimistes et des médecins, Vétillart, Boucher, Bonjean, Holmes, Wright, ne laissent aucun doute sur la similitude des accidents observés à différentes époques et sur la nature du principe qui les a engendrés.

L'ergotisme se présente sous différentes formes. D'abord une forme aiguë où dominent les vertiges, la céphalalgie, l'hébétude, les troubles de la vue et de l'ouïe, une sorte d'ivresse. Puis l'affection, en se continuant, prend une allure chronique ou constitutionnelle, dans laquelle dominent les accidents convulsifs ou gangreneux, faisant ainsi comme deux groupes très distincts de l'affection.

L'ergotisme convulsif a pour caractères principaux les mouvements convulsifs intermittents des membres, l'hébétude, les troubles de la vue et plus tard le délire et le coma.

L'ergotisme gangreneux s'accompagne de fourmillements, de douleurs dans les membres; une sensation de brûlure ou de froid les envahit; la sensibilité s'éteint, la peau se couvre de taches violettes, d'escarres. C'est là que les hémorragies directes internes ou externes peuvent se produire.

L'ergot qui produit cette maladie est le mycélium scléroïde ou sclérote du *claviceps purpurea*, champignon de la famille des nectuées. Il a l'aspect d'un corps solide de 1 à 3 centimètres de longueur, large de 2 à 4 millimètres, arqué, aminci à ses extrémités. Il est d'un brun violet à cassure blanche avec une teinte vineuse sur les bords. Dès qu'il commence à se décomposer, il exhale une odeur de poisson gâté.

Il se rencontre surtout dans les années pluvieuses sur les épis des céréales, du seigle surtout. Son rôle actif en médecine le fait récolter sur pied; il se conserve mal, s'altère et est souvent envahi par un acare qui le creuse et lui fait perdre ses propriétés.

Que l'agriculture utilise un produit de cette nature, cela est bien, mais il faut à tout prix l'écarter de l'alimentation, car il peut provoquer les plus graves accidents. Le cultivateur ne doit être sur ce point ni ignorant, ni négligent.

5° *Seigle enivrant.* — Il faut rapprocher des accidents d'ergotisme ceux observés récemment dans la Dordogne, près des limites de la Haute-Vienne, particulièrement sur les territoires de Birbeix, de Mialet et de Saint-Saur, et dont M. Prilleux a donné la relation à l'Académie des sciences. Le pain de seigle qui servit à la consommation de plusieurs personnes les rendit malades, les animaux de même et les accidents ressemblaient plus à ceux produits par l'ivraie (témulentisme) qu'à l'ergotisme. Des faits de même nature ont été constatés en Russie par M. Woronine qui a examiné spécialement les grains suspects et attribue les accidents observés à une végétation cryptogamique.

M. Prilleux n'est pas arrivé par l'examen du grain absolument aux mêmes conclusions. Pour lui aucune des espèces incriminées par le savant russe n'est la cause des effets toxiques constatés. Ces grains sont de fort médiocre apparence, petits, légers et resserrés, comme sont toujours ceux qui pour une cause quelconque se dessèchent sans être parvenus à leur développement complet, mais ils ne présentent pas à leur surface ces nombreuses espèces de champignons saprophytes qu'a observés M. Woronine sur les seigles de l'Oussourie. C'est à leur intérieur que l'examen microscopique fait reconnaître l'existence d'un champignon toujours le même et dont le mycélium envahit la couche externe de l'albumen. Ce serait une espèce se rapprochant du *dendrodochium* de Bonorden, mais présentant des dispositions particulières n'appartenant pas à ce genre et qui pourraient permettre d'en faire un genre à part. Il y a là le point de départ d'observations intéressantes, mais dont la conclusion pour nous est que l'altération des céréales et leur pénétration par les champignons sont de nature à introduire dans l'alimentation des principes toxiques dont nous n'avons pas encore scientifiquement épuisé la liste.

6° *Lathyrisme.* — C'est le nom donné aux symptômes morbides que présentent parfois les hommes ou les animaux qui font entrer dans leur alimentation en quantité notable la gesse vulgaire (*lathyrus cicera*), connue aussi sous le nom de *jarosse*. M. Proust, après l'avoir observée en Kabylie, en a donné une description complète (1) et a conclu que cette affection avait son siège dans la moelle épinière. Ce serait d'abord une myélite transverse ou une hémorragie de la moelle à laquelle correspondrait de la paralysie, puis viendrait le tabes dorsal spasmodique indiquant une dégénérescence secondaire des cordons latéraux. Cette affection grave a été observée dans nos pays : en France, dès 1829, le Dr Desparanche (de Blois) avait signalé le danger de la farine de jarosse dans la fabrication du pain ; en Italie, Palliciotti, Cantini, ont observé des faits semblables. M. Maire a publié (2) une intéressante revue sur ce

(1) Académie de médecine, 1883.
(2) *Progrès médical*, 1883.

sujet. M. Hamelin, de son côté, en examinant très attentivement les faits connus et n'y trouvant pas une entière authenticité disait(1) que « la gesse cultivée et la gesse chiche, par leur rusticité, constituent dans l'immense majorité des cas un aliment salubre, d'une digestibilité médiocre comme la plupart des légumineuses, mais d'une grande ressource non seulement comme fourrage, mais comme légumes alimentaires, pour l'homme et les animaux, dans les pays à sol pauvre.

« Les rares accidents qu'on a attribués à leur usage, ou laissent à désirer comme authenticité de précision et peuvent d'ailleurs s'expliquer par d'autres conditions indépendantes de la présence d'un principe toxique permanent que la cuisson ferait disparaître puisque les faits d'empoisonnement ont été rapportés à l'usage de la farine de gesse. Ce principe toxique, le cas échéant, devra être recherché plutôt dans une altération accidentelle de ces légumineuses. » Cependant les observations de M. Proust, celles de Bouley et les expérimentations concluantes de M. Verrier à Rouen communiquées à l'Académie de médecine, celles du Dr Gabory, sur les animaux de basse-cour, ne laissent guère de doute sur l'influence fâcheuse de l'alimentation où domine la gesse ou jarosse.

Le fait capital pour nous est qu'il soit prouvé que l'accident se lie bien à l'alimentation et non à d'autres causes, le froid, la misère, etc., comme on a pu le supposer. Quant aux divergences d'opinion, elles peuvent tenir d'abord à ce que sous le nom vulgaire de jarosse, on confond des espèces différentes : le *lathyrus sativa*, le *lathyrus cicera*, même l'*ervum ervilia*; puis, comme le dit Bouley, il se peut que la plante ne soit pas identique à elle-même dans les différents temps de son développement et que le principe toxique qu'elle renferme n'existe qu'en très petites proportions lorsque la plante est verte, tandis qu'elle le contiendrait à son maximum lorsqu'elle est en pleine maturité. Il se peut aussi, comme le dit M. Hamelin, qu'il y ait une altération de la plante. Des recherches nouvelles sont à faire pour éclairer tous ces points, mais la réalité de l'intoxication par la gesse n'est pas à mettre en doute pour les hommes auxquels elle donne des accidents graves de paralysie, pour les animaux chez lesquels elle amène un cornage d'origine paralytique très grave.

7° *Pellagre.* — Parmi les maladies d'origine alimentaire, la pellagre est, sans contredit, celle qui mérite le plus l'attention. Elle a son histoire et ses historiens, parmi lesquels M. Th. Roussel, dont le zèle ardent pour la protection de l'enfance ne saurait faire oublier les laborieuses recherches sur la pellagre en France et à l'étranger. De nombreuses publications ont été faites à son sujet en France, en Italie, en Espagne, où elle sévit encore sur la population misérable, mais les limites de

(1) Art. Gesse, *Dictionnaire encyclopédique.*

cette étude ne nous permettent pas de nous faire l'historien exact de tout ce passé si intéressant au point de vue de l'hygiène publique. Cependant nous en résumerons les principaux traits, parce que cette affection est particulièrement réservée aux populations rurales, dénuées de ressources et qui sont obligées de recourir à une alimentation de mauvaise qualité. Arnould a défini la pellagre « une intoxication alimentaire généralement due à l'usage du maïs altéré, revêtant la physionomie d'une endémie dans les pays où l'on consomme vulgairement de mauvais maïs et les allures d'une épidémie dans les années et les saisons où l'avarie du grain est à son plus haut degré ». C'est, comme il le fait remarquer (1), une définition avant tout basée sur l'étiologie et c'est pour nous, au point de vue hygiénique, celle qui nous convient le plus.

Le maïs altéré donne la pellagre; mais de quelle altération s'agit-il et comment se comporte cette intoxication? Balardini fit connaître au Congrès de Milan de 1844 sa doctrine qui attribuait au maïs malade l'origine de la pellagre; il se développait un parasite fongoïde connu sous le nom de verderame, verdet (vert-de-gris). L'altération ne se manifeste qu'après la récolte et lorsque le grain est placé dans les greniers. « Elle apparaît dans le sillon oblong, couvert d'un épiderme très mince qui correspond au germe. Cet épiderme (qui dans l'état normal est ridé et adhérent à l'embryon), lorsque la production morbide que nous examinons est née, se détache de celui-ci et s'épaissit un peu; pendant quelque temps, il conserve son intégrité, laissant voir seulement une matière verdâtre qui paraît lui être sous-jacente; si l'on enlève la pellicule épidermique, on trouve en effet au-dessous un amas de poussière, ayant la couleur du vert-de-gris, plus ou moins foncé; c'est un véritable produit parasite qui attaque d'abord la substance voisine du germe et se porte ensuite sur le germe lui-même et le détruit. » (Arnould.) M. Th. Roussel adopta cette doctrine. Costallat fut, en sa faveur, un ardent combattant. « Pas de pellagre sans verdet » était la formule. Mais cela ne pouvait suffire. Des recherches micrographiques apprirent qu'il ne s'agissait que de mucédinées vulgaires, *aspergillus glaucus*, *penicillium glaucum*, et les expériences de Leplat, Jaillard, Lombroso prouvèrent que leurs injections étaient inoffensives, au moins dans les conditions de bonnes opérations. Il y avait, tout en acceptant la doctrine zéiste, quelque chose de peu satisfaisant qui faisait aux adversaires la partie assez belle. Les recherches de Lombroso changèrent les choses. Lombroso et Dupré (de Milan) examinèrent le maïs sain et le maïs altéré au point de vue chimique, ils trouvèrent une huile, un extrait qu'ils signalèrent comme toxiques. Husemann et Cortez continuèrent ces recherches et conclurent que par la fermentation du maïs on obtient des poisons d'activité variable. La doctrine nouvelle de Lombroso, l'étiologie basée sur l'altération du

(1) PELLAGRE, *Dictionnaire encyclopédique.*

maïs et produisant un alcaloïde (la pellagrozéine) a été sanctionnée au congrès de Gênes et elle semble de nature à rapprocher les dissidents.

En France, la pellagre a disparu ; car avec M. Th. Roussel il ne faut pas accepter pour cas réels les pseudo-pellagres dont on a fait bruit autrefois pour attaquer les doctrines parasitaires ; l'affection avec son caractère endémique ne se voit plus. La campagne a modifié son alimentation. Partout où au maïs on a pu ajouter quelque aliment, vin, viande, lait, fromage, pommes de terre pouvant rompre la monotonie du régime et diminuer l'usage du maïs, la pellagre a disparu, elle semblait s'éteindre à mesure que les conditions sociales se faisaient meilleures, comme dans les Landes, où le défrichement du sol rendit à la population vie et aisance, et c'est en cela qu'on pouvait l'appeler mal de misère.

En Italie, où ce mal est plus grand et où par conséquent les pellagreux sont encore nombreux, la prophylaxie s'impose en même temps que l'assistance. La création des fours coopératifs due à l'initiative de M. le chevalier Anelli et de M. Negroni Patio, que M. de Pietra-Santa a fait connaître (1), répond à cette double nécessité.

Il faut espérer que la rude épreuve du passé, l'expérience tristement acquise, les horribles épaves qui survivent encore, seront un enseignement suffisant pour notre population rurale actuelle et que nous ne verrons plus réapparaître cette terrible maladie, vraie peste sociale créée par l'homme et dont la philanthropie et l'hygiène devraient à notre époque le débarrasser à jamais.

8° *Champignons.* — Les champignons, dont nous avons conseillé l'emploi comme aliment, sont l'occasion d'accidents sérieux d'empoisonnement et nous ne devons pas oublier d'en faire ici la mention. Ils sont malheureusement très fréquents et le danger est assez redoutable pour avoir jeté la défaveur sur toutes les espèces, même les bonnes. Nous avons dit combien cet excès était fâcheux. Le danger est certain avec quelques espèces et c'est à les distinguer les unes des autres qu'il faut évidemment s'exercer. Nous ne reviendrons pas sur ce que nous avons dit à ce sujet.

L'empoisonnement est plus ou moins grave, selon les espèces. Bertillon cite les amanites comme les plus dangereuses. Nous ne connaissons pas le principe même du poison du champignon, d'où la difficulté de trouver un antidote rationnel et sûr. Le lait qu'on propose n'est que de médiocre effet ; Bertillon y accorde si peu de confiance qu'il dit : « Ce serait aggraver l'empoisonnement que de fournir au poison du temps et un excipient nouveau pour en faciliter l'aborption. » Les symptômes sont d'abord des embarras et des douleurs gastriques, puis des évacuations répétées, des vomissements violents ; l'abattement et la faiblesse augmentent, le pouls devient petit, les extrémités sont froides, les yeux caves

(1) *Journal d'hygiène*, 1880.

et le coma ou des crises délirantes viennent préparer une terminaison fatale.

Le traitement, qu'il faut connaître, car il y a toujours hâte à l'appliquer, consiste à expulser ce que l'estomac peut contenir de matières toxiques et à provoquer de toute manière les vomissements : titiller la luette, l'émétique dans une petite quantité d'eau ; puis à calmer la phlegmasie gastro-intestinale par des opiacés, relever le système nerveux. Les cas graves appartiennent évidemment à la médecine seulement et il ne faut guère conseiller à tout le monde que l'intervention première, immédiate qui se borne à favoriser les évacuations en évitant avec soin l'emploi, des liquides, faisant même des réserves pour le lait.

9° *Fruits vénéneux.* — Il y a aussi beaucoup de plantes dont certaines parties vénéneuses causent des empoisonnements. Ce sont des erreurs, des méprises provenant de ressemblances trompeuses qui engendrent ces accidents. La meilleure hygiène ici consiste à faire de bonne heure l'éducation des enfants sur ce point et comme pour les champignons, les promenades scolaires seraient, avec un instituteur instruit de ces matières, un excellent préservatif. Il faut apprendre à connaître les baies de la belladone, du daphné mezéréum, de la morelle, de la bryone, de la cerisette, bien des plantes dont les feuilles ou les tiges, les graines, les fruits ont des propriétés fâcheuses.

Il conviendrait aussi d'enseigner aux enfants le danger de cueillir ainsi des fruits et de les manger ; l'éducation est dans ce cas la meilleure des prophylaxies.

10° *Ptomaïnes.* — Enfin, à côté des intoxications que nous avons spécifiées, il y a toute une catégorie d'accidents dus à l'action des ptomaïnes, alcaloïdes formés au cours de la putréfaction des aliments. Les recherches de Selmi et de Brouardel, de Gautier ont montré quelle puissante action ces corps pouvaient avoir, l'intérêt qu'il y avait à les connaître. C'est là toute une étude qui se prépare et se poursuit. Les aliments d'origine animale ou végétale, dès qu'ils commencent à être avariés, vont donner naissance à ces produits et leur absorption peut, selon les cas, être fâcheuse. Les habitants des campagnes plus que les autres doivent être prévenus de ces dangers, car il est dans leurs habitudes de conserver longtemps des aliments préparés. Un plat de viande reparaît plusieurs jours ; la cuisine se fait avec une certaine abondance pour que le plat dure longtemps. Et le paysan économe de ce qu'il appelle la *provision* la ménage le plus possible. Toutes les chances sont ici réunies pour que l'altération se produise et elle se manifeste souvent.

L'intoxication n'est pas toujours suffisante pour produire des accidents redoutables d'empoisonnement ; avec des quantités minimes, et dans bien des cas, elle passe inaperçue. Mais que de malaises, d'indigestions, de troubles gastriques se rattachent à des causes de cette nature, et par conséquent pourraient être évités. Nous ne pouvons que mettre en garde le cultivateur contre le danger des préparations culinaires avariées, c'est-à-dire contre les ptomaïnes qui s'y produisent. C'est le fait brut et il faut au moins qu'il ne puisse pas l'ignorer.

§ 6. — Affections endémo-épidémiques.

L'étude de ces maladies est certainement la plus intéressante qu'on puisse faire au point de vue de l'hygiène rurale. Aucune ne peut mieux mettre en relief les conditions fâcheuses de l'insalubrité de la campagne et des dangers presque permanents qui menacent le paysan. L'histoire en est des plus faciles à faire ; elle est tout entière dans le dossier des épidémies qui se grossit chaque année à l'Académie de médecine. Le travail serait énorme, et cependant il serait encore bien incomplet, car toujours le rapporteur se plaint de l'insuffisance des documents, de la négligence qu'on apporte à donner les renseignements. Il faut, sans exagération, supposer le mal plus grand qu'il n'est su ; ce qu'on ignore augmente certainement l'actif de l'insalubrité rurale. Nous n'irons pas chercher à d'autres sources et il nous paraît que la seule manière de mettre en relief les relations qui existent entre ces maladies et la vie rurale, c'est de citer des faits, des exemples et encore nous nous restreindrons aux dernières années, laissant volontairement de côté beaucoup d'informations utiles.

1° *Fièvre typhoïde.* — La fièvre typhoïde a certainement plus d'importance comme nombre dans les villages que dans les villes. Cela est démontré par les chiffres donnés par Kuborn pour la Belgique, par les faits puisés aux rapports académiques sur le service des épidémies.

L'étiologie, qui seule nous occupe ici, est variable, mais toujours rattachée à un fait d'insalubrité notoire.

L'influence tellurique est constatée par le Dr Cavaillon (1), qui insiste plus particulièrement sur l'influence des grands travaux de labour pratiqués au mois d'août, après les moissons, sur l'apparition des fièvres endémiques du pays, dans lesquelles se trouvent à la fois de véritables fièvres typhoïdes et des rémittentes palustres.

Il est impossible, dit M. Bucquoy, de ne pas tenir compte d'une cause éminemment favorable aux émanations telluriques, où se combinent à la fois les miasmes végétaux de l'infection palustre et les miasmes animaux de l'infection typhoïde. Les chaleurs de l'été et les premières pluies de l'automne ne font qu'activer la production de ces effluves pestilentiels, ce qui explique l'apparition des épidémies typhoïdes et palustres à cette époque.

Dans la Corse, le Dr Zuccarelli mentionne ce fait que la fièvre typhoïde, fréquente pendant la construction du chemin de fer de Corte à Bastia,

(1) Rapport Bucquoy, 1882.

a disparu dans la région depuis que les travaux sont terminés (1).

A Feuquières (Oise), ce sont les mares. La maladie, dit le Dr Evrard (de Beauvais) s'est confinée sur la grande place, où l'on compte cinq mares qui exhalent les odeurs les plus fétides. Les habitations qui bordent cette place sont toutes humides avec des cours fangeuses et occupées par des ouvriers.

Il en est de même à Boisey-le-Sec (Pas-de-Calais) où existent de grandes mares communales et dans beaucoup de maisons des petites mares mal entretenues.

M. le Dr Rousseau signale le fait de l'infection d'une fontaine située à 7 mètres de distance et en contre-bas d'une mare servant de lavoir. On y venait laver le linge des malades et la maladie se répandit dans les familles du bas du bourg où on use de l'eau de la fontaine, tandis que ceux du haut, faisant usage de leur puits, ont été indemnes. A Montrecoude, le même fait se produit, il y avait aussi un puits commun et une mare servant de lavoir; les eaux de la mare et du puits haussaient et baissaient parallèlement comme l'eau dans les vases communicants.

A Liré (Maine-et-Loire), le Dr Rousseau publie un fait précis où l'eau contaminée vient d'un puits placé au milieu d'un petit jardin. Il y a une fièvre typhoïde dans la maison; on vide les vases de nuit sur le sol; non loin du puits du jardin, à 6 mètres, deux fosses d'aisances construites sans béton et sans ciment, ne sont presque jamais vidées parce que les liquides s'épanchent dans le sol. Après des pluies torrentielles, le puits se remplit entièrement à plusieurs reprises et l'eau devient trouble et de mauvais goût.

Sept familles venaient puiser de l'eau au même endroit, grâce à la complaisance des propriétaires, et c'est seulement parmi ces sept familles que la maladie s'est développée, frappant 25 personnes, dont 15 femmes, 5 hommes et 5 enfants; en tout, cinq familles sur sept.

Quant aux deux autres, qui s'étaient également servies de l'eau du puits suspect, leur immunité s'explique par ce fait que, plus à l'aise, elle possèdent du vin et du cidre, affirment n'avoir jamais bu de l'eau contaminée et ne l'ont employée que pour la soupe (2).

A Savigneux, un puits donne la fièvre typhoïde à une maison : sept personnes sont atteintes.

A Duvilly (Jura), le Dr Legerot attribue une petite épidémie de village à l'empoisonnement d'un puits par les eaux de fumiers.

Souvent c'est un ruisseau ou un cours d'eau un peu éloigné qui, infecté dans son parcours, porte la maladie plus loin. Ainsi, d'après le Dr Turgis, l'épidémie de Perrière (Calvados) aurait été occasionnée par

(1) Rapport Siredey, 1884.
(2) Rapport Colin, 1881.

l'usage alimentaire en cette commune des eaux d'un ruisseau qui descend d'un village voisin, Espaney, où régnait la fièvre typhoïde et où le cours d'eau avait été contaminé par les déjections des malades et le lavage de leur linge (1).

Dans le Jura, à Quintigny, le Dr Comtesse signale une épidémie qui donne sur 300 habitants 36 cas et 4 décès et qu'il attribue aux émanations d'un fumier infect.

Le Dr Coronat attribue le développement de la fièvre typhoïde dans deux communes des Hautes-Alpes à la contamination d'un puits par les eaux d'un cimetière. Le même fait avait été signalé dans la Charente-Inférieure.

Ce n'est pas seulement l'eau souillée par les matières fécales, mais aussi l'infection même des habitations. Le Dr Empereur l'a constaté à Peisey (Savoie) (2), localité souvent visitée par la fièvre typhoïde, bien que les eaux y aient des qualités remarquables et qu'on apporte le plus grand soin à en empêcher l'altération. Mais l'habitation est des plus malsaines; bestiaux et gens cohabitent sous le même toit dans des réduits obscurs, humides et privés d'air et contre les maisons on a eu soin d'établir des fosses à purin dont les émanations sont chassées par le vent dans l'intérieur des appartements.

A Escamps (Lot), village de 513 habitants, une épidémie en 1884 : 45 cas, 6 décès; le Dr Caviole en donne la raison. Le village est situé au pied de collines en entonnoir. Le sous-sol est formé par un terrain argileux, imperméable à partir de 1 mètre ou 1m 50. Les maisons, isolées, sont séparées par des cours où se trouvent les fumiers avec des détritus de toutes sortes. Il n'existe qu'une seule fontaine, qui est située dans la partie la plus basse et reçoit les eaux d'infiltration de tout le village, y compris les eaux qui traversent le cimetière et celles d'une mare où vont s'abreuver les bestiaux et où on lave le linge.

En Corse, c'est le transport des morts qui est suspect. D'après le Dr Guildoni (3) (de Calvi), la fièvre typhoïde régnait à Montestremo; dans cette localité, on a l'habitude de porter les décédés dans une commune voisine, à Galeria, pour les cérémonies religieuses et l'enterrement, qui, en Corse, comme on sait, se font avec des rites spéciaux; la maladie se déclara à Galeria, sans qu'aucune autre cause que le transport des cadavres pût être invoquée.

A Vassogne (Aisne), le Dr Hugot constate l'infection directe par le transport du cadavre d'une femme décédée de fièvre typhoïde. Le cercueil était mal conditionné et les planches mal jointes laissaient suinter un liquide horriblement fétide.

A Monchaux (Nord), une petite épidémie se développe dans une ferme

(1) Rapport Colin, 1881.
(2) Rapport Bucquoy, 1882.
(3) Rapport Féréol, 1883.

située à l'extrémité du village. Celui-ci n'est pas par lui-même très propre, mais on avait jeté comme engrais à quelques mètres de la maison des vidanges venant d'une maison où il y avait eu des typhoïdes.

A Lamarlière, dit le Dr Pilat, dix maisons contiguës, construites sur le même modèle, furent atteintes par la fièvre typhoïde et sur 50 habitants 18 tombèrent malades. L'épidémie fut imputée à l'infiltration du sol par les matières fécales dans des fosses non cimentées et à la contamination des eaux. Cinq autres maisons semblables aux précédentes, mais qui consommaient de l'eau puisée par une pompe dans la couche souterraine, furent épargnées par la maladie (1).

Le Dr Lécuyer dit que la fièvre typhoïde peut venir spontanément et que le surmenage est une des causes de son développement. Il constate que les cas de fièvre typhoïde sont plus fréquents après la moisson chez les paysans, et dans l'industrie agricole chez les ouvriers employés aux fabriques de sucre qui ont, en moyenne, deux lieues à faire par jour pour aller et revenir de la fabrique, douze heures de travail soit de jour, soit de nuit, et le dimanche dix-huit heures de travail de suite.

A l'appui de cette opinion, il faut citer une grave épidémie observée à Châteauroux (Hautes-Alpes) en 1883. Dans ce petit hameau, situé à une grande altitude, les habitants n'ont que quatre mois pour s'occuper des travaux agricoles.

Dans la Savoie à Hautelme (arrondissement d'Albertville), le Dr Blanc a observé trois malades dans une famille de sept personnes, les trois malades étaient couchés dans le même lit au pied d'une écurie. La même chose s'est reproduite à Flumet ; les malades étaient à deux ou trois dans chaque lit et il a fallu l'intervention du maire pour les obliger à évacuer l'écurie.

Il suffit, quand le milieu s'y prête, d'une importation pour donner lieu bientôt à une véritable épidémie.

Ainsi, à Marcolez (2), département du Cantal, la maladie est importée par deux jeunes filles, l'une venant d'Aurillac, l'autre de Sansac-de-Marmiesse. Les déjections des malades sont jetées sur des fumiers composés de produits de détritus végétaux qui entourent les deux maisons. La maladie se propage d'abord aux environs de ces maisons, dans les familles des malades et chez les personnes qui les avaient approchées ; de là elle s'étend dans toute la localité, au point de l'envahir en quelques semaines.

Les causes de cet envahissement rapide sont données par le Dr Bos.

Marcolez est un village de 600 habitants, avec une seule rue, des deux côtés de laquelle sont disséminées, sans ordre aucun, sur un sol granitique, des habitations formées de deux étages. L'étage inférieur est oc-

(1) Rapport Siredey, 1884.
(2) *Rapport sur les épidémies*, Guéneau de Mussy, 1888.

cupé par les animaux, le plus souvent des cochons; l'étage supérieur loge la famille. Les habitants, tous petits cultivateurs, considèrent le fumier comme leur plus précieuse source de richesse. Ils accumulent autour de leur maison tous les détritus qu'ils peuvent y apporter, ils y retiennent les eaux pluviales en stagnation et y ajoutent, en y jetant soit par les fenêtres, soit par un trou qui fait communiquer les deux étages, toutes les déjections et immondices.

De l'autre côté, l'eau potable est prise dans deux auges dont les bords sont à fleur du sol. De là le mélange inévitable et continuel du liquide contenu dans l'auge et de l'eau qui suinte sur le sol après avoir traversé ces couches de fumier.

A Vienne-le-Château, il en est de même, un dixième de la population est atteint en quelques semaines.

L'intensité de la propagation de la fièvre typhoïde dans les villages est expliquée nettement par M. Colin (rapport 1881).

Quand un foyer typhoïgène surgit tout d'un coup dans une petite localité jusque-là indemne, la population autochtone, qui souvent n'a jamais éprouvé d'épidémie analogue, offre à cette influence des prédispositions identiques à celles des étrangers récemment arrivés dans les villes où l'affection est habituelle; cette population rurale n'est pas, comme la population urbaine, scindée en deux groupes : l'un, celui des nouveaux venus, susceptible par son inaccoutumance, l'autre, celui des natifs, protégé par son assuétude et ses atteintes antérieures, et elle est frappée dans son ensemble.

Il y a une autre raison dont il faut tenir également compte avant de considérer la cause morbide comme plus énergique dans les petits centres que dans les grands. Quand une maladie épidémique limite ses atteintes à la population d'un hameau, d'une ferme, tous les membres de cette population doivent à la communauté habituelle de leur existence des chances à peu près égales de contamination; tous vivent au contact du foyer morbide; tous, si l'affection est transmissible, sont placés, par leur rapprochement réciproque, dans des conditions spécialement favorables à la contagion.

Ces chances sont bien moins uniformes quand l'épidémie atteint un centre de population plus considérable, où les individus vivent moins rapprochés entre eux et à des distances très variables des principaux foyers morbides.

Enfin, ajoute M. Colin, que l'affection sévisse sur la ville ou sur la campagne, il existe un point commun entre ces deux circonstances si opposées de son développement, c'est que, de part et d'autre, c'est surtout sur la population rurale que pèse la maladie, que cette population soit frappée chez elle, dans ses villages ou dans ses fermes; qu'elle le soit dans les grandes villes, où le mal atteint principalement les nouveaux venus et en particulier ceux qui proviennent des campagnes.

Les faits parlent ici suffisamment pour qu'il soit inutile d'y rien ajouter. L'insalubrité locale est saisissante et l'incurie, le défaut de toute hygiène, donnent à la fièvre typhoïde dans nos villages une intensité morbide considérable.

Le malheur est encore que dans ces milieux si bien préparés l'affection une fois importée prend une forme endémique et se perpétue. Suivant le Dr de Forges, l'intensité de la fièvre typhoïde dans le bourg de Lanhouarneau (Finistère) se relierait à des conditions de malpropreté locale dont on n'aurait point idée, tant elles sont révoltantes; figurez-vous des demeures en contre-bas des étables, dont le purin les inonde sans pouvoir s'en écouler; en sorte que le sol de la pièce unique d'habitation est une mare infecte, profonde parfois de 20 centimètres, au milieu de laquelle il faut placer de grosses pierres pour passer à gué d'un meuble à l'autre, gagner la table, le lit ou la porte (1).

Enfin, comme s'il était nécessaire de prouver que l'homme est pour ainsi dire maître de l'affection selon qu'il respecte le sol ou le souille, qu'il assainit ou empeste sa localité, M. le Dr Fauré constate, dans l'arrondissement de Foix, l'immunité relative des localités proprement entretenues, comme celle de la petite ville de Labastide de Serongne, à côté des graves atteintes de certains villages, Montels, Alzeu, Montagne, Sentenac, dont les habitants sont logés au-dessus de leurs étables, entourées elles-mêmes de fumiers entassés (2).

Est-il permis de penser après ces tableaux dont la vérité est indiscutable que l'hygiène rurale soit inutile et qu'il n'y a pas là un mal urgent à faire cesser. De cet ensemble de faits étiologiques ne voit-on pas que la fièvre typhoïde, tout en gardant un caractère spécifique et contagieux, procède d'origines diverses qu'une conception doctrinale unique ne saurait accorder. La fièvre typhoïde a été considérée comme le critérium de l'insalubrité de nos cités; on en peut dire autant, j'imagine, pour nos villages. Presque tous peuvent donner idée d'un milieu tout préparé où l'éclosion est facile.

En face de ce fait important, grave, il ne nous importe pas beaucoup de savoir quelle part revient aux diverses catégories de la population rurale. A la campagne comme à la ville, c'est la jeunesse qui est frappée, et nous savons pourtant combien elle nous est précieuse et quels soins il en faudrait avoir pour ménager l'avenir. Nous devrions éviter tous ces désastres ; cela est possible.

II. **Variole.** — Il n'est pas besoin pour la variole de faits bien nombreux et de longues démonstrations. On ne met pas en doute que la maladie sévisse surtout dans les campagnes, où elle se propage aisément jusque dans les villes. L'importation a des moyens variés. Un des plus

(1) Rapport Colin 1881.
(2) Rapport Colin 1881.

fréquents est le saltimbanque ou le marchand ambulant. A Valdampierre (Oise), la commune est contaminée par l'arrivée d'une voiture de saltimbanques, voiture dans laquelle était morte une femme durant le trajet; à Blainville, la variole éclate après l'introduction au centre du village d'une voiture de fabricants de paniers, négociants ambulants, venant de la Seine-Inférieure, ayant perdu de cette maladie un enfant en route et entrant dans ce malheureux village avec cinq malades, dont l'un succombait au moment de l'arrivée (1). Tantôt c'est une nourrice qui ramène un nourrisson et le germe de la variole, ou bien un convalescent encore couvert de croûtes; c'est un passant qui sème la maladie de maison en maison, sur toute sa route. La contagion est toujours facile à prouver; elle est évidente et les faits sont des plus nombreux et des plus concluants.

Puis la maladie éclate, prenant ses victimes parmi les non vaccinés, s'augmentant aussi de toutes les causes d'insalubrité du village, devenant plus grave et plus meurtrière, trouvant aussi dans les habitudes, comme en Corse le transport des cadavres, en Bretagne la veillée des morts, des occasions nouvelles de propagation et de développement. Alors naît l'effroi, mais non pas la confiance dans le remède héroïque, la vaccine, et il faut encore lutter pour préserver les malades et les revacciner.

Le Dr Siredey (2) a rapporté un fait qu'il faut faire connaître, car il dit tout seul ce qu'est la variole pour nos populations rurales et comment les choses se passent.

La variole fut importée dans deux chantiers de terrassiers par des ouvriers italiens venus de Turin, où sévissait la maladie. Elle fit ses premières victimes à Piperon, hameau de la commune de Sainte-Foix.

Grâce à l'isolement des malades qui n'étaient soignés que par des individus ayant eu la variole et à la dispersion des ouvriers dans des locaux plus vastes, la maladie n'attaqua que trois personnes dans les chantiers, mais elle ne tarda pas à s'étendre aux habitants du village et bientôt il y eut onze malades sur lesquels trois succombèrent.

Le Dr Empereur, qui s'était rendu dans ces localités misérables, afin de couper le chemin à la maladie, proposa vainement de pratiquer la revaccination chez tous les habitants des villages voisins. Mais sa proposition fut repoussée énergiquement en raison de ce préjugé répandu dans le peuple que, pratiquée en temps d'épidémie, la revaccination augmente les chances de contagion.

La variole gagne les Pigettes, hameau voisin qui compte 11 habitants et bientôt 9 malades. Puis elle éclate à la Guray, où elle est importée par un jeune homme de 18 ans qui, douze jours auparavant, avait

(1) Dr Évrard, *Rapport sur les épidémies*, 1881.
(2) *Rapport des épidémies*, 1884.

accompagné son curé à Piperon, pour donner aux varioleux les secours de la religion. Le curé est pris à son tour et succombe à une variole hémorragique.

Six semaines se passent sans que l'administration reçoive aucun avis et cependant la maladie sévit avec une intensité inouïe. C'est que cette malheureuse population redoute que l'autorité supérieure, si elle est avertie, ne la mette en interdit. Pourtant la rumeur publique apprend au Dr Empereur que l'épidémie qu'il croyait éteinte est dans toute sa force. Il accourt aussitôt et le spectacle le plus navrant s'offre à ses yeux.

« La terreur, dit-il, s'était emparée de la population; chaque famille comptait des malades et des morts. En moins de deux mois, sur les 149 habitants du village, 46 étaient tombés malades et 19 avaient succombé. Dans plusieurs maisons, il ne restait que des petits orphelins qui avaient perdu même leurs frères aînés. L'affolement était si grand qu'il avait détruit chez plusieurs les sentiments d'humanité les plus naturels. Les voisins ne rendaient plus visite à leurs voisins; les pères redoutaient d'aller voir leurs enfants; les orphelins qui tombaient malades réclamaient en vain les secours de leurs proches; ils seraient restés isolés et sans soins si le brave curé de la Guray, l'abbé David, et sa courageuse mère ne s'étaient dévoués pour porter des secours partout où ils voyaient un être délaissé. Plus d'une fois ils durent mettre en bière des morts abandonnés. On refusait de porter les cercueils au cimetière. Les parents fuyaient, n'ayant plus le courage d'accompagner les leurs à leur dernière demeure. Ce n'était partout que terreur et désolation. »

Le 31 août, le Dr Empereur arrive au milieu de cette population misérable, dénuée de tout, affolée par la peur. Il s'y installe jusqu'à la fin de l'épidémie. Il se multiplie, il est à la fois médecin, pharmacien, cuisinier et garde-malade. Il relève par son sang froid et son dévouement le courage des plus timorés. Il fait aérer les locaux ou plutôt les taudis occupés par les malades, quand ils n'étaient pas dans les étables confondus avec les bestiaux. Il fait changer les draps plusieurs fois par jour, fait pratiquer des lotions et des fumigations phéniquées. Enfin il obtient cette fois de revacciner tous ceux que la maladie n'a pas encore frappés et même les habitants des localités voisines Cinq nouveaux cas se présentent encore après le 31 août, mais les revaccinations sont faites et quinze jours après il ne se présente plus aucun cas de variole, l'épidémie est terminée.

Sur 149 habitants, 57 ont été frappés et 23 ont succombé.

Voilà ce qu'est encore la variole à la fin du XIXe siècle. Ne croirait-on pas voir revivre dans le tableau du Dr Empereur ces effroyables épidémies des derniers siècles dont les historiens nous ont laissé la description?

Ce fait consigné dans un rapport officiel est une peinture saisissante de la variole dans nos campagnes. Il les résume tous et tout y est: l'insalubrité locale, la contagion par transport, l'incurie administrative, le défaut d'informations officielles, l'absence de moyens de désinfection, la répulsion irréfléchie pour les revaccinations, et ajoutons, pour être juste, le dévouement médical et l'initiative privée et charitable.

Connaître ces faits, les énumérer, c'est dire quelle est la prophylaxie de la variole à la campagne, ou tout au moins ce qu'elle devrait être : l'isolement des malades, la désinfection des hardes, des lieux souillés, la vaccination et la revaccination. Il faudrait encore que le service des épidémies fût organisé de telle manière qu'il ne pût pas échapper à l'attention du corps médical et que celui-ci eût qualité pour agir vis-à-vis de l'administration. Il y a pour répondre à tous ces besoins un semblant d'organisation, insuffisant dans ses applications et, on le voit, dans ses résultats. Nous touchons là à l'organisation de la santé publique, dont nous n'avons pas à nous occuper et que nous n'envisagerons plus tard qu'en ce qui concerne spécialement la vie rurale.

La vaccination et la revaccination pourraient nous débarrasser de cette affreuse maladie et il faudrait avoir le courage de les rendre obligatoires. C'est là un vœu que ne cessent de formuler les hygiénistes et les médecins. Dans l'organisation actuelle du service de la vaccination en France, l'inégalité est assez grande entre les médecins ruraux et les autres. L'Académie a reçu leurs doléances et elles sont justes. C'est un métier pénible de lutter contre l'insouciance des mères, de chercher à les convaincre; on n'a pas tout fait quand on a édicté qu'un médecin vaccinateur viendra à tel jour et à telle heure dans une mairie de la commune; le médecin vient, mais cela n'émeut pas beaucoup le public, qui s'occupe avant tout de ses travaux ou de son bétail. C'est là où le médecin se dépense; il faut qu'il aille chercher les enfants; il va de porte en porte, s'informant le mieux qu'il peut des personnes à vacciner. Mais, dans les répartitions financières ou honorifiques, ces efforts souvent impuissants, toute cette dépense de zèle et de dévouement restent administrativement sans valeur. Tout cela est enfermé dans un rapport académique (1884).

Il est juste surtout de tenir compte de la somme de fatigues imposées par des excursions pénibles au milieu de populations très disséminées et dont on méconnaît le mérite quand on se borne à évaluer le service rendu d'après le chiffre des opérations pratiquées. « On ne s'occupe pas assez, dit le Dr Fichot, du modeste praticien qui passe des journées entières à parcourir deux ou trois villages pour raccoler cinq ou six mères de famille, occupées, les unes aux champs, les autres aux vignes ou aux bois, toutes très insouciantes à l'égard du vaccin. Ce médecin n'aura inscrit qu'une vingtaine d'opérations qui lui auront donné beaucoup de mal. Tandis qu'il sera aisé à un autre médecin de compter des vaccinations nombreuses qui n'auront exigé qu'une heure de travail. Il lui aura suffi de s'installer dans une caserne, dans un lycée ou dans une pension, où un maître commande et où tout le monde obéit. »

Comme on ne fera pas de bonne prophylaxie de la variole sans le concours du médecin, et comme la meilleure de toutes les vaccinations ne pourra être utilement et sérieusement faite que par lui, il était essentiel, à cette place, et en disant les bienfaits de la vaccination de parler aussi de celui qui la doit pratiquer. Il sera difficile de faire des progrès dans la prophylaxie des maladies endémo-épidémiques à la campagne si on n'a pas tout fait pour s'assurer sa collaboration effective.

III. **Diphtérie.** — La diphtérie, le croup, sont des affections sur lesquelles bien des doutes existent encore, au point de vue scientifique. Comme contagion, il n'en est pas ainsi et on peut la suivre aisément dans presque tous les cas. A la campagne, l'affection est très fréquente; sans avoir de chiffres bien précis, on la dit même plus commune au village qu'à la ville. Il est certain que les cas autrefois assez exceptionnels le sont aujourd'hui beaucoup moins et sur ce point les affirmations et les recherches que M. le Dr Bergeron communiquait au congrès de Londres (1891) relativement à la progression continue de la maladie dans les grandes villes pourrait vraisemblablement s'appliquer à la campagne.

Ce qui est terrible à la campagne, c'est l'inconscience des gens vis-à-vis de la contagion et la façon malheureuse dont on se fait l'artisan de la propagation. Les exemples fourmillent dans les rapports de l'Académie. Un enfant est malade, ce sont les voisins, les parents, c'est l'institutrice, qui viennent le voir et tout ce monde porte à droite ou à gauche, chez soi, le germe de la maladie. Puis, comme toujours, le médecin est appelé tard, personne n'est averti; il n'y a pas de moyens de désinfection. Les écoles sont rarement fermées à temps, ou bien rouvertes trop tôt et les cas augmentent ou l'épidémie recommence.

Un fait seulement prouvera combien est grande à la campagne la nécessité d'être mieux dirigé en toutes ces matières et le profit qu'on en retirerait.

Dans les Hautes-Alpes, à Clausonne, village de 30 habitants, la maladie cause 10 décès, dont 5 dans la même famille (Dr Coronat). Puis l'épidémie gagne Sair, village voisin, de 300 habitants : 20 cas, 12 décès. Le Dr Coronat, n'ayant été appelé dans la localité qu'après les premiers décès, a suivi la contagion sur place sans pouvoir saisir l'importance de la maladie.

Dans le Pas-de-Calais, la dipthérie a envahi plus de dix localités et s'est propagée par les écoles, les asiles, d'autant plus que les mesures prophylactiques étaient presque toujours réclamées trop tard pour enrayer le mal. Témoin l'exemple suivant.

Le préfet apprend qu'à Rayaulcourt une fillette de 3 ans est morte du croup et que neuf autres enfants sont atteints de la même maladie. Le Dr Leclerc est envoyé pour inspecter la localité. A son arrivée, on cherche à atténuer les faits « pour éviter de faire tort au pays ». On lui affirme que la petite fille n'est pas morte de la diphtérie et qu'il n'existe d'ailleurs aucun autre malade dans la population. Le maire confirme ce renseignement erroné ; l'école n'est pas fermée. Aussi l'épidémie se propage activement parmi les enfants. Quelques jours plus tard, le maire annonce que la diphtérie règne dans la commune ; plus de 35 enfants étaient malades ! Les quatre filles de l'instituteur sont atteintes ; l'une d'elles âgée de 14 ans, succombe après la trachéotomie.

« Et pourtant, disait au médecin le malheureux père, si on avait fermé l'école dès le début de l'épidémie, j'aurais encore mon enfant. » (Rapport sur les épidémies, 1884.)

L'étiologie de la diphtérie offre encore, disions-nous, bien des incertitudes. Nous n'en voulons pour preuve que la division qui existe sur l'origine aviaire de la maladie. Les bactériologistes se basent sur la dissemblance des deux microbes ; les déclarations de MM. Strauss, Cornil, Nocard, Saint-Yves-Menard sont très nettes sur ce point ; d'un autre côté, M. le Dr Rossigneux, connaissant cette opinion, publiait récemment un travail sous l'inspiration de M. le professeur Teissier (de Lyon) où l'affirmation contraire était maintenue, appuyée de faits bien observés. Récemment le Dr Haushalter publiait un article dans la *Revue médicale de l'Est* et tout en concluant que le bacille de la diphtérie aviaire diffère du bacille de la diphtérie humaine, comme la question ne lui semble pas tout à fait résolue, il conseille, en présence d'une épidémie de diphtérie aviaire, de prendre toutes les précautions comme si cette diphtérie était transmissible à l'homme.

L'important en cette matière est surtout pour l'hygiène de tenir compte des faits, et à la campagne, il y en a qui se produisent et ont leur importance. Dans le rapport de 1887, M. le Dr Olivier cite celui-ci : « A Châtillon à 10 kilomètres du Puy, le Dr Coiffier a vu une épidémie se développer dans des conditions heureusement fort rares. Le 30 juin 1887, il fut appelé pour un enfant atteint du croup et qui paraissait bien portant la veille ; il n'avait pas quitté sa famille depuis plus de cinq semaines ; il y avait au moins deux mois qu'on n'avait vu dans Châtillon un enfant étranger. Après avoir recherché en tous sens, de toutes les manières, le Dr Coiffier était sur le point de porter le diagnostic de croup de cause inconnue ou spontanée, lorsque quelques mots d'une fille de ferme le firent changer d'opinion. « L'autre jour, dit-elle, il est bien crevé la poule « blanche qu'on avait apportée de Soulignac le marché dernier, et le petit « s'amusait bien avec elle puisqu'il lui soufflait dans le bec, lui faisant « avaler de l'eau et la jetait à la tête de tous ceux qui passaient. » Je reproduis textuellement, ajoute l'auteur, je photographie en quelque sorte les paroles de la brave fille, parce qu'elles furent un trait de lumière pour moi. Il put obtenir le cadavre de la poule et vit qu'elle avait succombé à la diphtérie. La poule dont parle M. Coiffier avait été achetée dans un pays où régnait épidémiquement la pépie ; elle était privée, très douce, l'enfant s'amusait tout le jour avec elle. Ce cas ne resta pas isolé. Un petit voisin fut contaminé, puis un autre. Il y eut jusqu'au mois de septembre à Charazen et dans les villages environnants une épidémie qui fit de nombreux ravages.

« J'ai connu moi-même, ajoute M. Ollivier, une dame âgée d'une soixantaine d'années qui prit la maladie en soignant ses pigeons et mourut. »

Sans trancher le débat qui nous paraît exister encore, serait-il prudent de ne pas accorder à la campagne une certaine action aux influences étiologiques si bien observées par MM. Rossigneux et Teissier pour les fumiers, les débris, les basses-cours? Nous ne le pensons pas et ce n'est pas quand l'affection semble prendre plus d'extension qu'il faut se montrer moins rigoureux et écarter des causes d'infection que les faits démontrent fort bien, quoique les doctrines scientifiques ne les expliquent pas.

IV. **Rougeole, Scarlatine.** — Ces maladies se rencontrent également très souvent à la campagne. Elles sont contagieuses et les habitudes du voisinage les rendent facilement transmissibles de maison en maison, de village en village. Ajoutons que le renom de bénignes qu'elles ont ne les fait point redouter; de plus, on paraît accepter comme un dogme qu'elles sont nécessaires et fatales et que tous les enfants doivent y passer. Presque tout le monde y passe, cela est en effet assez exact, mais on fait tout ce qu'il faut pour donner raison au dicton en ne se mettant pas en garde contre la maladie. On ne ferme pas l'école si elle est infectée par une rougeole; on y laisse rentrer une scarlatine trop tôt, etc. On a aussi le grand tort de considérer ces maladies comme bénignes ; elles ont leur gravité : la rougeole, la scarlatine, ont leurs complications, leurs infections secondaires, et la mortalité est très forte encore pour ces maladies.

Quant à la nécessité d'être atteint de la rougeole, il va sans dire qu'elle est dans l'imagination du paysan et c'est là une des nombreuses croyances qu'il devrait perdre pour y substituer des idées plus justes et plus utiles, telles que par exemple, quand il s'agit de toutes les affections de même nature qui se transmettent, s'installent dans le village et s'y transforment parfois en épidémies meurtrières, celles de la déclaration des cas, la désinfection des hardes et linges que le petit malade aurait pu souiller, et même celle de la maison. Les autres enfants n'y passeraient pas et cela ferait des deuils de moins dans les familles.

V. **Coqueluche.** — Ce que nous disions plus haut de la rougeole et de la scarlatine pourrait aussi s'appliquer à la coqueluche. Les paysannes ont leurs idées sur la coqueluche et sur les moyens de la soigner; quant à en préserver leurs enfants, elles n'y songent guère. Cette incurie coûte encore tous les ans dans chaque village quelques décès d'enfants.

Il y aurait à ajouter à ces maladies la fièvre puerpérale, la dysenterie, le choléra infantile, la suette, les oreillons et d'autres qui font leur apparition au village et pourraient être évitées.

Toutes ont leur importance et trouvent un aliment sérieux dans l'ignorance de nos paysans et l'insalubrité de leurs habitations. Pour toutes, la préservation serait possible et c'est à l'assurer que notre législation sanitaire devra s'occuper; car les ressources matérielles ici font défaut; les conseils seuls ne sont pas suffisants, il y faut ajouter une assistance véritable.

VI. **Endémies.** — Nous rappellerons seulement que c'est principalement dans nos campagnes que gisent les foyers endémiques. L'intoxication tellurique, le goitre, en sont des exemples évidents. Pour d'autres, il serait aisé de prouver qu'il en est ainsi. C'est donc la campagne qui fait comme le fond de notre morbidité générale ; ce sont les conditions climatériques, topographiques, alimentaires qui préparent le terrain, et là où des causes spéciales, parasitaires, sont nécessaires, et prennent naissance ou sont importées, l'affection se cantonne, reste à l'état de foyer permanent d'où elle rayonne et s'étend quand sa nature est d'être aussi transmissible.

Les endémies ont été étudiées (*Encyclopédie*, tome I, L. Colin), nous n'avons pas à y revenir, nous ne voulions que rappeler la part importante qui revient à la campagne, à ses conditions d'insalubrité et comme conséquence la nécessité de l'intervention de l'hygiène publique et privée.

VII. **Epidémies.** — Nous en dirons autant des épidémies. M. L. Colin commence dans l'*Encyclopédie* (1) son étude de l'épidémiologie par l'analyse de l'influence du milieu épidémique et il nous faut rappeler sa déclaration magistrale et importante : « J'ai toujours considéré, dit-il, l'épidémiologie comme la science des milieux pathogéniques. » Le milieu, c'est le point essentiel en ce qui touche la campagne.

Nous avons autour de nous les germes morbides les plus variés, toute la collection entière en est portée à la campagne sur laquelle la ville se débarrasse de toutes ses déjections, de toutes ses immondices. Il ne suffit pas que ce germe soit là sur un point donné pour produire une évolution morbide, l'influence saisonnière n'y suffit pas davantage. L'inégalité de la marche des épidémies quand elles traversent un pays correspond assez généralement à l'insalubrité de nos villages pour que la doctrine du milieu épidémique y puisse trouver son application facile et justifiée.

La transformation des affections transmissibles, zymotiques en endémies et en épidémies selon la nature des hameaux ou des villages où

(1) Tome I, page 641.

elles se montrent n'est-elle pas une preuve irrécusable de l'importance pathogénique du milieu ?

Aussi croyons-nous que le véritable progrès sanitaire est, en ce qui concerne nos campagnes, l'application rigoureuse de cette doctrine.

La spécificité des affections épidémiques ou transmissibles est démontrée; cette notion doit être acceptée et répandue à la campagne; elle mettra peut-être quelque temps à se substituer aux croyances populaires sur ce point et aux vagues idées d'influences météoriques ou surnaturelles, mais avec quelques bons exemples de propagations arrêtées net par la lutte contre le germe morbide en saisissant et isolant les premiers cas de la maladie, on arrivera à changer la tournure des esprits.

Pourtant la croyance à la spécificité n'est pas suffisante si elle n'est pas étroitement liée à celle de l'influence du milieu épidémique. Pour la campagne, celle-ci domine celle-là.

L'insalubrité des localités est un danger permanent pour la diffusion des affections transmissibles quelles qu'elles soient, que leur germe soit indigène, comme celui de la variole, la fièvre typhoïde, la rougeole, etc., soit qu'il nous vienne de loin, comme celui du choléra, de la peste. Nos campagnes les recèlent et ils s'y développent. C'est souvent leur point de départ pour infecter les villes. Un intérêt primordial conduit donc à attacher au milieu rural une importance capitale.

Ce n'est plus seulement pour le village lui-même que l'assainissement s'impose, pour les habitants qui l'occupent, c'est pour le pays entier.

VIII. **Maladies communes aux hommes et aux animaux.** — Nous n'avons encore, pour compléter cette étude, qu'à rappeler qu'il existe un certain nombre de maladies qui sont transmissibles des animaux à l'homme et communes aux uns et aux autres. Ce sont: la morve, la rage, le charbon, la tuberculose, etc., et elles ont été étudiées par M. Nocard (1).

Toute cette importante étude intéresse particulièrement le paysan en contact de tous les instants avec les animaux. Les épizooties le frappent non seulement parce que beaucoup de ces maladies peuvent avoir de l'influence sur sa santé, sa vie, mais que toutes intéressent son travail, sa prospérité. La loi de police sanitaire de 1881 se lie même tellement à la vie rurale et ses applications y sont si nécessaires que le législateur a pensé que c'était dans le Code rural qu'elle devait trouver sa place. Dans le projet encore à l'étude et dont la préparation se fait, quoique lentement, au Parlement, toute la section II (articles 29 à 55) a pour objet la police sanitaire des animaux; c'est la loi actuelle tout entière, avec de légères modifications ayant pour but de mieux assurer la protection de l'homme et des animaux eux-mêmes. Elle devait naturellement précéder tout ce qui concerne l'importation et l'exportation des animaux dont s'occupe la section III.

(1) *Encyclopédie*, tome II.

Comme le fait justement remarquer M. Nocard, il ne faut pas, au point de vue de l'hygiène, restreindre l'étude des maladies communes aux hommes et aux animaux et transmissibles des uns aux autres à celles que vise la loi de 1881 et qui, par leur intensité épizootique, leur gravité morbide, ont une importance financière et économique particulière.

Il en est d'autres, n'ayant pas le même caractère infectieux ou grave, que la loi laisse de côté, telles que la ladrerie, la trichinose, l'actinomycose, les teignes, les gales, mais dont il est bon de connaître les dangers et la prophylaxie. M. Nocard les a également passées en revue et nous nous bornons à le rappeler.

Nous ne voulions ici que constater cette étroite solidarité, au point de vue de certaines maladies, entre l'homme et les animaux prouvée par les faits et les savantes recherches des vétérinaires. Elle démontre la nécessité de l'application de l'hygiène aux animaux et à l'homme à la campagne. Elle établit d'une manière indiscutable que l'hygiène rurale doit être envisagée avec un caractère général et non pas exclusif au paysan tout seul.

CHAPITRE VII

CULTURE ET TRAVAIL

Arrivé à ce point de notre étude et après avoir examiné les conditions des agents extérieurs, la vie privée du paysan, ses chances de vie ou de mort, on pourrait penser que l'hygiène a parcouru tout le champ de ses investigations; les méthodes anciennes d'enseignement ou d'exposition sont encore trop vivaces en beaucoup d'esprits pour qu'il n'en soit pas ainsi. Nous croyons qu'il faut faire autrement et envisager le milieu rural d'une façon plus rationnelle et, disons-le, plus large et plus complète.

La mésologie que Bertillon a définie en disant qu'elle est la connaissance des rapports qui relient les êtres vivants aux milieux dans lesquels ils sont plongés, est une conception scientifique contemporaine, applicable surtout à l'hygiène ou plutôt dont celle-ci doit profiter.

Mais cette formule qu'il ne faudrait pas prendre pour un rajeunissement de la vieille doctrine hippocratique : *Des airs, des eaux, des lieux*, même en en élargissant le cadre et en mettant en jeu l'action du milieu sur les organes (Bichat), l'influence du physique sur le moral (Cabanis), de la société sur l'homme (A. Comte), est en vérité une science nouvelle dont Bertillon a seulement tracé les voies et qui a d'étroites affinités avec l'hygiène.

Si, en effet, la mésologie veut tirer parti de ses déductions scientifiques pour régénérer l'homme, soit en modifiant l'ancêtre, ce qui est difficile, mais non pas impossible en ce qui concerne l'avenir, soit en modifiant le milieu naturel ou social où l'homme se débat et lutte, l'hygiène à son tour, en cherchant à lui assurer seulement la santé et en se bornant à ce rôle préventif, doit faire les mêmes recherches scientifiques ou plutôt, puisqu'elle est synthèse et vit des autres, s'appuyer sur la mésologie comme sur toutes les connaissances scientifiques qu'elle applique à l'homme isolé ou collectif.

On a certainement conscience que c'est là une chose utile pour l'hygiène; il faut cependant, à défaut d'une œuvre faite, puisque la mésologie est à son aurore, rechercher ce qui peut compléter le milieu naturel ou social où vit le paysan et sortir un peu du cadre étroit dont l'hygiène s'était, pour lui, jusqu'ici satisfaite.

L'agriculture de nos jours est, nous semble-t-il, une industrie grandiose, en tous points comparable aux autres; la terre est l'atelier gigantesque où se fabriquent les végétaux, les animaux; la culture en est l'agent fondamental, pour ainsi dire, le moteur et l'homme dirige cette vaste entreprise, achète, produit, vend, et demande, en fin de compte, à cette industrie, comme à toutes les autres, un bénéfice.

Était-ce la conception qu'on pouvait avoir de l'agriculture dans les temps passés ou même rapprochés de nous? En aucune façon. Royer en a résumé l'histoire en définissant les périodes successives qu'elle a traversées et qui sont comme des degrés un à un franchis depuis la période forestière jusqu'à la période commerciale et jardinière, celle des cultures productives et intensives d'aujourd'hui. L'homme est lié à cette transformation du sol parce qu'il la dirige et aussi parce qu'il en subit l'effet. Le pasteur, le sylvain des premiers temps, se sont métamorphosés quand le laboureur est apparu, ouvrant le sol de la charrue, récoltant des fourrages pour les bestiaux, puis cultivant des céréales pour nourrir l'homme; le laboureur s'efface aujourd'hui devant l'industriel, fabriquant des matières premières pour les manufactures, activant le rendement du sol, ayant hâte de produire pour lutter contre la concurrence étrangère et l'emporter sur les marchés de tous les pays.

L'analogie se poursuit en considérant que dans l'industrie de la terre il y a, comme ailleurs, de grands et de petits fabricants, les uns appelant à leur aide tous les perfectionnements et tout l'outillage nécessaire, possédant des capitaux, les autres moins bien dotés, suivant avec peine ce progrès et s'attardant aux vieux procédés. Elle se complète encore parce qu'elle a ses agronomes, ingénieurs, chimistes, hommes de science, et qu'avec leur concours elle ne donne plus rien au hasard; elle a sa légion d'ouvriers, acharnés au travail, s'aidant des machines, se partageant le labeur suivant leurs aptitudes, leur degré d'intelligence ou d'instruction. Enfin, comme dans l'industrie en général, elle a son influence directe sur la santé du travailleur, puis ses inconvénients de voisinage, et ses effets éloignés sur la santé publique.

Il n'y a pas un moment dans cette industrie de la terre où l'homme ne soit en jeu, pas le moindre organisme qu'il ne faille étudier.

Ainsi envisagée, on conviendra que l'agriculture offre à l'hygiéniste un vaste champ d'études et il n'est pas douteux que dans un avenir qui n'est peut-être pas bien éloigné l'agronomie et l'hygiène se rapprocheront scientifiquement, comme ailleurs le médecin, l'architecte, l'ingénieur se sont unis pour mieux assurer à l'homme les bénéfices des applications sanitaires.

Nous ne pouvons qu'indiquer l'utilité de ces considérations, et non pas en faire jusqu'au bout l'exposition. Nous nous bornerons, pour compléter autant que possible cette étude du milieu rural, à examiner dans leurs rapports avec l'hygiène la culture et le travail, l'une étant un puissant modificateur du sol, l'autre donnant par ses produits à l'ouvrier agricole la possibilité de mieux vivre, et par conséquent d'appliquer à son profit les données de l'hygiène.

ARTICLE Ier. — CULTURE

La première des indications utiles est la connaissance de l'étendue cultivée, de l'état de la propriété; c'est, pourrions-nous dire, la plus importante notion avant d'examiner toute industrie; elle apprend si on a affaire à une grande ou à une petite industrie et le sort de ceux qui y sont attachés. Nous serons bref et nous rappellerons seulement quelques faits ou quelques chiffres.

§ 1er. — La propriété.

Le classement de 1884 permet de se rendre compte de la part du sol qui était à la grande, à la moyenne, à la petite culture. Sur les 14074000 cotes foncières, les 9/10 ont une étendue de moins de 6 hectares. Les 3/4 ont au maximum 2 hectares et 60 p. 100 même de l'ensemble des cotes ne dépassent pas 1 hectare.

Par rapport à la surface du pays, les cotes de moins de 2 hectares ne couvrent que 5211456 hectares, soit 10 1/2 p. 100. Les propriétés de 2 à 6 hectares s'étendent sur une superficie de 7543000 hectares ou 15,26 p. 100 de la surface de notre sol. Ce que l'on est convenu d'appeler la moyenne propriété, celle qui se compose des domaines de 6 à 50 hectares occupe 19217908 hectares, soit 39 p. 100 de l'ensemble. Il n'y a que 9398000 hectares, soit 19 p. 100 qui échoit à la grande propriété, celle dont les domaines ont de 50 à 200 hectares de superficie. Enfin la très grande propriété au-dessus de 200 hectares détient 8 017 000 hectares, soit 16,23 p. 100 du sol.

En résumé, dit M. Leroy-Beaulieu à qui nous empruntons ces documents statistiques, on doit approcher de la vérité en admettant que la petite propriété, celle au-dessous de 6 hectares, détient comme contenance le 1/4 du sol français et en représente au moins le 1/3, peut-être les 2/5, en valeur.

En groupant les cotes au point de vue de la somme perçue, ce qui permet d'avoir une idée du revenu de la propriété puisqu'on peut considérer l'impôt foncier comme prélevant le 1/8 ou le 1/10 du revenu net, on a encore une notion plus exacte de cette répartition de la propriété.

Très petite propriété	50.27	p. 100 des cotes	payant	moins de 5 fr.	
	15.36	—	—	de 5 à 10 fr.	
Petite propriété	13.20	—	—	de 10 à 20 fr.	
	6.25	—	—	de 20 à 30 fr.	
	5.78	—	—	de 30 à 50 fr.	
Moyenne propriété	4.65	—	—	de 50 à 100 fr.	revenu de 400 à 1000 fr.
	2.81	—	—	de 100 à 300 fr.	revenu de 800 à 3000 fr.
Grande propriété	0.46	—	—	de 300 à 500 fr.	
	0.29	—	—	de 500 à 1000 fr.	
Très grande propriété	0.12	—	—	plus de 1000 fr.	

Nous avons groupé par départements les exploitations de 5 hectares qui, représentant une très grande portion du sol cultivé, donnent une idée de leur répartition dans le pays (fig. 67).

En résumé, 32 départements appartiennent à la grande propriété, 30 sont entièrement morcelés et 24 occupent une position intermédiaire correspondant à la moyenne du pays.

Malgré l'inexactitude que peut avoir l'appréciation du morcellement de la propriété par le mouvement des cotes foncières (1), l'accroissement incessant des cotes dont le plus grand nombre s'appliquent à la propriété rurale et celui plus grand encore des petites cotes montrent bien que le morcellement est continu en France. M. Lecouteux (2) dit de même : « Il résulte de l'enquête officielle de 1866 que ce qui augmente le plus dans le régime de la propriété française, c'est la petite propriété, la propriété de la parcelle et du lopin de terre. A chaque dénombrement de domaine, à chaque vente de parcelles, les petits propriétaires et les anciens tâcherons, enrichis par l'accroissement des salaires ruraux et autres, se disputent à qui mieux mieux le terrain. »

Cet état de la propriété augmente les difficultés de la culture; pour faire de la grande culture avec des terres éparpillées, des parcelles éloignées, les frais de production s'élèvent; à cet inconvénient s'ajoute la séparation des enfants à l'occasion des héritages ou du travail. On voit que cette situation a sa gravité pour la population rurale qu'elle semble retenir, mais qui pourtant s'éloigne de la petite propriété, pour la culture qu'elle rend difficile ou onéreuse.

(1) Le nombre des cotes ne représente pas autant de propriétaires distincts ni le nombre de parcelles de terre. Ce n'est donc pas une base absolue pour juger de l'état de la propriété, c'est une approximation.

(2) V. *Economie rurale*, 2e édit., 1889.

Nous ne faisons ici que constater des faits dont les applications peuvent être nombreuses et s'étendre à bien des sujets.

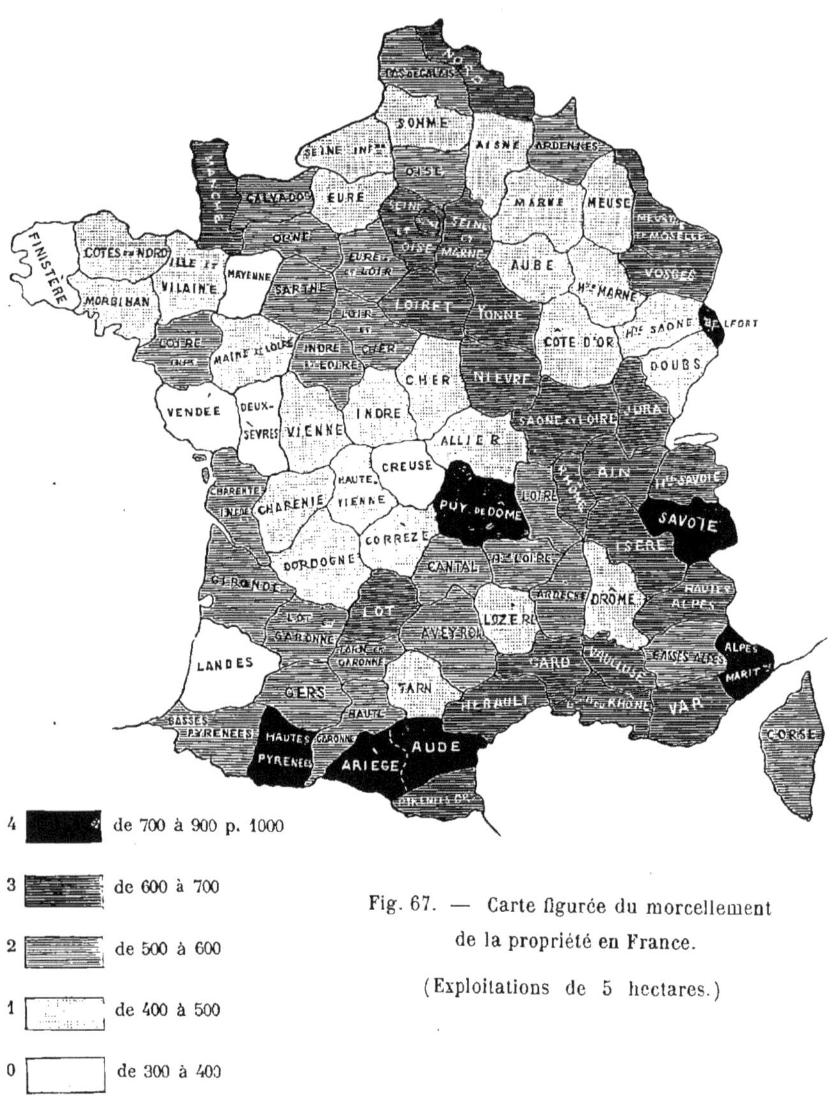

Fig. 67. — Carte figurée du morcellement de la propriété en France.

(Exploitations de 5 hectares.)

§ 2. — Les engrais.

Quels que soient l'étendue du domaine, le genre de culture, grande ou petite, qui s'y applique, la terre est destinée à transformer quelques-uns de ses éléments en un produit qui en est détaché, vendu ou consommé et qui momentanément l'appauvrit. La matière première, dans l'industrie du sol, n'est pas seulement la semence jetée dans le sillon, c'est l'azote, le carbone, l'oxygène, l'hydrogène qui feront la matière organique végétale, ce sont les substances minérales, acide phosphorique, potasse, chaux, etc., qui servent à l'alimentation de la plante, ou aux actions chimiques destinées à en permettre la solubilité et l'assimilation. Le rôle des engrais est considérable en agriculture; il l'est aussi en hygiène pour l'homme qui les manie et à cause des accidents éloignés qu'ils peuvent produire. Nous devons donc connaître comment ils sont manipulés, et comment ils se comportent dans le sol. Les engrais ne peuvent pas être cependant envisagés au point de vue de l'hygiène, de même qu'en agriculture, et nous les partagerons seulement en deux groupes, les uns de provenance animale ou végétale et renfermant de la matière organique, tels sont les fumiers de ferme, les gadoues, les déjections humaines, les eaux résiduaires, etc., les autres d'origine minérale et désignés aussi sous le nom d'engrais chimiques.

I. **Fumiers de ferme.** — Le fumier de ferme est l'engrais type, le plus communément employé. Il est composé des résidus des litières et des déjections des animaux de l'exploitation agricole. Suivant le cheptel, sa composition et son importance, selon aussi qu'on sépare les différentes sortes de fumiers ou qu'on les mélange, le fumier de ferme présente de nombreuses variétés de composition et de valeur agricole.

D'après la moyenne des analyses faites par Aubin, il renferme :

Azote........................	0.65 p. 100
Acide phosphorique...........	0.55 —
Potasse......................	0.73 —

Mais les variations sont sensibles au-dessus et au-dessous de cette moyenne, si bien que l'écart est :

Pour l'azote de..............	0.37 à 1.10	c'est-à-dire du simple au	triple
Pour l'acide phosphorique de..	0.12 à 1.34	—	décuple
Pour la potasse de..........	0.41 à 1.29	—	triple

L'évaluation au poids est fort aléatoire et à cette façon de compter l'agriculteur ne peut pas être certain de la quantité de matières fertilisantes qu'il met en œuvre. L'analyse chimique est donc le meilleur des renseignements.

A. Mode d'emploi. — Le fumier est transporté des fumières sur les champs à des époques variables. Tantôt il est destiné à être enfoui immédiatement, tantôt, au contraire, cette opération est retardée.

Dans le premier cas, on fait des tas appelés fumerons, à peu près égaux, et suffisamment espacés pour que l'épandage soit facile et rapide. Aussitôt répandu, on l'enfouit à l'aide d'un labour. Une fois l'incorporation au sol achevée, dit M. Muntz (1), le fumier ne perd plus rien, toutes

(1) Muntz et Girard, *les Engrais*, Firmin-Didot.

les matières fertilisantes sont retenues par la terre en raison de ses propriétés absorbantes. Les sels minéraux y restent fixés et l'ammoniaque qui tendrait à se dégager est retenu par l'humus. Il y aurait donc intérêt, au point de vue de l'utilisation la plus complète des matières fertilisantes, à enterrer le fumier sans aucun retard. L'hygiène s'accommode également mieux de ce procédé, et lui donne de beaucoup la préférence sur le suivant qui ne consiste à pratiquer l'enfouissement du fumier qu'après un certain temps, soit qu'on le laisse en tas sur le champ ou qu'on l'étale en couverture sur les terres. L'action des eaux pluviales est ici immédiatement en cause; elles entraînent les parties solubles du fumier dans le sol et de cette façon, s'il est resté en tas, certaines parties sont arrosées par une fumure très énergique, tandis que d'autres ne le sont pas; cette inégale distribution disparaît avec l'épandage; mais alors c'est la déperdition à l'air qui est surtout considérable.

L'état du sol doit absolument servir de guide. S'il est humide d'une façon habituelle ou exagérée et que les pluies soient à redouter, il vaut mieux, pour éviter l'action de l'eau, qui est la plus fâcheuse, laisser le fumier en tas et attendre que le sol soit en meilleur état. Ces conditions sont de beaucoup plus mauvaises et offrent plus de dangers de contamination des eaux. L'absorption est arrêtée dans un sol déjà imprégné et l'excès d'humidité favorise ainsi l'écoulement au dehors. C'est non seulement une perte pour l'agriculteur, c'est une inquiétude pour l'hygiène. L'époque la plus ordinaire de l'enfouissement est l'automne, après les travaux des récoltes; cette habitude ne répond pas seulement à une utilisation plus facile des moyens de transport, attelages, etc,; elle a aussi pour raison la lenteur de transformation du fumier dans le sol. L'azote en particulier n'est pas promptement assimilable et nous avons dit, en parlant des actions chimiques du sol en temps normal et en dehors de toute fumure, comment cette assimilation se produisait; nous n'avons pas à y revenir. Mais, si l'on songe que cette transformation de la matière organique en nitrates solubles et assimilables s'accomplit avec quelque lenteur, et qu'on rapproche de ce fait la pratique agricole qui accumule ainsi à l'automne des matériaux organiques pour préparer seulement la végétation printanière, on est conduit à penser que cette période expose plus que d'autres aux influences fâcheuses provenant du sol. Les eaux pluviales ne rencontrent pas encore des matières transformées; en excès et dans certaines conditions de saturation organique du sol, elles peuvent donc, charriant au loin des produits non décomposés, avoir quelque mauvais effet. Nous verrons aussi que la nature des terrains augmente beaucoup ces dangers. Enfin il faut tenir compte encore de l'état plus ou moins avancé du fumier enterré; dans les fumiers faits, la matière organique a déjà subi une décomposition et une notable proportion d'azote est sous une forme assimilable; les fumiers moins avancés ou frais font faire à la matière organique un plus long séjour en terre. Le froid vif arrête l'action du ferment nitrique ou la ralentit

L'action du fumier sur les terres est également à étudier par rapport aux terres elles-mêmes. MM. Muntz et Girard l'ont fait avec beaucoup de soin dans leur excellent ouvrage, et c'est là une notion essentielle pour l'hygiène. Leurs constatations sont importantes à rappeler.

1° *Terres légères.* — Les terres légères sablonneuses, calcaires ont en général la réputation de consommer beaucoup de fumier ; cela tient à ce que leurs propriétés absorbantes sont faibles, à ce que l'azote s'y nitrifie facilement et que par suite les eaux pluviales peuvent l'enlever. Pour éviter ces inconvénients, il faut donner aux terres légères de faibles fumures, mais en les répétant plus souvent, et ne pas appliquer ces fumures un trop long temps avant l'époque de la végétation, afin de les soustraire à la déperdition due au lavage par les eaux pluviales. C'est le seul moyen de pouvoir éviter aussi les dangers que nous signalions tout à l'heure de l'entraînement au dehors ou dans la nappe profonde d'eaux chargées de matières organiques et dangereuses.

2° *Terres argileuses.* — Dans les terres argileuses, la nitrification est retardée par la nature compacte du sol et les fumiers ne se décomposent qu'avec une grande lenteur. Les propriétés absorbantes de l'argile sont telles que les éléments fertilisants sont retenus dans le sol et que l'action utile se révèle non pas la première année, mais seulement plus tard.

L'agriculture exploite cette propriété et conseille vivement l'apport même excessif de fumiers dans les terres de cette nature. Ce n'est point de l'argent perdu, dit-on, loin de là ; il est seulement immobilisé et se retrouvera toujours sous forme de récoltes abondantes et faciles avec l'humidité. On invoque encore comme argument que le fumier modifie heureusement la constitution physique du sol argileux et que l'humus qui s'y incorpore fait la terre plus légère, plus perméable. Ces justes considérations peuvent pousser l'agriculteur à une pratique qui ne serait pas sans dangers pour l'hygiène publique.

Cette qualité de la terre argileuse est aussi un défaut ; pour nous qui n'envisageons la terre que comme destructeur de la matière organique, nous devons nous montrer méfiant vis-à-vis de celles qui font lentement leur besogne et permettent d'accumuler ainsi dans le sol des substances portant avec elles des germes ou des produits toxiques. Les eaux pluviales les trouveront toujours prêtes à être entraînées au loin, et, si l'imperméabilité des couches argileuses est une protection des couches immédiatement placées en dessous, elle n'est pas une garantie contre les transports éloignés.

Ici donc, si l'agriculture a un intérêt très grand à jeter dans les sols argileux les fumiers frais et longs pour les ameublir et les améliorer, si elle doit aussi ne les y enfouir qu'à des profondeurs médiocres, 5 à

10 centimètres, parce que le contact de l'air ne serait pas toujours possible dans ces terres compactes, l'hygiène doit appeler l'attention sur les conditions particulières que ces pratiques peuvent créer pour le voisinage, pour l'altération des eaux; elle doit redouter l'amendement du sol par la matière organique en grande quantité, parce que cette saturation est redoutable pour la santé publique.

3° *Terres calcaires.* — Les variétés de ces terres font que les fumiers s'y comportent aussi très différemment. En général, la nitrification y est rapide; les nitrates ne peuvent en tout temps et avec assez de promptitude être enlevés par la végétation, et les eaux pluviales traversant les terres perméables emportent avec elles ces produits qui sont perdus pour l'alimentation agricole. Aussi dit-on de certaines terres calcaires qu'elles dévorent les engrais, et M. Müntz recommande de n'employer pour elles les fumiers qu'à doses faibles, mais répétées.

Ce sont au contraire, pour l'hygiène, les terres éminemment salutaires; la façon dont l'agriculteur entend, par intérêt, y pratiquer la fumure, ne saurait inspirer aucune inquiétude.

4° *Terres acides.* — Les terres acides qui sont les landes, les bruyères, les terres tourbeuses, les sables granitiques, et dans lesquelles le calcaire fait défaut, ont le grave inconvénient de ne permettre la décomposition de la matière organique qu'avec une extrême lenteur, la nitrification ne s'y faisant pas; les fumiers y sont sans effet et l'agriculture enseigne qu'avant d'apporter des engrais dans des terres de cette nature il faut leur ajouter des amendements calcaires. La culture de ces terres demande donc beaucoup de soin et une connaissance spéciale du terrain.

Rien ne serait aussi dangereux que de tenter des cultures et de les vouloir favoriser par des engrais sans avoir l'assurance que le résultat sera bon, c'est-à-dire que la matière organique sera détruite; sinon, en effet, ne subissant là aucune modification, elle devient un foyer suspect, dont les inconvénients augmentent avec les conditions climatériques.

En résumé, le fumier de ferme a une action heureuse sur le sol, dont il améliore les conditions physiques, en facilitant presque toujours l'ameublement des terres, la perméabilité à l'air, apportant aux unes l'humus qui leur fait naturellement défaut, restituant aux autres celui que la végétation enlève, mais cette action n'est pas toujours sans inconvénient; il faut songer aussi aux influences de l'eau, aux conditions d'absorption des matières organiques, aux facilités de leur entraînement, suivant la nature du sol, la disposition ou la déclivité des terrains. La destruction des fumiers n'est pas la même toujours; il faut que ces notions soient familières au cultivateur, pour qu'il s'asbtienne de pratiques qui peuvent être parfois dangereuses pour la santé publique.

B. Transport immédiat. — Le transport immédiat est trop souvent une mesure conseillée par les hygiénistes pour que nous n'en fassions pas ici mention.

Il semble, en effet, que le fumier pourrait être mis en tas dans les champs et on supprimerait ainsi par un transport immédiat son accumulation dans la ferme; ce serait un avantage incontestable au point de vue de la salubrité de l'habitation. Il n'y aurait pas à hésiter un instant, dans l'intérêt même de l'agriculteur, si l'installation dans la ferme ou dans l'habitation ne permet pas de protéger le fumier contre les pertes, si les purins s'écoulent et si la décomposition lente à l'air en enlève peu à peu à peu près tout l'azote. Dans ces conditions, il faut conseiller le transport immédiat aux champs, où des tas peuvent être faits pour empêcher la déperdition; le fumier dans ce cas est placé sur un terre-plein élevé; le sol, tout autour, s'imprègne fortement; les terres au voisinage des tas, fumées à l'excès, peuvent être reprises et répandues ailleurs; il y a là une manipulation qui peut être plus ou moins nécessaire, suivant les cas, mais la nature du terrain est indispensable à connaître; car, si l'agriculteur consent volontiers au transport immédiat dans des champs à terres fortes, argileuses, où son fumier ne se perdra pas, l'hygiène ne saurait approuver une pratique qui aurait pour effet de rendre une terre plus mauvaise et plus suspecte. Dans ces terrains, les accumulations de fumier au-dessus du sol seraient encore plus dangereuses que dans le sol. Dans les terrains perméables, il y aurait aussi des inconvénients; en somme, le mieux est que le fumier qui, en résumé, représente une matière organique en décomposition, d'une composition variable et hygiéniquement suspecte, soit apporté dans la terre à petite dose, de façon que les décompositions soient faciles et que, jusqu'à ce moment, il reste accumulé dans des conditions de sécurité absolue pour l'eau et le sol. Dans le plus grand nombre de cas, sauf pour les terres argileuses, les prescriptions de l'hygiène sont, en ce qui concerne les fumiers de ferme, d'accord avec les conseils des agriculteurs. Il y a là un intérêt commun.

Les *gadoues* ne peuvent pas nous arrêter, car elles sont par leur composition et leur nature, à l'état frais ou vertes, et consommées, absolument assimilables aux fumiers de ferme. Leur action dans les différents sols est la même et par conséquent aussi leurs inconvénients hygiéniques sont de même nature. Tout ce qui concerne l'épandage, l'enfouissement leur est donc applicable et nous n'avons rien de particulier à y ajouter.

II. **Purin.** — Le purin doit être considéré comme un engrais riche et fertile et, quand on le peut, on l'utilise directement; il est répandu sur la terre à l'aide de tonneaux, d'écopes ou pelles en bois; il a même été construit des appareils mobiles qui permettent de le transporter aisément de la ferme aux champs et de pratiquer l'épandage. La terre absorbe rapidement les éléments qu'il tient en suspension ou dissous, car le purin filtrant dans la terre sort absolument décoloré. C'est donc un engrais immédiatement utilisable pendant la végétation, et quand les dispositions le permettent, que les champs sont accessibles aux tonneaux, ou que des rigoles facilitent un écoulement naturel, il est employé ainsi, et il donne souvent au printemps à des céréales d'aspect chétif une nouvelle vigueur et de la force.

On a même imaginé, en Angleterre, tout un système tubulaire qui conduit les fumiers pour ainsi dire liquéfiés presque aux terres qui en sont arrosées par des colonnes jaillissantes. Chadwich et Ward ont été les promoteurs de cette idée qui réalisait en même temps un assainissement. La Suisse avec ses liziers emploie aussi les purins des étables de préférence à tout autre engrais. Dans le Limousin, on pratique aussi des arrosages de prairies avec l'eau des ruisseaux quand les conditions topographiques permettent que ces petits cours d'eau puissent traverser l'étable même et emporter toutes les déjections solides et liquides du bétail dans de petits réservoirs échelonnés au haut des prairies. Mais, dans ce dernier cas, on se rapproche plus de l'irrigation agricole que de l'utilisation seule du purin, tant la dilution est grande.

Quoi qu'il en soit du procédé d'épandage employé par arrosage, par irrigation, le purin est un engrais estimé des agriculteurs par sa richesse; on sait aussi cependant qu'il renferme du carbonate d'ammoniaque caustique, qui brûle les plantes, et on a l'habitude pour l'arrosage d'atténuer cette causticité en étendant le purin d'une certaine quantité d'eau. Celle-ci doit varier avec la richesse en ammoniaque et elle se mesure généralement à l'odorat. On met plus ou moins d'eau suivant que l'odeur est plus ou moins vive, piquante; il faut tenir compte cependant de la température qui favorise singulièrement le dégagement ammoniacal; la dilution est généralement faite en étendant le purin de quatre à six fois son volume d'eau

Le purin dilué convient comme engrais aux prairies, aux plantes à végétation herbacée; pur, il peut servir à arroser les champs avant les semailles, et les terrains sablonneux, perméables, peu fertiles, s'en accommodent bien.

III. **Engrais flamand.** — Nous rapprocherons, au point de vue de l'hygiène, l'engrais flamand des purins de ferme; son emploi se fait dans les mêmes conditions, pour les mêmes cultures, et les inconvénients sont semblables. Il ne faut pas oublier, en effet, comme nous l'avons dit à propos des dépôts de fumier, des fosses à purin, que les purins renferment non seulement les parties liquides des déjections animales, mais souvent celles provenant des déjections humaines. Cette similitude de composition et d'emploi nous autorise à ne pas les séparer.

Nous avons dit ce qu'étaient les citernes et l'engrais flamand. Nous nous occuperons ici de son mode d'emploi. Le procédé le plus général pour pratiquer l'épandage, surtout chez les petits cultivateurs, dit M. de Sardriac (1), est le suivant. On remplit des tonneaux montés sur un

(1) *Journal d'agriculture*, 1887.

chariot avec l'engrais puisé dans la citerne; lorsque le chariot est amené au champ qu'on veut arroser, on le vide en partie dans des cuves placées de distance en distance. C'est dans ces cuves que les ouvriers puisent le liquide avec une écope ou large cuillère en bois munie d'un long manche; ils le jettent en l'air de manière qu'il retombe en forme de pluie; on répand ainsi l'engrais assez régulièrement dans un rayon de huit à dix mètres autour de la cuve. Lorsque celle-ci est vide, on passe à une autre, ou bien, si l'on n'en a qu'une, on la transporte sur un autre point du champ, où le chariot vient la remplir. Les cultivateurs flamands ont une assez grande habileté pour répandre uniformément l'engrais sur les champs. Dans les cultures d'une certaine importance, on se sert avec avantage, pour répandre l'engrais humain, de tonneaux d'arrosage à purin. Le sol doit être au préalable préparé, généralement nivelé. L'épandage se fait avant ou après la semaille ; quand la terre est libre, on fait suivre l'épandage d'un coup de herse qui l'enterre légèrement.

La forme liquide de l'engrais flamand et des purins rend la pénétration du sol facile et il est rapidement absorbé et retenu par la terre. Mais les conditions spéciales d'humidité habituelle du sous-sol, de la perméabilité de la terre, sa richesse en argile ou en calcaire modifient l'évolution que va subir l'engrais. Il se filtre d'abord en déposant dans les couches superficielles les parties tenues en suspension, puis fournit aux radicelles des éléments solubles directement assimilables. La perméabilité est favorable à la destruction rapide des matériaux organiques entraînés, tandis que les terres grasses et argileuses, tout en absorbant le liquide, ont une action plus lente. Les eaux pluviales exercent une influence variable selon leur intensité et la nature du sol. Très abondantes elles peuvent non seulement laver les parties superficielles du sol et entraîner aussi avec elles des matériaux organiques qui peuvent n'être pas encore décomposés, mais encore en profondeur elles transportent les parties solubles. Dans les terres argileuses, il n'en est pas ainsi et à l'humidité permanente du sol s'ajoute une imprégnation étendue de produits organiques qui ne subissent pas, dans ce milieu, de promptes transformations. La question grave, au point de vue de l'influence de l'épandage de ces engrais liquides, réside donc tout entière dans la nature de la terre dont seulement la perméabilité trop grande ou la compacité absolue sont à craindre à cause des transports par les eaux pluviales.

En dehors de ces conditions, l'engrais liquide, rapidement aborbé par le sol, décomposé et transformé, ne peut pas être compromettant. L'inexpérience de son mode d'emploi dans certains sols pourrait seule avoir des effets fâcheux. L'agriculteur a tout intérêt à éviter une saturation du sol nuisible aux plantes et entraînant une dépense inutile d'engrais.

On s'est préoccupé de la relation qui pouvait exister entre l'usage des engrais liquides, purin et engrais flamand, et la production de certaines maladies, la fièvre typhoïde par exemple. La question n'est peut-être pas résolue d'une manière bien nette et les éléments sur lesquels on pourrait asseoir un jugement sont assez incertains. Dans le Nord, le pays de l'engrais flamand, on a souvent constaté de la fièvre typhoïde, aussi bien dans la population des villes (garnisons) que dans celle des campagnes. M. le Dr Baelde (1) relève, pour les années 1878, 1879, 1880, les communes rurales autour de Lille ayant été plus particulièrement éprouvées et dans l'étiologie des foyers qu'il a étudiés fait intervenir les mauvaises conditions de salubrité du sol, humidité, imprégnation du sous-sol, eaux des puits, des mares, mais ne spécifie pas d'une manière expresse l'usage de l'engrais flamand ou sa relation avec les cas constatés. Vallin (2), examinant la question à ce même point de vue pour les garnisons du Nord, concluait : « que dans la région du nord de la France l'épandage direct des matières de vidange sur les champs labourés ne semble en rien favoriser le développement de la fièvre typhoïde. » Il ne faudrait donc pas exagérer au point de vue de la santé publique les dangers de pareilles fumures. L'action rapide de la terre est ici une présomption favorable en leur faveur. A moins d'avoir affaire à des sols compacts et peu perméables, les craintes sont minimes. L'extrême sécheresse de la terre pourrait être parfois un obstacle à la décomposition organique et on pourrait trouver là une différence d'action entre les sols du nord et ceux du midi, où le même procédé d'arrosage existe. Dans les terres de Provence, les couches superficielles séchant rapidement peuvent contenir des matières organiques pulvérulentes que les vents transportent ou que les pluies torrentielles entraînent.

IV. **Déjections humaines.** — Les déjections humaines sont utilisées quelquefois directement comme engrais; le système d'évacuation par tinette favorisait aussi cet usage qui a hygiéniquement l'avantage incontestable de supprimer les dépotoirs, fort incommodes et insalubres. Immédiatement incorporées à la terre, les déjections humaines présentent néanmoins de plus grands inconvénients que les engrais purement liquides dont nous venons de parler. Ils ne se comportent pas dans le sol de la même manière, ne sont pas rapidement décomposés et par conséquent absorbés. L'eau peut avoir sur eux une action favorable, quand elle tombe en quantité moyenne, favorisant la dilution et l'imprégnation de la terre; très abondante, elle peut surprendre la matière organique avant sa transformation et l'entraîner au loin. Les déjections doivent être immédiatement incorporées à la terre et ne demeurer jamais exposées sur les couches superficielles. Il faut éviter surtout, quand on les emploie pour des cultures herbacées ou maraîchères, que les plantes soient souillées.

(1) *De la fièvre typhoïde à la campagne*, thèse, Lille, 1882.
(2) *Revue d'hygiène*, 1885,

A Bordeaux, à Rouen, on s'est préoccupé des dangers que l'emploi direct des déjections humaines comme engrais pouvait avoir pour la santé publique, surtout en cas d'épidémie. La question n'est pas discutable pour le choléra, la fièvre typhoïde; elle reste moins précise pour d'autres affections, également d'origine microbienne. La désinfection préalable par certains produits, sulfate de fer, de cuivre, huile lourde de houille pourrait sans doute atténuer ces effets; l'agriculture peut utiliser encore très bien ces matières ainsi désinfectées; il faudrait cependant faire des réserves pour l'huile lourde, qui ne convient pas aux terres. Mais l'emploi direct des déjections humaines n'est guère qu'exceptionnel; le plus ordinairement c'est à l'état de compost, c'est-à-dire mélangées à la terre ou desséchées, et comme engrais sec, qu'elles sont utilisées. Ces procédés plus propices à la culture sont aussi plus favorables aux intérêts de l'hygiène. Il n'y a donc pas à se montrer indulgent pour la pratique de l'épandage direct des matières fécales fraîches; elle a des inconvénients sérieux.

A côté de l'engrais humain, il faut placer les déjections animales employées à l'état frais comme dans le parcage des moutons ou par les fumades des vaches. Au point de vue agricole, le parcage ne réussit pas de la même manière dans tous les terrains; dans ceux où la matière organique est assez abondante, l'azote et les phosphates des excréments du mouton se trouvent en présence de substances riches en terreau, en acide carbonique, et le procédé est avantageux; il n'en est plus de même dans les terrains secs, difficiles à entamer, dans les saisons chaudes, la valeur fertilisante est nécessaire. L'hygiène des animaux peut aussi, dans certains cas, souffrir de cette pratique.

V. **Matières animales desséchées.** — Les déjections humaines ou animales s'emploient plus fréquemment sous la forme sèche; l'engrais prend le nom de *poudrette*. Les poudrettes ne sont pas des engrais très riches; elles ne renferment que 1 à 2 p. 100 d'azote; l'acide phosphorique est un peu plus abondant, 4 p. 100; les phosphates insolubles échappant aux pertes, la potasse s'en va dans les eaux vannes; par leur mode de préparation, les poudrettes contiennent les matières organiques non transformées déjà et les germes morbides peuvent aussi y être retenus.

Cet engrais avant l'emploi doit être écrasé; on peut ensuite l'associer à un peu de terre sèche ou à d'autres substances pulvérulentes. Il est semé souvent à la volée; on peut faire autrement.

Il peut avoir dans ses différentes manipulations plus ou moins d'inconvénients. On peut en éviter quelques-uns, les contacts directs, par exemple; dans le sol, l'action est assez rapide, surtout dans les terres calcaires et légèrement humides.

VI. **Guano. Colombine.** — On peut rapprocher des poudrettes les guanos, qui sont des fientes d'oiseaux desséchées. Seulement l'action de ceux-ci est autrement énergique. Leur richesse en azote et acide phosphorique est très grande; le guano du Pérou à l'état sec contient 15,15 p. 100 d'azote et 22 p. 100 d'acide phosphorique. La colombine (fiente de colombes) renferme à l'état sec 9,02 d'azote et 5,88 d'acide phosphorique. Ce sont donc là des engrais puissants, très actifs, et qui, à l'état sec et répandus sur les récoltes en retard ou ayant souffert, leur rendent une nouvelle vigueur. Ils ne peuvent être employés que divisés et en dose assez faible et ne présentent que peu d'inconvénients.

VII. **Déchets industriels d'origine animale ou végétale.** — Enfin, tous les déchets organiques ont été vantés comme engrais et fournissent en effet des quantités variables d'azote et d'acide phosphorique. Les chiffons de laine, les plumes, le sang liquide ou coagulé, les rapures de cornes, la chair musculaire, la bouse de vache donnent à l'état sec de 15 à 20 p. 100 d'azote; les os gras, en poudre, les noirs de raffinerie donnent moins d'azote, mais sont riches en acide phosphorique.

Leur mode d'action est différent suivant la forme compacte ou divisée et la nature du sol. Une terre perméable, très aérée, humide s'assimile assez bien ces matières; le plus généralement il convient de les traiter en compost et de les mélanger intimement au sol par un labour.

Les tourteaux végétaux sont à la fois riches en azote, en phosphate et en potasse, de sorte qu'on les utilise aussi bien pour alimenter les bestiaux que pour enrichir la terre. Comme engrais, il faut les diviser ; on les ajoute souvent dans les citernes à l'engrais liquide et on remue le mélange à l'aide de longues perches pour le rendre plus intime. Les engrais végétaux ne présentent pas les mêmes dangers que les déchets animaux.

VIII. **Engrais verts.** — On emploie souvent la plante elle-même en l'enfouissant dans le sol auquel elle sert aussi d'*engrais vert*. Ce sont les espèces dites améliorantes, les légumineues surtout qui sont réservées à cet usage. On coupe la récolte et on l'enterre sur place, donnant ainsi à la terre une fumure azotée. On sacrifie une récolte pour en faire fructifier la suivante. Il faut donc que des conditions économiques particulières viennent s'y ajouter, transports difficiles, engrais coûteux, sol pauvre en humus. Des recherches de M. Muntz (1) sur l'action des engrais verts, il résulte que l'efficacité des engrais verts, comme fumure azotée, tient surtout à la facilité avec laquelle les matières végétales fraîches laissent nitrifier l'azote des matières protéiques qu'elles renferment et à l'influence favorable qu'elles exercent sur les propriétés physiques des terres.

Ce procédé de fumure, que M. Georges Ville appelle *sidération*, a un intérêt énorme en agronomie, mais il ne doit pas passer inaperçu pour l'hygiéniste. La sidération apporte à la terre des matériaux qu'elle emprunte à l'air (azote) et des matières minérales; elle ne s'accompagne

(1) Académie des sciences, 1890.

pas des germes habituels aux déjections et à la matière organique animale ; ce serait donc une pratique éminemment favorable à l'assainissement du sol. « On sait de quelle importance, dit aussi M. Grandeau (1), est pour le maintien des qualités physiques du sol : porosité, perméabilité, ameublissement, etc., et pour ses propriétés chimiques, la présence de l'humus, c'est-à-dire l'association intime de la matière organique avec les substances minérales, les phosphates notamment, qui deviennent par là facilement assimilables, par les plantes. Or, aujourd'hui, avec le développement que prend l'emploi des engrais chimiques, qui tendent à se substituer, pour une large part, au fumier de ferme dans certaines exploitations, la teneur en humus des sols cultivés, va nécessairement en diminuant. L'enfouissement en vert des plantes, associé à l'emploi des phosphates et des sels de potasse, si le sol les réclame, vient donc très heureusement remplacer le fumier de ferme qui fait défaut dans beaucoup de cas. Pour tous ces motifs, la pratique des engrais verts est appelée à rendre de très grands services lorsqu'elle s'applique à des terres pauvres en humus, dès longtemps soumises à l'emploi presque exclusif des engrais chimiques, soit encore à des sols dont on veut accroître rapidement la fertilité, en l'absence de fumier de ferme. » Il nous importe beaucoup que la terre conserve en effet ses propriétés physiques si essentielles à la prompte modification des matières organiques, l'assainissement par le sol ne peut exister qu'à ce prix, et à ce titre la sidération devait nous arrêter un instant.

Les varechs, les bruyères, sont aussi employés à l'état frais comme engrais et ont à peu près la même action, avec moins d'efficacité ; ils n'ont rien emprunté au sol sur lequel on les répand, mais sont moins rapidement transformés. Les varechs ont subi avant de servir comme engrais une certaine fermentation qu'on laisse se produire, comme pour le fumier, en les plaçant en petits tas exposés à l'air. Un labour les incorpore ensuite à la terre.

IX. **Engrais chimiques.** — Les engrais chimiques ne nous arrêteront pas longtemps ; leur rôle agricole est considérable ; ils ont aussi un grand intérêt pour l'hygiène du sol, car ils jouent un rôle prépondérant dans les actions chimiques qui ont pour but de détruire la matière organique. L'assainissement du sol ainsi que la végétation sont donc ici étroitement liés ; il nous suffit d'expliquer rapidement comment ils se comportent.

1° *Phosphates et superphosphates.* — Le rôle des phosphates dans le développement végétal, dans la formation de la charpente osseuse des animaux est capital ; c'est la terre qui doit fournir à cette énorme consommation, il est donc naturel qu'on lui en ajoute et c'est au phosphate des os résultant de leur broyage en poudre très fine et du noir animal

(1) Études agronomiques.

que l'agriculteur a demandé longtemps son acide phosphorique. Plus tard on a utilisé les gisements agricoles qui en France sont communs dans l'Aisne, les Ardennes, le Lot, l'Yonne, le bassin du Rhône.

On les emploie sous forme de poudres très fines, incorporées à la terre soit à l'état de phosphate, soit comme superphosphate, c'est-à-dire après traitement par l'acide sulfurique; ces engrais agissent sur les terres acides, riches en matières organiques, et, par la formation des phosphates solubles et assimilables, transforment les matières azotées. Ils conviennent particulièrement aux terres des bruyères, des landes non chaulées et non marnées. C'est donc un excellent épurateur du sol, et sans lui ces terres très fortement imprégnées de principes organiques ne s'assainiraient jamais. Il ne convient pas qu'aux terres acides, de bruyères, mais aussi aux vieilles terres en culture, renfermant des phosphates non assimilables. Ce rôle particulier des phosphates et superphosphates sur la matière azotée est intéressant pour l'agriculteur, mais il faut que celui-ci sache aussi que sans matière organique les phosphates n'auraient guère d'utilité dans le sol. Devenus solubles et n'ayant pas à exercer d'action sur une matière absente, ils passent dans les terrains inférieurs, dans les eaux, et ne sont ainsi d'aucun profit. C'est donc le complément nécessaire des engrais azotés ordinaires, fumiers, ou chimiques, nitrate de soude. Cette particularité est la seule qui nous importe.

2° *Sels potassiques.* — Les sels potassiques ont une action spéciale sur le calcaire du sol. Il se produit une double décomposition dont le résultat est de fournir du carbonate de potasse qui se fixe sur la matière organique et sur l'argile. Mais cet effet est absolument variable selon la nature du terrain. Dans les terres calcaires, comme celles de la Champagne, manquant d'humus, la potasse disparaît vite avec les eaux, et ne produit d'effet utile qu'au moment du labour et à petite dose. Il faut en dire autant des terres sableuses, perméables, pauvres en humus. L'absence de calcaire des terres tourbeuses et autres ne permettrait pas aux actions chimiques des sels potassiques de se produire; ou bien les eaux les entraînent dans les terrains perméables, ou bien, séjournant dans le sol sans y exercer d'action, avec la sécheresse, ils se concentrent à l'aide de l'humidité de la terre et nuisent aux plantes.

L'action nécessaire de la chaux est le point capital de ce phénomène chimique et quand elle fait défaut il y faut remédier à l'aide des *amendements* calcaires.

3° *Amendements.* — A notre point de vue spécial, l'amendement du sol se rattache intimement à l'action des engrais chimiques et de l'assainissement par la culture.

L'amendement calcaire, le plus important, se fait avec la chaux soit vive (*chaulage*), soit à l'état de carbonate (*marnage*). La chaux a une action prépondérante dans le sol. D'abord elle s'attaque directement à la matière organique qu'elle désagrège, qu'elle amène à un grand état de division, favorisant ainsi sa décomposition chimique et le dégagement de l'azote sous la forme d'ammoniaque. Puis elle agit sur les matières minérales du sol, rend solubles les alcalis contenus dans l'argile; elle fixe aussi les acides des terres tourbeuses et de bruyères. C'est un agent tellement actif de l'activité chimique de la terre qu'il épuise le sol rapidement par la nitrification de la matière organique et la destruction de l'humus. Cette action doit être pondérée pour l'agriculteur, qui ne peut désirer voir la disparition de l'humus indispensable aux cultures; l'hygiène ne peut que la trouver profitable.

Le *marnage* produit les mêmes effets, mais avec moins d'intensité; la marne, en tant qu'engrais, varie de composition, à base de carbonate de chaux, mélangé à du sable ou de l'argile. Sa nature la rend plus propice aux modifications physiques qu'on attend de l'*amendement* en général, le chaulage exerçant une action plus active et agissant davantage comme engrais.

Le *plâtre* agit aussi comme amendement, et comme engrais, ainsi que le prouve l'expérience célèbre de Franklin. Il fixe l'ammoniaque et à ce titre sert même avec d'autres engrais.

En résumé, nous voyons, sans pouvoir entrer plus avant dans une question très compliquée et où toutes sortes d'intérêts viennent s'ajouter, que les engrais se présentent à nous avec une importance capitale en ce qui concerne l'assainissement du sol.

L'agronomie ne réduit pas le rôle de la terre à une action passive et modérée (c'était celle d'autrefois) et consistant seulement à recevoir une semence et à la faire fructifier. Elle a une autre ambition, c'est de rendre toute terre bonne et de faire donner à cette terre son maximum d'effet, mais en même temps elle en modifie la condition en lui ajoutant des éléments nouveaux, organiques et minéraux. La culture raisonnée transforme donc le sol; c'est une révolution scientifique dont il faut se réjouir, mais qu'il faut connaître. Il ne peut pas être suffisant de considérer d'une façon banale la terre comme un épurateur bienfaisant, et de dire que la culture et la végétation assainissent le sol, puisque par le peu que nous avons vu, en énumérant rapidement l'action des engrais, nous savons qu'ils n'agissent pas de la même manière sur la matière organique, que certains effets sont rapides, d'autres lents, que, selon les cas, la terre emmagasine l'engrais pour lui faire porter ses fruits à longue échéance, que pendant tout ce temps les eaux peuvent être influencées et avoir à leur tour des actions proches ou éloignées. La culture a donc pris possession de la terre à ce point qu'elle est maîtresse du sol et de ses qualités; elle peut pécher par excès ou par défaut; il ne nous est pas indifférent de suivre avec attention toute cette évolution scientifique, si nous voulons à notre tour pouvoir en profiter au point de vue des applications sanitaires.

X. **Utilisation agricole des eaux vannes.** — La question se pose même tout naturellement pour ce qui concerne les eaux résiduaires, eaux d'égout, eaux vannes, etc., et pour l'utilisation agricole de toutes ces matières.

Nous ne dirons rien de ce qui touche à l'épuration des eaux par le sol, la question a été traitée dans l'*Encyclopédie*, à propos de l'assainissement des villes (1) par M. Rochard, ainsi que l'utilisation agricole qui s'y lie si naturellement. Cependant nous croyons que c'est là un des plus graves problèmes intéressant l'hygiène rurale, parce que, se compliquant du tout à l'égout et se généralisant, c'est la ville s'assainissant sûrement, mais c'est la campagne ayant à réaliser les conditions d'une utilisation parfaite ou bien pour elle c'est l'infection. Le problème n'est pas insoluble, loin de là, et nous pensons au contraire que tout doit converger vers ce même résultat; villes et campagnes y ont un intérêt commun, mais il ne faut pas le croire simple, dans les conditions où l'agriculture entend certainement rester, c'est-à-dire être intensive de production avec une dépense aussi minime que possible dans le travail et les apports fertilisants.

L'utilisation ou épuration agricole a pour objet de détruire au profit de la végétation les matières organiques ou minérales qui contiennent les eaux résiduaires. C'est un engrais liquide, variable de composition et par conséquent d'application. Quant à l'opération elle-même, elle se divise ainsi : 1° les eaux sont d'abord distribuées à la surface, déposant les matières en suspension et imbibant le sol; 2° dans le sol encore humide, mais perméable à l'air, la nitrification se produit, la matière organique disparaît; 3° les eaux ne séjournent pas et disparaissent soit dans les couches profondes, soit par des drainages.

L'écoulement de l'eau sur le sol doit être intermittent, la terre saturée ou entièrement recouverte d'eau ne permettrait plus à l'air de pénétrer et aucune combustion ne se produirait; il doit être en même temps réglé de façon que la transformation organique soit achevée et que l'assimilation soit faite, sinon des apports nouveaux enlèveraient les sels solubles sans en faire profiter la plante. Il n'est pas impossible de prévoir la durée de ces diverses opérations et l'expérience peut en préciser les règles. Un autre élément est important, le genre de culture, et les expérimentations faites à Gennevilliers sur les produits de culture maraîchère ont donné des résultats excellents. Si la question se résumait en cette culture seule, elle serait jugée. L'utilisation agricole peut encore s'appliquer aux cultures fourragères; mais, jusqu'où peut-on aller, et comment les cultures alternes pourraient-elles s'accommoder de ce procédé? De quelle façon pourrait-on concilier les besoins d'engrais spéciaux avec l'irrigation? Il y a là évidemment des questions nombreuses à résoudre et l'agronomie ne les a point encore examinées à fond. La

(1) *Encyclopédie*, tome III.

nature des terrains, leur superficie, leur profondeur, d'une part, de l'autre, les cultures et leur rendement proportionnel aux dépenses, voilà les données principales dont l'agriculteur voudra d'abord tenir compte ; mais, au point de vue de l'hygiène, la solution n'est pas douteuse, et l'irrigation bien conduite dans des conditions de terrain déterminées ajoute au pouvoir épurateur du sol.

§ 3. — Labour et récoltes.

Pour compléter ce qui concerne la culture, nous devons examiner rapidement le travail de l'homme qui vient en aide à celui de la terre pour aboutir au résultat désiré, la récolte.

Le labeur du paysan est compliqué et varié ; il présente en même temps une intermittence très grande. Il ne peut en aucune manière avoir l'uniformité et la continuité du travail industriel. Il dépend aussi de la qualité même du cultivateur, de sa condition d'ouvrier rural ou de petit propriétaire, travaillant à la tâche ou à la journée. Tout en demeurant soumis aux exigences d'un chef d'exploitation ou à celles résultant des saisons et de l'urgence dans le travail, le cultivateur est assez indépendant relativement à l'emploi de son temps et à la façon de se conduire. Il faudrait pour être exact entrer dans bien des détails, suivant qu'il s'agirait de grandes exploitations avec des chefs de culture et des ouvriers agricoles, ou des petites cultures dirigées par leurs propriétaires, des fermiers ou des métayers. Nous n'envisagerons le travail des champs que dans sa généralité, négligeant les questions de détail, mais signalant en passant, au besoin, ce qui pourrait avoir quelque intérêt au point de vue de l'hygiène du cultivateur.

Les travaux de la campagne se présentent sous trois aspects différents : les uns se pratiquent aux champs, sur la terre nue ou recouverte de végétation, les autres à l'intérieur de l'exploitation, et enfin d'autres sont nécessités par les charrois et transports pour les besoins de la culture ou de l'exploitation elle-même.

I. **Travaux aux champs.** — Les travaux aux champs sont presque de toutes les saisons, sauf cependant l'époque des froids rigoureux ou des pluies abondantes. Les récoltes faites, il faut, tout comme s'il s'agissait d'un appareil industriel, remettre la terre en état de fournir un nouveau travail. Les labours, les fumûres de la fin de l'automne, du printemps appellent le cultivateur au dehors. Son temps de travail commence avec le jour et se termine avec lui. Les animaux lui viennent en aide dans le rude labeur de préparation du sol; c'est un temps dur à traverser, pendant lequel il faut lutter contre les fatigues du travail et la rigueur de la saison. La rudesse de ces travaux ne permet pas qu'ils soient continus, du matin au soir; les hommes comme les animaux n'y pourraient pas résister. Ils sont donc par force interrompus. Cependant combien de petits propriétaires cultivant eux-mêmes leurs terres consacrent à leur profit les instants de répit que leur permet le travail d'autrui pour lequel ils se louent à la tâche ou à la journée. Plus d'un dépasse la mesure de ses forces, ne donne pas au repos un temps suffisant, se levant bien avant l'aurore, consacrant même, dit Combes, des nuits entières à son terrain. Après les labours, les épandages d'engrais, les amendements et enfin les semailles, le travail ne s'arrête pas, il y a à surveiller la végétation, les travaux sur la terre couverte de végétation deviennent nécessaires et c'est ici que la main-d'œuvre fait souvent défaut; le cultivateur y supplée en utilisant toutes les personnes valides de la maison, ou tous les ouvriers agricoles voisins de l'exploitation. Les travaux de sarclage, de binage, l'échardonnage des grains, les repiquages, etc., sont plus ou moins pénibles et demandent souvent de la hâte et un effort de long travail. Ici les journées sont plus longues et le travail plus continu, dans des positions fatigantes.

Enfin arrivent les moissons, la fauchaison, la coupe des céréales, l'arrachage des racines et la machine vient en aide au travail de l'homme, qui prend alors une intensité très grande et exige la dépense de toutes les énergies et de toutes les forces disponibles.

Dans ces phases successives, le travail rural a pour caractère d'être toujours pénible ; il demande moins d'adresse que de force et surtout de résistance physique, sauf pour l'emploi des machines, bien entendu. Aussi le paysan, pour mener à bien son œuvre, ménage ses forces par une certaine lenteur dans le travail et par les interruptions, les petits repos obligés. Comme le coureur, qui ne pourrait faire un long parcours en prenant une allure rapide, le cultivateur, de même, se garde des excès et des efforts. En cela il a raison; il s'entraîne et arrive ainsi à supporter aisément un travail presque continu, qui, autrement, ne lui amènerait que surmenage et repos forcé. C'est déjà trop, pour lui, du chômage nécessaire par maladie, par mauvais temps.

Par ce côté physique, le travail rural est bien intéressant pour l'hygiéniste et mériterait d'être étudié dans les plus petits détails, dans toutes ses particularités. Nous avons dit plus haut les maladies qui en peuvent résulter. Nous n'irons pas au delà.

Mais le côté moral est non moins attachant et n'est pas sans influence sur la vie même du cultivateur. Son labeur des premières périodes, dans la nature vide, dépouillée, dans le silence du sol et de l'air, dans l'isolement, le fait méditatif et rêveur; si les autres hommes ont des nuits sans sommeil, pendant lesquelles l'imagination s'exalte, rêve, le cerveau travaille, le laboureur, lui, courbé sur le manche de la charrue, traçant lentement le sillon, le regard fixé au sol, ou contemplant l'horizon tout en jetant, d'un pas égal, ses semences à la volée, laisse aller sa pensée au delà des choses machinales de son travail; beaucoup ont, à ces moments, leurs rêves d'ambition, de richesse, d'affection.

Quand le labeur demande plus de soins, la méditation n'est plus de saison. Aux récoltes, le travail en commun, la nature chaude, radieuse, l'espoir du profit, la récompense du travail, font le cultivateur expansif et joyeux. Il s'excite par des chants, par des conversations bruyantes ; ce n'est plus le même homme et, en vérité, il lui faut de l'entrain moral pour suffire au surmenage du moment des récoltes. C'était, du reste, autrefois, la vraie fête des campagnes ; hommes et femmes, filles et garçons, travaillaient en commun et chacun le faisait en devisant gaiement ; on rentrait en chantant et le soir encore on dansait. Les vendanges surtout avaient en nos pays de vignes florissantes le privilège du plaisir. La vie actuelle des champs a subi aussi sur ce point quelque modification. L'ouvrier mercenaire, inconnu, dont on se méfie parfois, apporte dans les travaux un élément nouveau ; tandis qu'autrefois, soit pour métives, soit pour vendanges, on faisait appel au ban et à l'arrière-ban des parents, des amis, aujourd'hui cet appel est inutile et on recherche la main-d'œuvre étrangère ; on la paye, mais on ne la fête pas et la tradition se perd des joyeuses tablées de vendanges, des rondes de la veillée. C'est la vie moins patriarcale, plus industrielle. Il n'y a pas à rechercher ce qui était le mieux : c'est une transformation à subir, quel qu'en soit l'avantage ou l'inconvénient.

II. **Machines agricoles.** — Le cultivateur sait maintenant très bien qu'il n'a pas à résister au courant qui tend à remplacer le travail de l'homme par celui des machines. Son intérêt même nécessite cette substitution. « Il n'est pas trop tôt, dit M. Lecouteux (1), que les machines interviennent plus largement dans nos champs et dans nos fermes ; elles y sont d'autant plus indispensables désormais que sur d'immenses territoires naguère incultes faute de bras agricoles elles rendent possibles des moissons qui, sans elles, resteraient sur pied en admettant que d'imprévoyants agriculteurs eussent semé pour ne pas récolter. »

Les machines agricoles peuvent être envisagées selon qu'elles sont destinées à servir sur le terrain ou à l'intérieur de la ferme. Les premières sont mues par des attelages, les autres par des forces motrices diverses. L'industrie et le progrès en matière de construction ont conduit à imaginer des instruments propres à tous les travaux, depuis les charrues, les herses, les houes, les faucheuses et faneuses, les moissonneuses, jusqu'aux semoirs, aux leveurs de racines et aux distributeurs d'engrais. Le maniement de ces appareils, l'habileté à les diriger, à y façonner les animaux, font partie de l'éducation professionnelle des générations nouvelles de cultivateurs. Tout cela demande même un apprentissage qui n'est pas toujours facile en dehors des grandes exploitations, la routine et le faire-valoir direct faisant aussi quelque obstacle à la pratique actuelle des machines.

(1) *Economie rurale*, 2e édit., 1889.

Le paysan d'autrefois était peut-être malhabile de ses mains, habitué qu'il était à des travaux de force et à des instruments aratoires médiocres; celui d'aujourd'hui l'est moins et son apprentissage est plus facile, grâce aux établissements d'enseignement agricole et aux grandes exploitations. Cet apprentissage est indispensable, car ces appareils ont, sinon des dangers, du moins des inconvénients, et ils sont souvent l'occasion d'accidents dont nous n'avons pas parlé, en étudiant la morbidité rurale, pour pouvoir en dire quelques mots seulement à propos des machines agricoles.

Parmi celles agissant sur le terrain, les unes sont à peu près sans dangers, les charrues, les herses, etc.; les autres, comme les faucheuses, les moissonneuses, présentent plus d'inconvénients. Le Dr Raymondaud est un des premiers à avoir groupé les accidents causés par ces machines; il appela sur ce point l'attention du Congrès international d'hygiène de Turin en 1880. Il attribuait aux vices de construction une part importante dans ces accidents et à propos de faits observés par lui en signalait quelques-uns : d'abord, dans presque toutes les moissonneuses et faucheuses, la scie, à l'extrémité de la course, dépasse d'un décimètre la gaine qui devrait toujours la recouvrir, puis on laisse trop d'écart entre les dents de la gaine. Les vices de construction, comme le fait remarquer le Dr Raymondaud, sont de ceux que l'on corrige aisément et il serait difficile de prétendre que dans la concurrence si active entre les constructeurs français et étrangers ces inconvénients ne sont pas, en effet, atténués par les uns ou par les autres. La multiplicité de la fabrication dans ces dernières années ne nous permet pas de citer les machines qui réalisent le mieux ces conditions de sécurité. Mais nous pensons aussi que la machine agricole peut être assez perfectionnée par nos constructeurs pour que cette question soit tranchée; il suffit qu'elle soit posée pour être résolue. Tel instrument qui n'offrirait pas cet avantage devrait être considéré comme inférieur à tout autre et déconseillé. Le Dr Raymondaud cite des accidents d'une autre nature, et atteignant non pas les personnes voisines de l'appareil et sans défiance contre ses atteintes, mais les ouvriers chargés de leur direction. Ils résultent de la trépidation du levier qui a pour mission d'élever ou d'abaisser la scie, selon la volonté du cultivateur. La main et le bras qui font agir constamment ce levier reçoivent des ébranlements plus ou moins violents à la suite desquels peuvent se produire des phénomènes d'irritation dans les gaines tendineuses, dans les fibres musculaires. « Il suffit, dit le Dr Raymondaud, de recommander aux ouvriers qui montent les faucheuses et les moissonneuses de n'avoir pas toujours la main appuyée sur le levier, ce qui n'est nullement nécessaire au fonctionnement de la machine. » La recommandation peut être bonne en principe; en fait, elle sera plus ou moins appliquée et encore faudra-t-il faire des réserves selon les appareils en usage. Il est tout au moins nécessaire de considérer cette transmission des mouvements comme un inconvénient assez grand pour que dans la comparaison ou le choix à faire entre les diverses machines de même nature on donne la préférence à celles qui le font le moins ressentir. C'est aux Congrès et Comices agricoles que ces questions peuvent se trancher expérimentalement.

III. **Travaux à la ferme.** — Les travaux intérieurs ont pris une tout autre importance depuis l'introduction des machines et fait diminuer de beaucoup la morte saison d'autrefois. Ils s'adressent en effet non seulement au bétail, aux instruments et à leur entretien, mais encore aux récoltes, dont il faut assurer la rentrée et la conservation.

Le battage des grains se fait d'une façon assez générale, non plus avec le *fléau*, sur aire découverte, mais à l'aide de batteuses mécaniques. Suivant les dispositions des locaux, l'importance des domaines, cette opération se pratique pendant les jours d'hiver, quand d'autres travaux ne retiennent pas les ouvriers de l'exploitation. D'autres fois, on y met plus de hâte, la machine est seulement louée pour un temps déterminé. Dans la plupart des petites fermes, les hangars suffisants faisant défaut, c'est encore dans la période des beaux temps que le battage mécanique est possible, et qu'il se pratique.

Les batteuses ont apporté un grand soulagement à la récolte des grains. Leur usage est devenu fréquent et l'industrie a créé des machines de toutes forces et de dimensions variables. Les moteurs qui les actionnent sont, suivant les cas, l'homme, le cheval, la vapeur; le plus souvent la machine à vapeur est la locomobile ordinaire.

Les accidents produits par les batteuses sont fréquents et parfois graves. Le Dr Raymondaud explique avec beaucoup de raison que les deux principales causes en sont : l'engrenage qui transmet le mouvement, le batteur lui-même.

L'engrenage est, surtout avec le manège, généralement au ras du sol, sans protection; la négligence, l'ignorance du danger, l'imprudence causent de ce fait un grand nombre d'accidents; les vêtements des femmes, des enfants qui s'amusent et courent près des machines, saisis, amènent des chutes, les membres inférieurs sont pris et ainsi se produisent des écrasements, des fractures, des luxations, des plaies contuses ou par arrachement dont quelques-unes sont quelquefois graves. Avec les locomobiles, les appareils de transmission présentent moins d'inconvénients et sont placés plus haut.

La surveillance est ici le meilleur moyen prophylactique, car il est difficile dans les exploitations agricoles, pour un travail d'une durée souvent assez courte, et avec des appareils mobiles dénués de revêtements protecteurs, de mettre en garde contre les imprudences des curieux.

Le batteur, lui aussi, est dangereux, surtout pour les ouvriers chargés de l'engrenage. Cette partie de l'opération est délicate; il faut que l'engrenage soit méthodiquement dirigé, continu, et avec les machines à vapeur fonctionnant rapidement il importe de faire une grande attention pour conduire la gerbe jusqu'à l'ouverture du batteur sans y faire prendre les doigts ou la main; la moindre distraction peut amener des accidents quelquefois fort graves de l'avant-bras et du bras; les petites blessures sont fréquentes. Quelques industriels ont cherché à écarter ces dangers et à régulariser en même temps le travail de l'engrenage à l'aide d'engreneurs mécaniques. Il y aura avantage à voir se généraliser de semblables procédés.

Les poussières qui se dégagent sont aussi fort incommodes et on a également cherché dans la construction des batteuses à s'en préserver à l'aide d'aspirateurs. C'est là un utile perfectionnement, qu'il ne faut pas considérer comme minime et qui s'impose dans toutes les installations à demeure, dans les grandes exploitations.

Bien d'autres machines trouvent encore place dans l'intérieur de la ferme, les hache-paille, les brise-tourteaux, etc.; les hache-paille ont leurs dangers; les plaies des doigts, les écrasements de la main, sont assez souvent la conséquence d'une minute d'inattention.

Nous ne dirons rien des accidents causés par les moteurs eux-mêmes qui peuvent se produire à la campagne comme partout ailleurs et ne présentent rien de spécial, si ce n'est, comme nous l'avons dit à propos de la police sanitaire, pour les chances d'incendie qu'il faut savoir éviter.

Tous ces accidents causés par les machines soit à l'extérieur, soit à l'intérieur de la ferme, doivent être connus du cultivateur, non pas pour le détourner de l'usage des machines, mais pour qu'il devienne prudent et habile à les conduire. L'industrie peut s'ingénier à les rendre plus évitables, mais l'éducation et l'habitude feront aussi beaucoup. Il faut toujours se rappeler qu'un danger bien connu s'évite plus aisément, c'est une vérité de La Palisse, banale, mais à la campagne il ne faut pas craindre d'abuser sur ce point. Le Dr Raymondaud pensait bien ainsi en demandant que les almanachs agricoles se fassent les échos de tous les accidents graves, de façon que cette publicité serve d'enseignement. S'il n'est pas absolument nécessaire d'aller jusqu'à faire naître le sentiment de la peur, on peut au moins ne pas oublier les recommandations prudentes.

En ce qui concerne les travaux nécessités par la manipulation des récoltes, leur conservation, nous serons bref; ce que nous avons dit au sujet des annexes de l'habitation indique quelle importance il faut attacher à toutes ces opérations. De bons locaux sont évidemment de nécessité première, mais cela ne suffit pas encore : des soins particuliers sont indispensables; on les pratique depuis l'époque de la rentrée des moissons, après le battage et jusqu'au moment des livraisons.

Pour les grains, les opérations qu'on pratique sont le pelletage, l'ensilage, le chaulage. Nous n'ajouterons rien à ce que nous avons dit du chaulage des semences. Le pelletage développe des poussières contre lesquelles il faut se garantir; la ventilation est alors essentielle; quand elle n'est pas facile, avec des greniers généralement sans air, les préservateurs individuels tels que ceux employés dans l'industrie ne seraient souvent pas inutiles. L'ensilage peut être fait mécaniquement, comme l'indique M. Lecouteux (1), pour les silos-granges; mais il ne s'agit là que de grandes exploitations et les appareils employés corrigent eux-mêmes bien des inconvénients.

Quant à la conservation des fourrages, nous n'insisterons pas, ayant fait ressortir aussi brièvement que possible, à propos des granges et fenils, l'importance que les soins apportés aux fourrages présentent pour l'hygiène des animaux.

Les plantes ont leurs maladies, nées sur le végétal, se produisant pendant son développement, se continuant encore quand il est coupé et engrangé; les germes nombreux qui s'y trouvent développent des fermentations, des moisissures, dont les hommes, pour les céréales alimentaires, les animaux pour leurs fourrages, peuvent absolument souffrir. Il est important pour l'hygiène rurale de connaître toutes ces altérations, toutes ces maladies, d'en suivre les effets et surtout d'en faire savoir la prophylaxie. L'agriculture et l'hygiène sont bien là sur terrain commun, qui leur appartient à toutes les deux, et elles doivent se prêter mutuellement secours.

Nous ne pouvons pas, dans les limites qui nous sont assignées, faire autre chose qu'indiquer l'utilité de cette étude; elle méritera certainement plus tard d'autres développements; elle peut conduire, en enseignant aux cultivateurs les dangers que présentent les altérations des végétaux, racines, tiges, fruits, grains, à des améliorations hygiéniques immédiates dans les exploitations elles-mêmes, et d'une façon indirecte et éloignée à la préservation de la santé publique en diminuant la quantité de produits avariés ou inférieurs qu'on livre à la consommation. Il n'est vraiment pas de question d'hygiène plus importante au point de vue rural.

Les maladies des végétaux ne sont pas intéressantes seulement à ce point de vue, mais encore parce que le cultivateur, luttant contre elles, emploie des moyens de traitement dont l'hygiène doit avoir quelque souci. La vigne est l'exemple qu'on peut le plus aisément invoquer; nous avons dit un mot du soufrage et de son influence sur les vignerons, mais il faudrait aller plus loin. Les insecticides employés sur pied, le sulfure de carbone, les sulfocarbonates, n'ont aucune action funeste sur la plante. L'emploi direct du sulfure de carbone avec les instruments spéciaux n'a pas de sérieux inconvénients pour les ouvriers qui l'emploient; cependant ce n'est pas un corps d'un maniement facile et exempt de dangers. L'usage du sulfocarbonate de potasse, qui est formé d'une com-

(1) *Journal d'agriculture pratique*, 1889.

binaison de sulfure de carbone et de sulfure de potassium, est un procédé d'emploi du sulfure de carbone préconisé par J. Dumas et de préférence accepté par les viticulteurs. Il est moins difficile à manier et présente de réels avantages. Il agit à la fois comme insecticide et comme engrais. Introduit en solution dans la terre entre les ceps, ce sel se décompose; il se dégage de l'acide sulfhydrique; le sulfure de carbone devient libre et il se forme d'autre part du carbonate de potasse qui agit comme engrais, ainsi que les sels potassiques dont nous avons parlé.

Ce mode de traitement n'aurait donc, par sa généralisation, d'effet appréciable que sur le sol et, suivant les cas, pourrait être plus ou moins avantageux. Mais une autre pratique est aussi à signaler, celle de la *bouillie bordelaise* destinée à combattre non pas le phylloxéra, mais d'autres affections, entre autres le *mildew*, qui atteignent la plante après son développement et sa floraison. La bouillie bordelaise est un mélange de sulfate de cuivre et de chaux qui s'injecte sur la plante; elle reste adhérente au végétal et forme comme un enduit poussiéreux; on a cité souvent des accidents produits par l'ingestion de raisins recouverts de cette substance. Les intoxications auraient même quelquefois été suivies de mort. Il ne faut pas accepter sans réserves tous les prétendus cas d'intoxication survenus dans ces conditions; ils n'ont peut-être pas tous la même valeur et généralement dans le pays girondin on y regarde de près avant d'accuser la bouillie bordelaise; il y a, en effet, des observations publiées dans les journaux de médecine qui témoignent que la médisance publique accuse trop tôt le sulfate de cuivre qui est souvent bien innocent des prétendues intoxications mortelles qu'on lui attribue; mais la bouillie bordelaise est d'un emploi assez général et des accidents se sont montrés ailleurs qu'en Gironde. Il ne faudrait donc pas penser que les dangers de la bouillie sont imaginaires et laisser le public dans cette croyance. Les raisins souillés par le sulfate de cuivre doivent être lavés avant d'être mangés, c'est là une précaution absolument indispensable et qu'on ne doit pas cesser de recommander. A la campagne, on est très insouciant sur ce point et on a grand tort. Ce n'est pas une propreté ridicule, c'est un moyen de se préserver d'agents caustiques ou toxiques ou quelquefois de germes infectieux qui peuvent, avec les poussières de la terre, souiller la graine.

Il y a là une série d'observations du plus haut intérêt pour l'hygiène rurale et l'avenir en augmentera certainement l'importance; l'homme, dans sa lutte incessante, cherche la raison et les causes des maladies des plantes et le traitement qu'on peut leur faire subir. L'hygiène ne se désintéressera pas d'une telle étude dont elle aura aussi à faire son profit.

IV. **Charrois.** — Les charrois ont, dans la vie rurale, une importance considérable comme travail. Les transports sont de deux sortes, ou de matériaux à grand poids, ou de chargements légers mais encombrants et nécessitant des voitures spéciales. Ces différences ne sont pas sans intérêt pour le cultivateur qui est le plus souvent appelé à faire lui-même les chargements et les déchargements. Pour les uns, il faut de la force, pour d'autre de l'habileté et de l'adresse. Les uns et les autres peuvent être l'occasion d'accidents plus ou moins graves.

Quant aux routes, leur variété et leur état différent de viabilité sont aussi à considérer. Le paysan, sans compter le souci qu'il doit prendre de ses attelages, de l'aide qu'il leur apporte dans les chemins difficiles, accomplit ainsi des marches quelquefois longues et pénibles, d'autres fois petites, répétées et fatigantes.

Dans les grandes exploitations, des ouvriers spéciaux sont chargés de ces transports, les charretiers ne s'occupent que des voitures et des animaux, le chargement et le déchargement aux champs ou à la ferme sont faits par d'autres; mais, dans la petite propriété, il n'en est pas ainsi et le paysan doit être un peu à tout.

Le travail varié de la campagne expose donc le cultivateur et l'ouvrier rural à des fatigues multiples, à des accidents de toute nature, contre lesquels il est vraiment moins protégé que l'ouvrier industriel.

ARTICLE II. — INDUSTRIE AGRICOLE

Il semblait que la culture du sol ne dût avoir pour objet que l'alimentation de l'homme et des animaux; c'était bien au moins ainsi qu'on entendait autrefois limiter la fonction de la terre; ce qu'elle pouvait donner par surcroît à d'autres besoins n'avait qu'une minime importance. Cette étroite conception avait figé le cultivateur dans une routine dont il devait mettre longtemps à sortir. Les progrès scientifiques et industriels lui ont montré, surtout depuis la seconde moitié du siècle, que l'agriculture devait être pour bien des cas une pourvoyeuse de l'industrie, et la culture industrielle a pris à notre époque une importance qu'elle n'avait pas autrefois.

Elle a eu pour conséquence, dans bien des circonstances, de créer sur place l'industrie même qui en devait tirer parti; d'autres fois, la matière première seule était récoltée et expédiée suivant les demandes du commerce.

Ces cultures industrielles, cette industrie agricole, ont pour l'hygiène un intérêt énorme et ne peuvent être passées sous silence. Elles intéressent directement le cultivateur par les influences qu'elles peuvent avoir sur sa personne ou son entourage; en outre, elles peuvent indirectement avoir un effet sur la santé publique par la qualité des produits livrés à la fabrication et dont beaucoup servent, en fin de compte, à l'alimentation ou à la consommation publiques. L'hygiène rurale a donc sa part de responsabilité dans quelques-unes de ces industries; nous ne devons pas l'oublier.

§ 1er. — Cultures industrielles.

Parmi les cultures industrielles, quelques-unes ne nous arrêteront pas, comme le tabac, le houblon, qui ne réclament aucune préparation qui soit de nature à avoir quelque influence sur la santé des cultivateurs. D'autres ont plus d'intérêt, comme les plantes textiles, le riz; par le traitement qu'elles subissent ou le genre de culture qu'elles nécessitent, elles ont des effets fâcheux sur la salubrité.

I. **Plantes textiles.** — Les plantes textiles cultivées dans nos pays sont le chanvre et le lin. La concurrence étrangère tend à diminuer l'importance de ces cultures en France. L'*Annuaire de statistique* nous apprend que pour l'année 1888 la surface cultivée était de 66,625 hectares pour le chanvre, de 35,337 pour le lin ; c'est une différence en moins avec l'année 1885 de 5,467 hectares pour le chanvre, de 7,057 pour le lin.

En France, tous les départements ne cultivent pas ces plantes; la nature du sol plus ou moins favorable à la culture, la prospérité de l'industrie du fil, justifient ces différences.

La répartition est intéressante à connaître, parce que le plus généralement là où la plante est cultivée, elle subit en même temps la préparation qui la transforme en filasse et que, par suite, dans ces mêmes lieux, l'opération du rouissage est plus ou moins étendue.

Les départements qui produisent le plus de lin sont :

Nord	44.100	quintaux.
Pas-de-Calais	24.708	—
Gers	14.560	—
Finistère	13.040	—
Côtes-du-Nord	12.000	—
Somme	10.192	—

Dans 17 départements, cette culture est négligée ou nulle. Dans quelques autres, comme les Ardennes, la Corse, les Pyrénées-Orientales, la Haute-Saône, la Savoie, quelques hectares sont à peine réservés à cette culture qui n'a, en ce cas, aucun caractère industriel et répond seulement aux besoins des petits cultivateurs.

La culture du chanvre est plus générale en France. On ne compte que 3 départements dans lesquels elle est nulle : ce sont la Corse, les Pyrénées-Orientales, Seine-et-Oise. Dans tous les autres, elle existe avec des différences sensibles dans la production. Ceux qui en produisent les plus grandes quantités sont :

Maine-et-Loire	73.200	quintaux.
Sarthe	45.750	—

Indre-et-Loire	18.150 quintaux.
Lot	16.115 —
Lot-et-Garonne	15.500 —
Côtes-du-Nord	15.000 —
Morbihan	14.725 —

Rouissage. — Le rouissage est une opération qui fut dans les temps reculés exclusivement agricole; le besoin du vêtement fit profiter des propriétés textiles de certaines plantes et ce furent les femmes qui, chez les peuples primitifs, Celtes et Germains, eurent le monopole de la préparation du lin. Suivant certains auteurs, dès le IIIe siècle avant l'ère chrétienne, la production et l'extraction des fibres linières se seraient introduites dans les Flandres par l'invasion des hordes barbares venues des bords de la mer Noire, qui, elles-mêmes, les avaient probablement reçues de l'Egypte et de l'Inde.

Actuellement, en France, c'est bien encore dans le Nord que l'opération du rouissage a le plus d'importance, mais nous sommes loin des temps, dans le Nord, comme ailleurs, où un peu partout presque chaque ménage préparait sa provision de filasse et faisait en une mare ou quelque fossé rouir sa petite récolte.

Le rouissage a pour but de détruire la matière qui retient agglutinées les fibres textiles du lin ou du chanvre; cette action que l'eau favorise ou détermine est complexe. Elle a été étudiée par les chimistes et appartient aux fermentations. Dans la plante, un ferment particulier, que M. Frémy appelle *pectase*, agirait sur cette matière agglutineuse ou pectose et la transformerait en pectine et acide pectique. L'ammoniaque résultant des décompositions organiques rendrait les pectates solubles. La fermentation aurait donc une période acide, puis alcaline. L'eau emporterait tous les produits solubles issus de la fermentation, en même temps que les gaz résultant de la dernière période de la fermentation, comme l'hydrogène sulfuré, sont mis en liberté. L'état de l'eau, siège de ces diverses opérations, est particulièrement intéressant. Outre les substances dissoutes, elle tient en suspension des débris organiques, des germes, etc. « Toutes ces matières organiques en suspension ou dissoutes, dit Vallin (1), éprouvent peu à peu, sous l'influence de l'action de l'oxygène atmosphérique dissous dans l'eau, des dédoublements successifs dont les derniers termes sont l'oxyde de carbone et l'acide carbonique. Il en résulte un antagonisme très remarquable entre les quantités de matières organiques et le volume d'oxygène dissous que l'eau peut contenir. Lorsque l'eau des routoirs est stagnante ou simplement lorsqu'elle se renouvelle lentement, elle ne tient plus en dissolution la moindre trace d'oxygène; l'eau des rivières courantes, au voisinage des ballons, n'en renferme que des quantités presque nulles : 1 cent. cube au plus

(1) Rouissage, *Dictionnaire encyclopédique*.

par litre d'eau au lieu de 8 à 9 cent. cubes que contiennent la plupart des eaux potables. C'est là un caractère très important des eaux de rouissage; leur salubrité est en grande partie mesurée par le chiffre de l'oxygène en solution. »

Le rouissage présente un danger par les émanations répandues dans l'air et par l'altération de l'eau où macèrent les plantes, ainsi que le montrent les actions chimiques dont nous venons de faire le résumé.

Les inconvénients sont encore plus ou moins grands, selon les procédés mis en usage pour pratiquer cette opération.

Dans certains endroits, elle est assez simplement conduite; elle consiste à étendre en couches minces sur l'herbe des prairies, vers les mois d'août et de septembre, le lin de la dernière récolte, de façon à lui faire subir pendant quatre à cinq semaines l'action alternative de la rosée, de la pluie, de l'air et du soleil. C'est le procédé dit à la rosée ou rosage. Il donne des produits de qualité inférieure et ne peut s'appliquer qu'à des récoltes faibles; ou bien il faut jouir comme en Russie de vastes terrains et d'un nombreux personnel. Mais, au point de vue de la salubrité, il n'est pas trop à redouter; on ne constate guère qu'une odeur forte, caractéristique, qui s'étend loin, un peu désagréable. Elle est modifiée sensiblement par l'action du soleil, des vents, et constitue plutôt pour le voisinage une incommodité qu'une véritable insalubrité. L'hygiène pourrait conseiller le procédé, mais l'industrie le rejette; il n'est donc pas de nature à se répandre.

On combine quelquefois le rosage au rouissage proprement dit, en étendant d'abord le lin sur les prés et, quand la fermentation est achevée, en portant la plante au routoir où les fibres se désagrègent rapidement. Quelquefois la pratique est inverse, c'est au routoir que l'opération commence et elle se termine sur le pré, la plante est étendue quand l'odeur de la putréfaction se fait sentir; quatre ou cinq jours de macération suffisent pour la plante à l'état frais. Ces procédés sont plus spécialement en usage dans quelques contrées; ce sont presque des habitudes locales qui se conservent par tradition; il ne s'agit là que de récoltes peu importantes en général et l'influence de ces combinaisons ne semble pas encore trop défavorable à la santé publique, là où elles sont en honneur. Le procédé le plus usité est le rouissage à l'eau stagnante ou courante.

Pour l'eau stagnante, les dispositions varient suivant les conditions du pays et les dispositions du sol; ce sont toujours les bas-fonds naturels qu'on utilise, les carrières abandonnées, les tourbières exploitées, quelquefois les fossés, les étangs, les mares, les marais. Plus l'eau contient de matières organiques, meilleure elle est réputée pour le rouissage, mais on évite les endroits où elle est chargée de sels minéraux qui peuvent colorer la filasse et la déprécient au point de vue marchand.

La plante est liée en bottes et celles-ci sont déposées au fond du routoir; on les maintient submergées en les recouvrant de boue ou de pierres, de briques. La durée du rouissage varie avec la saison, la chaleur, le degré de sécheresse ou de verdeur de la plante. La meilleure règle est encore la pratique; du reste, le routoir ne demeure pas sans être surveillé, il faut, suivant l'abondance de la couche d'eau ou l'époque du travail, remuer les bottes; on s'assure que l'opération est à point en retirant quelques tiges d'essai et en les cassant.

Si l'épreuve est favorable, on retire les bottes de l'eau et on les étend sur les prés; l'odeur est, à ce moment fort désagréable et cette opération est pénible pour les cultivateurs. Elle le sera encore bien plus par la suite, si dans le même routoir et quand déjà l'eau est chargée de matières organiques en voie de putréfaction, on procède à de nouvelles immersions et à d'autres séries d'opérations. C'est ce qui se pratique en effet toutes les fois que le routoir est petit, l'eau rare et la quantité de chanvre ou de lin assez grande.

Le procédé à l'eau stagnante est très répandu; on le rencontre dans beaucoup de départements : en Bretagne, en Vendée, dans la Somme, dans l'Oise et aussi à l'étranger, en Russie, en Hollande, en Belgique. « Le rouissage à l'eau courante, dit Vallin (1), le plus ancien et le plus primitif, consiste à construire au bord d'une rivière ou d'un fleuve une enceinte grossière au moyen de pieux ou de clayonnages; derrière cette barrière on accumule les gerbes à rouir dans le lit du fleuve sous forme d'amas cubiques de 1 à 2 mètres de côté et le courant entraîne lentement, mais incessamment, les produits de la décomposition organique. »

Dans le Nord, dans la rivière la Lys, on procède autrement: les bottes sont entassées dans des caisses en bois dites *ballons* et les ballons sont maintenus dans la rivière à 25 centimètres de profondeur. A l'eau courante, l'opération est un peu plus longue qu'à l'eau dormante, et varie de huit à quinze jours suivant l'époque. L'eau infecte de la Lys et de la Deule semble très propice au rouissage, et aux environs de Bousbecque on apporte de tous les côtés les produits de la culture linière; il en vient même des départements voisins.

Tous ces procédés de rouissage à l'eau entraînent des causes graves d'insalubrité, disait M. Loisel (2); malgré cette déclaration, le Conseil du Nord, préoccupé des intérêts agricoles, s'effrayait des mesures administratives rigoureuses qu'on voulait prendre pour éviter les dangers des routoirs. La culture du lin était en décadence dans le département et on avait peur de voir disparaître une industrie qui faisait la richesse du pays. Vallin a longuement discuté cette intéressante et difficile question de l'insalubrité du rouissage agricole et ses conclusions sont en tout point acceptables. Nous y reviendrons tout à l'heure. Une question

(1) *Dictionnaire encyclopédique.*
(2) Conseil d'hygiène du Nord, 1851.

préalable doit être posée, en se plaçant au point de vue rural et industriel à la fois.

Le rouissage du lin et du chanvre est classé (1re classe, décrets de 1810, 1886). Il s'agit du rouissage agricole en grand, sans distinction du procédé à l'eau stagnante ou courante. Relativement aux cours d'eau, les préfets ont en outre à s'inspirer des dispositions législatives concernant les cours d'eau et la pêche fluviale. Quant au rouissage industriel dont nous n'avons pas à nous occuper ici, il appartient à la deuxième catégorie des établissements classés. Mais toutes ces dispositions légales et administratives qui peuvent sauvegarder la salubrité publique et permettre l'opération du rouissage de façon qu'elle ne porte ni ombrage aux personnes habitant le voisinage, ni dommage aux poissons, ne s'adressent d'aucune manière au rouissage *en petit*, qui s'opère fréquemment dans les villages, dans des fossés, dans des mares, sans que personne en prenne souci. Il semblerait que le décret de 1810 et plus tard celui de 1886 aient proclamé l'innocuité des petits routoirs agricoles en négligeant de leur assigner un rang quelconque et en ne s'occupant que du rouissage en grand. En fait, cela est même exact et le projet de code rural l'exprime d'une façon très nette dans son article 25 :

« Il est interdit de faire rouir du chanvre ou du lin ou tout autre plante textile dans les abreuvoirs et les lavoirs publics.

« Le préfet peut réglementer ou même interdire le rouissage des plantes textiles dans les eaux courantes et dans les étangs. Cette interdiction n'est prononcée qu'après avis du conseil d'hygiène et de salubrité.

« Les routoirs agricoles, c'est-à-dire ceux exclusivement destinés à l'usage des cultivateurs, ne sont point comme les routoirs industriels, assujettis aux prescriptions des décrets des 15 octobre 1810 et 31 décembre 1866 relatifs aux établissements insalubres.

« Toutefois, le préfet peut ordonner, sur la demande du conseil municipal ou des propriétaires voisins, la suppression de tout routoir établi à proximité des habitations et dont l'insalubrité serait constatée.

« Le maire peut désigner par un arrêté les lieux où les routoirs publics seront établis, ainsi que la distance à observer dans le choix des emplacements destinés au séchage des plantes textiles après le rouissage. »

Cependant ces dispositions laissent entrevoir que même le rouissage en petit, agricole, est susceptible d'incommodités puisque, le maire seul a qualité pour désigner les routoirs publics et que le préfet, sur la demande des voisins, peut supprimer les routoirs privés proches d'habitations.

Il y a, nous semble-t-il, entre toutes ces mesures, les unes propres au rouissage en grand, les autres visant l'opération en petit, quelque chose qui ne satisfait point l'esprit et qui mériterait un examen attentif. Quand il s'agit du rouissage en grand, le procédé industriel diminue les dangers qui menacent la santé publique ou la corruption des eaux et prend un classement inférieur; le procédé ordinaire au contraire est considéré comme dangereux et maintenu dans la 1re classe. Mais à quoi servirait ce classement différent pour la même industrie si les conseils d'hygiène et l'administration pouvaient arriver à des tolérances telles que la distinction n'existât pour ainsi dire plus et que l'éloignement des habitations pût être réduit dans les deux cas à 200, 100 et même 50 mètres (Nord)?

Quand il s'agit, d'autre part, des routoirs agricoles, comment concilier la suppression désirable, au point de vue de la salubrité, des mares et amas d'eaux croupissantes si fâcheuses dans la campagne, avec cette liberté d'établir des routoirs, c'est-à-dire des mares sinon dangereuses, tout au moins suspectes, sans la moindre autorisation. Comment admettre, avec le projet de code rural, que le maire d'un village, qui ne peut, de son propre chef, autoriser un établissement de troisième classe, désignera le routoir public dont l'importance pourra être souvent grande et le danger sérieux?

Il est évident que, dans cette question, l'intérêt de la salubrité publique est moins sauvegardé que celui de la culture industrielle. L'optimisme de Parent Duchatelet et ses conclusions en faveur de l'innocuité du rouissage ont encore quelques partisans.

Il nous semble que la situation peut être envisagée maintenant d'une façon plus sûre et plus nette.

Les explications que nous avons données en débutant sur l'opération du rouissage en général, sur les altérations produites dans les eaux, ne laissent point de doute sur les inconvénients que ces eaux présentent. Elles sont, de toutes manières, assimilables à des eaux résiduaires ou même à des liquides excrémentitiels. Le danger ne sera pas permanent, dira-t-on, s'il s'agit de routoirs agricoles ne servant que quelques mois de l'année, ou bien il sera faible s'il est question de cours d'eau de quelque importance. Ces considérations ne sont pas de nature à nous faire penser qu'il faille faire, en ces cas, une exception à la règle qui doit tendre à être absolue en hygiène rurale, qui est de ne souiller ni le sol ni les eaux. La rigueur ici nous paraît d'autant plus nécessaire que l'agriculture n'a nullement à en souffrir. Le lin peut être cultivé, récolté, vendu sec, égrené ou non, sans que l'opération du rouissage soit indispensable sur le lieu même de production. Nos vieilles fileuses ont disparu et, pour celles qui persisteraient à vouloir ainsi employer leur temps, la filasse peut bien n'avoir pas passé dans un routoir voisin de leur demeure et quand même être bonne. Ce sont là des changements d'habitudes qui ont leur raison d'être.

L'industrie linière a subi dans notre pays une atteinte par les importations extérieures; personne ne s'en étonne, quoique certains petits producteurs puissent en souffrir. De même le rouissage industriel qui économise le travail humain et assainit doit primer le rouissage agricole grand ou petit.

Ce n'est donc point une tolérance que nous voudrions voir en usage en matière de routoirs, mais, au contraire, il nous semble que le rouissage en grand doit garder le rang que lui assigne le décret de 1810 et que les prescriptions qu'on doit lui imposer doivent être sévères comme pour tous les établissements similaires. Quant au rouissage en petit ou plus justement appelé agricole, nous voudrions le voir rattaché à un titre quelconque aux établissements classés, pour qu'il ne puisse pas seulement être sous la sauvegarde de l'autorité municipale et qu'il soit envisagé avec quelque crainte. Si les rigueurs imposées par le classement ont pour conséquence la disparition du routoir agricole et font la fortune du routoir industriel, nous ne le regretterons pas, car le paysan peut, tout en continuant à cultiver le lin et le chanvre, trouver économie à acheter sa filasse sans passer son temps à faire rouir lui-même. Il sera par surcroît moins exposé à troubler sa santé. Il n'est pas indispensable, à notre époque de progrès, d'échanges faciles, que le cultivateur soit l'artisan de tout ce qui peut lui être utile. Arguer que c'est là le priver de ses ressources, compliquer sa vie, aurait pour effet de nous faire retourner de plusieurs siècles en arrière. L'industrie linière, celle du tissage, du vêtement, ont fait de tels progrès à notre époque que la culture est obligée de se soumettre, et vouloir protéger malgré tout une industrie qui s'en va dans notre pays serait mal comprendre l'intérêt général. La santé publique, dans tous les cas, doit réclamer bien haut ses droits, ici surtout que ses revendications ne portent aucune entrave à la culture, mais seulement à l'industrie qui en dérive.

Or, cette industrie peut devenir inoffensive, le rouissage industriel le prouve; il n'est donc pas légitime de réclamer au nom de l'intérêt agricole le maintien de tolérances funestes à la santé publique.

Le rouissage, au contraire, réglementé et surveillé, peut encore être profitable à l'agriculture elle-même, en faisant servir ses résidus. Il faudrait, dans ce cas, considérer les eaux des routoirs comme des eaux vannes industrielles, avoir des bassins de décantation et utiliser les boues comme engrais, ou pratiquer avec les eaux elles-mêmes l'irrigation agricole.

Ce sont là, sauf le classement des routoirs agricoles, les conclusions de Vallin et elles sont irréprochables. En dehors du routoir industriel, il n'y a que ces moyens d'empêcher la pollution des eaux, surtout redoutable par ses conséquences proches ou éloignées.

II. **Graines.** — Parmi les graines dont l'industrie s'empare, il faut citer le riz (*oriza sativa*), dont la culture est particulièrement intéressante au point de vue de l'hygiène. Le riz est un aliment assez médiocre, nous l'avons vu ; mais il a aussi des usages industriels et le commerce en est lucratif. Il ne peut être cultivé partout ; les conditions que réclame la plante sont : un climat chaud, l'exposition au soleil, des eaux abondantes, fortement chargées de matières organiques, un sol plat préparé pour la culture. Elles se trouvent réunies dans le nord de l'Italie, en Chine, dans l'Inde; aussi le riz y est cultivé en grand.

Nous ne pouvons pas insister beaucoup sur une culture qui ne nous est pas habituelle et intéresse plus particulièrement nos voisins d'Italie. Cependant on a tenté quelques essais en France dans la Camargue, dans les Landes; nos colonies françaises en fournissent. Il n'est donc pas inutile de rappeler les faits principaux concernant les *rizières* et la culture industrielle de cette plante.

Le sol demande des dispositions naturelles spéciales ou, à leur défaut, on y supplée par des travaux particuliers. Un terrain plat submersible, dans le voisinage de cours d'eau fangeux, convient à merveille; quand le sol est incliné, on pratique des petites digues qui forment des compartiments, *vasques*, où l'eau est retenue, tout en ayant à des hauteurs déterminées des moyens d'écoulement, dans le genre de ce qui se fait dans les marais salants. « Après les semailles, dit Beaugrand (1), les compartiments sont remplis d'eau à la moitié de leur hauteur; puis, quand la graine commence à germer, on fait écouler l'eau en partie, mais non entièrement : il faut que le terrain demeure fangeux et saturé d'humidité, il faut aussi qu'il reste des flaques où l'eau séjourne, laissant ainsi s'effectuer la décomposition putride des matières organiques dont la terre est couverte. La jeune plante est alors soumise à l'action de l'air et de la chaleur solaire. Pendant les mois de mai et de juin, beaucoup d'agriculteurs remplissent et vident alternativement les vasques. On a profité des moments de l'écoulement pour opérer le sarclage qui se fait ordinairement à la fin du printemps, puis la rizière est remplie jusqu'à la moisson, qui a lieu d'habitude en septembre et que précède nécessairement l'évacuation des vasques. Pour rendre ensuite l'asséchement plus complet, quelques cultivateurs tracent à la charrue des sillons longitudinaux qui hâtent et favorisent l'écoulement des eaux. » C'est là la pratique usuelle en Italie et l'on se rend compte aisément de l'insalubrité qui doit en résulter. Une rizière est, en vérité, un marais peu profond, cultivé ; il s'y passe superficiellement des décompositions organiques dont la plante profite, mais qui répandent dans le voisinage des émanations désagréables et perfides. L'accusation d'insalubrité est tellement justifiée, que dans les pays à rizières les gouvernements ont réglementé la culture et ont prescrit à quelles distances elle pouvait être faite des habitations. En Italie, pour les petites agglomérations au-dessous de 4000 habitants, on a toléré un rapprochement de 100 mètres, c'est dire qu'on a peu protégé le village et qu'on ne s'est guère occupé que de la ville.

La réglementation portant sur la distance suffit-elle pour rendre la culture innocente? Cela est difficile à admettre ; car les vents régnants peuvent avoir une action plus ou moins néfaste, suivant les cas. En outre,

(1) *Dictionnaire encyclopédique.*

l'influence paludéenne persiste en dehors du temps de culture, les travaux nécessités par les soins à donner à la plante, à sa récolte, forcent les cultivateurs à un séjour dangereux. Enfin dans le voisinage, les eaux qui s'écoulent emportent avec elles des composés organiques, des matières en putréfaction et sèment sur leur route la maladie en empoisonnant les cours d'eau. Les observations de M. le Dr Levieux, pour les tentatives faites dans les Landes, ne laissent guère de doute à ce sujet. La mortalité élevée qui se produisit dans les villages tout autour des rizières, celle qui frappa les troupeaux, durent être attribuées à l'influence paludéenne et à l'action des eaux.

L'idée est venue, en Italie, de considérer que la culture du riz pourrait améliorer un marais naturel et qu'un pareil terrain était tout indiqué. La réponse a été faite par les médecins italiens et ils ont prouvé, par des faits, que, loin d'améliorer un marais, la culture du riz ne faisait qu'en aggraver la nocivité. M. Boileau de Castelnau (1) a fait la même preuve pour les opérations pratiquées en Camargue, près d'Avignon.

La question demeure donc d'une extrême gravité et l'hygiène peut ici difficilement venir en aide à l'agriculture en conseillant des méthodes d'assainissement du sol compatibles avec les nécessités de la culture. Il faut en effet ou assainir le sol, c'est-à-dire le drainer et le rendre perméable pour lui faire perdre ses qualités paludéennes, et alors il devient impropre au riz, ou le laisser propre à la culture, en son état bourbeux et *miasmatique*. C'est un choix à faire. Il est peut-être égoïste d'avoir à se réjouir de ne pas être appelé à prendre parti entre deux solutions également graves, l'une pour la santé publique, l'autre pour les intérêts financiers d'un pays, mais nous estimons que, si nous avions à conseiller un choix, il vaudrait mieux sacrifier l'industrie que la santé publique.

Nos populations européennes luttent mal contre l'influence paludéenne et la misère qui sévit ordinairement sur les cultivateurs qui pratiquent ces travaux est encore un auxiliaire puissant de l'action malarienne. La race mongolique semble plus résistante et on dit même que les Chinois adonnés à cette culture arrivent par une prophylaxie spéciale, l'usage fréquent du thé, les ablutions fréquentes, à se préserver. S'il en est ainsi, la concurrence européenne coûtera très cher en vies humaines, car les Chinois ont pour eux le climat qui favorise la culture et le moyen de résister; en Italie, il n'en sera pas de même et les efforts à faire pour soutenir la lutte contre l'exportation de l'Orient seront terriblement onéreux.

Graines oléagineuses. — Le lin, le colza, donnent des graines riches en huile; ces propriétés ont été exploitées par l'industrie. Nous ne dirons rien du lin, qui joint à cette qualité de la graine l'avantage plus

(1) *Annales d'hygiène.*

estimable encore d'avoir une tige à fibre textile et dont nous avons examiné la culture.

Nous ne dirons qu'un mot du *colza*, dont la culture industrielle subit une crise que les progrès actuels ne feront probablement qu'augmenter. Le *colza* (famille des crucifères) ne présente rien de particulier au point de vue cultural et l'hygiène n'a pas à être ici mise en cause. Mais il faut noter le changement considérable que subit cette culture. En 1885, 55 départements cultivaient le colza sur une superficie de 84,187 hectares et produisaient 1,627,120 hectolitres d'huile. En 1888, il n'y a plus que 58,846 hectares cultivés en colza et la production d'huile s'abaisse à 873,074 hectolitres, c'est-à-dire près de la moitié.

La concurrence que les divers systèmes d'éclairage font de nos jours à l'huile de colza est telle que l'agriculture doit presque renoncer à faire du colza une culture industrielle. Les agriculteurs eux-mêmes le comprendront. L'industrie de l'huile n'a pas à nous occuper et appartient à l'*hygiène industrielle*. Disons seulement que beaucoup de moulins à huile appartiennent aux installations rurales et sont assez primitifs. Ce n'est pas à encourager et il vaut mieux renoncer à ces procédés défectueux et laisser l'industrie faire son œuvre, plus complète et plus satisfaisante à tous les points de vue.

III. **Olives.** — Nous insisterons davantage sur l'olive, dont la production est intéressante comme culture générale et au point de vue alimentaire.

En France, 12 départements seulement donnent des olives :

Basses-Alpes........	45.450	quintaux	Gard................	286.022	quintaux
Alpes-Maritimes.....	510.000	—	Hérault.............	36.000	—
Ardèche............	10.120	—	Pyrénées-Orientales..	24.928	—
Aude...............	42.880	—	Var.................	519.270	—
Bouches-du-Rhône ..	375.029	—	Vaucluse..........	252.735	—
Corse	180.000	—	Drôme..	28.880	—

La récolte en 1888 a été de 2,343,274 quintaux, supérieure à celles des années précédentes, qui avaient été :

En 1887 de..............	1.548.917	quintaux
En 1886 de..............	1.680.587	—
En 1885 de..............	2.250.992	—

C'est surtout pour l'olive que l'usage de moulins qu'on peut appeler *agricoles* s'est conservé. L'industrie y garde une allure un peu primitive. L'huile de première extraction, dite vierge, est la plus estimée; le concassage, la mouture, sont plus ou moins parfaits. Ce qui est important à considérer ici est le degré plus ou moins avancé de fermentation du fruit quand on le porte au moulin après avoir perdu son eau de végétation. Les moulins agricoles ne peuvent fournir à un trop grand nombre de petits propriétaires sans qu'il survienne quelques retards.

Aussi nous pensons que la fabrication de l'huile, au point de vue agricole, ne peut pas lutter contre les progrès de l'industrie établie en grand. Les moulins à huile peuvent être du reste aisément installés dans la campagne, qu'on y fasse usage de presses hydrauliques ou d'appareils perfectionnés, actionnés par la vapeur. Bien que ces établissements n'appartiennent qu'à la 3e classe, ils n'ont en vérité pas grand intérêt à s'installer dans les villes et seraient bien placés au milieu des campagnes, près des lieux de production et même de préparation du fruit.

Cette solution servirait mieux les intérêts de l'hygiène et de l'agriculture que le classement plus élevé (2e classe) proposé par le Dr Poincaré (1); au fond, c'est pour arriver à déplacer cette industrie hors des villes que le savant professeur de Nancy exprime ce vœu ; c'est bien le but auquel il faudrait tendre pour supprimer tout à fait les petits moulins agricoles qui ne peuvent rendre que des services limités et pour implanter solidement à sa vraie place une industrie qui n'offrirait aucune incommodité sérieuse à la campagne. L'*hygiène industrielle* entrera dans tous les détails concernant cette industrie que nous n'avions qu'à indiquer.

§ 2. — Meunerie.

La meunerie est certainement une industrie agricole qui subit, elle aussi, une crise. Autrefois on n'était guère meunier qu'aux champs ; c'était une spécialité rurale et on en a beaucoup parlé, le moulin avait même sa petite note poétique. De nos jours, l'industrie manufacturière s'est emparée de la mouture du grain ; la vapeur l'a installée partout, le chemin de fer a facilité les transports. La minoterie enfin a augmenté et absorbé l'industrie ; on n'est plus meunier, on est minotier.

Nous n'avons pas à regretter, en ce qui concerne l'hygiène, cette transformation ; et, considérant que c'est à l'hygiène industrielle à s'occuper désormais de l'industrie des grains et farines, nous ne dirons qu'un mot de ce qui existe à la campagne.

La meunerie agricole avait et a encore en quelques endroits pour organes les moulins à vent ou à eau. Moteurs économiques, même autrefois les seuls possibles, en y ajoutant cependant le manège, ils furent acceptés à la campagne comme très suffisants et eurent absolument leur vogue.

Les moulins à eau ont résisté au courant industriel actuel ; là où les conditions locales ont permis de profiter des progrès mécaniques, l'industrie est demeurée agricole et, au point de vue de l'agriculture, ce n'est pas un mal, les moteurs hydrauliques pouvant être, dans bien des circonstances, vraiment économiques et avantageusement utilisés par les cultivateurs.

Mais, en réalité, elle n'est agricole que par son isolement relatif, car elle

(1) *Hygiène industrielle.*

peut prendre néanmoins une importance considérable et, dans ce cas, elle n'appartient plus qu'à l'hygiène industrielle.

Les moulins à vent n'ont pas eu cette même bonne fortune. Aussi ils succombent. Ils ont été faits diversement, dans le nord, l'ouest, le centre. Cette question de forme n'a pas grande importance. Cependant les moulins de l'ouest, par exemple, élevés, solidement construits en maçonnerie, avec leur calotte tournante et leurs grandes ailes de toile, avaient selon leur position, des inconvénients sérieux. Je ne parle pas des accidents que l'imprévoyance des uns, l'imprudence des autres faisaient commettre; les grandes ailes de nos moulins ne seraient peut-être point au demeurant plus coupables que les roues du moulin à eau, mais je ne veux faire ici allusion qu'à ceux assez fréquents à la campagne produits à cause du voisinage des routes.

Les moulins se rapprochent des chemins, des voies d'accès; ils y ont un intérêt évident pour la facilité et l'économie des transports; mais que de chevaux ombrageux ont pris peur à ce grand déploiement d'ailes blanches, tournoyant devant eux ou près d'eux, et combien d'accidents, les uns légers, beaucoup très graves, en ont été la conséquence! Malheureusement, il n'est pas d'obligation possible à ce sujet; les moulins à farine ne sont pas classés. Ils le furent dans les villes (2e classe) par le décret du 9 février 1825.

Vernois dit cependant qu'ils présentent des inconvénients et au point de vue de la sécurité publique il voudrait qu'ils fussent l'objet de quelques mesures. Mais les décrets de classement de 1866, de 1886 les ont fait disparaître. Ils échappent donc à toute contrainte; il nous paraît difficile qu'il en soit autrement, surtout dans l'état actuel de l'industrie meunière.

Peut-être vaut-il mieux désirer que la mouture agricole disparaisse tout à fait, emportant avec elle les procédés anciens et les moulins à vent. Leur fonctionnement irrégulier, l'installation médiocre du blutage, n'assurent pas une mouture aussi satisfaisante qu'avec les moulins à eau ou à vapeur et l'intérêt général gagne à l'emploi des nouveaux procédés. Les farines sont plus belles et mieux séparées; en outre, il faut convenir que dans les petites industries rurales on était plus exposé qu'ailleurs à certains accidents d'intoxication provenant du rhabillage des meules fait de mastic de plomb, fort dangereux.

Enfin peut-être la grande industrie se prête-t-elle moins que la petite meunerie rurale à accepter les céréales avariées ou mauvaises et à les transformer en farines marchandes? Cela encore, au point de vue de la santé publique, est à considérer.

§ 3. — Industrie du lait.

L'industrie du lait est en voie de prospérité et d'accroissement. Elle a pris même en certains endroits une importance considérable. Il faudrait distinguer l'industrie laitière selon qu'elle a pour objet seulement la production et la vente du lait, ou bien sa transformation en beurre et en fromage. A la première, on pourrait réserver le nom de vacherie, à la seconde celui de laiterie. Cette distinction ne serait pas sans intérêt.

Là, en effet, où le lait ne subit aucune transformation et quand il est livré de suite à la consommation, il n'y a pas lieu à des installations considérables ou particulières. Le point capital est l'étable; il suffit d'y ajouter un local convenable pour la manutention du lait, le lavage des vases, etc.

Dans la laiterie, au contraire, l'industrie nécessite l'emploi d'appareils, de machines; il faut, outre les manipulations sur le lait venant de l'étable appartenant en propre à l'établissement, pourvoir à toutes celles que réclame la manutention du lait que l'on achète journellement. Les installations prennent une importance plus grande et auraient quelques raisons d'être rapprochées de l'industrie ordinaire classée. Nous adopterons donc cette distinction pour résumer rapidement les traits principaux de l'industrie laitière.

I. **Vacheries.** — Nous avons dit les conditions nécessaires d'une bonne étable, nous n'y reviendrons pas ici; elles sont d'autant plus essentielles dans les vacheries que le commerce du lait fait les troupeaux nombreux et que leur logement doit être l'objet des plus grands soins.

A la bonne tenue des locaux, il faut ajouter la propreté des bêtes; elle doit être minutieuse en ce qui concerne l'opération de la traite. Avant la traite, il faut procéder à un lavage rigoureux des pis de la vache avec de l'eau légèrement tiède; les mains doivent également être soigneusement nettoyées. On doit ne confier la traite qu'à des personnes habituées à cette opération, et ne présentant aucune plaie ou aucun mal aux mains. L'habitude rend la traite fructueuse, car, faite d'une manière brutale, celle-ci indispose les vaches, qui, lassées, retiennent le dernier lait, le plus riche; l'intégrité de la peau de la main met le lait à l'abri des souillures et empêche les contagions possibles de l'homme aux animaux.

On fait le plus souvent deux traites par jour, quelquefois trois. Cela dépend nécessairement des conditions particulières de rendement des vaches laitières, et aussi des habitudes locales. Nous n'avons pas ici à nous occuper de la question du rendement en lait, une des plus essentielles pour le producteur; elle a aussi de l'intérêt au point de vue de l'hygiène, car, si les qualités de race sont pour beaucoup dans la quantité de lait quotidiennement sécrétée, l'alimentation des animaux exerce aussi une influence indiscutable; elle peut faire varier d'une manière sensible les éléments constituants du lait, lui communiquer des saveurs ou des propriétés spéciales. C'est là un fait sur lequel il n'est pas nécessaire d'insister; les éleveurs le savent à merveille.

Mais il a une grande importance au point de vue alimentaire, surtout pour l'élevage des enfants, et cette question sera traitée à l'*hygiène infantile*.

Nous ne rappellerons ici que les notions expérimentales dues aux agriculteurs. Les pâturages donnent un lait excellent, riche en beurre, comme en Normandie. A l'étable, il convient de nourrir les vaches de luzerne, de sainfoin, de maïs en vert, aliments à la fois nutritifs et aqueux qui poussent au lait bien plus que les aliments secs. En hiver, les grains ou leur farine, les tourteaux de palme, d'arachide, de sésame, de coton, les touraillons associés en petite quantité au foin et aux betteraves contribuent également à améliorer la qualité du lait; la carotte et le panais le rendent plus butyreux. Par contre, un certain nombre d'aliments tels que les tourteaux de lin, de colza, la drêche, communiquent un mauvais goût au lait; il en est de même des feuilles de chou, lorsque, comme cela arrive souvent en Bretagne, elles sont consommées en trop grande quantité par les vaches (Pouriau). Le Dr Pauthier considérait également les feuilles d'artichaut comme un antilaiteux; le principe actif de ces feuilles, la *cynarine*, passant dans le lait, serait susceptible de produire des diarrhées chez les enfants.

Conservation du lait. — S'il est utile d'avoir du lait de bonne qualité, il faut aussi dans l'intérêt du producteur qu'on puisse le conserver de façon à rendre facile l'exportation.

Le problème semble résolu maintenant, grâce au refroidissement qu'on applique méthodiquement dans les vacheries bien tenues et soigneusement organisées. L'Amérique a généralisé ce moyen ; le lait, après avoir été filtré et exposé à l'air pendant quelque temps, est soumis à un refroidissement brusque en passant autour de tubes métalliques où circule de l'eau froide ou glacée. Il y a des réfrigérateurs de diverses sortes; à défaut de ces appareils, on peut encore se contenter de laisser tremper dans des bacs remplis d'eau froide les vases où le lait a été recueilli; certaines laiteries sont même suffisamment fraîches pour que les moyens dont nous parlons puissent être négligés.

Le lait est ensuite placé dans des vases soigneusement fermés et expédié aux consommateurs.

Dans tous les pays, l'Amérique, l'Angleterre, le Danemark, l'Italie et particulièrement dans le voisinage des grandes villes, cette industrie a pris une extension très grande; elle a donné naissance à des sociétés financières qui ont eu pour but de fournir aux consommateurs un lait pur, exempt de souillures, de bonne qualité.

MM. Émile Trélat, Guéneau de Mussy ont fait connaître la surveillance minutieuse exercée par la Société laitière d'*Aylesbury*, et on ne peut que gagner à suivre de pareils modèles. En Danemark, la « Compagnie d'approvisionnement de lait de Copenhague » est non moins rigoureuse. En France, nous n'avons pas d'institution comparable, mais il est des domaines importants absolument consacrés à la production du lait et où tout concourt à assurer également un aliment sain et irréprochable.

Au point de vue de l'hygiène publique, l'industrie du lait est particulièrement intéressante en ce qui concerne la transmission de certaines maladies. Les unes proviennent, comme la tuberculose, du bétail lui-même; les autres résultent de contaminations extérieures; nous ne nous arrêterons pas aux premières, qui ont été déjà étudiées par M. Nocard, nous rappellerons seulement quelques faits concernant les secondes. M. Guéneau de Mussy, dans une communication sur la laiterie d'Aylesbury (1), disait comment en Angleterre l'attention fut éveillée sur la transmission de la fièvre typhoïde par le lait; il fallut l'énergique intervention de Murchison, de Hart, et il fut constaté qu'un puits qui fournissait de l'eau pour laver les pots à lait était contaminé par des infiltrations de matières fécales, qu'il communiquait à travers le sol avec le réservoir des vidanges et qu'il y avait dans la ferme un malade atteint de fièvre typhoïde dont les déjections par conséquent souillaient l'eau de ce puits. Depuis ce temps, bien des faits sont venus prouver que ce mode de contamination est fréquent et dernièrement, une épidémie de fièvre typhoïde ayant sévi dans un quartier de Genève (2), l'autorité sanitaire fit une enquête qui démontra que plusieurs personnes auxquelles un même laitier livrait du lait avaient été atteintes par la maladie. Ce lait avait été transporté par le fermier qui le fournissait au laitier dans des récipients rincés avec l'eau d'un ruisseau où précédemment le linge d'un typhoïdique avait été lavé. Le laitier avait assigné son fournisseur devant le tribunal civil qui a rendu un jugement condamnant le fermier à 1,500 francs de dommages-intérêts envers le laitier. Il serait facile de relever entre ces dates extrêmes bien des faits qui en France ou à l'étranger pourraient servir à démontrer cette contagion. Dans le nombre, cependant, beaucoup, il faut l'avouer, manquent d'une authenticité suffisante et il y aurait lieu d'être plus exact dans l'avenir; un puits peut être suspect, si son eau est contaminée par des purins, des matières fécales; alors la suspicion suffit largement pour faire prendre des précautions, mais la preuve absolue a besoin d'être faite scientifiquement; l'hygiène conseille la prudence, la pathogénie veut la précision. Malgré ces réserves, la possibilité de la transmission n'est pas à démontrer et il faut éviter avec grand soin toutes les contaminations pouvant venir des typhiques par n'importe quelle voie.

Pour la scarlatine, la preuve a été faite en Angleterre et le fait saillant de l'épidémie de Hendon dont Power, Vieth, ont donné la relation officielle ne laisse aucun doute. L'épidémie de scarlatine est causée par le lait d'un grand domaine contenant 90 à 100 vaches et quatre étables; trois animaux récemment arrivés ont été cause de la maladie. On cesse la vente du lait au détaillant et, pour ne pas propager la maladie, on jette environ 600 litres par jour dans un fossé. Les ordres ne sont pas

(1) *Revue d'hygiène*, 1881.
(2) *Semaine médicale*, 16 janvier 1892.

strictement exécutés; à peine sait-on dans le voisinage (Child's-Hill) que l'on jette ainsi le lait que des voitures accourent par bandes pour en demander. On repousse la demande, en fraude on leur en livre et la scarlatine apparaît. Ce fait, qui eût du retentissement en Angleterre, ne fut peut-être pas sans influence sur les réformes apportées en 1886 au régime des laiteries, qui furent placées sous la surveillance des autorités sanitaires.

Une autre affection, la diphtérie, peut aussi se transmettre par le lait, et Loeffler pense qu'il faut défendre d'une manière absolue aux fermiers de vendre du lait d'une ferme dont les habitants sont frappés de diphtérie (1). Le lait est un excellent milieu de culture et le microbe pourrait venir soit de l'extérieur, soit des animaux eux-mêmes, et les expériences de Klein contenues dans le rapport du *local government board* (1889-1890) sont bien intéressantes à ce sujet et il n'est pas indifférent de savoir que des transmissions du virus humain ont pu être faites par inoculation à la vache, puis à des chats.

Il y a encore bien des recherches à faire dans cet ordre d'idées et la science n'a pas clos la liste des affections dont le lait peut devenir le véhicule. Ce que l'on sait suffit amplement pour justifier les précautions minutieuses dont le lait doit être l'objet. Non seulement il doit être garanti contre les altérations dont il est susceptible par sa propre organisation, sa fermentation sous l'influence des germes qu'il porte avec lui et dont l'énumération a été donnée par M. Pouchet (2), mais encore il faut absolument le préserver des souillures provenant de germes pathogènes pouvant répandre, avec un liquide d'apparence irréprochable, les maladies les plus redoutables.

On s'explique, sachant cela, les précautions prises par les sociétés dont il était question plus haut et qui s'adressent non seulement aux bestiaux, mais aussi au personnel; celui-ci doit revêtir au travail des vêtements spéciaux; il faut écarter comme en Danemark, en Norvège, des vacheries tout individu malade ou ayant même des malades dans sa famille; veiller à l'eau, à la propreté des locaux, des vases.

Ce sont là les moyens par excellence d'assurer la conservation du lait et sa qualité d'aliment sain.

Nous ne donnerons pas comme des conseils à suivre les procédés employés par certains détaillants. Quelques-uns sont innocents, l'ébullition pendant quelques minutes, par exemple, ainsi que le recommandait Guy-Lussac. D'autres le sont moins, entre autres l'addition de bicarbonate de soude, dont les laitiers usent assez largement, dépassant la dose moyenne de 1 gramme par deux à trois litres de lait; au moment des chaleurs surtout, on force volontiers la dose du *conservateur* et le lait prend

(1) Critzman, *Tribune médicale*, 1891.
(2) *Encyclopédie*, tome II.

un goût de lessive en même temps qu'il devient purgatif. L'acide salicylique, l'acide borique, sont aussi employés et ne sont pas plus acceptables.

Le *lait concentré* est une préparation industrielle qui s'obtient en ajoutant au lait de 70 à 80 grammes de sucre par litre, en concentrant ce mélange jusqu'à réduction au cinquième du volume primitif et en l'introduisant dans des boîtes en fer-blanc que l'on chauffe pendant un quart d'heure à 100° et qu'on ferme avec une goutte de soudure. Ce lait concentré se garde très longtemps et peut rendre de grands services.

II. **Laiteries.** — Le lait ne sert pas seulement à la consommation immédiate, il est encore soumis dans les laiteries à des préparations ayant pour objet d'en séparer certains éléments.

A. Beurre. — Le beurre est un des plus utiles de ces produits, et depuis un certain nombre d'années, en France, il est préparé en grand et sur des points différents du territoire. Jadis, la Normandie, le pays de Bray, étaient les contrées privilégiées, maintenant, dans les Charentes, le Jura, le Nord, la Gironde, l'Auvergne, on pourrait dire presque dans toutes les régions où autrefois on délaissait la laiterie comme improductive, on fait des beurres de qualité, transportables et qui, au besoin, pourraient lutter avec les produits étrangers.

Mais, pour obtenir ce résultat, il faut renoncer à l'empirisme et à la pratique un peu primitive de nos fermières d'autrefois.

On sait, en effet, que le lait abandonné au repos pendant quelque temps dans un endroit frais se sépare en deux couches distinctes, en bas le lait écrémé, à la surface la crème, mélange de globules gras et d'un peu de caséine.

Cette crème sert à faire le beurre; elle renferme 90 p. 100 de cette substance, les dix autres centièmes demeurent dans le lait écrémé. La pratique ancienne consistait à laisser à une température moyenne de 12° à 15° le lait à écrémer. Cela paraissait suffisant. M. Tisserand a démontré que ce ne sont pas là les conditions les meilleures et que :

1° La montée de la crème est d'autant plus rapide que la température à laquelle a été exposé le lait se rapproche davantage du zéro thermométrique.

2° La quantité est d'autant plus grande que le lait a été soumis à un plus fort refroidissement.

3° Le rendement en beurre est plus considérable quand le lait a été exposé au froid.

4° Enfin, que le beurre et le fromage obtenus en refroidissant ainsi sont de bien meilleure qualité.

Ces données scientifiques sont sanctionnées par la pratique des Danois, des Américains et commencent à être appliquées dans notre industrie laitière.

L'écrémage se fait à l'aide soit de vases, soit d'appareils spéciaux. Les vases sont, suivant les régions, de formes et de matières diverses.

Les longs et plats sont préférables. Les uns sont en terre vernissée ou sans vernis; les premiers ont quelque inconvénient selon la qualité du vernis; les autres sont d'un nettoyage difficile; on en fait aussi en porcelaine ou en verre; ils sont avantageux, mais chers et cassants. Ceux en métal, le zinc par exemple, peuvent présenter quelques dangers, à cause de l'acide lactique en présence dans le lait. On a ajouté aux vases certaines dispositions pour faciliter le refroidissement, comme dans les appareils de Wielandt, de Cooley, de Schwarz, etc.; ce sont des installations satisfaisantes, mais plus ou moins coûteuses.

Les appareils mécaniques, écrémeuses centrifuges, ont apporté une impulsion particulière à l'industrie beurrière, en permettant un écrémage continu, avec un rendement maximum du beurre. Après l'écrémage, vient une série d'opérations dont la première, le *barattage*, est des plus importantes. La baratte s'est, comme tout le reste, modifiée; les appareils usités aujourd'hui sont nombreux; aux qualités que les industriels peuvent réclamer, relativement à la façon dont le beurre s'y produit, il faut demander qu'ils soient faciles à nettoyer, à visiter, que l'air y ait accès et se renouvelle. Le délaitage, le malaxage, viennent ensuite achever le beurre en le débarrassant de tout le petit lait qu'il contenait et en lui donnant de la consistance.

La fabrication du beurre était autrefois empirique, limitée à chaque ferme, et la variété des produits apportés sur le marché d'un même pays témoignait de la différence des moyens employés. Il n'en est plus ainsi maintenant; les petites fermes abandonnent la fabrication du beurre et livrent plus volontiers leur lait aux grandes laiteries qui font le beurre industriellement, en grand. D'un autre côté, on a étudié de très près toutes les modifications qui se produisent; M. Pouchet résume toutes ces recherches (1) et en particulier les beaux travaux de M. Duclaux. Nous n'avons pas à insister sur ce côté spécial de la question. Rappelons seulement que, même avec les procédés rapides et perfectionnés de l'industrie actuelle, il est scientifiquement démontré que les causes de destruction, d'altération provenant des micro-organismes n'en persistent pas moins dans le beurre et que c'est à les prévenir ou à les retarder que les industriels s'attachent, souvent par des moyens peu favorables à la santé publique.

En outre, le beurre conserve parfois les germes pathogènes que le lait pouvait accidentellement contenir. Il faut donc, avec les habitudes nouvelles de l'industrie laitière, apporter à la vacherie même un soin très grand. Certaines laiteries s'entourent à cet égard de précautions, vont chercher elles-mêmes le lait des fermes environnantes, s'enquièrent de l'état des animaux, de la façon dont le liquide est recueilli et conservé; d'autres sont moins méticuleuses, reçoivent les livraisons et se conten-

(1) *Encyclopédie*, tome II.

tent de s'assurer de la qualité marchande du lait. Ce n'est pas assez. Il faudrait, pour l'industrie beurrière, être aussi sévère sur ce point que dans le commerce seul du lait naturel et imiter les étrangers. Y aurait-il lieu, à défaut d'une organisation privée, telle qu'elle est conçue en Norvège ou en Danemark, et qui a été pour le pays une véritable fortune, de concevoir une surveillance méthodique et scientifique de toute cette industrie? Nous n'osons pas trancher la question. Si l'initiative privée dans nos campagnes pouvait suffire à donner toutes les garanties, nous estimons que ce serait préférable; mais, connaissant l'insalubrité de nos fermes, l'inertie de nos paysans pour modifier leurs vieilles traditions en matière de vacheries, leur négligence et leur malpropreté, nous comprenons que les vétérinaires aient réclamé la surveillance des vacheries et il faudrait ajouter des laiteries. Si un fermier, un petit propriétaire, se voyaient signalés à une industrie laitière où ils écoulaient leurs produits, comme suspects à cause de leurs mauvaises installations, si même une laiterie ne pouvait, sans encourir quelque responsabilité, accepter ces denrées, peut-être l'intérêt seul ferait-il faire des prodiges d'hygiène et réaliser d'importantes améliorations. Mais il faudra innover de quelque manière sur ce point, car la laiterie agricole, industrielle, n'est soumise à aucun règlement; c'est une création toute récente et dont on n'a pas encore eu le temps de prendre souci. La question vaudra certainement la peine d'un examen sérieux.

B. Fromage. — La fabrication des fromages complète l'industrie laitière; elle se réduit à coaguler (cailler) le lait à chaud ou à froid au moyen de la présure; on recueille le caillé; il est pressé, salé et abandonné dans des caves à une température constante où ce mélange de caséine et de beurre, en présence de l'air, subit une fermentation spéciale. A défaut de présure, on se sert aussi de certaines plantes ; le choix de la présure n'est pas indifférent.

Le lait de vache n'est pas seul employé à la confection des fromages ; on se sert aussi du lait de chèvre, de brebis. Ce dernier sert principalement à la fabrication, en France, du fromage de Roquefort. Le lait de chèvre était exclusivement affecté autrefois à la confection des fromages du Mont-d'Or lyonnais, cette industrie prospère semble disparaître. Aujourd'hui, dit M. Pouriau, les fromages qui se vendent actuellement sous le nom de Mont-d'Or sont fabriqués exclusivement avec du lait de vache.

Nous n'insisterons pas sur la fabrication des fromages, leurs variétés, la question a été traitée par M. Pouchet (1). Le seul point qu'il nous faut rappeler, c'est que dans l'industrie des fromages, comme dans la laiterie, les propriétaires apportent leurs produits; les laits sont mélangés avant la préparation ; celle-ci ne met pas toujours à l'abri des

(1) *Encyclopédie*, tome II, p. 321.

accidents qui peuvent être dus à des laits infectés, car elle est très variable avec les espèces de fromages, frais et non fermentés, fermentés, à pâte molle ou ferme, salés et desséchés, etc. La quantité ingérée n'est sans doute pas considérable et les dangers sont moindres, mais il est des centres assez misérables où le fromage est une abondante ressource et devient une alimentation usuelle; il est donc utile que le lait soit, pour la fabrication du fromage, recueilli avec la plus grande pureté et que, seuls, les germes spéciaux nécessaires à sa transformation viennent lui apporter les principes sapides et estimés. Ces scrupules ne doivent pas appartenir seulement à la grande industrie laitière, mais aussi à la petite qui, sous le nom de *fruitière*, existe déjà dans les Alpes, le Jura. On entend par là des locaux aménagés pour la fabrication des beurres et fromages où plusieurs propriétaires, associés entre eux, font traiter en commun le lait de leurs vaches par un ouvrier exercé nommé *fruitier*. Les bénéfices sont répartis entre les sociétaires au prorata de la quantité de lait fourni par chacun d'eux. Ces associations ont leurs avantages ; mais M. Allier (1), tout en les constatant, déplore que beaucoup n'arrivent qu'à des résultats médiocres faute d'installations convenables et d'une instruction préalable suffisante. C'est encore là qu'il en faut venir; ce qu'a fait l'empirisme ne peut plus être tenu pour suffisant; il faut en toutes ces matières, pour réussir, être instruit; la fabrication du beurre, du fromage et, pour mieux dire, toute l'industrie du lait demande une éducation spéciale, et ce n'est pas sans raison qu'il existe des écoles de laiterie et qu'il doit y avoir des laiteries modèles.

Tous les phénomènes qui se produisent dans l'industrie laitière sont d'ordre scientifique, on en suit la marche avec une précision rigoureuse; la chimie, la microbiologie, sont des guides sûrs; il faut donc s'inspirer de leurs enseignements. L'hygiène, de son côté, peut intervenir à tous les moments dans l'industrie, mais surtout au début, en ce qui concerne le lait, pour donner d'excellents avertissements. Rien ne justifie donc mieux la nécessité d'un enseignement. Nous ajouterons aussi qu'aucune industrie ne nous paraît, par ses rapports directs avec l'alimentation, par son importance, avoir plus besoin d'une surveillance et d'un contrôle. Nous ne reviendrons pas sur ce sujet, que nous avons indiqué seulement à propos de la laiterie. Mais nous pensons qu'il n'est pas suffisant d'avoir, dans les villes de plus de 5,000 âmes, classé les vacheries (3e classe) et dans les villes, les laiteries en grand (2e classe) et les dépôts de fromage (3e classe), tandis que toute cette industrie, qui prend une extension de jour en jour plus considérable, est pour ainsi dire exclusivement agricole. Si le contrôle sans le classement était possible, nous ne demanderions pas le classement, mais

(1) Ch. Allier, professeur départemental d'agriculture, *Note sur le rôle économique des fruitières dans les Hautes-Alpes*, 1882.

l'Angleterre a, nous paraît-il, bien compris l'importance de cette surveillance et des décisions ont été prises à ce sujet à diverses époques; c'est aux autorités sanitaires qu'elle confie ce soin. Les vétérinaires et les médecins pourraient ici unir leurs efforts communs; dans l'état actuel de l'organisation sanitaire de France, nous ne saurions dire comment les choses pourraient être instituées, mais nous estimons qu'il y aurait intérêt à placer l'industrie du lait sous une surveillance autorisée; ce n'est pas une gêne à apporter à une industrie nouvelle et naissante, c'est une nécessité dans un commerce où la concurrence est déjà grande et où il s'agit de rivaliser avec des produits étrangers, bons et estimés.

Il faut que le cultivateur lui-même, s'il ne veut pas compromettre ses intérêts, s'attache à tout ce qui, dans cette industrie, peut nuire aux produits, c'est-à-dire à ses bestiaux, à ses étables, à ses fromages, etc.; puis aux soins à donner au lait, à la tenue de sa ferme; les produits les plus réputés seront toujours recherchés; c'est donc une industrie sûre, mais qu'il ne faut pas compromettre par négligence.

§ 4. — Industrie sucrière et alcoolique.

Toute cette industrie qu'il conviendrait presque d'appeler l'industrie de la betterave, car elle en est l'agent principal, est d'un intérêt capital pour l'agriculture. De toutes les plantes industrielles, la betterave sucrière est, à coup sûr, celle dont l'avenir est le plus brillant(1). Cependant, nous ne faisons ici que rappeler cette industrie et en indiquer pour ainsi dire la place dans la vie agricole. Elle appartient à l'*hygiène industrielle* par ses procédés, son exploitation actuelle; elle sera donc traitée avec les autres industries dont il est naturel de la rapprocher.

La culture de la betterave sucrière ne présente pas pour nous d'observations spéciales au point de vue de l'hygiène rurale et les résidus de l'industrie seuls nous arrêteront un instant.

Tout en laissant de côté cette vaste et attachante question, nous voulons seulement faire ressortir quels intérêts sont ici en présence, pour montrer que, plus tard, l'industrie de la betterave doit devenir essentiellement agricole. Il n'en est pas des cultures industrielles comme des plantes alimentaires; les premières ont à subir des influences nées non seulement de la concurrence étrangère, mais aussi des droits spéciaux. Elles sont donc étroitement liées à l'état général économique du pays, non aux besoins mêmes de la consommation. Actuellement l'impôt perçu sur la betterave, en raison de sa teneur en sucre et d'après un rendement fixé, reconnu légal, permet au fabricant de bénéficier des excédents de rendement. L'agriculteur, se faisant fabricant, aurait inté-

(1) Il y faut joindre la pomme de terre dont M. Aimé Girard poursuit avec succès l'étude culturale et industrielle.

rêt à profiter de ce bénéfice accordé à la fabrique. Si les producteurs se groupaient donc pour être, comme en Allemagne, à la fois fabricants et cultivateurs, ils augmenteraient leurs profits, pourraient produire à meilleur marché et attacher absolument à la terre une industrie qui y est admirablement placée.

Il n'y a pas que ce côté à mettre en relief: les résidus ont aussi leur valeur; les pulpes retournent à la ferme pour les bestiaux; le cultivateur rachète ainsi un produit qu'il a fourni. Enfin, les eaux résiduaires ont encore leur valeur comme engrais.

Tout concourt donc à faire que sur le même sol la matière première soit produite, transformée et utilisée dans toutes ses modifications. C'est bien là ce qui peut caractériser l'industrie agricole et c'est à se développer ainsi qu'elle devrait tendre.

En ce qui concerne l'industrie sucrière, elle est particulièrement développée dans les départements de l'Aisne, Ardennes, Nord, Oise, Pas-de-Calais, Seine-et-Marne, Seine-et-Oise, Somme, qui comptent à eux seuls 356 fabriques de sucre sur les 384 existant en France en 1886, et qui ont produit 396,417,789 kilogr. de sucre et transformé plus de 4,000,000 de tonnes de betteraves. Elle a un caractère plus manufacturier qu'agricole, avons-nous dit, et les usines n'ont peut-être pas de tendance à se multiplier, elles attirent à elles le produit brut, qui leur vient souvent même de loin.

La distillerie a, davantage, le caractère agricole; elle est plus répandue, se fait dans la ferme, et peut prétendre à être immédiatement rattachée à la vie rurale.

La betterave a fourni à la distillation un appoint de plus en plus considérable. En 1882, la production d'alcool de betteraves montait à 247,911 hectolitres pour les distilleries agricoles seulement. Cette production a sensiblement augmenté après l'invasion de l'oïdium et le décret de 1852 autorisant le vinage. En 1852, on ne produisait que 16,000 hectolitres d'alcool de betteraves; en 1866, on arrivait à 229,000 hectolitres.

Ces considérations générales, sur lesquelles nous ne voulons pas insister davantage, ces quelques chiffres montrent suffisamment, pensons-nous, l'importance de cette industrie, son rôle prépondérant au point de vue de la culture et l'utilité qu'il y aurait à ce qu'elle se fît de plus en plus agricole. Nous n'étudierons pas l'industrie elle-même et nous ne dirons qu'un mot des résidus, qui ont un intérêt très grand au point de vue de l'hygiène rurale.

Les eaux de diffusion dans les sucreries, les vinasses dans les distilleries, constituaient la plus grande quantité des eaux résiduaires dont l'industrie se débarrassait en les laissant s'écouler dans les ruisseaux et cours d'eau. L'usine s'exonérait ainsi de ses résidus au détriment de la santé publique; l'étude de cette question réservée à l'*hygiène industrielle* fera connaître les raisons de cette insalubrité. Le département du Nord a donné, grâce à la persévérance du Conseil d'hygiène, la meilleure règle à suivre pour remédier à cette détestable pratique qui empoisonnait les eaux. Dans un rapport de 1890, M. le Dr Thibaut, inspecteur de la salubrité à Lille, constatait que l'industrie betteravière dans son ensemble (sucrerie et distillerie) est dans le département du Nord exploitée dans 155 usines dont 90 n'envoîent plus leurs eaux résiduaires dans les cours d'eau et les utilisent comme engrais, soit 58 p. 100.

Ces résultats, ajoutait M. le Dr Thibaut, sont de nature à engager l'administration à persévérer dans les voies qu'elle s'est tracées. Sous l'inspiration du Conseil d'hygiène, le préfet prenait en 1890 deux arrêtés, approuvés par le ministre des travaux publics (1), dont l'application devait avoir pour conséquence d'abord l'assainissement des cours d'eau, puis l'utilisation agricole d'eaux contenant des produits ayant de la valeur. Les hésitations pour les distilleries ont été faibles, car partout les vinasses sont recherchées comme engrais; elles ont été plus grandes pour les eaux de diffusion. « Il a fallu, dit le Dr Thibaut, que le Conseil central vînt démontrer que les eaux de diffusion ont un volume beaucoup moindre, relativement à l'importance des usines, que celui des vinasses et que ces

(1) *Pêche fluviale. — Interdiction de déverser dans les cours d'eau les eaux de diffusion provenant des fabriques de sucre.*

Nous, préfet du département du Nord, officier de l'ordre de la Légion d'honneur,

Vu les plaintes nombreuses qui nous ont été adressées, au sujet de la contamination des cours d'eau par les résidus industriels provenant des fabriques de sucre de betteraves;

Vu notre arrêté en date du 12 avril 1890, instituant une commission spéciale, à l'effet d'étudier les mesures à observer pour l'évacuation, dans les cours d'eau, des matières et résidus provenant des distilleries et des fabriques de sucre de betteraves du département;

Vu le rapport de cette commission en date du 3 mai 1890;

Vu l'avis du Conseil central d'hygiène et de salubrité en date du 5 mai 1890;

Vu la loi du 15 avril 1829 sur la pêche fluviale, notamment l'article 25;

Vu les décrets de décentralisation des 25 mars 1852 et 13 avril 1861;

Vu les décrets des 10 août 1875 et 18 mai 1878, portant règlement général sur la pêche fluviale, notamment les articles 19 et 20;

Considérant que le déversement dans les cours d'eau des eaux de diffusion, même épurées à l'aide de réactifs chimiques, présente les plus graves inconvénients pour la salubrité publique, que ces résidus sont de nature à nuire au poisson, et contribuent, dans une large mesure, au dépeuplement;

Considérant qu'il est possible, sans porter aucun préjudice au développement de l'industrie, de rendre les eaux de diffusion inoffensives en les employant en irrigations;

Arrêtons :

Art. 1er. — Il est formellement interdit aux propriétaires des fabriques de sucre de betteraves, existant dans le département du Nord, de faire écouler, soit directement, soit indirectement, dans les fossés, ruisseaux et cours d'eau navigables ou non navigables, leurs eaux de diffusion épurées ou non épurées, ces liquides étant reconnus nuisibles aux poissons.

Art. 2. — Toutes dispositions contraires, même insérées dans les arrêtés d'autorisation, sont et demeurent abrogées, à dater du 1er septembre 1890.

Art. 3. — Faute par les industriels de se conformer aux prescriptions ci-dessus, il eaux, par leur teneur en matières azotées, sont d'une grande valeur comme agents de fertilisation, en sorte que leur emploi en irrigation est non seulement possible, mais encore facilement réalisable, au grand avantage de la salubrité et de l'agriculture. Un certain nombre de fabricants de sucre l'ont du reste compris et se sont empressés de pratiquer l'irrigation avec leurs eaux de diffusion. »

Il faudrait que cette pratique se généralisât et la campagne menée dans le Nord devrait l'être également dans toute cette région où l'industrie betteravière est considérable et se présente par conséquent avec les mêmes inconvénients et les mêmes dangers.

Nous ne pouvons pas donner à l'industrie agricole plus de développement; il nous a été permis d'indiquer tout au moins son importance, et cependant nous avons borné notre examen à ce qui concerne seulement quelques cultures et aux industries plus particulières en honneur à la campagne.

Nous avons dû laisser de côté bien des points intéressants, qui se lient à la vie rurale, à son activité commerciale et industrielle. Il faudrait, pour être complet, s'attacher avec soin non pas seulement aux cultures, mais encore aux produits animaux, à l'élevage du bétail. Nous

sera dressé contre eux des procès-verbaux de contravention à l'article 25 de la loi du 15 avril 1829.

Art. 4. — MM. les sous-préfets, MM. les maires et MM. les ingénieurs en chef chargés d'un service de pêche dans le département, sont chargés, chacun en ce qui le concerne, de l'exécution du présent arrêté.

Fait à Lille, le 10 mai 1890.

Le préfet du Nord,
VEL-DURAND.

L'arrêté qui précède a été approuvé par décision de M. le Ministre des travaux publics en date du 18 juin 1890.

Le préfet du Nord,
VEL-DURAND.

Pêche fluviale. — Interdiction de déverser dans les cours d'eau les vinasses des distilleries.

Nous, préfet du département du Nord, officier de l'ordre de la Légion d'honneur,

Vu les plaintes qui nous ont été adressées au sujet de la contamination des cours d'eau par les résidus industriels provenant des distilleries;

Vu notre arrêté en date du 12 avril 1890, instituant une commission spéciale, à l'effet d'étudier les mesures à observer pour l'évacuation, dans les cours d'eau, des matières et résidus provenant des distilleries et des fabriques de sucre de betteraves du département;

Vu le rapport de cette commission en date du 3 mai 1890;

Vu l'avis du Conseil central d'hygiène et de salubrité en date du 5 mai 1890;

Vu la loi du 15 avril 1829 sur la pêche fluviale, notamment l'article 25;

Vu les décrets de décentralisation des 25 mars 1852 et 13 avril 1861;

Vu les décrets des 10 août 1872 et 18 mai 1878, portant règlement général sur la pêche fluviale, notamment les articles 19 et 20;

Considérant que le déversement dans les cours d'eau des vinasses, même épurées à l'aide de réactifs chimiques, présente les plus graves inconvénients pour la salubrité

retrouverions les industries de l'apiculture, de la sériciculture qui ont un intérêt au point de vue de l'alimentation ou du commerce et qui occupent un grand nombre de cultivateurs du midi. Dans l'élevage du bétail, il y aurait à mettre en relief de nombreuses considérations fort importantes au point de vue alimentaire et relatives à la richesse de la ferme. Nous ne dissimulons pas qu'ici nous côtoyons un terrain voisin de l'hygiène, l'agronomie, et nous ne voulons pas insister.

Mais toutes ces réserves ne sauraient amoindrir l'observation que nous avons répétée souvent, que l'hygiène rurale ne doit pas s'abstenir de toutes ces questions ; il y a pour tout ce qui concerne la vie rurale, un intérêt sanitaire en quelque sorte supérieur et primordial, l'alimentation publique, car, sauf les matières textiles, tout ce que la campagne produit en matières naturelles ou transformées converge vers ce but. La vie culturale, industrielle nous doit être connue dans ses moindres détails pour en écarter ce qui est mauvais pour le consommateur, fâcheux aussi pour le producteur.

ARTICLE III. — LES CONDITIONS DU TRAVAIL

On ne peut s'étonner que nous ayons à examiner non seulement les conditions du travail rural, mais aussi ses conséquences au point de vue du salaire; c'est là où nous trouverons l'explication malheureusement

publique, et que ces résidus sont de nature à nuire au poisson, et contribuent, dans une large mesure, au dépeuplement ;

Considérant qu'il est possible, sans porter aucun préjudice au développement de l'industrie, de rendre les vinasses inoffensives en les employant en irrigations;

Arrêtons :

Art. 1er. — Il est formellement interdit aux propriétaires des distilleries, soit de jus de betteraves, soit de toute autre matière, existant dans le département du Nord, de faire écouler soit directement, soit indirectement, dans les fossés, ruisseaux et cours d'eau navigables ou non navigables, leurs vinasses épurées ou non épurées, ces liquides étant reconnus nuisibles aux poissons.

Art. 2. — Toutes dispositions contraires, même insérées dans les arrêtés d'autorisation, sont et demeurent abrogées à dater du 1er septembre 1890.

Art. 3. — Faute par les industriels de se conformer aux prescriptions ci-dessus, il sera dressé contre eux des procès-verbaux de contravention à l'article 25 de la loi du 15 avril 1829.

Art. 4. — MM. les sous-préfets, MM. les maires et MM. les ingénieurs en chef chargés d'un service de pêche dans le département, sont chargés, chacun en ce qui le concerne, de l'exécution du présent arrêté.

Fait à Lille, le 10 mai 1890.

Le préfet du Nord,
VEL-DURAND.

L'arrêté qui précède a été approuvé par décision de M. le Ministre des travaux publics en date du 18 juin 1890.

Le préfet du Nord,
VEL-DURAND.

trop significative des souffrances physiques qu'endure le paysan, de son impuissance à se créer une vie meilleure, à donner satisfaction aux nécessités d'une hygiène bien entendue. « On peut établir, dit M. Lecouteux (1), comme donnée générale pour la France que le prix minimum de journée, dans les pays les plus pauvres, est de 1 franc, et que, pour vivre avec un tel salaire qui n'est perçu que pour un très petit nombre de journées par année, il faut nécessairement qu'un ouvrier chargé de famille se crée un genre de vie qui n'a rien de commun avec la vie de l'homme civilisé. Et cependant, telle est la condition d'une partie de notre population rurale dans les pays pauvres, en Sologne, en Bretagne, en Auvergne, en Limousin et ailleurs. Là se trouvent les consommateurs de seigle, de sarrasin, de châtaignes, de laitage, de viande de porc et de légumes; là dominent la nourriture essentiellement végétale et le régime des boissons dont l'eau est le principal élément constituant. Là régnerait la misère la plus affreuse, si, par la longue habitude des privations, ces populations n'avaient que très peu de besoins à satisfaire. Heureuses encore lorsque, par l'inculture du pays, les eaux ne sont pas abandonnées à leur régime naturel, à la stagnation en étangs, au séjour dans des sols imperméables, toutes circonstances qui engendrent l'insalubrité des pays et amènent la dégénérescence, la dégradation morale de l'espèce humaine ! »

J'ai préféré en cette matière, à tout autre, l'opinion d'un agronome distingué et connaissant admirablement la situation matérielle et morale de nos campagnes. A quoi sert-il de parler des bienfaits de l'hygiène, de sa valeur préservatrice contre les maladies, si elle ne peut être appliquée et si elle reste comme un décevant mirage fuyant toujours devant les yeux. Il faut montrer dans quelle mesure cette application est possible, s'enquérir si la misère est telle qu'il n'y ait aucune espérance, chercher ce qu'il faut au moins essayer afin de l'amoindrir. Cet examen est le corollaire nécessaire de l'étude de l'hygiène rurale que nous avons faite; et on pourrait dire de l'hygiène elle-même; il faut que cette science soit appliquée, pensons-nous, sinon elle demeure bien superflue, presque inutile, puisqu'elle est une synthèse scientifique, une fin et non un commencement, et qu'elle ne mène à rien si elle ne conduit à améliorer l'homme physique et moral.

L'argent est le moyen de son application; sans argent, pas d'hygiène.

Tel est le raisonnement logique qu'il convient de faire. Pour la campagne, nous avons vu qu'il fallait certainement des mesures dans l'application, parce que le travail de la terre a des exigences spéciales; la misère a les siennes aussi et nous en devons tenir compte pour ce qui concerne la vie privée ou commune, les agriculteurs nous disant eux-mêmes la puissance du salaire, ce lien qui étreint la vie rurale et la fait générale-

(1) *Économie rurale*, 1889.

ment mauvaise. Nous ne devons pas fermer les yeux sur une question si intéressante pour nous, mais nous ne l'envisagerons que dans sa généralité et non dans ses détails.

Nous l'avons dit souvent, à propos du logement, de l'habitation, il y a dans la vie rurale une variété très grande de conditions et il n'est pas bon de confondre tous les paysans dans la même catégorie sociale.

Au point de vue du travail, il en est encore ainsi.

La terre est partagée entre les grands et les petits propriétaires ; mais la propriété n'est pas pour tous la condition même du travail ; beaucoup louent la terre ou seulement leurs bras.

Ceux qui louent la terre sont les fermiers, les métayers. Ils diffèrent sensiblement au point de vue de l'aisance et on peut se montrer plus rigoureux, au point de vue de l'hygiène, pour les premiers que pour les seconds.

Le fermage est un contrat où le propriétaire fournit le capital foncier, le fermier le capital d'exploitation ; les conditions de ces contrats peuvent varier, mais le fermier est un exploitant, un homme d'affaires qui tirera parti personnellement de l'entreprise qu'il fait ; il fera rendre à la terre tout ce qu'elle pourra, il traitera avec les travailleurs en défendant ses intérêts ; et, préoccupé de sa propre spéculation, il épuisera la terre au détriment du propriétaire, il économisera le travail avec les machines ou le payera le moins possible ; dans cette lutte d'intérêt, le propriétaire se défend par la teneur de ses contrats ; l'ouvrier agricole fait payer ses services selon les conditions de l'offre et de la demande ; mais, pour nous, le fermier est un industriel, homme d'affaires, ayant un capital d'exploitation, et nous ne voyons pas bien pourquoi l'hygiène, qui impose à l'industrie, en général, ses obligations, serait désarmée vis-à-vis du fermier, qui est si bien dans des conditions absolument comparables à celles de l'industriel. Cela est rigoureusement vrai, et s'il est exact qu'il y ait des fermiers riches, d'autres peu aisés, tentant les uns des affaires en grand, les autres cherchant à faire fortune, de même que dans l'industrie il y a des variétés semblables entre les grands et les petits industriels, on voit dans la campagne le fermier donner l'exemple des améliorations matérielles se produisant dans l'habitation, la nourriture, le vêtement ; le premier, il profite des progrès de l'hygiène dont il apprécie, plus que tout autre, dans le milieu rural, les bienfaits et les avantages.

Dans le métayage, le contrat laisse la terre au propriétaire, le métayer fournit son travail et on partage les fruits. C'est l'association méthodique du travail et du capital. Si le propriétaire laisse appauvrir sa terre, le métayer ne pourra pas lui faire rendre plus qu'elle ne pourra donner et il ne retirera de son labeur qu'un profit restreint. S'il l'enrichit, au contraire, en l'améliorant intelligemment, il permet au travail du métayer de lui faire rendre de bons fruits et tous les deux en ont leur part. Le métayage est donc une heureuse combinaison; mais il doit s'entendre cependant comme une association inégale où le travail l'emporte sur le capital; le métayer économise sur la main-d'œuvre; il travaille, lui, sa famille, ses domestiques; l'exploitation ne doit pas lui coûter et il n'a pas de capital à y engager; aussi nous ne retrouverons pas dans le métayage les conditions, je dirai presque favorables à l'hygiène, que nous constations dans le fermage. Cependant il n'est pas impossible d'arriver à quelques résultats. L'intérêt commun du propriétaire et du métayer est que le travail soit au moins productif; la vie matérielle aide au travail; la salubrité des locaux habités et d'exploitation en est une des conditions premières. C'est donc favoriser l'un et l'autre que de se montrer sévère sur tous ces points; ce n'est pas nuire à l'industrie agricole, et la réalisation en est possible, puisqu'elle est entre les mains de capitaux assez considérables. Il dépend donc du propriétaire de réaliser dans le métayage un grand nombre d'améliorations utiles et le métayer, à son tour, trouverait dans l'exemple et les conseils du maître un puissant encouragement à appliquer dans sa vie privée ce qui lui serait enseigné pour son profit et celui de tous les siens.

L'ouvrier agricole n'offre que ses bras; c'est lui qui tient le bas de l'échelle sociale à la campagne. C'est lui le plus misérable. Il n'a de ressource que son salaire et il a à lutter contre l'envahissement des machines et du travailleur étranger. Il subit la loi économique de l'offre et de la demande et il débat son salaire avec qui réclame son travail. C'est là où il faut faire quelques réserves aux conditions générales qu'exprimait M. Lecouteux. Le salaire s'est sensiblement modifié dans ces dernières années et il s'est même beaucoup élevé.

M. Lecouteux le dit lui-même: « En regard de ces sombres tableaux de misère, on est heureux de reporter la vue sur une situation plus conforme au but de la civilisation. Des journées à 1 franc, on passe alors aux journées qui, au minimum d'hiver, ne descendent pas au-dessous de 1 fr. 50 à 2 francs et qui, au maximum des prix de moisson, atteignent 4 et 8 francs. Il est vrai que dans les régions agricoles où l'ouvrier gagne de telles journées, le système des travaux à tâche est la règle générale et le système du travail à journées l'exception. » Baudrillart constate partout cette augmentation des salaires. Dans le Calvados en 1866, le salaire des ouvriers de la culture s'était élevé en proportion de 1 franc à 1 fr. 50; celui des domestiques de ferme avait presque doublé. Dans la Manche, les salaires des ouvriers ruraux ont augmenté d'un tiers pour les journaliers et de la moitié depuis trente ans. Les faucheurs gagnent de 2 à 4 francs selon les besoins qu'on en a, suivant l'époque de la saison et les exigences du temps. Les prix des tâcherons sont établis de manière qu'ils gagnent dans les jours les plus courts 1 fr. 75 à 2 francs; 2 fr. 50 à 5 francs dans les jours les plus longs. Les faucheurs gagnent de 3 à 4 francs par jour et les moissonneurs de 5 fr. 50

à 6 francs; mais alors la journée est de treize à quatorze heures de travail.

En Bretagne, les salaires sont moins élevés qu'en Normandie; nourris, les hommes reçoivent 1 franc, les femmes 75 centimes ; souvent même le salaire de la femme nourrie descend à 50 et même 25 centimes. On doit reconnaître, dit Baudrillart que les salaires bas des hommes coïncident avec un travail moins énergique et médiocrement fructueux; on ne payerait, dit-on, l'ouvrier breton qu'en raison du travail fait.

C'est ici qu'il conviendrait de rappeler ce qu'est la nourriture de ce malheureux ouvrier breton et de montrer combien il est illogique de lui demander en échange d'une ration alimentaire insuffisante un travail excessif. Le travail ne peut être producteur que si l'alimentation est saine et c'est mal comprendre le salaire de l'homme que de le réduire en le fixant au taux de la nourriture ordinaire et non à celui d'une alimentation de réparation et de travail.

Dans l'Aisne on retrouve les prix de la Normandie, 2 francs à 2 fr. 50 pour les journaliers nourris, de 1 franc à 1 fr. 50 pour les femmes. Dans un ménage ouvrier où la femme travaille, la recette ordinaire est d'environ 1300 francs et peut aller assez au delà, selon le nombre et la force des enfants (Baudrillart). Dans le nord, les salaires se maintiennent élevés, la concurrence industrielle appelant l'ouvrier et lui permettant de se montrer plus difficile ; avec ces salaires rémunérateurs, les conditions de la vie n'ayant pas cependant trop augmenté, le bien-être est plus sensible.

Dans certaines régions de la Vendée, les salaires des ouvriers ruraux se rapprochent de ceux de la Bretagne, dans d'autres ils s'élèvent. Ainsi, dans le Bocage, le travail à la journée pendant les grands travaux est rétribué au taux de 3 francs pour l'ouvrier nourri, 3 fr. 50 pour l'ouvrier non nourri. Dans le midi, en particulier dans le pays toulousain, il en est à peu près de même d'après Montaugé; les journées d'hiver sont de 1 fr. 50, 2 francs et de 3 francs dans la saison des moissons.

En résumé, l'augmentation des salaires a été partout la règle, mais, à part les salaires exceptionnels des tâcherons au moment des besoins excessifs des récoltes, le taux est encore minime et bien inférieur au salaire de l'ouvrier industriel.

Nous qui n'avons à envisager ici le salaire qu'au point de vue de ses conséquences, nous en devons conclure que son insuffisance est absolument regrettable ; l'ouvrier seul ne peut pas vivre et faire vivre sa famille de son travail, cela est évident; le labeur devient la condition nécessaire des femmes et des enfants.

Il en est de même pour le petit propriétaire cultivateur, ouvrier rural pour son propre compte, et qui, par bien des côtés, se rapproche du journalier. Chez lui aussi toute la famille subit la loi commune du travail, quotidien, aride et dont le profit est minime.

C'est avec un budget variant de 800 à 1300 francs pour une famille composée du père, de la mère, d'un enfant en âge de travailler, qu'il faut satisfaire aux besoins matériels de la vie commune ; quelquefois c'est un parent vieux à soutenir, ou bien la famille s'augmente d'un enfant ; en cela, il faut voir une situation assez fréquente ; c'est donc à peine la possibilité de vivre, sans pouvoir se protéger contre toutes les causes d'affaiblissement, de maladie. On comprend alors la séduction du salaire industriel et l'abandon des campagnes. En conciliant l'industrie et la culture, en s'associant dans des efforts communs, les paysans pourraient changer ces mauvaises conditions de leur vie et arriver à des salaires meilleurs. Il faut le leur faire entendre et ce n'est pas aux économistes seuls à élever ici la voix ; le sort du paysan ne peut s'améliorer que si les conditions matérielles de la vie changent ; si nous voulons que l'hygiène soit pour lui autre chose qu'une chimère, un rêve décevant, il nous faut l'éclairer sur les procédés qui lui rendront faciles les applications que nous demandons.

L'industrie à la campagne est un moyen que nous considérons comme excellent pour retenir la population rurale et améliorer son sort, et nous croyons que l'exemple donné par les départements industriels du nord de la France est suffisant pour en faire la preuve. A côté de l'industrie manufacturière, l'industrie agricole proprement dite en se développant pourrait y contribuer aussi, en créant davantage dans la campagne des spécialités professionnelles lucratives. Le paysan ne peut pas tout seul faire une pareille métamorphose, mais il y peut singulièrement contribuer en comprenant autrement qu'il l'a fait jusqu'ici le rôle de la terre et en étudiant avec plus de soin et de justesse son métier et son commerce d'agriculteur.

Ce que nous avons dit du travail du cultivateur nous permet de ne pas insister sur la durée de la journée de travail, variable à l'infini suivant les saisons, le genre de travaux, l'emploi des animaux ou des machines, à la ferme ou dehors ; d'une façon générale, la journée à la campagne est d'une durée plus grande que dans le travail industriel. Quant aux femmes, aux enfants, il serait désirable de voir modifier les pratiques actuelles.

Nous verrons à propos de l'état social qu'on peut mieux attendre de la femme qu'un rôle de manœuvre auquel sa constitution physique ne la prépare pas, et que l'enfant a de plus utiles enseignements à recevoir ailleurs qu'à cette école de vagabondage à travers les chemins pour garder les bestiaux.

Parmi les moyens qu'on doit encore préconiser pour que le travail ne perde pas ses fruits et assure toujours son profit, il faut citer ceux que la prévoyance a accrédités. Les sinistres qui frappent les récoltes sont une calamité pour le cultivateur non seulement en détruisant le gain, mais en nécessitant des travaux sans profit pour réparer les désordres produits accidentellement. Ces pertes sont considérables, et quand elles atteignent le petit cultivateur, elles amènent souvent la ruine, la misère. C'est à la prévoyance qu'il faut demander d'abord un remède ; les assurances peuvent rendre de réels services, surtout aux cultivateurs qui n'ont pas de capitaux d'exploitation et vivent au jour le jour du produit de leurs récoltes. Rien ne peut faire prévoir les troubles atmosphériques, la grêle, les gelées, même les inondations. Pour d'autres sinistres, à la prévoyance il faut ajouter l'instruction plus complète ; c'est peut-être à cette raison que l'on doit attribuer la baisse sensible qui s'est produite sur la perte des bestiaux qui, s'élevant en 1871 à 45,338,817 fr. comme perte totale, n'était que de 38,883,455 fr. en 1886. Il en est, en effet, du bétail comme de l'espèce humaine, il n'est pas fatalement voué à des épizooties meurtrières ; il peut être préservé dans bien des cas. Mais le remède est ailleurs que dans la routine, l'ignorance ; il est tout entier dans l'instruction et la confiance dans autrui.

Cette instruction du paysan, dans les choses de l'agriculture, est des plus désirables et c'est le premier pas à faire dans les progrès à réaliser. Nous n'avons pas qualité pour apprécier ce qui a été fait jusqu'ici, mais il serait injuste de ne pas reconnaître les efforts tentés dans ces vingt dernières années ; l'enseignement supérieur de l'Institut national agronomique, l'enseignement secondaire donné par les écoles de Grignon, Grandjouan et Montpellier, l'enseignement primaire des fermes-écoles forment un système complet destiné à créer des agronomes instruits, même savants ; à cela, il faut ajouter l'enseignement pratique auquel M. Tisserand a donné une vive impulsion et la création des professeurs départementaux qui vont jusqu'au canton et même la commune semer de saines et scientifiques notions d'agriculture parmi les cultivateurs. Ce n'est pas trop de tout ce système d'enseignement pour une science ayant pour base l'évolution de la matière, pour moyens d'actions la surface de la terre et la plus grande partie de la population. L'agronomie a rompu les vieilles digues qui retenaient son essor ; c'est une science difficile, multiple d'aspects, de conséquences ; il faut aujourd'hui envisager de haut l'industrie de la terre ; le cultivateur ne restera qu'un manœuvre, esclave de sa médiocre condition, s'il ne suit le courant qui d'année en année s'affirme davantage et s'il n'apprend à rougir de son ignorance et de sa routine.

A cet enseignement officiel, il faut joindre celui non moins fécond en résultats pratiques donné par les sociétés d'agriculture, les comices, les expositions et les concours. Par là le cultivateur reçoit à la fois des conseils, des enseignements et aussi des encouragements de diverses sortes.

Enfin, il lui faudrait un autre secours, celui du capital.

Les institutions de crédit ne semblent pas faites pour l'agriculture ; la terre est toujours traitée en fonds, en propriété, jamais en industrie ;

elle ne relève pas du commerce ; tout cela lui porte préjudice et le capital s'en va ailleurs. La question est grave assurément et les économistes s'en préoccupent ; mais elle est d'une importance considérable. Si les idées ne se transforment pas suffisamment vite, dit-on, à la campagne, si la routine y est tenace, il faut avouer qu'en ce qui concerne les esprits élevés, qu'on appelle aussi dirigeants, il en est de même sur certaines questions. L'agriculture, par exemple, est toujours considérée comme une mineure, non comme une industrie émancipée ; l'argent se défie, et, au lieu d'aller à la ferme, va à la manufacture, à la Bourse. Les vrais protecteurs de l'agriculture pourraient chercher à rendre cette condition moins fâcheuse, en provoquant des réformes légales.

La terre améliorée, assainie, plus lucrative, avec un bétail nombreux, sain, de bon rapport, ne peut pas être considérée comme une industrie sans gage, sans sécurité.

Le paysan pourrait, de son côté, favoriser le mouvement du capital, en créant de nouvelles garanties pour les petits cultivateurs, à l'aide d'associations, de syndicats. Peut-être y a-t-il à tout cela un commencement ? Mais c'est plus encore qu'il faut obtenir si l'on veut réussir tout à fait.

CHAPITRE VIII

ÉTAT MORAL ET INTELLECTUEL

ARTICLE Ier. — LA FAMILLE ET L'ÉDUCATION

L'étude des milieux sociaux ne peut, au point de vue de l'hygiène, être complète que si, à la constatation des faits matériels, saisissables, pouvant porter atteinte à la santé, on ajoute les considérations d'ordre économique ou moral qui expliquent comment, dans le même milieu, les actes de la vie naissent et se déroulent.

C'est ici qu'il faut rappeler la maxime que Montaigne appliquait justement à l'homme, à propos de la solidarité nécessaire du corps et de l'esprit : *il n'en faut pas faire à deux ;* cela est également vrai pour les sociétés. On serait dans l'erreur en ne tenant compte que de la vie matérielle et on ne connaîtrait ainsi l'homme qu'imparfaitement.

Ce que nous avons dit de la nécessité pour l'hygiène d'examiner les milieux aussi complètement que possible nous dispense d'expliquer pourquoi cette étude morale est indispensable ; l'hygiène sociale ne s'applique pas seulement aux nations : elle doit s'étendre aussi aux groupes bien définis et dont la vie en commun a des caractères absolument tranchés et définissables.

Le milieu rural est de ceux-là ; nul n'a autant sa caractéristique sociale ; aussi pareille étude est-elle des plus utiles et des plus intéressantes pour l'hygiène privée ou publique en vue des applications qu'elle réclame. Il y faudrait consacrer de longs chapitres, tant le sujet est vaste ; nous ne pouvons que l'effleurer et en indiquer les grandes lignes, les principaux aspects. Dans les limites qui nous sont permises, nous ne ferons que montrer rapidement de quelle puissance est l'état moral du paysan sur sa vie entière, comment ce milieu se transforme sous l'action civilisatrice et les conséquences que cette métamorphose peut amener dans l'avenir.

§ 1er. — La famille.

La famille rurale est vivace en France et, malgré des nuances saisissables entre le nord ou le midi, dans certaines contrées, on peut affirmer que le sentiment de la nécessité du groupement familial est au fond du cœur et dans l'esprit de tous nos paysans. Mais le temps en modifie l'expression, en altère les conditions, et il est même exact de dire que depuis un demi-siècle seulement les choses sur ce point ont changé.

Dans la famille rurale d'autrefois, le père était tout-puissant, autoritaire, brutal même; pour la femme et les enfants, c'était le maître. Cette autorité se conservait tant que le corps était vigoureux et permettait l'exemple du travail. Vieux, il demeurait encore, sous le toit familial, respecté et honoré, entouré de nombreux rejetons. La famille n'a plus autant ce caractère de soumission et peut-être de respect. Le père et la mère ont moins de rudesse pour leurs enfants; on dit à la campagne qu'on *gâte* plus les enfants qu'autrefois, et cela est général; ce n'est pas que l'amour maternel soit plus fort, mais il revêt une forme plus douce, plus tendre que la civilisation a étendue du reste à tout ce qui est faible et demande comme l'enfant, aide et protection.

Il faut, à côté de ce sentiment qui pénètre peu à peu les campagnes, rappeler que la famille rurale est moins nombreuse, plus disséminée, que l'affection se concentre sur moins d'êtres. L'éducation prend un nouveau caractère; l'enfant ne se soumet plus comme jadis sous le joug de l'autorité et exploite tout comme ailleurs la faiblesse des parents. Seulement, à la campagne, comme le remarque justement M. Baudrillart ce mélange de sévérité et d'indulgence sans discernement, sans mesure, ne porte que des fruits médiocres. On punit avec emportement des fautes qui méritent d'être reprises avec douceur, on glisse sur celles qui doivent être réprimées sans ménagement. L'affection trop aveugle sème et récolte l'ingratitude. Puis, le milieu n'est pas toujours fait pour servir d'exemple et de modèle. Le langage libre, les façons brusques et rudes, entre maîtres et serviteurs, sont un enseignement fâcheux pour l'enfant et sous son influence fléchissent l'amour filial et le respect.

L'inégalité d'instruction achève ce que l'éducation a commencé, et après l'irrévérence du jeune âge, ou de l'adolescent, vient plus tard la dureté de l'adulte pour les parents vieux et infirmes.

C'est là un fait commun; on a assombri parfois ce tableau et la fiction romantique en a exagéré les traits. Il ne serait pas juste de ne juger la famille rurale que sur de pareils récits. Pour des tendances fâcheuses qu'on peut signaler et constater, il ne convient pas de conclure à l'irrévérence générale, à la désorganisation de la famille; nous n'en sommes pas là, heureusement, et partout on peut compter de très nombreuses exceptions.

Les principales causes de l'éducation insuffisante de l'enfant et dont la responsabilité remonte évidemment aux parents sont l'ignorance, l'appât du gain, quelquefois aussi la misère, le défaut de surveillance. Ce sont là de mauvais conseillers dont l'enfant pâtit depuis le moment de sa naissance jusqu'à son développement complet.

I. **L'enfant.** — L'élevage de l'enfance est mal compris à la campagne; les plus grossières erreurs s'y sont ancrées et il est difficile de les détruire, protégées comme elles le sont par la routine et la tradition.

Nous ne voulons pas ici aborder ce sujet qui est réservé à l'*hygiène infantile*. Nous n'en dirons qu'un mot.

L'allaitement maternel est encore la règle à la campagne et l'on doit s'en réjouir. Il faut cependant convenir que notre état social présent en change un peu les conditions et multiplie d'une manière fâcheuse les exceptions, Une industrie, peu prospère autrefois, aujourd'hui très répandue, l'industrie nourricière, a introduit des habitudes nouvelles dans l'élevage du nouveau-né. C'est la paysanne qui a maintenant la mission de nourrir non plus seulement ses enfants, mais aussi ceux des citadins; le profit matériel n'en est pas douteux. Le résultat pour l'enfant du paysan est moins certain et la famille en souffre aussi. Mais il est vraisemblable que les choses resteront en l'état, et c'est à les rendre le moins fâcheuses qu'il faut tendre. Le sevrage prématuré est la conséquence pour l'enfant, du placement de la mère comme nourrice, en même temps que la famille se rompt momentanément et que le ménage et les enfants sont abandonnés aux soins d'une autre personne. Lorsqu'il s'agit d'élevage sur lieu, le sevrage prématuré seul est à redouter; le nourrisson retient la femme au logis et l'éloigne au contraire un peu plus des travaux des champs.

Le sevrage prématuré, quelle qu'en soit la raison, est fréquent et presque habituel à la campagne. On peut affirmer que cette déplorable coutume a pour effet d'augmenter la mortalité infantile. Mais il est difficile de déterminer d'une manière précise la part qu'il convient de faire dans cette mortalité au sevrage prématuré. La statistique mortuaire des enfants par commune rurale comprend à la fois les décès des petits paysans et ceux des nourrissons urbains qui sont temporairement placés à la campagne ; elle confond pour la première année des influences variables pesant sur les deux catégories d'enfants. Le chiffre en bloc de la statistique générale de la France pour la population rurale ne donne donc pas des indications suffisantes.

Il n'y a pas, en dehors de la statistique officielle, de documents assez précis pour y ajouter une foi absolue, et le rapport présenté en 1888 par M. Paul Bucquet, sur la protection des enfants du premier âge, indiquait bien que la statistique, détaillée, de la mortalité des enfants du premier âge et spécialement placés en nourrice, en sevrage ou en garde, chaque année, n'avait pu encore être établie. C'est donc à la statistique générale que l'on s'en rapporte pour chiffrer la dîme mortuaire de l'enfance, et elle n'est d'aucun secours pour apprécier la part à faire dans la population rurale aux causes spéciales qui peuvent agir sur la mortalité des enfants trop tôt sevrés. Ce sont les impressions des médecins praticiens des campagnes, leur expérience qui peuvent sur ce point étayer nos affirmations. Au sevrage prématuré il faut ajouter l'alimentation vicieuse des petits campagnards, auxquels on ne donne pas toujours de bon lait de vache ou de chèvre. Ce devrait être, en apparence, facile, mais en fait ce n'est pas toujours réalisable. Le plus souvent on leur fait partager dès les premiers mois la table de la famille. Les erreurs, les inepties les plus invraisemblables sont, ici, de mise, répéterons-nous, et rien n'y fait; il suffit qu'un enfant ait eu dans un ménage la force de résister à un élevage ridicule et antirationnel pour que la femme se glorifie de son succès et l'élève à la hauteur d'un principe respectable. Si le même phénomène s'est produit plusieurs fois, c'est fini. Il n'y a pas de médecins qui puissent lutter contre de tels échantillons de la prétendue science maternelle.

La croisade pour l'élevage rationnel de l'enfance à la campagne est des plus salutaires à entreprendre, et il faut en particulier atteindre le sevrage prématuré et l'alimentation précoce. Il n'est pas de moyens à négliger pour arriver au but; l'Académie de médecine a rédigé des instructions qui devaient être affichées et publiées partout; des sociétés, des bureaux d'hygiène, des municipalités les ont reproduites, commentées, distribuées aux parents, aux nourrices. Tout cela est excellent; mais cela ne suffit pas encore: il faudrait pouvoir prouver par des chiffres dans chaque commune rurale l'influence des mauvaises habitudes, en faisant avec soin la statistique de la mortalité de l'enfance avec ses causes de décès. Cette comptabilité soigneusement faite nous apprendrait dans quelle mesure nos petits enfants de la campagne payent de leur existence le lait que réclament pour faire vivre leurs enfants les mères qui ne veulent pas nourrir. La question est intéressante et vaut bien la peine de faire une statistique; car il ne suffit pas de sauver les enfants des riches, il faut aussi conserver ceux des pauvres. L'hygiène n'a pas de préférence, l'humanité n'en doit pas avoir davantage et la campagne autant que le pays a besoin de tous ses enfants.

Nous laissons donc de côté toutes les questions concernant l'hygiène propre de l'enfance : allaitement au sein, mixte, au biberon, l'emmaillotement, la dentition, etc., puisqu'elles seront traitées à part par M. le Dr Bergeron; mais nous voulions signaler l'urgence que présente cette vaste étude et les conséquences très graves qu'elle a pour l'enfant, Par l'importance de l'élevage à la campagne, la question y prend un intérêt spécial, plus grand encore qu'à la ville, et si l'éducation de nos mères doit être refaite, c'est, à coup sûr, au village, où les bons conseils font souvent défaut et où la sottise des matrones ignorantes est plus honorée qu'ailleurs.

Quand l'enfant a traversé cette période difficile du premier âge, il se trouve ensuite dans des conditions que l'on ne peut pas toujours qualifier de mauvaises. De bonne heure, il partage la vie extérieure des parents ; dès qu'il commence à marcher, il est dehors, s'habituant aux impressions vives du chaud et du froid. Cette rude existence ne lui paraît pas trop préjudiciable. Cependant on est plus soucieux qu'autrefois de cette première éducation et les enfants tout jeunes sont moins vagabonds et plus surveillés. Il n'y a que là où la misère ou l'obligation du travail éloignent les parents que l'on retrouve ce vagabondage avec toutes ses conséquences, la mendicité, les accidents, etc.

Il n'y a donc pas lieu de se récrier contre la campagne à cette période de la vie de l'enfant; avec une surveillance mieux entendue, l'éducation physique ne laisserait guère à désirer. Tant que l'enfant se porte bien, les inconvénients de sa vie libre sont largement compensés par les bienfaits de l'air qu'il respire, de la force musculaire qu'il acquiert. Malade, le petit être court à de nombreux dangers, même dans les affections bénignes. Toutes les maladies de l'enfance se traitent malheureusement à la campagne avec l'instinct maternel, d'une part, et l'autorité des matrones du pays, de l'autre. Depuis les maux d'yeux, les convulsions, les vers, jusqu'aux affections pulmonaires, tout est du domaine de la gent féminine de l'endroit, et Dieu sait quels remèdes sortent de ces cerveaux moins malintentionnés qu'ignorants.

Le pauvre bébé subit tout cela, et bien souvent il n'a pas pour le protéger contre tous les dangers qui le menacent, contre les atroces breuvages ou les remèdes qu'on lui prépare, l'intervention d'un médecin qui pourrait quelquefois avoir assez d'autorité pour arrêter les manœuvres de toutes ces commères. C'est encore une de ces erreurs vulgaires en honneur à la campagne de croire le médecin bien plus ignorant des maladies de l'enfant que la matrone du village; le médecin supporterait assez vaillamment cette injurieuse comparaison et cette inique réputation ; s'il était seul en jeu, il n'y aurait pas à en parler ; mais l'enfant est là, c'est très souvent la victime de cette stupide erreur, il ne faut pas craindre de le rappeler. Pour les maladies des yeux, nous avons pu montrer quels ravages faisait l'ignorance en augmentant le nombre des aveugles; il en est de même pour d'autres affections de l'enfance, dont les unes guérissent sans doute malgré l'intervention maladroite des femmes, mais dont beaucoup d'autres sont suivies d'accidents, d'infirmités, ou de mort.

II. **La femme.** — La femme a un rôle effacé dans la vie rurale. Sa sujétion vis-à-vis de l'homme est assez générale, quoique variable suivant les contrées et le degré d'aisance. Il y a encore un certain nombre d'années le fait était plus sensible et mieux accusé; en Bretagne, en

Poitou, en Vendée, la femme était plutôt la servante que la compagne du foyer; attelée à de rudes travaux, devanten outre soigner l'intérieur, elle servait les gens de la maison et appelait l'homme *le maître*. Sa condition était pénible. Il est vrai qu'aux yeux du paysan elle n'avait rien qui pût la relever de son infériorité; sans argent, sans biens, coûtant à nourrir, elle n'était estimée qu'autant que, jeune, elle pouvait apporter au ménage sa part de travail; vieille ou malade, c'était une charge.

Dans le labeur quotidien, et avec sa nature primitive et grossière, le paysan ne faisait qu'une part bien petite aux sentiments affectifs, au respect que doit inspirer aux enfants la mère. Les conditions différentes du travail rural ont contribué tout autant que la civilisation à modifier cette situation. La femme devient davantage de jour en jour une compagne; cela est déjà très sensible dans les fermes importantes, où son rôle est actif et supérieur. Elle commande comme l'homme; elle prend part à l'administration du domaine, est consultée sur les actes importants et obtient autour d'elle le respect et l'obéissance des serviteurs, desenfants. Cela est moins sensible dans les petits ménages, ainsi que chez les ouvriers agricoles.

Son défaut d'instruction, il faut le reconnaître, a beaucoup contribué à lui donner ce rang inférieur. Enfant, elle était appelée à garder solitaire quelques bestiaux; plus grande, on la faisait déjà participer à des travaux pénibles; elle remplaçait la domestique et s'habituait à une vie soumise et laborieuse. Bien portante et robuste, elle était demandée en mariage et elle apportait en dot sa santé et son travail, achevait son existence en partageant son temps entre les soins de la maternité et les travaux des champs. Elle ne pouvait guère plus, ne sachant que ceque les vieilles racontaient aux veillées de l'hiver, n'ayant appris que le respect dû au maître, à l'homme, à la force. De cette part d'elle-même, qui ailleurs fait la puissance de la femme, c'est-à-dire le charme, la grâce, la beauté, elle ne savait guère user, et, lors même que la nature l'avait douée, elle n'essayait même pas de tirer parti de ses armes, tant, par avance, elle était certaine de l'inutilité d'une lutte avec le maître tout-puissant. Le contact de la ville et les progrès de la civilisation ont relevé la femme à ses yeux d'abord et à ceux du paysan lui-même. La paysanne est devenue plus instruite; elle joue dans le ménage un rôle plus sérieux; commerçante, elle a pris l'habitude de la vente desproduits maraîchers, de la direction de certains travaux. Souvent même, entrant en ménage avec quelques économies laborieusement gagnées en service et par son travail, ou bien avec un petit apport concédé par les parents, elle est restée une ménagère laborieuse et non plus seulement une domestique soumise. Il ne faut pas douter de l'heureuse influence de cette transformation de la femme dans les campagnes; elle est salutaire. C'est par elle que le foyer peut s'améliorer, devenir propre, que l'alimentation peut être meilleure, saine, et que l'hygiène de l'habitation et des personnes peut être plus répandue.

Mais, nous sommes loin de cette métamorphose complète et il serait imprudent de prendre nos désirs pour des réalités. Dans bien des contrées, ne citons que la Bretagne, par exemple, la femme est encore ignorante et ne comprend la mission qu'elle a à remplir que de la plus médiocre façon. Aussi est-elle traitée sans égards ; sa destinée s'écoule silencieuse, sans charme, on pourrait presque dire sans joie, dans l'accomplissement des choses sérieuses de la vie, du devoir. Elle n'a pas la notion de la responsabilité qui lui incombe dans le pacte de la famille, dans l'éducation des enfants. Elle est docile aux suggestions, accepte les fables et les contes les plus fantastiques, se fait dépositaire des traditions et des erreurs et les propage à son tour sans le moindre scrupule.

Elle en est la première victime.

Jeune fille, sa naïveté primitive la met mal en garde contre les hardiesses des jeunes gens, ou même des hommes, et plus d'une succombe plus par faiblesse morale que par entraînement. Femme, et surtout mère, elle voit s'installer à son chevet des femmes qui la pressent de leurs conseils. Souvent elle paye d'infirmités, quelquefois de la vie, l'intervention de ces matrones, quand le moment de la délivrance arrive. Munaret a fait de ce moment un tableau qui ne manque pas d'intérêt et qui conserve trop souvent son cachet de vérité et d'exactitude. « Quand une paysanne accuse les premières douleurs, les voisines accourent, remplissent son étroit taudis ; les unes la promènent, les autres la frottent, la massent... Celles-ci lui soufflent dans la bouche pour empêcher *la matrice de remonter ;* celles-là l'étourdissent par leur absurde babil, tandis que les plus *entendues* lui préparent des infusions excitantes, emménagogues plus dangereux que le bonnet du mari que les matrones du moyen âge conseillaient de mettre sur le ventre de la femme pour la faire accoucher.

« Cependant les douleurs se pressent, augmentent ; la paysanne, plus fatiguée des tortures officieuses qu'elle endure que de son mal même, se laisse choir sur son grabat ; elle ne peut plus respirer, elle demande un peu d'air ; on le lui refuse ; elle veut se reprendre, se reposer un peu, dormir, on la pince, on la chatouille. Pendant ce temps-là, une barbare matrone, pour manifester l'importance de son ministère, applique une main rude et osseuse sur des parties prêtes à s'irriter, les tiraille en tous sens, quelquefois même les déchire et les incise avec son ongle ou avec une pièce de monnaie. Enfin, si les eaux de l'amnios coulent pour abréger ce martyre, la même main plonge à l'aventure et tire tout ce qui se présente. Après l'accouchement que je suppose heureux, *quand même*, n'allez pas croire que la malheureuse accouchée est délivrée de ses bourreaux ; car, au moment où la nature cherche à réparer ses forces épuisées, en l'invitant au sommeil, on la tourmente derechef, on la secoue, on l'empêche de dormir afin qu'elle ne perde pas *son sang*, ou bien on l'étouffe sous le poids des couvertures. »

Le caractère faible de la paysanne, son habitude de la soumission et son besoin de *voisiner*, de pénétrer autant que possible dans la vie des autres, la préparent à merveille à toutes ces misères. Il faut que l'instruction, l'éducation, la mettent à l'abri et la délivrent dans l'avenir de ce commérage funeste quand il s'agit de la santé, soit des mères, soit des enfants.

Enfin, la femme se livre à des travaux souvent au-dessus de ses forces le paysan n'a pas pour elle grande indulgence; c'est toujours de *fainéantise* qu'il l'accuse, jamais de faiblesse. La tradition encore joue ici son rôle; il semble que les enfants doivent toujours pouvoir faire ce qu'ont fait leurs aïeux. On ne tient nul compte des modifications que subit la race par le fait de l'hérédité, de l'éducation. Or, à la campagne, il serait inexact de penser qu'à l'heure actuelle toutes les filles ont cette constitution robuste, vigoureuse et résistante qu'on leur accordait jadis, et qui les faisait pour le travail l'émule de l'homme. Il y en a assurément moins qu'autrefois et beaucoup désertent la campagne et cherchent, par nécessité physique, des travaux plus doux.

Il faut que, dans ce partage du labeur, le cultivateur s'inspire moins du passé que du présent; la femme peut lui venir en aide plus utilement par sa présence à l'intérieur, par sa participation intellectuelle aux choses agricoles; les agriculteurs, les économistes ont tracé à la femme une mission en harmonie avec ses qualités instinctives ou acquises. La comptabilité de la ferme, la bonne tenue de la maison, la surveillance des basses-cours, la laiterie, etc., sont là des travaux d'une importance capitale; c'est l'ordre, la propreté, la santé même, partout et pour tous. Dans les petits ménages, s'il y a des enfants, il faut que la mère veille à leurs premiers pas; c'est alors que sa présence est utile au foyer. Si le travail est indispensable, il faut encore qu'il puisse s'allier aux devoirs supérieurs de la famille. Quand il n'y a pas de famille, les travaux qui rattachent la femme à l'intérieur sont plus à désirer pour elle que les gros labeurs du dehors. Mais toute recommandation devient superflue quand il s'agit de *vivre*, et à cette limite extrême se trouvent souvent réduites de pauvres filles que l'éducation première a faites propres seulement aux travaux manuels et rustiques. Leurs bras sont encore précieux à la campagne et on trouve même qu'ils font défaut. Cela est vrai; mais faut-il désirer que la fille des champs ait, par ignorance, par impossibilité de faire autrement, le triste monopole des travaux peu lucratifs, de la garde des bestiaux, ou ceux fatigants des récoltes? La femme, quelle que soit l'opinion des paysans égoïstes et intéressés, doit être relevée de ce rôle inférieur que la tradition lui a faite; elle mérite mieux par sa nature affective, son intelligence. L'instruction plus répandue en donne chaque jour la preuve. L'hygiène du foyer, celle de la ferme, gagneront à abandonner ces vieux restes d'une époque grossière qui asservissait tout à l'homme, à la force. La vie rurale est intéressée au relèvement de la femme; celle-ci, pour échapper à une existence trop pénible, qu'elle sent souvent hors de sa condition physique, de sa force, fuit la campagne, et cette désertion est funeste en certains endroits, surtout au voisinage des villes.

L'homme doit l'associer à sa vie de travail, sans aucun doute, quand cela est possible, comme dans la culture maraîchère où la femme, aux environs de Paris, dans la Picardie, donne l'exemple le plus édifiant d'une association courageuse et complète; mais, à part ces conditions, la femme doit rester la protectrice du foyer, la mère dévouée.

III. **Vieillards.** — Le rôle du vieillard, dans la famille rurale, a également changé. Sans insister beaucoup sur un fait qui n'est guère contesté et que tout le monde connaît, nous rappellerons seulement que, pour l'homme comme pour la femme, la situation des vieux parents varie singulièrement selon le degré d'aisance. Tant que le paysan ne songea point à posséder la terre, tant qu'il fut vassal, ou ouvrier attaché à la fortune d'un maître, faisant partie en quelque sorte du domaine où le sort l'avait placé, sa vieillesse fut honorée; sa famille s'étendait autour de lui, soumise et respectueuse. Le maître ne réclamait plus de lui le travail que ses membres usés ne pouvaient faire, et les fils plus vigoureux le remplaçaient. Mais, ayant possédé, il en fut autrement. La terre ne pouvait être un capital productif qu'à la condition d'y apporter sa peine; à défaut d'argent pour payer des services, il fallait de ses bras bêcher et remuer le sol. Le paysan le comprit et, âgé, il dut se résoudre à céder de son vivant ses biens à ses enfants. Les plus riches consentaient à accepter une rente viagère; pauvres, ils se contentaient du logis et de la nourriture. Les partages entre enfants, les donations conventionnelles, furent des occasions de troubles et de désunions. Souvent aussi, le malheureux vieillard voyait les promesses des enfants sans effet; ou bien encore, quand la gêne était au logis, la présence d'un vieillard à nourrir, à soigner, devenait pénible, et, avec la rudesse du paysan, on dissimulait mal ou pas du tout l'ennui de semblables charges.

C'est là la condition présente d'un grand nombre de petits propriétaires que le désir de posséder a animés pendant toute leur vie et dont la vieillesse n'a plus été qu'une longue peine, se terminant le plus souvent par l'abandon à l'assistance publique.

La condition du vieillard à la campagne est donc par le fait de sa vie précaire, en raison des nécessités du travail rural, assez difficile, et, s'il en est d'honorés, de soignés, il est assez exact de les considérer comme des exceptions.

Aussi, tant qu'il le peut, l'homme travaille, et, même âgé, quelquefois infirme, usé, courbé non sous le poids des ans, mais par l'habitude du travail, il veut encore gagner son pain et éviter d'être à charge à autrui.

L'hygiène de la vieillesse devrait évidemment être autrement conduite et nous ne trouvons point appliquées à la campagne les règles qu'elle prescrit partout ailleurs.

C'est à la prévoyance, à l'assistance publique qu'on doit demander secours; nous verrons plus loin de quelle façon cela est possible ou pourrait le devenir.

§ 4. — Instruction. — École.

Il ne sera fait de progrès réels, au point de vue de l'hygiène, avons-nous souvent eu occasion de le dire, au cours de cette étude, que si le paysan s'instruit davantage ; la même observation s'applique aussi aux choses agricoles, et il est à désirer, en somme, à tous les points de vue, pour le bien-être du cultivateur, pour sa santé, que l'instruction lui soit rendue facile et soit appropriée à ses besoins.

Cette nécessité n'a pas besoin d'être démontrée dans notre pays, où l'instruction a été déclarée obligatoire pour tous. La question captivante n'est plus en réalité que celle de l'application de ce principe et non du principe lui-même. Cette application, en ce qui nous concerne, a deux côtés intéressants, l'école et son hygiène, la méthode pédagogique ou d'enseignement et ses conséquences sur le cerveau. L'hygiène *scolaire* répond à cette double mission, et, comme elle aura certainement une place spéciale et importante dans l'*Encyclopédie* avec l'*hygiène infantile*, nous ne nous en occuperons nullement.

Il est pourtant un point qui a pour l'hygiène rurale un intérêt plus particulier et qui ne peut être passé sous silence, tellement il lui est spécial : c'est ce qui touche à l'école du hameau.

Les communes rurales présentent en effet cette différence au point de vue de l'enseignement que, suivant leur importance, l'agglomération ou la dispersion des habitations, elles ont ou des écoles primaires communales de garçons ou de filles ou des écoles de hameau. Les premières, dans les villages de quelque importance, sont généralement bâties, installées, meublées, dirigées de la même manière que les écoles primaires urbaines. Dans ces dernières années et depuis le vote de la loi sur l'obligation, une impulsion a été donnée à la création de ces écoles et on peut dire que c'est presque aujourd'hui un fait accompli.

Mais, les secondes, les écoles de hameau, sont encore loin d'être dans les mêmes conditions de nombre suffisant, d'installation matérielle convenable, d'enseignement, et il est juste de le rappeler.

Le congrès pédagogique de 1881, après avoir étudié la situation faite par la législation aux écoles de hameau, avait émis un certain nombre de vœux précisant très bien les besoins de ces écoles.

Il demandait qu'il fût créé des écoles dans tous les hameaux distants de 3 kilomètres du chef-lieu municipal et pouvant fournir une population scolaire de quinze à vingt élèves; que les écoles de section fussent établies pour recevoir les enfants des hameaux de différentes communes, lorsque ces hameaux étaient trop éloignés du chef-lieu; que les écoles de hameau fussent indépendantes; que les instituteurs et institutrices eussent le rang de titulaires avec les avantages des instituteurs et institutrices des chefs-lieux; que les écoles temporaires fussent supprimées et remplacées par des écoles permanentes et au besoin par des pensionnats primaires dans les régions d'accès difficile.

La loi du 20 juin 1883 a sanctionné ces vœux en créant par son article 8 l'école de hameau; celle du 30 octobre 1886 et le décret du 7 avril 1887 en ont bien précisé la situation et l'organisation; mais, en ce qui concerne les instituteurs, le décret de 1881 a été abrogé par celui du 27 mai 1888 et les traitements sont réglés conformément à la loi du 19 juillet 1875; cette dernière mesure ne leur est pas très favorable et leur crée une infériorité qui n'est pas de nature à faciliter le développement de ces écoles.

Il est cependant urgent qu'elles augmentent, car elles sont insuffisantes. La statistique de 1886 apprend que, pour la population agglomérée, il y a en France 60 130 écoles, tandis qu'il n'y en a que 7387 pour la population dispersée, c'est-à-dire dans le premier cas une école pour 387 habitants, dans le second une école pour 2453 habitants.

L'infériorité est donc sensible.

Il est pourtant évident que dans certaines conditions topographiques, dans les pays de montagnes, là où les populations sont éparses, les villages, petits, les hameaux, nombreux; là où les nécessités de la culture ou des hivernages dominent la vie, le régime scolaire doit être particulier. C'est dans ces cas qu'on avait imaginé l'école temporaire, l'école ambulante, mais ces essais n'ont eu que des résultats médiocres; l'école de hameau est en tout point préférable et rien ne donne mieux idée de son importance que la statistique faite par M. Poitrineau et dans laquelle nous relevons les résultats suivants.

Pour toute la France il y a actuellement 9215 écoles de hameaux, dont 5603 ont plus de 25 élèves et 1612 moins de 25. Le nombre des enfants suivant ces écoles est de 301 477.

Les départements qui en possèdent le plus sont :

	Ayant plus de 25 élèves.	Ayant moins de 25 élèves.	Total des élèves fréquentant les écoles.
Aveyron	529	81	24 398
Lozère	225	222	11 854
Tarn	218	23	10 064
Ardèche	199	26	9 954
Savoie	197	77	8 790
Haute-Loire	190	45	8 755
Ariège	176	26	7 887
Vosges	170	12	11 335
Puy-de-Dôme	166	25	8 177

	Ayant plus de 25 élèves.	Ayant moins de 25 élèves.	Total des élèves fréquentant les écoles.
Isère	165	24	8 055
Cantal	140	53	6 317
Corrèze	134	1	6 487
Basses-Alpes	131	74	4 566

On se rend compte par ce seul exemple que, dans les départements montagneux ou accidentés, c'est une nécessité impérieuse. Il ne faudrait pas cependant en conclure que l'école de hameau n'a son utilité que là, car à des degrés différents on la rencontre dans tous les départements sauf, dans trois : la Seine, le Lot-et-Garonne, la Manche. M. Poitrineau, qui a publié une instructive monographie sur ce sujet, propose à l'égard des écoles de hameau une mesure qui paraît très acceptable et qui s'accommode fort bien avec les besoins de ces populations agricoles. Il voudrait que les écoles de hameau fussent mixtes, mais d'une autre façon qu'on l'entend d'habitude. Là où l'effectif scolaire ne dépasserait pas quarante élèves, il voudrait voir diviser les élèves en deux groupes qui auraient classe les uns le matin, les autres le soir. « Je suis convaincu, dit-il, qu'avec une séance de trois heures tous les jours on pourrait, grâce aux méthodes nouvelles d'enseignement, aux livres mieux faits, aux emplois du temps mieux établis, à la valeur du maître, au contrôle incessamment exercé par les autorités scolaires, obtenir des progrès bien supérieurs à ceux qui étaient réalisés, il y a vingt ans, dans les écoles de plein exercice. Cette mesure aurait en même temps pour effet de diminuer les charges de l'État, celles des communes et le nombre des fonctionnaires. Dans les hameaux les plus peuplés, une seule école suffirait presque toujours ; elle suffirait aussi dans beaucoup de petites communes pauvres dont la population dépasse un peu 500 habitants et qui ne savent où trouver les ressources nécessaires à la construction des deux écoles spéciales exigées par la loi. »

Ces écoles de demi-temps, assurant un enseignement continu et régulier n'enlèveraient pas complètement aux cultivateurs le concours des enfants dont ils ne peuvent dans quelques circonstances se passer absolument. Au lieu de supprimer tout à fait l'école, ce qu'ils font à certains moments pour le plus grand préjudice des enfants, ils consentiraient plus volontiers à une concession. L'enfant n'aurait pas non plus ces longues absences à 3 kilomètres du logis paternel qui lui sont un prétexte facile à un vagabondage trop fréquent.

Ces combinaisons permettraient aussi de se montrer bien moins rigoureux en matière d'hygiène scolaire. S'il était indispensable d'assurer aux enfants appelés à vivre tout un jour dans une école des conditions d'hygiène convenables; si l'école devait être vaste, propre, éclairée, pourvue d'un bon mobilier, d'annexes; s'il fallait songer à associer l'éducation physique à celle de l'intelligence; si, pour les écoles primaires rurales comme pour celles des villes ces prescriptions étaient absolues, réclamées dans l'intérêt de l'enfant et si, en fait, elles ont été réalisées dans un grand nombre de groupes scolaires récemment construits, tout cela peut, dans les écoles de hameau, de demi-temps, être singulièrement adouci et la rigueur n'aurait plus de raison d'être. L'école de hameau se simplifie beaucoup, et la seule chose grave, c'est l'enseignement. Une maison vaste pouvant grouper au rez-de-chaussée vingt à vingt-cinq élèves, au-dessus le logis du maître, voilà tout ce qu'il en faut. La propreté n'en doit pas être exclue, cela va de soi ; elle est toujours nécessaire, mais chaque groupe d'enfants ne faisant que passer à l'école deux à trois heures par jour ne peut redouter les mêmes dangers que dans un local constamment occupé.

Il fallait appeler sur ce point l'attention, parce qu'en réalité l'instruction à la campagne a besoin d'être entendue autrement que dans les agglomérations habitées de quelque importance. L'école rurale doit se multiplier, les classes restant peu nombreuses; les intelligences rurales ne se préparent pas comme ailleurs par l'éducation familiale aux choses de l'esprit ; c'est vers l'extérieur que l'enfant est porté, et tout petit il s'intéresse aux animaux, aux travaux des champs ; il a le désir de voir, d'agir, plus que celui d'apprendre. Il n'est donc pas précoce, au contraire, et l'enseignement est pour lui plus difficile; il convient donc de multiplier les maîtres pour rendre en quelque sorte l'enseignement plus personnel. Les écoles de section, de hameau, peuvent faciliter cette diffusion.

Un autre obstacle sérieux au développement de l'instruction est l'usage des patois répandus dans la campagne avec lesquels l'enfant grandit, qu'il comprend, qu'il parle exclusivement ; il faut en arrivant à l'école qu'il apprenne souvent dans le Nord, dans la Bretagne, dans le Midi, le français comme une langue nouvelle, comme d'autres apprendraient le latin.

Il y a bien des raisons, de nature diverse, qui conduisent à réclamer pour la campagne une vigilance spéciale pour l'instruction primaire et une entente particulière de l'enseignement. Dans les préoccupations de ces derniers temps et dans cette progression considérable de l'instruction primaire, il serait injuste de ne pas reconnaître qu'une part très grande a été faite aux petites agglomérations rurales, et qu'elles n'ont point été oubliées dans cette répartition d'encouragements. Mais la tâche est loin d'être achevée et pour la campagne, en particulier, il y a encore des efforts à faire.

M. Baudrillart, parlant des populations agricoles de la Flandre, dit ceci : « En résumé, les progrès de l'instruction dans ces campagnes ont été d'une certaine lenteur. On est péniblement affecté par cet excessif écart entre l'état arriéré que tout indique chez les campagnards et l'état avancé de l'exploitation agricole, dû à la classe la plus instruite et la plus riche; l'ouvrier reste au-dessous de l'œuvre, on est loin de s'attendre à un tel contraste. » Cette observation si profonde que nous fait connaître M. Baudrillart (1), pour une région industrielle et agricole, relativement supérieure par bien des côtés à d'autres populations rurales, aurait non moins d'intérêt pour quelques autres régions.

L'instruction se répand, mais mesure-t-on suffisamment la valeur de cette instruction et s'appuie-t-elle autant qu'il le faudrait aux besoins de nos campagnes ?

Le côté pédagogique hygiéniquement ne nous intéresse que par ses excès et il n'y a pas, à la campagne, à invoquer le surmenage; la thèse serait difficile à soutenir avec les abstentions nombreuses, les déplacements, l'inattention habituelle, les résultats médiocres des écoles rurales. Nous n'insisterons pas, pour ne pas sortir de notre domaine; mais, dans l'intérêt des campagnards, nous aimerions à voir les programmes scolaires se modifier largement et prendre une tournure d'enseignement professionnel. Quant aux leçons de choses, de pratique, elles pourraient se multiplier et prendre une importance considérable. Il y a là toute une mine à exploiter à la campagne au plus grand profit de l'intérêt général; l'enfant ne peut guère trouver, qu'on le remarque, chez lui cet enseignement général qui se donne presque partout en même temps que l'éducation; le milieu ne s'y prête en aucune manière; l'instituteur peut seul lui rendre ce service.

Et qu'on ne s'y trompe pas, M. Baudrillart le rappelle en plus d'un endroit, nos campagnards, qu'on se figure souvent indifférents pour l'instruction, le sont moins que bien des ouvriers des villes; beaucoup recherchent les occasions d'apprendre et regrettent d'être privés des moyens d'instruction qui abondent dans les villes. Nous avons vu à propos des mariages que les illettrés diminuaient rapidement dans la campagne, quoique la proportion en soit encore supérieure à celle des villes; avec un petit effort, le nombre des illettrés ruraux diminuerait rapidement. Il s'agirait évidemment de multiplier pour le paysan les moyens et les occasions d'apprendre. A côté des écoles dont nous avons parlé tout à l'heure, il faudrait placer le livre et faciliter la création de bibliothèques rurales. On y pourrait joindre l'enseignement spécial sous la forme d'entretiens pratiques et professionnels, sorte d'enseignement ambulant. L'initiative prise à ce sujet par la direction de l'agriculture peut servir d'exemple et de modèle pour d'autres; l'hygiène serait une excellente matière à répandre ainsi.

(1) M. Baudrillart est décédé récemment, janvier 1892, laissant malheureusement inachevé un ouvrage sur les *populations agricoles de la France*, confié par l'Académie des sciences morales et politiques aux soins de l'illustre académicien et que, dans l'intérêt même de notre pays, il est désirable de voir terminer.

§ 3. — Erreurs et préjugés.

La nécessité de la diffusion de l'instruction à la campagne est d'autant plus grande que, dans ce milieu, la tradition et la routine entretiennent des idées absurdes, des croyances et des superstitions en vérité d'un autre âge. Il serait bien long d'entrer à ce sujet dans quelques détails; l'espace nous ferait défaut.

Le paysan, crédule à l'excès, bien que défiant, a accepté avec une complaisance infinie tous les contes, toutes les inventions, il faut dire aussi toutes les mystifications que l'on imagina à tous les temps pour l'exploiter. On a pu pour quelques-unes de ces croyances populaires remonter à leur origine tout au moins probable; presque toujours au début on voit qu'on en retirait un profit matériel, une influence morale, et il était bon, semblait-il, d'entretenir de pareilles sornettes. On s'étonne de voir combien de ces croyances ont une origine religieuse, les unes remontant au christianisme, d'autres au druidisme et à l'époque païenne. A propos des populations bretonnes, M. Baudrillart dit : « Nous retrouvons l'antique culte des fontaines, aujourd'hui christianisé. En vain tout a changé : les pierres druidiques gardent la vertu de guérir certaines maladies ou de rendre certains oracles; telle forêt, par une espèce de sortilège, a la singulière vertu d'égarer les personnes qui la traversent. Une superstition s'attache aux mendiants qui ont, croit-on, la puissance de jeter des sorts aux animaux. Toute croyance aux farfadets et aux génies de l'air n'a pas disparu. Tels font les esprits forts, traitent les interventions diaboliques de contes de bonnes femmes, qui, mis à l'épreuve, ont bien vite laissé réapparaître le vieil homme. Tel charretier qui se vante de ne pas croire à ces sottises du vieux temps craindra de peigner la crinière de ses chevaux, de peur de se faire de mauvaises affaires avec le diable ou le farfadet qui l'a embrouillée méchamment. De vieilles femmes mettent dans l'eau bouillante des hachettes en pierre polie, afin d'agir favorablement sur le lait des vaches et des femmes qui nourrissent. De prétendus guérisseurs mêlent le surnaturel à leurs remèdes. Ces restes de l'ancien temps vont s'effaçant, se restreignant de plus en plus. »

Sans doute ils s'effacent un peu, mais ils ont encore, même de nos jours, bien de la puissance et de la ténacité. Il n'y a guère d'objets auxquels le paysan n'attache quelque dicton, quelque croyance venue, on ne sait d'où, et, plus ou moins, il met en pratique ce qui lui a été dit à ce propos. Les astres, les modifications atmosphériques, les cultures, les animaux, tout y passe. Il y en a d'absurdes : les araignées portant bonheur aux étables et aux écuries et purifiant l'air, la chèvre dans l'étable prenant tout le mauvais air pour elle; il en est d'ingénieuses : l'attachement des abeilles pour les gens qui les soignent, leur insuccès pour qui les vole ou les vend; leur colère si on profère des jurements devant elles. C'est un moyen de garantir sa propriété ou de protéger les gens contre les coups d'aiguillon.

Les poètes ont plus ou moins exploité ces légendes touchant les oiseaux, les insectes, les fleurs mêmes, et elles n'ont pour nous en ce moment qu'un intérêt secondaire. Il n'en est pas de même de toutes celles qui touchent à la santé. Que dire de la coutume qui, il y a encore peu de temps, dans l'arrondissement de Quimperlé, faisait plonger un enfant après sa naissance dans une fontaine? Si le pauvre petit être étendait ses pieds, c'était signe de vie; s'il les retirait, il devait mourir sous peu; ou bien encore de ce moyen de guérir la fièvre dans le Morvan? On prend, dit le Dr Legendre, un œuf ou un sou, on va avec l'enfant vers une haïe d'aubépine. On fait faire au malade le signe de la croix avec l'œuf ou le sou emporté, puis on se met en prières. On place dans la bouche de l'enfant une branche d'aubépine que l'on rapporte à la maison en laissant à l'endroit où a eu lieu la cérémonie l'œuf ou le sou dont nous avons parlé. La branche d'aubépine est brûlée dans le foyer et le malade est guéri; le passant qui ramasse l'œuf ou le sou ramasse en même temps la maladie de l'enfant.

Il s'agit là de pratiques actuelles et on est surpris de les retrouver encore un peu partout. Il n'y a pas bien longtemps (1890), la société d'anthropologie entendait des communications étonnantes à ce sujet. M. Béranger apprenait qu'en Provence, dans beaucoup de villages, lors de la fête patronale, les mères, pour guérir leurs enfants, les font passer sous la châsse ou placent l'enfant débile à demeure sous la châsse pendant que le prêtre lit l'office. Pour guérir les enfants de la coqueluche, on les fait passer sept fois sous le ventre d'un âne, en allant de droite à gauche et non en sens inverse, ce qui compromettrait la guérison. Tel âne, renommé pour cette spécialité dans la contrée, appelle les mères et leurs enfants de 60 kilomètres à la ronde. On fait passer en Provence, comme en Franche-Comté, dans les Ardennes et dans d'autres points de la France, les enfants atteints de hernie ou d'autres maladies, à travers un arbre fendu.

Qui ne sait que par tout le pays on croit au pouvoir surnaturel qu'ont certaines personnes; les *sorciers*, les *septins* (septième enfant), les *saloudadous* font encore merveille; n'est pas qui veut saloudadou. D'après la version populaire, il faut être le septième enfant mâle de la même famille sans interruption de fille. En naissant, le *septin* porte déjà sur une main, ou sur quelque autre partie du corps un signe qui témoigne de ses pouvoirs. Il passe pieds nus sur une barre de fer rougie à blanc sans se brûler. Il peut y passer aussi sa langue. Son souffle est tellement puissant qu'il peut éteindre un incendie. Le pain qu'il a béni garantit des morsures de la rage et il a aussi le pouvoir de guérir les personnes mordues.

Il est inouï que de pareilles stupidités soient encore de saison; on a peine à croire qu'il y a moins d'un an, dans les Pyrénées-Orientales, un maire de l'arrondissement de Céret, prévenu qu'un enfant avait été mordu par un chien enragé et qu'on appelait le *saloudadou* payé par abonnement sur les fonds communaux, déclara s'en rapporter à ce qui serait fait par le sorcier et toléra le supplice de quarantaine où on plaça l'enfant. Il fallut l'intervention de la gendarmerie et des ordres supérieurs pour faire cesser de pareilles atrocités.

Il y a le plus souvent quelques malins qui profitent de cette crédulité bonasse et leur astuce défie même les insuccès. Le Dr Legendre raconte que, dans le Morvan, lorsqu'un enfant est pris de convulsions, les paysans ne font pas appeler le médecin. A quoi bon, disent-ils c'est le *cautère?* Qu'y peut le médecin? Alors, on porte l'enfant auprès de quelque vieux berger crasseux et dégoûtant ou bien de quelque individu vivant d'aumône et ajoutant aux produits de la charité publique le revenu qu'il prélèvera sur la crédulité du paysan. Il prononce quelques paroles, marmotte quelques prières, fait des signes de croix avec le pouce sur différentes parties du corps; puis, après avoir reçu ses honoraires, il renvoie chez eux l'enfant et ses parents. Si le pauvre petit guérit par les seules forces de la nature, oh ! alors, triomphe du *diseur de cautère.* Sa réputation s'accroît; on lui apporte des enfants de fort loin et sa bourse s'arrondit. Si l'enfant succombe, le sorcier n'est pas pris au dépourvu : c'est qu'alors on a fait dire le cautère trop tard. Quant à expliquer ce qu'on entend par le cautère, inutile; les pauvres femmes ne savent que répéter ce mot cabalistique : C'est le cautère.

Dans les remèdes populaires de la campagne, il y a la plus étrange variété de mixtures, de compositions. Certains guérisseurs de village ont tiré de vieux livres des remèdes infaillibles, et il faut faire remonter au *Traité des secrets du grand Albert* une partie de l'influence dont ils jouissent encore. Nous ne nous occuperons point de ces remèdes empruntés aux animaux, à leurs excréments, aux végétaux, aux minéraux. Beaucoup, avouons-le, ont une origine des plus anciennes et furent vantés par des médecins d'un autre âge. Paracelse prônait les heureux effets des grenouilles, crapauds, lézards, etc., appliqués vifs sur les parties malades dans le cas de piqûres ou de morsures par les bêtes venimeuses. Caton le Sage, nous dit le Dr Perret (1), avait une panacée, le chou. « S'il vous vient un polype dans le nez, reniflez fortement le chou sauvage desséché et réduit en poudre, en trois jours le polype tombera. Après sa chute, continuez le remède pendant quelques jours, si vous voulez détruire les racines du polype. Pour une surdité, pilez du chou dans du vin, exprimez le suc, faites-le distiller goutte à goutte dans votre oreille et dans peu vous entendrez mieux. Pour les dartres vives, appliquez un peu de chou, elles guériront sans faire plaie. »

(1) *Erreurs et Préjugés.*

On voit qu'avec un peu d'habileté et en s'abritant derrière l'autorité des anciens un guérisseur de village peut exercer facilement un grand prestige sur la population naïve et crédule de la campagne.

Mais il ne faut pas compter seulement avec les pourvoyeurs de remèdes, il existe une autre catégorie de guérisseurs non moins réputés et non moins dangereux, ce sont les *rebouteurs*. Ils sont de tous les pays, de toutes les professions ; ils ont, naturellement, le don spécial de remettre en place les os démis, cassés, les nerfs *foulés* ou *décrochés*, etc. ; ils ont beaucoup d'audace, d'aplomb et usent au besoin de quelques grands mots pour mieux assurer leur supériorité aux yeux de leurs clients. Les plus timides se contentent souvent de quelques massages pratiqués d'une main large et vigoureuse, que complète une forte contention à l'aide de bandes; d'autres aiment à faire craquer les os pour bien faire croire qu'ils sont remis, appliquent des graisses et de solides bandages auxquels on ne doit pas toucher. Les accidents que toutes ces manœuvres produisent se comptent par milliers; et l'aveugle crédulité des paysans est encore telle qu'on accepte sans murmurer les explications grossières du rebouteur dans les insuccès et dont il sort blanc comme neige et toujours aussi renommé.

« Un rhabilleur, disait Munaret, est la plus à craindre de toutes les bêtes qui rôdent dans nos campagnes, car si elle ne dévore pas leurs habitants, elle les estropie, — ce qui est plus malheureux, je crois, pour celui qui ne peut gagner son pain qu'à l'aide de tous ses membres. » Rien n'est plus vrai.

Il serait temps de mettre fin à toutes ces pratiques ridicules, inutiles et souvent dangereuses. « Compter sur les progrès de l'instruction générale, dit Baudrillart, serait long et peu sûr. On peut savoir lire et se jeter dans les pièges tendus à la crédulité humaine. Il faut attaquer un tel mal en le dénonçant, en le combattant par des avertissements spéciaux donnés à l'école, par des publications populaires, comme les almanachs et par tout autre moyen de prémunir les intelligences faibles contre un si réel danger. » Toutes ces mesures excellentes sont, en résumé, l'enseignement de notions vraies des choses et leur substitution habilement faite aux idées fausses qui fourmillent dans la campagne. Il serait inexact de dire que des progrès n'ont pas été déjà faits dans ce sens depuis que les rapprochements sont plus fréquents entre la population des villes et celle des campagnes; certe, il y a en a beaucoup encore à accomplir, mais avec quelques efforts, on peut espérer guérir le paysan de cette crédulité ridicule, véritable infirmité morale.

Coutumes. — Ce qui autorise cette espérance, c'est que bon nombre de coutumes locales ont une tendance à disparaître.

En Bretagne, les fiançailles et les noces ont encore leur caractère particulier. La *fréquentation* des fiancés dure longtemps; il en est de même ainsi dans l'ouest. « Le jeune paysan breton, quand il commence à *parler* à une jeune fille, dit M. Baudrillart, n'en va pas pour cela plus vite en affaire. Il se donne tout le temps de faire des économies. Il ne recherche pas les rencontres fréquentes, car il sied d'aller lentement quand on a des trois ou quatre ans devant soi. On se voit dans les assemblées, à la danse, aux marchés voisins, pendant les travaux des récoltes, et le dimanche à la sortie des offices. » C'est maintenant après le temps de service militaire que se fixe la noce. Mais on se réunit moins nombreux qu'autrefois, qu'au temps où les invités se groupaient par centaines, et faisaient à peu près les frais de la noce en se cotisant. C'est encore cependant une occasion de réjouissances, de repas interminables avec les mêmes petits incidents de la jarretière de la mariée, des chansons, des épingles piquées au bonnet de l'épousée, sans compter les espiègleries de quelque garçon loustic. A ces amusements puérils, on sourit peut-être, mais à tort; à la campagne, les occasions de s'égayer, de sortir de la vie monotone et triste de chaque jour, ne sont pas nombreuses, et ces réjouissances en commun de parents souvent éloignés les uns des autres sont une saine distraction morale dont les excès sont peu à redouter. Certaines tendances actuelles seraient plus regrettables. En cherchant à imiter les habitudes de la ville, on fait la fête à quelque grande auberge, le luxe se faufile dans les toilettes, la décoration des locaux, la recherche des mets; c'est un peu plus mondain, moins rustique, moins simple qu'autrefois, mais souvent beaucoup plus cher.

Funérailles. — Les coutumes funéraires sont celles qui s'altèrent le moins; elles ne sont pas également caractéristiques partout; mais dans certaines régions, en Bretagne par exemple, elles se conservent avec ténacité dans les familles. « A la différence des noces, dit M. Baudrillart, les étrangers ne sont guère admis aux scènes qui se passent dans les fermes en présence des parents et des amis. Nul funèbre détail n'est omis et tout ce qui peut rendre la mort solennelle semble combiné avec un sentiment naïf et profond des effets. Le trépassé, tiré du lit clos, est enveloppé d'un linceul, allongé sur un escabeau, le visage découvert, les mains croisées sur la poitrine et tenant un chapelet. Des cierges sont allumés. Les murs sont couverts de tentures blanches. Le bénitier et la grande croix sont apportés de la paroisse. Une table est placée ordinairement en face du mort. Elle est chargée de pain, de viande, de crêpes, de cidre. Les parents et les amis convoqués y mangent et boivent à tour de rôle et gardent un silence qu'interrompent seules des prières pour la béatitude éternelle du défunt, ou le chant des psaumes ou des cantiques. Ces chants et ces psalmodies durent jour et nuit jusqu'au moment où le corps est mis dans sa *châsse* et conduit au cimetière. Pour opérer ce transport, un attelage de bœufs, s'il s'en trouve dans le voisinage, est toujours préféré à l'attelage de chevaux. La pensée des pauvres, les dons de la charité, n'ont pas cessé d'accompagner les obsèques. Les pauvres, la nuit qui précède l'enterrement, viennent prier auprès du mort; on les nourrit pendant ce temps, et après la cérémonie, à laquelle ils assistent, on leur distribue du pain. Les parents et une partie des assistants dînent ensemble à l'auberge. Huit jours après a lieu un service solennel, suivi d'une autre distribution de pain et d'un autre repas en commun. » Nous avons reproduit cette intéressante description pour montrer combien ces coutumes sont contraires à une saine hygiène; combien elles favorisent la propagation des affections épidémiques. Loin de nous la pensée d'affaiblir d'aucune manière le respect dû aux morts, le culte solennel et grave qui leur est rendu, mais ailleurs, dans beaucoup de nos campagnes, ce caractère triste et respectueux persiste, sans donner lieu aux mêmes critiques; ces veillées funéraires, multiples, cette vie en commun du dernier jour, de la dernière nuit, à laquelle non seulement les parents, les amis, mais les pauvres viennent prendre part, ne sont pas admises, et il nous semble que le clergé pourrait apprendre aux paysans à discerner ce qui dans ces pratiques est susceptible d'être dangereux et par conséquent devrait être proscrit. Est-ce, en vérité, une bonne action que de laisser, le sachant, des contagieux en présence de tant de personnes et d'exposer ainsi tout un village à de nouvelles catastrophes? N'est-ce pas pour la religion, qui doit être avant tout charitable pour le prochain, un devoir strict? Il faut qu'elle prête son secours à l'hygiène pour que les morts ne soient pas un danger pour les vivants; des précautions peuvent être demandées et prescrites par l'autorité administrative dans certains cas, mais, dans les pays où la coutume s'appuie sur la croyance religieuse, il serait puéril d'espérer le succès si la religion à son tour n'intervient.

Jeux et fêtes. — Les fêtes se perpétuent certainement dans les habitudes des campagnes, mais elles perdent un peu de leur caractère d'autrefois. Leur physionomie revêt quelque chose de banal en se composant presque toujours des mêmes éléments. Les vieux pardons de Bretagne, les kermesses flamandes, les assemblées, finissent par ressembler de plus en plus aux foires; les marchands ambulants, les baladins, les chevaux de bois, les femmes géantes, les tirs et les musées, sans omettre, bien entendu, les cabarets en plein vent, se retrouvent dans toutes ces fêtes et leur enlèvent beaucoup de leur originalité d'autrefois.

Les jeux persistent; les boules, la paume, sont très en honneur dans le midi et sont en tout point préférables aux amusements qui furent si en honneur dans les Flandres, les combats de coqs. Il serait utile de voir se répandre dans les campagnes des habitudes nouvelles. La jeunesse donne l'exemple et se prête à des manifestations utiles et profitables. La gymnastique, le tir, la musique, sont des éléments de distraction dont la campagne peut, tout comme la ville, tirer profit. Il faut même dire que de grands progrès se font dans ce sens et, au nord comme au midi, les orphéons, les fanfares, les sociétés de gymnastique se multiplient, font des fêtes, des concours. Il faut encourager ce mouvement, qui favorise le développement physique et moral de la jeunesse, éloigne du cabaret et fait naître des idées saines de solidarité, de patriotisme.

Veillées. — Les veillées légendaires où se contaient les vieilles histoires des temps passés, des revenants, des loups-garous et des sorciers, se retrouvent encore dans les fermes, dans les hameaux isolés, mais elles ont aussi perdu leur caractère. On y conte moins de légendes, mais on y cause des choses et des gens. Souvent c'est le journal qui est l'amusement de la veillée; entre la vieille légende d'antan et le canard à sensation d'aujourd'hui, que choisir, que conseiller? Le mieux serait de remplacer le journal par quelque bonne et saine lecture. La vie de famille, en se multipliant et en se faisant plus intime, plus agréable par un peu de confortable et de bien-être, est le meilleur remède à opposer à ce que ces veillées communes pouvaient avoir de fâcheux au point de vue moral.

§ 4. — Moralité.

Peut-être est-il difficile d'apprécier avec rigueur ce qu'est l'état moral actuel de nos paysans, surtout en restant dans la généralité des faits; il ne se caractérise pas de la même façon dans les différentes régions de notre pays. Quelques observations ont néanmoins de la valeur et doivent être rappelées.

Les unions illégitimes sont rares à la campagne, et, si la fidélité conjugale n'est pas absolue, elle est au moins la règle. Cependant la natalité illégitime rurale est encore assez élevée et présente, nous l'avons vu, une tendance à l'augmentation. Les servantes, les filles pauvres, fournissent le plus gros contingent de ces naissances illégitimes; il ne faudrait pas conclure de ces faits à une immoralité flagrante; le plus souvent, c'est l'entraînement, l'inconscience, plutôt que le vice, qui les causent. L'opinion est généralement tournée vers l'indulgence pour ces fautes qu'on impute à la jeunesse et à l'inexpérience; le mariage les répare souvent. Mais en certains endroits, on va plus loin : l'industrie nourricière semble une invitation à la chute et le petit capital que donnera une bonne place de nourrice facilite la mise en ménage; le fiancé est complice; les parents ferment les yeux. Ce ne sont pas là, à coup sûr, des idées saines; tout ne va pas absolument au gré des personnes, et plus d'une fille perd sa réputation et attend vainement la réparation. Les jeunes paysans ont plus de malice qu'autrefois; le voisinage des villes, le service militaire, ont une grande influence sur leurs idées et sur leurs mœurs, mais non pas toujours pour les rendre meilleures.

Les filles, de leur côté, se laissent plus aisément entraîner vers le plaisir; le goût de la toilette, de la parure est plus général. Il y a peut-être moins de naïveté et d'inexpérience dans leur faiblesse qu'on le pourrait penser.

Pour les adultes, mariés ou célibataires, on peut admettre sans exagérer beaucoup, qu'à la campagne le sens moral n'a pas la même intensité que dans d'autres milieux; le paysan, indifférent ou peu religieux, a souvent une morale personnelle, élastique, que l'intérêt ou les désirs des sens guident seuls. Il n'a pas pour l'arrêter sur la pente mauvaise une éducation première suffisante, la crainte que donne la communauté d'existence; l'isolement où il vit, au contraire, est pour lui un excitant fâcheux. *L'individualisme moral*, que M. Baudrillart trouve si frappant dans les campagnes normandes, mais qui n'est peut-être au fond qu'une forme de l'égoïsme, assez général, envahissant la campagne, est un mal qui en entraîne d'autres après lui; il ne moralise pas, au contraire; c'est à l'éteindre qu'il faudrait tendre. Mais ici les moyens efficaces sont bien débiles. On se heurtera sûrement à la contagion de plus en plus grandissante de la vie urbaine, aux habitudes nouvelles qui s'introduisent dans les mœurs rurales et qui poussent le campagnard en dehors de la vie familiale, le vrai et le plus solide de tous les freins.

I. **Prostitution, Syphilis.** — Nous ne dirons qu'un mot de la prostitution; elle n'existe pas dans nos campagnes; cela ne veut pas dire que dans les villages, il n'existe pas parfois certaines filles pauvres, abandonnées et connues pour être d'un commerce facile, mais ces faits exceptionnels n'ont rien de commun avec la nature du trafic charnel qui s'exerce dans les villes. Si les paysans ne connaissent point chez eux la prostitution, ils profitent de celle des villes et plus d'un en rapporte au logis la syphilis. Cette affection, qui autrefois était presque inconnue à la campagne et dont on n'avait guère souci dans la pratique, sans y être absolument fréquente, s'y rencontre encore. Elle est le plus souvent importée par le mari, par le jeune homme, et vient de la ville; c'est ainsi qu'on voit des nourrices contaminées et que leur surveillance est nécessaire. Le contraire se constate aussi et des nourrices saines ont rapporté à la campagne une syphilis transmise par un nourrisson. Ces cas soulèvent de graves responsabilités; mais il faut protéger la campagne contre cet envahissement dangereux. Le service militaire est encore pour la jeunesse rurale l'occasion d'une infection dont la guérison n'est quelquefois pas complète au moment du retour au village et qui, n'arrêtant pas des unions depuis longtemps projetées, sème la syphilis dans le ménage, rend les unions stériles ou les enfants débiles et dégénérés.

Il n'y a pas là une situation grave, d'une intensité effrayante, sauf dans certaines populations côtières, maritimes surtout; elle n'est point à proprement parler menaçante, et nous n'avons pas les éléments d'une statistique assez rigoureuse pour en préciser l'importance. Nous nous contentons seulement de signaler surtout un fait qui est bien positif et avéré, c'est l'apparition plus fréquente qu'autrefois de la syphilis rurale; avec certaines licences que les mœurs assez accommodantes permettent dans les bals publics, dans les fréquentations souvent très libres pendant les travaux de la campagne entre hommes et femmes, filles et garçons, la syphilis, même en l'absence d'une prostitution avouée, trouverait bien des occasions de se propager. Ce n'est pas un danger, nous le répétons, mais ce n'est pas non plus une chimère à repousser. Il y faut, tout au moins, penser et se rappeler que la prostitution, mal surveillée dans les villes, a, par ricochet, son action dans les campagnes.

II. **Criminalité.** — Un autre élément de la moralité des campagnes

DÉPARTEMENTS.	NOMBRE TOTAL des accusés.	DOMICILE RURAL connu.	PROFESSIONS agricoles.	PROPORTION des accusés ruraux par rapport à la totalité des accusés.
Ain	45	18	15	33
Aisne	76	45	52	68
Allier	30	10	13	43
Alpes (Basses-)	10	3	6	60
Alpes (Hautes-)	16	6	4	25
Alpes-Maritimes	49	19	20	44
Ardèche	32	25	16	50
Ardennes	19	15	9	47
Ariège	18	9	7	38
Aube	34	16	6	17
Aude	35	20	12	34
Aveyron	53	26	33	62
Bouches-du-Rhône	160	3	31	19
Calvados	55	33	23	41
Cantal	28	16	10	35
Charente	35	24	19	54
Charente-Inférieure	51	24	18	35
Cher	24	6	7	28
Corrèze	27	25	21	77
Corse	69	62	51	73
Côte-d'Or	40	22	21	52
Côtes-du-Nord	43	32	25	58
Creuse	15	11	7	46
Dordogne	53	33	25	47
Doubs	43	29	22	51
Drôme	36	5	10	27
Eure	62	29	37	59
Eure-et-Loir	44	27	27	61
Finistère	65	27	24	36
Gard	17	9	8	47
Garonne (Haute-)	56	12	11	19
Gers	56	26	20	35
Gironde	110	42	27	24
Hérault	98	33	24	24
Ille-et-Vilaine	65	37	22	33
Indre	10	5	4	40
Indre-et-Loire	44	27	25	56
Isère	75	38	29	38
Jura	27	14	8	29
Landes	30	19	8	26
Loir-et-Cher	48	26	18	37
Loire	73	31	35	47
Loire (Haute-)	17	14	8	47
Loire-Inférieure	77	33	29	38
Totaux	2.013	984	840	00

DÉPARTEMENTS.	NOMBRE TOTAL des accusés.	DOMICILE RURAL connu.	PROFESSIONS agricoles.	PROPORTION des accusés ruraux par rapport à la totalité des accusés.
Report	2.013	984	840	00
Loiret	68	33	23	33
Lot	21	12	14	66
Lot-et-Garonne	36	20	15	41
Lozère	17	13	12	70
Maine-et-Loire	46	23	20	43
Manche	31	17	17	54
Marne	78	40	37	47
Marne (Haute-)	25	18	15	60
Mayenne	29	20	15	51
Meurthe-et-Moselle	37	23	15	40
Meuse	22	20	7	31
Morbihan	38	25	19	50
Nièvre	23	7	5	21
Nord	167	73	38	22
Oise	75	49	40	53
Orne	35	23	20	57
Pas-de-Calais	71	46	27	38
Puy-de-Dôme	63	32	18	28
Pyrénées (Basses-)	32	11	3	9
Pyrénées (Hautes-)	18	8	3	16
Pyrénées-Orientales	19	8	4	21
Rhône	117	24	14	11
Saône (H^{te}) et Belfort	29	18	14	48
Saône-et-Loire	35	15	13	36
Sarthe	25	9	11	44
Savoie	18	10	8	44
Savoie (Haute-)	19	14	12	63
Seine	520	»	26	5
Seine-Inférieure	86	20	32	37
Seine-et-Marne	64	32	19	20
Seine-et-Oise	96	48	35	36
Sèvres (Deux-)	16	12	6	37
Somme	45	25	15	33
Tarn	24	6	8	33
Tarn-et-Garonne	18	10	7	38
Var	45	15	15	33
Vaucluse	36	7	12	33
Vendée	22	17	5	22
Vienne	14	10	6	42
Vienne (Haute-)	29	18	10	34
Vosges	54	27	20	37
Yonne	64	26	13	20
Totaux	4.397	1870	1.515	34

nous est fourni par l'examen de la criminalité. Ici encore il ne saurait être fait de règle générale et on est même surpris de certaines constatations. Ainsi, tandis que le département du Nord, très industriel, très peuplé, est loin d'être un des plus mal notés, l'Eure au contraire, pays essentiellement agricole et riche, est mauvais. Aussi il est particulièrement intéressant d'entrer ici dans les détails, et les éléments que nous fournit la statistique (annuaire 1889) ne peuvent être passés sous silence. Nous voyons d'après ce tableau que sur 4397 accusés en 1886 1515 appartiennent aux professions agricoles, 1870 ont un domicile rural connu; cela donne une proportion de 34 accusés ruraux contre 66 appartenant aux villes. C'est déjà une constatation favorable à la campagne, mais l'examen attentif montre comment cette répartition se fait. Les départements les moins favorisés au point de vue de la criminalité se trouvent être :

Corrèze	77 pour 100.	Haute-Marne	60	Oise	53
Corse	72 —	Basses-Alpes	60	Côte-d'Or	52
Lozère	70 —	Eure	59	Doubs	51
Aisne	68 —	Côtes-du-Nord	58	Mayenne	51
Lot	66 —	Orne	57	Ardèche	50
Haute-Savoie	63 —	Indre-et-Loire	56	Morbihan	50
Aveyron	62 —	Charente	54		
Eure-et-Loir	61 —	Manche	54		

Les populations rurales du nord de la France auraient de ce côté une supériorité sur celles du midi, sauf quelques départements essentiellement agricoles où les cultivateurs composent presque la totalité de la population et fournissent par conséquent le plus gros contingent d'accusés. Il pourrait y avoir là l'occasion d'un utile rapprochement à faire entre les habitudes sobres des populations du midi et l'intempérance habituelle dans le nord, l'ivrognerie étant le plus ordinairement la compagne inséparable des actes criminels. Par rapport à la population elle-même, cette année (1886) nous donnerait, relativement à 100 000 habitants, 8, 5 accusés pour la population agricole, 14, 1 pour celle des villes. Ces résultats, sans être conformes à ceux donnés par M. J. Lefort et en leur demeurant inférieurs, restent cependant dans le même rapport d'infériorité pour les campagnes. Lacassagne avait constaté les mêmes faits pour la période de 1843-1879.

Mais il demeure aussi constant que les crimes dans les campagnes sont plus fréquents sur les personnes, tandis que dans les villes ils se commettent davantage contre les propriétés.

Lacassagne a pu démontrer par son enquête sur la criminalité que dans les campagnes la femme était plus souvent criminelle qu'à la ville et il semble logique de conclure de ce rapprochement des crimes sur les personnes et de la main qui les commet que l'enfant en est le plus ordinairement victime.

Les infanticides sont, en effet, très fréquents à la campagne, et c'est un argument qu'on peut invoquer non pour montrer la campagne violente, sauvage dans ses crimes, mais pour prouver avec plus de justesse qu'elle est dénuée de secours et que la fille-mère y est abandonnée à ses mauvaises inspirations.

Les délits nombreux de petits vols, larcins de gerbes, de fruits, commis souvent sans besoin véritable, n'ont pas évidemment d'importance au point de vue moral, mais leur fréquence est grande et dénote une certaine perversité du sens moral.

En résumé, il semble prouvé que l'instruction, l'assistance aidant, la criminalité rurale devrait s'atténuer, à moins qu'un autre mal, l'alcoolisme, n'étendant ses ravages, ne vienne à son tour porter des germes funestes.

III. **Vie au dehors.** — Avant d'aborder cette question de l'intempérance, dont la gravité n'est pas moindre à la campagne qu'à la ville, il nous faut dire un mot des habitudes nouvelles que prend la vie rurale et qui poussent le paysan à être plus qu'autrefois hors du logis et font à son existence au dehors une part importante. C'est à la facilité des communications, au besoin des échanges et des renseignements, aux progrès de la civilisation elle-même qu'il le faut attribuer, mais, quelles qu'en soient les raisons, le fait est certain et a sa gravité.

1° *Cafés.* — Dans l'intérieur du village, le paysan n'allait guère jadis au cabaret; le nombre en était restreint et il fallait quelque occasion pour passer un après-midi tout entier attablé à boire quelques chopines de vin, de cidre ou de bière; on n'y jouait guère. Ce temps n'est plus. Le cabaret a même disparu et au village on rencontre maintenant un ou plusieurs cafés ; on y joue, on y boit, et cela non seulement les jours fériés, mais souvent aussi chaque soir. Tout le monde ne s'y donne pas encore rendez-vous, cela est vrai ; mais l'envie en gagne peu à peu chacun ; ceux qui ne peuvent aspirer au café aristocratique se contentent du débit médiocre, rendez-vous des rouliers, des garçons de ferme, des ouvriers ruraux, qui se multiplie chaque jour, allant ainsi au-devant des besoins et les excitant à naître.

2° *Foires et marchés.* — Non seulement chez soi, mais au dehors, on recherche des lieux où l'on se groupe et où l'on cause ; c'est là qu'on traite les affaires et le café est devenu le corollaire nécessaire des foires et marchés. Les communes veulent toutes avoir leurs marchés ; elles y trouvent quelques profits et les débits s'assurent ainsi une fructueuse clientèle; aussi cette petite raison d'intérêt financier communal, auquel s'ajoute parfois un motif caché, politique ou électoral, fait multiplier chaque année les demandes de création de foires et de marchés devant les conseils généraux. Il serait sage de mettre un terme à cette augmentation progressive qui, sous prétexte d'affaires et de prospérité générale, conduit bien des gens à la ruine en les habituant à la paresse et à l'ivrognerie. M. Borie a fait un calcul bien simple qui donne une idée du temps ainsi perdu : « Comptons : 2 marchés par semaine, cela fait 104 marchés; chaque village se trouve bien dans le rayon d'une vingtaine de foires; cela fait 124 jours; ajoutez 52 dimanches et une dizaine de frairies, foires, ballades, fêtes votives, kermesses ou autres, et vous aurez au total de 186 à 190 jours pendant lesquels un paysan perd son temps et mange son argent; plus de la moitié de l'année ! N'est-ce pas une véritable folie ? » Quelle est l'industrie qui supporterait sans inconvénient un pareil chômage ?

Mais ce n'est pas seulement ce travail perdu qui a son importance : c'est aussi l'argent gaspillé, en *tournées*, sans raison; les petits profits s'en vont ainsi peu à peu et la misère demeure à la maison; les enfants restent en loques, sales, déguenillés, courant les chemins, à la garde des vieux parents, impuissants à les retenir, ou des femmes, occupées aux travaux des champs en l'absence des hommes, partis au marché. Cet excès des déplacements sous prétexte d'affaires, où l'habitude entraîne sans qu'il y ait souvent de motifs sérieux de vente ou d'achat, est donc fâcheux; l'excuse qu'on lui donne de l'isolement du paysan et du besoin de s'y soustraire n'est pas acceptable en l'état présent et pour tous les points du territoire.

Enfin, le grief le plus grave de cette existence hors du logis, aux foires et marchés et dans les débits, est que l'intempérance habituelle devient de plus en plus un vice de la population rurale et que c'est là un fléau des plus redoutables.

IV. **Intempérance.** — L'ivrognerie n'a pas évidemment partout la même intensité; elle a des régions privilégiées: la Bretagne, par exemple. Ce défaut pourtant y disparaît dans la classe élevée. « Il est même, dit M. Baudrillart, beaucoup plus rare chez les propriétaires ruraux et les fermiers de quelque importance, sans qu'ils sachent toujours se défendre de quelque excès les jours de fête et de marché. L'ivrognerie ne s'étend plus guère qu'à la classe inférieure, mais c'est avec une intensité et des caractères tout nouveaux. » C'est à l'introduction de l'alcool qu'il faut attribuer ce changement. Autrefois on en consommait peu, on buvait du cidre, du vin blanc; maintenant on débite de l'alcool que les jeunes gens, les femmes, boivent à plein verre, comme jadis le vin doux. Cette habitude remonte déjà à quelques années et dans un village, Ergné-Hamel, trois débitants avaient vendu 212 hectolitres d'eau-de-vie contre 27 hectolitres de vin. Chose triste encore à constater, c'est que, dans ces dernières années, ce n'est pas seulement la consommation de l'alcool qui augmente, mais celle aussi des autres boissons. La femme elle-même en Bretagne partage ce vice hideux et dégradant.

En Normandie, il en est de même, surtout dans la partie ouvrière des populations agricoles. Sans compter les dégradations physiques que l'ivrognerie engendre et qu'on constate aisément sur la population adulte, sur les enfants issus d'alcooliques, les rapports entre maîtres et serviteurs sont aigres, souvent difficiles. Beaucoup de fermiers le regrettent; d'autres, moins scrupuleux, s'en consolent en disant que, si les ouvriers ne se ruinaient pas au cabaret, la main-d'œuvre serait hors de prix et qu'il faudrait cesser la culture.

Dans le Nord, ce que disait Villermé des tisserands flamands, ouvriers agricoles d'autrefois, de leurs habitudes généralement bonnes, pourrait s'appliquer aussi à une partie de la classe villageoise. Cela ne veut pas dire que les fermiers, les propriétaires, aient renoncé à leur goût traditionnel pour les festins copieux arrosés de fréquentes libations à certains jours de fête, mais les excès grossiers ont disparu. De même les moyens et petits cultivateurs ne passent plus des jours et des nuits au cabaret; on ne s'y donne guère rendez-vous que les dimanches, les jours de fête et de marché. Dans la classe ouvrière rurale, il n'en est malheureusement pas ainsi. Les cabarets dont le nombre a quadruplé depuis vingt-cinq ans, sont devenus les distractions principales, et en plus d'un endroit on a vu disparaître les jeux de plein air et de grand exercice, jadis en honneur, et on préfère la guinguette et le bal qui s'y annexe et où se laissent trop attirer les jeunes filles.

Dans le midi, dans le centre, le vice est peut-être moins général que dans les régions septentrionales; le climat favorise davantage la vie au grand air; cependant les boissons alcooliques sous différentes formes, pures ou associés à divers liquides, se consomment dans les débits et les cabarets en plein vent; mais les femmes y présentent moins que dans le Nord, la Bretagne, le spectacle de l'ivrognerie.

Nous n'avons pas ici à faire le procès de l'alcoolisme; il est fait depuis longtemps. Le Dr Lunier a mis en lumière les dangers de cette consommation sans cesse croissante; des congrès spéciaux ont étudié les côtés les plus saillants de cette grave question et cherché les moyens d'en arrêter le développement; des sociétés philanthropiques poursuivent le même but; des savants ont démontré quels poisons dangereux l'industrie versait ainsi par petits verres; et cependant il semble que l'on soit sourd à tous ces enseignements. La quotité d'alcool fabriquée, celle qui est consommée, va sans cesse en augmentant. En 1850, cette dernière était de 1 litre 45 par tête d'habitant; en 1860, de 2,27; en 1870, de 2,32; en 1880, de 3,64; en 1886, elle était de 3,80.

La campagne n'échappe pas à ce mal, au contraire: comment ne pas déplorer un vice qui ruine la population féconde de notre pays et qui pèse ainsi sur notre avenir national?

Il ne suffit pas, hélas! d'avoir la certitude du mal, du danger qu'il nous fait courir : il faudrait y porter remède; il ne semble pas qu'on y ait encore réussi. Les moyens efficaces à mettre en œuvre peuvent être difficiles à trouver. Mais il n'est pas de problème plus urgent à étudier, à résoudre.

V. **Conséquences de l'intempérance.** — Nous n'avons pas besoin d'insister pour montrer que la moralité, la criminalité, ont avec l'intempérance dans nos campagnes une relation étroite; c'est la portion la moins aisée, la classe ouvrière agricole qui fournit à la fois le plus grand nombre d'ivrognes et de criminels; c'est là aussi où la débauche se complète de tous les vices que favorise encore le défaut d'instruction et de sens moral. Mais à tout cela il faut encore ajouter une autre calamité dont la population rurale est loin d'être exempte, l'aliénation mentale.

1° *Aliénation mentale.* — Il est hors de contestation que l'aliénation mentale fait des progrès constants; le Dr Lunier l'avait établi d'une manière très nette par ses recherches statistiques et depuis, pour ne citer que quelques chiffres qui ont, pour ce qui nous intéresse, quelque valeur, les aliénés à la charge des départements se sont élevés progressivement.

1881	41 370	1885	45 478
1882	43 560	1886	45 828
1884	44 482		

Cette population comprend nécessairement les aliénés d'une condition sociale inférieure et c'est là où la campagne figure pour un chiffre respectable, quoique inférieur à celui fourni par la population urbaine. Dans la vie rurale, les causes de l'aliénation mentale sont assurément moins nombreuses qu'ailleurs, il faut en éloigner toutes celles qui dans les agglomérations altèrent la fonction cérébrale, le surmenage intellectuel et physique, les excès vénériens, etc.; mais l'alcoolisme y exerce comme ailleurs sa part d'influence, et il ne paraît pas discutable, bien qu'en certains endroits l'ivrognerie habituelle n'engendre pas la folie, comme dans le Morbihan (Dr Taguet), que l'alcoolisme et la folie suivent une marche absolument parallèle et progressive. M. le Dr Magnan montrait récemment comment les diagrammes et les cartes dressés d'une part par M. Claude (des Vosges) sur la répartition de la consommation de l'alcool, de l'autre par Lunier sur la répartition de la folie alcoolique, concordaient et venaient pour ainsi dire se superposer exactement. Le Dr Garnier l'a de même démontré pour la population parisienne. C'est donc un fait assez général, et assez bien établi pour que nous n'ayons pas à nous étonner de voir les campagnes où l'alcoolisme, nous ne disons pas seulement l'ivrognerie, s'acclimate de plus en plus, fournir ainsi un plus grand nombre d'aliénés. Cette conséquence de l'intempérance est grave, parce qu'elle se lie encore à la vitalité de la nation; non seulement l'alcoolisme frappe directement, mais il est un facteur important de la dégénérescence mentale, de la paralysie générale qui sont les formes les plus fréquentes de l'aliénation; une grande partie des aliénés lui appartient.

Après la perte de travail, d'argent causée par l'intempérance, la folie vient ajouter des déchets humains et augmenter les charges d'une assistance devenue nécessaire pour ceux qui sont frappés.

2° *Suicides.* — A la folie il faut encore ajouter les suicides. L'intempérance ne les engendre pas tous, cela est incontestable. Mais, quand la misère est arrivée, qu'elle enlève toute énergie au travail, tout courage pour la lutte, le désespoir l'emporte et l'acte se commet. C'est donc assez souvent la conséquence de l'alcoolisme. D'autres causes amènent aussi le suicide aussi bien à la campagne qu'à la ville. Il est intéressant de constater que le suicide ne progresse pas d'une façon plus sensible à la campagne qu'à la ville.

Aussi on comptait (annuaire 1889) :

		Population rurale.	Population urbaine.	Inconnue.
1882.	Suicides.......	3863	3267	83
1883.	Id...........	3774	3422	71
1884.	Id...........	3894	3549	139
1885.	Id...........	4130	3680	92
1886.	Id...........	4233	3838	116

L'augmentation dans cette période est de 370 pour les campagnes, de 571 pour les villes.

En tenant compte non plus seulement du domicile, mais de la profession, la statistique de 1886 nous donne sur les causes les plus fréquentes de suicides parmi les personnes adonnées à l'agriculture les renseignements suivants :

Misère et revers de fortune.	
Misère ou crainte de la misère..	171
Embarras de fortune..	104
Perte d'emploi, de procès, perte au jeu..	15
Chagrins de famille.	
Douleur causée par la perte d'ascendants, de conjoints, d'enfants.......	7
Chagrins domestiques non autrement spécifiés........................	377
Amour. — Jalousie. — Débauche. — Inconduite.	
Amour contrarié..	27
Jalousie entre époux, entre amants..	3
Grossesse hors mariage..	1
Honte d'une mauvaise action, remords, paresse, débauche.............	6
Excès d'ivresse et ivrognerie habituelle..	308
Peines diverses.	
Désir de se soustraire à des poursuites judiciaires....................	17
Suicides des auteurs d'assassinats, de meurtres, d'empoisonnements, d'incendies..	23
Désir de se soustraire à des souffrances physiques....................	515
Dégoût du service militaire..	4
Contrariétés diverses..	58
Maladies cérébrales.	
Aliénation mentale..	658
Mélancolie, hypocondrie..	10
Monomanie..	34
Idiotisme, imbécillité, faiblesse d'esprit..	15
Motifs inconnus..	208
Total..	2621

Ils se répartissent, suivant les sexes, en 2027 pour les hommes et 594 pour les femmes ; ce qui pour 1000 suicides masculins donnerait 293 suicides féminins. Ce chiffre se rapprocherait, tout en le dépassant, de celui donné par Layet pour une autre époque, et qui était de 274 suicides féminins pour 1000 masculins. Il est à constater aussi que, si les souffrances physiques, les maladies mentales prédominent, c'est ensuite à l'ivresse et aux désordres qui en sont la conséquence, le plus ordinairement la misère, les luttes intérieures et domestiques, qu'il faut attribuer la plus grande partie des suicides ruraux. Nous avions donc quelque raison de rattacher à l'intempérance, le suicide, qui fait quelques progrès aussi dans la campagne.

De l'ensemble de ces faits nous ne voulons pas conclure que l'état moral de nos campagnes soit mauvais et inspire de sérieuses inquiétudes ; il s'est modifié depuis déjà quelque temps, cela ne saurait être douteux, et tend à se modifier encore, en prenant à la population urbaine ce qu'elle a de plus mauvais, ses défauts et ses vices. La population rurale n'a pas, comme à la ville, un frein dans la crainte d'une police rigoureuse et forte, dans le contact fréquent avec des personnes en imposant par leur autorité, leur valeur, conseillant le bien, le pratiquant. Elle subit le fâcheux effet de son isolement intellectuel, moral, de l'impunité qui lui est acquise.

Il y a là un danger pour l'avenir ; il faut évidemment songer à prévenir cette corruption morale de la population des campagnes et aller au delà du mal qui pourrait se faire ; l'hygiène sociale a là une grande tâche à remplir.

Un devoir qui s'impose est de se rapprocher du cultivateur, de l'instruire de ce qui lui est funeste, de l'aider dans ses efforts pour mieux faire ; la science a fait déjà beaucoup de ce côté en s'attachant à l'étude de l'agronomie et en la relevant aux yeux de tous ; il ne suffit pas d'honorer le travail du paysan ; il faut aussi s'occuper de sa personne, le protéger contre ses défaillances, l'assister dans sa misère ; il faut lui faire de ce côté une part suffisante. Nous allons montrer, en terminant cette étude, combien l'assistance publique laisse encore pour lui à désirer.

ARTICLE II. — ÉTAT SOCIAL

§ 1er. — Indigence.

Tout ce que nous avons dit en étudiant le paysan dans sa vie privée, dans son travail, nous amène à conclure que l'aisance qu'on accuse généralement se traduit par des améliorations matérielles assez manifestes. Quand le travail est suffisamment rémunérateur, c'est-à-dire par les temps de récolte moyenne, quand il n'y a pas de désastres agricoles, on vit à la campagne modestement, mais l'indigence absolue y est rare. Les calamités, les maladies, apportent dans quelques cas plus que de la gêne, et, pour peu que beaucoup soient également frappés, la misère s'aggrave vite au village et l'assistance y est difficile.

Les causes qui augmentent en effet le paupérisme dans nos campagnes sont multiples et nous ne pouvons les examiner ici. Il y en a de générales et portant sur les conditions de la terre, l'impôt, le travail, puis sur le cultivateur lui-même, le service militaire, la concurrence des villes, etc. ; d'autres sont locales, une industrie qui disparaît, une aussi qui chôme, une épidémie ou une épizootie, etc. ; enfin, quelques-unes ne frappent que l'individu isolé, le décès des parents, les accidents ou la maladie entraînant un long chômage, etc.

Cette seule énumération suffit à montrer que certaines causes amènent dans la même localité la misère générale là où quelquefois était partout l'aisance, et que souvent l'assistance devient difficile parce qu'elle peut du même coup s'étendre à beaucoup.

Elle présente donc à la campagne un caractère quelque peu différent de celui qu'elle a dans les villes. Ici en général l'indigence est définie ; elle se limite à un chiffre ; c'est, si l'on veut, entre le dixième et le vingtième de la population.

A la campagne, ce n'est pas tout à fait cela. En temps normal, les misères absolues, le dénûment complet, sont moindres. Mais il suffit de circonstances très variables pour faire fluctuer ce nombre, la population laborieuse étant en somme tout près de la limite de la misère.

Ce qui est encore un signe de l'état particulier des campagnes à ce point de vue, c'est la *mendicité*. Elle est rare dans les villages, quand il s'agit des gens du pays ; on pourrait dire qu'on ne la connaît guère. Il faut toutefois faire une exception en ce qui concerne certaines habitudes dans les villages pauvres où, tout au contraire, la mendicité est la règle et semble le premier degré de l'assistance. Ainsi, en Bretagne, en Vendée, dans certaines communes fort pauvres, la mendicité est organisée. On considère que cet usage est bon et les habitants acceptent que chaque semaine, ou à un jour déterminé de chaque mois, on vienne frapper à la porte pour quémander du pain ou de l'argent. La distribution est préparée d'avance. C'est un impôt prélevé par la misère, mais sans équité dans la distribution. Car il en est qui se font à ce métier de mendiants et ne cherchent pas à sortir de cette triste condition.

En dehors de ces cas, la mendicité ne s'exerce dans les campagnes que par les vagabonds de profession, gens sans aveu, de toutes provenances, et qui sont une plaie pour la population rurale. L'insuffisance des ressources de l'assistance publique, l'absence même de toute organisation de cette nature avaient beaucoup contribué à l'extension d'une œuvre qui subsiste encore aujourd'hui et qui prit le nom d'*extinc-*

tion de la mendicité. Quelques villages purent se débarrasser des mendiants de profession en se groupant et en recueillant des souscriptions volontaires à l'aide desquelles on soulageait les pauvres du pays. Dans l'Orne, par exemple, ces tentatives furent suivies de succès. On put ainsi réduire de beaucoup une dépense qu'on pouvait évaluer en 1863 à 3,600,000 francs par an pour ce seul département.

Déplacer le vagabondage soulageait les communes rurales d'hôtes dangereux, semant sur leur passage l'incendie dans les paillers, l'effroi dans les fermes, mais ce n'était pas suffire à la tâche difficile d'enlever la misère locale.

C'est là où l'assistance à domicile demande à être organisée et c'est le bureau de bienfaisance qui est le moyen à mettre en usage.

Nous ne dirons pas à ce sujet quelle peut être une organisation de l'assistance publique, les projets en préparation, la question sera traitée avec l'*hygiène hospitalière;* mais nous voulons montrer seulement, en ce qui touche la campagne l'insuffisance actuelle, car c'est une des calamités qui pèsent sur elle et qui contribuent à faciliter les déplacements vers les villes.

Au point de vue de la vie rurale, la question est de la plus haute importance.

Les tendances philanthropiques et sociales de notre époque sont que la commune rurale doit avoir son bureau de secours. La difficulté est de créer à ce bureau des ressources suffisantes pour qu'il puisse exister et faire œuvre utile. L'état présent des bureaux de bienfaisance existant dans les communes rurales, c'est-à-dire de moins de 2000 habitants, est de nature à prouver qu'il ne faut rien attendre de l'organisation actuelle et que la législation charitable qui nous régit ne peut combler l'immense lacune qui existe à ce sujet.

Il est, en effet, bien triste de constater que, sur 86 départements, il y en a seulement 20 ayant plus de 50 bureaux de bienfaisance pour 100 communes rurales, plus triste encore de remarquer que cette pénurie se fait surtout sentir dans des départements essentiellement agricoles.

Les indigents ruraux dans plus de la moitié de nos communes rurales n'ont donc aucune assistance pour leur venir en aide, et là où cette assistance existe, les ressources sont médiocres et à peine suffisantes pour assurer quelques secours matériels, en nature. Voilà le fait dans sa nudité. Il n'a pas besoin de commentaires.

D'un autre côté, les secours hospitaliers lui font matériellement défaut et dans les communes rurales il n'existe pas d'hôpitaux et il ne peut être créé utilement d'établissements de cette nature.

Il faut avouer aussi que le paysan a pour l'hôpital une répulsion bien connue. Il y attache une idée fausse et étroite. Les meurt-de-faim, les paresseux, les déshérités, lui paraissent la clientèle prédestinée de ces hospitalières maisons. C'est peut-être la vanité qui lui suggère cette répulsion, tout autant que la crainte d'être taillé en morceaux. Mais il trouve bon que les hospices s'ouvrent pour les vieux parents, ennuyeux à nourrir au logis, et il leur en vante volontiers les avantages pour les leur faire accepter plus aisément. Cette façon de considérer l'assistance hospitalière est générale et tient évidemment à ce que le paysan n'a pas été familiarisé avec l'hôpital, qu'il le connaît mal.

Il est, du reste, avéré que son sentiment se modifie et j'ai rappelé (1) l'opinion du Dr Lardier à ce sujet. « J'atteste, dit-il dans un travail à ce sujet (2), qu'un grand progrès a été réalisé de ce côté. Les gens de la campagne n'ont plus cette invincible répugnance que leur avaient léguée leurs aïeux. » Il était utile, dans l'intérêt même du paysan, que ce progrès s'accomplît; l'indigent, dans sa demeure misérable, sans secours suffisant, intelligemment donné, ne peut pas, dans tous les cas de maladie, être heureusement tiré d'affaire par le secours à domicile. L'hôpital lui faisait défaut, car aucune organisation de l'assistance, aucune obligation ne venait rattacher les deux branches de secours, et c'est à combler cette énorme lacune que le conseil supérieur de l'assistance publique s'est attaché en préparant une loi sur l'assistance médicale dont l'application s'étend à toutes les communes.

Connaissant mieux la valeur du secours qu'il peut trouver à l'hôpital, l'ayant expérimenté, le paysan reviendra vite sur ces vieilles idées d'un autre âge et recherchera peut-être l'hôpital avec autant d'empressement qu'il en avait à le fuir.

Quant à l'hospice, il n'en est plus de même, avons-nous dit, et le paysan l'accepte volontiers. Ce secours lui manquait plus encore que celui de l'hôpital ; car il était désiré souvent par les vieux travailleurs sans ressources, que leurs bras faisaient vivre et que le repos forcé condamnait à la misère; quand ils ne le recherchaient pas eux-mêmes, les enfants, les parents, l'indiquaient comme une ressource suprême ou un allègement aux charges de la famille. Pour l'avoir, on quittait le village, on venait à la ville, et par mille subterfuges on cherchait à endormir la vigilante attention des administrateurs et des municipalités. Ce secours aux vieillards, aux infirmes ne peut pas être refusé aux gens de la campagne ; ils y ont les mêmes droits que les indigents des villes et ils ne doivent pas, au point de vue humanitaire et social, souffrir de leur condition de ruraux, qui ne leur permet pas, sur le territoire où ils ont vécu et laborieusement travaillé, de trouver un asile protecteur à l'heure de la vieillesse.

Le principe du secours a été proclamé il y a un siècle, mais non appliqué. Le temps est venu de lui donner une sanction définitive, légale.

(1) Drouineau, *Classement des établissements hospitaliers.*
(2) Lardier, *les Indigents ruraux à l'hôpital*

C'est, dans nos campagnes, une grosse question. On la résout actuellement mal; la vieillesse est une charge, une tare sociale; les intérêts qui s'agitent tout autour d'elle, à cause d'elle, troublent les familles, les désunissent; il faut que les hospices ruraux viennent adoucir cette plaie déjà vive et qui ne ferait que grandir avec le positivisme bien accentué des mœurs rurales.

Cette création des hospices ruraux, intercommunaux ou cantonaux est une question destinée à faire son chemin, et il est utile, dans l'intérêt même de l'assistance publique, qu'elle le fasse promptement. Nous nous sommes expliqué à son sujet (1), nous n'insisterons pas. Mais, pour les paysans, avoir un lieu de retraite près du sol où s'est écoulée l'existence laborieuse, n'être pas exilé loin des parents, des amis, respirer le grand air de la campagne serait un bien précieux et plus désirable que la retraite dans les murs d'un hospice urbain. Ces petits hospices ruraux, peu coûteux, d'installation facile, rendraient les plus grands services. Ils permettraient enfin la création d'infirmeries temporaires destinées à recevoir les malades ruraux dans les cas urgents, comme le prévoit le projet d'assistance médicale. Tout cela est évidemment désirable.

§ 2. — Prévoyance.

La prévoyance est le remède que la raison indique pour éviter la misère, et, comme nous l'avons vu, elle aurait surtout sa raison d'être à la campagne, où les sinistres agricoles, les hasards des récoltes, peuvent amener l'indigence quelquefois dans un village tout entier. Nous avons rappelé comment les assurances pouvaient en partie conjurer ce danger. Mais l'individu lui-même peut avoir à se préserver de la misère résultant du chômage par accident, par maladie, et les sociétés de secours mutuels ont été faites dans ce but.

L'idée est excellente et s'est développée en France, surtout dans les villes, beaucoup moins dans les campagnes. On peut désirer qu'il en soit autrement, mais il ne faut pas se dissimuler les difficultés des associations de cette nature dans les petites communes rurales où l'aisance n'est pas grande et où les besoins sont à peu près semblables.

Pour offrir des secours efficaces comme indemnités de maladie, secours de médecin et de pharmacien, il faut des cotisations relativement élevées, d'autant plus que les membres honoraires, non participant aux avantages matériels, font le plus souvent défaut et que seuls les membres titulaires doivent pourvoir à tous les frais. Ces frais s'augmentent encore de l'éloignement des médecins qui, tout en abaissant leurs tarifs, sont obligés de tenir compte pourtant du temps passé, du chemin à parcourir. Ces conditions réunies font plus difficile la créa-

(1) *Du classement des établissements hospitaliers.*

tion de sociétés de secours mutuels dans les campagnes et il n'est pas à prévoir que cette situation puisse beaucoup se modifier. Cependant, pour ce secours de chômage ou même de maladie, c'est encore l'association qui pourra rendre le plus de services au paysan; mais il ne réussira que s'il se persuade qu'ici il ne peut être question d'une assurance comme pour les récoltes, mais d'un contrat où des intérêts tout aussi respectables que les siens sont en présence et qu'il faut faire une part égale à chacun.

I. **Caisses d'épargne.** — L'épargne de son côté est désirable et les salaires élevés et très rémunérateurs doivent venir en aide, grâce à elle, aux chômages d'hiver ou nécessités par le mauvais temps. Les institutions existantes ont rendu l'épargne facile; les succursales des caisses d'épargne se sont multipliées dans les groupes de quelque importance; la caisse d'épargne postale également. Il y a là une ressource offerte au cultivateur prévoyant et sage, et ce dépôt si sûr, si bien garanti par l'Etat, vaut encore mieux et est plus profitable que le vieux bas de laine ou la cachette secrète que bien de nos paysans honorent toujours.

§ 3. — Le médecin de campagne.

De tout temps, l'exercice médical à la campagne a été dur; l'apologie du médecin rural n'est plus à faire; personne n'a jamais un seul moment contesté son mérite, tout le monde a rendu justice à son dévouement et à son abnégation. Mais, pour l'exercice médical comme pour le reste, la campagne a subi des modifications imposées par le temps et le progrès. Les routes multipliées, faciles, ont permis au médecin d'aller en voiture et non plus à cheval. Il a pu agrandir le cercle de son action, en perdant moins de temps dans ses déplacements. Mais il augmentait aussi ses frais personnels, son écurie, etc. Les honoraires ne pouvaient s'élever beaucoup; car, à part quelques grands propriétaires, riches fermiers, le gros de la clientèle est demeuré gêné, et la population indigente assez nombreuse. Dans beaucoup d'endroits, le médecin a fui devant un labeur sans profit, impuissant même à compenser les frais de son existence professionnelle. Aux difficultés matérielles est venue s'ajouter la concurrence des médecins non patentés, en jupons ou en cornettes, des rebouteurs, des sorciers; cette lutte est encore formidable aujourd'hui et la loi n'a pas su protéger efficacement non pas le médecin, mais le pauvre paysan, contre cet envahissement déplorable du charlatanisme et de l'ignorance.

La pénurie du corps médical pour les campagnes est assez évidente et il y a des contrées où l'absence du médecin ou son éloignement excessif est une véritable calamité. La répartition inégale des médecins s'accentue tous les jours davantage et avec les exigences croissantes il est puéril de s'étonner que dans la lutte pour la vie le praticien s'occupe d'abord de ses intérêts, de ceux de la société ensuite. Mais l'indigence a forcément éveillé l'attention; c'était un devoir social de ne pas la laisser sans secours dans un village, et la médecine gratuite a depuis déjà longtemps été l'objet de combinaisons et d'études diverses.

Nous n'avons pas à nous en occuper ici, et l'examen de l'Assistance publique qui sera fait dans l'*Encyclopédie* dira ce qu'elle a été jusqu'ici et ce qu'elle peut être dans l'avenir.

Mais partout il faut s'attendre à voir le corps médical s'unir pour faire valoir ses justes réclamations. L'administration pouvait autrefois profiter de l'isolement des médecins et leur imposer à peu près des conditions; il est vrai que cela n'a pas beaucoup réussi; mais aujourd'hui il ne peut plus en être ainsi. Le droit de se syndiquer n'est pas contesté aux médecins et ils en useront, cela est évident, quand l'organisation de l'assistance médicale sera mise en pratique. A ce moment-là, c'est plus que leur avis sur l'organisation médicale dans les campagnes, qu'ils donneront, c'est leur volonté qu'ils imposeront. Car il est difficile de faire de l'assistance médicale sans médecin et les conseils généraux seront bien obligés, étant tenus d'obéir à la loi, de s'entendre avec le corps médical.

Il y a là des points délicats sur lesquels nous ne voulons pas insister davantage. Mais il évident que la médecine rurale a des exigences et des difficultés que tout le monde n'apprécie pas de même, beaucoup les ignorant; il ne s'agira pas là seulement d'honoraires suffisants et rémunérateurs, mais aussi d'inscriptions trop faciles sur une liste communale, compromettant les intérêts matériels des médecins. Ils auront à se défendre contre les caisses publiques qui voudront être économes, contre la bourse des cultivateurs qui ne s'ouvre pas aisément; comme il ne s'agira plus de charité personnelle, mais d'une obligation sociale imposée au contribuable, c'est-à-dire d'une fonction publique, il sera permis aux intérêts contradictoires de se débattre.

En laissant le débat se produire dans chaque département, la loi en projet a eu certainement la main heureuse; c'était équitable en principe et le projet n'en aura que plus de chances de passer promptement. Ce sera aux départements à agir sagement. La seule pensée qu'il faille avoir est de rattacher d'une façon honorable le médecin à la campagne. Son éloignement est un malheur véritable. Résidant au village, au milieu des paysans, il acquiert une influence considérable; par ses conseils, par son autorité de savant, il peut hâter beaucoup les progrès de l'assainissement des campagnes. L'hygiène est intéressée au sort qui sera fait dans l'avenir aux médecins des campagnes par l'organisation de l'assistance médicale; que ce soit à titre de fonctionnaire, que ce soit par son initiative privée, il est certain que l'action médicale sera toujours bonne, et qu'elle est désirable.

I. **Sages-femmes.** — Il faut dire un mot des sages-femmes; car leur rôle n'est pas sans quelque importance à la campagne. Elles y tiennent même parfois une place trop grande.

On croit généralement que les services qu'elles rendent sont fort estimables; il serait peut-être assez difficile de montrer comment cette réputation, j'allais dire cette légende, s'est établie. Il est vrai qu'on ne demande pas à ce sujet l'avis des seules personnes compétentes, les médecins de campagne, et quand ils parlent, on les considère comme de vilains jaloux. Cependant, pour qui veut ne pas mettre de passion en pareille affaire, il est facile de se faire promptement une opinion. Munaret disait : « Nous devons souhaiter le jour où les campagnes seront pourvues de femmes assez exercées aux manœuvres obstétricales pour qu'elles ne soient plus obligées de recourir à notre aide. » Les médecins de notre époque ne renieraient pas Munaret, car ce qu'ils déplorent, ce n'est pas qu'il y ait des sages-femmes, mais que leur instruction incomplète et insuffisante en fasse des aides déplorables. Il est difficile de comprendre comment la loi accepte la répartition des sages-femmes, laissant celles de 1re classe pour la ville, et celles de 2e classe pour la campagne. En conscience, c'est peut-être l'inverse qu'il eût fallu réclamer; car la situation de la sage-femme à la campagne est plus critique qu'à la ville. Elle se trouve seule auprès d'une femme, entourée de commères voulant imposer leurs sottises; si elle les brave, elle peut être mal vue. Les campagnardes accouchent sans doute aisément; on leur accorde cette réputation. Mais il n'en est pas toujours ainsi; et alors, timorée ou trop hardie, la sage-femme tient la vie d'une femme et d'un enfant entre ses mains. Elles pèchent plus souvent par audace que par modestie; le médecin est mis de côté; il y en a qui se vantent de n'avoir jamais eu besoin de lui; c'est un moyen de se donner un brevet de capacité; faire venir l'accoucheur serait auprès des bonnes gens passer pour une ignorante; puis, cela augmente les frais; tout cela est mal vu à la campagne.

Dans des situations difficiles, où il faudrait des femmes instruites, habiles, fermes, on pense que les médiocres et les ignorantes feront l'affaire. C'est une erreur, contre laquelle les médecins ont de tout temps protesté et tout récemment encore les médecins des Vosges (1).

En dehors de leur spécialité professionnelle, on leur donne aussi à la campagne la qualité de conseils pour ainsi dire naturels pour tout ce qui est la santé. Elles en abusent souvent d'une étrange façon, et en écoutant certains récits, on ne sait pas ce qu'il faut le plus admirer même de nos jours (2) de la naïveté féroce de nos paysans, ou de la suffisance de nos matrones patentées.

(1) *Bulletin médical des Vosges*, 1891.

(2) A la veillée, on parle mauvaises récoltes, pommes de terre tachées, promesses de députés et misère.

Une jeune femme que cela n'intéressait sans doute que médiocrement bâille de

Ce sont donc des femmes éclairées qu'il faudrait à la campagne et c'est l'expérience de ceux qui les ont le mieux connues et les ont vues de plus près qu'il faudrait en cette matière écouter. La séparation assez illusoire et théorique qui est faite par les deux classes n'est pas profitable aux campagnes et il vaudrait mieux dans plus d'une commune ne pas avoir de sage-femme du tout qu'une ignorante, pédante et funeste comme, par exemple, l'héroïne du fait cité par M. le Dr Dommageot.

II. **Pharmaciens.** — Les communes rurales sont, au point de vue du secours pharmaceutique, généralement mal pourvues. La loi autorise le médecin à y suppléer et rien n'est plus juste. Les tolérances trop grandes pour les officines irrégulières tenues par les sœurs d'écoles, d'orphelinats ou de couvents sont déplorables; des officines elles-mêmes, nous ne dirons rien, il en est quelques-unes qui peuvent rendre des services et dont le secours est estimable; ce sont à coup sûr les exceptions. Un beaucoup plus grand nombre n'ont aucune raison d'être; elles servent de prétexte à un commerce illicite de remèdes, à un exercice constant et malencontreux de la médecine et de la chirurgie sous le couvert de la charité. S'il est équitable de ne pouvoir enseigner dans notre pays les principes de la langue et les règles de l'arithmétique sans être pourvu d'un brevet de capacité, il est non moins juste de ne pas laisser croire qu'il suffise de porter un costume quelconque pour avoir une connaissance de choses aussi difficiles que le diagnostic des maladies et l'art de les guérir.

Cette concurrence n'est pas étrangère à l'éloignement des médecins pour la campagne; il faudrait que cette tolérance cessât et que les vil-

toutes ses forces et... reste la bouche ouverte ne parlant plus qu'en bredouillant.

Grand émoi dans l'assistance, on court à la sage-femme. Pleine de son importance, celle-ci arrive dignement la jupe troussée. Elle examine la malade, prend le pouls, voit la langue et déclare solennellement que le cas est très grave; attaque d'apoplexie, danger imminent.

Un voisin bonasse insinue alors qu'il faut appeler le médecin.

« Le médecin, allons donc! Si vous voulez enterrer votre femme, Nicolas, vous n'avez qu'à suivre cet avis-là. Ah! j'en ai guéri bien d'autres. Voici ce qu'il faut faire :

« Cataplasmes de farine de moutarde sur les mollets et sur les cuisses. »

On s'empresse et bientôt la malade gigote énergiquement sous les brûlures des sinapismes.

« Vous voyez, hein! comme la vie revient; tenez ferme. Ce n'est pas trop maintenant de quatre hommes pour la maintenir, la pauvre femme! Mais il était temps, elle trépassait!

« Quant à la voix, elle est plus forte, mais elle n'est pas encore franche; nous allons y remédier : il faut raser les cheveux de la nuque, puis placer un bon vésicatoire de dix centimètres carrés derrière chaque oreille. »

Ce qui fut fait.

Et ce n'est qu'après quatre jours que le voisin arriéré, ne voyant pas venir la guérison promise, chargea la voisine sur une charrette et me l'amena en dépit des objurgations de la sage-femme qui levait les bras au ciel.

Je réduisis la luxation de la mâchoire et guéris ainsi en un tour de main la pauvre jeune femme qui avait vécu une demi-semaine dans la perspective d'une mort prochaine

Dr Dommageot (*Bulletin médical des Vosges*, 1891).

lages fussent traités légalement pour l'exercice médical comme les villes. Agir autrement, admettre que ce secours est utile, c'est ouvrir librement carrière à tous les charlatans, de prétendue bonne volonté, qui exploitent plus ou moins adroitement la crédulité du paysan et en tirent profit, chacun à sa façon.

§ 4. — L'hygiène publique.

Après ce que nous avons dit de l'insalubrité de nos villages, après avoir montré tout ce qu'il y a à faire, nous pouvons rechercher comment ce vaste programme d'assainissement peut être réalisé.

Il n'y a pas au village d'autre autorité sanitaire que le maire; il est vrai de dire qu'il n'y a pas d'autre autorité d'aucune espèce, puisqu'il les résume toutes en sa seule personne. L'exercice d'un pareil pouvoir n'est pas sans dangers, quand il s'agit de petites communes rurales, où chacun se connaît, a à peu près même origine. Pour les choses administratives, la situation n'a rien de très grave, puisque la municipalité est en somme en tutelle et la loi a prévu l'ingérence nécessaire de l'administration départementale et l'a réglée. En ce qui concerne la santé publique, la législation sanitaire qui nous régit a laissé de côté l'organisation communale ou, quand elle y a songé, elle a eu en vue les grandes villes et non les communes rurales. La loi sur les logements insalubres de 1850 en est un exemple évident.

Le maire peut donc être avec la loi municipale actuelle, la loi de 1884, un agent exécutif, s'inspirant de ses propres conseils et au demeurant pouvant faire du bien ou du mal selon ses inspirations. Nous avons toujours pensé que c'était là une formule organique mauvaise et nous estimons que pour les 33,000 communes rurales de France, et pour les deux tiers de la population, c'est-à-dire, pour presque tout le pays, il fallait envisager l'organisation sanitaire d'une autre façon.

Dès 1882, nous avions donné connaissance d'un projet d'organisation de la médecine publique dans les départements (1), où nous nous préoccupions du sort des petites agglomérations.

Nous pensions que le progrès était dans la centralisation départementale des affaires de la santé publique entre les mains d'un directeur compétent comme pour l'instruction, la vicinalité, etc., plaçant ce fonctionnaire sous la dépendance administrative du préfet, mais non pas pour les questions techniques ou spéciales, pour lesquelles nous admettions un recours vers un comité supérieur; reliant ainsi en un seul faisceau tout le territoire, l'administration, les conseils techniques.

A l'heure actuelle, différents projets sont soumis au Parlement; les uns

(1) Drouineau, *De l'organisation départementale de la médecine publique* (G. Masson, 1882.)

datent déjà de plusieurs années, les autres sont plus récents. La lecture de tous ces projets, les discussions qu'ils ont pu soulever et sur lesquelles nous n'avons rien à dire ici n'ont pas changé notre sentiment et modifié nos idées premières.

L'étude plus approfondie même des besoins de la campagne nous fait persister dans notre manière de voir.

L'importance de l'assainissement de la campagne, les questions graves qu'il soulève, ne peuvent être mûrement étudiées que dans un service public compétent et départemental. Remplacer les maires impuissants ou inertes par les préfets n'est pas suffisant, car rien ne protège contre les abus des maires trop entreprenants.

Il faut craindre ce danger à la campagne ; les mœurs politiques actuelles, c'est-à-dire les luttes électorales, y causent plus d'une inimitié entre vainqueurs et vaincus et on n'y pratique pas aisément le pardon des injures et l'oubli des défaites.

L'organisation basée sur la loi municipale est mauvaise pour les communes rurales et il serait préférable, pensons-nous, d'asseoir sur d'autres principes la pratique sanitaire en France. Que le maire reste un agent d'exécution en matière sanitaire comme en toutes choses, cela n'est pas discutable, mais qu'il ne dépende que de lui-même, cela est plus difficile à admettre, dans l'intérêt de l'hygiène publique. Or, quel autre conseil peut-on placer près de lui que le médecin, qui, seul avec le vétérinaire, pénètre souvent dans ces petites communes, en connaît les habitudes, les défectuosités ? Quel autre pourra mieux montrer au maire la possibilité de certaines réformes, la nécessité des améliorations ? Mais il faut que ses avis aient une portée utile ; il faut qu'il soit revêtu, au point de vue des choses de la santé, d'une autorité véritable ; sinon le maire, ayant conscience de la plénitude de ses droits et de sa souveraineté, fermera l'oreille à tous les avis. On ne remplacera pas par la force cette action de tous les instants qui, patiente et ferme, aurait à la campagne raison des inerties les plus fatigantes.

Une municipalité rurale n'est pas un organe toujours bien maniable, et l'administration préfère fermer l'oreille ou les yeux plutôt que d'entreprendre une lutte parfois stérile. Il y a donc là des difficultés de toute nature, de personnes, d'argent, dont il faut tenir compte et qui expliquent la nécessité d'une organisation spéciale.

Si nous entrons dans les détails, nous voyons qu'il est utile encore de faire du médecin rural l'organe principal et essentiel des services d'hygiène.

I. **Epidémies.** — Les épidémies, on le sait, sont fréquentes dans nos communes ; petits foyers de maisons, de groupes habités ; le médecin est le premier à en avoir la notion ; il est le seul qui en puisse apprécier l'importance, la gravité, qui puisse juger de l'utilité d'une prompte intervention. Il est naturel de l'investir sur ce point d'une autorité véritable; n'en faire qu'un agent d'information vis-à-vis d'un maire de campagne ne serait pas suffisant. Nous en avons donné la preuve dans le cours de cette étude (rapport du Dr Empereur).

C'est dans cette pensée que nous avions cru utile de rattacher les médecins ruraux aux conseils d'hygiène et à l'administration sanitaire départementale.

L'avenir dira si cette conception ne doit pas recevoir d'exécution et si le service des épidémies en ce qui concerne nos communes rurales peut être assuré d'une autre façon.

Quant à l'organisation actuelle, nous n'en parlerons pas; elle est depuis longtemps condamnée et son imperfection est notoire. Tous les rapports académiques depuis bien des années commencent par des doléances à ce sujet. L'urgence d'une réforme s'impose et les progrès scientifiques des derniers temps en hâteront certainement l'avènement.

II. **Déclaration des maladies contagieuses. Désinfection.** — Dans le système que nous préconisons, la déclaration des cas de maladies contagieuses et la pratique de la désinfection sont intimement liées et font partie intégrante du traitement médical. Le paysan n'est pas familiarisé avec cette idée et les maires s'effrayeront des difficultés qui naîtront pour eux, si la mission leur est donnée d'assurer un pareil service. Laisser ce soin au médecin et l'en faire responsable vis-à-vis de l'autorité sanitaire est un moyen de tout arranger; c'est en même temps assurer plus efficacement la prophylaxie de l'épidémie en créant deux branches parallèles d'information.

La déclaration faite au maire l'informe d'un fait, qui lui crée certaines obligations vis-à-vis de ses supérieurs administratifs. Il est dans la nécessité d'avertir l'administration et il ne pourra pas échapper à cette obligation s'il sait qu'elle peut être prévenue par une autre voie, c'est-à-dire par les autorités sanitaires. Le médecin, de son côté, qui n'aura jamais dans la petite commune rurale, dans le hameau ou dans la ferme isolée, les moyens de combattre une épidémie localisée, sera obligé de recourir à l'intervention de l'autorité sanitaire qui, devra dans chaque département, même dans chaque arrondissement, être outillée. Il s'adressera donc, dès qu'il se trouvera en présence d'un cas de contagion, à l'autorité sanitaire, qui viendra à son aide, en disposant en sa faveur d'étuves ou d'appareils de désinfection. Il pourra faire comprendre aux intéressés que c'est là un moyen de traitement nécessaire, que sa conscience l'oblige à réclamer, et on acceptera plus facilement cette intervention amicalement présentée que celle imposée par l'autorité avec une sanction pénale en cas de refus. Cette pratique ferait faire sûrement un pas rapide aux idées de préservation, que les gens éclairés acceptent sans hésitation et qui répugnent encore aux moins clairvoyants. Les paysans seront rebelles à ces pratiques inusitées pour eux; elles s'accommodent si mal avec leur routine, avec leurs idées en fait de maladies, que pour réussir ce n'est pas trop du concours nécessaire du médecin, autorité sanitaire, du maire, autorité administrative. Cette action simultanée, s'aidant, se contrôlant l'une par l'autre, peut produire les meilleurs effets, pourvu que les départements soient astreints à fournir l'outillage indispensable. Celui-ci ne peut être que centralisé en quelques points importants, les chefs-lieux d'arrondissement, par exemple, à côté de conseils techniques, assez rapprochés pour pouvoir entrer en relations directes avec les médecins de campagne et apprécier l'urgence d'une intervention. Les communes ne peuvent songer à se pourvoir d'appareils de ce genre, et le département seul peut intervenir dans ces dépenses.

Ainsi conçue, la désinfection se lie intimement à la déclaration des premiers cas épidémiques; le médecin en dirige promptement l'application, avec le contrôle d'un conseil compétent; l'administration est avertie des faits, de la mise en pratique de la désinfection; elle n'ignore rien de ce qui, scientifiquement, a dû être fait et son intervention obligatoire ne s'impose que si le médecin ou le maire oubliait, l'un ou l'autre, leurs devoirs.

C'est là la formule qui nous paraît pratique pour la campagne et que nous conseillons encore volontiers.

III. **Vaccine.** — Le service de la vaccination et de la revaccination est aussi à organiser dans les campagnes. Nous avons pu rappeler (p. 792) les difficultés que les vaccinateurs les plus zélés rencontrent parmi les populations rurales, indifférentes, sceptiques ou grossièrement ignorantes des bienfaits de la vaccine. Quelques praticiens ont pu même exhaler quelques plaintes et laisser entrevoir leur découragement, leurs efforts étant généralement mal récompensés. Il n'est pourtant pas mauvais que cette note soit entendue. Si l'obligation de la pratique vaccinale est consacrée par des dispositions législatives, ce qui est essentiellement désirable, il faudra, comme conséquence, qu'une organisation départementale rende plus aisée la tâche des vaccinateurs ruraux. Il faut aussi qu'ils soient les agents indispensables de cette distribution de la lymphe vaccinale. Non seulement il faut vacciner, mais il faut s'assurer du succès de l'opération. Tout est là; la pratique vaccinale ne manquerait peut-être pas de mains complaisantes; car les sages-femmes, les instituteurs, les sœurs, s'en chargent au besoin, fournissent leurs états de vaccinations, et demandent à prendre part aux distributions d'indemnités ou de médailles. J'en ai eu autrefois les preuves entre les mains. Il ne nous semble pas bien recommandable de laisser tomber la pratique vaccinale dans le domaine public; la vaccination de nos jours doit être faite antiseptiquement et l'importance de cette obligation échapperait aux vaccinateurs incompétents; mais, en outre, il faut constater le résultat, et cela est déjà plus difficile et dépasse les notions usuelles de beaucoup de vaccinateurs ruraux, de bonne volonté, mais incompétents.

La pratique vaccinale dans les campagnes a été surtout difficile autrefois, par la rareté du vaccin, l'usage exclusif de la lymphe jennérienne et l'habitude routinière de ne pratiquer l'opération qu'à certaines époques de l'année, le printemps, l'automne. La création d'instituts vaccinaux, l'emploi du vaccin de génisse et des notions plus certaines sur l'innocuité de la vaccination à tous les moments, ainsi qu'à tous les âges, peuvent rendre la pratique bien plus facile; mais parler de tout cela, c'est encore faire comprendre que seul un service technique compétent peut en assurer le fonctionnement; il est donc rationnel de ne pas distraire le service de la vaccine de ceux de l'hygiène publique dans chaque département.

IV. **Salubrité.** — L'assainissement des habitations, des localités, est d'une application difficile dans les campagnes; la loi de 1850 n'y peut pas recevoir d'exécution, c'est une loi d'exception faite pour les villes et non pour les communes rurales. On en demande avec raison l'abrogation. En ce qui concerne les logements, nous avons dit les causes principales de leur insalubrité et le rôle que le maire avait à jouer, dans les conditions faites par la législation actuelle.

Ici, ayant en vue, non pas seulement le présent, mais aussi l'avenir de l'hygiène publique dans les campagnes, nous ajouterons que le maire d'un village sera bien en peine souvent pour prendre quelque initiative et assurer l'exécution des arrêtés qu'on lui aura conseillés. Son embarras sera d'autant plus excusable qu'il n'aura près de lui personne pour l'aider, lui expliquer la raison des choses; sa situation sera évidemment plus difficile que celle d'un ministre ou d'un préfet ayant toujours à leur disposition des conseils compétents, tout prêts à donner leurs avis. Embarrassé, ou bien il restera dans une inertie systématique et invincible, ou bien il se tournera vers l'administration préfectorale et lui laissera le soin de résoudre les questions de salubrité; sans compter que, lorsqu'on demandera au paysan de faire de l'assainissement chez lui ou sur ses terrains, il invoquera infailliblement la raison d'argent, le maire aimera mieux laisser les orages qu'elle suscitera tomber sur la tête d'autrui. Nous n'avons donc pas dissimulé, tout en rappelant les obligations municipales en matière de police sanitaire, les difficultés pratiques qui surgiront toutes les fois qu'il s'agira d'assainissement. Le médecin pour tout ce qui concerne l'homme et la santé publique, le vétérinaire pour ce qui touche aux animaux et à leur logement, sont tout naturellement indiqués par leur compétence pour servir d'intermédiaires, de conseils aux maires; il faut songer à utiliser leurs bons offices, non pas en en faisant des fonctionnaires administratifs, mais en leur déléguant les pouvoirs de l'autorité technique et compétente.

Les inspecteurs de la salubrité, s'ils existaient, seraient des fonctionnaires tout désignés pour remplir évidemment cet office; mais, à moins de multiplier leur nombre, ils iraient difficilement dans les petites communes rurales, dans les hameaux isolés, et il ne faut pas prévoir que leur action puisse s'étendre jusque-là. Le médecin et le vétérinaire pourraient donc devenir des conseils officieux, à certains moments officiels, être rattachés aux conseils d'hygiène et servir ainsi utilement les intérêts de la santé publique, dans les derniers degrés de l'échelle administrative et dans les plus petits groupes habités.

Tout ce qui touche à l'assainissement, à la salubrité pourrait leur être confié; ils pourraient avoir qualité pour signaler les dépôts offensants, les mares infectes; ils pourraient encore exercer une utile surveillance sur certains débits ruraux, où le commerce dépose ses plus mauvais produits, sur le fonctionnement irrégulier ou dangereux d'industries classées.

Le maire trouverait donc là un appui et un conseil pour toutes les questions de salubrité dont l'exécution ou la surveillance lui est légalement confiée; les conseils d'hygiène demeurant les corps techniques où les questions plus graves ou litigieuses peuvent s'instruire et se discuter.

Nous ne voulons pas entrer dans de plus longs détails à ce sujet ; il suffit d'en avoir indiqué le principe, la raison d'être. Nous estimons que les réformes sanitaires devront s'inspirer beaucoup plus des besoins des populations rurales que de celles des villes. Celles-ci ont des moyens d'action que la loi future peut fortifier ; elles peuvent créer des bureaux d'hygiène, centralisant les services d'assainissement et assurant aux collectivités le bénéfice d'une forte organisation. Les communes rurales, au contraire, seront toujours dénuées de semblables moyens; leur isolement, leur pauvreté, leur créent des difficultés matérielles considérables. Mais leur nombre, l'importance de la population rurale sur le territoire national rendent nécessaire une organisation faite pour elles ; si la loi sanitaire ne prévoyait pas ce besoin, elle serait incomplète et inefficace.

Nous insistons sur ce point capital ; l'hygiène publique en France n'a pas encore progressé à l'égal des autres sciences, des autres applications faites en vue de l'homme, et c'est surtout dans nos campagnes que le mal se constate. Ce retard n'est pas seulement imputable au paysan, à son mauvais vouloir, à son ignorance, il l'est aussi au défaut de toute organisation applicable à la petite commune rurale. Tous les efforts que nous pourrions tenter en vue d'améliorer la salubrité publique rurale demeureraient infructueux si notre législation sanitaire revisée ne permettait les progrès et ne rendait faciles les applications sanitaires.

§ 5. — La vie publique.

Il faut dire un mot de la vie publique, qui a une importance véritable à la campagne; elle en modifie les mœurs et devient à ce titre un facteur sérieux du milieu rural.

La Révolution de 1789 transforma les campagnes en leur donnant la propriété et la liberté, et en fit d'un coup une force. « Cette démocratie rurale, dit M. Rambaud, la plus puissante qu'il y ait au monde, sort tout à coup de son humiliation séculaire; elle qui n'a point de passé, point d'aïeux, s'en crée tout à coup; elle joue sur la scène du monde le plus grand rôle qui ait jamais été dévolu à aucun peuple; des députés paysans siègent sur les bancs de nos assemblées; des armées de soldats paysans, conduits par des généraux paysans, font la conquête de l'Europe. » Le paysan n'a pas oublié cette origine et il entend conserver les droits qu'il a acquis. Un siècle s'est écoulé et a fait de lui un citoyen comme tous les autres; ses droits, ses devoirs, il les connaît et son éducation politique a été sur ce point asse: prompte à se faire.

Tandis qu'autrefois il ne songeait pas à critiquer les actes des seigneurs, et encore moins à prendre leur place, aujourd'hui, il écoute ce qui se dit au Parlement, il lit ce que racontent les journaux, et, dans les veillées d'hiver, dans les heures passées au café, au cabaret, dans les foires, après les questions d'affaires, de récoltes, c'est la politique qui fait les frais des longues causeries et de vives discussions. C'est même, disons-le, le thème le plus commun des agitations et des discordes rurales.

Dans cette démocratie rurale que 1789 fit éclore, que 1848 acheva de constituer par le suffrage universel, se détachèrent les intelligents, les actifs, les habiles et on put voir dans chaque commune les groupes se constituer. Il serait inexact de prétendre qu'en suivant telle ou telle bannière le paysan n'obéit qu'à des sentiments profonds, qu'à une conviction sincère; la politique n'est pas le seul élément de ses rapprochements; l'intérêt y a sa part. Tel gros propriétaire, riche bourgeois, a ses obligés, et dirige leurs préférences électorales; tel cultivateur, fermier enrichi, occupant de nombreux ouvriers, est possédé du désir de devenir un *bourgeois* et groupe autour de lui des électeurs qui l'appelleront à un poste de conseiller municipal, même de maire. Les mœurs de la vie politique, en amenant les candidats à la députation à parcourir les campagnes, augmentent les chances de division en mettant en évidence quelques personnalités rurales, qui restent, après la lutte, les amis des vainqueurs ou des vaincus et qui gardent encore quelque importance du relief que leur a donné la lutte électorale. La discorde n'apparaît pas toujours, en tout temps, cela est évident; mais le ferment y est et la moindre occasion en donne la preuve. Ce sont les élections municipales, la délégation cantonale, le choix des autorités locales, gardes champêtres, forestiers, les instituteurs, la question des écoles. Tout cela est matière à prendre une couleur politique et à armer les partis. Il suffit de choses moins graves; souvent la question cléricale ou religieuse s'y ajoute, et alors les querelles prennent parfois une intensité inouïe.

Ces choses semblent puériles à qui juge de haut les discordes humaines et ne paraissent offrir qu'un intérêt médiocre. Mais, quand on vit dans un pauvre village où quelques centaines de paysans passent la journée aux travaux de la terre, seuls, méditatifs, ruminant leurs pensées comme leurs compagnons de labeur leur nourriture, on comprend mieux cette ardeur.

Le paysan a besoin de discourir, de discuter, d'autres diraient de causer; la civilisation, en apportant des éléments de distraction à la vie rurale, a répondu à un des plus impérieux besoins de sa vie muette et contemplative. Seulement, avec la politique, on peut craindre qu'il dépasse la mesure. Après les violences de langage, l'excitation des esprits persiste, les rancunes surviennent et font l'isolement complet entre habitants du village, même entre voisins ou parents.

Si le paysan pouvait avoir conscience de sa puissance comme citoyen; s'il sentait qu'étant le nombre il est le pouvoir, il mettrait moins d'ardeur à des luttes stériles pour lui, à des divisions sans profit. Il pourrait développer sa vie communale ; s'attacher à rendre les conditions matérielles de son existence moins pénibles ; avoir son influence prépondérante dans les destinées du pays et garder cependant sa paix intérieure. Peut-être n'est-il pas encore assez instruit pour voir les choses comme elles sont et n'a-t-il pas conscience de sa force. Pour le moment, la vie publique l'agite, le trouble et lui apporte plutôt des éléments de faiblesse. C'est, avec la haine des personnes, les discussions et les libations du cabaret, le temps perdu, l'argent dépensé. Si le mal n'était réservé qu'à quelques communes du nord ou du midi, on pourrait n'y ajouter qu'une médiocre importance ; mais il n'en est pas ainsi: quand on parcourt la France, on trouve un peu partout cette agitation, plus ou moins vive, cela est vrai, selon les conditions du travail agricole, le tempérament local, la densité de la population, partout le ferment politique existe ; un rien peut lui donner une puissance inouïe.

§ 6. — L'avenir de nos campagnes.

Comme conclusion de cette étude rapide du milieu rural au point de vue moral, nous pouvons essayer de prévoir le sort qui est réservé à nos populations des campagnes. Si les conditions matérielles ne se modifient pas, si les mêmes calamités sociales viennent peser sur elles, l'aisance progressive des uns, la misère plus grande des autres, jetteront sur les villes un plus grand nombre d'habitants. La population sans cesse décroissante, avec une natalité de plus en plus faible, diminuera promptement notre fonds national. C'est le pays entier qui en subira la peine. L'avenir est donc bien sombre.

Le mal n'est pourtant pas sans remède et il est aisé de concevoir qu'il en pourrait être autrement si le paysan demeurait plus attaché au sol, plus heureux de vivre en son village qu'à chercher fortune ou plaisir à la ville. Il lui faudrait comprendre le pouvoir que l'association, la solidarité, lui procureraient. Si chaque commune formait comme une grande famille où les intérêts seraient communs, l'association pourrait faire des merveilles. Les instruments agricoles économiseraient à chacun des grosses dépenses d'argent, du temps et de la peine. Les travaux utiles à tous d'assainissement, de voirie, pourraient se faire sans que des contributions extraordinaires vinssent grever la bourse de chaque contribuable. «Il y a là, dit M. Baudrillart, pour l'avenir un sujet d'études, une matière à solution, à peine ébauchée dans la vie rurale dont les habitudes s'y montrent jusqu'ici réfractaires. » Cette pensée est venue à beaucoup; elle est difficile d'exécution, mais non impossible.

Il n'est pas erroné de dire que le cultivateur d'aujourd'hui, plus instruit, mieux préparé que ses devanciers par les progrès qui l'entourent, par les résultats qu'il peut constater, peut apprécier combien l'isolement dans lequel il se confine par routine est contraire à ses intérêts.

Est-ce un profit pour lui que ses récoltes se vendent quelques centimes de plus que celles de son voisin, quand le grand commerce fixe les marchés, les prix des denrées et règle la hausse comme la baisse? Seul, il n'est qu'un agent de production ; associé, il deviendrait un gros commerçant et ferait lui-même concurrence aux producteurs plus éloignés ou même étrangers. Seul, il peut à peine nourrir sa terre, la faire fructifier par une culture intensive et lucrative, les engrais lui font défaut, les outils lui manquent; il n'ose pas suivre les conseils des agronomes expérimentant pour lui les procédés de culture. La vie collective lui donnerait tout cela, l'association de la misère ne peut pas être une force, mais celle du travail en est une, et le travail est un capital. Sans doute, l'argent est nécessaire pour assurer l'association contre les risques éventuels, les sinistres, les mauvais marchés. Mais cet argent qui fait défaut au propriétaire isolé, qui ne peut gager sur sa terre qu'une maigre hypothèque et pour qui le crédit limité ne peut être une ressource, lui arriverait plus aisément et ce crédit serait autrement facile si l'association fournissait des gages plus solides.

Que d'économies encore l'association réaliserait dans les détails de la vie ! Tout est difficile dans la vie rurale et tout y pourrait prendre d'autres allures avec une coopération bien dirigée. C'est la ruine du petit commerce, dira-t-on, mais il n'est pas de commerce possible au village ; les consommateurs sont comptés. Le commerce dans de telles conditions ne peut pas être lucratif ; il faut songer seulement aux besoins de chacun et, l'intérêt des consommateurs primant les autres, faire profiter la communauté des avantages du commerçant.

Dans l'ordre moral, cette vie nouvelle rapprocherait les habitants du village, préoccupés de s'aider, non de se nuire, ils apporteraient dans leurs rapports plus de droiture; le bien-être qu'ils auraient contribué à se donner les attacherait au pays et la famille y reprendrait plus de cohésion, plus d'intimité.

Enfin, au point de vue politique, la communauté d'intérêts, l'association éteindrait les divisions stériles; pour gagner les suffrages des électeurs les promesses seraient sans effet, les paysans mettant dans l'urne leur volonté unanime auraient même le pouvoir de parler en maîtres. Ce serait la nation se réveillant enfin, comme d'un long sommeil, maîtresse du sol, vaillante à le défendre, à le faire fructifier et voulant vivre en paix, soucieuse d'elle-même, de sa dignité morale et de son bien-être matériel.

Si l'industrie gagne nos campagnes et s'y vient implanter, ces idées peuvent faire vite leur chemin ; l'ouvrier agricole y sera aisément accessible; cette association heureuse du cultivateur et de l'ouvrier fera à jamais un pays fort et calme.

Ces considérations ne sont point ici superflues ; elles touchent par leur côté économique à une science voisine, cela est vrai, mais elles appartiennent également à l'hygiène sociale. En présence de la dépopulation de nos campagnes, sachant la soif d'argent, de luxe, de bien-être qui dévore notre société contemporaine et se fait sentir jusque dans la classe rurale, il n'était pas possible de ne pas songer à mettre en présence la population, le capital. Dans la concurrence vitale de chaque jour, les groupes sociaux s'agitent autour de ces deux éléments de vitalité pour un pays. Leur antagonisme est réel et les doctrines malthusiennes n'ont fait que confirmer sous une forme philosophique et économique ce que l'égoïsme humain enseignait seul.

Ce n'est pas la lutte qu'il faut désirer, entre ces deux sources de vie, ce serait la mort, la défaite absolue, sans vainqueur. L'union est la solution désirable. Les groupes ouvriers ont pu chercher dans leurs syndicats, dans la participation aux bénéfices des moyens d'y arriver ; cette formule vaut mieux que la grève, qui est la misère pour les uns, la ruine pour les autres. Enfin l'ouvrier patron n'est pas une utopie ; le familistère de Guise en est la réalisation. L'expérience acquise doit servir à la campagne, où la lutte existe aussi entre le capital et la population. Il serait puéril de ne pas la dénoncer, de ne pas en envisager froidement et sérieusement toutes les conséquences.

Ici la lutte ne sera pas la grève ; le paysan ne laissera point chômer la terre, mais les riches populations de la Normandie nous enseignent comment on entend résoudre le problème, elles nous éclairent sur le danger que nous courons.

Il ne faut pas accepter cette formule égoïste et ruineuse. C'est à l'association qu'il convient de demander une arme pour que le capital, en s'amassant à la campagne, la rende prospère sans annihiler, sans étouffer la population. Les économistes nous viendront en aide dans cette grosse question de prophylaxie et d'hygiène sociales; ils nous aideront de leurs enseignements et ce n'est pas trop du concours de toutes les bonnes volontés, de toutes les forces vives du pays pour hâter la solution désirable de cette crise éminemment redoutable; car ce n'est pas seulement la vie humaine qu'elle menace, c'est l'existence de la collectivité nationale, c'est l'intégrité du trésor précieux qui nous a été confié et qui s'appelle *la Patrie*.

FIN DU TOME QUATRIÈME

TABLE DES MATIÈRES

CONTENUES DANS LE QUATRIÈME VOLUME

LIVRE III

HYGIÈNE URBAINE

(SUITE)

CHAPITRE V

ETABLISSEMENTS PUBLICS (SUITE), PAR MM. JULES ROCHARD ET E. VALLIN.

CHAPITRE VI

ÉCLAIRAGE DES VILLES, PAR M. GARIEL

LIVRE IV

HYGIÈNE RURALE

PAR M. GUSTAVE DROUINEAU

CHAPITRE PREMIER

Population rurale

CHAPITRE II

La Terre

CHAPITRE III

HABITATIONS

CHAPITRE IV

Hameaux et Villages

CHAPITRE V

Hygiène du paysan

CHAPITRE VI

Morbidité rurale

CHAPITRE VII

Culture et Travail

CHAPITRE VIII

ÉTAT MORAL ET INTELLECTUEL

FIN DE LA TABLE DES MATIÈRES DU QUATRIÈME VOLUME

4418. — L.-Imprimeries réunies, B, rue Mignon, 2. — May et Motteroz, directeurs.

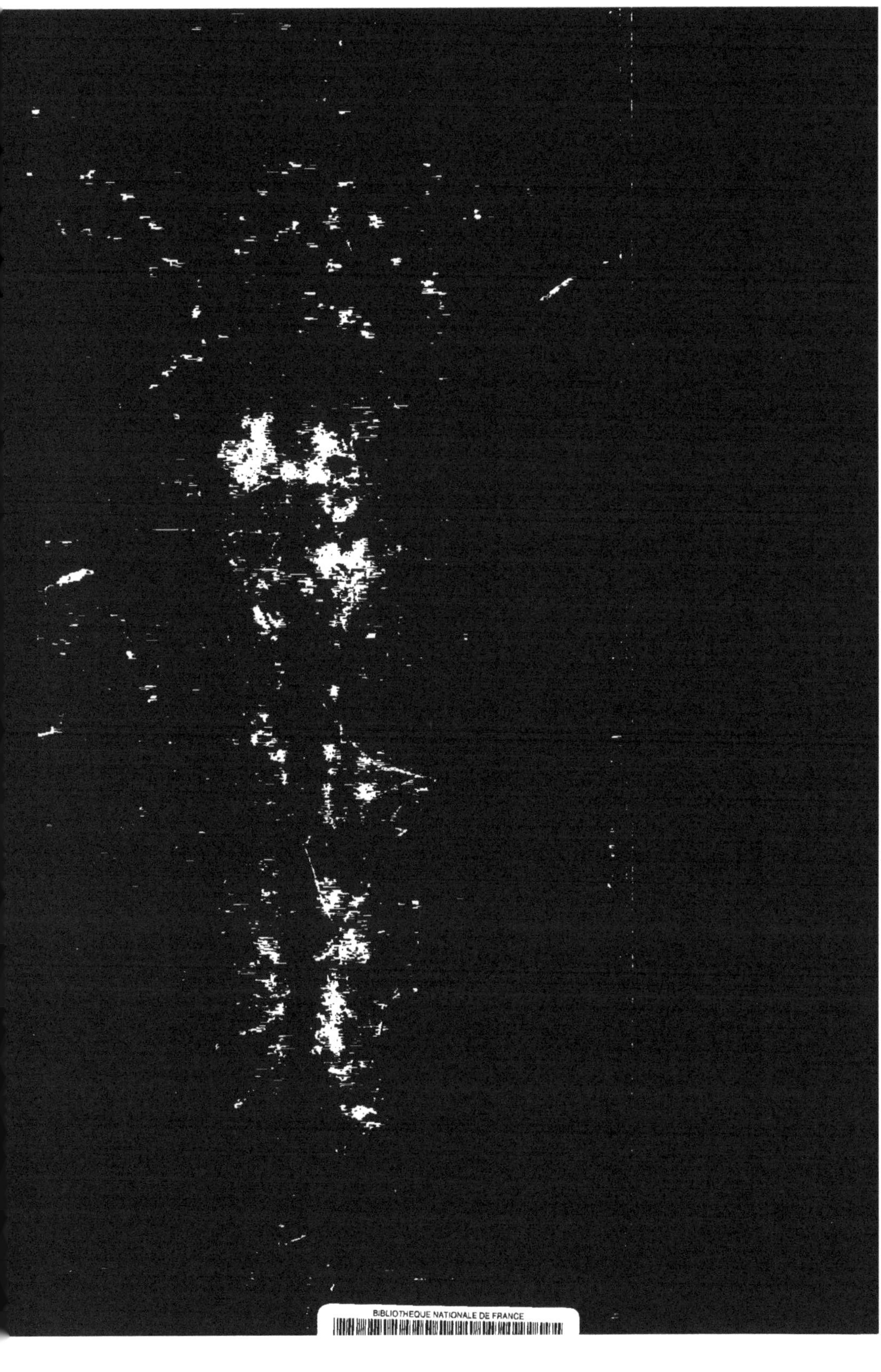

www.ingramcontent.com/pod-product-compliance
Ingram Content Group UK Ltd.
Pitfield, Milton Keynes, MK11 3LW, UK
UKHW011957240726
13965UKWH00001B/9